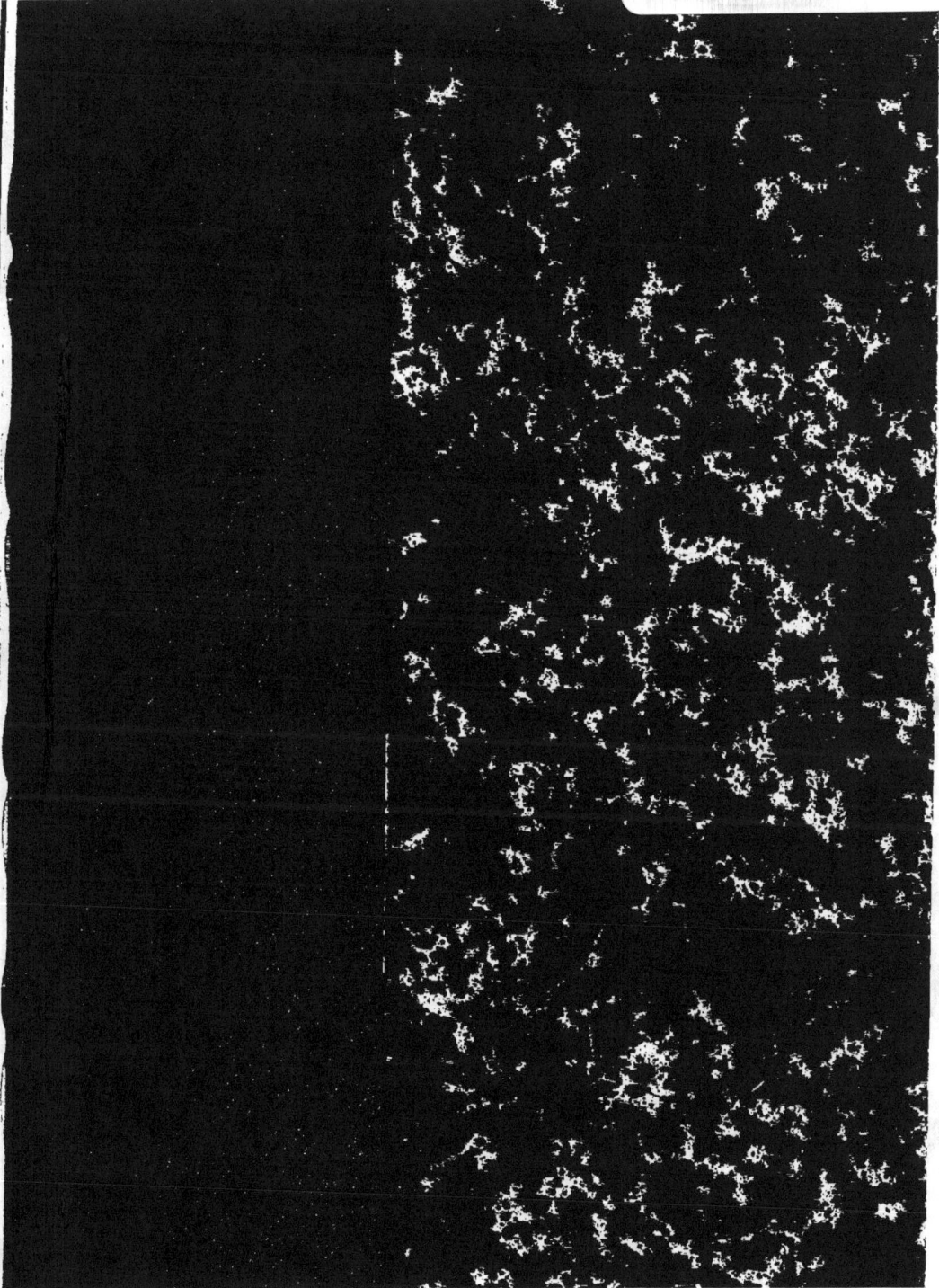

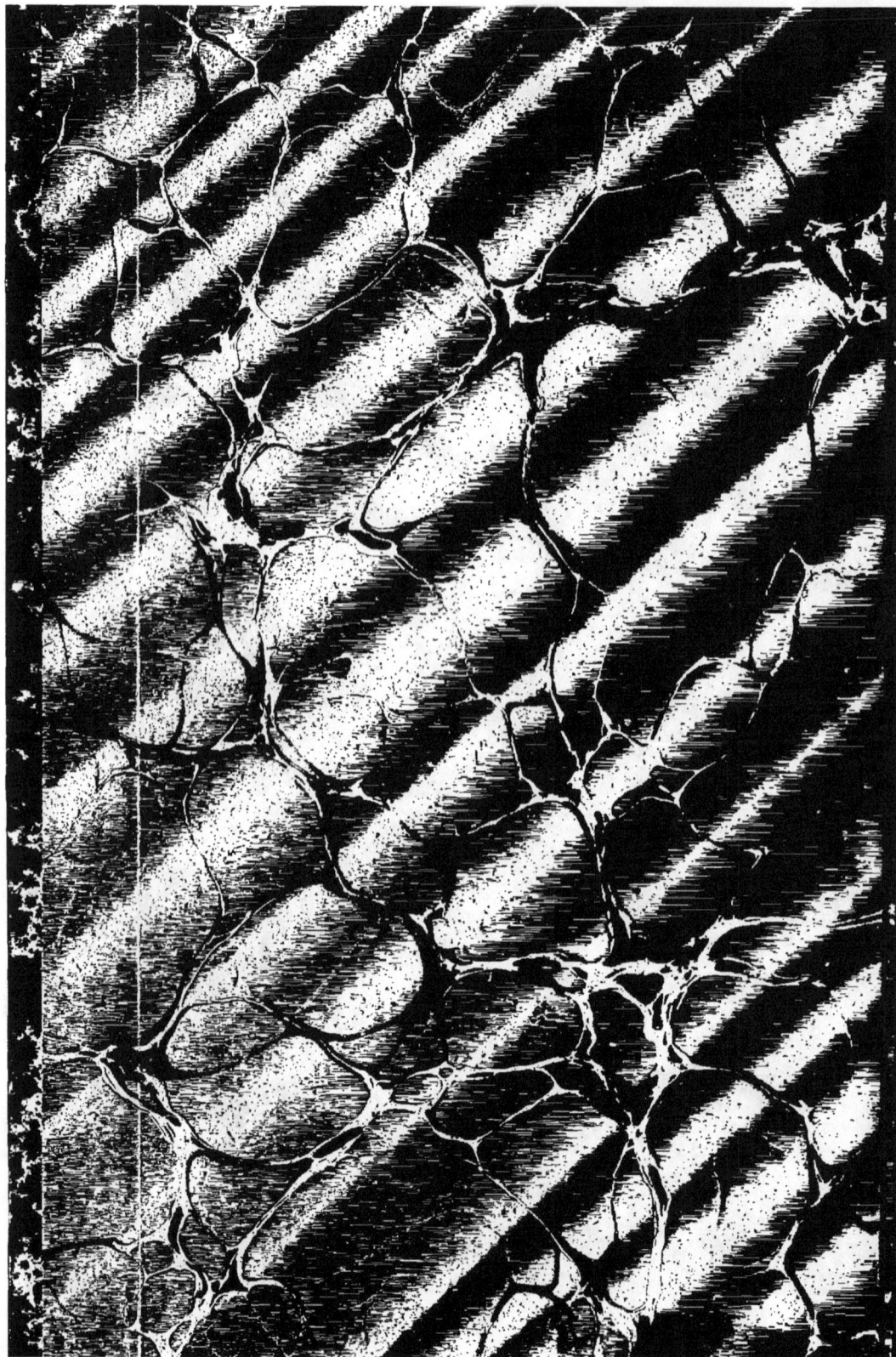

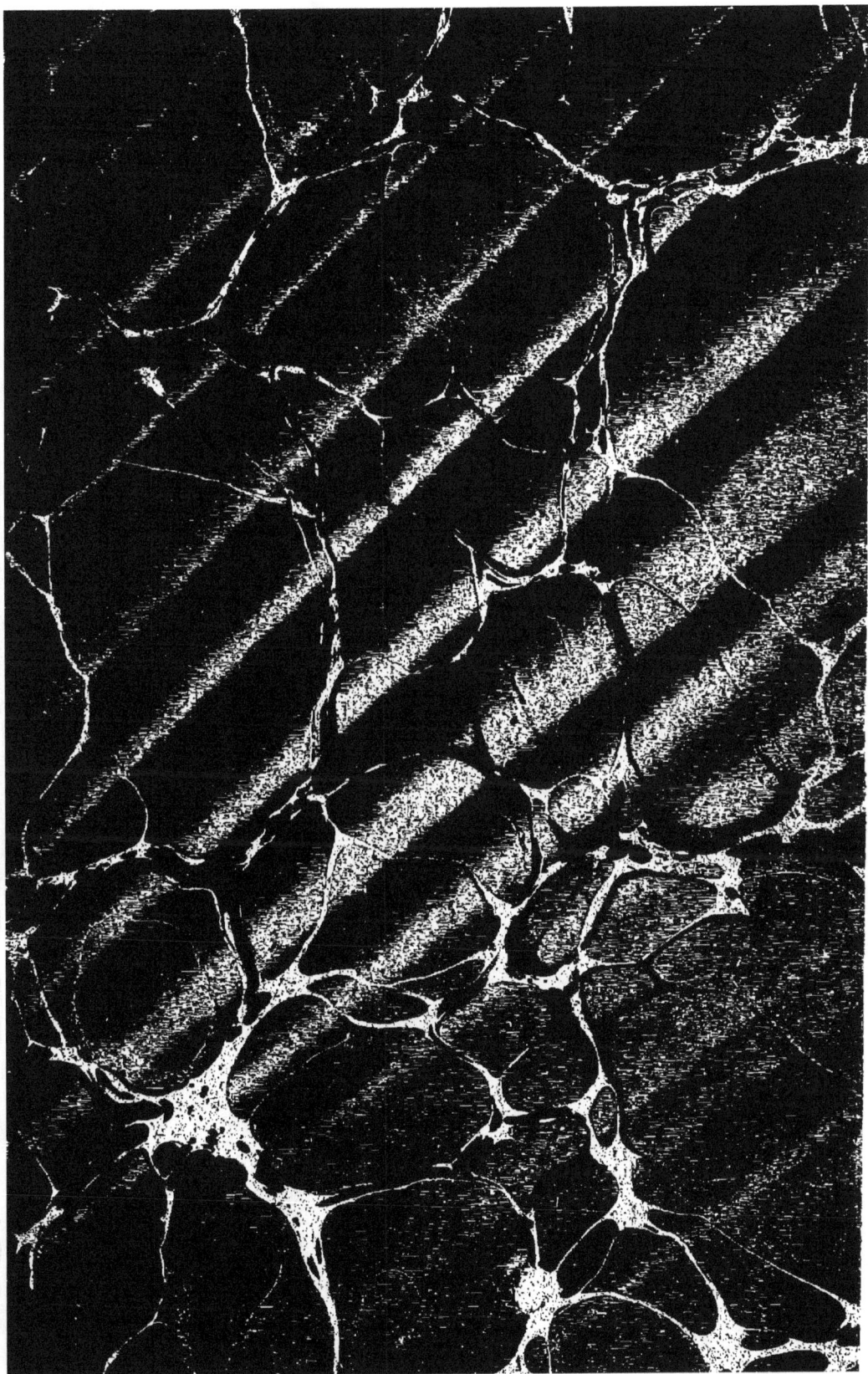

ÉLÉMENTS

D'ANATOMIE GÉNÉRALE.

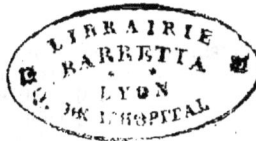

CRUVEILHIER, professeur à la Faculté de médecine de Paris.—TRAITÉ D'ANA-
TOMIE DESCRIPTIVE, 3me édition, revue, corrigée et augmentée. 1851-1852.
4 forts vol. in-8. Prix :   28 fr.

L'ouvrage de M. CRUVEILHIER est considéré, à juste titre, comme le meilleur des traités classiques
d'anatomie : c'est en quelque sorte le bréviaire de tous les anatomistes. Cette TROISIÈME édition,
dans laquelle M. CRUVEILHIER a introduit des améliorations importantes, forme 4 forts volumes
in-8. Le premier volume comprend un discours sur l'histoire de l'anatomie, l'ostéologie, l'arthrologie,
et les dents; le deuxième volume a pour objet la myologie, la description du cœur et l'artériologie;
le troisième comprend la description des veines, des vaisseaux lymphatiques, et la splanchnologie;
le quatrième et dernier, les organes des sens, le cerveau, les nerfs et une description de l'œuf humain.

BERARD (P.), professeur de physiologie et doyen de la Faculté de médecine de
Paris, chirurgien honoraire des hôpitaux, président des jurys médicaux, officier
de la Légion-d'Honneur, etc.— COURS DE PHYSIOLOGIE fait à la Faculté
de médecine de Paris.

MODE DE PUBLICATION.— Le *Cours de physiologie* de M. le professeur
P. BERARD se publie par livraisons de 4 à 6 feuilles in-8. Prix de chaque livraison,   1 fr.

Les livraisons 1 à 25 sont en vente.

Depuis HALLER, la science physiologique n'a pas eu de véritable monument. La physiologie pit-
toresque et tant soit peu romantique de RICHERAND a pu répondre à un besoin, dans un moment de
transition entre des études superficielles et des études récemment scientifiques; elle est bientôt devenue insuffisante pour tous les esprits sérieux. Les traités exotiques, dont quelques-uns brillent par
le savoir étendu de leurs auteurs, pèchent tous par le choix des matériaux et l'esprit de critique; ils
n'ont en aucune façon rempli l'important lacune laissée par RICHERAND. Érudition profonde, critique judicieuse, voilà ce qu'il fallait pour répondre aux nécessités nouvelles nées des progrès de la
science moderne : telles sont les deux principales qualités qui caractérisent le *Cours de physiologie*
de M. le professeur BERARD. Ce ne sont cependant point les seules. L'excellent esprit de méthode
qui a présidé au plan de l'ouvrage, la clarté et l'élégance de l'exposition, n'ajoutent pas peu au mérite de ce livre en en rendant la lecture et l'intelligence faciles. Enfin, les relations incessantes que l'auteur a eu l'art de faire entrevoir entre les faits physiologiques et les faits pathologiques donnent aux
leçons de physiologie un intérêt particulier qui n'a échappé à aucun médecin. On a dit que l'ouvrage de M. BERARD était la physiologie de HALLER mise au courant de la science : cet éloge n'est
que l'expression pure et simple de la vérité. Comme les *Elementa physiologiæ* ont été le monument
physiologique du siècle dernier, le *Cours de physiologie* sera le monument physiologique de notre
époque.

NOUVEAU DICTIONNAIRE lexicographique et descriptif des SCIENCES MÉDI-
CALES ET VÉTÉRINAIRES, comprenant l'Anatomie et la Physiologie, la Pathologie générale et la Pathologie spéciale, l'Hygiène, la Thérapeutique et la Phar-
macologie, l'Obstétrique, les Opérations chirurgicales, la Médecine légale, la
Toxicologie et les sciences accessoires; suivi d'un VOCABULAIRE BIOGRA-
PHIQUE, avec planches intercalées dans le texte; par MM. RAIGE-DELORME, docteur-médecin, bibliothécaire adjoint de la Faculté de Médecine de Paris;
H. BOULEY, professeur de clinique et de chirurgie à l'École vétérinaire d'Alfort, secrétaire général de la Société nationale et centrale de médecine vétérinaire; CH. DAREMBERG, docteur-médecin, bibliothécaire de l'Académie nationale
de médecine; J. MIGNON, docteur en médecine, ancien chef de service à l'École
vétérinaire d'Alfort, membre de la Société nationale et centrale de médecine vétérinaire, avec la collaboration de M. Ch. LAMY, pour la partie chimique. —
L'ouvrage, formant un très-fort volume grand in-8 à deux colonnes, texte compacte, sera publié en trois livraisons. La première livraison, contenant la matière
de deux forts vol. in-8°, est en vente. — Prix de cette livraison, pour les sous-
cripteurs,   5 fr. 50 c.

BOYER (le baron), membre de l'Institut et de la Légion-d'Honneur, professeur de
chirurgie pratique à la Faculté de médecine de Paris, chirurgien en chef de l'hôpital de la Charité, etc., etc.—TRAITÉ DES MALADIES CHIRURGICALES et
des opérations qui leur conviennent. 5e édition, publiée par le baron Philippe
Boyer, chirurgien de l'Hôtel-Dieu, professeur agrégé de la Faculté de médecine
de Paris, officier de la Légion-d'Honneur, etc.—Cette cinquième édition, imprimée
sur beau papier, se compose de sept forts vol. in-8°, formant ensemble plus de
6,000 pages; en sorte que cette nouvelle édition équivaut à seize volumes in-8 de
plus de 600 pages chacun, d'un caractère semblable à la quatrième édition. Prix
de chaque volume,   8 fr.

Typ. HENNUYER, Batignolles.

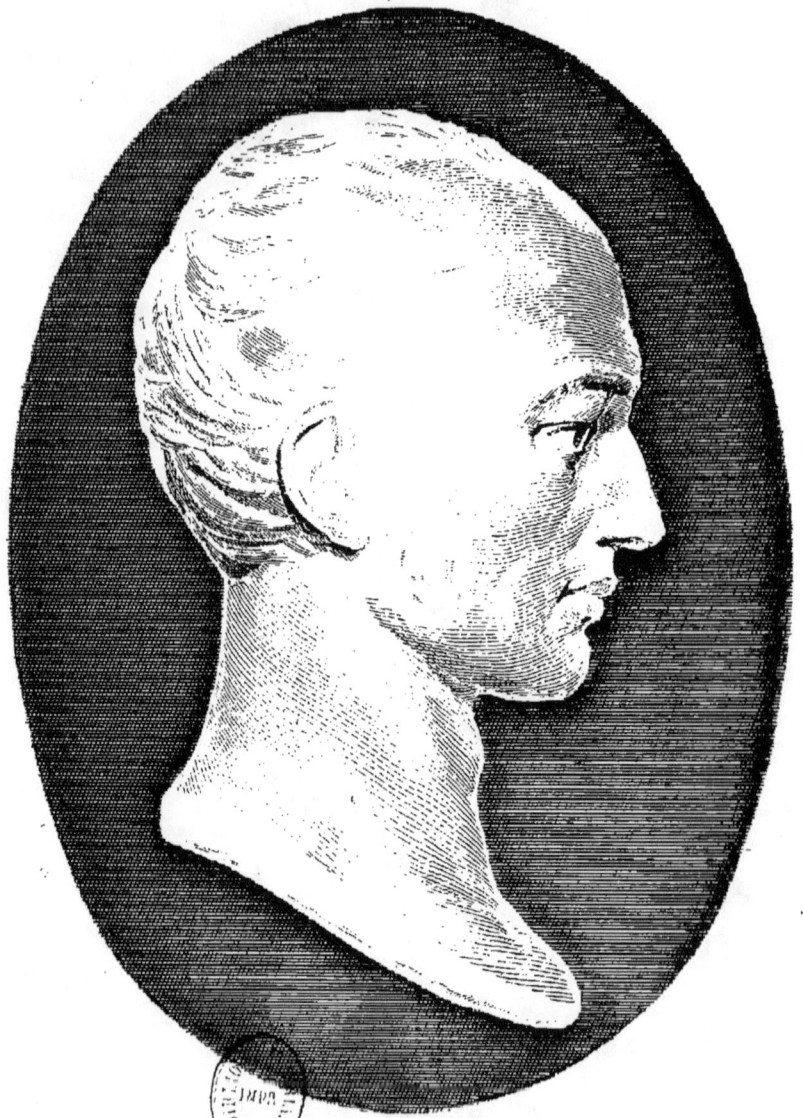

ÉLÉMENTS
D'ANATOMIE GÉNÉRALE

DESCRIPTION DE TOUS LES TISSUS

OU

SYSTÈMES ORGANIQUES QUI COMPOSENT LE CORPS HUMAIN

PAR

P.-A. BÉCLARD (D'ANGERS),

ANCIEN PROFESSEUR A LA FACULTÉ DE MÉDECINE DE PARIS.

TROISIÈME ÉDITION

revue et augmentée de nombreuses additions, avec figures intercalées
dans le texte.

PAR M. JULES BÉCLARD,

PROFESSEUR AGRÉGÉ A LA FACULTÉ DE MÉDECINE DE PARIS;

accompagnée

D'une notice sur la vie et les ouvrages de P.-A. Béclard, par M. C.-P. Ollivier (d'Angers),

et ornée

D'un portrait, d'après le buste de David.

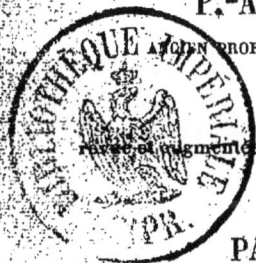

PARIS

LABÉ, LIBRAIRE DE LA FACULTÉ DE MÉDECINE

ET DE LA SOCIÉTÉ NATIONALE ET CENTRALE DE MÉDECINE VÉTÉRINAIRE,

Place de l'École-de-Médecine.

1852

PRÉFACE

DE LA PREMIÈRE ÉDITION.

L'ouvrage que je publie est un sommaire du cours d'anatomie que je fais depuis une dizaine d'années ; il est uniquement
destiné aux étudiants. Le but que je me suis proposé en le publiant a été de leur offrir, sous un petit volume , un abrégé des
nombreux travaux entrepris depuis plus de vingt siècles sur la
science de l'organisation humaine.

Je divise l'anatomie de l'homme en anatomie générale, en
anatomie spéciale des organes, et en anatomie des régions. Le
volume qui paraît aujourd'hui ne contient que l'anatomie générale, et peut être considéré soit comme un ouvrage à part,
soit comme la première partie d'un traité général.

J'ai mis à contribution, pour rédiger cette partie de l'anatomie, l'ouvrage de notre célèbre Bichat, et ceux qui ont été publiés depuis sur le même sujet. Pour chaque système organique,
j'ai aussi, et surtout, consulté les traités *ex professo* dont ils ont
été l'objet. J'ai eu soin de citer à chaque chapitre les titres des
ouvrages qui m'ont servi à le composer; beaucoup moins pour
faire un facile et vain étalage d'érudition , que pour dispenser
les autres de lire les ouvrages que j'ai dû lire moi-même , et en
même temps pour indiquer , au choix de ceux qui voudraient
faire des études approfondies , une sorte de bibliothèque anatomique choisie : j'ai aussi indiqué les figures que l'on devra
consulter sur chaque genre de tissus.

J'ai donné, en tête de chaque chapitre, une histoire abrégée des principales découvertes faites sur le système d'organes qui en est le sujet. Je me suis aidé, pour faire quelques-unes de ces notices historiques, de l'Histoire de l'anatomie de M. Lauth.

L'introduction traite, dans une première section, de l'organisation en général, et du corps humain dans la seconde. J'ai eu en vue, dans la première section, de donner au lecteur une idée générale de l'anatomie et de la physiologie comparatives. Je n'ai pas eu l'intention de dispenser par là les étudiants de l'étude de l'anatomie des animaux, mais, au contraire, de leur montrer l'utilité de cette étude. Je me suis servi, pour composer cette partie de l'introduction, des travaux de MM. Duméril, de Blainville, Geoffroy Saint-Hilaire, de Lamarck, surtout de ceux de M. Cuvier, que j'aurais pu citer à toutes les pages. Dans la seconde partie de l'introduction, j'ai donné des généralités sur le corps humain; j'ai parlé de ses humeurs en général, partie de la science de l'organisation beaucoup trop négligée, depuis les travaux de Haller et de son école qui ont cru à tort trouver tout le secret de la vie dans le système nerveux et dans les phénomènes de l'irritabilité et de la sensibilité.

L'anatomie n'étant pas pour le médecin un objet de stérile curiosité, de pure spéculation, mais la base de toutes les connaissances relatives au sujet de la médecine, j'ai pensé que la physiologie et la pathologie n'en devaient pas être absolument séparées. L'anatomie pathologique surtout m'a semblé devoir être liée à l'anatomie ordinaire; aussi la description de chaque tissu est terminée par un aperçu des variétés et des altérations que l'on y observe, et l'ouvrage entier par un chapitre sur les productions accidentelles communes à tous ou à plusieurs genres d'organes.

Paris, le 50 août 1825.

P.-A. BÉCLARD.

AVERTISSEMENT.

La première édition des *Éléments d'anatomie générale* remonte à l'année 1823. Deux ans après la mort de mon père, en 1827, ils furent réimprimés sans changements, et tels qu'ils étaient sortis de ses mains. Depuis longtemps cette seconde édition est épuisée. Nous croyons être utile aux élèves de nos écoles, pour lesquels ce livre fut autrefois composé, en publiant aujourd'hui une troisième édition des *Éléments d'anatomie générale*, et en y faisant entrer les faits nouveaux dont la science s'est enrichie depuis trente ans. Fidèle à la pensée qui a présidé à la rédaction de cet ouvrage, nous nous sommes efforcé avant tout d'être clair et concis.

La division méthodique de ce livre par paragraphes, portant chacun leur numéro d'ordre, a rendu notre tâche facile, et nous a permis de disséminer les additions dans le corps même de l'ouvrage, au lieu de les placer en notes, ou de les rejeter dans un supplément final. Les additions, imprimées en caractères plus fins, donnent au lecteur la facilité de distinguer le texte primitif du texte additionnel. Quelques suppressions sans importance, très-rares d'ailleurs, nous ont paru nécessaires pour mettre plus d'harmonie entre les diverses parties de l'ouvrage, et lui conserver ainsi son unité; nous les avons faites avec une respectueuse réserve.

L'anatomie des tissus a fait, depuis l'époque où ce livre a paru pour la première fois, d'incontestables progrès. L'impulsion

imprimée à l'anatomie générale par MM. Müller et Valentin,
tant par leurs recherches et leurs écrits que par les publications
périodiques parues sous leur patronage, a suscité une foule de
travaux auxquels nous avons souvent emprunté. Les traités
d'Anatomie générale de MM. Henle, Gerber, Bruns et
Mandl, ainsi que la Physiologie générale de M. F. Günther,
nous ont été aussi d'un grand secours; nous avons enfin consulté avec fruit les mémoires, les travaux particuliers ou les
planches donnés par MM. E. H. Weber, R. Wagner, Schwann,
Dujardin, Lebert, Robin, etc.

La description de chaque tissu est accompagnée d'une ou
plusieurs figures intercalées dans le texte. Ces figures, dessinées
d'après nature ou reproduites, d'après les observateurs les plus
habiles, par M. Pochet, complètent les additions que nous avons
introduites dans cette troisième édition.

Paris, le 15 octobre 1851.

JULES BÉCLARD.

NOTICE

SUR LA VIE ET LES OUVRAGES

DE BÉCLARD

Ecrire la vie d'un homme célèbre, c'est en même temps honorer sa mémoire et rendre service à la société; car en rappelant les triomphes de celui dont chaque pas fut marqué par une couronne, on enseigne aux hommes qui veulent l'imiter, par quels chemins on arrive à la gloire, et de quel prix est dans la vie une réputation justement acquise. C'est dans ce double but que nous voulons dérouler ici la vie laborieuse du savant que regrettera longtemps l'Ecole de Médecine de Paris, dont il était un des plus beaux ornements.

Pierre-Augustin Béclard naquit à Angers, le 12 octobre 1785, de parents chez lesquels la probité était héréditaire, et qui n'avaient d'autre fortune que leur bonne réputation. Quoique chargé d'une nombreuse famille, son père, à force de soins et d'économie, parvint à donner à chacun de ses enfants l'éducation première dont ils avaient besoin pour continuer l'exercice du commerce assez borné qui les faisait vivre. Ainsi, lorsque le jeune Béclard eut appris à lire, écrire et compter, on lui fit entrevoir que c'était là que devaient se borner ses connaissances. Mais, soit qu'il eût le pressentiment de ses succès à venir, soit qu'il fût inspiré par un instinct ou par un goût irrésistible, Béclard ne tint pas compte de ces avis, et se mit à dévorer tous les livres qui lui tombaient sous la main.

Les écoles centrales, que l'on avait établies dans les départements comme autant de foyers de lumière destinés à éclairer une nation régénérée, étaient alors dans toute leur activité. Béclard s'inscrit au nombre des élèves de celle qui s'était formée à Angers, et ne tarde pas à se faire remarquer par ses progrès et par ses succès rapides. C'est là qu'il devine, pour la première fois, les ressources de l'étude; c'est là qu'il puise l'amour des sciences, et qu'il apprend à chérir leur culte. Cependant, malgré les illusions dont son âme ardente se nourrissait déjà, ses parents gémissaient de voir naître en lui de semblables dispositions, et, pour le maintenir dans le rang où il était né, s'efforcèrent tour à tour de le faire commis de boutique, écrivain dans un bureau de loterie, et secrétaire du directeur des diligences. Béclard remplissait mal ces emplois, pour lesquels il avait autant de répugnance que d'inaptitude ; aussi fut-il jugé par ses patrons comme inhabile aux occupations du commerce ou de la bureaucratie. Les dégoûts qu'il éprouvait dans une position peu conforme à ses penchants naturels répandirent dès lors sur le caractère de Béclard une teinte de mélancolie qui, plus tard, tourna pour ainsi dire à son avantage, en disposant de bonne heure son esprit à la méditation qu'exige la culture approfondie des sciences.

Il est une époque de la vie où l'homme, encore indécis sur l'état qu'il doit embrasser, étudie pour ainsi dire le rôle qu'il va jouer dans le monde, et se prépare d'avance à le bien remplir. Cette époque de la vie de Béclard fut marquée par une indolence qui désolait sa famille; il n'était, disait-on, propre à rien, et négligeait de se ménager un avenir heureux : c'est que l'on n'avait point encore interprété ses secrètes intentions, ni fourni à son émulation l'aliment dont elle avait besoin. Mais aussitôt que son père, éclairé par de bons avis, et vaincu par les sollicitations de son fils, qui ne voulait que devenir officier de santé, lui permit de suivre les cours de l'école secondaire de Médecine établie à l'hôpital de la ville, dès que le jeune étudiant vit s'ouvrir devant lui une carrière dans laquelle il brûlait d'entrer, dès lors cessa cet assoupissement de ses facultés trop longtemps enchaînées.

Ce fut en 1804 qu'il débuta dans l'étude de la médecine ; et, par une circonstance qui se présentait comme pour donner à Béclard la conscience de ses forces, la place d'interne à l'hôpital était pour la première fois promise au concours. Un élève, qui depuis s'est perdu dans la foule, avait alors une réputation, je pourrais dire brillante, car chaque âge a sa célébrité, et était considéré comme un compétiteur redoutable; déjà même tous les suffrages le désignaient. Cependant Béclard étonne tellement ses juges par l'étendue de ses connaissances et la précision de son langage, qu'il est proclamé vainqueur : ce fut là le premier rayon de sa gloire.

Pendant son séjour à l'hôpital d'Angers, il consacra presque tout son temps à l'étude de l'anatomie, objet de sa prédilection; il s'exerça à l'observation des maladies qui se succédaient et variaient à l'infini dans un séjour ouvert à toutes les misères humaines. Il s'accoutuma à manier le fer et le feu avec adresse. Il apprit sous des maîtres exercés, au milieu desquels se distinguait Mirault, dont le nom se trouve écrit dans les fastes de l'art; il apprit, dis-je, à interpréter avec sagesse et sans prévention les faits dont notre science abonde, et dont on est souvent exposé à tirer des inductions propres à flatter nos opinions favorites; enfin, il puisa dans cette école, plus utile que célèbre, le germe des connaissances exactes et de cet esprit éclectique et sévère qui le rendirent plus tard si recommandable. Béclard pourrait prouver par son exemple et ses succès, beaucoup mieux qu'on ne le ferait par de longs raisonnements, l'utilité des écoles secondaires de médecine, où le petit nombre des élèves permet ordinairement de mieux voir les faits, et par conséquent d'acquérir de bonne heure une expérience que, dans les grandes écoles, la foule empressée des étudiants n'acquiert toujours qu'avec peine. Aussi le vit-on quitter le modeste théâtre de ses premiers essais, déjà riche de connaissances, sinon très-étendues, du moins très-positives.

Pendant les premières années de ses études médicales, il se livra à l'étude de la langue latine et de la philosophie, que lui enseignait le chapelain de l'hôpital, qui s'empressait de semer dans une terre si fertile des connaissances qui ne pouvaient manquer d'y croître rapidement. Notre jeune élève cultivait en même temps la botanique; il remporta plusieurs prix d'histoire naturelle, et par son zèle, son ardeur et ses succès, fit dès lors concevoir de lui de brillantes espérances. Le séjour de Béclard à l'hôpital d'Angers a laissé des souvenirs que ses successeurs se transmettront d'âge en âge, et qui seront toujours pour eux les mobiles d'une noble émulation.

A cette époque, Bichat était au milieu de sa carrière trop courte, et remplissait le monde savant de sa gloire et de son nom. Dans les entretiens que le jeune Béclard avait avec sa famille, il laissait souvent entrevoir le bonheur qu'il éprouverait s'il pouvait un jour marcher l'égal du créateur de l'Anatomie générale. Bichat était pour ainsi dire son idole ; il brûlait de rendre hommage à son génie, et de s'attacher à son char de triomphe. Malheureusement pour lui, la mort enleva Bichat avant que notre jeune élève pût écouter ses leçons, car ce ne fut qu'en 1808 qu'il se rendit à Paris ; mais il avait déjà recueilli avec empressement des notes prises au dernier cours de ce célèbre anatomiste.

En 1808, Béclard est reçu au premier rang élève de l'Ecole pratique et des hôpitaux de Paris ; en 1809, il obtient à l'Ecole de médecine des prix d'anatomie, de physiologie, d'histoire naturelle médicale, de chimie et de physique. Il ne tarde pas non plus à être nommé interne des hôpitaux. Il remporte de nouveau, en 1810, des prix d'anatomie, de physiologie, de médecine et de chirurgie, et M. Roux le charge de la tâche honorable de préparer et de répéter ses leçons à l'hôpital de la Charité.

Jusqu'ici Béclard n'est connu que de ses rivaux et de ses amis, et tout son mérite ne brille encore que dans sa mémoire immense et son élocution facile. Son génie n'a point encore pris de caractère déterminé, aucun travail original n'en a dévoilé les ressources ; mais bientôt une occasion solennelle de se signaler se présente. La place de chef des travaux anatomiques à la Faculté de médecine de Paris est vacante par la nomination de M. Dupuytren à la chaire de médecine opératoire. Béclard, nommé prosecteur en 1811, s'élance dans l'arène, et reçoit de ses juges le prix de la lutte. Il s'était déjà concilié l'estime des nombreux élèves qui avaient suivi ses cours particuliers : sa réputation comme anatomiste commençait à peine ; mais aussitôt que le nouveau chef des travaux anatomiques se vit entouré de tant de moyens d'instruction, il s'empressa de les mettre à profit. Il avait d'ailleurs, dans sa thèse de concours, indiqué de la manière la plus lumineuse quelle marche devait suivre un chef de travaux anatomiques dans l'exercice de ses fonctions importantes ; on avait droit par conséquent d'espérer que, fidèle aux principes qu'il venait de tracer, il ne manquerait pas de les mettre en pratique. On sait qu'il n'a pas démenti les espérances que faisaient naître son zèle et ses talents précoces.

Parmi les faits intéressants qu'il recueillit dans les pavillons de l'École et qu'il présenta à la Société des professeurs, dans le sein de laquelle il ne tarda pas à être admis, nous n'indiquerons que les principaux : tels furent, en 1813, l'observation d'un fœtus né avec une hernie frontale et très-volumineuse du cerveau, par suite d'hydrocéphalie. Cette pièce était surtout curieuse par la présence inaccoutumée de deux os situés entre les os frontaux et non loin de l'articulation des os propres du nez.

Peu de temps après, il donna la description d'un fœtus dont le cordon ombilical, amplement dilaté à sa base, renfermait une partie des organes abdominaux, et dont le cœur adhérait au palais. Il publia, conjointement avec M. Bonnie, l'observation d'un accouchement par l'anus d'un enfant dont la conception avait été extra-utérine. Dans un mémoire sur la nécrose, il soutint et développa l'opinion des auteurs qui pensent qu'il n'y a pas réellement régénération des os. Il fit connaître également ses réflexions sur la formation du cal; il démontra, avec Bonn et Bichat, que l'ossification du périoste n'était que provisoire, et servait pour ainsi dire de gaîne aux deux bouts fracturés pendant leur encroûtement de phosphate calcaire. On croyait depuis longtemps que la crosse de l'aorte imprimait à la région dorsale de la colonne vertébrale la courbure latérale qu'on y remarque : déjà Bichat avait ébranlé cette explication en supposant que cela pourrait bien provenir de la contraction plus souvent répétée des muscles du bras droit; mais ce n'était encore qu'une supposition, et Béclard la transforma en un fait positif par des recherches assez nombreuses sur ce sujet. Nous ne devons pas omettre de parler des expériences physiologiques par lesquelles notre anatomiste démontra que le fœtus exerçait dans l'utérus des mouvements respiratoires desquels résultait l'introduction de l'eau de l'amnios dans les bronches. Toutefois il ne parvint pas à démontrer que cette eau ait une action chimique sur le sang qui pénètre dans les poumons. Ce fut aussi à la même époque qu'il fit

avec Legallois une série d'expériences curieuses, propres à déterminer l'action de l'œsophage dans le vomissement.

En 1813, Béclard soutint à la Faculté de Paris sa thèse pour
obtenir le grade de docteur en médecine ; elle se compose de plusieurs propositions, qui traitent : 1° de la distinction à établir entre le tissu lamineux et le tissu adipeux ; 2° des saillies et des
enfoncements des os, qu'il regarde comme résultant de la disposition primitive de la trame celluleuse de l'os, et non des tractions
que déterminent les attaches musculaires. D'autres travaux déjà
cités sont reproduits dans cette thèse, qui se termine par une inter-
prétation savante et des considérations pratiques sur la méthode
que Celse avait proposée pour l'opération de la taille. Son talent
comme chirurgien avait été déjà justement apprécié ; aussi lors de
la première invasion des étrangers, en 1814, fut-il envoyé par le
Gouvernement pour porter des secours aux blessés déposés à
l'ambulance établie dans l'hôpital Saint-Louis. Ce fut en 1815 que
parut le Mémoire sur les acéphales. Béclard fit aussi connaître à
cette époque plusieurs faits d'anatomie pathologique, qu'il avait
recueillis dans les pavillons de l'École pratique.

Un concours est ouvert pour la place de chirurgien en second
de l'Hôtel-Dieu ; pour la première fois Béclard n'est pas vainqueur :
M. Marjolin était son compétiteur. Cependant comme les deux con-
currents s'étaient disputé la palme presque à mérite égal, Béclard
est nommé chirurgien de l'hôpital de la Pitié. Déjà il s'était exercé
dans l'art de Paré et de J.-L. Petit sous un maître qui le chérissait,
et auquel plus tard il fut lié par des affections plus intimes. Dubois
lui avait enseigné le manuel des opérations à l'École de perfectionnement ; aussi vit-on Béclard développer bientôt un talent vraiment chirurgical, auquel d'ailleurs l'avaient disposé sa dextérité
naturelle et sa grande habitude des dissections.

En 1816, il devint membre de la Société philomatique, et fit
pour la première fois un cours d'anatomie générale. En 1817, parurent ses *Recherches sur les blessures des artères*. Les expériences de Jones en Angleterre étaient à peine connues, que notre
anatomiste pensa qu'il était important de les vérifier, et le résultat
de son travail vint confirmer les conséquences de l'expérimenta-

teur anglais. Le Mémoire de Béclard se trouve parmi ceux de la Société médicale d'émulation, dont il était membre. En 1818, il publia avec M. J. Cloquet la traduction du *Traité des hernies* de Lawrence.

Ce fut également cette même année que la Faculté de médecine de Paris le reçut dans son sein. Cette circonstance mémorable de la vie de Béclard, en ajoutant un nouveau lustre à sa réputation, lui inspira le désir de s'asseoir l'égal des professeurs célèbres de cette Faculté, vieille de gloire et d'expérience ; aussi le vit-on redoubler d'efforts pour se mettre à la hauteur des fonctions qui lui étaient confiées. L'empressement avec lequel les élèves suivirent ses savantes leçons d'anatomie, justifia le choix que l'École avait fait de cet homme remarquable.

Il concourut à la formation d'un recueil scientifique connu alors sous le titre de *Nouveau journal de Médecine*, dont les *Archives générales de Médecine* sont aujourd'hui la continuation. En 1819, il fit paraître quatre Mémoires sur l'ostéose, dont il exposa la marche avec la plus grande précision et une rare clarté. Il coopéra à la rédaction du Dictionnaire des termes de médecine, chirurgie, Pharmacie, etc., et était un des principaux collaborateurs du Dictionnaire de médecine, ou Répertoire général des sciences médicales.

Il fut, en 1820, nommé président des jurys des départements et membre du Conseil de salubrité publique du département de la Seine. Lorsqu'une ordonnance royale eut créé l'Académie de Médecine (20 décembre même année), tous les yeux se fixèrent sur Béclard, qui fut unanimement désigné pour remplir les fonctions de secrétaire perpétuel de cette Société savante, fonctions qu'il exerça jusqu'au moment où la faveur ministérielle en décida autrement.

En 1821, il fit paraître un volume d'*Additions à l'Anatomie générale de Bichat*, et l'année suivante il consigna dans la thèse de M. Descot les résultats de son expérience et de ses recherches sur les affections locales des nerfs. En 1823, parurent les *Eléments d'anatomie générale*, où les élèves puiseront longtemps les leçons les plus précieuses et les mieux présentées qu'on ait encore faites sur l'organisation du corps humain. A cette époque, Béclard fut enveloppé dans la disgrâce générale de l'ancienne

Faculté de médecine, et lors de la réorganisation de la nouvelle Ecole, peu s'en fallut qu'il n'y rentrât pas ; mais sa réputation et ses talents l'emportèrent sur l'intrigue, et la chaire qu'il avait illustrée lui fut rendue.

Cette énumération rapide des travaux dont la vie de Béclard fut remplie nous amène à une époque d'un sinistre souvenir ; mais avant d'aborder ce point pénible de la tâche que nous nous sommes imposée, revenons sur les particularités de la vie d'un maître qui nous fut cher, et nous honora d'une amitié si bienveillante. Considérons donc Béclard comme anatomiste, comme chirurgien, comme professeur et comme homme privé.

L'anatomie avait été le premier objet des études de Béclard. Sa mémoire heureuse lui permettait de retenir fidèlement les plus minutieuses descriptions ; son adresse le mettait à même d'exécuter les préparations les plus difficiles ; enfin, son jugement exquis le plaçait au-dessus d'un grand nombre d'élèves dont toute l'habileté se borne à découvrir un muscle et poursuivre les rameaux d'une artère. Doué du triple don de bien disséquer, de bien voir et de retenir fidèlement la disposition des parties, il avait en lui toutes les qualités d'un bon anatomiste. Lorsqu'il vint à Paris, l'anatomie et la physiologie, déjà perfectionnées par les travaux de Haller, de Bordeu et de Bichat, parées pour ainsi dire de tout l'éclat de leur génie, séduisaient la foule des élèves autant par l'attrait des nouvelles découvertes que par l'espoir des nombreuses applications qu'on en pouvait faire à la médecine et à la chirurgie ; aussi cultivait-on cette science avec une ardeur que soutenaient par leur exemple et leurs encouragements les Portal, les Chaussier, les Duméril. Déjà Pinel avait établi, d'après l'anatomie, des distinctions importantes pour l'art de guérir ; et l'école dont il était le chef suivait avec un enthousiasme vraiment remarquable l'élan donné par ce médecin philosophe. Déjà s'était cimentée cette alliance indispensable de l'étude de l'organisation et de celle des maladies ; et c'était dans le but de la rendre encore plus nécessaire que Bayle, Laennec, Richerand et Dupuytren nous apprenaient à mieux connaître, les uns, l'action de nos organes dans l'état sain, les autres, les différents modes d'altérations qu'ils peuvent subir.

On conçoit que Béclard embrassa l'esprit de son siècle avec d'autant plus d'ardeur, qu'il était capable de pressentir tout le bien qui pouvait en résulter. Il ne se borna donc jamais à l'étude aride et sèche de l'anatomie : il la considéra continuellement dans ses relations avec la médecine et la chirurgie. Il consacra tout son temps à l'étude des parties entre elles, des variétés de forme et de direction que certaines circonstances peuvent leur faire subir; et comme il ne trouvait pas dans le nombre prodigieux de faits qui passaient sous ses yeux des moyens assez grands encore de multiplier ses connaissances, on le vit, avide de savoir, reculer à l'infini les limites de son érudition. Plein d'admiration pour l'école allemande, à laquelle nous devons tant de précieuses découvertes dans la science de l'organisation, il se familiarisa de bonne heure avec les travaux des Meckel, des Oken, des Tiedemann, etc. Il mit également à contribution les découvertes des hommes célèbres de l'Angleterre et de l'Italie; et ce fut quand il se vit possesseur d'une masse de faits recueillis, pour ainsi dire, dans tous les points du monde savant, qu'il prit à tâche de soumettre au creuset de son jugement sévère et de sa vaste expérience tous les faits, toutes les opinions, toutes les théories.

Quelques hommes envieux de sa gloire l'accusèrent de n'être qu'un compilateur, un simple érudit, et refusèrent à cet homme remarquable jusqu'à la moindre étincelle de génie : oubliaient-ils donc qu'en suivant cette marche, et en remplissant une tâche aussi difficile, Béclard avait besoin de faire preuve à chaque pas d'un coup d'œil précis et rapide, d'un esprit philosophique peu commun, et d'une raison vraiment supérieure? Le parallèle qu'on s'est efforcé d'établir entre Bichat et Béclard ne peut réellement exister. Si ces deux hommes ont des rapports entre eux par leur gloire rapidement acquise et par leur fin prématurée, ils diffèrent essentiellement par l'esprit suivant lequel ils ont cultivé la science qu'ils ont également perfectionnée. Riche de son propre fonds, entraîné par le désir de construire un édifice d'une forme nouvelle, Bichat se hâte de mettre en ordre des matériaux qu'il devait en grande partie à ses seuls travaux. Béclard, au contraire, forme le projet immense de rassembler tous les faits épars dans le

domaine de la science, afin d'en créer un corps de doctrine qui
offrît pour garantie l'autorité des noms les plus célèbres et le fruit
des méditations des savants les plus recommandables. A la gloire
d'être original et créateur, Béclard préfère le mérite de faire bril-
ler la vérité, de quelque source qu'elle émane. Il est sans doute un
des plus grands admirateurs de Bichat, et s'il a souvent combattu ses
idées, c'est qu'il a cru devoir le faire dans l'intérêt de la science.

Je crois que l'on pourrait établir entre Bichat et Béclard la distinction qu'on a faite entre Bossuet et Massillon. L'évêque de
Meaux prêchait un jour devant un illustre auditoire ; Massillon
disait en l'écoutant : C'est bien, je l'admire ; mais si j'étais à sa
place, je ferais autrement. Tel fut Béclard à l'égard de Bichat.
Plus froid et moins enthousiaste, il vint après lui comme pour
corriger les erreurs échappées au génie créateur de ce grand
homme. Cessons donc d'établir entre eux une comparaison qui ne
permet pas de juger l'un et l'autre suivant son mérite particulier;
c'est isolément qu'il faut les considérer, c'est leur talent propre
qu'il faut admirer.

C'est par suite de ce plan de réforme et de perfectionnement que
Béclard publia d'abord une nouvelle édition de l'*Anatomie générale
de Bichat*, avec un volume d'*Additions*; et c'est encore dans le
même but qu'il fit paraître ensuite son *Anatomie générale*, ouvrage
remarquable par sa clarté, l'abondance des vérités qu'il renferme,
le plan large sur lequel il a été construit et l'immense érudition
qu'on y trouve. On a comparé cet ouvrage au *Manuel d'anatomie
générale descriptive et pathologique* de Meckel. Il est vrai que l'a-
natomiste français a quelquefois puisé dans cette grande collection
des faits plus ou moins intéressants ; mais combien l'imitateur a
dépassé son modèle ! avec quel art il a évité ces idées germani-
ques, ces explications hypothétiques et ces analogies souvent
forcées dont se trouve parsemée l'*Anatomie générale* de Meckel!
D'un autre côté, on a comparé l'ouvrage de Béclard à celui de
Bichat, dont on ne cesse de louer le style enchanteur ; mais ne
sait-on pas que Bichat écrivait à une époque où l'on avait besoin
d'entraîner les lecteurs par le charme de la diction, tandis que Béclard a écrit pour des hommes que la science séduit par elle-

même et sans le secours d'aucun artifice? Béclard porte l'empreinte de son époque. Bichat a fait, comme on l'a dit, le roman de la science; Béclard s'est efforcé d'en tracer le code. Ainsi l'*Anatomie générale* de Béclard a son mérite particulier, et peut être considérée comme un des plus beaux titres de gloire pour son auteur. Je me résume, en disant que ce savant a surtout étudié et perfectionné l'anatomie dans ses rapports avec la médecine et la chirurgie, et, en appuyant les fondements de cette science sur une immense érudition, a réellement fondé une école dont on suivra longtemps les principes.

Aux qualités précieuses que nous venons de retracer, Béclard joignait encore celles d'un habile opérateur. Il était doué d'un sang-froid imperturbable, d'une fermeté qui ne tint jamais de la dureté, et d'une adresse qui était le fruit de ses longues et nombreuses dissections. Des circonstances imprévues exigent souvent que l'opérateur s'écarte des préceptes de l'art : Béclard savait à l'occasion modifier ou créer des procédés. Comme son sang-froid ne l'abandonnait jamais, sa mémoire lui rappelait ou son génie lui suggérait souvent dans le cours d'une opération tout ce dont il avait besoin pour que l'exécution en fût parfaite. Il a inventé ou perfectionné plusieurs procédés opératoires : tels sont entre autres sa méthode de guérir la fistule du conduit de Sténon ; plusieurs procédés d'amputation partielle du pied, de désarticulation des os du métatarse, de l'amputation dans l'articulation de la hanche et dans celle de l'épaule. Il a modifié la manière d'inciser les parties molles dans l'amputation des membres, et de scier le tibia dans celle de la jambe ; il a fait le premier l'extirpation complète de la parotide; enfin il a modifié fort avantageusement le procédé de Celse pour l'opération de la taille.

Sa vaste érudition s'étendait également dans le domaine de la chirurgie. Il a développé dans les leçons qu'il donnait à la Pitié les connaissances les plus étendues et les plus solides. Ceux qui n'ont suivi que son cours de chirurgie, et qui ne daignèrent pas assister aux opérations qu'il pratiquait sur un trop modeste théâtre, ne purent au moins se dispenser de le regarder comme un homme très-versé dans la littérature chirurgicale. On admirait

toujours, en effet, le talent avec lequel il exposait et commentait it
les théories des hommes qui ont écrit sur cette branche de l'art de f
guérir. Il est inutile de chercher à venger ici Béclard du reproche it
qu'on lui a fait de n'être chirurgien qu'en théorie ; ne mêlons pas it
au plaisir que nous éprouvons en retraçant le tableau du mérite et is
des talents de cet excellent homme, le souvenir amer des haines et is
des coteries ridicules dont il a été l'objet.

La réputation de Béclard comme professeur s'agrandissait de ol
jour en jour. Il possédait la faculté très-rare d'exposer avec méthode, clarté et simplicité tout ce que sa mémoire immense lui it
rappelait. Il savait surtout revêtir son idée du mot propre, et construire ses phrases avec un ordre amirable. Il préférait à l'élégance o
l'exactitude et la vivacité des expressions. Son débit était dépourvu de métaphores, mais il développait ses idées par une gradation de mots de mieux en mieux choisis, de sorte que la dernière expression, toujours plus forte et plus énergique, laissait it
dans l'esprit de l'auditeur l'image de l'objet ou de l'idée profondément empreinte. Comme il préparait mûrement et longtemps it
ses leçons, comme il avait approfondi la matière qu'il traitait devant ses élèves, et qu'il était toujours maître de son sujet, il pour-
suivait ses descriptions d'une manière imperturbable. Joignant it
sans cesse à ses connaissances acquises le fruit de ses propres it
méditations, il intéressait et séduisait son auditoire sans avoir recours au vain étalage de mots par lequel on captive quelquefois la it
foule abusée.

Dans son dernier cours, il donna l'histoire anatomique et physiologique du système nerveux, matière délicate et vraiment difficile. Cependant ses descriptions étaient tellement claires, il y régnait it
un si grand ordre, qu'il était impossible de ne pas les comprendre.
Il a exposé avec la plus grande lucidité la série immense des opinions émises sur ce sujet depuis Proxagoras jusqu'à nos jours. Ses
leçons étaient plus brillantes et plus solides que jamais, et comme
s'il eût eu le présage de sa fin prochaine, il dépassait toujours le
temps qui lui était assigné pour ses leçons, et ne pouvait quitter
cette chaire sur laquelle allait bientôt s'étendre un crêpe funèbre.

Si Béclard a eu des rivaux dignes de lui dans certaines branches de l'art de guérir, il a surpassé la plupart de ses contemporains dans la carrière du professorat. Il rappelait le savoir et l'éloquence de Hallé, et marchait au moins l'égal de M. Cuvier, qu'il se plaisait du reste à imiter et à la hauteur de qui ses vastes connaissances l'élevaient de jour en jour. Il ne lui manquait que le talent de rendre par le dessin ses descriptions encore plus frappantes de vérité, et alors Béclard eût été le professeur le plus remarquable que les sciences médicales aient eu jusqu'à ce jour pour interprète.

Il n'est pas très-commun de rencontrer des vertus privées avec de grands talents, parce que l'ambition, source ordinaire de nos égarements, accompagne souvent le génie, et qu'on s'expose en voulant la satifaire à s'écarter des règles de la morale sociale ; mais tel ne fut pas Béclard : s'il désira d'occuper un rang distingué parmi ses semblables, ce ne fut du moins jamais au préjudice de ses confrères qu'il y arriva ; ses succès dans les concours l'avaient tiré de la foule, et il se maintint au rang élevé qu'il occupait par son mérite personnel et ses travaux infatigables. On l'a quelquefois taxé d'ambition, mais on interprétait mal sa noble émulation ; il ne désirait l'accroissement de sa fortune que pour répandre ses bienfaits sur une famille nombreuse dont il était le glorieux appui. Etait-il ambitieux l'homme qui, négligeant de se faire une clientèle dont sa grande réputation lui assurait le succès, consacrait les deux tiers de sa journée à l'instruction publique ? Modeste et simple dans ses goûts et dans ses habitudes, il se plaisait à vivre tranquillement dans le sein d'une famille que plusieurs genres de talents contribuaient à illustrer.

Béclard était naturellement mélancolique et sombre. Sa santé, épuisée par de longs travaux, exigeait de sa part les plus grands ménagements. Sans cesse préoccupé d'idées abstraites, son abord était froid, et sa conversation très-laconique ; mais si l'on venait à le détourner de ses méditations, alors on trouvait dans son esprit, orné de la lecture des philosophes et des historiens, tous les charmes que peut répandre sur la conversation un homme remarquable par l'éclat et la variété de ses connaissances. Sa gaieté ne paraissait que par éclairs, et un attrait irrésistible le faisait rentrer aussitôt dans le cercle habituel de ses pensées. Depuis quelque temps, il s'était fort adonné à la lecture des ouvrages de philosophie et d'économie et politique ; il s'était également livré à l'étude des langues ; de sorte qu'il pouvait étaler encore dans la société un autre mérite que celui dont il brillait dans le monde médical.

Béclard était bienfaisant sans ostentation : un grand nombre d'élèves recevaient de lui des bienfaits de toute espèce, et souvent il leur laissa ignorer de quelle source émanaient les services qu'il leur rendait. Il a plus d'une fois, par l'abandon désintéressé de ses opinions médicales, soutenu ou créé la réputation de jeunes élèves, qui plus tard ont fait honneur à leur illustre maître. Il coopérait avec zèle à leurs travaux, encourageait leurs essais, leur prodiguait les richesses de son immense érudition, et les servait avec le plus grand zèle dans la culture d'une science dont il désirait avec ardeur de voir le champ s'agrandir, par quelque main qu'il fût défriché.

Ce fut au milieu de tant de travaux, et lorsqu'il commençait à jouir d'une réputation qui, bien que brillante, n'était pourtant qu'à son aurore, que le célèbre professeur dont nous venons d'esquisser la vie fut frappé d'une maladie mortelle.

Le 6 mars 1825, un érysipèle se développa sur la face, et s'étendit bientôt aux téguments du crâne. Dès le début, une exaltation cérébrale se manifesta, et fit aussitôt concevoir les plus grandes craintes sur les jours du malade. Malgré les soins les plus empressés, la maladie marcha avec une rapidité effrayante : et le 16 mars, Béclard n'était plus.

Dans le délire prolongé qui termina sa vie, son intelligence avait acquis une étonnante activité. Plus d'une fois nous le vîmes se croire encore au milieu d'un nombreux auditoire, et développer avec une énergie surprenante des idées qui, bien qu'incohérentes, n'en dénotaient pas moins l'esprit élevé qui pouvait les concevoir. C'étaient en quelque sorte les derniers efforts de son génie expirant. Enfin, après une longue et cruelle agonie, il rendit le dernier soupir entre les bras de ses nombreux amis, que la douleur enchaînait depuis quelques jours au chevet de son lit de mort. Aussitôt que cette nouvelle se répandit dans l'École, les élèves qui, pendant quelques jours, n'avaient cessé de circuler autour de la maison de Béclard pour s'informer s'ils devaient concevoir encore quelques espé-

rances; ces élèves qui, naguère encore, saluaient d'applaudisse-
ments unanimes leur savant et modeste professeur, furent profondément affligés de la perte qu'ils venaient de faire.

Le 17 mars 1825, jour des obsèques de Béclard, deux mille
étudiants se transportèrent à sa maison, et ne voulant pas laisser à
des mains étrangères le soin de conduire sa dépouille au dernier
asile, s'en chargèrent eux-mêmes, et la transportèrent à l'église de
Saint-Sulpice, qui, dans un instant, se trouva remplie de savants,
de professeurs et d'élèves. Ce fut avec le même empressement qu'à
la sortie du temple on s'empara des restes de Béclard, dont le
cercueil, soutenu par une masse d'élèves jaloux de payer à leur
maître un dernier tribut d'admiration et de reconnaissance, fut ainsi
porté jusqu'au cimetière du Père-Lachaise. Ceux qui n'avaient pu
obtenir l'honneur de soutenir ce fardeau précieux le suivaient dans
un morne silence, et formaient de la sorte un cortége plus imposant
que ne l'est ordinairement la pompe soldée qui environne le char
funèbre des hommes riches et puissants.

L'Académie royale et l'École de médecine chargèrent d'élo-
quents interprètes de rendre les derniers honneurs aux mânes de
Béclard; et les élèves, jaloux de donner à leur maître un témoi-
gnage éternel de leurs regrets, ouvrirent sur-le-champ une sous-
cription pour l'érection d'un monument funèbre. L'École de médecine de Paris et les amis de notre célèbre professeur imitèrent
l'élan de ses jeunes admirateurs, et l'on vit bientôt s'élever sur sa
tombe un monument qui rappellera toujours les talents de Béclard,
la douleur publique dont il fut l'objet, et la noble admiration d'une
jeunesse studieuse pour un savant dont elle dévorait les leçons, et
qui, victime de son ardeur pour l'étude et de son zèle pour l'instruction publique, périt à 39 ans, lorsqu'il allait atteindre l'apogée de
sa gloire[1].

C.-P. OLLIVIER (D'ANGERS).

Paris, le 15 décembre 1826.

---

[1] Tandis que l'École de médecine de Paris déplorait la perte qu'elle venait de
faire, la ville d'Angers, non moins affligée d'un aussi funeste événement, voulant
honorer la mémoire d'un homme qui avait tant fait pour la gloire de son pays,
chargea M. David, son compatriote et son ami, également illustre dans son art, de
faire revivre sur le marbre les traits de Béclard. Ce buste, empreint du caractère et
de l'esprit de Béclard, est aujourd'hui placé dans le musée de la ville d'Angers.

INTRODUCTION.

§ 1. L'anatomie a pour objet l'étude des corps organisés ; elle est la science de l'organisation ; tous les êtres organisés en sont le sujet. L'homme, le plus compliqué de tous les êtres, est le sujet principal de cette science : connaître le corps humain, les parties diverses dont il est composé, et l'arrangement de ces parties entre elles, tel est en effet le but essentiel de l'anatomie

L'anatomie comparative, qui serait aussi bien nommée anatomie générale, embrasse dans son domaine tous les corps organisés ; elle a pour objet de rechercher, par la comparaison, ce qu'ils ont de commun ou de général et en quoi ils diffèrent les uns des autres. La phytotomie est l'anatomie générale des végétaux ; celle des animaux porte le nom de zootomie. L'anatomie est encore générale quand elle a pour sujet une classe, un genre, ou un groupe quelconque d'êtres organisés, comme celle des animaux domestiques, ou l'anatomie vétérinaire. L'anatomie spéciale a pour sujet une seule espèce de corps organisés ; telle est l'anatomie de l'éléphant, du cheval, de l'homme, etc.

Dans l'anatomie de l'homme, le terme anatomie générale a une autre acception qui sera indiquée plus loin ; mais il faut d'abord essayer de prendre une idée exacte de l'organisation en général, et des corps qui en sont doués.

SECTION I.

DES CORPS ORGANISÉS.

§ 2. Les corps, êtres étendus et mobiles, sont le sujet d'une science immense, appelée science de la nature, philosophie naturelle ou physique ; mais ils peuvent être considérés sous deux points de vue différents : dans l'état de repos, et dans l'état de mouvement ou d'action. Dans la première de ces deux manières de considérer les objets, on s'occupe particulièrement de la forme, soit extérieure, soit intérieure des corps : c'est à ce genre d'étude, désigné par quelques-uns sous le nom de morphologie, qu'appartient l'anatomie. La seconde, qui conserve généralement le nom de physique, s'occupe de leurs changements appréciables, c'est-à-dire de leurs phénomènes ou mouvements, soit de masses, soit de molécules, et se divise pour cela en deux branches principales, la mécanique et la chimie.

§ 3. Les corps, qui ont des propriétés communes ou générales, diffèrent aussi entre eux à beaucoup d'égards. L'organisation et la vie constituent un caractère extrêmement tranché qui les divise en deux séries très-distinctes : celle des corps anorganiques ou bruts, et celle des corps organisés et vivants.

§ 4. Les corps anorganiques n'ayant point une structure compliquée, leurs particules étant dans une indépendance absolue les unes des autres, ces corps enfin n'étant point le sujet de l'anatomie, il serait inutile d'insister davantage sur leur considération : il suffira de dire que les mouvements ou les phénomènes de masse que ces corps exécutent, sujets de la mécanique, se reproduisent avec une régularité et une constance qui permettent non-seulement de les observer, de les produire et de les répéter dans des expériences, de déterminer les lois suivant lesquelles ils sont produits, mais de les soumettre à l'analyse mathématique ; que les phénomènes moléculaires de ces mêmes corps, sujets de la chimie, peuvent être observés, peuvent être produits ou déterminés à volonté dans des expériences ; que certaines lois, suivant lesquelles ils sont produits, peuvent même être déduites des observations et des expériences ; que ces phénomènes peuvent aussi être soumis à l'application du calcul, science instrumentale si propre à accélérer les progrès des connaissances auxquelles on l'applique. La science de l'organisation et de la vie est à peu près réduite aux lois de l'observation et de l'expérience.

§ 5. Les êtres organisés ou vivants sont les seuls dont s'occupe l'anatomie. Outre les caractères communs qu'ils partagent avec les corps anorganiques, ils en ont d'autres qui leur sont propres, et qui modifient les premiers ; ils possèdent l'organisation et la vie. Ils ont chacun une forme propre, constante, ordinairement arrondie, ce qui paraît dû aux fluides qu'ils contiennent. Leur forme intérieure, ou leur structure, offre en effet un mélange de parties hétérogènes, solides et fluides. Les parties solides sont nommées *organes*, ce qui veut dire instruments, à cause de l'action qu'elles exercent. Leurs particules sont entrelacées, entrecroisées, tissues, aussi nomme-t-on leur arrangement, texture ; elles sont fibreuses, celluleuses, ou forment des cavités particulières qui contiennent les fluides. Ces parties sont en général extensibles ou susceptibles de s'allonger, et rétractiles ou douées de la faculté de revenir sur elles-mêmes. Lorsque ces parties ou organes sont multiples, comme cela a lieu le plus communément, chacun a sa forme déterminée, sa texture particulière, et sa situation propre. Les liquides ou humeurs sont contenus dans les solides, et en pénètrent tous les points. Toutes les parties, soit solides, soit liquides, sont dans une dépendance mutuelle et nécessaire : c'est de leur réunion que résulte le corps organisé. Les solides et les fluides ont une composition analogue ; ils contiennent beaucoup d'eau, et quelques combinaisons particulières ou matériaux immédiats, et peuvent se résoudre presque entièrement en gaz. Au reste, leur matière n'a rien de particulier ; elle se retrouve dans les corps anorganiques dans lesquels elle est puisée, et ce n'est pas sa nature, mais son arrangement qui la distingue. On l'a présentée à tort comme différant essentiellement de la matière brute. L'oxygène, l'hydrogène, le carbone, dans un grand nombre l'azote, et quelques substances terreuses ou salines, en sont les derniers éléments.

C'est cette forme propre, cette structure commune à tous les corps vivants, ce tissu aréolaire contenant des liquides plus ou moins abondants et de même nature que lui, qu'on appelle organisation.

§ 6. On appelle vie l'ensemble des phénomènes propres aux corps organisés. La vie consiste essentiellement en ce que les corps organisés sont tous, pendant un temps déterminé, des centres que pénètrent des substances étrangères qu'ils s'approprient, et desquelles en sortent d'autres qui leur deviennent étrangères. Dans ce mouvement de formation momentanée, la matière du corps change continuellement, mais sa forme persiste. C'est sous l'état de fluides que les substances étrangères pénètrent dans les corps organisés ; c'est sous la même forme que les molécules superflues en sortent. Les liquides et les solides sont dans un mouvement continuel dans l'organisation ; les liquides parcourant les cavités des solides, et ceux-ci, par leur dilatation et leur resserrement, déterminant une grande partie du mouvement des premiers. Ils se changent sans cesse les uns et les autres, une partie de la matière mobile devenant fixe pour un temps, et une partie des solides redevenant liquide, ce qui s'accorde avec l'analogie de leur composition. Les corps organisés éprouvent des changements pendant toute leur durée ; depuis le moment de leur origine ils s'accroissent en dimensions et en densité. Ce dernier genre de changement continue jusqu'à ce qu'enfin, la structure du corps étant insensiblement altérée, le mouvement vital languit et s'arrête, ce qui constitue la mort. Après la mort, les éléments qui composaient le corps organisé se séparent, et forment de nouvelles combinaisons. Chaque corps organisé ayant non-seulement sa forme extérieure, mais sa structure propre et particulière, chacune de ses parties concourt par son action au résultat général. On appelle fonction l'action de chaque organe ou de plusieurs organes qui ont un but commun.

La nutrition, fonction comprenant l'absorption, l'assimilation et l'excrétion dont il vient d'être question, n'est pas le seul phénomène commun aux corps organisés ; la génération est un autre phénomène aussi général, sans lequel les espèces ne subsisteraient pas, la mort étant la suite nécessaire de la vie. Tous les corps organisés et vivants naissent de corps semblables à eux, et tous produisent leurs semblables : pour cela, une partie du corps organisé qui a acquis son développement, après s'être accrue sur lui, s'en sépare et forme un être semblable à lui. Cette partie, qui aura la même forme et présentera les mêmes phénomènes que son parent, s'appelle germe tant qu'elle fait partie de son corps. Ce second phénomène général n'est qu'une suite ou une conséquence du premier. Le germe, tant qu'il fait partie du corps de son parent, se nourrit et s'accroît comme un de ses organes ; sa séparation constitue une sorte d'excrétion.

Les corps organisés reproduisent aussi pour la plupart certaines de leurs parties quand elles leur sont enlevées ; ils réparent également jusqu'à un certain point les lésions qu'ils peuvent éprouver.

L'ensemble des individus nés des mêmes parents, et de ceux qui leur ressemblent autant qu'ils se ressemblent entre eux, constitue l'espèce. Les circonstances extérieures, comme l'atmosphère, la nourriture, et d'autres encore, suivant qu'elles sont plus ou moins favorables, influent sur l'organisation et ses phénomènes : de là résulte une perfection plus ou moins grande dans le développement, et des différences de similitude en général assez bornées entre les individus d'une même espèce : c'est ce qui constitue les variétés. De là résultent aussi des altérations individuelles variées dans les corps organisés et vivants : ces altérations de l'organisation et de ses phénomènes sont les maladies.

C'est cette série de phénomènes communs à tous les corps organisés : l'origine dans un être semblable, la fin par la mort, l'entretien de l'individu par nutrition, celle de l'espèce par génération ; en un mot, une action de formation momentanée, exercée dans un corps qui en a reçu d'un parent et qui en transmet le principe à des descendants, qu'on appelle la vie.

Ce sont ces deux caractères, l'organisation et la vie, communs à tous et propres à eux seuls, qui distinguent essentiellement les corps organisés et vivants.

§ 7. La forme et l'action des corps organisés et vivants, l'organisation et la vie sont dans une connexion telle, qu'elles peuvent être considérées chacune comme la condition de l'autre, l'une supposant constamment l'autre. On ne voit la vie que dans des corps organisés, on ne voit aussi l'organisation que dans des corps vivants. Il fallait en effet, pour que la vie pût avoir lieu, des parties solides pour conserver la forme, et des parties fluides pour entretenir le mouvement, en un mot une organisation ; et de même, pour que celle-ci pût se maintenir au milieu des causes de destruction, il fallait un mouvement et un renouvellement continuels de ses parties. Les corps organisés naissent vivants de corps semblables à eux ; dans tous, et pendant toute la durée de leur vie, les phénomènes vitaux sont dans un rapport exact avec l'état de l'organisation ; et quand celle-ci s'altère, soit par le fait même de la vie, soit par des circonstances accidentelles, la vie languit et s'arrête, et l'organisation se détruit alors par l'action chimique de ses propres éléments. Tous les efforts des physiciens n'ont pu encore apercevoir la matière s'organisant, ou la vie s'établissant soit spontanément, soit par des causes extérieures, en un mot ailleurs que dans un corps déjà organisé et vivant. La vie ne consiste en effet ni uniquement dans une réunion de molécules auparavant séparées, comme celle que pourrait produire l'attraction chimique, ni uniquement dans une expulsion des éléments auparavant combinés, comme celle que pourrait produire l'action répulsive du calorique ; mais dans un mouvement de formation temporaire, dans lequel des éléments restent unis, qui se sépareraient si la vie cessait, et dans lequel des éléments se séparent sans que l'action du calorique les écarte : or, cette action vitale n'existe que dans les corps organisés. Cette connexion intime et réciproque de l'organisation et de la vie a fait qu'on les a tour à tour regardées chacune comme la cause ou l'effet de l'autre. C'est à tort sans doute, et l'idée d'organisation et de vie est une idée complexe qui ne doit pas être plus divisée, si ce n'est par abstraction, que ces deux choses ne sont elles-mêmes séparables. La vie est l'organisation en action, ou bien, suivant l'expression de Stahl, c'est l'organisme. L'objet de cet ouvrage cependant étant l'examen de l'organisation en repos, la vie n'y sera considérée que d'une manière fort abrégée [1].

_____

[1] *Voyez* Bérard, *Leçons de physiologie.*

L'origine première des animaux est couverte d'un voile impénétrable aux yeux du naturaliste. Tous les faits que la science a enregistrés, toutes les expériences qui ont été tentées, et elles sont nombreuses, démontrent qu'ils viennent d'autres êtres organisés. Il faut ajouter que, si, dans l'immense majorité des cas, les animaux proviennent d'êtres vivants, ils peuvent aussi se développer au sein des êtres qui ont cessé de vivre. Lorsque l'animal naît d'un œuf, lorsqu'il se sépare sous la forme d'un bourgeon, ou lorsqu'une partie séparée du tout reproduit l'animal entier, le fait est évident. Mais il ne l'est pas moins dans l'évolution des infusoires, puisqu'elle s'opère au milieu d'une substance animale ou végétale en putréfaction. On peut se demander, il est vrai, si dans ce cas l'être nouveau s'est développé d'un œuf microscopique contenu dans la matière en décomposition, ou s'il a pris naissance dans cette matière elle-même et sans germes préexistants, aux dépens d'une de ces innombrables particules élémentaires qui la constituent. La dernière supposition est la plus vraisemblable ; car personne, que nous sachions, n'a démontré l'existence, dans les tissus, de ces prétendus œufs d'infusoires destinés, après la mort de l'être vivant, à donner naissance à des myriades d'êtres animés.

Des auteurs, amis du merveilleux, font naître des animaux microscopiques dans des infusions de marbre et de granit, dans des dissolutions de sel marin et de salpêtre. Il serait superflu de réfuter ces erreurs. S'il est vrai que ces observations aient été faites, on peut affirmer aujourd'hui que les infusoires existaient dans l'eau dont on s'est servi, ou provenaient du dehors par l'intermédiaire de l'air atmosphérique; car, lorsqu'on s'est prémuni contre ces causes d'erreur, les animalcules n'ont plus reparu.

Ce qu'il y a de plus plausible relativement aux générations spontanées peut être exprimé ainsi : La matière organisée seule (soit à l'état de vie, soit à l'état de mort avant la dissociation complète de ses éléments) engendre la matière animale vivante.

Ce qui est vrai pour les animaux peut-il être appliqué aux plantes? On sait que le mode de nutrition des uns est tout à fait différent de celui des autres. Tandis que les animaux, en effet, tirent leurs aliments du règne organisé, les végétaux, au contraire, prennent exclusivement les leurs dans le règne minéral. Or, si nous en croyons les expériences de M. Mulder (*Essai de physiologie chimique* , 1844), des cellules végétales azotées peuvent se développer au sein de substances qui ne renferment que du charbon, de l'hydrogène et du carbone, sous la double influence de l'eau et de l'air atmosphérique convenablement purifiés. Sur les limites du règne minéral et du règne végétal, la cellule *protéique*, entre le règne végétal et le règne animal, l'animalcule infusoire, tels seraient les liens qui rattacheraient entre eux les divers corps de la nature.

§ 8. Les corps organisés ayant une structure hétérogène, leur histoire se compose de celle de leurs diverses parties ; c'est proprement cette étude qui est l'objet de l'anatomie. De même la physique de ces corps ne comprend pas seulement des phénomènes mécaniques ou chimiques, mais encore ceux qui leur appartiennent en propre, et qui sont étrangers aux corps anorganiques ; savoir, la nutrition et la génération, c'est-à-dire l'action organique. Cette physique particulière prend le nom de physiologie.

L'anatomie [1] peut donc être définie la connaissance des corps organisés, ou la science de l'organisation. D'après son étymologie, ce mot n'a point cette signification : il veut dire simplement *dissection ;* mais l'usage l'a consacré, et on le préfère aux mots morphologie, organologie (discours sur la forme, sur les organes), que quelques-uns ont proposés pour le remplacer. En effet, l'anatomie est une science purement d'observation, et la dissection est le principal moyen par lequel on met à découvert les parties des corps organisés, pour les observer.

La physiologie [2] est la connaissance des phénomènes des corps organisés, ou la science de la vie ; on l'appelle encore zoonomie et biologie (lois de la vie et discours sur la vie). La physiologie est, comme l'anatomie, une science d'observation ; mais elle considère les phénomènes des corps organisés vivants.

L'anatomie et la physiologie sont liées entre elles par un rapport très-étroit ; l'observation ayant appris que l'organisation et les phénomènes de la vie sont dans un rapport constant et réciproque, on peut conclure de l'une à l'autre.

§ 9. Les corps organisés et vivants, sujets de l'anatomie et de la physiologie, sont distingués en êtres inanimés ou végétaux, et en animaux ou êtres animés, d'après des différences, très-tranchées entre les animaux et les végétaux dont l'organisation est compliquée, très-peu marquées au contraire entre ceux dont l'organisation est la plus simple.

§ 10. Les végétaux les plus composés sont en général formés de deux parties séparées par une ligne médiane horizontale, et dont l'une descendante et contenue dans la terre est la racine ; tandis que l'autre, ascendante et contenue dans l'atmosphère, est la tige qui porte les feuilles et les fleurs. Leur structure consiste simplement en un tissu cellulaire, en vaisseaux et en tuyaux spiraux qu'on nomme trachées. Ils n'ont point d'autres organes que ceux de la nutrition

[1] Ανατεμνω, je dissèque.
[2] De φυσις, nature, et λογος, discours.

et de la génération. Leurs parties les plus importantes sont toutes situées à l'extérieur. Leur composition chimique est assez simple ; l'azote n'y existe, en général, que localement. Leurs actions vitales se bornent à l'accroissement et à la reproduction. Leur nutrition, dont les matériaux sont puisés dans le sol et dans l'atmosphère, dans l'eau et dans l'air, consiste dans une absorption exercée par les racines, dans un mouvement de translation que les liquides éprouvent dans les vaisseaux de la tige, et dans une respiration qui a lieu principalement dans les feuilles : dans ces diverses actions, les végétaux retiennent l'hydrogène, le carbone, l'azote, et exhalent l'oxygène superflu. Leur reproduction se fait suivant plusieurs modes. Il y a, du reste, dans l'organisation des végétaux, une assez grande diversité dont l'exposition serait déplacée dans cet ouvrage [1].

Des animaux.

§ 11. Les animaux, à la tête desquels se trouve l'homme qui ressemble beaucoup à quelques-uns d'entre eux, outre les caractères généraux des corps organisés, en ont d'autres qui leur sont propres, qui les distinguent par conséquent des végétaux, et qui influent sur les premiers et les modifient. Mais les animaux sont tellement différents les uns des autres, que leurs caractères communs ne sont pas bien nombreux et bien tranchés : voici les caractères propres aux animaux, les uns, en petit nombre, communs à tous, les autres plus ou moins généraux.

Outre la forme arrondie qui appartient en général à tous les êtres organisés, on observe que la plupart des animaux sont, à l'extérieur au moins, symétriques et divisés par une ligne médiane verticale en deux moitiés latérales semblables, et que leur longueur, suivant cette ligne, l'emporte sur les autres dimensions, quelquefois de beaucoup. La proportion des liquides aux solides est très-grande. Le tissu qui forme la masse du corps est très-mou et très-contractile. Le corps est creusé d'une cavité intérieure ou intestine, où sont reçus les aliments. Cette cavité est, ainsi que l'extérieur, tapissée par une membrane ou peau qui limite et enveloppe tout le reste du corps. Il y a dans beaucoup d'animaux des vaisseaux circulatoires qui portent, dans des directions déterminées, la matière nutritive de l'intestin dans toutes les autres parties du corps ; des organes respiratoires dans

---

[1] *Voyez* Richard, *Eléments de botanique.*

lesquels cette matière est soumise à l'action de l'atmosphère, et des organes sécrétoires où une partie de cette matière se sépare de la masse. Ils ont des organes génitaux qui consistent en général en une cavité de laquelle se détachent et sortent les germes. Dans la plupart des animaux, enfin, il y a des muscles pour exécuter les mouvements apparents, des sens pour recevoir les impressions des objets extérieurs, et un système nerveux consistant en des cordons ou filets plongés et épanouis par une extrémité dans les téguments et dans les muscles, et en des renflements plus ou moins gros dans lesquels tient l'autre extrémité des cordons.

§ 12. Les solides, ou les organes des animaux, ont pour base principale le tissu aréolaire ou cellulaire, substance molle, extensible, perméable aux liquides. Condensée aux deux surfaces du corps, c'est cette substance qui forme à l'extérieur la peau, et à l'intérieur les membranes muqueuses, ou la peau intérieure. C'est cette même membrane qui constitue les organes de la respiration, des sécrétions et de la génération : c'est elle aussi qui forme les sens. Creusé en canaux rameux, dans les parois desquels il a une consistance assez grande, le tissu cellulaire constitue les vaisseaux : cette même substance, diversement modifiée, sans perdre pourtant ses caractères distinctifs, forme encore plusieurs autres genres d'organes dans les animaux. La fibre musculaire constitue un second genre de solide différant essentiellement du tissu cellulaire, en ce qu'au milieu de cette substance molle qui forme la masse commune, se trouvent des séries linéaires de fibres microscopiques ; elle se contracte quand elle est irritée. La substance des nerfs est formée de même de fibres, mais différentes de celles qui composent les muscles ; elle transmet à des centres les impressions reçues, et conduit aux muscles l'influence des centres.

Les liquides animaux, ou les humeurs, sont nombreux et abondants. Dans beaucoup d'animaux il y a un liquide en circulation dans des vaisseaux, c'est le sang, masse centrale du liquide nutritif ; d'autres liquides absorbés aux surfaces, ou dans la masse même du corps ; et d'autres liquides, enfin, sécrétés ou séparés du sang. Celui-ci consiste essentiellement en un véhicule séreux, abondant, dans lequel sont plongées des particules microscopiques ou globules. La composition du sang est tout à fait analogue à celle des parties solides, et il suffit d'un simple changement d'état, ou de quelques faibles changements de proportions dans les éléments, pour que les matériaux, de liquides, deviennent solides.

§ 13. Les phénomènes organiques généraux, la nutrition et la génération se retrouvent dans les animaux, mais modifiés par les phénomènes qui leur sont propres. La nutrition, au lieu de résulter de l'absorption extérieure seule, résulte en même temps et principalement d'une absorption intérieure qui a lieu dans leur cavité intestinale. Le liquide nutritif puisé dans l'intestin est soumis à l'action de l'atmosphère ; il résulte de cette respiration une production d'eau et d'acide carbonique, ce qui est le contraire de ce qui a lieu dans les végétaux. Outre cela, le liquide nutritif doit être continuellement débarrassé de matières surabondantes par les sécrétions ; elles ont lieu aux surfaces externe et interne, tantôt par des vaisseaux simplement épanouis sur de larges surfaces qui laissent exhaler le liquide sécrété ; ailleurs c'est du fond de petites cavités formées dans la peau ou la membrane muqueuse, qu'on voit le liquide sourdre ; dans d'autres endroits les vaisseaux circulatoires s'entrelacent avec des vaisseaux propres ou canaux excréteurs ramifiés, formés encore par des prolongements de l'enveloppe intérieure du corps, et qui versent le liquide sécrété. Parmi les liquides qui résultent de ces diverses sécrétions, les uns ont des usages dans l'exercice des fonctions, d'autres sont rejetés comme matières devenues impropres au mouvement vital. Le liquide nourricier, sans cesse renouvelé par l'absorption intestinale, entretenu dans un état convenable par la respiration et les sécrétions, parvient dans toutes les parties du corps, et y opère la nutrition, opération merveilleuse dans laquelle il se décompose de manière que dans chaque partie une portion du sang devient solide et fait partie d'un organe ; en même temps et partout aussi une partie des organes devient liquide, et rentre dans le torrent circulatoire. La génération ou la production d'un nouvel être est tellement diversifiée dans ses modes, qu'elle n'offre aucun caractère propre aux animaux et commun à eux tous. La séparation des sexes, subordonnée au mouvement, n'est en effet ni propre, ni commune au règne animal. Les animaux jouissent aussi, quoiqu'à un degré moindre que les végétaux, de la faculté de reproduire, par une sorte de végétation, certaines parties quand elles sont enlevées.

§ 14. Le mouvement musculaire, les sensations et l'action nerveuse donnent aux animaux, en quelque sorte, une nouvelle vie : aussi appelle-t-on ces fonctions du nom de vie animale, par opposition aux autres fonctions que l'on appelle vie organique ou végétative. Les impressions exercées par les agents extérieurs sur les organes des sensations, c'est-à-dire sur la peau externe ou interne, ou sur quelques-unes de ses parties organisées d'une manière particulière, déterminent dans ces organes des actions qui se propagent par les nerfs jusqu'aux masses centrales du système nerveux. Il n'est presque aucune partie du corps qui, dans certains cas, ne puisse être le siége de quelque sensation. Quand l'animal a reçu une sensation, et qu'elle détermine en lui une volition, c'est encore par les nerfs que cette volition est transmise aux muscles dont les contractions produisent les mouvements de l'animal.

L'action nerveuse n'est pas bornée à transmettre les impressions reçues par les sens et les volitions aux muscles, les masses nerveuses centrales sont encore les organes de l'instinct et des fonctions cérébrales.

Les fonctions dont il s'agit ne sont pas seulement en plus dans les animaux, ou surajoutées en eux aux fonctions organiques ou végétatives, mais elles modifient singulièrement l'exercice de ces dernières. Ainsi, dans la nutrition, ce sont en général des mouvements musculaires qui déterminent l'introduction des aliments ; des fibres musculaires qui garnissent l'intestin, les y font mouvoir ; des muscles qui, dans beaucoup d'animaux, garnissent les vaisseaux à leur centre de réunion, y meuvent le sang ; des muscles encore déterminent, par leur mouvement, l'application du fluide atmosphérique sur l'organe respiratoire. Des sens sont placés à l'entrée des organes de la nutrition. Des nerfs se distribuent aussi aux organes de la nutrition, et quoique dans l'état ordinaire ces nerfs ne transmettent point de sensations ni de volitions, et que les mouvements y soient immédiatement déterminés par les impressions ou irritations locales, cependant, dans les affections fortes des centres nerveux, les mouvements sont troublés, et dans des cas maladifs ces fonctions sont accompagnées de sensations. La génération est, comme la nutrition, modifiée dans ses actes par les fonctions animales.

§ 15. Il y a en effet entre tous les organes, entre toutes les fonctions des animaux, un enchaînement qui existe bien dans tous les corps organisés et vivants, mais qui se fait remarquer encore davantage dans les animaux, et surtout dans quelques-uns d'entre eux. Dans les êtres organisés réduits à la nutrition et à la reproduction, la dernière de ces fonctions est la suite et la conséquence de la première. Dans les animaux qui jouissent du mouvement et du sentiment, la nutrition a dû être exécutée par une digestion, car l'animal ne pouvait être tout à la fois locomobile et enraciné ; la génération a pu être sexuelle. A mesure que chaque ordre de fonc-

tions devient plus compliqué, les organes qui s'ajoutent à ceux dont
l'existence est plus générale, tiennent ces premiers sous leur dépendance. Ainsi, dans l'ordre des fonctions nutritives, la circulation, et dans la circulation, l'action du cœur, beaucoup moins
générale que les autres phénomènes nutritifs, tiennent, quand elles
existent, tous les autres phénomènes sous leur influence. De même
dans les fonctions animales, l'action des centres nerveux tient sous
sa direction des phénomènes dont l'existence est plus générale.
Les fonctions animales tiennent de même sous la leur toutes les
fonctions nutritives et reproductives, mais celles-ci, à leur tour,
tiennent aussi les premières sous leur dépendance : les organes
des fonctions animales devant être nourris pour remplir leurs fonctions, et celles-ci déterminant l'exercice des organes des fonctions
végétatives. De sorte que dans les animaux très-développés en
organisation, la vie semble essentiellement résulter de l'action réciproque de l'organe central des fonctions végétatives, et de l'organe principal des fonctions animales : de la circulation et de
l'action nerveuse, ou de l'action du sang sur le système nerveux,
et du système nerveux sur les organes qui meuvent le sang. Les
autres phénomènes entretiennent ces deux actions principales, que
l'on peut regarder comme les deux fonctions essentiellement vitales
des animaux.

§ 16. A tous ces caractères, les premiers très-généraux ou communs, et les derniers beaucoup moins généraux, il faut ajouter les
dérangements de l'organisation et des phénomènes de la vie, c'est-
à-dire les maladies, beaucoup plus fréquentes dans les animaux que
dans l'autre règne organique ; et l'on trouvera aisément la raison de
cette fréquence dans la complication de leur organisation, dans
l'enchaînement de toutes les parties entre elles, et dans l'exercice
d'organes centraux et prédominants dont l'action ne peut être
troublée sans que tous les autres s'en ressentent. De là l'étude des
circonstances et des corps extérieurs qui influent d'une manière
utile ou nuisible sur l'organisation animale, et l'art de conserver ou
de rétablir la santé par l'usage bien dirigé des influences extérieures, ou la médecine.

Tels sont les caractères les plus généraux des animaux ; mais ces
êtres présentent dans leurs organes et dans leurs fonctions une
foule de variétés ou de degrés de complication qu'il est important
d'examiner.

§ 17. La forme extérieure ou la configuration, qui peut donner une idée de la structure dont elle est en quelque sorte l'expression, présente les variétés suivantes. Quelques animaux sont punctiformes ou globuleux, comme les monades ; d'autres ont la forme d'un filament, comme les vibrions ; quelques-uns ont une forme aplatie comme une petite membrane, tels sont les cyclides ; d'autres enfin appartenant, comme les précédents, au groupe des infusoires, n'ont point de forme déterminée, leur configuration changeant à chaque instant de la manière la plus bizarre : ce sont les protées. Ces formes élémentaires, qui appartiennent à tous les animaux les plus simples, se retrouvent dans quelques-uns d'un ordre plus élevé, et dans certaines parties de tous les autres.

La forme rayonnée commence à se montrer dans les rotifères, et dans les autres polypes ; dans les acalèphes et les échinodermes, la forme rayonnée n'est pas bornée à l'extérieur qui ressemble à une fleur radiée ou à une étoile, mais toutes les parties sont disposées autour d'un axe, et sur un plus ou moins grand nombre de rayons. Dans d'autres animaux l'axe étant plus long, la forme rayonnée devient cylindrique. Les échinodermes cylindroïdes, les vers intestinaux, les annélides établissent ce passage de la forme rayonnée, à laquelle ils participent encore, à la forme symétrique et à la disposition articulaire qu'ils présentent aussi ; et les tuniciers, le passage de la forme rayonnée à la forme symétrique sans articulations.

La forme symétrique se trouve, à quelques faibles exceptions près, dans tous les autres animaux. Dans cette forme, le corps est partagé en deux parties latérales ou en deux côtés semblables par un plan médian ; mais elle se subdivise en deux autres très-différentes. Dans les mollusques le corps n'est point divisé en segments, et il n'y a point de pieds articulés ; ces animaux sont inarticulés. Les autres animaux symétriques au contraire sont articulés, c'est-à-dire que leur tronc est divisé en segments mobiles les uns sur les autres, et que leurs membres, quand ils en ont, sont divisés en plusieurs parties par des articulations. On trouve déjà la disposition articulaire dans les cirrhopodes, qui, de toute manière, appartiennent aux mollusques : on en trouve aussi le principe dans les échinodermes cylindroïdes, dans les vers ; mais ce genre de forme appartient surtout aux annélides, aux insectes, aux crustacés, aux arachnides, que l'on appelle, pour cette raison, animaux articulés, et à tous les animaux osseux ou vertébrés. Ainsi on peut rapporter les formes animales aux suivantes : la forme symétrique ou binaire, avec ou sans articulations ; la forme rayonnée ; et les formes simples d'un globule, d'un filament, etc.

§ 18. La forme extérieure des animaux présente encore d'autres différences. Le corps se divise en tronc, partie centrale qui contient les organes essentiels à la vie ou les viscères ; et en appendices, parties en général destinées aux mouvements et aux sensations. Le tronc se divise en torse ou partie moyenne, et en extrémités qui sont la tête et la queue. Le torse lui-même est quelquefois subdivisé en abdomen et en thorax. La tête est la partie qui, outre la bouche, contient le principal renflement nerveux, ou le cerveau, et les organes des sens spéciaux. Le thorax, dans les animaux articulés, est la partie du tronc qui porte les membres ; dans les vertébrés c'est celle qui renferme le cœur et les poumons. L'abdomen contient toujours les principaux organes de la digestion et de la génération. Ces diverses parties du tronc, qui n'existent pas toujours toutes, offrent diverses variétés.

Dans les animaux rayonnés, dans les mollusques acéphales, et dans les intestinaux et les annélides, le tronc, réduit à sa partie moyenne, consiste en une seule cavité qui renferme tous les organes. Dans les mollusques céphalés il y a une tête distincte ; il en est de même des insectes, des crustacés et des arachnides, qui ont en outre un thorax, tantôt distinct de la tête et de l'abdomen, et tantôt confondu avec une ou avec ces deux parties du tronc. Dans les vertébrés la tête est toujours distincte, mais le thorax est quelquefois confondu avec l'abdomen. Les appendices présentent aussi diverses variétés : dans quelques infusoires, il y en a de petits appelés cils. Les animaux rayonnés ont la bouche entourée d'appendices appelés tentacules, qui sont destinés au mouvement et au sentiment. Il en est de même dans quelques mollusques qui ont des tentacules sensibles et d'autres productions charnues appelées bras ou pieds pour le mouvement. Les crustacés et les insectes ont des antennes, filaments articulés, de forme très-diverse, tenant à la tête, et qui paraissent des organes de sensation. Il en est de même de leurs palpes que l'on trouve aussi dans les arachnides. Les appendices latéraux, pairs, essentiellement destinés au mouvement, et qu'on appelle membres quand ils sont articulés, existent en rudiments dans les cirrhopodes et dans les annélides sétigères ; on les trouve en grand nombre dans les myriapodes, en nombre assez grand, mais variable, dans les crustacés ; il y en a huit dans les arachnides, et six dans les vrais insectes qui ont en outre, pour la plupart, des ailes au nombre de quatre ou de deux. Dans les vertébrés il n'y a jamais plus de quatre membres.

§ 19. Les organes de la nutrition présentent une grande diversité.

Dans les animaux les plus simples, les infusoires, cette fonction consiste uniquement dans une absorption ou imbibition extérieure dont la matière pénètre toutes les parties du corps de l'animal, et est immédiatement assimilée et ensuite excrétée ; on retrouve cette simplicité d'organisation dans quelques vers intestinaux et quelques acalèphes.

A un degré plus élevé, on trouve une cavité intestinale creusée dans la substance du corps, et dès lors l'absorption se fait par deux surfaces et surtout par la surface interne. On trouve cette simple cavité dans quelques polypes. A un degré plus élevé encore, la cavité consiste en un sac membraneux, distinct de la masse du corps, formé par une membrane ou peau intérieure continue et analogue à la peau extérieure. Ce sont encore des polypes, des acalèphes, et quelques intestinaux qui en montrent la première apparence : dans d'autres animaux des mêmes classes, la cavité gastrique a des prolongements étendus dans la masse du corps pour y distribuer la nourriture. Dans quelques acalèphes, quelques vers intestinaux, l'estomac manque, et il n'y a que les prolongements ramifiés qui s'ouvrent à la surface extérieure. Dans toutes ces premières apparences d'une cavité intestinale, la cavité est bornée à un sac allongé, ayant une seule issue. Plusieurs échinodermes et vers intestinaux ont un canal intestinal distinct, une bouche et un anus, disposition que l'on retrouve dans toutes les classes élevées, où le canal plus ou moins renflé, plus ou moins resserré, etc., traverse le corps. L'existence de ce canal se montre en même temps que la forme cylindroïde et allongée du corps.

La bouche présente plusieurs variétés, dont les principales sont celles d'un simple orifice ; d'une ouverture garnie de muscles, et quelquefois de parties dures, mais disposées uniquement pour la succion ; d'une ouverture garnie de muscles et de parties dures pour diviser les aliments.

§ 20. Dans beaucoup d'animaux inférieurs, le suc nourricier, absorbé par les parois de l'intestin, simple ou prolongé dans le corps par des appendices ramifiés, est porté immédiatement par la substance aréolaire dans toutes les parties du corps : tel est le cas de tous les animaux rayonnés et de l'immense classe des insectes. Dans la plupart des insectes, en effet, il n'y a point de vaisseaux, et le liquide nourricier doit passer par imbibition de l'intestin dans tout le corps ; il y a seulement un vaisseau dorsal qui paraît un rudiment de cœur, mais point de branches pour la circulation.

Dans les animaux plus élevés , le liquide nourricier, absorbé pr les parois de l'intestin, circule dans des vaisseaux clos, dont les dernières ramifications seules laissent échapper dans la substance du corps les molécules qui doivent la nourrir. Les vaisseaux qui portent du centre de la circulation à toutes les autres parties , sont appelés artères ; ceux qui rapportent de toutes les parties du corps au centre, se nomment veines ; au point de réunion des unes et des autres, on trouve dans beaucoup d'animaux un organe charnu, le cœur, qui aide, par ses contractions, le mouvement du liquide, et qui est, ainsi que l'ensemble des vaisseaux, plus ou moins compliqué. On trouve les premiers rudiments de vaisseaux dans quelques vers intestinaux, et le premier rudiment de cœur dans les insectes.

Dans les annélides, seuls animaux invertébrés qui aient le sang rouge, il y a des artères et des veines pour la circulation, mais le cœur est seulement ébauché. Dans les arachnides trachéennes, les organes de la circulation ne sont guère plus avancés que dans les insectes ; mais dans les autres, les pulmonaires, il y a un cœur ou grand vaisseau dorsal et des branches de chaque côté. Les crustacés offrent plus distinctement le cœur ; dans quelques-uns, il est allongé en un gros vaisseau qui règne sur toute la longueur de la queue , donnant des branches des deux côtés, et qui rappelle encore le vaisseau dorsal des insectes ; mais dans d'autres crustacés, il y a un ventricule dorsal, un grand vaisseau ventral, et de véritables vaisseaux circulatoires. Dans les mollusques il y a un cœur plus ou moins compliqué, un double système d'artères et de veines ; le sang est blanc ou bleuâtre. Enfin, dans les vertébrés, outre les artères, les veines et le cœur, il y a un système particulier de vaisseaux lymphatiques et des chylifères qui portent le liquide nourricier des intestins dans les veines.

Le cœur le plus simple se compose au moins d'un ventricule qui pousse le sang dans les artères, et souvent d'une oreillette ou sinus des veines à leur entrée dans le cœur ; il est aortique quand il envoie le sang à tout le corps, et pulmonaire quand il l'envoie à l'organe respiratoire ; il est double quand il y a deux ventricules, qui peuvent être d'ailleurs séparés ou réunis. Le cœur est simple, sans oreillette, et pulmonaire, dans tous les animaux articulés qui en sont pourvus. Il en est de même dans les poissons, excepté qu'il y a une oreillette. Il est simple, mais aortique, dans la plupart des mollusques ; il est triple dans les mollusques céphalopodes, où il y a deux ventricules pulmonaires et un aortique séparés et sans oreillettes. Dans tous les reptiles il y a un seul ventricule, plus ou moins cloisonné, qui envoie le sang dans un seul tronc tout à la fois aortique et pulmonaire; la plupart ont deux oreillettes, les batraciens n'en ont qu'une. Enfin le cœur est double, il y a deux oreillettes et deux ventricules accolés, l'un aortique et l'autre pulmonaire, dans les oiseaux et les mammifères.

§ 21. Pour que le liquide nutritif soit propre à sa fonction, il faut qu'il soit soumis à l'action du milieu où vit l'animal. Dans ceux qui n'ont point de circulation, l'eau agit à la surface du corps. Tel paraît être le cas des infusoires, des polypes, des acalèphes; les vers intestinaux ne présentent non plus aucune apparence d'organes de respiration. Dans un autre degré d'organisation, l'air ou l'eau pénètre dans tous les points du corps par des canaux élastiques appelés trachées, et qui sont revêtus par des prolongements de la peau. Les échinodermes ont des trachées aquifères; dans les insectes il y a deux trachées longitudinales étendues à tout le corps, ayant par intervalles des centres d'où partent beaucoup de rameaux, et qui répondent à des stigmates, ouvertures extérieures pour l'entrée de l'air. Dans les animaux qui ont une circulation, une partie des vaisseaux porte le sang dans un organe où ils se subdivisent sur une grande surface de la peau extérieure ou de la peau intérieure. Cette surface est saillante et appelée branchie quand l'élément ambiant est l'eau, nommée poumon et creuse quand cet élément est l'air. Pour la respiration branchiale ou pulmonaire, il y a en général des organes de mouvement pour mettre le fluide ambiant en contact avec l'organe. Dans les arachnides, on trouve le passage de la respiration disséminée qui existe encore dans les trachées à la respiration locale qui a lieu dans des sacs pulmonaires. Dans les crustacés en général, les organes respiratoires sont des branchies saillantes diversement configurées. Il en est de même dans la plupart des annélides. Dans les animaux mollusques en général, on trouve beaucoup de variétés dans les organes de la respiration : quelques-uns, respirant l'air en nature, ont une cavité pulmonaire, ce sont les gastéropodes pulmonés; d'autres ont des branchies saillantes diversement configurées; d'autres encore ont leurs branchies dans une cavité où l'eau doit être attirée. Dans les poissons, la respiration est branchiale; elle est pulmonaire dans les autres vertébrés.

La respiration est partielle et la circulation simple dans les reptiles où il n'y a qu'un ventricule et qu'un vaisseau de sortie dont l'artère pulmonaire est un rameau. Dans tous les autres animaux qui ont une respiration locale et une circulation, celle-ci est double et la respiration complète, c'est-à-dire qu'à chaque circuit du sang, tout le liquide passe par l'organe respiratoire. Dans les articulés et les mollusques, le cercle est simple ; dans les premiers, le sang va du cœur à tout le corps en passant tout entier par les branchies, il en est de même dans les poissons ; dans les mollusques, il va du cœur aux branchies en passant auparavant par tout le corps. Dans les oiseaux et les mammifères, les deux cœurs étant accolés, le cercle est double, ou mieux, le circuit est croisé, et peut être représenté par un 8, au centre duquel est le cœur.

§ 22. Le liquide nutritif ne doit pas être seulement soumis à l'action de l'atmosphère, mais il doit être débarrassé, par les sécrétions, des matières surabondantes. Dans les animaux qui ont une cavité intérieure, et par conséquent deux surfaces, ces deux surfaces servent à l'excrétion comme à l'absorption par toute leur étendue. La peau intérieure et la peau extérieure présentent aussi de petites cavités ou enfoncements particuliers d'où le liquide sort. Enfin, dans les animaux mêmes où il n'y a point de circulation, si quelque liquide particulier doit être produit, les cavités ou enfoncements de la peau intérieure ou extérieure sont étendus et ramifiés en vaisseaux propres ou conduits excréteurs dans le corps, et pompent dans le fluide nourricier les éléments propres à la composition de ce liquide. De même dans les animaux qui ont une circulation, tantôt les vaisseaux s'épanouissent simplement sur de larges surfaces, et y laissent échapper par perspiration le liquide sécrété ; tantôt c'est du fond de petites cavités ou de follicules formés dans la peau intérieure ou extérieure que le liquide se forme ; dans d'autres endroits, les artères, au point où elles se changent en veines, s'entrelacent avec des canaux excréteurs ramifiés et toujours formés par la peau intérieure ou extérieure ; c'est de la réunion de ces canaux avec les vaisseaux sanguins que résultent les glandes. Ces derniers organes de sécrétion sont propres aux animaux qui ont un cœur. Le foie, par exemple, le plus général de ces organes, n'existe encore dans les arachnides trachéennes que sous la forme de vaisseaux désunis comme dans les insectes ; dans les arachnides pulmonaires et dans les crustacés, au contraire, on trouve un foie encore séparé en lobes distincts, ou en grappes dans quelques-uns. Les mollusques ont tous un foie considérable ; la plupart ont des glandes salivaires, mais point de pancréas ni de reins. Plusieurs ont des sécrétions qui leur sont propres. Les animaux vertébrés ont tous des glandes, et, de plus que les autres, des reins, organes qui sont en connexion avec ceux de la génération. Parmi les liquides qui résultent des diverses sécrétions, les uns ont des usages dans l'exercice des fonctions, comme la salive, la bile, etc. ; d'autres, tels surtout que l'urine, sont rejetés comme matières superflues ou nuisibles.

Ainsi les organes des fonctions nutritives, dans leur extrême diversité, consistent en une substance perméable qui absorbe, s'assimile et excrète ; en une ou deux surfaces, la peau et l'intestin, que les matières étrangères doivent traverser du dehors au dedans, ou du dedans au dehors par absorption ou par excrétion ; en vaisseaux qui établissent des communications entre les surfaces du corps et tous les points de sa substance, et réciproquement ; en organes respiratoires, parties des surfaces, où le liquide est mis en contact avec l'atmosphère, et en organes sécrétoires, autres parties des surfaces où une partie du liquide est rejetée.

§ 23. La génération, ou la production d'un nouvel être semblable à celui dont il tire son origine, seconde fonction commune à tous les corps organisés et vivants, présente aussi dans les animaux une grande variété dans ses organes et dans ses phénomènes. Cette fonction, dans le cas le plus simple, n'a point d'organe particulier ; mais le corps tout entier, très-simple, homogène, se divise en plusieurs fragments qui conservent chacun les propriétés du tout ; c'est la génération fissipare ; elle appartient essentiellement aux infusoires ; elle existe accidentellement dans d'autres. Dans d'autres animaux du même groupe on aperçoit dans la substance du corps des globules ou corpuscules qui paraissent reproductifs, c'est la génération subgemmipare, ou le premier indice d'une production de gemmes. Dans un degré plus élevé la génération est en effet gemmipare ; un gemme ou bourgeon croît sur la surface externe du corps, sur la peau, et ensuite se détache pour former un nouvel être distinct de son parent, ou bien continue de rester sur lui, et en forme un rameau. Ce genre de génération appartient aux polypes. On y trouve aussi la génération gemmipare interne ou subovipare. Son organe consiste en des cavités prolongées dans la masse du corps, et dans l'intérieur desquelles croissent des gemmes ou des ovules qui se séparent spontanément, et sortent en traversant un canal qui s'ouvre à l'extérieur. Ce mode de génération est encore celui des acalèphes, celui des échinodermes, peut-être celui des intestinaux cestoïdes. Les acéphales et quelques mollusques gastéropodes n'en diffèrent que parce qu'ils ont un véritable ovaire. Dans tous ces premiers cas, il n'y a pas, à proprement parler, d'organes sexuels.

§ 24. Dans toutes les organisations plus élevées, sous ce rapport, il y a des organes génitaux des deux sexes, dont le concours est nécessaire pour animer les germes. Les uns, les organes femelles, consistent en un amas de germes ou un ovaire, en un canal par où les germes détachés se portent au dehors, c'est l'oviducte; et dans plusieurs espèces, en une cavité où ils demeurent plus ou moins longtemps, se greffent et s'accroissent avant de naître, c'est l'utérus; l'orifice par lequel ils sortent est la vulve. Les organes mâles sont des glandes appelées testicules, qui sécrètent le sperme, liqueur fécondante, et quand elle doit être introduite dans le corps de la femelle, le mâle est pourvu d'un pénis. Dans ce genre d'organisation le concours des deux sortes d'organes est nécessaire pour opérer la génération. On trouve la première apparence de cette organisation dans quelques vers intestinaux; mais ces animaux étant dépourvus de circulation, leur ovaire et leurs testicules consistent uniquement en vaisseaux sécrétoires libres ou flottants. Les organes génitaux sont de même de deux genres dans beaucoup de mollusques, dans les annélides et autres articulés, et dans les vertébrés; seulement dans ceux qui ont une circulation, les ovaires et les testicules sont des masses glandulaires. Parmi ces animaux, certains sont hermaphrodites ou pourvus d'organes mâles et femelles; mais cet hermaphrodisme est incomplet, ou plutôt insuffisant, car ils ont besoin pour engendrer d'un accouplement réciproque avec un autre individu semblable : tel est le cas de quelques annélides et de quelques mollusques. Dans un ordre plus élevé encore d'organisation, les organes génitaux sont séparés et portés par des individus différents, ce qui constitue les sexes. C'est le cas de quelques vers intestinaux, de beaucoup de mollusques, des insectes, des crustacés, des arachnides et de tous les vertébrés.

§ 25. Dans la génération sexuelle, le germe est renfermé avec des matières nutritives dans une enveloppe membraneuse ou plus solide, et même calcaire; c'est ce qu'on appelle un œuf. Tantôt l'œuf contient des matériaux nutritifs en quantité suffisante pour le développement complet de l'embryon, et reçoit seulement l'influence de l'air atmosphérique, et tout au plus celle de l'humidité au travers de son enveloppe; l'animal est alors ovipare, soit que l'œuf soit pondu entier, et que le développement de l'embryon se fasse après la ponte, ou bien que le développement précède la ponte, et que l'œuf se rompe au moment de la naissance. Dans la génération ovipare, le germe ne se détache en général qu'après la fécondation; dans quelques cas cependant le germe se détache avant, et l'œuf est fécondé pendant ou même après la ponte. L'œuf ne contient pas toujours des matériaux suffisants au développement de l'embryon ; il se greffe alors par sa surface dans l'utérus, et y absorbe des matières nutritives ; le petit naît vivant avec les débris de son œuf membraneux, mais dans un état de faiblesse qui exige qu'il soit nourri d'une liqueur animale que la mère sécrète, c'est le lait. Les mammifères sont seuls dans ce cas. Au sortir de l'œuf quelques petits ne ressemblent point du tout à leurs parents ; ils éprouvent, avant d'atteindre à cette forme, des changements qu'on appelle métamorphoses ; tels sont les larves des insectes, et les têtards des batraciens ; les autres au contraire naissent semblables à leurs parents, ou du moins ne s'en éloignent que par des différences de proportion qui s'effacent avec l'âge.

§ 26. La nutrition et la génération ne sont pas les deux seuls modes de production ou de formation des animaux ; ils possèdent aussi, quoiqu'à un degré moins élevé ou moins général que les végétaux, la faculté de reproduire par une sorte de végétation les parties enlevées ou détruites ; mais cette faculté n'existe pas au même degré dans tous les animaux : les animaux les plus simples la présentent au plus haut degré. Les polypes, et notamment les hydres, reproduisent indéfiniment les parties qu'on leur enlève, de sorte que l'on multiplie à volonté les individus au moyen de la section. La force de reproduction des actinies n'est guère moindre ; elles reproduisent les parties qu'on leur coupe, et peuvent se multiplier par la division. Les astéries ont aussi une grande force de reproduction ; elles repoussent les rayons qui leur sont enlevés ; un seul rayon même, pourvu qu'il soit entier, peut reproduire les autres. On connaît la faculté qu'ont les ténias de reproduire les anneaux postérieurs de leur corps. Parmi les annélides, les naïades ont aussi une très-grande force de reproduction. On a constaté sur l'écrevisse la faculté qu'ont les crustacés de régénérer leurs pieds lorsqu'ils les ont perdus, ou qu'ils ont été mutilés. Il paraît que les arachnides ont aussi la faculté de régénérer les pattes qu'elles ont perdues. Les salamandres aquatiques ont une force étonnante de reproduction ; elles repoussent plusieurs fois de suite le même membre quand on le leur coupe, et cela avec tous ses os, ses muscles, ses vaisseaux, etc. Les membres et la queue des têtards de grenouilles se régénèrent aussi presque comme ceux des salamandres. La queue des sauriens, lorsqu'elle a été cassée, repousse, quelquefois un peu différente de ce qu'elle est naturellement. Dans les animaux à sang chaud la reproduction est presque bornée à des parties épidermiques et cornées. Pour les autres parties, elle se réduit à la guérison des plaies, et à la production d'une cicatrice analogue au tissu de la peau, quand celle-ci a été entamée ou détruite.

Les organes et les fonctions propres aux animaux présentent, comme les précédents, beaucoup de degrés de complication ou de variétés dans les êtres qui composent le règne animal.

§ 27. Dans les animaux les plus simples, le corps étant ou paraissant homogène, on ne voit aucun organe particulier pour le mouvement, et pourtant ces animalcules infusoires se meuvent en totalité avec beaucoup de vitesse. D'autres animaux un peu plus composés, comme les rotifères, qui ont un organe rotatoire particulier, comme les polypes, qui ont autour de la bouche des appendices ou tentacules dont les mouvements agitent l'eau, attirent et saisissent les substances nutritives, et dont quelques-uns ont en outre des mouvements de totalité, sont encore dépourvus de tout organe musculaire distinct. L'organe propre des mouvements apparents, la fibre musculaire, existe dans les acalèphes et dans les échinodermes dont le système musculaire est soutenu par une peau bien organisée, et dans tous les animaux plus élevés, où les mouvements apparents, généraux ou partiels, sont produits par l'action de ces organes. Les fibres musculaires garnissent, dans tous les animaux qui en sont pourvus, la peau externe et la peau interne ; elles forment le cœur dans tous ceux qui en ont. Parmi les animaux, quelques-uns ont la peau aussi molle que les autres parties du corps ; dans un grand nombre, elle contient dans son épaisseur des parties dures, soit calcaires, soit cornées, qui défendent l'animal contre les atteintes extérieures, et qui, mobiles les unes sur les autres, transmettent aux parties qu'elles soutiennent le mouvement qu'elles ont reçu des muscles. Dans les animaux vertébrés, ce sont des os intérieurs articulés et mobiles qui remplissent ce dernier office, et qui pour cela sont pourvus d'une grande masse de muscles qui manquent dans les invertébrés, ou qui sont attachés à leur peau endurcie.

§ 28. Les organes des sensations, dans les animaux les plus simples, n'ont point une existence distincte ; le corps tout entier paraît recevoir les impressions comme il exécute les mouvements. Dans les animaux qui ont une peau extérieure et une peau intérieure différentes du reste de la masse, et tous à partir des polypes sont dans ce cas, la peau, outre sa fonction d'absorber des matières nutritives, reçoit l'impression des corps extérieurs. Dans ceux qui ont la peau très-molle et peu distincte du reste, elle est partout également sensible.

Mais la peau humectée dans beaucoup d'animaux par du mucus ou par la matière sébacée, est, dans un grand nombre, garnie d'épiderme, de poils, d'écailles cornées, ou de croûtes calcaires, et devient ainsi un organe de défense ou de soutien. Dans ce cas-là, quelques parties restent dépourvues de ces enveloppes, sont très-mobiles et deviennent des organes particuliers de tact ou de toucher; tels sont les tentacules des oursins, ceux des mollusques, les antennes des insectes, des crustacés, les barbillons de quelques poissons, etc.

L'organe du goût ne se trouve pas distinct dans tous les animaux qui digèrent, et cependant la sensation semble devoir exister dans tous. On ne voit rien dans les animaux rayonnés, à l'entrée du canal alimentaire, qui semble être cet organe. Il en est de même dans les mollusques et les articulés. Dans quelques insectes cependant, on suppose que c'est l'extrémité de la trompe ou un palpe; enfin il s'en faut beaucoup même que tous les vertébrés aient une langue organisée d'une manière propre au goût.

L'organe de l'odorat semble manquer dans un grand nombre d'animaux; cependant les insectes, les crustacés, les arachnides sentent les odeurs, mais on ignore le siége précis de cette sensation. Il en est de même dans les mollusques. Dans les vertébrés mêmes, les fosses nasales ne traversent pas la face dans toutes les classes.

L'organe de l'ouïe ou l'oreille n'existe pas dans les dernières classes d'animaux, et le son ne paraît y être perçu que comme impression tactile. Parmi les animaux articulés qui entendent tous, les écrevisses sont les seuls où l'on ait aperçu l'oreille; elle y consiste en un sac rempli d'une lymphe gélatineuse recevant un nerf distinct. De même, parmi les mollusques, les céphalopodes ont cet organe, qui existe dans tous les vertébrés, et y présente beaucoup de variétés.

Dans tous les animaux la lumière exerce une action sur toute la peau, sur toutes les parties qui y sont exposées, mais la vue n'a lieu qu'au moyen de l'œil. Il n'y a point d'yeux dans les animaux rayonnés. Les vers et une partie des annélides en sont dépourvus; dans les autres il n'est que rudimentaire, c'est un petit point noir. Les articulés à pieds, savoir: les crustacés, les arachnides et les insectes, ont tous des yeux qui peuvent être de deux sortes, plus ou moins nombreux, et toujours symétriques; des yeux simples dont la cornée n'a qu'une facette, l'iris qu'une ouverture, et le nerf optique un seul filet; et des yeux composés ou à facettes multiples, avec autant de pupilles et autant de filets du nerf optique. Quelquefois les yeux sont pédiculés ou placés sur des appendices articulés. Les mollusques acéphales sont dépourvus d'yeux ; la plupart des gastéropodes en ont, mais de très-petits et rudimentaires, placés soit à la tête même, soit aux tentacules postérieurs. Les céphalopodes ont deux gros yeux recouverts par la peau transparente en cet endroit. Les yeux ne manquent que dans un petit nombre d'espèces dans les vertébrés.

§ 29. Le système nerveux n'est pas connu et ne paraît pas exister dans les animaux infusoires. On en aperçoit les premières traces dans les animaux rayonnés. Les hydres, parmi les polypes, ont dans leur substance des globules microscopiques dont la nature est obscure. Mais dans les étoiles de mer et dans les holothuries il y a des ganglions disposés circulairement autour de la bouche, communiquant entre eux par des filets mous, en envoyant d'autres en rayonnant dans les divisions du corps où ils se distribuent à la peau externe et à la peau interne. Dans quelques vers intestinaux on aperçoit un anneau nerveux qui entoure la bouche, et d'où partent deux cordons qui s'étendent à toute la longueur du corps. Dans les animaux articulés le système nerveux présente un caractère assez général. Il y a un petit renflement appelé cerveau placé sur l'œsophage, et fournissant des nerfs aux parties qui tiennent à la tête. Deux cordons qui embrassent l'œsophage comme un collier se continuent sous le canal intestinal, et se réunissent d'espace en espace en autant de doubles ganglions ou de nœuds qu'il y a d'anneaux au corps, et d'où partent les nerfs du tronc et ceux des membres, quand il y en a. La disposition est la même à peu près dans les cirrhopodes. Dans les mollusques il y a une plus grande diversité que dans les articulés. Néanmoins ce sont toujours des ganglions communiquant par des cordons, et envoyant des filets aux diverses parties externes et internes. Dans les acéphales il y a au-dessus de la bouche un ganglion principal qu'on appelle improprement cerveau, et un autre vers l'extrémité opposée du corps ; derrière la masse des intestins, deux branches nerveuses établissent une communication entre les ganglions, et embrassent dans leur écartement les viscères ; d'autres filets se distribuent aux différentes parties du corps. Dans les mollusques pourvus d'une tête, il y a un renflement nerveux ou une masse médullaire principale qu'on appelle cerveau, située en travers sur l'œsophage qu'elle enveloppe d'un collier nerveux qui se termine en dessous par un autre ganglion plus gros : ces renflements envoient des filets aux parties de la tête et aux différents viscères. Dans quelques-uns, il y a en outre quelques autres petits ganglions. Les céphalopodes seuls ont leur cerveau enveloppé d'une espèce de crâne cartilagineux.

Les caractères généraux du système nerveux des animaux invertébrés consistent surtout dans la dissémination des centres nerveux, et en ce que toutes les parties soit externes, soit internes, soit celles qui appartiennent aux fonctions végétatives, soit celles qui appartiennent aux fonctions animales, reçoivent leurs filets nerveux des mêmes centres. On verra que dans les animaux vertébrés, au contraire, le système nerveux est disposé tout différemment et d'une manière qui les distingue tout à fait des autres animaux.

§ 30. L'action nerveuse, ou l'innervation, présente dans les animaux des variétés correspondant à celles qu'on observe dans la disposition des organes nerveux. Dans les animaux où il n'y a point de système nerveux, et dans ceux où ce système n'a point de centre (les rayonnés), les impressions sont immédiatement suivies de mouvements; on appelle irritables les animaux et les parties dont les mouvements sont déterminés par des impressions. Dans les animaux rayonnés, c'est la bouche ou l'orifice par lequel ils prennent leur nourriture qui est le point le plus irritable ; c'est là aussi que le système nerveux commence à apparaître dans les rayonnés qui en sont pourvus. Tous les autres animaux ont aussi des parties irritables. Dans les mollusques et dans les insectes où les divers ganglions du système nerveux sont rattachés les uns aux autres par des cordons, de manière à former un centre, et où il y a des organes de sensation spéciale, les impressions reçues par les sens donnent lieu à des sensations, et les mouvements sont déterminés par la volition. Les mouvements intérieurs cependant sont produits par irritation, mais l'irritabilité dans ces animaux est sous la dépendance du système nerveux. On observe aussi dans ces animaux, et surtout dans les insectes, une faculté qu'on appelle instinct, et qui, comme une impulsion irrésistible, leur fait produire, sans apprentissage et sans imitation, des actions très-compliquées, nécessaires à leur conservation et à celle de leur espèce. Les animaux vertébrés, outre l'irritabilité, la sensibilité, le mouvement volontaire et l'instinct, ont encore des fonctions cérébrales qui simulent l'intelligence jusqu'à un certain degré.

§ 31. Les variétés ou les degrés de complications qui existent dans chaque appareil de fonction, se combinent de diverses manières, ce qui constitue des variétés de l'organisation générale. La combinaison ou la coexistence des divers appareils d'organes est déterminée ; certain état des organes nutritifs ou génitaux exigeant, pour que la vie ait lieu, certain état correspondant des organes du mouvement, de la sensibilité, etc. D'après un caractère extrêmement tranché de l'organisation, on divise les animaux en vertébrés et en invertébrés. L'homme appartient à la première division.

Des animaux invertébrés.

§ 32. Quoique les animaux invertébrés diffèrent beaucoup de l'homme, cependant leur étude est d'un grand intérêt pour l'anatomiste et le physiologiste ; on y voit l'organisation et la vie dans leur plus grande simplicité, et dans une foule de variétés. Ils diffèrent même tellement entre eux, qu'ils n'ont aucun caractère commun et positif. D'après l'ensemble de leur organisation, on les divise en trois grandes sections qui diffèrent entre elles autant qu'elles s'éloignent des vertébrés : ce sont celles des animaux *rayonnés*, *mollusques* et *articulés* ; et même on trouve encore hors de ces trois divisions une classe d'êtres douteux que les zoologistes décrivent sous le nom d'infusoires, et que les botanistes réclament parmi les conferves.

§ 33. Ces animaux équivoques et microscopiques ont des formes très-simples, diverses, quelquefois changeantes; ils sont homogènes, transparents, diffluents ; ils n'ont aucune cavité, aucun organe distinct ; cependant ils se meuvent dans les eaux qui les contiennent, ils se nourrissent par imbibition, ils se multiplient par scission spontanée.

§ 34. Les animaux *rayonnés* constituent un type particulier dont le caractère essentiel est dans la forme, qui est celle d'un centre autour duquel les parties sont disposées en rayons. Leur structure, assez simple, présente plusieurs variétés depuis les hydres ou polypes à bras, les plus simples d'entre eux, jusqu'aux astéries. Ils habitent tous l'eau.

§ 35. Les polypes forment une classe extrêmement nombreuse d'animaux rayonnés. Ils sont, en général, allongés, ayant une seule ouverture ou bouche munie d'appendices rayonnés; ils ont une cavité alimentaire; ils digèrent très-vite, et absorbent par imbibition; ils produisent des gemmes qui, tantôt restant adhérents, forment des animaux composés, phytoïdes, et tantôt se séparent. Les surfaces extérieure et intérieure sont semblables ; la substance intermédiaire est homogène, gélatiniforme; on n'y distingue aucun organe particulier ; ils sont tellement régénératifs que, coupés, chaque partie devient un individu. La lumière, le bruit, et d'autres causes extérieures produisent sur eux des impressions suivies de mouvements. Les uns sont fixés au sol, d'autres sont libres. Les plus simples de tous sont ceux qui sont nus, comme les hydres, etc.; ils ont un sac alimentaire simple; ils se multiplient par des gemmes extérieurs. D'autres, qui sont réunis, excrètent de leur surface externe une substance cornée ou calcaire appelée polypier. Dans d'autres enfin, qui sont des animaux composés, le corps commun enveloppe une substance sécrétée dont la consistance varie depuis celle de la gelée jusqu'à la pierre.

§ 36. Les acalèphes, ou orties de mer, ont une forme circulaire ou rayonnante encore plus marquée; on les a comparés à des fleurs rosacées ou radiées. Leur structure est variée, car quelques-uns sont aussi simples que les plus simples des polypes, et d'autres sont bien plus compliqués; la bouche est centrale, garnie de tentacules, et conduit dans un estomac souvent ramifié, mais qui n'a point d'autre issue. Il y a, pour la génération, des amas de gemmes internes ovariformes dans des cavités particulières.

§ 37. Les échinodermes sont les animaux rayonnés dont l'organisation est le plus compliquée : on trouve dans cette classe la forme étoilée, la forme sphéroïde et la forme cylindrique. Ils ont une cavité intérieure où flottent des viscères distincts; leur intestin a des prolongements vasculiformes ramifiés dans le corps; quelques-uns ont un anus distinct; les organes de la respiration sont des canaux aquifères ramifiés ; les organes de la génération sont des amas ovariformes de gemmes internes qui aboutissent à la bouche ou à l'anus; ils ont des muscles, et danslaplupart il y a des organes particuliers pour le mouvement, consistant en de nombreux tentacules terminés par des ventouses, et qu'on appelle pieds; la peau est bien organisée, et souvent solide; quelques-uns même ont des filets nerveux.

§ 38. Les animaux *articulés* constituent une division du règne animal dans laquelle le corps est symétrique, divisé à l'extérieur en un certain nombre d'anneaux ou de segments mobiles les uns sur les autres, et formés par la peau plus ou moins ferme et quelquefois dure, excepté dans les intervalles des anneaux où elle conserve toujours sa mollesse et sa flexibilité. Leurs muscles sont attachés à la face interne de la peau; leurs nerfs sont des cordons renflés d'espace en espace, situés au-dessous du canal intestinal. Du reste, ce type comprend des organisations extrêmement variées.

Les uns sont vermiformes, dépourvus de tête et de pieds articulés, et réduits au mouvement de reptation : ce sont les vers et les annélides.

§ 39. Les vers intestinaux ou helminthes, qui ont quelques rapports avec les rayonnés, ont en général le corps allongé, cylindrique ou déprimé, nu, mou ; ils n'ont aucun organe de respiration ni de circulation. Leur génération est gemmipare interne, et sexuelle, ovipare ; ils habitent le corps des autres animaux ; ils offrent d'ailleurs des degrés d'organisation très-différents. Les plus simples de tous, les cestoïdes (les ligules), ressemblent à un long ruban strié, et marqué d'une ligne longitudinale ; on n'y aperçoit aucun organe extérieur, pas même des suçoirs, et à l'intérieur rien que des corpuscules oviformes dans la masse du corps. D'autres, dont les formes sont très-variées (trématodes et ténioïdes), ont seulement à l'extérieur des suçoirs plus ou moins nombreux, quelquefois ramifiés dans le corps, qui présente aussi d'autres canaux gemmifères ou ovarifères. Les acanthocéphales (échinorhynques) ont une trompe armée de crochets pourvus de muscles ; ils ont deux petits intestins sans issue ; ils ont aussi des oviductes distincts, ou des vessies spermatiques, suivant les sexes qui sont séparés. Les nématoïdes ou cavitaires, comme les ascarides, etc., ont encore une organisation plus compliquée : ils ont une bouche, un anus, un canal intestinal flottant dans une cavité abdominale distincte ; leur peau extérieure est garnie en dedans de fibres musculaires, et en général striée transversalement. Ils ont des organes génitaux distincts, consistant en très-longs canaux. Les sexes sont séparés. Ils ont un anneau nerveux qui entoure la bouche et deux longs cordons, l'un dorsal et l'autre ventral ; ils ont aussi deux vaisseaux latéraux, spongieux.

§ 40. Les annélides, ou vers à sang rouge, sont des animaux vermiformes dont le corps allongé est divisé en anneaux nombreux, dont le premier, qui se nomme tête, est peu différent des autres ; la bouche est ou un tube, ou des mâchoires. Il y a un intestin plus ou moins long qui traverse le corps ; il y a un système double d'artères et de veines, sans cœur bien marqué ; le sang est rouge, la respiration est branchiale. Ils sont hermaphrodites avec accouplement réciproque ; ils ont des muscles et, la plupart, des soies raides qui servent de pieds ; ils ont à la tête des tentacules, et quelques-uns des points noirs qu'on considère comme des yeux ; leur système nerveux est un cordon noueux.

§ 41. Les autres animaux articulés sont tous pourvus d'une tête, ont tous des yeux simples ou composés ; leur bouche très-compliquée se ressemble beaucoup et présente deux modifications : dans l'une il y a, pour broyer, plusieurs paires de mâchoires latérales dont l'antérieure porte le nom de mandibules, et souvent des palpes, filaments articulés qui paraissent servir à reconnaître les aliments ; dans l'autre, une trompe pour sucer. Les organes de la digestion sont compliqués et très-variés. Ils jouissent de l'odorat, mais le siége n'en est pas bien déterminé. Ils ont tous un abdomen, un thorax qui soutient au moins six pattes articulées. Leur peau est encroûtée et solide ; chaque article des pattes est tubuleux et contient les muscles de l'article suivant : toutes les articulations des pattes sont des ginglymes. La génération est sexuelle et ovipare. Cette section contient trois grandes classes, celles des insectes, des arachnides et des crustacés.

§ 42. Les insectes, ou les hexapodes, ont le corps composé de segments ou anneaux nombreux, et partagé en trois portions principales, et des pattes articulées au nombre de six, une tête distincte munie d'yeux et de deux antennes, un thorax qui porte les pieds et les ailes quand il y en a, et un abdomen qui renferme les principaux viscères. La bouche est une partie très-composée : dans les uns, broyeurs, il y a des mâchoires latérales ; dans les suceurs il y a une trompe. Le canal intestinal plus ou moins long, renflé, étranglé, etc., se termine par un anus. Il y a un vestige de cœur ; c'est un vaisseau attaché le long du dos, divisé en segments par des étranglements, et qui éprouve des contractions alternatives. Le liquide qu'il contient est blanc et paraît y pénétrer comme dans toute la masse du corps par imbibition ou par endosmose. La respiration se fait au moyen de trachées ramifiées et réunies en deux troncs principaux. Les organes sécrétoires consistent en de longs vaisseaux ou canaux spongieux repliés sur eux-mêmes, plongés dans la masse du corps, et aboutissant dans l'intestin ou ailleurs, suivant l'usage de leur produit. Les sexes sont séparés. Les organes génitaux aboutissent en général dans l'anus. Ces animaux ne s'accouplent qu'une fois dans leur vie. La femelle fécondée dépose ses œufs dans un endroit convenable. L'œuf produit un animal vermiforme qu'on appelle larve ; celle-ci se change en une chrysalide qui est dans un état de mort apparente ; de celle-ci enfin sort l'insecte parfait, qui bientôt se reproduit et meurt. Ces changements considérables de forme extérieure, accompagnés d'autres changements un peu moins grands dans la structure, sont appelés métamorphoses ; tous les insectes, excepté les thysanoures et les parasites qui, par leur ressemblance avec les mites, se rapprochent des arachnides, les subissent; quelques-uns ne les subissent pas toutes. Les organes des mouvements sont des muscles et la peau endurcie par une matière cornée qu'elle contient dans son épaisseur: il y a six pattes articulées, quatre ailes dans la plupart, deux ailes dans quelques-uns; un petit nombre seulement en est dépourvu. Les mouvements sont très-variés; ce sont la marche, la course, le saut, le vol. Les organes des sensations sont des yeux composés, et dans plusieurs des yeux lisses ordinairement au nombre de trois; des antennes et des palpes. Ils jouissent de l'odorat et de l'ouïe, mais on n'en connaît pas les organes. Le système nerveux a la disposition indiquée § 29, et se termine en avant par un petit renflement ou cerveau, situé sur l'œsophage et qui fournit aux yeux et aux autres parties de la tête.

§ 43. Les arachnides ou octopodes, dont la tête privée d'antennes se confond avec le thorax, ont huit pattes et point d'ailes. Le canal alimentaire commence dans les unes par une bouche à deux mandibules latérales, dans les autres par une bouche en suçoir. La plupart ont des palpes; elles sont sujettes à des mues ou changements de peau, et non à des métamorphoses. Les sexes sont séparés, la génération est ovipare; la plupart ont des yeux visibles dont le nombre et la situation varient.

Elles présentent deux degrés d'organisation; le premier ou le plus simple est celui des artères trachéennes, où il n'y a pas d'organes de circulation plus apparents que dans les insectes; les organes de respiration sont des trachées rameuses distinctes entre elles. Le plus composé est celui des artères pulmonaires ou branchiales (araignées, tarentules, scorpions). Les arachnides ont un cœur musculaire simple, dorsal, allongé, cylindrique, branchial ou pulmonaire, d'où partent des vaisseaux pour les organes respiratoires qui sont des sacs pulmonaires, et de là pour tout le corps. Il y a aussi un foie composé de grains ou de lobules rassemblés en grappes. Les organes sexuels sont doubles dans chaque sexe. Quelques-unes s'accouplent plusieurs fois et vivent plusieurs années. Les scorpions sont ovovivipares.

§ 44. Les myriapodes ou mille-pieds forment un petit groupe d'animaux intermédiaires aux crustacés, auxquels ils ressemblent par la configuration; et aux insectes dont ils se rapprochent par la structure, tout en différant encore des uns et des autres. Leur corps est allongé, formé d'une suite ordinairement considérable d'anneaux portant chacun une ou deux paires de pieds. Leur tête porte deux antennes et deux yeux. Leurs mandibules et leurs mâchoires ont de l'analogie avec celles des crustacés. Leur respiration est trachéale. En sortant des œufs, les petits ont six pieds et sept ou huit anneaux ; les autres pieds et les anneaux qui les supportent se développent avec l'âge.

§ 45. Les crustacés sont les animaux articulés les plus compliqués en organisation. La tête et le reste du tronc sont tantôt confondus, tantôt distincts ; il y a une queue plus ou moins prolongée, divisée en segments ; ils ont en général quatre antennes. La plupart ont la bouche disposée pour broyer, et ont pour cela plusieurs mâchoires, au moins six, toujours latérales. Il y a toujours au moins cinq paires de pattes pour le mouvement, mais dont la forme varie selon le genre de mouvement. Le nombre des pattes locomotiles est en raison inverse de celui des mâchoires : en effet, les pieds antérieurs se rapprochent des mâchoires, en prennent la forme, en remplissent une partie des fonctions, et peuvent même les remplacer en entier. Ils ont pour la respiration des branchies pyramidales, lamelleuses, filamenteuses ou en panaches, qui tiennent en général aux bases d'une partie des pieds, ou qui même les remplacent en partie. Leur circulation est double ; le sang qui a été soumis à la respiration se rend dans un grand vaisseau ventral, aortique, qui le distribue à tout le corps, d'où il revient dans un autre grand vaisseau ou même un vrai ventricule dorsal qui le renvoie aux branchies. Ils ont un foie plus ou moins divisé, composé quelquefois par des canaux désunis. La génération est sexuelle, ovipare, sans véritables métamorphoses. La plupart transportent leurs œufs. Ils habitent tous l'eau, et présentent d'ailleurs des variétés d'organisation assez grandes. Les mâchoires, les pattes et les branchies sont dans un rapport tel qu'on a regardé ces appendices comme étant du même genre, les premiers résultant d'une transformation des derniers. La plupart ont un test plus ou moins solidement crustacé comme le reste de la peau, et qui couvre le tronc et dans quelques-uns la tête même. Dans plusieurs ordres, l'estomac très-musculeux est pourvu d'un squelette cartilagineux et de tubercules ou de dents. Le canal intestinal est en général court et droit. La position des organes génitaux varie ; ces organes sont doubles dans quelques genres. Les yeux présentent diverses variétés : ils manquent dans un petit nombre ; dans d'autres ils sont très-rapprochés et comme confondus en un seul ; quelques-uns ont des yeux composés soutenus sur un pédicule mobile. Enfin, dans quelques crustacés décapodes, il y a des organes distincts pour l'ouïe.

§ 46. Les animaux *mollusques* forment une division des invertébrés dans laquelle on trouve en général une forme symétrique ou binaire, mais point d'articulations. Ils ont des estomacs simples ou multiples, quelquefois garnis de parties dures, et des intestins diversement prolongés. La plupart ont des glandes salivaires ; tous un foie volumineux, et plusieurs des sécrétions particulières. Leur circulation est double ; il y a toujours au moins un ventricule charnu ; ce ventricule est aortique ; il reçoit le sang des organes de la respiration et le renvoie dans les artères du corps. Dans ceux qui ont plus d'un ventricule, ils ne sont pas réunis en une seule masse ; ils forment plusieurs cœurs distincts. Le sang est bleuâtre. Les organes de la respiration varient assez pour que les uns respirent l'air et les autres l'eau. La génération présente aussi toutes ses variétés : les uns étant sans sexe, et produisant sans accouplement des petits vivants ; les autres étant hermaphrodites avec accouplement réciproque ; dans d'autres, les sexes étant séparés. Les œufs de ceux qui ont des sexes ont tantôt une simple viscosité pour enveloppe, d'autres ont une coquille plus ou moins dure. Ces animaux sont très-féconds et ont la vie très-tenace. Leurs muscles sont attachés à l'intérieur d'une peau molle et contractile. Leurs mouvements sont produits par des parties dépourvues de leviers solides. Ils sont très-irritables. Leur peau nue est enduite d'une humeur muqueuse qu'elle laisse suinter. Ils ont presque tous un prolongement de la peau, qui recouvre le corps comme un manteau, en prenant toutefois diverses figures. Quelquefois ce manteau reste mou, mais le plus souvent il se forme dans son épaisseur une ou plusieurs lames, quelquefois cornées, le plus souvent calcaires ; ordinairement cette substance est assez étendue pour que l'animal puisse s'en envelopper totalement : c'est ce qu'on appelle une coquille. Beaucoup sont privés d'yeux, quelques-uns en ont de rudimentaires, d'autres en ont de très-développés. Leur système nerveux consiste en masses médullaires dispersées dans le corps, et dont la principale est située en travers sur l'œsophage, qu'elle entoure d'un collier nerveux. Ils ont peu d'instinct. La plupart habitent l'eau.

Ils offrent d'ailleurs plusieurs degrés d'organisation : les uns se rattachent aux rayonnés, d'autres aux articulés, d'autres, par la complication de leur organisation, se rapprochent des vertébrés.

§ 47. Les acéphales sans coquilles, ou tuniciers, ont quelque ressemblance avec les animaux rayonnés. Il y en a qui sont réunis en un corps commun, comme des polypes ; parmi eux les uns sont dis-

posés en étoiles, les anus étant au centre et les bouches à la circonférence ; d'autres forment un cylindre dans lequel aboutissent
les anus, les bouches étant ouvertes à l'extérieur ; d'autres ont les
viscères prolongés dans une masse commune, et la bouche rayonnée
et l'anus rapprochés vers l'extrémité libre du corps. Il y en a
d'autres qui restent unis longtemps après leur naissance : ils ont,
quand ils sont séparés, la forme d'un tube contractile ouvert aux
deux bouts, et dans l'épaisseur duquel sont placés les viscères ;
d'autres enfin, fixés aux rochers, ont la forme de deux tubes en-
gaînés dans l'intervalle desquels ils font passer l'eau. Ils ont d'ailleurs tous un canal alimentaire à deux orifices, des branchies, un
foie, un cœur, et des ovaires ou des gemmes internes qui produisent,
sans accouplement, des petits vivants ; ils ont tous aussi des ganglions et des filets nerveux.

§ 48. Les cirrhopodes forment un petit groupe d'animaux intermédiaire entre les mollusques et les articulés. Leur corps raccourci,
sans tête et sans anneaux transverses, est muni d'un manteau et
d'une coquille multivalve qui ressemblent à ceux des acéphales ; ils
ont à la bouche des mâchoires latérales, et le long du ventre des appendices articulés, disposés par paires, cornés, qui ressemblent aux
pieds-nageoires de la queue de certains crustacés, et qu'on appelle
cirrhes. L'estomac est garni de beaucoup de petites cellules qui
paraissent faire l'office de foie ; l'intestin est simple ; il y a un cœur
dorsal et des branchies latérales ; il y a un double ovaire ou amas de
gemmes internes, et un double canal serpentin pour la sortie des
petits. Ces animaux sont sessiles ou pédiculés, mais toujours fixés ;
leur système nerveux est une série de ganglions sous le ventre.

§ 49. Les mollusques acéphales, ou conchylifères, ont le corps dépourvu de tête, contenant tous les viscères, et enveloppé en totalité, comme un livre dans sa couverture, par le manteau ployé en
deux et garni d'une coquille calcaire en général bivalve, quelquefois
multivalve. La bouche est garnie de feuillets tentaculaires cachés
sous le manteau ; l'anus est caché de la même manière à l'autre extrémité ; il y a quatre feuillets branchiaux très-grands ; le foie est
volumineux, et embrasse l'estomac et une partie de l'intestin qui
varie beaucoup. Le pied, lorsqu'il existe, est attaché entre les quatre
branchies ; c'est une masse charnue qui se meut à la manière de la
langue des mammifères. Le cœur est généralement unique, aortique,
situé du côté du dos. Ils ont un ou deux muscles qui ferment la coquille, et un ligament élastique qui l'ouvre ; ils ont un ganglion prin-

cipal situé au-dessus de la bouche, réuni, par deux cordons nerveux, à un autre opposé, et quelques autres nerfs et ganglions. Ils engendrent, sans accouplement, des petits vivants.

Les brachiopodes sont d'autres acéphales peu nombreux qui, au lieu de pieds, ont deux bras charnus ; ils paraissent avoir deux cœurs aortiques, un intestin replié entouré du foie : on ne connaît pas encore bien leur génération ni leur système nerveux.

§ 50. Les gastéropodes sont des mollusques céphalés qui rampent généralement sur un disque charnu placé sous le ventre, et dont le dos est recouvert par le manteau qui varie en étendue et en figure, et qui produit généralement une coquille univalve ou multivalve. Il y a dans cette classe des mollusques dont les organes de la respiration et la coquille ne sont point symétriques. La tête, placée en avant et plus ou moins dégagée de dessous le manteau, a ordinairement des tentacules au nombre de deux, quatre ou six, placés au-dessus de la bouche, qui servent au tact, à la vue, et peut-être à l'odorat. Il y a ordinairement aussi des yeux petits, punctiformes, tenant à la tête ou aux tentacules ; les organes de la digestion sont très-variés ; il n'y a jamais qu'un cœur, qui est aortique. Les organes respiratoires varient beaucoup ; la plupart ont des branchies, quelques-uns respirent l'air en nature. Il en est de même de la génération, qui présente toutes les variétés : unisexuelle sans accouplement, hermaphrodite avec accouplement réciproque, et à sexes séparés.

Les ptéropodes forment un petit groupe de mollusques entre les acéphales et les céphalés.

§ 51. Les céphalopodes forment une classe qui comprend les animaux inarticulés les plus compliqués dans leur organisation, et qui, de même que les crustacés parmi les articulés, se rapprochent le plus des animaux vertébrés.

Ce sont des animaux mollasses dont le corps est enveloppé dans un sac formé par le manteau qui, par ses côtés, s'étend plus ou moins en nageoires, et dont l'ouverture donne passage à une tête ronde couronnée de pieds ou de bras charnus garnis de ventouses, qui servent à marcher, à saisir et à nager. La bouche, située entre les insertions des pieds, est armée de deux fortes mâchoires de corne, comme un bec de perroquet ; il y a une langue hérissée de pointes cornées ; un œsophage renflé en jabot, un second estomac musculaire comme un gésier, et un troisième membraneux ; un intestin simple et peu prolongé qui aboutit dans l'ouverture du sac devant le col. Il y a un double système d'artères et de veines, deux ventricules branchiaux et un ventricule aortique. Les organes respiratoires sont deux branchies situées dans le sac où l'eau entre et sort pour la respiration. Il y a un foie très-grand qui verse la bile par deux conduits dans le troisième estomac. Ces animaux ont une excrétion particulière, noire, produite par une glande et déposée dans un réservoir. Les sexes sont séparés; il y a un ovaire, deux oviductes qui y prennent les œufs et les conduisent au dehors au travers de deux grosses glandes qui les enveloppent de matière visqueuse et les réunissent en grappes; il y a un testicule, un canal déférent qui aboutit à un pénis charnu à côté de l'anus; une vésicule et une prostate y aboutissent également. Il paraît que la fécondation se fait par arrosement des œufs. L'œil est formé de nombreuses membranes et recouvert par la peau qui est transparente en cet endroit, et qui forme même quelquefois des replis ou paupières. Il y a pour chaque œil un gros ganglion d'où sortent des nerfs innombrables. L'oreille est une petite cavité simple, creusée de chaque côté près du cerveau, sans conduit extérieur, et où est suspendu un sac membraneux qui contient une petite pierre. Le cerveau est renfermé dans une cavité cartilagineuse qui est un rudiment de crâne.

§ 52. Telle est l'immense série des animaux invertébrés[1]. Ils forment, comme on l'a vu, trois embranchements ou types différents. On a vu qu'il y a dans chaque type une ressemblance générale et aussi divers degrés de complication et de perfectionnement dans l'organisation.

Les rayonnés sont évidemment les plus simples; ils se rapprochent par quelques-uns d'entre eux des infusoires; les plus compliqués même, parmi eux, n'ont encore aucun organe central de circulation et aucun organe nerveux prédominant; manquant d'organes centraux, ils manquent d'unité organique ou vitale.

Après les rayonnés viennent les mollusques et les articulés. Quant à l'ordre de supériorité organique de ces deux embranchements, il est assez difficile à déterminer; car si, d'une part, les articulés sont inférieurs aux mollusques sous le rapport des organes et des fonctions végétatives, puisque beaucoup d'entre eux sont dépourvus d'une véritable circulation, fonction qui au contraire existe dans tous les mollusques; d'un autre côté, ceux-ci sont inférieurs aux articulés

---

[1] *Voyez* De Lamarck, *Histoire naturelle des animaux sans vertébres.*— Cuvier, *Le règne animal distribué d'après son organisation.* — Carus, *Anatomie comparée.* — Duméril, *Eléments des sciences naturelles, etc.*

sous le rapport du développement et du rapprochement des masses
nerveuses, et surtout sous le rapport de l'instinct si parfait dans
quelques articulés, qu'il les rapproche beaucoup des vertébrés.

Des animaux vertébrés.

§ 53. Les animaux vertébrés constituent un type ou un mode
d'organisation auquel appartiennent l'homme et les animaux qui lui
ressemblent le plus. Ils se rapprochent des invertébrés par les organes des fonctions végétatives, mais ils en diffèrent beaucoup par
ceux des fonctions animales. Leur conformation extérieure est, à
l'exception près d'un genre, exactement symétrique ; c'est-à-dire
que leurs organes des sensations et des mouvements sont disposés
par paires aux deux côtés d'un axe ou d'un plan médian. Ils atteignent une grande taille ; c'est parmi eux que se trouvent les plus
grands animaux, ce qu'ils doivent aux os qui soutiennent leurs parties molles. Leur corps se compose toujours d'un tronc, et, à peu
d'exceptions près, de membres. Le tronc est soutenu dans toute sa
longueur par le rachis, colonne composée de vertèbres mobiles les
unes sur les autres, à l'une des extrémités de laquelle est la tête, et
dont l'autre extrémité se prolonge généralement en une queue.
Cette colonne, en partie solide, est creusée d'un canal qui contient
la moelle épinière. La tête est formée du crâne qui renferme le cerveau, et de la face qui se compose des mâchoires et des réceptacles
des sens. Le reste du tronc forme une ou deux grandes cavités qui
contiennent les organes des fonctions végétatives. Dans la plupart il
y a, aux côtés de la colonne, des arcs osseux, ou côtes, qui garan-
tissent la grande cavité splanchnique, et dans le plus grand nombre
ces côtes s'articulent en avant avec le sternum. Les membres ne
dépassent jamais le nombre de deux paires, qui manquent quelquefois l'une ou l'autre, ou même toutes deux : ils ont d'ailleurs des
formes variées et relatives aux mouvements qu'ils doivent exécuter.

Les vertébrés ont tous deux mâchoires horizontales garnies, dans la
plupart, de dents, corps durs analogues aux os par leur composition
chimique, et aux cornes par leur mode de formation. Dans ceux qui
n'ont pas de dents (les oiseaux et les tortues), on trouve une véritable matière cornée à la place. Dans tous les vertébrés, le canal intestinal, étendu de la bouche à l'anus et présentant divers renflements, est garni de glandes sécrétoires, savoir : les glandes salivaires,
le pancréas et le foie. Dans tous il y a des artères, des veines, un cœur

diversement conformé et des vaisseaux chylifères et lymphatiques : dans tous le sang est rouge. Dans une classe seulement (les poissons), il y a des branchies ; dans les autres l'organe respiratoire est un poumon. La respiration d'ailleurs est plus ou moins grande ou parfaite, suivant les classes. L'organe de la sécrétion de la bile, le foie, reçoit, dans tous les vertébrés, du sang rapporté des intestins et de la rate par la veine-porte. Tous ces animaux ont aussi des reins qui sécrètent l'urine, et la plupart une vessie ou réservoir pour cette humeur excrémentitielle. Les sexes sont toujours séparés ; la femelle a un ou deux ovaires d'où les œufs se détachent. Le mâle les féconde par la liqueur spermatique, mais le mode de fécondation varie beaucoup, ainsi que d'autres phénomènes de la génération.

Les muscles, outre ceux qui forment le cœur et ceux qui appartiennent à la peau, à la membrane muqueuse, et aux sens, sont en très-grand nombre, et s'insèrent à des os intérieurs mobiles les uns sur les autres. Tous ceux qui ont un poumon ont aussi un larynx, quoique tous n'aient pas de voix. Les sens sont dans tous : deux yeux, deux oreilles, le nez, la langue et la peau ; cette membrane étant d'ailleurs pourvue de diverses parties protectrices : mais c'est essentiellement le système nerveux qui, par sa disposition, distingue les vertébrés. Dans les invertébrés, les mêmes renflements nerveux, plus ou moins écartés, fournissent des filets tout à la fois aux organes des fonctions végétatives et à ceux des fonctions animales ; ici, au contraire, outre ces ganglions dont les filets sont confinés aux organes des fonctions végétatives, il y a un centre particulier avec lequel communiquent ces renflements, et d'où partent, ou bien où aboutissent les nerfs des organes des sensations et des mouvements. Ce centre, parfaitement symétrique, consiste en un gros cordon renfermé dans le rachis et prolongé dans le crâne, où il présente divers renflements, et est surmonté par deux organes nerveux, compliqués, plus ou moins volumineux, qu'on appelle le cervelet et le cerveau. Ce centre nerveux est enveloppé d'os solidement unis entre eux, et qui le protégent contre les atteintes extérieures. On peut regarder cette fonction des os comme une des plus importantes qu'ils remplissent.

§ 54. Outre les genres d'humeurs et d'organes qui sont communs à tous, ou du moins à la généralité des animaux, on en trouve encore dans l'embranchement des vertébrés qui n'existent pas dans les autres ; ce sont le sang rouge, les vaisseaux chylifères et lymphatiques, les os, les ligaments et les tendons, les membranes séreuses et synoviales.

Dans tous les invertébrés, le liquide nourricier est d'une seule couleur et blanc ou bleuâtre, excepté dans les annélides, où il est rouge. Dans les vertébrés, au contraire, les artères, les veines et le cœur, contiennent du sang rouge, liquide composé de sérum incolore dans lequel nagent des corpuscules colorés. Sa composition est plus complexe que dans les invertébrés. Un liquide peu coloré ou blanchâtre est contenu dans les vaisseaux chylifères qui commencent à l'intestin, et dans les vaisseaux lymphatiques qui naissent de toutes les parties du corps : les uns et les autres, très-analogues aux veines, aboutissent dans ces derniers vaisseaux.

Les os sont des parties dures, propres aux vertébrés ; ils sont situés à l'intérieur ; ils sont d'une nature organique, consistant en une masse de substance cellulaire serrée, imprégnée d'une grande proportion de phosphate de chaux. Ils servent d'enveloppe aux centres nerveux ; ils reçoivent et transmettent le mouvement musculaire; ils servent enfin de soutien et d'appui à toutes les parties, et par là déterminent la forme du corps. Dans les invertébrés, les parties dures sont en général transsudées à la surface de la peau, et consistent en coquilles, croûtes, écailles de carbonate de chaux ou de substance cornée. Ce dernier genre se retrouve aussi dans les vertébrés, où il affecte des dispositions extrêmement variées, comme celles d'écailles, de plumes, de poils, de cornes : toutes parties analogues entre elles par leur composition et leur mode de formation. On trouve encore dans les vertébrés un genre d'organes qui leur est à peu près particulier, ce sont les tendons qui attachent les muscles aux os, et les ligaments qui entourent les articulations des os : ces liens ou attaches sont de la substance cellulaire très-condensée, dont toute la fonction réside dans leur ténacité.

Les membranes séreuses et synoviales sont encore des parties formées par la substance cellulaire condensée et disposée en vessies à parois contiguës partout où la continuité est interrompue entre les parties ; dans les cavités splanchniques elles séparent les viscères des parois, dans les articulations mobiles elles contiennent un liquide qui humecte les extrémités contiguës des os.

§ 55. Mais ce qui distingue les vertébrés, c'est non-seulement l'action des organes qui leur sont propres ; savoir : un système nerveux plus concentré, et dont les parties centrales sont plus volumineuses, d'où résulte une apparence d'intelligence qui se distingue de l'instinct, un certain degré d'éducabilité, etc. ; c'est non-seulement l'influence que ces organes exercent sur les autres pour en diriger l'exercice ; mais c'est surtout la concentration de la vie dans les organes centraux ou prédominants, dans le cœur, dans le centre nerveux, et dans l'action de ces deux parties l'une sur l'autre. Cependant encore sous ce rapport il y a des différences assez grandes entre les vertébrés.

§ 56. Les animaux vertébrés, qui se ressemblent par tant de caractères, présentent en effet aussi de grandes différences. La ressemblance existe surtout dans la partie centrale du système nerveux et dans son enveloppe, c'est-à-dire dans la moelle et dans le rachis; et les différences, dans les extrémités et à la surface : ainsi dans le cerveau, le crâne, les sens, la face, les organes du mouvement, les membres et la peau. De même dans les organes des fonctions végétatives, le cœur présente bien des différences, mais elles sont surtout très-grandes dans les organes et les phénomènes de la respiration ; et comme l'action des muscles et du système nerveux dépend beaucoup de la respiration, les variétés de cette fonction en déterminent de correspondantes dans les fonctions animales. Ainsi dans les mammifères, où la circulation est double, c'est-à-dire dans lesquels tout le sang rapporté du corps est envoyé au poumon avant de retourner au corps, et où la respiration est aérienne, l'action musculaire a de la force. Dans les oiseaux, où la circulation est double, et où la respiration, aérienne aussi, ne se borne pas au poumon, mais s'étend dans divers endroits du corps, la vigueur des muscles est encore plus grande; elle est faible, et les mouvements sont lents et souvent interrompus dans les reptiles, où la circulation est simple, et par conséquent la respiration partielle, puisqu'une partie du sang seulement est soumise à l'action de l'air avant de retourner au corps. Les poissons ont bien une circulation double, mais leur respiration ne peut être complète à cause de la petite quantité d'air que contient l'eau qu'ils respirent; aussi sont-ils, pour la station, presque en équilibre dans l'eau. Les animaux des deux premières classes ont le sang bien plus chaud que ceux des deux dernières, qu'on appelle pour cela vertébrés à sang froid.

La génération offre aussi une différence très-notable, d'après laquelle on divise les vertébrés en ovipares et en vivipares ou mammifères.

§ 57. Les vertébrés ovipares se ressemblent surtout par leur mode de génération; ils ont aussi quelques caractères communs d'organisation dans le système nerveux et dans les os qui l'enveloppent.

La génération ovipare consiste essentiellement en ce que le germe

est renfermé dans ses enveloppes avec des matières nutritives suffi-
santes pour le nourrir jusqu'à l'éclosion ; de sorte que si l'œuf demeure à l'intérieur, il ne se greffe point aux parois de l'oviducte,
mais qu'il en reste séparé. La nourriture du petit est contenue dans
un sac qui fait partie de son intestin, et qu'on appelle le vitellus ou
le jaune de l'œuf. Le germe n'en est d'abord qu'un appendice imper-
ceptible, mais à mesure qu'il se nourrit il s'accroît par l'absorption du
jaune ; celui-ci diminue en proportion, et finit par disparaître vers
l'époque de l'éclosion. Les fœtus des ovipares à poumons (les
oiseaux et les reptiles, excepté les batraciens), ont de plus une membrane très-vasculaire qui paraît servir à la respiration, et qui est un
prolongement de la vessie : c'est l'allantoïde ; elle n'existe pas dans
les poissons ni dans les reptiles batraciens dont les petits sont pisciformes. Certains reptiles et poissons gardent les œufs à l'intérieur
jusqu'à l'éclosion ; c'est ce qu'on appelle des ovovivipares.

Le prolongement de la moelle dans le crâne présente, dans les
ovipares, des tubercules dits quadrijumeaux, très-développés; le cervelet et le cerveau au contraire le sont fort peu, et il n'y a point de
pont de varole ni de corps calleux. Leurs os du crâne sont très-promptement soudés, ou très-longtemps subdivisés ; leurs sens ne sont point
aussi complets que dans les vivipares ; leur mâchoire inférieure, très-
compliquée, s'articule par une facette concave sur une partie saillante du temporal, qui est distincte du rocher ; leurs orbites ne sont
séparées que par une membrane ou par une lame osseuse du sphénoïde. Quand ils ont des membres antérieurs, souvent les clavicules
se réunissent et forment une fourchette, et les apophyses coracoïdes
allongées s'articulent avec le sternum. Le larynx est assez simple et
manque d'épiglotte, etc. Il n'y a point un diaphragme complet entre
la poitrine et l'abdomen.

Les ovipares se divisent, d'après leur respiration, leur température,
le milieu qu'ils habitent, leur genre de mouvements, les appendices
de leur peau, etc., en trois classes : les poissons, les reptiles et les
oiseaux.

§ 58. Les poissons ont un mode d'organisation évidemment disposé
pour la natation ; ils sont suspendus dans un liquide presque aussi
pesant qu'eux-mêmes. Beaucoup ont dans le corps, sous la colonne
vertébrale, une vessie pleine d'air qui, en se comprimant ou en se
dilatant, fait varier la pesanteur spécifique de l'animal. La tête, variable pour la forme, est d'une structure fort compliquée, soit dans le
crâne, soit dans les mâchoires, soit dans la distribution des dents.

Les membres sont fort réduits en étendue, et conformés en nageoires; d'autres nageoires occupent le dos, le dessous de la queue et son extrémité. Le nombre des membres varie ; le plus souvent il y en a quatre, quelquefois deux, quelques-uns en manquent tout à fait. Leur position et leur connexion avec le tronc varient aussi beaucoup. Les organes de la digestion varient également; le pancréas est en général remplacé par des appendices intestinaux. La circulation est double, c'est-à-dire que la totalité du sang passe par l'organe respiratoire, mais l'atmosphère respirée est l'eau aérée : pour cela ils ont aux côtés du col un appareil d'organes appelés branchies, ce sont des feuillets attachés à des arceaux latéraux de l'os hyoïde, et composés de beaucoup de lames membraneuses couvertes d'un lacis d'innombrables vaisseaux sanguins ; cette ouverture est en outre garnie d'une membrane branchiale soutenue par des rayons de l'hyoïde, et d'un opercule osseux. L'eau que le poisson presse dans la bouche comme pour l'avaler, s'échappe entre les divisions des branchies, et agit sur le sang. Le cœur n'a qu'une oreillette qui reçoit les veines du corps, et un ventricule branchial. Le sang, après avoir traversé les branchies, se rend dans un gros vaisseau situé sous l'épine du dos, et qui, faisant les fonctions de ventricule et d'aorte, l'envoie dans toutes les parties du corps. Les poissons ont des reins allongés sur les côtés de l'épine, et une vessie. Leurs testicules sont deux énormes glandes connues sous le nom de laite ; leurs ovaires ne sont pas moins volumineux ; dans la plupart les œufs sont pondus d'abord, et le mâle les arrose pour les féconder ; dans quelques-uns il y a accouplement et intromission de sperme : ceux-là sont pour la plupart ovovivipares. Les muscles qui forment une si grande partie de la masse de leur corps sont blancs, très-irritables, et ont une organisation moins parfaite que dans les autres classes. Il en est de même des os : dans quelques-uns d'entre eux, les chondroptérygiens, les os restent cartilagineux; la substance calcaire n'y forme pas de lamelles osseuses, mais elle y reste par grains isolés ; dans quelques-uns même, les articulations du rachis n'existent pas ; dans les autres, les os, quoique fibreux et calcaires, varient beaucoup en solidité, et diffèrent notablement des os des autres classes. Les côtes sont souvent soudées aux apophyses transverses. Les sens sont peu parfaits; les narines sont ébauchées sous forme de fossettes au bout du museau ; l'œil a une cornée plate, peu d'humeur aqueuse, et un cristallin presque sphérique; l'oreille consiste en un sac vestibulaire qui contient suspendus des concrétions pierreuses, en trois canaux demi-circulaires membraneux, situés en général dans la cavité du crâne ; quelques genres seulement ont une fenêtre ovale, située à la surface extérieure ; leur langue est le plus souvent osseuse et dentée, ou cornée ; la plupart ont toute la peau couverte d'écailles ; quelques-uns ont des barbillons charnus qui peuvent servir au toucher. Le prolongement de la moelle dans le crâne se termine antérieurement par des renflements d'où partent les nerfs olfactifs.

La classe des poissons présente, dans la nature du squelette, et dans le mode de génération, une division assez tranchée, en cartilagineux et en osseux.

C'est dans cette classe de vertébrés que l'on trouve un genre (celui des pleuronectes ou des poissons plats) où il y a un défaut de symétrie dans la tête, tel que les deux yeux sont du même côté.

§ 59. Les reptiles présentent dans leur configuration, dans leur structure et dans leurs fonctions, des variétés beaucoup plus grandes qu'aucune des trois autres classes des vertébrés. En effet, les uns ont quatre pieds, d'autres en ont deux en avant, d'autres deux en arrière, d'autres point. Dans les uns le corps est écailleux, dans d'autres la peau est nue. Quelques-uns sont pisciformes dans leur état de fœtus, et éprouvent une véritable métamorphose en grandissant. Les organes de la digestion sont très-variés ; la circulation est simple, et la respiration partielle, c'est-à-dire que le cœur, d'ailleurs assez variable, envoie le sang dans une artère dont une branche seulement va au poumon, d'où il résulte qu'il n'y a dans chaque circuit du sang qu'une partie de ce fluide qui soit soumise à la respiration. Leurs poumons ont la forme de sacs, ou du moins ont de larges cellules. Ils peuvent, sans arrêter leur circulation, suspendre leur respiration : leur sang est froid. La quantité de respiration n'est pas la même dans cette classe, l'artère pulmonaire n'étant pas dans tous dans le même rapport avec le tronc aortique qui la fournit. Ils ont une trachée-artère et un larynx, quoiqu'ils n'aient pas tous de la voix. Les femelles ont un double ovaire et deux oviductes. Quelques mâles ont la verge bifurquée, quelques-uns en sont privés. Aucun ne couve ses œufs. Leurs muscles ont une irritabilité qui se conserve longtemps après leur séparation du système nerveux et même du reste du corps. Leurs sensations sont assez obtuses. Ils ont des narines qui traversent la face ; mais leur oreille n'est pas complète, elle est bornée au vestibule qui contient des pierres molles, aux canaux demi-circulaires, et, dans quelques-uns, à un rudiment de limaçon. On y trouve aussi des rudiments d'os du tympan, sous la peau. Les crocodiles seuls ont une ouverture auriculaire extérieure. Le cerveau, assez petit, peut être enlevé ainsi que la tête, et les mouvements continuer longtemps encore. Plusieurs restent engourdis une partie de l'année.

On a divisé les reptiles en plusieurs familles, d'après des variétés très-grandes d'organisation.

Les chéloniens ou tortues ont un cœur à deux oreillettes qui reçoivent chacune un sang différent, et à un ventricule ayant deux loges inégales et communiquantes, dans lequel les deux sangs se mêlent. Ces animaux sont enveloppés d'une carapace formée par les côtes et les lames des vertèbres, et d'un plastron formé par le sternum, recouverts les uns et les autres par la peau et par une matière cornée ou écaillée transsudée par la peau. L'air pour la respiration est attiré par les narines, et poussé dans le larynx par une sorte de déglutition. Le mâle a un pénis simple, cannelé. La femelle pond des œufs qui ont une coquille très-dure. Les tortues vivent sans manger pendant des mois et même des années. Elles survivent plusieurs semaines à la section de la tête.

Les sauriens ou lézards, crocodiles, etc., ont le cœur comme les tortues; les côtes sont mobiles pour la respiration, le poumon est très-étendu. Les œufs ont une enveloppe plus ou moins dure. Il y a des dents, des ongles, des écailles. La verge est simple ou double.

Les ophidiens ont le cœur à deux oreillettes, et point de pieds. Quelques-uns d'entre eux sont venimeux. Ceux qui le sont le plus ont des crochets isolés et une disposition particulière de la mâchoire. Leurs os maxillaires supérieurs sont fort petits, portés sur un long pédicule analogue à l'apophyse ptérigoïde externe, et très-mobile; il s'y fixe une dent, creusée d'un petit canal qui donne issue à la liqueur vénéneuse sécrétée par une glande considérable située sous l'œil. Cette dent, placée avec plusieurs germes de remplacement sur l'os maxillaire, se cache, au moyen de la mobilité de celui-ci, dans un repli de la gencive quand l'animal ne s'en sert pas.

Les batraciens ou grenouilles, crapauds et salamandres, ont au cœur une seule oreillette et un seul ventricule. Ils ont des poumons, et, dans la jeunesse, des branchies analogues à celles des poissons. Dans ce premier état la circulation est comme celle des poissons; l'artère se divise dans les branchies; les vaisseaux se réunissent ensuite en un tronc aortique pour tout le corps et même pour les poumons. Quand les branchies disparaissent, leurs artères s'oblitèrent, excepté deux rameaux qui se réunissent pour former l'aorte, et qui donnent chacun une petite branche au poumon. Les œufs sont membraneux et fécondés pendant ou après la ponte. Le petit, en naissant, a des branchies, et point de pattes; il perd les premières en grandissant, et les pattes se développent. Quelques-uns conservent les branchies toute leur vie.

§ 60. Les oiseaux ont une organisation évidemment disposée pour le vol; leur configuration, la proportion de leurs parties, leur abondante respiration, d'où résulte leur légèreté spécifique et une grande vigueur musculaire : tout se réunit pour ce mode de station et de mouvement. Ils sont bipèdes, leurs membres antérieurs étant uniquement destinés au vol. La poitrine et l'abdomen forment une seule grande cavité dont les vertèbres sont très-peu mobiles; le sternum est d'une très-grande étendue, augmentée encore par une lame saillante comme une carène. La partie sternale des côtes est osseuse comme leur partie vertébrale; tout dans cette partie du tronc est disposé pour donner un appui solide et des attaches musculaires aux ailes. Les épaules sont formées par la fourchette, les os coracoïdes qui sont très-forts, et des omoplates allongées et faibles. L'aile est soutenue par l'humérus, les deux os de l'avant-bras et la main qui est allongée et qui a un doigt, et deux autres rudimentaires; elle porte une rangée de pennes élastiques. Le bassin, très-allongé, fournit des attaches aux muscles des membres inférieurs, et ses os sont assez écartés pour laisser la place où les œufs se développent. Les membres inférieurs sont formés par le fémur, le tibia et le péroné, qui sont joints à lui par une articulation à ressort, se maintenant étendue sans effort musculaire. Il y a aussi des muscles qui vont du bassin aux doigts en passant sur le genou et le talon, de manière que le poids du corps fléchit lui-même les doigts. Le tarse et le métatarse sont formés par un seul os terminé en bas par trois poulies. Il y a le plus souvent un pouce et trois doigts diversement dirigés, et dont le nombre des articulations va en croissant, du pouce qui n'en a que deux, au doigt externe qui en a cinq. Le col est allongé, formé de beaucoup de vertèbres, et très-mobile; le coccyx est très-court et garni de pennes comme les ailes. Le cerveau, qui a les mêmes caractères que celui des autres vertébrés ovipares, se fait remarquer par sa grandeur proportionnelle au corps, qui est considérable; mais ce volume ne dépend pas des hémisphères, qui sont petits. La peau de l'oiseau est, en général, couverte de plumes composées d'une tige creuse et de barbes; la peau est écailleuse en dessus des doigts, et calleuse en dessous; le toucher doit être par conséquent très-faible. L'œil est muni de trois paupières mobiles ; la cornée est très-convexe, le cristallin plat, le corps vitré petit. Le cristallin est muni d'une membrane qui paraît propre à le mouvoir. Le devant du globe de l'œil est garni d'un cercle de pièces osseuses. Les oiseaux voient distinctement les objets de près et de loin. L'oreille, un peu plus complète que dans les autres ovipares, n'a point de pierres dans le vestibule ; le limaçon est un peu arqué ; il y a un osselet entre la fenêtre ovale et le tympan, qui est dépourvu de conque, excepté dans les oiseaux de nuit. L'organe de l'odorat, caché dans la base du bec, a ordinairement trois cornets cartilagineux, et point de sinus. La langue est peu musculaire, et est soutenue par un prolongement osseux de l'hyoïde. La trachée-artère a des anneaux entiers ; à sa bifurcation il y a une glotte ou larynx inférieur où se forme la voix ; le larynx supérieur est très-simple. Les poumons non lobés, attachés aux côtes, laissent passer l'air dans plusieurs cavités de l'abdomen, de la poitrine, des aisselles, et même des os, ce qui augmente la légèreté spécifique, et multiplie la respiration. La mâchoire supérieure est formée principalement par les os intermaxillaires, et se prolonge en arrière en deux arcades, l'une interne, formée par les os palatins, et l'externe par les maxillaires et les jugaux, et qui s'appuient l'une et l'autre sur l'os carré ou os tympanal, qui est mobile ; elle se joint au crâne par des lames élastiques. L'une et l'autre mâchoire sont revêtues de corne qui tient lieu de dents, et qui en a quelquefois la forme. L'estomac est composé de trois parties plus ou moins distinctes : le jabot, qui manque quelquefois ; l'estomac membraneux, ou ventricule succenturié, garni de beaucoup de follicules sécrétoires, et le gésier, muni de deux muscles vigoureux et tapissé d'une membrane coriace. Cependant dans les carnivores, le gésier est très-mince et peu distinct de l'autre estomac. La rate est petite, le foie a deux conduits, le pancréas est considérable ; il y au rectum deux appendices, quelquefois un seul, point dans quelques genres ; ces appendices paraissent être le reste de l'allantoïde. Le rectum, les uretères et les canaux spermatiques ou bien l'oviducte, aboutissent dans une poche appelée cloaque, qui s'ouvre à l'anus. Les testicules sont à l'intérieur, au dessous des reins ; il n'y a qu'un ovaire et un oviducte. Dans la plupart des oiseaux, la copulation se fait par la simple application des anus ; cependant quelques genres ont un pénis cannelé. L'œuf détaché de l'ovaire ne se compose que du jaune et du germe, il s'enveloppe du blanc dans l'oviducte, et au bas du même canal il se garnit de sa coquille. La chaleur du climat, ou le plus généralement l'incubation maternelle y développe le petit.

Des mammifères.

§ 64. Les vertébrés vivipares ou les mammifères, au nombre desquels est l'homme, ne diffèrent pas seulement des ovipares par leur mode de génération et par leur quantité de respiration, mais ils se distinguent surtout par des fonctions animales plus parfaites, par une intelligence plus grande, moins dominée par l'instinct et plus capable de perfectionnement.

Leur conformation générale est celle des vertébrés.

La cavité splanchnique du torse est divisée en deux par une cloison musculaire complète, appelée diaphragme. Sauf une seule exception, ils ont le cou formé de sept vertèbres; ils ont un sternum auquel s'attachent les premières côtes. Leur tête s'articule toujours par deux condyles avec la première vertèbre. Leur crâne a la plus grande ressemblance dans sa composition. On y trouve toujours un occipital, un sphénoïde, un ethmoïde, des pariétaux, des frontaux et des temporaux : plusieurs de ces os dans les fœtus sont divisés en plusieurs parties. La face est aussi peu variable; elle est formée essentiellement par les maxillaires supérieurs, les intermaxillaires, les palatins, le vomer, les os du nez, les cornets inférieurs, les jugaux et les lacrymaux : ces os réunis entre eux forment la mâchoire supérieure, qui est fixée au crâne : l'inférieure, composée de deux pièces soudées, est articulée par un condyle saillant à un temporal fixe. Un os hyoïde, suspendu au crâne par des ligaments, soutient la langue qui est toujours charnue. Les membres antérieurs commencent par une ceinture osseuse ou épaule, formée par l'omoplate, non articulée avec l'épine, appuyée, dans beaucoup de mammifères, au sternum, au moyen d'une clavicule. Le bras est formé d'un seul os; l'avant-bras de deux, le radius et le cubitus; la main, qui termine ces membres, est composée de deux rangées de petits os qu'on appelle carpe, d'une rangée d'os nommée métacarpe, et de doigts formés chacun de deux ou trois os qu'on appelle phalanges. Les membres postérieurs ont une composition analogue à celle des membres antérieurs, et cette analogie est plus ou moins grande suivant que les membres sont destinés à des fonctions semblables ou différentes. Au reste, dans tous les mammifères, excepté les cétacés, le membre postérieur commence par une ceinture osseuse ou bassin formé par les os des hanches fixés à l'épine ; et dans la jeunesse ces os sont formés de trois parties distinctes, l'iléum, le pubis et l'ischion. La cuisse est formée d'un seul os, la jambe de deux principaux, le tibia et le péroné ; le pied, qui termine ce membre, est composé d'un tarse, d'un métatarse et de doigts ou orteils.

Les muscles ont une assez grande force de contraction ; mais leur irritabilité est sous la dépendance du système nerveux. Les mouvements sont ceux de la marche ; dans quelques-uns le vol peut avoir lieu au moyen de membres prolongés et de membranes étendues ; d'autres ont les membres très-raccourcis et ne peuvent que nager. Le système nerveux des mammifères est surtout caractérisé par l'état du cervelet et du cerveau. Le cervelet a des lobes latéraux, ou hémisphères volumineux, et il y a toujours un pont de varole sous la moelle allongée. De même le cerveau a toujours des corps striés, et est toujours formé de deux hémisphères volumineux, garnis de circonvolutions, formant deux ventricules latéraux et réunis entre eux par le corps calleux.

Les yeux, logés dans les orbites, sont préservés par deux paupières, et un vestige de la troisième, la sclérotique est simplement fibreuse ; le cristallin est fixé par les procès ciliaires. L'oreille a, dans tous, un labyrinthe complet, avec un limaçon, une caisse et une membrane du tympan, et des osselets. Les fosses nasales traversent la face, ont des cornets, et s'étendent dans des sinus creusés dans les os. La langue est charnue et attachée à l'os hyoïde. La peau des mammifères est en général revêtue de poils : les cétacés seuls en sont totalement dépourvus.

Le canal intestinal est revêtu par le péritoine, suspendu au mésentère, repli de cette membrane qui renferme les glandes conglobées des vaisseaux chylifères, et couvert d'un prolongement flottant de la même membrane, que l'on nomme épiploon. Ils ont une vessie urinaire, dont l'orifice, à peu d'exceptions près, est dans celui des organes de la génération. Les poumons et le cœur sont renfermés dans une cavité formée par les côtes, séparée de l'abdomen par le diaphragme, et où leur surface est libre. Leur circulation est double, et leur respiration est aérienne et simple. Ils ont un larynx à l'extrémité supérieure de la trachée qui s'ouvre dans l'arrière-bouche et les arrières-narines, dont la communication peut être interceptée par un voile charnu mobile, appelé voile du palais.

Ce qui distingue surtout l'organisation des mammifères, c'est leur génération ; elle est essentiellement vivipare ; c'est-à-dire que l'œuf membraneux descend et se fixe dans l'utérus après la conception, qui exige un accouplement par lequel le sperme du mâle est lancé dans les organes de la femelle. Ils ont bien, comme tous les vertébrés ovipares, du moins tout au commencement, une vésicule ombilicale ou intestinale; ils ont aussi, comme les ovipares à poumons, une vésicule allantoïde; mais ils ont de plus des enveloppes dont la plus extérieure, le chorion, se fixe aux parois de l'utérus par un ou plusieurs plexus de vaisseaux appelés placenta, qui établissent entre le fœtus et sa mère une communication par laquelle il reçoit sa nourriture. Quand les fœtus ont acquis le développement nécessaire, ils sont expulsés avec leurs enveloppes déchirées. Les mamelles, glandes sécrétoires, produisent du lait pour nourrir les petits pendant tout le temps qu'ils en ont besoin.

C'est à ce genre d'organisation, qui présente encore certaines variétés, qu'appartient l'homme.

§ 62. Les mammifères présentent aussi quelques organes qui leur sont propres, tels sont les poils de leur peau et les mamelles; pour tout le reste, ils ne diffèrent des autres vertébrés que par des développements plus grands de certains organes, comme, par exemple, de l'oreille, du cerveau, etc., ou par des combinaisons différentes des organes de la circulation, de la respiration et des mouvements.

Le sang des mammifères diffère de celui des ovipares par la forme des particules colorées : elles sont circulaires ou plutôt lenticulaires dans les mammifères, tandis que dans les ovipares elles sont en général ovales ou ovoïdes comprimées.

Les poils des mammifères ne diffèrent pas essentiellement des autres appendices cornés de la peau : ils sont, comme tous les organes de ce genre, produits par une excrétion à la surface de cette membrane.

Les mamelles sont aussi tout à fait du même genre que les autres organes sécrétoires glanduleux.

§ 63. Les mammifères présentent encore dans leur organisation des variétés assez grandes : soit dans les organes du toucher, qui sont d'autant plus parfaits que les doigts sont plus nombreux, plus mobiles, moins enveloppés par l'ongle; soit dans les organes de la manducation, et par suite dans le reste des organes digestifs; soit enfin dans les organes de la génération. Les différentes combinaisons de ces variétés, qui en entraînent beaucoup d'autres dans toutes les fonctions, et même dans l'intelligence, ont donné lieu de partager cette classe en plusieurs ordres, au nombre desquels est celui des bimanes, formé d'un seul genre, l'homme.

§ 64. L'homme se distingue des autres mammifères, par quelques différences peu importantes dans les organes des fonctions végétatives, par quelques autres plus marquées dans les organes des fonctions animales, mais surtout par l'*intelligence*.

L'intelligence qui constitue l'homme, est surtout caractérisée par la conscience, par la raison, par une volonté libre, par le sentiment moral et par celui d'une cause divine.

L'homme est en outre de tous les mammifères celui qui a les hémisphères du cerveau et du cervelet les plus développés et les plus garnis de circonvolutions. Ce volume des hémisphères paraît surtout considérable si on le compare à la moelle, aux nerfs, aux sens et aux muscles. Ses fonctions cérébrales sont très-développées et très-distinctes de l'instinct. Il est doué de la parole; il vit en société. Il est le seul animal vraiment bimane et bipède; son corps tout entier est organisé pour la station verticale: ses mains sont évidemment réservées à d'autres usages qu'à la station.

Le cœur est dirigé obliquement sur le diaphragme, et l'aorte disposée un peu autrement que dans les quadrupèdes. Les organes de la digestion sont propres à une nourriture variée, et principalement végétale. Le pénis est libre et sans os intérieur; l'utérus est une cavité simple et ovale; les mamelles, au nombre de deux seulement, sont situées au devant de la poitrine.

Mais tout le reste de cet ouvrage étant consacré à l'étude du corps humain, il serait superflu d'insister sur des caractères qui seront exposés en leur lieu [1].

SECTION II.

DU CORPS HUMAIN.

§ 65. L'homme participe, comme on le conçoit, aux caractères généraux des corps, des êtres organisés, des animaux, des vertébrés, des mammifères; il a en outre, comme tout autre, ses caractères

---

[1] Voyez Blumenbach, *De varietate nativâ generis humani*, 1795. — Lawrence, *Lectures on physiology, zoology, and the natural history of man*, 1809. — Bory de Saint-Vincent, *L'homme, essai zoologique sur le genre humain*, 1827. — Prichard, *Histoire naturelle de l'homme*, trad. par Roulin, 1843. — Bérard, *Leçons de physiologie*, t. I, 1848.

propres : c'est l'étude de tous ces caractères, soit de la conformation extérieure et intérieure, soit des phénomènes, qui est l'objet de l'anthropologie ou de la science de l'homme. L'anatomie de l'homme, qu'on a aussi appelée anthropotomie, a pour but particulier la connaissance du corps humain, c'est-à-dire de toutes les parties qui le composent et de leur arrangement mutuel.

§ 66. L'anatomiste peut étudier le corps humain dans deux états différents : dans l'état le plus ordinaire, celui qui est propre à l'espèce et seul compatible avec l'état de santé ; ou bien au contraire dans ses déviations de l'ordre naturel. Dans le premier cas, c'est l'anatomie de l'homme sain, l'anatomie hygide, si l'on peut s'exprimer ainsi ; c'est l'anatomie morbide dans le second cas.

Dans l'étude de l'anatomie on peut considérer le corps humain tout entier, examiner les caractères généraux de tous ses organes, de toutes ses humeurs, etc. : ce sont les généralités de l'anatomie. On peut, réunissant les parties multiples en genres ou en systèmes, d'après leurs analogies de texture, s'arrêter aux caractères génériques, en faisant abstraction de toutes les différences spéciales des organes ; et pour ceux qui, sans être multiples, sont étendus à tout le corps, on peut ne considérer que les caractères généraux, en faisant abstraction des différences locales qu'ils présentent dans les diverses régions ; tel est l'objet de l'anatomie générale : elle donne une connaissance un peu plus précise du sujet que les généralités. Mais pour connaître le corps humain d'une manière positive et profitable, il faut joindre à cela une connaissance exacte de chaque organe en particulier, et de chaque région du corps ; tel est le double objet de l'anatomie spéciale.

L'anatomie générale, considérant ensemble les parties semblables par leur texture, et se bornant à ce qu'elles ont de commun ou de générique, a pour objet spécial, mais non unique, leur texture. L'anatomie spéciale des organes, improprement appelée anatomie descriptive, s'occupe particulièrement de leur conformation, car c'est surtout en cela qu'ils diffèrent les uns des autres ; leur situation respective est l'objet essentiel de l'anatomie des régions, ou topographique.

§ 67. La conformation extérieure du corps humain est symétrique [1] ; il est divisé en deux moitiés latérales semblables, par une

[1] *Voyez entre autres* Bichat, *Rech. physiol. sur la vie et la mort,* 1800. — Meckel, *Beitr. zur vergl. anat.,* Leipz., 1812.

ligne médiane verticale. Cette ligne se prononce même en quelques endroits, où elle forme ce qu'on appelle des raphés ou coutures, qui semblent en effet résulter d'une sorte de couture ou de réunion de deux parties latérales séparées dans le principe. La symétrie n'est pas également prononcée dans toutes les parties du corps; elle l'est davantage dans les organes des fonctions animales, et moins dans ceux des fonctions végétatives, dans ceux de la nutrition surtout. En effet, les os, le système nerveux, les sens, les muscles, sont les parties les plus symétriques; et les organes de la digestion, de la circulation, de la respiration, le sont moins que les organes génitaux. Cependant il ne serait pas exact de dire que la symétrie appartient aux premiers, et est étrangère aux derniers; elle appartient plutôt aux parties extérieures en général, et est moins exacte dans les parties profondes; ainsi les glandes lacrymales et salivaires, la thyroïde, les mamelles, les testicules, tous organes des fonctions de la nutrition et de la génération, sont symétriques, tandis que les nerfs du larynx, de l'estomac et des intestins, le muscle diaphragme, ne le sont point. On observe aussi que certaines parties qui se développent plus tard sont moins symétriques que celles du même genre qui se développent auparavant : ainsi, dans le système nerveux, la moelle, qui se développe la première, est plus symétrique que le cerveau ; les côtes sont moins symétriques que le rachis, et plus que le sternum. Enfin on observe encore que les parties sont plus symétriques à l'époque de leur formation, et que ce genre de régularité s'altère ensuite : l'estomac, l'intestin, le foie, sont d'abord beaucoup moins irréguliers qu'ils ne le deviennent ensuite; la colonne vertébrale, d'abord exactement médiane, se renverse un peu à gauche par la prédominance du bras droit, et de là résultent encore l'inclinaison du nez, l'inégale élévation des testicules, la fréquence des hernies à droite, etc. On observe quelquefois un dérangement de la symétrie tel, que les organes d'un côté occupent le côté opposé, et *vice versâ;* c'est ce qu'on appelle transposition des viscères. Dans ce cas, qui se rencontre une fois sur trois ou quatre mille sujets environ, et que j'ai vu quatre ou cinq fois, le poumon trilobé, le foie, le cœcum, sont à gauche, et le poumon à deux lobes, la pointe du cœur, la rate, la portion sygmoïde du côlon, etc., sont à droite : les individus qui présentent ce vice de situation ne sont pas pour cela gauchers. Les maladies qui affectent les organes symétriques, et celles qui ont leur siège dans les parties sans symétrie présentent des différences remarquables. On a même prétendu, mais d'après des vues hypothétiques, que les deux côtés du corps étaient chacun plus disposés à certaines maladies [1].

On a aussi établi des comparaisons et cherché des analogies entre les deux moitiés supérieure et inférieure du corps. L'analogie entre les membres est évidente; les épaules et le bassin, le bras et la jambe, la main et le pied, sont construits sur le même plan, et ne diffèrent qu'autant que la différence de leurs fonctions le comporte. Quant à l'analogie que l'on a cru trouver dans l'homme, comme dans les animaux articulés, entre différentes tranches de son tronc, et entre les membres et les mâchoires, elle repose sur une comparaison entre des objets trop différents pour être comparables.

Entraîné par une analogie forcée avec les animaux rayonnés, on a aussi cherché dans la partie antérieure du tronc des parties correspondant à la colonne vertébrale; on a cru les trouver dans le sternum: l'observation ne montre ici de rapprochement raisonnable qu'entre les muscles antérieurs et les muscles postérieurs de la colonne vertébrale. Laissons donc des comparaisons qui ne peuvent conduire à rien de bon et d'utile.

§ 68. On divise le corps humain, comme celui des autres vertébrés, en tronc et en membres. Le tronc est la partie centrale et principale, celle qui contient les organes les plus essentiels à la vie, ou les viscères. Ces parties sont logées dans trois cavités ou ventres; l'inférieur est l'abdomen, et contient les organes de la digestion, de la sécrétion urinaire et de la génération; le moyen, le thorax, renferme les organes de la respiration et de la circulation; et le supérieur, la tête, dont la cavité se prolonge dans la colonne vertébrale, loge le centre nerveux et les sens. On a pu remarquer déjà (1re section) combien cette distribution des viscères est en rapport avec leur importance dans le règne animal; on verra plus tard qu'elle l'est également avec l'ordre de leur développement. Considéré dans son ensemble, le tronc, aplati d'avant en arrière, présente une face antérieure ou sternale, une face postérieure ou dorsale, et des côtés; il présente deux extrémités, l'une supérieure ou céphalique, l'autre inférieure ou pelvienne. Les membres, appendices articulés et destinés aux mouvements, se distinguent en supérieurs ou thoraciques, et en inférieurs ou abdominaux, les uns et les autres divisés par des articulations en plusieurs parties. Les diverses parties du tronc et des membres sont

---

[1] *Voyez* Mehlis, *De morbis hominis dextri et sinistri*, Gotting., 1818.

encore subdivisées en un certain nombre de régions, ou de portions distinctes et importantes à considérer, à cause des organes qui y sont placés. Les divisions du corps et les subdivisions sont principalement déterminées par les os. La connaissance des régions est nécessaire pour déterminer la situation absolue des organes, et leur étude approfondie est le plus sûr ou plutôt le seul moyen de connaître la situation respective des parties : cette connaissance constitue une sorte d'anatomie topographique du plus grand intérêt.

§ 69. Le corps humain est composé, comme tous les corps organisés, de parties solides et de fluides qui ont une composition analogue, et qui se changent continuellement les unes en les autres. Les fluides sont en très-grande quantité, et leur masse l'emporte de beaucoup sur celle des solides. On a essayé de déterminer la proportion des liquides aux solides, soit par la dessiccation au four ou à l'étuve, soit par la momification ; quelques-uns pensent que la proportion des liquides aux solides est comme six est à un ; d'autres que cette proportion est comme neuf est à un. L'examen d'une momie a donné une proportion des liquides bien plus grande encore, puisque cette momie d'adulte ne pèse que sept livres et demie. Mais la proportion, fût-elle déterminée exactement dans un cas, varierait suivant les individus. L'âge, le sexe, la constitution, etc., y apporteraient des différences notables.

A. La proportion relative des parties solides et des parties liquides du corps humain est très-différente, suivant qu'on envisage la question au point de vue physique, ou suivant qu'on la considère sous le rapport anatomique.

Lorsqu'on soumet un corps à une dessiccation complète, dans un four ou dans une étuve, on prive d'eau toutes les parties de ce corps qui en contiennent, c'est-à-dire non-seulement les humeurs telles que le sang, le chyle, la lymphe et les divers produits de sécrétion encore contenus dans leurs canaux ou réservoirs, mais tous les tissus (cellulaire, musculaire, nerveux, osseux, etc.). On n'a point, de cette manière, la somme des liquides de l'économie, puisque le sang, le chyle, la lymphe, etc., contiennent des matières azotées et salines fixes qui ne s'évaporent point ; et d'un autre côté on a plus que cette somme, puisqu'on dessèche des parties qu'en anatomie on considère comme des solides.

Les expériences qui ont été faites ne donnent donc point le rapport cherché entre la quantité des humeurs et des solides, mais seulement la quantité d'eau que renferme le corps humain dans l'ensemble de ses parties solides et liquides. Les résultats mentionnés plus haut, dus à Sénac et à Chaussier, sont vraisemblablement exagérés. Des expériences plus récentes faites par M. Chevreul portent la proportion d'eau contenue normalement dans le corps humain à 66 parties sur 100. En d'autres termes, la quantité d'eau contenue dans le corps humain s'élève aux deux tiers de son poids.

Pour établir sous le rapport anatomique la proportion entre la quantité ces liquides et des solides, il faudrait faire la somme en poids des divers liquides tels que sang, chyle, bile, salive, sperme, urine, etc., et mettre de chiffre en regard du poids des parties solides. Or, il est facile de s'apercevoir que si ce parallèle est à la rigueur possible entre le sang et les éléments solides de l'organisme, il ne l'est plus quand on veut faire entrer en ligne de compte les autres liquides, parce que le problème porte alors sur des quantités qui varient sans cesse.

B. Indépendamment des parties solides et des parties liquides, le corps humain, comme d'ailleurs le corps des animaux, renferme aussi des gaz. Ces gaz se rencontrent soit dans des cavités qui communiquent avec l'extérieur, telles que les poumons et l'intestin, soit dans des cavités closes, telles que l'arbre circulatoire artériel et veineux.

Les gaz contenus dans la cavité des poumons et dans le système circulatoire sont l'oxygène, l'azote et l'acide carbonique; le premier provient de l'air atmosphérique et est introduit dans l'organisme par la respiration. Les deux autres proviennent des transformations successives, ou, pour parler le langage chimique, des combustions qui détruisent sans cesse les éléments du sang, sans cesse renouvelés aussi par les aliments.

Les gaz que l'on rencontre dans l'appareil digestif, depuis l'estomac jusqu'à l'anus, sont l'oxygène, l'hydrogène, l'hydrogène carboné, l'hydrogène sulfuré, l'acide carbonique et l'azote. Il est probable qu'une partie de l'oxygène et de l'azote est introduite dans l'estomac par déglutition avec la salive ou le bol alimentaire. Quant aux autres, ils proviennent des réactions qu'exercent les unes sur les autres les matières qui circulent dans les intestins.

§ 70. La composition chimique des solides et des liquides du corps humain résulte d'un petit nombre d'éléments ou de corps simples communs aux êtres vivants et aux êtres inorganiques.

Ces corps sont l'azote, le carbone, l'hydrogène, l'oxygène, le phosphore, le soufre, le chlore, l'iode, le silicium, le potassium, le sodium, le calcium, le magnésium, le manganèse, le fer, le plomb et le cuivre.

L'azote, le carbone, l'hydrogène, l'oxygène y existent en grandes proportions; les autres, en proportions minimes.

Ces divers éléments se réunissent entre eux et donnent naissance, par leurs combinaisons variées, à ce qu'on appelle les principes immédiats des tissus, dont les principaux sont: l'albumine, la fibrine, la caséine, la gélatine, la chondrine; des matières grasses très-diverses, neutres ou acides, simples ou composées; l'urée, la taurine, la cholestérine, la vitelline, la créatine ; les extraits alcooliques ; les extraits aqueux cristallisables ou in-cristallisables ; les matières colorantes.

On pourrait diviser les principes immédiats en ceux qui se séparent spontanément, et pour la préparation desquels on n'a, pour ainsi dire, rien de chimique à faire subir à la masse qui les contient : tels sont l'albumine, la fibrine, la caséine, etc. On formerait une seconde section avec les principes qu'on ne peut extraire de leurs combinaisons qu'au moyen de procédés chimiques plus ou moins compliqués. Cette classification aurait d'ailleurs l'avantage de faire comprendre pourquoi il est des composés qui, depuis qu'on s'occupe de chimie animale, ont toujours été, et seront probablement toujours considérés comme des principes immédiats ; pourquoi il en est d'autres, au contraire, qui sont rangés par les uns parmi les principes im-médiats et auxquels d'autres refusent ce nom ; comment, enfin, à mesure que les procédés de la chimie se perfectionnent, ce qu'on regardait, il y a quelques années, comme des *principes*, n'est plus considéré aujourd'hui que comme des composés décomposables.

Il résulte de cette considération que l'énumération précédente ne s'ap-plique qu'à l'état actuel de nos connaissances sur ce point. Les progrès de la chimie ajouteront peut-être, avec le temps, un certain nombre de prin-cipes immédiats à ceux que nous connaissons, de même que parmi ces principes quelques-uns disparaîtront sans doute aussi, tôt ou tard, du cadre de la chimie animale.

Jusqu'à ce jour la chimie, à une exception près, est demeurée impuissante à reproduire de toutes pièces les principes immédiats qu'on trouve dans le corps humain. Cela tient, sans doute, à ce que ces principes sont *insta-bles*. Dans l'organisme vivant, en effet, ils se forment et se détruisent sans cesse, et, après la mort, ils jouissent de la propriété de se décom-poser spontanément au contact de l'air, en fournissant une série de produits ordinairement assez nombreux. La seule exception concerne l'urée, qui est une substance cristallisée, par conséquent stable et parfaitement définie. La possibilité de fabriquer l'urée tient à cette coïncidence remar-quable, savoir, que le cyanate d'ammoniaque et l'urée sont des composés isomériques.

Les matériaux immédiats du corps humain se combinent dans l'acte de la nutrition et de la génération, d'une manière que la chimie ne peut imiter.

De l'eau, des sels nombreux, tels que le chlorure de sodium et de potassium, le phosphate de chaux, de soude et de magnésie, le sous-carbonate de soude, de chaux et de magnésie, le chlorure de potassium ; quelques acides libres, tels que l'acide chlorhydrique, lactique, butyrique, complètent, avec les principes précédents, la composition des solides et des liquides de l'économie.

Des humeurs.

§ 71. Les fluides ou les humeurs [1] du corps humain sont contenus dans les solides et en pénètrent toutes les parties. Ils se composent des molécules venues du dehors pour l'entretien du corps, et de celles qui sont détachées du corps pour être rejetées. Leur fluidité n'est pas seulement due à l'eau qu'ils contiennent, comme celle des liquides étrangers à l'organisation, mais elle dépend, comme leur composition, de l'état de vie. Les liquides diffèrent entre eux, sous le rapport de la consistance ; ils diffèrent aussi en couleur ; leur composition varie également, mais elle leur est propre, et ne peut être imitée par l'art.

On peut distinguer les humeurs en trois genres : 1° le sang, masse centrale où affluent et d'où partent toutes les autres ; 2° les humeurs qui arrivent du dehors au sang ; 3° celles qui en émanent.

§ 72. Le sang est un liquide d'une couleur rouge, d'une odeur particulière, d'une saveur un peu salée, nauséeuse ; sa température est celle du corps, dont il est même la partie la plus chaude ; il est visqueux au toucher ; sa pesanteur spécifique est environ 105, l'eau pesant 100. Il est contenu dans le cœur et dans les vaisseaux sanguins. Sa quantité dans l'homme adulte est considérable, mais variable. Il y a à cet égard des différences individuelles qui tiennent à la constitution et surtout à l'alimentation. Aussi, on a très-diversement estimé cette quantité ; les estimations varient depuis huit ou dix livres, jusqu'à trente ou quarante.

§ 73. Extrait des vaisseaux qui le contiennent, le sang exhale, pendant tout le temps qu'il conserve sa chaleur, une vapeur formée d'eau et de matière animale susceptible de putréfaction, et se coagule bientôt.

Peu après la coagulation du sang en une seule masse, il se partage en deux parties ; le coagulum se resserrant, exprime la partie liquide ou le sérum qu'il renfermait. Le resserrement continue, et par conséquent la quantité du sérum exprimé augmente jusqu'à l'é-

---

[1] *Voyez*, Plenck, *Hydrologia corporis humani.* — Chaussier, *Table synoptique des humeurs.* — Hewson, *Recherches et expériences sur le sang ; Transactions philosophiques*, 1773. — Schultz, *Observations sur la circulation*, 1836. — Nasse, *Le sang sous ses rapports physiologiques et pathologiques*, en allemand, Berlin, 1830. — Andral et Gavarret, *Recherches sur les modifications de proportion des principes du sang*, 1840. — Bérard, *Cours de Physiologie*, tome III, 1851.

poque de la putréfaction. Ordinairement la surface supérieure du coagulum, se resserrant plus que le reste, devient concave. Si on lave le caillot sous un filet d'eau, en le pressant doucement et long-temps, l'eau entraîne la matière colorante ou les globules, et il reste une masse fibrineuse blanche. Ainsi, par la coagulation et par le lavage, le sang se trouve partagé en sérum, en globules et en fibrine. Le sérum renferme de l'albumine et des sels.

L'importance du sang au point de vue anatomique et physiologique, les travaux nombreux auxquels ce liquide a donné lieu depuis vingt ans, enfin la connaissance beaucoup plus précise de sa composition, ne permettent plus aujourd'hui de renfermer son histoire dans les limites d'une introduction ; nous y reviendrons dans le corps de l'ouvrage, au chapitre consacré à l'étude du système vasculaire.

§ 74. Le sang contenu dans les artères, dans les veines et dans le cœur, y est dans un mouvement continuel qu'on appelle circulation. Il éprouve dans ce mouvement des altérations constantes et régulières qui, se balançant mutuellement, l'entretiennent dans un état moyen de composition. Il reçoit de nouveaux liquides préparés par la digestion et l'absorption intestinale ; des molécules séparées des organes sont sans cesse ajoutées à sa masse ; il est soumis à l'action de l'atmosphère dans les poumons, où il se revivifie ; il est envoyé dans toutes les parties, où il éprouve un changement inverse, où il fournit des matériaux qui se fixent dans les organes, et où il est dépouillé d'une partie de ses principes par les sécrétions. Parmi ces altérations, les plus frappantes sont celle qu'il éprouve dans les poumons, où il devient d'un rouge vermeil, et celle qui a lieu dans tout le reste du corps, où il prend une couleur rouge-brun. Ces altérations de couleur sont accompagnées et paraissent dépendre d'une absorption d'oxygène dans le premier cas, et d'une absorption de carbone dans le dernier. Outre la matière nutritive que le sang distribue dans tous les organes, il est encore le véhicule du principe de la chaleur.

§ 75. Les liquides qui arrivent au sang sont le chyle et la lymphe. Le premier est une substance blanchâtre, en laquelle les aliments se changent dans l'intestin. Absorbé dans les parois de l'intestin et arrivé dans les premiers vaisseaux chylifères, il est blanc et à peine coagulable ; il devient plus coagulable et prend une teinte rosée dans les glandes du mésentère. Enfin, dans le canal thoracique et près d'arriver dans la masse du sang, il est distinctement rose, ma-

nifestement coagulable, et contient des globules et des particules
qui ne diffèrent de celles du sang que par leur volume et une couleur plus claire. La lymphe, liquide incolore, visqueux, albumineux,
mais moins étudié, est l'autre humeur apportée au sang.

§ 76. Les humeurs qui émanent du sang s'en séparent par sécrétion ; on peut rapporter à ce genre la matière nutritive laissée par
le sang dans tous les organes, par une sorte de sécrétion nutritive ;
on y rapporte encore celles qui sont produites et déposées comme
en réserve, par une sécrétion qu'on peut appeler intrinsèque, dans
les cavités closes du corps, comme la graisse, la sérosité, la synovie ;
mais on y rapporte surtout celles qui sont sécrétées à la surface des
téguments externes ou internes et de leurs dépendances plus ou
moins éloignées. On les distingue, d'après leur mode de formation,
en trois genres : 1° en humeurs perspiratoires, qui sont immédiatement formées et déposées à la surface par les vaisseaux : telles sont
les matières de la transpiration cutanée [1], de la perspiration pulmonaire ; 2° en humeurs folliculaires, qui sont d'abord déposées dans
des follicules ou ampoules de la peau interne ou externe : tels sont
le mucus et la matière sébacée ; et 3° en humeurs glandulaires, formées dans des glandes, organes particuliers qui ont des conduits
excréteurs ramifiés, lorsqu'ils ont leur orifice sur la peau et sur les
membranes muqueuses, dont ils sont des prolongements ramifiés :
telles sont la salive sécrétée par les glandes salivaires, la bile sécrétée par le foie, etc. On distingue aussi les humeurs sécrétoires,
d'après leur destination, en celles qui remplissent quelque usage
dans l'organisme, comme les larmes, la bile, le sperme, etc., et en
celles qui, rejetées sans remplir aucun usage, comme l'urine, la
sueur, sont appelées excrémentitielles.

Des organes.

§ 77. Les organes sont les parties solides ou contenantes du
corps ; ce sont eux surtout qui déterminent la forme, et qui impriment le mouvement.

La figure des organes est très-variée ; cependant en général leurs

---

[1] L'épiderme, disposé à la peau en couches assez épaisses, ne permet que
difficilement l'évaporation des liquides exhalés au travers des parois des vaisseaux ; c'est pourquoi il y a dans le derme cutané un véritable appareil de sécrétion (glandes sudorifères). *Voyez* à l'art. *Membranes tégumentaires.*

contours sont arrondis, les surfaces ne sont jamais bien planes, les lignes bien droites, les angles bien entiers. Dans la plupart des organes, la longueur l'emporte sur les deux autres dimensions ; quelques-uns sont larges et aplatis : on appelle membranes ceux qui ont cette forme et qui sont mous, quelle que soit d'ailleurs leur texture ; d'autres enfin ont les trois dimensions peu différentes. On détermine la forme extérieure des organes par le rapport de leurs trois dimensions ; on se sert souvent aussi de comparaisons plus ou moins triviales, car il est en général assez difficile de déterminer la forme par la comparaison avec des figures géométriques.

A l'intérieur, quelques organes sont creux et forment des réservoirs ou des canaux communiquant à l'extérieur ; d'autres forment des cavités fermées de toutes parts ; d'autres des canaux ramifiés et clos ; d'autres sont pleins ou massifs ; mais tous cependant sont plus ou moins perméables.

Parmi les organes, quelques-uns s'étendent, en rayonnant ou en se ramifiant, du centre à la circonférence : tels sont les vaisseaux, les nerfs, les os eux-mêmes. Aucun n'est isolé, tous sont entrelacés et ont des communications entre eux. Enfin, il y a entre les organes, comme entre les régions, des analogies très-grandes. Quelques-uns, se ressemblant tout à fait, constituent, par leur réunion, des genres.

§ 78. La couleur des organes est blanche, rouge, brune ; quelques-uns sont transparents, d'autres sont opaques. Leur consistance varie depuis une mollesse très-grande jusqu'à une dureté extrême. Ils sont extensibles et rétractiles, flexibles, compressibles et élastiques, mais à des degrés très-variés. Quelques-uns ont une cohésion peu marquée, d'autres une ténacité telle, qu'il faut de très-grands efforts pour les rompre. Ces propriétés de couleur et de cohésion dépendent beaucoup des liquides qu'ils contiennent en grande proportion. Ainsi, des parties opaques, comme le tissu ligamenteux, deviennent transparentes par la dessiccation ; cette même substance, très-tenace et peu élastique quand elle est humide, devient très-élastique quand elle est desséchée ; des parties élastiques, comme le tissu des artères, deviennent cassantes par la dessiccation, etc.

§ 79. Les organes diffèrent aussi beaucoup par leur texture. Au premier aperçu, on voit que plusieurs sont formés de l'assemblage ou de la réunion de faisceaux de filets parallèles ou entre-croisés : on dit qu'ils ont une texture fibreuse. D'autres sont formés par la réunion de couches ou de lames plus ou moins nombreuses et

distinctes, ordinairement unies très–étroitement entre elles. Dans
d'autres on trouve des granulations ou grains rapprochés, réunis
entre eux. Quelques-uns ont une texture très-compacte, uniforme
ou homogène en apparence, mais en apparence seulement ; car tous
sont perméables, d'une manière plus ou moins distincte, et tous
sont plus ou moins composés.

§ 80. Ce premier aperçu ne suffit pas pour faire connaître la
texture intime des parties solides. En examinant de plus près, on
voit que ces fibres apparentes, ces couches membraneuses, ces granulations, sont composées ; et comme les solides contiennent les
humeurs, on a été généralement porté à croire que tout est vaisseau
dans les solides. Cette idée erronée, puisque les vaisseaux sont eux-
mêmes des parties composées, a été reproduite dans un ouvrage
posthume de Mascagni. D'autres ont admis que tout est formé par le
tissu cellulaire, et celui-ci par des fibres et des lames entre-croisées,
ou bien par des cellules ou des vésicules accolées les unes aux autres.
Mais le tissu cellulaire, tout en étant bien l'élément principal de
toutes les parties, n'en est pas l'élément unique. Quant à l'idée d'un
parenchyme comme base ou élément générateur de tous les solides,
c'est une idée extrêmement vague et sur laquelle on n'est pas parvenu à s'entendre. Haller[1] a admis dans la composition des organes,
outre le tissu cellulaire formé par la réunion de fibres et de lames,
et qui est le plus général et le plus répandu, la fibre musculaire et
la substance médullaire. Cette division a été depuis assez généralement admise, avec quelques légères modifications plus ou moins
heureuses. Ainsi Walther admet une texture membraneuse ou cellulaire, une fibreuse ou vasculaire, et une nerveuse ; Pfaff une structure vasculaire, une fasciculaire et une cellulaire ; d'autres une
cellulaire, une vasculaire et une massive, ou sans cellules et sans
vaisseaux. Chaussier a joint aux trois parties composantes de Haller une quatrième fibre, sous le nom de fibre albuginée : c'est la
base des ligaments ; M. Richerand y a joint la substance épidermique
ou cornée. Parmi les vingt et un tissus admis par Bichat, il en est trois
qu'il considère comme générateurs des autres : ce sont le cellulaire,
le vasculaire et le nerveux. M. Mayer admet[2] aussi trois organes
élémentaires : 1° la cellule, le vaisseau ou la glande ; 2° la fibre irritable, cellulaire ou musculaire ; 3° la fibre sensible ou le nerf.

---

[1] Haller, *De corporis humani fabricâ et functionibus*, t. I, l. I, sect. III.
[2] Mayer, *Ueber histologie*, etc., Bonn., 1819.

A. La supposition d'une fibre unique comme élément primitif d'où dérivent les tissus composés par de simples variétés de texture a longtemps régné dans la science. Quelques-uns, à l'exemple de Ruysch, ont pensé qu'elle était creuse, que par conséquent elle n'était autre chose que les extrémités les plus déliées des vaisseaux sanguins ou lymphatiques ; d'autres la considéraient comme de petits cylindres solides. Haller, envisageant la question en physiologiste, mit en faveur la doctrine longtemps adoptée par presque tous les anatomistes. Il rattacha les tissus à trois éléments anatomiques : 1° une fibre contractile ou musculaire, 2° une fibre sensible ou nerveuse, 3° une fibre répandue partout et servant de support aux deux autres, la fibre cellulaire :

Le problème est rentré de nos jours sur le terrain de l'anatomie pure. L'étude sur les animaux et sur l'homme, des changements successifs que le développement apporte dans la nature des parties qui les composent, et l'application du microscope qui sépare et isole les parties que le scalpel le plus délié ne peut plus suivre, ont un peu modifié la doctrine de Haller, eu égard aux fibres dites élémentaires. Il s'est passé en anatomie ce qui était arrivé en chimie. Les anciens ne connaissaient que quatre éléments ; les procédés perfectionnés de l'analyse ont successivement augmenté leur nombre et l'augmenteront peut-être encore. Il y a dix ans à peine, ce nombre n'était que de quarante ; les chimistes en admettent actuellement soixante-trois.

De même en anatomie générale, le nombre des tissus *primitifs* ou élémentaires est devenu plus considérable à mesure que les méthodes d'observation se sont perfectionnées. La recherche de ces tissus élémentaires ou éléments organiques est devenue la préoccupation presque exclusive des anatomistes de nos jours. Cette branche de l'anatomie générale, qui a pour but la recherche et l'histoire des tissus *primitifs* ou élémentaires, a pris et conservé le nom d'histologie, que Mayer[1] le premier lui a donné. Depuis trente ans le nombre de ces tissus primitifs a éprouvé des variations en rapport avec les progrès de la science.

M. le professeur Bérard, dans son *Cours de physiologie*, résume dans les quatorze genres suivants les tissus *primitifs* ou simples de l'organisation : 1° épithélium, 2° tissu corné, 3° tissu des poils, 4° tissu pigmentaire, 5° tissu adipeux, 6° tissu cartilagineux, 7° tissu fibro-cartilagineux, 8° tissu osseux, 9° fibres cellulaires, 10° fibres de noyau, 11° fibres élastiques, 12° fibres musculaires, 13° tubes et corpuscules nerveux, 14° membrane propre des culs-de-sac terminaux des glandes. On pourrait y ajouter le tissu de la cornée, celui du cristallin, et le tissu de l'émail des dents.

Toutes ces parties ont des caractères propres qui les distinguent. Ajoutons que la plupart de ces caractères sont surtout des caractères microscopiques et chimiques. Ajoutons encore que les *systèmes* ou *tissus* tels qu'on les conçoit en anatomie générale ne doivent pas être confondus avec les tissus

[1] Mayer, *Op. cit.*

primitifs ou élémentaires, de la combinaison plus ou moins complexe desquels ils résultent. L'histologie est une branche importante de l'anatomie
générale, mais elle n'est pas la seule. L'étude isolée des tissus élémentaires
de l'organisation, utile sans doute au point de vue de la physiologie et de
l'histoire naturelle, l'est moins, pour le pathologiste et le médecin, que celle
des *systèmes* organiques, et c'est à propos de ces systèmes que nous tracerons
leur histoire.

B. En même temps que l'analyse anatomique multipliait le nombre des éléments dont se composent les tissus de l'homme et des animaux adultes,
l'étude du développement conduisait les anatomistes dans une autre voie.
En assistant à l'évolution du nouvel être, et par conséquent de ses tissus, on
s'aperçoit que ces divers tissus, qui se caractérisent, quand leur développement est terminé, par des caractères distinctifs, se confondent à leur point
de départ, et, qu'à l'origine, ils sont les mêmes, ou plutôt qu'ils procèdent
tous d'une formation organique toujours la même, laquelle apparaît, dans
le plasma ou milieu amorphe primordial, sous la forme d'une *cellule*. Dès
lors, en prenant le mot élément dans son acception la plus rigoureuse, on
admit qu'il n'existait véritablement qu'un seul élément anatomique, la cellule élémentaire [1]. Cette idée, mise en lumière en France par MM. Dutrochet et Raspail, fut reprise et complétée par MM. Schleiden et Schwann. La
tendance à l'unité, si séduisante pour l'esprit, fit la fortune de cette idée.
Les travaux de Wagner, de Reichert, de Purkinje, de Valentin, l'élevèrent
bientôt à la hauteur d'une théorie. L'existence des cellules dans tous les liquides formateurs de l'économie (globules du sang, du chyle, de la lymphe),
sa présence dans tous les liquides épanchés au milieu des solutions de continuité qui se cicatrisent, l'analogie frappante que présente avec une cellule
élémentaire l'ovule ou germe du nouvel être, son apparition, en quelque
sorte nécessaire, dans tous les produits de formation nouvelle, liquides ou
solides, tout cela a été le sujet de rapprochements ingénieux qui ont contribué à affermir cette doctrine.

On a, dès lors, envisagé la cellule en elle-même, et on a étudié successivement la formation de ces cellules, les conditions de leur développement,
leur multiplication ou génération, et, enfin, et surtout leurs métamorphoses. Cette partie de leur histoire, qui est certainement la plus importante, a donné lieu à tant d'opinions diverses, qu'on peut dire encore aujourd'hui qu'il règne sur ce point une grande obscurité. Je ne crois donc
pas nécessaire d'envisager la question dans tous ses détails.

Voici cependant ce qu'on peut dire à ce sujet de plus général. Une cellule
est constituée par une enveloppe contenant un liquide dans lequel nagent

---

[1] Cette cellule ne doit pas être confondue avec les espaces irréguliers et incomplets, compris entre les lames entre-croisées du tissu cellulaire et qu'on nomme
aussi cellules. D'ailleurs, la cellule élémentaire est un objet microscopique, dont le
diamètre est de 0mm,01 à 0mm,005.

des granulations très-fines et, au milieu d'elles, une granulation plus volumineuse que les autres, qu'on appelle le noyau de la cellule. Ce noyau paraît souvent fixé sur l'un des points de la surface intérieure de l'enveloppe. Lorsqu'on envisage les choses avec un plus fort grossissement, toutes les parties deviennent plus grandes, et le noyau lui-même paraît formé par l'agglomération de granules auxquels on a donné le nom de nucléoles. Il y a des cellules dans lesquelles on n'aperçoit pas de noyau, et dans lesquelles même le liquide intérieur ne paraît pas renfermer de granulations.

Les cellules élémentaires persistent toute la vie durant dans les liquides nourriciers de l'économie. On les retrouve aussi plus ou moins distinctes dans quelques tissus élémentaires, tels que les épidermes cutanés et muqueux, auxquels on donne plus généralement aujourd'hui le nom d'épithéliums, et qui ne sont que des agglomérations de cellules plus ou moins déformées; les pigments qui ne sont constitués que par des cellules colorées placées entre le derme et l'épithélium cutané, ou entre les interstices des vaisseaux de la choroïde dans l'œil, etc.; les vésicules adipeuses; les corpuscules des cartilages; peut-être les vésicules de Graaf.

Ailleurs, l'élément primordial a disparu plus ou moins complétement, et on ne retrouve plus que ses vestiges. On suppose que, pour se transformer en fibres, les cellules communiquent librement ensemble et en longues files, après que les points adossés des deux parois des cellules se sont confondus, et que la portion ainsi confondue a été résorbée. C'est ainsi que se produiraient la fibre musculaire, la fibre nerveuse, la fibre cellulaire et toutes ses modifications. Que devient le noyau des cellules pendant ces transformations? C'est ici que commencent les contradictions. Pour les uns, ces noyaux forment véritablement toutes ou presque toutes les fibres organiques en se prolongeant et en s'unissant, après la disparition ou la résorption de l'enveloppe de la cellule. Il existe en effet un grand nombre de fibres, on en aperçoit encore très-distinctement des vestiges de noyaux, ce qui donne à cette manière de voir une assez grande vraisemblance. D'autres prétendent que les noyaux disparaissent. L'une et l'autre manière de voir peut se soutenir, suivant qu'on examine la question dans tel ou tel tissu.

Chose assez remarquable, il semble que la transformation des cellules soit d'autant plus complète qu'on pénètre de la surface du corps dans la profondeur des organes. Ainsi, partant de la peau et des membranes muqueuses, nous trouvons d'abord une couche de cellules peu ou point modifiées. Puis vient le tissu cellulaire condensé ou lâche, dans les fibres duquel on aperçoit encore assez distinctement les vestiges des cellules. Allons plus loin, la fibre musculaire nous montre ces vestiges moins distincts. Dans le tissu osseux on ne sait plus où sont ces vestiges.

Indépendamment des cellules élémentaires, il existe une substance amorphe transparente, dite intercellulaire, aux dépens de laquelle les cellules élémentaires elles-mêmes se forment, et à laquelle il me semble qu'on ne donne pas, dans le développement des tissus, toute l'importance qu'elle

mérite. Cette substance amorphe ou primordiale persiste toute la vie durant,
non-seulement dans les liquides nourriciers (albumine, fibrine), mais encore
dans un tissu où on peut l'observer à l'état solide : elle forme la masse
presque entière des cartilages. Enfin, c'est uniquement à l'état de substance amorphe que les éléments nutritifs des tissus peuvent sortir du cercle fermé de la circulation.

Ce qui est certain, c'est que des cellules apparaissent partout où se développe un tissu. Mais la question est de savoir si le tissu est formé par
les cellules elles-mêmes, les débris des cellules, ou si celles-ci n'ont pas
complétement disparu et ne sont pas simplement une formation, en quelque sorte transitoire, entre la substance primordiale amorphe et le tissu
développé. Ce qui contribue à donner à cette manière de voir un plus grand
degré de probabilité, c'est que les globules du sang, qui vont porter partout
les matériaux de la nutrition, ne sortent jamais au travers des parois des
vaisseaux qu'à l'état de matière dissoute. Ajoutons que, dans les quelques
tissus adultes dans lesquels on reconnaît manifestement la présence de
cellules, celles-ci y existent telles qu'elles se sont formées dans les parties
plastiques du sang exhalé.

Ce qui est certain encore, c'est que quelles que soient les transformations que subissent les cellules pour se métamorphoser en les divers tissus
de l'économie, ces métamorphoses de forme ne sauraient suffire à tout
expliquer, et qu'il doit s'accomplir en même temps des métamorphoses de
nature, c'est-à-dire des changements simultanés dans la constitution chimique des tissus qui se développent.

§ 81. Les organes diffèrent encore les uns des autres par les phénomènes qu'ils présentent pendant la vie, et qui seront examinés
tout à l'heure. Il suffit de noter ici que la substance cellulaire est
surtout remarquable par son resserrement continuel ; que le tissu
ligamenteux et le tissu élastique, ses deux principales variétés, se
font remarquer, l'un par une grande ténacité, et l'autre par une
force de ressort ; que la fibre musculaire est, par sa contraction,
l'organe de tous les grands mouvements ; et que la substance nerveuse se distingue de tous les autres par la faculté de conduire les
impressions au centre, et l'action du centre nerveux aux muscles, etc.

§ 82. Les organes étant différents les uns des autres par leur
conformation, leur texture, leurs propriétés physiques, leur composition chimique, et dans l'état de vie par l'action qu'ils exercent, on
les a divisés en un certain nombre de classes ou de genres. Ces
genres doivent être déterminés d'après l'ensemble des caractères,
et non d'après la forme seule ; car autrement on rapprocherait des

choses très-différentes, comme toutes les membranes, et l'on éloignerait des parties tout à fait semblables, excepté par la forme, comme les os larges des os longs, les aponévroses d'avec les tendons et les ligaments, les nerfs d'avec les ganglions, etc.; la forme fibreuse ou fasciculée, la forme lamelleuse ou membraneuse, pouvant appartenir à des parties tout à fait différentes sous tous les autres rapports.

§ 83. Les anciens divisaient les parties solides du corps en parties similaires et en parties dissimilaires ou organiques. Les parties similaires ou homogènes sont celles qui se divisent en particules semblables entre elles, comme les os, les cartilages, les muscles, les tendons, etc. Les parties dissimilaires sont celles qui sont formées par la réunion des parties similaires, comme la main, les viscères, les organes des sens, et autres organes composés. Cette idée d'Aristote, reproduite avec de nouveaux développements par Coïter, est l'origine et le fondement de toutes les divisions établies plus tard entre les organes. On connaît la division généralement admise dans les livres d'anatomie, en os, muscles, nerfs, vaisseaux et viscères, et quelques autres genres encore. Mais ces genres d'organes comprennent des parties composées, quelques-unes très-composées ; et, d'un autre côté, ces genres, et surtout celui des viscères, contiennent des organes très-différents les uns des autres, ce qui ôte tous les avantages de la généralisation. M. Pinel, en France, et Carmichael Smith [1], en Angleterre, ayant fait observer que les tissus simples qui entrent dans la composition des parties dissimilaires ou composées pouvaient être malades et surtout enflammés à part, et que leur inflammation était la même, quel que fût l'organe composé dont ils fissent partie, cela a mis sur la voie de faire une analyse anatomique de l'organisation plus complète que celle qui avait été faite jusqu'alors, surtout à l'égard des viscères. Bichat [2], développant cette idée féconde et digne de son génie, a classé tous les organes simples, sous le nom de tissus ou de systèmes, en vingt-un genres. M. Chaussier a distingué les organes en douze genres, le douzième comprenant les viscères ou organes composés. Depuis, plusieurs auteurs, tout en adoptant les principales bases, ont modifié les classifications de ces deux anatomistes [3].

[1] *On inflammation, in medical communications,* vol. II.

[2] *Anatomie générale appliquée à la physiologie et à la médecine,* par Xavier Bichat.

[3] *Voyez* presque tous les ouvrages d'anatomie et de physiologie publiés

Parmi les hommes qui, avant Bichat [1], ont fait quelques essais de généralisation en anatomie, il faut citer encore Fallope qui avait publié un travail sur les parties similaires du corps humain (*De partibus similaribus humani corporis*, Nuremberg, 1775). Il faut surtout citer Bonn qui les a tous précédés, puisqu'il écrivait en l'année 1763. Son mémoire, publié à Amsterdam sous le titre « *De continuationibus membranarum* », est remarquable à plus d'un titre. Voici la classification qu'il établit : 1° Les membranes tégumentaires, peau et muqueuses. 2° Membranes placées de toutes parts sous la peau, et gaînes des muscles (*membrana musculorum, quod vagina vocatur*). 3° Membranes synoviales (*in omni articulo, datur membrana quædam levis et cellulosa, à tegumento capsulari distincta*). 4° Membrane qui revêt les cavités splanchniques. Ceci, il faut l'avouer, est plus qu'une ébauche.

§ 84. Au milieu de toutes ces variations, voici une classification ou division en genres des parties du corps humain, d'après l'ensemble de leurs caractères anatomiques, chimiques, physiologiques et pathologiques.

Le tissu cellulaire, élément principal et général de l'organisation, doit tenir le premier rang : il existe dans tout le règne organique, il entre dans tous les organes, et fait la base de toute l'organisation.

Ce tissu, un peu modifié dans sa consistance, dans sa forme, dans la proportion de substance terreuse qu'il contient, forme plusieurs autres genres de tissus.

Il reçoit dans ses mailles le *tissu adipeux*, ou la graisse contenue dans ses vésicules.

Disposé en membrane closes de toutes parts, dans l'épaisseur desquelles il a plus de fermeté et moins de perméabilité, il constitue les *systèmes séreux et synovial*.

Il forme de même le *tissu tégumentaire* qui comprend la peau et les membranes muqueuses, ainsi que les follicules de ces deux sortes de membranes et les organes producteurs des poils, des dents, etc.

---

depuis l'an 1801, et notamment J.-F. Meckel, *Handbuch der menschlichen anatomie. Ester band. Allgemeine anatomie. Halle und Berlin*, 1815. — J. Gordon, *A system of human anatomy*, vol. I, Edinburg, 1815. — P. Mascagni, *Prodromo della grande anatomia*, Firense, 1819. — C. Mayer, *Opusc. citat.* — Heusinger, *System der histologie*. 1. theil. Eisenach, 1822. — E. H. Weber, *in hildebrand's handb.* Von Allgem., *Anatomie*, 1830.—Henle, *Anat. générale ; Encyclopédie anatomique*, 1843.—Gunther, *Physiologie générale*, 1 vol., Leipsick, 1845.

[1] Bichat, né en 1771, arriva à Paris en l'année 1793.

Il en est de même aussi *du tissu élastique*, qui fait la base *du système vasculaire*, lequel comprend les artères, les veines et les vaisseaux lymphatiques, et qui appartient encore au même ordre, en se rapprochant du tissu musculaire.

Le système glanduleux, qui est formé par la réunion des systèmes tégumentaire et vasculaire, est encore du même ordre de tissus.

Le système ligamenteux ou *desmeux*, qui comprend des tissus très-tenaces et très-résistants, résulte encore d'une modification du tissu cellulaire.

Enfin, les *systèmes cartilagineux* et *osseux* appartiennent encore au tissu cellulaire, et doivent leur solidité à sa condensation, et à la grande quantité de sels terreux que contient cette substance.

Un second ordre de tissus est formé essentiellement par *la fibre musculaire* : ce sont les muscles, soit ceux qui appartiennent aux os, soit ceux des téguments externe et interne, et des sens, soit ceux du cœur.

Les nerfs et les masses nerveuses centrales constituent un troisième et dernier ordre de tissus formé essentiellement par la *substance nerveuse*.

On voit que cette classification repose sur les bases indiquées par Haller, et qui existent vraiment dans la nature.

Le corps se compose d'un certain nombre d'organes qui, exécutant chacun leur fonction spéciale, concourent à la conservation de l'ensemble. Chacun d'entre eux, considéré isolément, peut être réduit en parties sans analogies entre elles. A mesure que l'on considère un plus grand nombre d'organes, on s'aperçoit que ces parties similaires se répètent en eux, soit parce qu'elles font corps entre elles et se continuent sans interruption, comme le tissu cellulaire, les vaisseaux, les nerfs, soit parce qu'elles se ressemblent par certains caractères essentiels, et ne diffèrent que sous des rapports moins importants, tels que la forme, le volume, etc.

L'anatomie générale ou anatomie des systèmes est, par conséquent, la science qui s'occupe de la recherche des parties analogues dans des organes différents; elle donne à ces parties similaires le nom de systèmes. Elle étudie ces derniers en eux-mêmes, indépendamment des organes auxquels ils ont appartenu, ou qu'ils concourent à former, et leur assigne des caractères propres.

Distincts, non pas seulement par des caractères microscopiques ou chimiques, mais aussi par des caractères physiologiques et pathologiques, ces systèmes ou tissus ne sont pas tous des tissus *primitifs* ou éléments anatomiques, tels que nous les avons précédemment définis. La plupart d'entre eux résultent de l'assemblage de plusieurs de ces éléments, mais ils n'en forment pas moins des familles très-naturelles qu'il est impossible de méconnaître.

Les auteurs, envisageant la question à des points de vue divers, n'ont pas tous admis le même nombre de systèmes ou de tissus. Bichat en comptait vingt et un qui sont :

1. Tissu cellulaire.
2. Tissu nerveux de la vie animale.
3. Tissu nerveux de la vie organique.
4. Tissu des artères.
5. Tissu des veines.
6. Tissu des vaisseaux exhalants.
7. Tissu des vaisseaux inhalants.
8. Tissu osseux.
9. Tissu médullaire.
10. Tissu cartilagineux.
11. Tissu fibreux.
12. Tissu fibro-cartilagineux.
13. Tissu musculaire de la vie animale.
14. Tissu musculaire de la vie organique.
15. Tissu des membranes muqueuses.
16. Tissu séreux.
17. Tissu des membranes synoviales.
18. Tissu glandulaire.
19. Tissu cutané.
20. Tissu épidermique.
21. Tissu pileux.

M. Heusinger [1] propose la classification suivante :

1. Tissu cellulaire.
2. Tissu corné.
3. Tissu cartilagineux.
4. Tissu osseux.
5. Tissu fibreux.
6. Tissu tégumentaire.
7. Tissu nerveux.
8. Tissu séreux.
9. Tissu vasculaire.
10. Tissu parenchymateux [2].
11. Tissu glanduleux.

M. E. H. Weber divise les tissus en trois classes principales, comprenant chacune des subdivisions.

1re *Classe.*

1. Tissu corné.
2. Tissu des dents.

2e *Classe.*

3. Tissu cellulaire.
4. Tissu vasculaire général.
5. Tissu nerveux.

3e *Classe.*

6. Tissu cartilagineux.

7. Tissu osseux.
8. Tissu ligamenteux.
9. Tissu élastique.
10. Tissu séreux.
11. Tissu musculaire.
12. Tissu cutané.
13. Tissu muqueux.
14. Tissu glanduleux.
15. Tissu érectile.

[1] Heusinger, *Op. cit.*
[2] Le tissu parenchymateux n'existe dans aucune autre classification. On conçoit que les progrès de la science l'aient fait disparaître.

M. de Blainville, partant de la division de Haller, divise ainsi les tissus :

1. *Système celluleux.*
1. Tissu dermeux cutané.
2. Tissu dermeux muqueux.
3. Tissu scléreux ou fibreux.
4. Tissu fibro-cartilagineux.
5. Tissu cartilagineux.
6. Tissu osseux.
7. Tissu kysteux ou séreux, comprenant le tissu des vaisseaux.

2. *Système muscu-laire, sarceux ou con-tractile.*
8. Tissu sarceux sous-der-mien (muscles de la vie animale).
9. Tissu sarceux sous-mu-queux (muscles de la vie animale).

3. *Système nerveux.*

M. Henle décrit successivement parmi les tissus ou systèmes :

1. Épithéliums.
2. Ongles.
3. Pigments.
4. Poils.
5. Tissu de la cornée.
6. Tissu du cristallin.
7. Corps vitré et ses membranes.
8. Tissu cellulaire.
9. Tissu adipeux
10. Tissu élastique.
11. Système vasculaire comprenant les liquides qui circulent dans son intérieur.
12. Tissu musculaire.
13. Tissu nerveux.
14. Tissu cartilagineux.
15. Tissu osseux.
16. Dents.
17. Pierres auditives.
18. Glandes.

M. Bérard, dans ses leçons de physiologie, propose la classification sui-vante des systèmes anatomiques :

1. Système cellulaire.
2. Adipeux.
3. Fibreux.
4. Fibreux élastique.
5. Cartilagineux.
6. Fibro-cartilagineux.
7. Osseux.
8. Artériel.
9. Veineux.
10. Capillaire.
11. Érectile.
12. Lymphatique.
13. Séreux.
14. Tégumentaire.
15. Épithélial ou épidermique.
16. Pigmentaire.
17. Corné. ;
18. Pileux.
19. Glandulaire.
20. Nerveux.
21. Musculaire.

Il est aisé de se convaincre, en comparant ces divers tableaux, que pas une de ces classifications ne repose exclusivement sur la donnée micro-scopique et chimique, puisque dans toutes les systèmes sont, pour la plu-part, des composés, et non ce qu'on peut appeler des *éléments* anatomiques. Dès lors, les différences qu'on remarque dans ces classifications n'ont pas l'importance qu'on serait tenté de leur attribuer au premier abord, et il n'est pas absolument nécessaire que tel genre de tissu renferme telles espèces ou telles autres, pourvu que celles-ci soient toutes étudiées en leur lieu.

La classification proposée précédemment suffit donc parfaitement aux besoins de la science. Si les tissus érectiles, épidermiques, élastiques, n'y trouvent point place, leur analogie avec les tissus vasculaires, tégumentaires et fibreux permettent de joindre, sans inconvénient, leur histoire à celle de ces tissus.

§ 85. Quant à l'ordre successif dans lequel les systèmes organiques doivent être rangés, il peut être fondé sur diverses bases. Si l'on avait égard à la généralité plus ou moins grande des systèmes dans la série des animaux, le système cellulaire devrait toujours être placé le premier ; après lui viendraient le système tégumentaire, puis les muscles et les nerfs, puis les vaisseaux, puis les glandes ; les tissus cartilagineux et osseux, ligamenteux et séreux, ne viendraient qu'en dernier lieu, comme propres aux vertébrés. On suivrait un autre ordre si l'on classait d'abord les genres de tissus qui appartiennent aux fonctions communes ou végétatives, et en second lieu ceux qui forment les appareils des fonctions propres aux animaux. On établirait encore un autre ordre si l'on voulait, comme Bichat, étudier d'abord les systèmes généraux, comme le tissu cellulaire, les vaisseaux et les nerfs, et ensuite les systèmes particuliers. Il est peu important, mais pourtant préférable, de ranger les tissus d'après leur analogie ; c'est l'ordre suivi ci-dessus.

§ 86. Les noms de fibre, tissu, organe, etc., désignent en général les solides organiques. Il faut préciser un peu le sens qu'on y attache. On appelle tissu toute partie distincte par sa texture. Le tissu ne diffère de la fibre qu'en ce que celle-ci en est la partie composante. Un tissu peut être formé par des fibres semblables ou différentes[1]. Un organe résulte ordinairement de la réunion de plusieurs tissus. Au reste, ces distinctions ne sont pas absolues : ainsi le tissu cellulaire représente à la fois une fibre particulière, un tissu formé par cette fibre, et un organe important de l'économie. En général, la fibre est l'élément, le tissu indique l'arrangement des parties, et

[1] D'après les développements donnés au § 80, il est clair que le mot de *tissu* s'appliquant à l'arrangement des éléments anatomiques, souvent divers, ce mot peut être considéré comme synonyme de l'expression *système organique*. Dans le courant de cet ouvrage on dit indifféremment, par exemple : le tissu cellulaire ou le système cellulaire ; le tissu cellulaire ou le système musculaire. Il n'y a d'autre différence entre ces deux expressions que celle-ci : le mot de système s'emploie d'une manière très-générale, et quand on veut embrasser d'un seul coup d'œil l'ensemble disséminé d'un même tissu.

l'organe une partie composée qui exerce une action propre. Presque tous les solides sont formés par la fibre cellulaire et ses deux modifications; quelques tissus ont pour base les fibres musculaire et nerveuse : un seul, qui est le tégumentaire, contient de la substance épidermique. Les organes sont presque toujours des parties plus ou moins composées : ainsi, dans un muscle, on trouve la fibre musculaire, le tissu cellulaire qui l'entoure, et à l'extrémité le tendon auquel elle se termine; de même, dans un nerf, il y a dans le centre une substance molle et médullaire, et à l'extérieur, une membrane particulière qui porte le nom de névrilème. Certaines parties, comme l'estomac, l'œil, sont plus composées encore. En général, tout organe ou partie agissante contient du tissu cellulaire, des vaisseaux et des nerfs. Le tissu cellulaire est le plus répandu : il n'y a point de parties où on ne le rencontre sous différentes formes. Après ce tissu, ce sont les vaisseaux qui existent le plus généralement ; à part un petit nombre d'exceptions, on trouve partout des vaisseaux de diverses sortes, blancs ou rouges. Les nerfs sont moins abondants que les vaisseaux, et, à plus forte raison, que le tissu cellulaire; cependant la plupart des organes en sont pourvus. On peut donc regarder les organes comme des parties dans la composition desquelles il entre constamment du tissu cellulaire, presque constamment des vaisseaux, et le plus souvent du tissu nerveux.

Les viscères ou organes splanchniques tirent leur nom de l'importance de leurs usages. Ce sont les organes les plus essentiels à la vie, ceux par lesquels nous vivons : ce sont les organes les plus composés ; ils sont situés dans les trois cavités du corps qu'on appelle splanchniques. Ils comprennent les organes de la digestion, de la génération et de la sécrétion urinaire, que renferme l'abdomen; ceux de la circulation et de la respiration, qui sont contenus dans la poitrine, et les organes sensoriaux et nerveux, logés dans la tête et dans le canal vertébral. C'est surtout aux organes thoraciques et abdominaux, et encore plus spécialement à ces derniers, qu'on donne le nom de viscères.

§ 87. Les appareils sont des ensembles d'organes quelquefois très-distincts par leur conformation, leur situation, leur structure et même leur action particulière, mais qui concourent à un but commun, lequel est une des fonctions de la vie. C'est à tort que l'on a confondu cette réunion de parties avec celle qui constitue un système. La classification des appareils repose entièrement sur la considération des fonctions, tandis que celle des systèmes ou genres de tissus repose sur la ressemblance des parties entre elles. On a vu plus haut l'énumération des systèmes organiques ; voici maintenant comment les organes sont réunis en appareils de fonctions.

Les os et leurs dépendances, savoir : le périoste, la moelle, la plupart des cartilages, les ligaments, les capsules synoviales, constituent un premier appareil d'organes qui déterminent la forme du corps, qui servent de soutien à toutes les parties, et notamment d'enveloppe aux centres nerveux, et qui, par la mobilité des articulations, reçoivent et communiquent les mouvements déterminés par les muscles.

Les muscles, les tendons, les aponévroses, les bourses synoviales, forment l'appareil des mouvements.

Les cartilages et les muscles du larynx et diverses autres parties forment celui de la phonation ou de la voix.

La peau, les autres sens et les muscles qui les meuvent, etc., forment l'appareil des sensations.

Les centres nerveux et les nerfs forment celui de l'innervation.

Le canal alimentaire, depuis la bouche jusqu'à l'anus et toutes ses nombreuses dépendances, constituent celui de la digestion ;

Le cœur et les vaisseaux, celui de la circulation ;

Les poumons, celui de la respiration.

Les glandes, les follicules et les surfaces perspiratoires forment l'appareil des sécrétions ; mais la plupart de ces organes servant à d'autres fonctions, sont compris dans leurs appareils. Il ne reste guère que la sécrétion urinaire, dont les organes forment à eux seuls un appareil.

Les organes génitaux constituent un appareil différent dans chaque sexe.

Enfin, l'œuf et le fœtus qu'il renferme forment un dernier groupe ou appareil d'organes.

De l'organisme.

§ 88. Le corps humain présente, pendant la vie, des phénomènes très-nombreux et de divers genres. Des actions mécaniques et chimiques ont lieu en lui comme dans tous les corps ; mais elles sont modifiées par celles de la vie. Il y a effectivement dans le corps humain, comme dans tout corps organisé et vivant, les phénomènes essentiels de la vie , savoir : la nutrition et la génération, actions organiques dont l'exercice est subordonné à d'autres actions propres aux animaux, savoir : les mouvements musculaires et les sensations, soumises elles-mêmes à l'innervation. Ces actions animales enfin sont dirigées par des fonctions d'un genre supérieur : ce sont celles de l'intelligence. Outre cet ordre remarquable de subordination entre les phénomènes de la vie, il existe entre eux un enchaînement tel, que les fonctions d'un genre inférieur tiennent aussi sous leur dépendance les fonctions d'un ordre plus élevé, et que toutes les fonctions sont dans une dépendance mutuelle telle, que les phénomènes de la vie peuvent être comparés à un cercle qui, une fois tracé, n'a plus ni commencement ni fin. C'est, comme on l'a déjà dit, cet ensemble d'actions organiques qu'on appelle organisme ou vie.

§ 89. On appelle fonction, l'action d'un organe ou d'un appareil d'organes ayant un but commun. On a classé ou distribué les fonctions en plusieurs genres, non que ces divisions soient parfaitement exactes, ni qu'elles soient bien utiles pour aider la mémoire, puisque les objets à classer sont assez peu nombreux ; mais parce qu'il faut bien, dans leur exposition, suivre un ordre quelconque, et qu'il vaut mieux en suivre un naturel qu'un tout à fait arbitraire. La division des anciens, suivie, à quelques modifications près, par Haller, Blumenbach, Chaussier et quelques autres modernes, consiste à ranger les fonctions en quatre classes : fonctions vitales, animales, naturelles ou nutritives, et génitales. Une autre division qui vient également des anciens, puisqu'on en trouve la première idée dans Aristote, qui a été aussi indiquée par Buffon, Grimaud, etc., et qui a été adoptée et développée par Bichat, Richerand, et depuis par tous les physiologistes, consiste à classer les fonctions en celles de l'espèce et en celles de l'individu, et celles-ci en fonctions de relations ou fonctions animales, et en celles de nutrition ou organiques.

§ 90. Voici un ordre très-naturel suivant lequel les fonctions peuvent être classées. Les unes sont communes, sinon par tous leurs actes et tous leurs organes, du moins par le résultat, à tous les corps organisés, aux végétaux comme aux animaux ; ce sont les fonctions communes, organiques ou végétatives : 1° la nutrition, qui comprend la digestion, l'absorption, la circulation, la respiration et les sécrétions, et dont le résultat définitif est l'entretien de l'individu dans sa forme, dans sa composition et sa température ; 2° la génération, qui comprend la formation des germes, celle du sperme, la fécondation et le développement du germe fécondé, et dont le ré-

sultat est l'entretien de l'espèce ou d'une succession d'individus
semblables. Les autres fonctions sont propres aux animaux ; ce sont :
3° l'action musculaire dont les résultats sont la locomotion, le geste
et la voix, et de plus les mouvements musculaires nécessaires à
l'exécution des deux fonctions précédentes ; 4° les sensations, et
5° l'action nerveuse ou l'innervation. Un autre ordre de fonctions
encore appartient à l'homme exclusivement ; ce sont les fonctions
intellectuelles, qui n'existent qu'en apparence dans les animaux qui
lui ressemblent le plus. Enfin, l'homme n'exerce pas seulement des
fonctions individuelles et des fonctions sexuelles, mais, vivant en
société, il exerce des actions collectives dont l'observation et la direction sont encore hors du domaine de la physiologie et de la
médecine.

§ 91. Nous n'apercevons dans les corps en repos que les qualités par lesquelles ils frappent nos sens. Dans les corps en action ou
en mouvement nous ne distinguons encore que des phénomènes
ou des changements perceptibles à nos sens. Parmi les qualités et
les phénomènes, les uns sont communs à tous les corps, les autres
sont particuliers aux corps organisés et vivants ; ces derniers ont
leurs qualités et phénomènes propres, en un mot, leurs propriétés.
Les propriétés ne sont autre chose en effet que des qualités et des
phénomènes sensibles. Quand des phénomènes se reproduisent suivant un ordre dont on peut déterminer toutes les conditions, on
connaît la loi de ces phénomènes, c'est-à-dire la règle qu'ils suivent
et à laquelle ils nous paraissent être assujettis : cette loi, quand elle
est générale, est appelée théorie. Au delà nous ne connaissons rien.
Mais nous admettons en général que la matière est inerte, et toutes
les fois que nous la voyons en action, nous supposons une cause de
mouvement qui la fait agir, et que nous appelons une force. Ainsi la
matière organique étant en action pendant toute la vie dans les corps
organisés, on a dit que la vie avait pour cause une force vitale [1].

On a considéré cette force comme une substance différente des
organes, et dont ceux-ci auraient été les instruments, et on l'a tantôt supposée rationnelle et tantôt irrationnelle. On l'a considérée
aussi comme une faculté ou activité propre de la matière ; soit de la
matière organique solide, soit de la matière fluide. On l'a regardée

---

[1] Voyez Reil, *Von der lebenskraft, in archiv. fur die physiologie*, B. I. Halle,
1795. — Chaussier, *Table synoptique de la force vitale*. — Barthez, *Éléments de la
science de l'homme*.

encore comme résultant de l'organisation , c'est-à-dire de l'assemblage de toutes les parties solides et liquides d'un corps organisé, etc.

Il aurait mieux valu, sans doute, se borner dans une science physique, comme la science de l'organisation ou de la vie, à l'observation des corps et des faits.

§ 92. Les phénomènes organiques ou vitaux étant différents les uns des autres, les forces vitales ou organiques qu'on a admises ont dû être aussi de plusieurs genres.

Il y a des phénomènes de formation organique, tels que ceux de la nutrition et de la génération, de la réparation des parties lésées, de la reproduction, etc. Aussi on a admis sous le nom de force plastique, de force formative, d'affinité vitale, une force de formation [1] ; elle est commune à tous les corps organiques et à toutes leurs parties.

§ 93. Les parties solides des corps organisés et surtout des animaux reçoivent de la part de divers agents des impressions suivies immédiatement de mouvements plus ou moins appréciables : on appelle cela des mouvements d'irritation, et la force ou la cause à laquelle on les attribue est appelée irritabilité [2]. Toutes les parties animales en sont susceptibles à des degrés très-variés. On en distingue trois variétés principales. Dans le tissu cellulaire, où elle existe à un faible degré , on l'appelle tonicité ; dans les vaisseaux, où elle est plus marquée, on l'appelle contractilité vasculaire ; dans les muscles, où elle existe au plus haut degré, on la nomme irritabilité musculaire ou myotilité.

Il est remarquable que tous ces mouvements consistent dans des resserrements ou contractions. On a cependant cru que certains mouvements dépendaient d'une expansion, d'une élongation, d'une turgescence [3] ; il paraît que c'est faute d'avoir bien observé.

§ 94. Dans l'homme et les animaux qui ont des nerfs distincts et un centre nerveux, les impressions reçues sont transmises par des nerfs, et senties au centre ; les centres transmettent par des nerfs leur action aux muscles. La cause à laquelle on rapporte ces phénomènes est appelée force nerveuse, et en un mot sensibilité. Parmi les sensations, les unes sont extrêmement obscures et vaguement aperçues : elles sont à peu près répandues partout, mais surtout dans les membranes muqueuses. Dans l'état de santé elles constituent un

[1] Voyez Blumenbach, Uber den Bildungstrieb, Gœtting.

[2] Voyez Gautier, De irritabilitatis notione, natura et morbis, Halæ, 1793.

[3] Voyez Hebenstreit, De turgore vitali, Lipsiæ, 1795.

sentiment général de bien-être ; quand elles sont exaltées par quelques causes, elles donnent lieu à une sensation morbide qu'on appelle douleur. Il n'est aucune partie qui ne puisse être le siége de
cette sensibilité morbide. Les autres sensations sont distinctes et
quelques-unes tout à fait spéciales ; elles ont leur siége à la peau et
dans les organes des sens.

Quant à l'action nerveuse sur les muscles, elle en dirige l'irritabilité ; elle s'exerce aussi sur les vaisseaux, surtout les plus petits.

Les actes intellectuels et moraux diffèrent tellement des phénomènes organiques, qu'ils ne peuvent dépendre de la même cause : ils seraient en effet aveugles et nécessaires, au lieu d'être éclairés et libres.
La physiologie, qui d'un côté se rencontre avec la physique ou la philosophie naturelle, se rencontre ici avec la philosophie morale ou la
métaphysique.

§ 95. Les fonctions ne s'exercent point, ou si l'on veut, les forces
vitales n'entrent point en action spontanément, mais par celle des
stimulants ou excitants ; soit les corps qui agissent sur les surfaces
externe et interne de notre corps, soit le sang qui pénètre dans toutes
les parties. Relativement à leurs effets, les stimulants sont très-différents les uns des autres. Relativement aux sujets sur lesquels ils agissent, leur variété n'est pas moins grande, et dépend de l'âge, du
sexe, et surtout de la diversité des organes qui éprouvent plus ou
moins l'action du même agent.

Tout se tenant dans l'organisation, l'action d'un organe n'est point
isolée : ceux qui sont des centres influent sur tous ceux qui leur sont
subordonnés. D'autres entrent en fonction par association. Quelques-
uns exécutent, pour la suppléer, l'action qui s'interrompt dans un
autre. Il n'en est pas un seul qui, étant excité d'une manière extraordinaire, par un stimulus approprié, n'influe plus ou moins sur
l'organisme tout entier.

Du développement ¹ et des différences de l'organisation.

§ 96. Chaque organe, chaque action, et par conséquent l'organisme tout entier présente des stades ou des degrés de développement ou de perfection. Une première période est celle de la jeunesse, de l'accroissement et du perfectionnement successif ; une
seconde, très courte, est celle dans laquelle l'organisation demeure

¹ *Voyez* le § 80.

dans un état de maturité ; une troisième, enfin, est celle dans laquelle l'organisme s'altère progressivement, et arrive naturellement la mort et à la destruction.

§ 97. C'est au commencement de la vie que la ressemblance entre les parties latérales est la plus grande. Le cœur est alors vertical et médian, les lobes du foie sont à peu près égaux, l'estomac est vertical, etc. Les membres supérieurs et les inférieurs se ressemblent tout à fait, au moment et peu de temps après leur apparition. Les organes génitaux des deux sexes sont d'abord semblables. C'est aussi au commencement de la vie que les animaux se ressemblent le plus entre eux. La grandeur relative des parties change avec l'âge; ainsi le système nerveux, les sens, le cœur, le foie, les reins, etc., sont d'abord dans une très-grande proportion avec le reste du corps, tandis qu'au contraire l'intestin, la rate, les organes génitaux, les poumons, les membres, etc., sont très-petits relativement au reste du corps et aux autres organes. Cela, joint à ce que certaines parties disparaissent ou diminuent beaucoup avec l'âge, constitue une espèce de métamorphose ; ainsi les membranes de l'œuf et le placenta, la membrane pupillaire, les dents de lait, cessent d'exister ; et les capsules surrénales, le thymus, diminuent beaucoup, et disparaissent presque tout à fait.

§ 98. Les organes et les humeurs ne sont pas toujours dans la même proportion. Au commencement, l'embryon n'est qu'une molécule presque tout à fait liquide; avec le temps la proportion des solides augmente; elle augmente jusqu'à la fin. La couleur se développe aussi graduellement ; toutes les parties sont d'abord blanches ; la coloration du sang et celle des autres parties se fait peu à peu. Il n'y a d'abord point de texture déterminée dans les organes. Plus tard, la masse du corps tout entière paraît composée d'une substance granulée ; ensuite les fibres, les lames, les vaisseaux deviennent distincts. Tous les organes ne se développent pas à la fois. Tous ceux du même genre ou système ne se forment pas non plus ensemble. La forme extérieure ou la configuration se dessine avant que la consistance, la texture et la composition soient fixées; car, ainsi qu'on le voit dans le fruit de l'amande, qui a déjà sa forme, et qui n'est encore qu'un liquide glaireux qui acquerra successivement la consistance, la texture et la composition qui lui sont propres, de même le système nerveux, le système osseux ont déjà en partie leur configuration, alors qu'ils sont encore liquides. Le tissu cellulaire et les vaisseaux perméables aux liquides diminuent depuis le commencement jusqu'à la fin de la vie : c'est ce changement surtout, lequel persiste après la fin de l'accroissement, qui paraît constituer essentiellement la période de la détérioration de l'organisme, ou de la vieillesse.

§ 99. Les organes se forment par parties isolées, qui se réunissent ensuite. Ainsi la moelle nerveuse est d'abord un double cordon ; ainsi l'intestin et la cavité du torse, d'abord ouverts par devant, se ferment ensuite ; il en est de même pour le canal rachidien. Les vaisseaux sont d'abord des vésicules isolées, qui s'allongent et se communiquent dans la masse du corps. Les reins, d'abord multiples, s'agglomèrent ; les os, qui à l'état cartilagineux augmentent de longueur par une sorte de végétation, s'ossifient plus tard, par parties séparées, qui se réunissent, etc. Il reste dans certains endroits des traces de cette formation, plus dans quelques-uns, dans quelques autres moins ; ainsi les raphés de la peau, la suture médiane du frontal, la ligne médiane de l'utérus, etc., sont des traces assez apparentes d'une réunion de deux moitiés ; au contraire, dans la partie supérieure du sternum, dans le corps des vertèbres, ces traces s'effacent ordinairement tout à fait.

§ 100. Toutes les phases par lesquelles passe l'organisme humain répondent à des états permanents dans le règne animal. On pourrait ici accumuler les preuves de cette importante proposition, en mettant en parallèle le fœtus humain à divers degrés de développement, avec les degrés de l'organisation de l'échelle animale. Quelques exemples suffiront. L'embryon n'est d'abord qu'un petit bourgeon ou germe placé sur une vésicule ; tels sont quelques-uns des vers les plus simples. Plus tard, c'est un petit corps vermiforme sans membres et sans tête distincts : c'est le cas des annélides ; plus tard, les membres sont égaux et la queue est saillante : c'est le cas de la plupart des quadrupèdes. Dans le système nerveux, on voit d'abord apparaître les nerfs avec leurs ganglions : c'est le cas de tous les invertébrés pourvus de nerfs ; plus tard, on distingue la moelle vertébrale et crânienne, les tubercules de cette dernière, et seulement encore des rudiments de cervelet et de cerveau : c'est le cas des poissons et des reptiles ; plus tard enfin, ces dernières parties s'accroissent beaucoup plus que les tubercules, et l'encéphale est successivement celui des oiseaux et des mammifères, jusqu'à ce qu'enfin, par la prédominance des lobes cérébraux et cérébelleux sur le reste, il devienne celui de l'homme lui-même. On verrait, en suivant le développement des os, d'abord mucilagineux, puis cartilagineux, puis osseux, et à cet état séparés d'abord en beaucoup de pièces qui se soudent plus tard, en comparant ce développement avec l'état du système osseux dans la lamproie, dans les poissons cartilagineux, et dans les vertébrés ovipares en général, on verrait une autre preuve de la proposition énoncée. Il en serait de même enfin en passant en revue tous les systèmes et tous les appareils d'organes.

§ 101. L'homme se distingue entre tous les animaux par la grande rapidité avec laquelle il parcourt les premières périodes de sa formation ou de son développement ; aussi est-il difficile d'apercevoir en lui ces premiers changements. C'est un point d'anatomie comparée de l'homme avec les animaux, et de l'homme avec lui-même à ses différents âges, qui, déjà riche d'un grand nombre de faits , se recommande par son importance à l'observation des médecins qui pratiquent l'art des accouchements.

§ 102. Les phénomènes organiques suivent, comme on le conçoit bien, le développement successif des organes. Il n'y a d'abord dans l'embryon qu'une absorption et une assimilation presque immédiate de la matière nutritive ; les vaisseaux deviennent ensuite apparents, et c'est alors la circulation qui porte les matériaux de la nutrition partout ; les sécrétions commencent ensuite à se faire, et le sang du fœtus, mis en contact dans le placenta avec celui de la mère, y éprouve une espèce de respiration branchiale. A la naissance, la respiration de l'air et la digestion se joignent aux autres fonctions nutritives, et les fonctions animales entrent en exercice ; et ici, comme dans l'ensemble du règne animal, on voit les organes les derniers développés et leurs fonctions, tenir tout le reste sous leur dépendance, et la vie résulter de l'enchaînement des actions organiques les unes avec les autres.

§ 103. L'organisation de l'homme présente dans les deux sexes des différences[1] : outre celles qui existent dans les organes de la génération, il y en a d'autres dans la forme générale du corps, et dans la proportion de ses parties. L'homme est en général plus grand que la femme ; le poids total de son corps est d'environ un tiers plus considérable. Les formes sont plus arrondies dans la femme, plus rudes et plus saillantes dans l'homme ; la femme a le tronc plus court et les membres inférieurs plus longs, de manière que le milieu de son

---

[1] *Voyez* J.-F. Ackermann, *De discrimine sexuum præter genitalia*, Mayence, 1787. — *Ejusd. historia et ichnogr. infantis androgyni*, Jenæ, 1805. — Roussel (P.), *Système physique et moral de la femme*, 1820. — Rathke (H.), *Untersuchungen über die geschlechts Werkzeuge*, in-4°, 1832.

corps se trouve chez elle plus bas que chez l'homme ; elle a l'abdomen, et surtout le bassin, plus larges relativement aux épaules et à la
poitrine, qui en est courte et évasée. Les organes contenus dans l'abdomen sont plus grands, et ceux de la poitrine et du cou plus petits, en
proportion du reste du corps, dans la femme que dans l'homme ; les os
et les muscles sont moins développés, le tissu adipeux l'est davantage.
La texture générale des parties est plus molle et plus lâche ; les
poils sont moins forts et moins nombreux. Quant aux organes génitaux, les différences très-grandes qu'ils présentent ne détruisent pas
des analogies essentielles. Les caractères extérieurs des sexes, qui
viennent d'être indiqués, paraissent surtout dépendre de l'existence
et de l'action de l'ovaire dans la femme, et du testicule dans l'homme.
Dans l'embryon, dont le sexe est douteux, il n'y a pas de différences extérieures appréciables ; dans le fœtus et l'enfant, elles commencent à se dessiner à mesure que les organes génitaux se perfectionnent : c'est à la puberté que les caractères sexuels s'établissent
surtout, et dans la vieillesse ils redeviennent moins tranchés. Le défaut
de développement complet des ovaires ou des testicules, leurs altérations par des maladies, et leur ablation, empêchent également les
différences générales des sexes de s'établir, ou les effacent plus ou
moins complétement. On a cherché les causes de la différence des
sexes dans une prétendue prédominance du principe coagulant ou
de l'oxygène dans le mâle, et de la matière nutritive hydro-carbo-
azotée dans la femelle.

§ 104. L'espèce humaine présente des différences d'organisation
héréditaires dans les races ou variétés [1] répandues sur le globe, et
qu'on peut rapporter à cinq, dont trois principales, savoir : la caucasienne, la mongole et l'éthiopienne, et les races malaie et américaine.

§ 105. La race caucasienne, à laquelle nous appartenons, se fait
remarquer par la beauté de la forme et des proportions de la tête,
dans laquelle le crâne l'emporte de beaucoup sur la face ; ce dont on
se convainc par la plus simple inspection comme par l'application des
méthodes céphalométriques. Le crâne est arrondi et élevé, la face est
ovale, ses parties sont peu saillantes. La coloration de la peau est
généralement blanche et rosée, celle des yeux est bleue ou brune,
celle des cheveux, en général nombreux, fins et longs, varie du blanc
au noir.

[1] Voyez Blumenbach, Op. cit. — Lawrence, Op. cit. — Bory de Saint-Vincent, Op. cit. — Prichard, Op. cit. — Desmoulins, Histoire des races humaines,
1836. — Bérard, Leçons de physiologie, art. Races humaines, 1848.

Cette race se fait particulièrement remarquer par le développement de son intelligence, par la civilisation et par la culture de la philosophie, des sciences et des arts. Les races colorées, au contraire, l'emportent par la perfection plus grande des sens.

§ 106. La race mongole se reconnaît à la force du tronc, à la petitesse des membres, à la forme presque carrée de la tête et à l'obliquité du front, à la largeur et à l'aplatissement de la face, à la saillie des pommettes, à l'écartement, à l'étroitesse et à l'obliquité des yeux ; la couleur de la peau est olivâtre ; les cheveux sont droits, noirs et courts ; la barbe est rare, et manque quelquefois tout à fait.

§ 107. La race nègre à le tronc mince, surtout aux lombes et au bassin ; les membres supérieurs sont longs, surtout l'avant-bras ; les mains sont petites, les pieds grands et aplatis ; le genou et le pied sont tournés en dehors ; la tête est étroite et allongée ; la partie inférieure de la face est saillante ; le nez est écrasé ; les dents antérieures sont obliques et les lèvres saillantes ; la peau, l'iris et les cheveux sont noirs : ceux-ci sont crépus, et la barbe est peu épaisse.

§ 108. La race américaine a des caractères anatomiques moins tranchés, et semble intermédiaire à la race caucasique et à la race nègre. La peau est d'un rouge cuivré ; les cheveux sont noirs, droits et fins, et la barbe rare ou nulle.

§ 109. La race malaie est, comme la précédente, peu distincte par des caractères tirés de l'anatomie : elle paraît intermédiaire aux deux premières. Dans cette race, la peau est brune ou basanée, et les cheveux épais et frisés.

§ 110. On a admis des variétés fabuleuses : il ne doit pas en être question ici. Les albinos sont le résultat d'une altération morbide. On trouve encore dans chaque race des sous-variétés plus ou moins tranchées. Dans les divers pays souvent très-rapprochés, on observe en général un caractère national, au moins dans la physionomie ; mais aussi dans chaque race, dans chaque nation, et même dans des divisions bien plus rétrécies, on trouve quelquefois des individus très-différents des autres ; ainsi il n'est pas très-rare de trouver dans la race nègre tous les caractères anatomiques et physiologiques de la race caucasique, excepté la couleur, et réciproquement. Les variétés d'ailleurs se confondent par des gradations insensibles. Il ne faut donc considérer ces variétés dans l'espèce que comme des différences accidentelles, dont les causes, à la vérité, ne sont pas faciles à déterminer ; mais combien aussi, dans une pareille matière, les

6

observations sont-elles courtes, et par conséquent imparfaites, pour déterminer les conditions d'un phénomène à la production duquel la nature n'a pas épargné le temps !

Des altérations de l'organisation.

§ 111. Le corps humain n'arrive pas, à beaucoup près, toujours au terme de son existence par un changement progressif de l'organisation. Le plus souvent le développement s'arrête, se dévie de l'ordre habituel, ou bien l'organisation régulièrement développée s'altère par l'action des agents extérieurs. Le corps, ainsi altéré dans sa conformation, dans sa texture, dans sa composition, est le sujet de l'anatomie morbide. Pour le médecin, cette anatomie est le complément nécessaire de l'anatomie de l'homme sain : elle est à la pathologie ce que l'anatomie ordinaire est à la physiologie ; il n'y a pas plus de pathologie sans anatomie morbide, que de physiologie sans anatomie ; il n'y a pas plus de phénomènes morbides ou de symptômes sans organes altérés, que de fonctions sans organes réguliers, que de phénomènes sans corps, que de mouvement sans matière. L'anatomie morbide est le fondement de la pathologie.

§ 112. Les dérangements de l'organisation peuvent intéresser la conformation du corps en général ou de quelques organes : cela constitue une première classe, celle des vices de conformation. Les uns sont originels ou primitifs ; d'autres sont secondaires ou acquis. Ces derniers sont nombreux et très-différents les uns des autres. Quant aux premiers, leur observation attentive a contribué à faire découvrir une des lois les plus importantes du développement de l'organisation. Ces vices ne sont, en effet, essentiellement qu'un état permanent, dans un ou plusieurs organes, des stades ou degrés par lesquels ils passent dans leur développement successif. Ainsi, par exemple, les vices nombreux qui consistent dans une fente ou un écartement plus ou moins grand sur la ligne médiane, comme le bec-de-lièvre, la fente de la voûte ou du voile du palais, l'ouverture du sternum, du diaphragme, de la paroi de l'abdomen, de la paroi antérieure de la vessie, des pubis, de l'urètre, du périnée, le spina-bifida, le crâne bifide, etc., sont l'état permanent d'une fente qui ne devait être que temporaire.

La réunion des doigts entre eux, le prolongement du coccyx, la persistance de la membrane pupillaire, l'utérus bifide, le testicule dans l'abdomen, etc., ne sont encore que des situations, des divisions, des réunions, des existences d'organes, qui ne devaient être que temporaires et qui sont restées permanentes. Il en est de même des communications anormales des cavités du cœur, de l'ouverture de la vessie à l'ombilic, de l'existence d'un cloaque, de la hernie ombilicale congénitale.

Quelquefois, un de ces vices existant, le reste de l'organisation se développe à peu près comme à l'ordinaire ; mais, dans certains cas, une imperfection en entraîne nécessairement d'autres à sa suite, et en voici un des exemples les plus frappants : que le nerf olfactif et l'ethmoïde qui le contient s'arrêtent dans leurs développements, les orbites et les yeux se confondront plus ou moins intimement, et constitueront ce qu'on appelle un cyclope [1]. Il en est de même de plusieurs autres vices.

Cette partie de l'anatomie pathologique, qui n'a guère été regardée que comme un objet de curiosité, est au contraire d'un très-grand intérêt pour le physiologiste et pour le pathologiste.

§ 113. Les dérangements de l'organisation peuvent aussi consister dans une altération de la texture et de la composition des organes.

Tels sont les effets et les produits de l'irritation, de l'inflammation, et d'autres dérangements moins connus des sécrétions et de la nutrition. L'adhésion, en général, et les différences qu'elle présente dans les divers organes divisés ; le pus et les autres produits liquides de l'inflammation ; les transformations d'un tissu en un autre analogue aux tissus sains ; la génération ou le changement d'un organe en une substance qui n'a point d'analogue dans l'organisation régulière ; les concrétions molles ou dures qui se forment dans les conduits et les réservoirs des follicules et des glandes, et qui dépendent d'une altération du liquide sécrété, et de l'organe sécréteur, sont autant de genres très-importants dans cette classe, dont l'étude n'est pas d'une utilité contestable, comme pourrait le paraître celle des vices de conformation.

Il faut joindre à ces deux classes celle des vers intestinaux assez nombreux, et des animaux parasites qui peuvent exister dans l'homme.

On pourrait diviser, au point de vue pathologique, toutes les parties solides ou liquides qui entrent dans la composition du corps humain en deux sections.

[1] *Voyez* Béclard, *Mémoire sur les fœtus acéphales.*

L'une comprendrait les éléments constituants de nos organes, et l'autre leurs produits.

Les éléments constituants sont ceux qui font partie intégrante de l'individu, soit sous forme de tissus, soit sous forme de liquides. Les produits, au contraire, ce sont toutes les substances solides ou liquides déposées à la surface du corps, et sous cette dénomination de surface il faut comprendre toute la face libre de l'enveloppe tégumentaire, aussi bien la surface intestinale, celle des voies aériennes, celles de tous les conduits excréteurs, que la peau extérieure elle-même avec laquelle tous ces prolongements se continuent sans solution. A ce compte, la surface qui limite le corps dans l'espace, tant intérieurement qu'extérieurement, est considérable. Les produits comprennent toutes les sécrétions et les épidermes.

Il serait souvent utile de distinguer si les produits morbides se sont formés dans l'épaisseur même des tissus ou s'ils ne sont que déposés à leurs surfaces, car cette considération peut éclairer sur la nature des agents qu'on devra mettre en œuvre.

Ajoutons que rien n'est plus douteux que les transformations de tissus sur l'individu adulte. Ce qui en impose souvent à cet égard, c'est non-seulement l'envahissement du produit de formation nouvelle à la surface ou dans l'épaisseur du tissu ancien, mais aussi la disparition progressive de ce dernier par résorption lente.

Un grand nombre des affections morbides qui sont du ressort de la médecine se développent aux surfaces de l'individu ; les maladies chirurgicales, au contraire, ont plus particulièrement leur siège dans l'épaisseur même des organes, dans l'espace compris entre les surfaces. Exemples : fractures, luxations, abcès, tumeurs, plaies, déplacements d'organes, etc.

De la mort et du cadavre.

§ 114. La mort[1] est la cessation totale et définitive des fonctions de la vie, suivie bientôt après de la dissolution du corps. Elle est le résultat nécessaire et inévitable des changements successifs de l'organisme. Rarement cependant elle est le dernier terme de la vie, parvenue jusqu'à l'extrême vieillesse ; le plus souvent elle arrive par des causes accidentelles.

La vie consistant essentiellement dans l'action réciproque de la circulation du sang et de l'innervation, la mort résulte toujours de la cessation de cette action réciproque. La mort sénile paraît résulter

---

[1] *Voyez* Bichat, *Recherches, etc.* — C. Himly, *Commentatio mortis historiam, causas et signa sistens*, Gœtting. 1794. — Chossat, *Recherches expérimentales sur l'inanition*, 1843.

de l'affaiblissement simultané de ces deux fonctions et de l'altération simultanée de leurs organes ; et la mort accidentelle ou morbide, de l'altération primitive de l'un des deux organes et de sa fonction. C'est toujours en effet par l'interruption de l'action nerveuse sur les organes de la circulation, ou par la cessation de l'action du sang sur le centre nerveux, que la mort est déterminée par les accidents et les maladies. Mais le sang peut cesser d'agir sur le système nerveux de manière à compromettre la vie : soit parce que le cœur ne l'y pousse plus, et que les vaisseaux cessent effectivement de l'y conduire ; soit parce que le sang n'est plus soumis à la respiration ; soit parce qu'il n'est pas débarrassé par les sécrétions et surtout par la dépuration urinaire des principes nuisibles ; soit parce que la digestion et l'absorption intestinale ne lui fournissent pas des matériaux nutritifs ; soit enfin parce que des substances délétères sont introduites du dehors dans la masse de ce liquide.

§ 115. Le cadavre est un corps organisé mort ; mais ce terme s'entend particulièrement d'un animal, et surtout de l'homme qui a cessé de vivre. Le corps où l'action vitale a cessé est insensible, la chaleur et la motilité s'y éteignent bientôt. Quelques instants encore on y peut observer des phénomènes particuliers, derniers vestiges de la vie qui vient de finir, et qu'on appelle phénomènes cadavériques primitifs. Mais le cadavre n'a qu'une durée éphémère. Constamment, à moins de quelques circonstances particulières, la putréfaction s'en empare au bout d'un temps assez court ; ses éléments se dissocient, et les os seuls subsistent encore quelque temps pour se détruire euxmêmes à leur tour. Quoique tous les cadavres soient disposés aux altérations dont il s'agit, cependant ils ne s'altèrent point tous en même temps et de la même manière. L'âge, la constitution de l'individu, la proportion de ses humeurs, le genre de la mort, les circonstances qui l'ont précédée, la saison, le climat, l'état de l'atmosphère, les corps qui entourent le cadavre, etc., sont autant de circonstances qui influent chacune à leur manière sur le développement des phénomènes cadavériques ; chaque organe d'ailleurs éprouve des altérations particulières. Voici les changements les plus généraux.

§ 116. La chaleur, de même que les autres phénomènes de nutrition, diminue quelquefois dès avant la mort, et cesse peu de temps après. Le refroidissement se fait graduellement, et commence par les surfaces et les extrémités. Il s'opère d'autant plus vite, que le sujet est plus épuisé par la vieillesse ou la maladie, qu'il est privé de sang, qu'il est maigre, et que l'atmosphère est plus froide : il peut alors s'opérer en deux ou trois heures ; communément il demande quinze ou vingt heures ; il peut même exiger plusieurs jours. Le sang est noirâtre, il conserve en général de la fluidité et du mouvement tant que le cadavre est chaud ; l'aorte et les principales artères se vident ; il s'accumule en général dans les veines caves, dans les oreillettes du cœur et dans les vaisseaux des poumons, et même dans les veines en général, ce qui dépend de l'élasticité des artères et des bronches, et du mécanisme de la poitrine. Au reste, l'accumulation du sang dans les veines varie suivant les causes de la mort : elle est très-grande quand il y a eu dyspnée ou suffocation ; il en résulte alors quelquefois des congestions, des turgescences, des érections et même des transsudations sanguinolentes. Le sang, obéissant à la pesanteur et à l'action des artères, s'accumule et forme des lividités dans les parties qui sont déclives au moment de la mort, et pendant que le corps est resté chaud ; le reste du corps est au contraire pâle et jaunâtre. Pendant toute cette période de refroidissement, le corps est en général flexible et mou, les yeux sont entr'ouverts, la lèvre et la mâchoire inférieures pendantes, la pupille dilatée ; des congestions qui avaient existé pendant la vie disparaissent quelquefois ; les sphincters sont relâchés, et quelquefois la défécation et même l'accouchement ont eu lieu par un dernier reste de contractilité. Les muscles sont encore irritables par divers excitants, et surtout par le galvanisme.

§ 117. Les parties molles restent flexibles et le sang fluide tant que le cadavre conserve sa chaleur ; aussitôt qu'elle l'abandonne, le sang se coagule, et les parties molles se raidissent d'une manière plus ou moins marquée. La coagulation du sang varie beaucoup ; ordinairement il se forme des concrétions blanches, ou de couleur citrine, qui se moulent dans les vaisseaux ; quelquefois le sang prend une consistance de gelée ou même reste tout à fait fluide. La raideur cadavérique est un phénomène constant, caractérisé par la fermeté que prennent les parties molles, et par la résistance et l'immobilité des articulations. Elle commence par le tronc, et s'étend aux membres supérieurs, puis aux inférieurs. Ce phénomène, qui paraît dépendre essentiellement de la dernière contraction des muscles, et aussi du refroidissement général et de la coagulation des liquides, présente de grandes variétés, relativement à l'époque de sa manifestation, à son intensité, à sa durée. Ainsi dans la mort sénile, dans la mort par un lent épuisement ou par des fatigues excessives, après les maladies septiques, gangréneuses, scorbutiques, etc., la raideur survient très-promptement, est peu intense, et dure à peine une ou deux heures. Au contraire, dans les sujets forts, musclés, qui meurent tout à coup d'une mort violente, après la plupart des asphyxies et des maladies aiguës, la raideur ne survient qu'au bout de vingt à trente heures, devient très-considérable, et dure pendant trois ou quatre jours. La raideur des parties molles cesse ensuite d'elle-même, et dans le même ordre où elle s'était manifestée ; elle est remplacée par une mollesse qui augmente graduellement ; les parties sont abandonnées à leur pesanteur, elles se dirigent en conséquence, et s'affaissent sur elles-mêmes. Les liquides qui étaient coagulés se liquéfient de nouveau, et leur fluidité semble même augmenter. Ce sont les premiers phénomènes de la décomposition putride.

§ 118. Dans quelques cas, et ordinairement après une mort prompte et violente, il se fait un dégagement rapide et considérable de gaz, soit dans le canal intestinal, soit dans les cavités séreuses, dans le tissu cellulaire, soit même dans les vaisseaux : il en résulte divers autres phénomènes remarquables. La tympanite de l'abdomen, repoussant le diaphragme, fait souvent sortir du mucus par la bouche ou par les narines, refoule le sang dans le cou et la tête : d'où le gonflement de la face, l'éclat des yeux, le resserrement de la pupille ; elle fait encore refluer par l'œsophage dans le pharynx, dans le larynx, dans les fosses nasales ou dans la bouche, les matières de l'estomac ; elle détermine aussi le reflux du sang vers les organes génitaux, l'excrétion de gaz, de fèces, et quelquefois même la rupture de la paroi abdominale. Le développement de gaz dans le tissu cellulaire contitue l'emphysème cadavérique ; son dégagement dans le cœur et les vaisseaux détermine le mouvement du sang et même sa sortie par des plaies, phénomène que l'on appelle cruentation cadavérique.

§ 119. La putréfaction est un mouvement intestin, inverse de l'action organique, qui s'établit dans le cadavre, détruit toutes les combinaisons qui s'étaient formées par l'action vitale, en sépare les molécules, les ramène à un état plus simple de composition, les réduit en gaz, en vapeurs, en putrilage, en terreau, et les rend ainsi à la masse générale des corps inertes. Outre la cessation de la vie, la putréfaction demande encore comme conditions, le contact de l'air, et un certain degré de chaleur et d'humidité. Le degré et la combinaison de ces conditions font beaucoup varier les phénomènes de la décomposition.

§ 120. En général, elle commence dès que la coagulation du sang et la raideur cadavérique cessent : dès lors les liquides commencent à se résoudre, et les parties molles se relâchent et s'amollissent graduellement. Le cadavre, qui exhale dès le commencement une vapeur dont la déperdition diminue son poids, répand alors une odeur fade. Le sang et les autres humeurs transsudent à travers leurs réservoirs, et imprègnent de leur couleur et de leur odeur les parois et les parties environnantes; de là la coloration des veines et du tissu cellulaire environnant en rouge, les taches imprimées à l'estomac et aux intestins par le foie, la rate, la vésicule biliaire, les infiltrations séro-sanguinolentes dans le tissu cellulaire et les membranes séreuses, leur coloration en rose, en rouge, en brun, et la coloration des parois de l'abdomen en une teinte bleuâtre ou verdâtre. Les humeurs de l'œil transsudent, d'où l'affaissement de la cornée, et son opacité.

Dans cette première période les muscles rougissent le papier de tournesol.

§ 121. La putréfaction qui, eu égard aux régions, commence en général par l'abdomen, à cause des matières excrémentitielles qui y sont accumulées; qui, eu égard aux organes, commence par les plus mous et les plus imprégnés de liquides, comme la masse encéphalique, et qui attaque aussi, en premier lieu, les parties engorgées ou altérées par la maladie ou par le genre de mort, devient bientôt générale. L'épiderme se détache et est soulevé par des amas de sanie brunâtre; les chairs, imbibées par les liquides, deviennent gluantes, verdâtres, pulpeuses, ammoniacales; il se dégage une odeur putride, nauséabonde.

§ 122. Enfin la texture disparaît tout à fait; les parties molles, confondues avec les liquides, se réduisent en putrilage demi-fluide, mêlé de bulles de gaz, et répandant l'odeur la plus infecte. Il ne reste bientôt plus que les os, qui à leur tour deviennent friables, pulvérulents, et ne laissent qu'un faible résidu terreux.

§ 123. Lorsque les conditions de la putréfaction sont favorables, comme après certaines maladies, et dans des temps ou des lieux chauds et humides, elle commence presque à l'instant de la mort, et parcourt ses périodes avec la plus grande rapidité. Dans les cas contraires elle est lente, et peut n'être complète qu'après plusieurs années. Elle peut même être indéfiniment suspendue, ou très-modifiée dans ses phénomènes. Ainsi, un cadavre enfermé dans la glace peut s'y conserver sans altération sensible tant que durera la congélation ; ainsi, un corps desséché par une atmosphère très-chaude et sèche, comme celle des déserts de l'Afrique, ou par une terre absorbante, comme dans certains caveaux, ou par la chaleur du four ou de l'étuve, ou par divers procédés chimiques, peut devenir à peu près imputrescible. De même, un corps plongé et retenu dans l'eau, dans un terrain humide, ou dans une terre saturée de produits cadavériques, peut se saponifier par l'action réciproque de sa graisse et de l'ammoniaque qui résulte de la décomposition des cadavres.

§ 124. Le cadavre conservant encore, quelque temps après la mort, à peu près l'organisation et la composition que le corps avait pendant la vie, il est le sujet sur lequel on étudie l'anatomie. Cependant, comme il arrive dès le moment de la mort des changements qui vont sans cesse en augmentant, il faut rectifier par l'examen des animaux vivants les idées que l'on pourrait se faire en n'examinant que des corps privés de vie.

Tous les corps ne sont point également propres et convenables à l'étude de l'anatomie. Il ne faut point se servir, pour faire des dissections longues et suivies, de ceux qui ont succombé à des maladies septiques ou à la fatigue, de ceux qui sont encore chauds, de ceux dont la putréfaction a été prompte, ou est très-avancée ; il faut dans les recherches anatomiques être d'une extrême propreté. Si l'on se blesse en disséquant, et surtout en disséquant un sujet impropre à l'étude de l'anatomie, il faut sur-le-champ laver et cautériser la blessure.

§ 125. L'anatomiste considère dans chaque partie solide du corps, 1° sa configuration ou sa forme tant extérieure qu'intérieure, si elle est creuse, et sa disposition symétrique ou irrégulière ; 2° sa situation dans le corps entier, et relativement aux autres parties, ainsi que ses rapports de contact ou de liaison plus ou moins intime avec elles ; 3° la direction de son grand diamètre, qui peut être parallèle, oblique ou perpendiculaire à l'axe du corps ; 4° son étendue métrique ou relative au corps, ou à quelqu'une de ses parties ; 5° ses proportions physiques, soit relatives à l'attraction de ses molécules, comme sa densité, sa cohésion, son élasticité, etc., soit relatives à la manière dont la lumière l'affecte, comme la couleur, la diaphanéité ; 6° sa composition anatomique et sa texture ou l'arrangement de ses parties intégrantes ; 7° ses propriétés et sa composition chimiques ; 8° les liquides ou humeurs qu'elle contient ; 9° les propriétés dont elle jouit pendant la vie ; 10° son action vitale et la liaison de cette action avec les autres ; 11° les variétés qu'elle présente dans les âges, les sexes, les races et les individus ; 12° ses états morbides ; et 13° ses phénomènes et ses altérations cadavériques. Quoique plusieurs de ces considérations semblent appartenir à la physique, à la chimie, à la physiologie et à la pathologie, plutôt qu'à l'anatomie, il n'en est aucune qui ne soit propre à éclairer l'anatomiste, aucune qu'il doive négliger.

ÉLÉMENTS
D'ANATOMIE GÉNÉRALE.

CHAPITRE 1.

DES TISSUS CELLULAIRE ET ADIPEUX.

§ 126. On a généralement confondu ces deux tissus sous le nom de tissu cellulaire ; cependant ils sont différents et doivent être décrits à part.

SECTION I.

DU TISSU CELLULAIRE [1].

§ 127. Le tissu cellulaire a été ainsi nommé à cause des aréoles qu'il forme et qu'on a, peut-être mal à propos, appelées cellules. C'est un tissu mou, spongieux, répandu dans tout le corps, qui entoure tous les organes, les unit et en même temps les sépare les uns des autres, qui pénètre dans leur épaisseur et se comporte de la même manière à l'égard de toutes leurs parties, et qui, entrant dans la composition de tous les corps organisés et de tous les organes, est le principal élément de l'organisation.

---

[1] *Voyez* l'introduction, pour la division des organes en systèmes ou tissus, du § 77 au § 88.

Suivant la manière dont on l'a envisagé, on lui a donné les noms de substance, de corps, de système, d'organe, de membrane, de tissu cribreux, muqueux, glutineux, intermédiaire, aréolaire, réticulé, lamineux, filamenteux, etc. Le nom de tissu cellulaire ne lui convient peut-être pas mieux que les autres, mais il est plus généralement adopté.

M. Müller a proposé de donner à ce tissu le nom de tissu *unissant* ou *conjonctif* (bindegewebe). La plupart des auteurs allemands de nos jours ont adopté cette expression.

Cette qualification nouvelle exprime une des propriétés essentielles du tissu cellulaire ; en effet, il réunit à la fois les différents éléments anatomiques d'un grand nombre de *systèmes* ; il réunit entre eux les *systèmes* dans la composition des organes ; il réunit enfin les organes eux-mêmes dans l'ensemble du corps.

Mais l'avantage principal de cette dénomination nouvelle, c'est qu'en même temps et surtout elle retire au tissu cellulaire l'épithète de cellulaire, épithète fâcheuse, d'abord parce qu'elle n'est pas juste (les espaces circonscrits par les lames entre-croisées du tissu cellulaire n'ont jamais une disposition véritablement cellulaire), et ensuite parce qu'elle tend à faire supposer à ceux qui commencent l'étude de l'anatomie, que les cellules du tissu cellulaire sont les *cellules élémentaires du développement des tissus*, ce qui n'est pas.

§ 128. Malgré l'étendue et l'importance très-grandes de ce tissu, qui ont dû frapper de bonne heure les anatomistes, on n'en trouve point de description dans les auteurs anciens. Hippocrate parle de la perméabilité générale des tissus, lorsqu'il dit qu'il est manifeste que tout le corps est perspirable tant au dehors qu'au dedans : on a voulu trouver dans ce passage les premières notions de l'existence du tissu cellulaire. Ce qu'Erasistrate appelait *parenchyme* correspond peut-être à ce tissu. Mais il faut arriver jusqu'à Charles Etienne, Vésale, Adrien Spigel, pour trouver quelques notions exactes sur la disposition du tissu cellulaire : encore ces anatomistes et un grand nombre de ceux qui leur ont succédé n'ont-ils indiqué le tissu cellulaire qu'à l'occasion des différentes parties où on le rencontre, comme autour des vaisseaux, des muscles, de la graisse, etc. Kaaw-Boerhave, Bergen, Winslow, ont émis les premiers quelques idées générales sur la continuité de ce tissu dans les différentes régions ; mais ce n'est que depuis Haller qu'il a été présenté sous son véritable point de vue. Le tissu cellulaire a donné lieu à un grand nombre de traités. Schobinger, Thierry, G. Hunter, Bordeu, Fouquet, Wolff, Detten, Lucæ, de Felici, s'en sont particulièrement occupés. Leurs ouvrages ont ajouté peu de chose à la description donnée par Haller ; mais plusieurs d'entre eux sont remarquables[1] par quelques idées plus ou moins fondées sur la nature et les fonctions de ce tissu. Tous les anatomistes, et surtout ceux qui se sont occupés d'anatomie générale, en ont parlé dans leurs traités : Mascagni seul le nomme à peine.

§ 129. Pour faciliter l'étude du tissu cellulaire, on l'examine successivement dans deux portions, dont l'une est considérée comme indépendante des organes, et remplit seulement les vides qu'ils laissent entre eux, tandis que l'autre n'est relative qu'aux organes qu'elle enveloppe, et dans la texture desquels elle entre. Ces portions ne sont distinctes que par la pensée, car le tissu cellulaire est partout continu à lui-même.

§ 130. La première portion est le tissu cellulaire extérieur, général ou commun (*textus cellularis intermedius, seu laxus*), celui qui ne pénètre pas dans les organes. Ce tissu cellulaire commun a l'étendue et la forme générale du corps ; il formerait, si l'on supposait que tous les autres organes fussent enlevés, et qu'il pût se soutenir de lui-même, un tout conservant la figure du corps, et offrant une multitude de loges pour les différents organes. L'épaisseur de la couche qu'il forme autour de chacun d'eux n'est pas la même partout. Dans le canal vertébral, le tissu cellulaire est en très-petite quantité ; dans l'intérieur du crâne, ce tissu forme une couche presque invisible, tant sa ténuité est grande. On en trouve davantage à l'extérieur de ces mêmes parties : il est surtout abondant

---

[1] Dav. Ch. Schobinger, *De telæ cellulosæ in fabricâ corporis humani dignitate*, Gott., 1748.— Fr. Thierry, *Ergo in celluloso textu frequentiùs morbi et morborum mutationes*, Paris, 1749, 1757, 1788.— W. Hunter, *Remarks on the cellular membrane, etc.*, in med. obs. and inq., vol. II, Lond., 1757. -- Th. de Bordeu, *Recherches sur le tissu muqueux ou l'organe cellulaire, etc.*, Paris, 1767. — Fouquet et Abadie, *De corpore cribroso Hippocratis*, Monsp., 1774. C.-F. Wolf, *De telâ quam dicunt cellulosam observationes*, in nova acta Acad. Sc. Imp. Petrop., vol. VI, VII, VIII, 1790, 1791.— M. Detten, *Beytrag, etc.*, c'est-à-dire Supplément à l'étude des fonctions du tissu cellulaire, Munster, 1800. — S. Ch. Lucæ, *Annotationes circa telam cellulosam*, in obs. circa nervos, etc. Franc. ad Moen., 1810. — G. M. de Felici, *Cenni di una nuova idea sulla natura del tessuto cellulare*, Pavia, 1817. — Jordan, *Mullers's archiv.*, 1834. — Wagner, *Vergleichende Anatomie*, 1834.— Skey, *Philosophical transact.*, 1837.— Gerber, *Handb. des Allgem. Anat. Leipsig*, 1840.

autour de l'épine, particulièrement en devant. A la tête, les différentes parties de la face, les orbites, les joues, en contiennent une
grande quantité. Il en existe beaucoup également au cou, le long
des vaisseaux et entre les muscles; dans la poitrine, entre les lames
du médiastin, et à l'extérieur de cette cavité, autour des mamelles.
L'abdomen renferme, soit dans son intérieur, soit dans l'épaisseur
de ses parois, une grande quantité de tissu cellulaire. Aux membres,
ce tissu est abondant dans l'aine, dans l'aisselle, dans le creux du
jarret, à la paume des mains et à la plante des pieds; il forme, entre
les muscles, des couches plus ou moins épaisses. En général, les
organes les plus importants sont ceux qu'entoure le plus de tissu
cellulaire : ce tissu est aussi plus abondant dans les endroits qui sont
le siége de grands mouvements. En outre, comme il enveloppe tous
les organes, qu'il forme partout des cloisons qui les séparent, il doit
y en avoir davantage, toutes choses égales d'ailleurs, là où ces organes sont nombreux : c'est ce qu'on voit au cou, par exemple.

§ 131. La continuité du tissu cellulaire est surtout sensible dans
les grands vides que les organes laissent entre eux. Au cou, la continuation de ce tissu est manifeste avec celui de la tête par en haut,
et avec celui de l'intérieur de la poitrine par en bas : les ouvertures
de cette cavité qui communiquent avec les membres supérieurs
offrent également une continuité très-marquée entre le tissu cellulaire de la poitrine et celui des membres supérieurs. De même, dans
l'abdomen, l'échancrure ischiatique, l'anneau inguinal, l'arcade crurale, etc., présentent d'une manière évidente la continuité du tissu
cellulaire de l'intérieur à l'extérieur du ventre, et de là aux membres inférieurs. Le long du canal vertébral, les trous intervertébraux établissent une communication entre l'intérieur et l'extérieur
du canal; les trous de la base du crâne font de même communiquer
cette cavité avec l'extérieur de la tête. Au reste, la continuité du
tissu cellulaire n'existe pas seulement dans les endroits que nous
venons d'indiquer; divers phénomènes, sur lesquels nous reviendrons, l'indiquent, en général, pour tous les vides qui subsistent
entre les organes; seulement elle est plus marquée là où ces vides
sont eux-mêmes très-prononcés. On conçoit que la forme arrondie
des organes doit rendre ces vides très-nombreux.

§ 132. L'autre division du tissu cellulaire fournit à chaque organe en particulier une enveloppe qui lui est propre, et pénètre,
en outre, dans son épaisseur : cette disposition en a fait établir deux
subdivisions. Le tissu cellulaire qui constitue l'enveloppe des or-

ganes (*textus cellularis strictus*) a été considéré par Bordeu comme une sorte d'*atmosphère* qui borne leur action et leurs phénomènes morbides, et les empêche de s'étendre des uns aux autres. Cette idée, adoptée par Bichat, me paraît peu fondée ; la différence de leur organisation est la seule cause de cet isolement que les organes présentent dans leur action, ainsi que dans leurs maladies. Quoi qu'il en soit, la couche cellulaire qui entoure les organes varie en épaisseur : à part ceux qui ont des enveloppes d'une autre nature, c'est-à-dire de tissu ligamenteux , ou de tissu séreux, tous la présentent à un degré plus ou moins marqué. L'enveloppe que représente cette couche se continue, d'une part, avec le tissu cellulaire commun, et, d'autre part, avec celui qui occupe l'intérieur de l'organe. Suivant la forme de celui-ci, son enveloppe celluleuse est diversement disposée. La peau, les membranes muqueuses et séreuses, les vaisseaux sanguins et lymphatiques, et les conduits excréteurs, qui n'ont qu'une de leurs faces libre, ne sont en rapport avec le tissu cellulaire que d'un côté ; au contraire, les organes pleins, comme les muscles, sont entourés de toutes parts par ce tissu. Sous la peau, le tissu cellulaire forme une couche généralement répandue, si ce n'est aux endroits où s'insèrent des muscles ou des aponévroses. Ce tissu sous-cutané est plus ou moins dense, suivant les régions ; il est plus serré dans toute l'étendue de la ligne médiane, excepté au cou, où cette ligne est peu prononcée. Bordeu a exagéré cette disposition en disant qu'elle partageait tout le corps en deux moitiés : il est évident qu'à une certaine profondeur on n'en trouve plus de traces. Dans les endroits où les mouvements sont très-marqués, le tissu cellulaire est plus lâche, comme on le voit aux paupières, au prépuce, au scrotum, aux lèvres de la vulve. Ce tissu est, au contraire, serré dans les régions où la peau n'offre point de glissements, comme à la paume des mains et à la plante des pieds, au devant du sternum, au dos, etc. Les membranes muqueuses sont couvertes, à leur face adhérente, par un tissu cellulaire très-dense, qu'on appelle improprement membrane nerveuse. Celui qui couvre la face adhérente des membranes séreuses est, en général, floconneux. Celui qui existe autour des canaux leur forme des gaines particulières, importantes surtout pour les artères, mais qu'on trouve également autour des veines, des troncs lymphatiques et des conduits excréteurs. Autour des muscles, ce tissu forme une couche qu'on appelle leur membrane commune.

§ 133. La portion du tissu cellulaire qui pénètre dans les or-

ganes, qui en accompagne et en enveloppe toutes les parties (*textu-*
cellularis stipatus), se comporte différemment dans les divers organes. Dans les muscles, elle forme pour chaque faisceau une enveloppe, et en fournit de plus petites pour les faisceaux secondaires
et pour les fibres qui composent ces derniers : le tissu cellulaire
d'un muscle représente ainsi une suite de canaux emboîtés, se continuant les uns avec les autres, de la même manière que les enveloppes propres aux différents organes se continuent avec l'enveloppe
générale du corps. Les glandes sont de même entourées dans leurs
lobes, leurs lobules et les grains qui composent ces derniers, par des
enveloppes cellulaires successivement plus petites, et qui, isolées du
reste de la glande, formeraient une sorte d'éponge celluleuse. Les
organes composés de plusieurs couches membraneuses, comme l'estomac, l'intestin, la vessie, contiennent du tissu cellulaire entre
leurs différentes couches. Certains organes très-composés, comme
les poumons, ont autour de chacune des parties qui entrent dans leur
structure, plus ou moins de tissu cellulaire : la quantité de ce tissu
est, en général, proportionnée au nombre des parties différentes
que l'organe contient. A mesure que le tissu cellulaire se divise et
se subdivise pour embrasser les parties les plus fines des organes,
il devient lui-même plus fin : c'est ainsi que les artérioles ont autour
d'elles un tissu cellulaire plus fin que celui qui entoure les grosses
artères. Les enveloppes formées par le tissu cellulaire sont, en général, d'autant plus épaisses, que les parties exécutent plus de mouvements : voilà pourquoi ce tissu est plus abondant dans les muscles que dans les glandes. Certains organes, comme les ligaments,
les tendons, les os, les cartilages, ne renferment point dans leur
épaisseur de tissu cellulaire libre et bien distinct. En général, pour
qu'il soit apparent, il faut que les organes présentent des intervalles appréciables entre leurs parties composantes : ainsi, les ligaments qui ont des fibres apparentes présentent aussi du tissu cellulaire qui sépare ces fibres, et on n'en remarque pas dans les
autres.

§ 134. Non-seulement le tissu cellulaire entre dans la composition de tous les organes, mais encore il fait la base de tous (*textus*
cellularis organicus, seu parenchymalis), et compose à lui seul plusieurs d'entre eux : c'est lui, ou, si l'on veut, la fibre ou la substance qui le compose, qui constitue, seulement avec des degrés
divers de consistance, les membranes séreuses, le derme, les vaisseaux, les tissus ligamenteux, presque toutes les parties en un mot,

à l'exception des nerfs et des muscles ; encore ceux-ci ne diffèrent-ils du tissu cellulaire que par les éléments propres surajoutés à ce tissu. Les parties cornées et épidermiques seules n'ont rien de commun avec le tissu cellulaire. Haller et quelques autres anatomistes ont rangé dans le tissu cellulaire les tissus spongieux ou caverneux, et les vésicules aériennes des poumons ; mais ces parties ont une disposition propre qui ne permet pas de les confondre avec le tissu cellulaire. Les cavités de la membrane hyaloïde, comprises également par Haller dans le tissu qui nous occupe, doivent également en être distinguées.

§ 135. Les anatomistes sont peu d'accord sur la conformation intérieure du tissu cellulaire. Les uns le considèrent, avec Haller, comme ayant des cellules distinctes, d'une forme et d'un volume déterminés, formées par l'entre-croisement de lames et de filaments multipliés. Les autres, au contraire, tels que Bordeu, Wolff, M. Meckel, disent que ce tissu n'est qu'une substance visqueuse, tenace, continue, dépourvue de lames et de cellules, et regardent celles-ci, quand elles existent, comme le résultat des opérations faites pour les démontrer. Voici ce que l'inspection apprend à ce sujet.

Quand on examine à la loupe la tranche d'un muscle, on reconnaît que les fibres ne se touchent pas, mais sont séparées par une substance transparente ; si l'on écarte ces fibres, cette substance forme des filaments qui se dessinent à mesure que l'on tire, et qui finissent par se rompre. Ceux qui regardent le tissu cellulaire comme une sorte de glu, font remarquer qu'il en serait de même si ces fibres étaient séparées par de la colle. Autour du muscle tout entier on trouve une lame manifeste, qui prend de même, par la distension, la forme de filaments ; en soufflant de l'air sous cette lame, on la transforme en cellules, séparées par des espèces de cloisons. Il semblerait donc qu'autour des parties les plus petites, le tissu cellulaire est réellement une sorte de gelée, tandis que ses lames sont apparentes autour des parties plus volumineuses. Si, au lieu d'air, on y pousse de l'eau et qu'on la fasse congeler, on obtient des glaçons irréguliers, remplissant les cellules ; on arrive au même résultat quand on y injecte une matière coagulable. Mais ces cellules ne sont jamais régulièrement disposées, et n'ont point une forme géométrique, comme on l'a dit : leur figure peut même varier lorsqu'on les reproduit à plusieurs reprises dans le même endroit.

Il reste, comme on le voit, une grande incertitude sur la ques-

tion de savoir si les lames, les fibres et les cellules sont préexistantes
dans le tissu cellulaire, ou si elles ne dépendent que de son écartement. Doué d'une organisation assez distincte là où son épaisseur
est considérable, ce tissu semble inorganique dans les endroits où il
est plus mince, et paraît même comme diffluent entre les fibres les
plus petites des muscles. En admettant l'existence des cellules,
doit-on les regarder comme fermées de toutes parts, et ne communiquant ensemble qu'après la rupture de leurs parois, ou bien comme
des cellules percées de porosités ouvertes dans les cellules voisines,
ou enfin comme des aréoles, des vides ouverts de tous côtés,
comme des espaces irréguliers qui existent entre les fibres et les
lames du tissu cellulaire ? Cette dernière opinion paraît la plus
probable. Mais ces aréoles sont, dans l'état ordinaire, très-petites, à
parois contiguës, et l'ampliation qu'elles éprouvent par l'infiltration,
l'insufflation, etc., les altérant beaucoup, les déchirant, ne peut en
donner une idée exacte.

§ 136. Au reste, le tissu cellulaire se comporte absolument
comme s'il était spongieux ; les liquides et les gaz le pénètrent avec
la plus grande facilité. En effet, 1° la sérosité, dans l'hydropisie de
ce tissu, se répand toujours dans les parties les plus déclives, ou dans
celles qui offrent le moins de résistance ; la situation du malade influe sur la place qu'elle occupe ; les pressions extérieures la dé-
placent également ; une seule incision suffit souvent pour lui donner
issue ; 2° l'eau que l'on pousse dans les injections artificielles se répand de la même manière, de proche en proche, à travers le tissu
cellulaire ; 3° l'air infiltré dans l'emphysème, celui qu'on introduit
artificiellement, présentent le même phénomène ; 4° le sang des ecchymoses s'infiltre de même au loin dans le tissu cellulaire, et se
dissémine de plus en plus. Tout cela démontre une communication
générale entre les aréoles : ceux qui n'admettent pas celles-ci expliquent ces faits par le peu de consistance du tissu cellulaire. Soit
que les aréoles, les fibres et les lames du tissu cellulaire soient inhé-
rents à ce tissu, ou ne soient que les effets des divers agents de distension, toujours est-il qu'il présente sous ce rapport des variétés
notables. Dans certains endroits il est principalement filamenteux
ou fibrilleux ; dans d'autres il est surtout lamineux ou lamelleux,
comme aux paupières, au prépuce, au scrotum, aux lèvres de la
vulve, et entre les muscles immobiles ; il forme des aréoles d'autant
plus grandes, qu'il est lamelleux et lâche, et ces larges aréoles semblent être les premiers rudiments des cavités séreuses.

§ 137. Le tissu cellulaire est incolore lorsqu'il est en lames minces ; il paraît blanchâtre quand son épaisseur est plus grande ; lorsqu'il est distendu, il est demi-transparent. Sa force de cohésion varie : c'est simplement celle d'un liquide légèrement visqueux dans quelques endroits, comme entre les fibrilles musculaires ; dans d'autres, sa résistance est presque égale à celle du tissu fibreux. Ce tissu est très-extensible et rétractile, comme on le voit lorsqu'on l'insuffle, et qu'on y pratique ensuite une incision : il revient alors sur lui-même, et chasse l'air qui le distendait. Ses propriétés chimiques ont été étudiées avec soin par Bichat. Privé d'eau par la dessiccation, il perd une partie de ses qualités physiques, et en acquiert de nouvelles ; dans cet état, il est hygrométrique, et susceptible de reprendre son premier aspect quand on le met dans l'eau : cela lui est commun avec presque tous les tissus organiques. Exposé à la chaleur nue, il se dessèche rapidement, se crispe, et finit par brûler, comme tous les autres tissus, mais en laissant très-peu de cendres. Il résiste beaucoup à la décoction, et ne se fond qu'après une ébullition longtemps prolongée. Cette décoction, abandonnée à elle-même, se prend en gelée par le refroidissement. Cette gelée, c'est de la gélatine, ainsi que Fourcroy l'a indiqué. John y a rencontré, en outre, une petite quantité de fibrine, du phosphate et du carbonate de chaux. Sa putréfaction est très-lente : il faut une macération de plusieurs mois, même lorsqu'on a soin de ne pas renouveler l'eau, pour que la décomposition de ce tissu s'opère ; il se convertit à la longue en une substance visqueuse ressemblant à du mucilage, et fournit divers produits qui viennent à la surface du liquide.

Nous venons de voir que le tissu cellulaire traité par l'eau bouillante et soumis à une coction prolongée se résout en un liquide qui se prend en gelée (ou en colle) par le refroidissement. Il faut dire, pour être exact, que cet effet n'a lieu qu'autant que la liqueur n'est pas très-étendue. La présence des acides affaiblis favorise et accélère la formation de la gélatine.

Dans cette transformation en gélatine, il n'y a dans les tissus qui se dissolvent, ni dégagement de gaz, ni absorption des principes constituants de l'atmosphère. Toutefois, comme on ne peut obtenir la gélatine que par l'ébullition, peut-être n'existe-t-elle pas dans les tissus telle qu'on la trouve dans l'eau dans laquelle ces tissus ont bouilli. Il est possible que les matières ainsi obtenues aient subi un changement isomérique.

Un grand nombre d'autres parties donnent lieu au même phénomène, et il est remarquable que ces parties sont précisément celles que l'on considérait depuis longtemps déjà comme les dérivés du tissu cellulaire. Ainsi, les tendons, les ligaments, la tunique celluleuse des artères, le **derme cutané et muqueux**, les membranes séreuses et synoviales, les disques interarticulaires se résolvent en gélatine. La partie organique des os donne aussi de la gélatine. Cette substance, d'un emploi si fréquent dans les arts, est en grande partie extraite des os des animaux.

Dans le commerce, on désigne souvent la gélatine sous le nom de colle-forte, en raison des usages auxquels on la destine : elle est en général colorée en brun rougeâtre. Lorsqu'elle est débarrassée des matières étrangères qui la colorent, elle est transparente et à peu près incolore. Desséchée, elle devient dure et cassante. Elle se dissout dans l'eau chaude, et se prend de nouveau en gelée par le refroidissement. Une partie de gélatine pour cent parties d'eau suffit pour donner une liqueur qui se prend en gelée. La gélatine pure est insipide, inodore, et sans action sur les couleurs végétales ; on peut, par conséquent, la ranger parmi les matières azotées neutres de l'économie. La gélatine est insoluble dans l'alcool, dans l'éther et les huiles essentielles. Les acides concentrés la décomposent. L'acide nitrique forme avec la gélatine de l'acide oxalique et de l'acide xanthopicrique. L'acide sulfurique la convertit par l'ébullition en sucre de gélatine et en leucine.

Les meilleurs réactifs pour reconnaître dans un liquide la présence de la gélatine dissoute, sont le sulfate de platine qui la précipite en flocons bruns et visqueux, et le tannin qui forme avec elle une combinaison blanche, insoluble et imputrescible. C'est la combinaison du tannin avec la gélatine qui rend la peau des animaux inaltérable à l'air, et la transforme en cuir.

La gélatine est composée ainsi qu'il suit :

	d'après M. Scherer.	d'après M. Mulder.
Carbone....................	50,99	50,07
Hydrogène.................	7,07	6,25
Azote.....................	18,72	19,52
Oxygène...................	23,22	24,56
	100,00	100,00

Quelle est l'origine de la gélatine, ou pour parler plus exactement, quelle est l'origine des tissus qui donnent de la gélatine? Comme tous les autres tissus, évidemment, ils procèdent des substances introduites dans le sang par la digestion et déposées ensuite par l'acte de la nutrition dans la trame de nos organes. De nombreuses expériences, que nous ne pouvons reproduire ici, tendent à établir que la gélatine introduite dans les voies digestives, absorbée dans l'intestin, et portée dans le torrent de la circulation, ne doit pas être considérée comme l'origine du tissu cellulaire et de ses modifications, car elle n'est point assimilée et ne peut pas être considérée comme un aliment[1]. Il est probable dès lors que la gélatine qui forme la

---

[1] Les expériences dont je parle sont formelles pour la gélatine pure. Il n'est

base du tissu cellulaire et de ses dérivés, et qui existe par conséquent en quantité considérable dans le corps des animaux, résulte d'une modification dans la composition des autres substances quaternaires azotées ou substances albuminoïdes, dont l'animal se nourrit. La gélatine ne différant de ces substances que par le chiffre moins élevé du carbone, on peut la considérer comme le résultat d'un premier degré de combustion des substances albuminoïdes, par le fait de la respiration.

§ 138. La nature intime du tissu cellulaire a donné lieu à un grand nombre d'hypothèses. Ruysch suppose ce tissu entièrement vasculaire ; Mascagni, qui en parle à peine, dit qu'il est composé de vaisseaux blancs ; Fontana, de cylindres tortueux : d'autres le regardent comme un épanouissement des nerfs. La seule base que l'on doive y admettre est la fibre ou substance cellulaire. Il est parcouru par un grand nombre de vaisseaux ; mais on ne doit pas le regarder comme en étant entièrement formé, car c'est lui qui, en définitive, forme les parois des derniers vaisseaux. Le tissu cellulaire a des cavités qui lui sont propres : ce sont les petits vides ou aréoles dont il est creusé (ou que les liquides y creusent à mesure qu'ils y sont déposés), et qui, par leur communication, en forment un corps spongieux et perméable. Presque tous ceux qui se sont beaucoup occupés d'injections, comme Haller, Albinus, Prochaska, l'ont rangé parmi les parties solides ou non injectables ; c'est-à-dire qu'il est hors du trajet circulatoire des vaisseaux. Le sang peut néanmoins passer dans ses cavités propres, mais alors il y a inflammation. Les nerfs paraissent de même ne point s'arrêter, ou se terminer dans le tissu cellulaire. Ce tissu forme une véritable substance à part, traversée dans tous les sens par des vaisseaux sanguins et des nerfs, et dans laquelle seulement les premiers laissent transsuder un liquide.

Lorsqu'on examine au microscope une lamelle de tissu cellulaire, à un grossissement suffisant, on s'aperçoit que cette lamelle est composée par une quantité considérable de fibres très-déliées réunies et accolées les unes aux autres. Quand la lamelle prise au tissu cellulaire n'est pas assez mince, les couches superposées des fibres s'opposent à l'observation ou la rendent plus difficile ; il faut donc choisir, pour l'étudier, le tissu cellulaire le plus délié possible. Le tissu cellulaire sous-arachnoïdien remplit ces conditions, et convient pour ce genre d'observations.

pas aussi parfaitement démontré que la gélatine, *associée* à d'autres substances, ne donne rien à l'assimilation.

Les fibres élémentaires du tissu cellulaire (*a.* fig. 1) peuvent être rangées parmi les éléments les plus déliés de tous les tissus. Elles ont un diamètre qui varie entre 0^{mm},0005 et 0^{mm},0015 (de cinq à quinze dix-millièmes de millimètre). Ces fibres ont, sur la pièce qu'on examine, le même diamètre dans toute leur étendue; elles sont transparentes, à contour clair, lisse et net. Ces fibres paraissent cylindriques, solides, pleines. Elles résistent à la traction et reviennent sur elles-mêmes; elles sont par conséquent douées d'élasticité. Elles ne sont point rectilignes, mais onduleuses, comme on le voit dans la figure. L'acide acétique les rend plus claires et presque invisibles.

FIGURE 1.

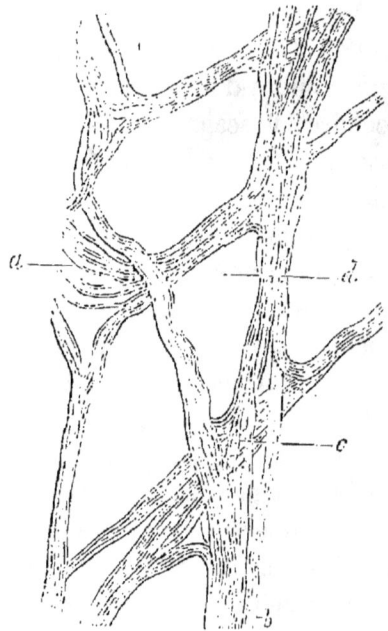

a. Fibres élémentaires du tissu cellulaire.
b. Lames ou faisceaux formés par l'accolement des fibres élémentaires.
c. Entre-croisement des lames ou faisceaux.
d. Cellules ou mailles du tissu cellulaire.

Tantôt ces fibres sont réunies ou accolées ensemble et on peut les séparer avec facilité, c'est là la disposition la plus simple; tantôt elles ne peuvent être séparées les unes des autres dans une aussi grande étendue, elles paraissent changer de plan, c'est-à-dire s'entre-croiser assez irrégulièrement avec les fibres voisines.

Indépendamment de ces fibres uniformes et hyalines, on rencontre au milieu d'elles d'autres fibres plus rares qui présentent des contours nets et foncés, et sur lesquels on aperçoit des corpuscules allongés dans le sens de la fibre. On nomme ces fibres, fibres de noyau, et d'après leurs contours foncés on suppose qu'elles sont creuses. Elles ont à peu près le même diamètre que les précédentes. L'acide acétique ne les altère point; comme il éclaircit beaucoup les précédentes, ce réactif permet de les étudier séparément.

M. Henle pense que ces fibres de noyau s'enroulent en spirale autour des faisceaux primitifs du tissu cellulaire formés par la réunion des fibres hyalines. Il est certain que les fibres de noyau ne sont point aussi régulièrement groupées que les précédentes dans les faisceaux du tissu cellulaire, et qu'on les trouve souvent placées obliquement sur ces faisceaux; mais il est rare qu'on aperçoive des tours de spire complets. Les fibres de noyau sont élastiques comme les précédentes, et peut-être encore plus qu'elles, si tant est qu'on puisse apprécier ces différences sur des objets microscopiques aussi déliés.

Ces diverses fibres étant réunies, accolées entre elles dans les faisceaux qu'elles forment, il est évident qu'il y a encore dans la constitution du tissu cellulaire une autre matière qui sert à retenir appliquées ces fibres les unes contre les autres ; cette matière amorphe, ou sorte de colle, apparaît, dans les points où les fibres s'écartent, comme une substance transparente et finement granulée.

Les fibres élémentaires du tissu cellulaire se réunissent en faisceaux ; ces faisceaux, en s'accolant à d'autres faisceaux, forment des faisceaux plus considérables, ou bien des lames plus ou moins étendues, en se groupant dans le même plan (b, fig. 1). Ces faisceaux ou ces lames s'entre-croisent (c, fig. 1) et déterminent ainsi des espaces incomplets et irréguliers communiquant ensemble, et qu'on désigne sous le nom impropre de cellules (d, fig. 1). Les cellules sont très-variables quant à leur volume, mais en général, sur le veau où il est facile de les insuffler, elles paraissent avoir plusieurs lignes de diamètre, et varier entre le volume d'un pois et celui d'une noisette.

D'autres fois les faisceaux de fibres cellulaires marchent pendant longtemps sur un même plan, sans s'entre-croiser (fig. 2).

Cette disposition s'observe principalement dans les points où le tissu cellulaire est lamelleux, et dans les gaines celluleuses qui entourent les éléments les plus fins des autres tissus.

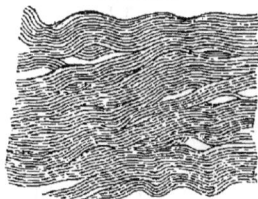
FIGURE 2.

Fibres élémentaires du tissu cellulaire groupées sous forme de membrane.

§ 139. Le tissu cellulaire est continuellement baigné et humecté d'une liqueur très-ténue qui l'imbibe, et dont la quantité est à peine sensible. Si l'on fait une incision dans le tissu cellulaire sur un animal vivant, ce liquide mouille les doigts introduits dans la plaie : par un temps froid, une vapeur s'élève des tissus divisés, condensée et rendue visible par l'air extérieur ; elle provient tout à la fois du tissu cellulaire et des vaisseaux blancs. Dans l'anasarque, le liquide du tissu cellulaire, accumulé et peut-être altéré, ressemble beaucoup à la sérosité des hydropiques ; il est coagulable comme cette dernière, et paraît contenir de même une certaine quantité d'albumine, de l'eau, et quelques sels.

Dans beaucoup de points et notamment sous la peau, sous le péritoine et le long des gros troncs vasculaires, dans le canal médullaire des os, les espaces irréguliers du tissu cellulaire contiennent dans leur intérieur de la graisse, ou plus exactement des vésicules graisseuses. Les vésicules graisseuses sont contenues dans le tissu cellulaire, comme les graines dans les loges incomplètes d'un fruit. Il ne faut pas croire que chaque vésicule graisseuse soit renfermée dans une cellule correspondante du tissu cellulaire. La petitesse des vésicules adipeuses l'emportant beaucoup sur les dimensions des espaces irréguliers et inégaux du tissu cellulaire, chacune des aréoles cellulaires contient des amas ou pelotons de vésicules graisseuses.

§ 140. Le tissu cellulaire est la première partie formée dans l'embryon : on le rencontre aussi dans les animaux les plus inférieurs. D'abord liquide et très-abondant, ce tissu diminue de proportion à mesure que les organes se développent, et acquiert en même temps de la consistance. A la naissance, il est encore presque diffluent dans les intervalles des muscles, et très-mou au-dessous de la peau. Sa densité devient de plus en plus grande chez le vieillard : il est presque fibreux à un âge avancé, dans des parties où il était très-mou chez l'enfant. Le tissu cellulaire est plus lâche et plus abondant chez la femme que chez l'homme. Blumenbach donne pour caractère de l'organisation de l'homme, comparée à celle des autres animaux, de présenter un tissu cellulaire plus mou, et pour ainsi dire plus tendre ; ce qui rend chez lui les mouvements plus faciles.

Relativement au développement, ou mode de formation des éléments anatomiques qui entrent dans la composition du tissu cellulaire, il règne quelques incertitudes. L'opinion de M. Schwann (*Mikroskopische untersuchungen*, p. 154, tab. III, *fig.* 6 et 7), est la plus généralement acceptée par les micrographes. Dans le plasma originel des jeunes embryons, on aperçoit des cellules de plusieurs sortes ; parmi celles-ci il en est qui sont ovales, pourvues d'un noyau et qui doivent donner naissance à la fibre cellulaire. Ces cellules s'allongent, de manière à représenter d'abord des espèces de fuseaux. Ces fuseaux s'allongent encore jusqu'à une certaine limite, après quoi il s'opère une scission ou division longitudinale, et les parties divisées deviennent les fibres élémentaires du tissu cellulaire.

Que devient le noyau des cellules dans cette métamorphose ? Donne-t-il, comme le croit, M. Henle, naissance aux fibres du tissu cellulaire dont nous avons parlé sous le nom de fibres de noyau ? Les observations microscopiques des anatomistes de nos jours démentent cette supposition.

A mesure que les métamorphoses de la cellule s'accomplissent, le noyau s'efface peu à peu. Quand la cellule allongée s'est partagée en un certain nombre de fibres, les vestiges du noyau n'ont pas toujours disparu sur toutes les fibres : sur quelques-unes ils persistent plus ou moins longtemps, mais ils finissent par disparaître comme par une sorte de résorption. D'après cela, les fibres dites de noyau naîtraient, comme les autres, aux dépens des parois des cellules.

Quant à la substance intermédiaire finement granulée qui réunit les fibres élémentaires dans les faisceaux du tissu cellulaire complétement développé, cette substance est la matrice génératrice au sein de laquelle sans doute se forme le tissu cellulaire pendant le mouvement de composition et de décomposition de la nutrition, en suivant le même ordre de phénomènes.

§ 141. La force de formation du tissu cellulaire est très-développée : il est la première partie formée ; il s'accroît accidentellement, se forme de toutes pièces, se reproduit, quand il a été détruit, avec la plus grande promptitude, comme on le voit dans les plaies, les adhérences, les végétations, etc. Il jouit d'une force contractile dépendante, surtout, de l'élasticité dont il est doué : elle se manifeste par les mouvements des liquides que ce tissu contient ordinairement ou accidentellement, par le resserrement général ou local qu'il éprouve dans divers cas ; il n'est pas bien évident que la force nerveuse influe sur ses contractions, ou les détermine. Il n'est point sensible hors l'état d'inflammation.

M. Henle, qui comprend dans le tissu cellulaire les tendons, les ligaments, les disques ligamenteux, les membranes fibreuses, les membranes séreuses, le derme des membranes tégumentaires, établit deux catégories dans l'ensemble de ces parties suivant qu'elles sont contractiles, ou qu'elles ne sont pas contractiles. Dans les tissus contractiles il comprend le derme cutané et le dartos ; tous les autres forment la classe des tissus non contractiles, laquelle comprend par conséquent le tissu cellulaire tel que nous l'étudions ici. Cependant, quoiqu'il semble contester dans sa classification la contractilité du tissu cellulaire, voici comment il s'exprime t. I, p. 383 : « Tout tissu cellulaire *quelconque* possède peut-être un certain degré de contractilité organique... La cause de la contractilité et celle de son absence tiennent peut-être, non à des différences du tissu cellulaire lui-même, mais seulement à la nature de ses rapports avec les nerfs. »

Dire que la contractilité du tissu cellulaire tient à la nature de ses rapports avec les nerfs, c'est ne rien dire, car les tissus manifestement contractiles doivent leurs propriétés à leurs connexions nerveuses. Ce n'est pas de rechercher en ce moment les causes ou les conditions intimes de la contractilité qu'il s'agit, mais bien d'établir si la contractilité du tissu cellulaire existe réellement ; là est la question.

Nous ne pensons pas que le tissu cellulaire soit contractile. Le retrait qu'il éprouve lorsqu'il a été insufflé et qu'on l'abandonne à lui-même, le resserrement qu'il éprouve dans certains cas, ne prouvent pas d'une manière satisfaisante cette propriété de tissu introduite dans la science par Bichat, puisqu'on peut l'expliquer par l'élasticité.

La contractilité du tissu cellulaire ne s'accommode guère avec la facilité avec laquelle il s'infiltre de sérosité, ni avec les difficultés de la résorption. Le

tissu cellulaire posséderait-il ce degré de contractilité organique qu'on appelle
force tonique, dont les effets sont insaisissables pendant la vie et ne se
révèlent qu'après la mort, par la flaccidité des tissus? Cela n'est pas probable. Pendant la vie, les espaces cellulaires remplis par un liquide sans
cesse versé au travers des parois des vaisseaux, sont légèrement distendus
en vertu même de la force avec laquelle circule le sang, et en vertu aussi
de la force avec laquelle s'accomplissent les échanges de liquides au travers
des parois des vaisseaux. L'élasticité du tissu cellulaire fait équilibre à l'effort
des liquides qui le remplissent, le systéme est en quelque sorte bandé.
Lorsque des conditions normales de l'afflux des liquides sont modifiées
pendant la vie, il peut réagir dans la mesure de sa distension, en vertu de
son élasticité, et paraître contractile. Après la mort, l'imbibition des tissus,
l'évaporation des liquides et la suspension de la tension vasculaire expliquent tout naturellement pourquoi le tissu cellulaire est alors moins tendu
et moins résistant.

La seule partie du systéme cellulaire à laquelle on ne puisse refuser la
contractilité, c'est l'envelope celluleuse sous-jacente à la peau du scrotum,
connue sous le nom de dartos. Mais il faut remarquer qu'entre la peau et
le dartos il n'y a point de séparation, comme entre la peau et le tissu cellulaire sous-cutané des autres régions, les faisceaux du dartos tiennent intimement au tissu de la peau et font corps avec lui. Or, comme la peau est
manifestement contractile, il est bien difficile de séparer ce qui appartient à
la peau des bourses ou scrotum de ce qui appartient au dartos. D'ailleurs,
les contractions du dartos sont involontaires, lentes, elles surviennent sous
l'influence d'un excitant spécial, l'air froid, lequel agit aussi sur toute l'enveloppe cutanée.

Le resserrement du dartos est donc dû, peut-être, au resserrement de la
peau, et l'étendue des mouvements du scrotum n'est vraisemblablement
elle-même que la conséquence de la laxité des enveloppes sur lesquelles
s'étale la peau des bourses.

Il ne faut pas confondre dans les mouvements des bourses les contractions
du scrotum avec la contraction des crémasters, d'où résulte l'élévation des
testicules vers l'anneau. La contraction des crémasters est une contraction
musculaire, volontaire chez beaucoup de sujets.

§ 142. Les usages et les fonctions du tissu cellulaire sont très-
importants : c'est lui qui détermine la forme de toutes les parties. Il
est l'unique lien servant à les unir entre elles; de sa cohésion dépend celle de tous les autres tissus. Par son élasticité il facilite les
mouvements, et rétablit les organes dans l'état où ils étaient avant
le déplacement, quand ces mouvements cessent d'avoir lieu ; aussi
ces derniers s'exercent-ils d'autant plus facilement, que le tissu
cellulaire jouit mieux de ses propriétés.

Il est le siége d'une sécrétion perspiratoire très-abondante, à raison de son étendue. Le liquide que les artérioles y laissent échapper [1] y éprouve-t-il une sorte de circulation, ou du moins des mouvements de translation? On l'ignore tout à fait. Ce n'est que dans des cas d'accumulation morbide qu'on voit le liquide infiltré changer de place, en obéissant à la pesanteur, à la pression, etc. On a supposé, mais sans aucun fondement solide, que ce liquide y était dans une agitation continuelle, dont le diaphragme serait le principal moteur par son abaissement et son élévation alternatifs ; qu'il y avait des courants dans diverses directions ; et que, par exemple, il était la voie secrète par laquelle les boissons passent pour aller de l'estomac à la vessie, supposition démentie par toutes les observations exactes ; qu'il était la voie des métastases, etc. Quoi qu'il en soit, le liquide est repris ensuite par les vaisseaux, de sorte que ce tissu est intermédiaire entre une perspiration et une résorption.

Le tissu cellulaire est l'organe essentiel de l'absorption ; c'est lui qui forme la charpente de la peau, la substance spongieuse des villosités des membranes muqueuses, parties qui absorbent, et d'où les substances absorbées passent dans les vaisseaux. Avant d'être introduites dans les vaisseaux, les substances absorbées par ce tissu cellulaire qu'on peut appeler extérieur ou superficiel, par opposition à tout le reste, éprouvent peut-être des changements ou élaborations. De même que les matières étrangères, avant d'entrer dans les vaisseaux, doivent traverser le tissu cellulaire, organe de l'absorption, de même aussi celles qui sortent des vaisseaux traversent le tissu cellulaire, organe de sécrétion, avant d'être déposées sur les surfaces où elles sont versées.

Le tissu cellulaire qui enveloppe chaque organe en particulier a été considéré comme lui formant une atmosphère isolante, qui circonscrirait ses actions, soit hygides, soit morbides : l'observation dément souvent cette assertion ; et quand le fait et vrai, c'est dans la texture particulière de l'organe et dans la variété des agents qu'il faut en chercher l'explication , et non dans cette prétendue atmosphère.

---

[1] Le liquide qui se trouve dans les mailles du tissu cellulaire est semblable à celui qui imbibe toutes les matières organiques, et n'est autre que le plasma du sang. Ce liquide s'échappe au travers des parois vasculaires par imbibition. Les quantités variables du liquide qui peuvent s'échapper des vaisseaux, sont en rapport avec l'état du sang, avec celui des tuniques vasculaires, et aussi avec les pressions diverses auxquelles peut être soumis le sang dans ses vaisseaux.

Le tissu cellulaire qui pénètre dans l'épaisseur des organes en réunit toutes les parties.

Quant au tissu cellulaire organique ou parenchymal, il forme la base ou l'élément essentiel de chaque organe, et y présente des variétés notables. Dans l'hypothèse la plus raisonnable sur le siège de la nutrition, on a admis que la matière nutritive est déposée hors des vaisseaux, dans la substance cellulaire, qui fait la base des organes, pour leur être assimilée; et qu'il est ainsi l'organe essentiel de la nutrition. Quoi qu'il en soit, au reste, des usages hypothétiques attribués au tissu cellulaire, il en a incontestablement de très-importants dans l'organisme.

§ 143. Les phénomènes du tissu cellulaire, soit en santé, soit en maladie, sont liés à ceux des autres parties. Ainsi, les lésions organiques du cœur, et les dérangements de la respiration et de la perspiration pulmonaire, y déterminent souvent une accumulation de sérosité. La même chose a lieu dans les altérations des diverses sécrétions, et surtout de la transpiration cutanée. Ses inflammations déterminent ordinairement la fièvre. L'inflammation suppurative que l'on y provoque par les sétons et les autres fonticules, fait souvent cesser les inflammations des autres organes.

§ 144. Le tissu cellulaire est sujet à diverses altérations morbides. Lorsqu'il est entamé et mis à découvert, il s'enflamme, se couvre de bourgeons *charnus*, suppure, et enfin se recouvre d'une cicatrice ou nouvelle peau, qui sera décrite plus loin (chap. III).

Lorsqu'il est divisé et remis en contact avec lui-même, il s'agglutine d'abord au moyen d'un liquide versé par les surfaces divisées, quand le saignement et la douleur ont cessé. Plus tard, cette substance organisable devient un tissu très-vasculaire : alors on ne peut plus séparer les lèvres de la plaie sans produire de la douleur et renouveler l'écoulement du sang. Ce nouveau tissu reste pendant longtemps plus compacte, plus ferme et plus vasculaire que le tissu cellulaire qu'il réunit, et avec lequel il finit par se confondre.

C'est par une production semblable que s'opèrent toutes les réunions de parties divisées, avec des modifications relatives à chaque tissu, et qui seront examinées en leur lieu.

C'est encore de la même manière que s'établissent les adhérences entre les surfaces contiguës des membranes séreuses et tégumentaires, adhérences qui seront décrites à l'occasion de ces membranes (chapitres II, III).

Le tissu cellulaire est susceptible d'un accroissement extraordi-

laire : il pousse quelquefois des espèces de végétations ou d'exubérances vasculaires, lorsqu'il est dénudé. La reproduction de ce tissu est aussi, en général, d'autant plus facile, qu'il en reste une plus grande quantité dans la partie où il a été lésé ; il semble que cette reproduction dépende, en grande partie, de l'extension du tissu cellulaire préexistant.

L'inflammation du tissu cellulaire, ou le phlegmon, est caractérisée par divers changements qu'éprouve ce tissu. Le premier de ces changements est un accroissement de vascularité très-marqué. Le tissu cellulaire enflammé devient, en outre, sensible et douloureux. Il perd entièrement sa perméabilité ; les liquides cessent de pouvoir le traverser ; sa consistance augmente, et sa ténacité diminue : il se déchire, se rompt par la traction, au lieu de s'allonger, comme il faisait auparavant. Cette sorte de fragilité qu'acquiert le tissu cellulaire rend raison de certains phénomènes ; elle explique pourquoi la ligature d'un vaisseau détermine souvent la section des tissus environnants ; pourquoi, à la suite des péritonites, il est quelquefois si facile de séparer l'intestin de la tunique que lui forme le péritoine. L'inflammation du tissu cellulaire peut se terminer d'une manière insensible, et alors ce tissu reprend peu à peu toutes ses propriétés : c'est ce qu'on voit dans la terminaison dite par résolution. Dans d'autres cas, le tissu cellulaire sécrète un liquide particulier, qui porte le nom de pus, et qui sera décrit plus loin, ce qui constitue la terminaison par suppuration. Ce liquide se rassemble ordinairement dans un point déterminé, qui s'étend progressivement à la circonférence, tant que la sécrétion persiste. Celle-ci est du genre des sécrétions perspiratoires ; le pus est fourni directement par le sang, et offre même, dans sa composition, quelque analogie avec ce fluide. Pour peu que la maladie ait une marche lente, les parois de l'abcès sont tapissées par une membrane. Cette membrane est doublée, à l'extérieur, par une couche plus ou moins épaisse de tissu cellulaire compacte. Cette couche est moins marquée, et la membrane est presque exactement isolée, quand la maladie dure depuis un certain temps, le tissu cellulaire ayant repris ses propriétés autour d'elle. Les abcès sont le siége d'une sécrétion et d'une résorption continuelles ; l'absorption du pus qu'ils contiennent, et les effets que la présence de ce fluide produit quelquefois dans l'économie, en sont la preuve. Le pus formé dans l'intérieur des abcès finit le plus souvent par arriver à l'extérieur. L'abcès se vide, les parois se resserrent, restent quelque temps endurcies, et finissent par reprendre les caractères du tissu cellulaire. Quand la sécrétion et l'écoulement du pus persistent, le canal qui fait communiquer l'abcès au dehors, et qui porte le nom de *sinus* ou fistule, se revêt d'une membrane distincte, offrant les caractères des membranes muqueuses, et dont l'histoire appartient à celle de ces membranes. Après certaines inflammations gangréneuses, le tissu cellulaire devient tellement serré par la perte de substance qu'il a éprouvée, que la peau, les muscles, les aponévroses sont confondus : mais, dans ce cas, si l'individu est jeune et robuste, le tissu cellulaire peut se reproduire et reprendre toutes ses propriétés. L'inflammation du tissu cellulaire persiste quelquefois indéfiniment, de sorte que ce tissu reste dur et imperméable : cela constitue l'induration. Cet état existe dans les callosités des ulcères et des fistules, qui sont évidemment le résultat d'une inflammation chronique du tissu cellulaire. La maladie des Barbades, l'une des variétés de l'éléphantiasis, offre de même les caractères de l'induration.

Les enfants nouveau-nés sont sujets à un endurcissement du tissu cellulaire, dans lequel on ne trouve point le caractère inflammatoire : cet endurcissement s'observe au-dessous de la peau, et quelquefois dans les intervalles des muscles. Ce n'est, du reste, comme les observations de M. Breschet l'ont appris, qu'un phénomène secondaire de la persistance du trou inter-auriculaire du cœur, et du défaut ou de l'imperfection de la respiration.

De l'air peut s'infiltrer dans le tissu cellulaire, ce qui constitue l'emphysème. Quand le malade ne succombe pas à cet accident, l'air épanché s'échappe par les incisions que l'on pratique ou par les plaies qui peuvent exister, ou bien cet air se combine avec les fluides contenus dans le tissu cellulaire, et disparaît par absorption. La leucophlegmatie ou l'anasarque consiste dans une accumulation de sérosité dans le tissu cellulaire. Dans les ecchymoses, le tissu cellulaire contient du sang disséminé dans ses aréoles. Tous les liquides organiques peuvent s'infiltrer accidentellement dans ce tissu, dans lequel ils produisent des inflammations plus ou moins vives, lorsqu'ils sont de nature excrémentitielle.

Les corps étrangers solides, introduits dans le tissu cellulaire, ne restent pas en général longtemps à la même place, mais sont ordinairement, comme le pus, portés à la surface, et, s'ils sont pesants, obéissent aussi en partie aux lois de la pesanteur. Il est évident que ce n'est pas en traversant de prétendues cellules, que ces corps cheminent ainsi à travers le tissu cellulaire. Celui-ci présente, autour d'eux, trois phénomènes distincts : il sécrète du pus à leur surface, e réunit et reprend sa mollesse et sa perméabilité derrière eux, et 'ulcère au devant. On trouve donc là réunis trois des genres d'inflammation admis par J. Hunter, savoir : l'inflammation adhésive, suppurative et ulcérative : l'ensemble de ces phénomènes a reçu le 1om d'inflammation éliminatoire. Il peut arriver que les corps étrangers séjournent dans le tissu cellulaire, soit à cause de leur pesanteur spécifique peu considérable, soit par la densité du tissu environnant : une membrane se forme alors autour d'eux.

Le tissu cellulaire contient dans quelques circonstances des corps étrangers animés ou des vers : le *cysticercus cellulosæ*, ainsi nommé à cause de son siége dans le tissu cellulaire, la *filaria medinensis* ou dragonneau, dont l'existence ne saurait être révoquée en doute, y ont été rencontrés ; on y a trouvé, dans les animaux, des larves *d'œstrus*.

Le tissu cellulaire peut éprouver diverses transformations. Les transformations séreuse, fibreuse, osseuse, cartilagineuse, qui se développent dans le tissu cellulaire, seront décrites avec les tissus naturels auxquels elles appartiennent.

Les transformations du tissu cellulaire doivent être envisagées comme un phénomène pathologique dans lequel le tissu qui se transforme reçoit dans ses mailles une matière nouvelle (phosphate de chaux, matière cartilagineuse, etc.). Il est extrêmement douteux qu'il y ait des transformations de tissu dans l'acception grammaticale du mot. Le tissu cellulaire joue dans les transformations qu'il peut subir le rôle d'une substance perméable qui sert de lieu de dépôt aux substances nouvelles qui viennent occuper les mailles de son tissu et s'y accumuler en quantité très-variable.

Les transformations séreuses et fibreuses ne sont que des phénomènes de condensation dans les éléments du tissu cellulaire, et non de véritables métamorphoses. D'ailleurs, les éléments du tissu primitif sont les mêmes pour ces trois tissus.

Ce que nous disons pour les transformations du tissu cellulaire en d'autres tissus normaux anatomiques s'applique aussi aux dégénérescences dites squirrheuses, colloïdes, mélanosiques, encéphaloïdes. Ces dégénérescences peuvent être envisagées comme des produits pathologiques déposés dans les mailles du tissu cellulaire.

Les kystes, dont le tissu cellulaire est le siége, seront de même examinés à l'article des membranes séreuses et tégumentaires, avec lesquelles ils ont une grande analogie.

Quand un organe vient à disparaître accidentellement, on le dit transformé en tissu cellulaire ; cela n'est peut-être pas parfaitement exact : le tissu cellulaire, dans ce cas, ne fait que prendre la place de l'organe atrophié, qui auparavant le maintenait écarté.

Les dégénérations diverses peuvent être regardées comme appartenant spécialement au tissu cellulaire : c'est ce tissu qui paraît en être la base, car ces dégénérations se ressemblent partout. Cependant, comme elles sont communes à tous les organes, je renvoie leur histoire après celle de tous les autres tissus. Au reste, le tissu cellulaire, là où il est libre dans les interstices des organes, est affecté de ces dégénérations, comme dans les endroits où il fait partie des organes eux-mêmes.

SECTION II.

DU TISSU ADIPEUX.

§ 145. Le tissu adipeux, ainsi nommé à cause de la graisse (*adeps*) qu'il contient, résulte de la réunion de vésicules très-petites, microscopiques, entassées, groupées en plus ou moins grand nombre, réunies entre elles par du tissu cellulaire lamineux, et servant de réservoir à la graisse. On en distingue deux sortes : l'une est le tissu adipeux commun, ou le tissu graisseux proprement dit ; l'autre est le tissu adipeux ou médullaire des os.

ARTICLE I.

DU TISSU ADIPEUX COMMUN.

§ 146. Il a été désigné sous les noms de tissu cellulaire graisseux, de membrane graisseuse, toile, tunique, vésicules adipeuses, etc. ; on l'a encore nommé panicule graisseux, parce qu'il forme une couche immédiatement située au dessous de la peau.

§ 147. Ce tissu a été confondu pendant longtemps avec le tissu cellulaire, que l'on disait contenir tantôt de la sérosité, tantôt de la graisse, et former, dans ce dernier cas, le tissu graisseux. Malpighi a, l'un des premiers, élevé des doutes à ce sujet, et a vu la graisse former des espèces de grains appendus aux vaisseaux sanguins. Swammerdam a vu de même que la graisse est une huile liquide renfermée dans des membranules. Morgagni a également reconnu que la graisse contient des grains qu'il compare à ceux des glandes ; Bergen a distingué, l'un des premiers, deux espèces de tissu cellulaire, dont l'un, qu'il appelle *lamineux*, correspond au tissu graisseux. W. Hunter a donné les caractères distinctifs de ce tissu, caractères qui ont été ensuite reconnus et plus ou moins exactement déterminés par Jansen, Wolff, Chaussier, Prochaska, Gordon, Mascagni, moi, etc. Haller nie l'existence de ce tissu, et n'admet que les aréoles du tissu cellulaire, comme parties contenantes de la graisse ; son opinion a été adoptée par Bichat, par Meckel, etc.; mais nous verrons plus bas que cette opinion est peu fondée. Le tissu graisseux a été décrit avec soin dans plusieurs ouvrages [1], et figuré dans quelques-uns [2].

§ 148. Le tissu adipeux a des formes diverses, suivant les endroits où on l'examine. Sous la peau, il forme une couche plus ou moins épaisse, et généralement répandue. Il représente des masses arrondies dans l'orbite, dans l'épaisseur des joues, dans l'intérieur du bassin, au devant du pubis, autour des reins, etc. Ces masses sont pyriformes, pédiculées, au bord libre de l'épiploon, dans les appendices épiploïques de l'intestin et au niveau des ouvertures que l'on trouve à l'extérieur du péritoine. Dans l'épiploon la graisse est disposée sous la forme de réseaux ou de rubans qui suivent le trajet des vaisseaux.

§ 149. Quoique la graisse ne soit pas aussi universellement répandue que le tissu cellulaire, on la trouve pourtant dans beaucoup d'endroits.

Le canal vertébral en renferme une petite quantité en dehors de la dure-mère. A la tête, il en existe beaucoup, surtout à la face, dans les échancrures parotidiennes, aux joues, etc. Le cou en présente davantage en arrière qu'en avant. A la poitrine, l'extérieur et l'intérieur de cette cavité en offrent une quantité notable, tant aux environs du cœur qu'entre les muscles pectoraux et autour des mamelles. La graisse de l'abdomen est principalement située à l'extérieur des reins, dans le bassin, dans l'épaisseur du mésentère, de l'épiploon et des appendices épiploïques. Aux membres la graisse est plus abon-

---

[1] Malpighi, *De omento, pinguedine*, etc., in ejusd. Oper. omn. et posth. — Bergen, *Op. cit.* — W. Hunter, *Op. cit.* — Wolf, *Op. cit.* — W. X. Jansen, *Pinguedinis animalis consideratio physiologica et pathologica*, Lugd. bat., 1784. — Krohn, *Muller's arch.*, 1837. — Ascherson, *Muller's arch.*, 1840.

[2] Mascagni, *Prodromo della grande anatomia*.— Wagner, *Icones physiologicœ*, 1839. — Henle, *Anatomie générale*.— Gunther, *Allgemeine physiologie*, 1845, etc.

dante au niveau des articulations, dans le sens de la flexion, ainsi que dans les endroits qui sont exposés à des pressions habituelles, comme la fesse, la plante du pied.

Le tissu graisseux se comporte différemment , relativement à chaque organe en particulier. Celui qui est au-dessous de la peau existe constamment, à moins d'une maigreur extrême, et se prolonge dans les aréoles du derme. On n'en trouve point au-dessous des membranes muqueuses. Les membranes séreuses et synoviales sont doublées, au contraire, par ce tissu, particulièrement dans l'épaisseur de leurs replis. Le tissu adipeux qui entoure les muscles pénètre également dans l'épaisseur de ceux qui sont divisés en faisceaux distincts , comme le grand fessier, etc. Dans les glandes lobulées, on en distingue dans l'intervalle des lobes. La gaîne des vaisseaux en renferme en général fort peu. Les nerfs volumineux, comme le nerf sciatique, en contiennent de petits amas entre leurs fibres. Les ligaments fasciculés en offrent de semblables entre leurs faisceaux. Enfin, dans les os, la graisse est considérée à part.

§ 150. La graisse manque entièrement dans certaines parties, comme sous la peau du crâne, du nez, de l'oreille, du menton, où la ligne médiane en est entièrement privée ; il en existe de même fort peu entre la peau et le peaucier. On n'en trouve presque point vis-à-vis l'insertion du deltoïde, ce qui fait que cette partie reste toujours enfoncée, même chez les sujets les plus gras. Ce fluide manque également autour des tendons longs et grêles, et dans les intervalles des muscles qui exécutent de grands mouvements, comme entre le triceps et le droit antérieur de la cuisse , le biceps et le brachial antérieur, les jumeaux et le soléaire. L'épaisseur des viscères est le plus souvent dépourvue de graisse : il n'y en a point dans les parois de l'estomac, de l'utérus, dans la rate, le foie. Les paupières, le pénis, les petites lèvres de la vulve , en sont également privés. Au reste, la quantité de graisse qui existe dans le corps varie beaucoup ; mais il y a des parties qui n'en contiennent jamais, même dans l'embonpoint le plus considérable, et d'autres dans lesquelles le marasme le plus complet ne la fait jamais entièrement disparaître. Chez un homme adulte et d'un embonpoint ordinaire , la graisse forme environ la vingtième partie du poids du corps.

§ 151. Le tissu graisseux est, en général, d'une couleur blanc-jaunâtre, et d'une consistance molle , mais variable, suivant les régions du corps, suivant l'âge, etc.

§ 152. Quelle que soit la forme extérieure du tissu adipeux, les masses qu'il représente se divisent en masses plus petites, du volume d'un pois à celui d'une noisette, plus petites à la tête, plus grosses autour des reins. Ces masses sont plongées dans le tissu cellulaire; leur forme varie : en général obronde, elle est allongée, ovoïde sur la ligne médiane de l'abdomen, l'une des extrémités tenant à la peau, et l'autre à l'aponévrose. On peut les réduire par la dissection en lobules ou grains adipeux, qui, examinés au microscope, paraissent eux-mêmes composés d'une infinité de petites vésicules.

Les vésicules adipeuses, quoique visibles seulement au microscope, n'en ont pas moins des dimensions qui l'emportent sur celles des autres éléments globuleux qui entrent dans la composition de nos tissus. Les dimensions des vésicules graisseuses rapportées au millimètre varient entre $0^{mm},02$, et $0^{mm},06$ (de deux à six centièmes de millimètre) de diamètre.

Ces vésicules (*fig.* 3) sont terminées par une circonférence parfaitement nette; elles sont brillantes par leur centre à la lumière transmise, et leurs bords sont tout à fait obscurs. Double caractère qui n'appartient qu'aux vésicules adipeuses ou aux gouttelettes de graisse qui se trouvent dans les liquides qu'on examine au microscope. Ces

FIGURE 3.

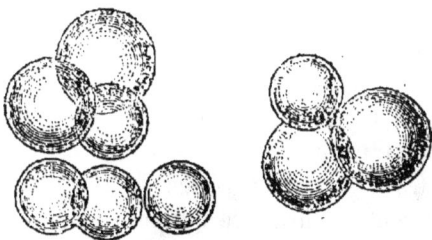

Vésicules adipeuses vues au microscope.

vésicules, qui sont normalement arrondies, se déforment souvent, et deviennent irrégulières. Cela tient à ce que la graisse qu'elles contiennent et qui est liquide à la température du corps de l'homme ou de l'animal se solidifie par le refroidissement, et que la vésicule extrêmement mince s'applique de toutes parts sur la matière concrète, et perd sa forme sphérique. Lorsque les vésicules adipeuses sont en masses assez considérables, les côtés par lesquels elles se correspondent sont un peu déformés, même sur l'animal vivant, et prennent un aspect légèrement polyédrique.

On peut donc regarder le tissu graisseux comme composé de vésicules agglomérées, réunies en grains, qui sont rassemblés à leur tour pour former des masses. Il résulte de ces dispositions que la structure de ce tissu n'est point aréolaire, mais qu'elle ressemble plutôt à celle des fruits de la famille des hespéridées, comme les oranges, les citrons, qui offrent de même, et d'une manière visible, des vésicules membraneuses attachées à des cloisons qui les séparent. Les vésicules graisseuses, ainsi que les graines et les masses qu'elles forment, sont pourvues d'un petit pédicule qui leur est fourni par les

vaisseaux logés dans leurs intervalles, et peuvent être comparées,
sous ce rapport, à des grains de raisin supportés par leurs pédicelles.
Au reste, ces vésicules sont tellement minces, qu'il est impossible
de distinguer leurs parois : mais il y a des preuves bien certaines
de leur existence. En effet, si la graisse était libre, elle ne formerait
pas des masses régulières et distinctes. C'est à tort que Haller et
plusieurs autres ont prétendu que cette forme était inhérente à la
graisse, car celle-ci ne présente pas des globules, et n'a par elle-
même aucune figure déterminée. Si l'on place sous le microscope
quelques-unes de ces vésicules plongées dans l'eau tiède, on ne
voit pas d'huile à leur surface ; mais en les entamant, il s'en échappe
aussitôt quelques gouttes qui surnagent sur le liquide.

On peut encore démontrer l'existence d'une membrane propre autour de
chaque vésicule graisseuse en traitant les objets, sous le microscope, par
l'acide acétique ou par l'éther. L'acide acétique ne doit pas être employé
concentré, parce qu'il dissout immédiatement la membrane et la démonstration n'est pas nette. L'acide acétique affaibli, au contraire, ramollit lentement la membrane en même temps qu'il la contracte, et on voit de toutes
parts transsuder sur la surface de la vésicule graisseuse de petites gouttelettes de graisse. Ce passage du dedans au dehors indique évidemment l'existence d'une substance intermédiaire. Lorsqu'on emploie l'éther, il s'établit
un courant endosmotique vers la graisse contenue dans les vésicules et un
courant exosmotique vers l'éther, en sorte que celles-ci se vident en partie
et, au bout de peu d'instants, l'éther, en s'évaporant, laisse sur toute l'étendue
de la plaque d'observation des ilots irréguliers de matière grasse. La
graisse a traversé les parois des vésicules et celles-ci ne sont pas détruites,
car on les retrouve encore.

Il est tout à fait impossible, comme on le pense bien, de constater sur
l'enveloppe des vésicules adipeuses la présence de vaisseaux ; on peut même
affirmer qu'elles n'en contiennent point. Les vaisseaux qui pénètrent au
milieu des amas des vésicules graisseuses rampent et se terminent dans les
lames du tissu cellulaire qui les entoure et les unit. Dans quelques ouvrages
d'anatomie générale, on représente les vésicules adipeuses recouvertes d'un
réseau arborisé qui pourrait induire en erreur. Cette disposition arborisée,
qui existe en effet sur quelques vésicules graisseuses lorsqu'on les examine
sur des tissus tout à fait froids, tient, ainsi que Vogel l'a démontré, à un
dépôt rayonné de cristaux d'acide margarique. Il suffit de soumettre les
vésicules à l'influence d'une douce chaleur pour faire disparaître complétement les arborisations.

Ajoutez, à ces considérations, que la graisse étant fluide sur le
vivant, comme le prouve son écoulement lorsqu'on divise les tissus,

elle devrait s'infiltrer, comme la sérosité, dans les mailles communicantes du tissu cellulaire, sinon dans l'état de santé, au moins dans l'état de maladie ; or, cela n'a point lieu, et tout ce qu'on a dit de l'infiltration de la graisse pour expliquer la conformation des mamelles pendantes de certaines peuplades, les fesses saillantes de certaines autres, les bosses dorsales de quelques animaux, la queue volumineuse de quelques autres, etc., ne présente qu'une réunion de faits contradictoires et de raisonnements absurdes. Roose et Blumenbach ont allégué, contre l'existence des vésicules, le développement de la graisse dans des parties où ces petits appareils n'existent pas ; ils en concluent que ceux-ci ne sont pas nécessaires à la production de ce fluide : la graisse se produit en effet dans le tissu cellulaire, mais elle s'y forme des vésicules, au lieu d'être simplement contenue dans des aréoles ouvertes.

§ 153. Le tissu cellulaire qui existe entre les vésicules adipeuses est très-fin, comme il l'est en général entre les parties les plus ténues de nos organes : ces vésicules semblent à peine tenir les unes aux autres, on les écarte sans éprouver de résistance. Le tissu cellulaire devient plus distinct entre les grains, et très-apparent entre les masses adipeuses ; celles-ci sont même séparées dans quelques endroits par des lames fibreuses très-résistantes, comme on le voit à la plante des pieds, et qui ont pour usage de donner une grande élasticité à la graisse. Dans d'autres endroits, les masses adipeuses sont réunies, et soutenues par des lames cellulaires fermes, comme au crâne, au dos, etc. ; dans d'autres, par un tissu lâche, comme à l'aisselle, à l'aine, etc. Du reste, pour bien voir le tissu cellulaire intermédiaire aux lobes graisseux, il faut l'examiner sur des cadavres affectés d'anasarque ou d'emphysème : on se convainc aussi, par cet examen, que la graisse n'est point libre dans les aréoles du tissu cellulaire ; car quelque étendues, quelque profondes que soient ces infiltrations, elles peuvent bien écarter, disséquer, pour ainsi dire, les grains adipeux, mais jamais la graisse n'est mêlée avec le fluide infiltré.

Les vaisseaux sanguins du tissu graisseux sont faciles à injecter. On les voit aussi parfaitement en examinant des parties où le sang, resté fluide, s'est porté naturellement après la mort. Ces vaisseaux sont plus apparents chez les sujets peu avancés en âge, les lobules graisseux étant plus distincts. Leurs divisions et subdivisions finissent par arriver jusqu'au contact des vésicules microscopiques elles-même. Malpighi avait cru ces vaisseaux surmontés d'un appareil sécrétoire et d'un canal qui s'abouchait dans le réservoir de la graisse;

il a reconnu lui-même, plus tard, que cette disposition n'existe pas.
Des vaisseaux absorbants ne peuvent être démontrés dans les
vésicules. Mascagni, il est vrai, les dit composées d'une couche
intérieure de vaisseaux lymphatiques, et d'une couche extérieure de
vaisseaux sanguins; mais il ne rapporte aucun fait à l'appui de cette
opinion. On ne sait pas s'il y a des nerfs dans ces vésicules.

Quand la graisse n'existe pas, les vésicules manquent également;
elles disparaissent quand ce fluide cesse d'exister dans une partie.
Hunter dit pourtant qu'on peut les distinguer même vides; mais je
ne pense pas qu'il en soit ainsi : elles se confondent, quand elles disparaissent, avec l'élément cellulaire.

§ 154. La graisse humaine, extraite du tissu graisseux qui la renferme, et purifiée par le lavage, la fusion et la filtration, a les propriétés générales des huiles fixes. Elle est inodore, d'une saveur douce et
fade; sa couleur jaunâtre est due à un principe colorant, soluble dans
l'eau, et enlevé par le lavage. Elle est moins pesante que l'eau; son
degré de fusibilité varie suivant sa composition : en général, elle est
fluide à la température du corps, et même au-dessous, et quelquefois beaucoup au-dessous, comme à 15°, par exemple; elle est insoluble dans l'eau, peu soluble dans l'alcool froid : elle n'est point
acide; l'acide que Crell y admettait est un résultat de la distillation,
opération dans laquelle la graisse fournit en effet des acides carbonique, acétique et plusieurs autres produits de la réaction de ses
éléments. Elle se partage, par l'action des bases alcalines énergiques,
en principe doux, et en acides margarique et oléique. Par son
exposition à l'air et à la lumière elle se rancit : il y a production
d'un acide volatil, d'une odeur forte.

La composition élémentaire de quelques graisses a été examinée
par MM. Bérard et Th. de Saussure; c'est une combinaison en proportions différentes, suivant les animaux, de carbone, d'hydrogène
et d'oxygène.

Avant les travaux de M. Chevreul [1], les graisses passaient pour
des principes immédiats. Il a fait voir qu'elles sont essentiellement
formées de deux matériaux organiques : la stéarine, fusible à 50°
environ, et l'oléine, encore liquide à zéro; c'est de leur proportion
que résulte le degré de fusibilité de chaque sorte de graisse. On
sépare ces deux matériaux immédiats l'un de l'autre, en traitant la
graisse par l'alcool bouillant; par le refroidissement, la plus grande

[1] *Annales de chimie*, t. XCIV.— *Ann. de chim. et de phys.*, t. II et VII.

partie de la stéarine se précipite, l'oléine reste en solution dans l'alcool avec un peu de stéarine. On peut encore les séparer par la congélation, qui fait d'abord figer la stéarine. On peut aussi les isoler par l'absorption du papier non collé, qui enlève l'oléine, et laisse à sa surface la stéarine.

Au point de vue chimique on peut envisager les matières grasses comme des substances formées par l'union d'une base, qu'on nomme la glycérine, avec des acides organiques, qui sont ordinairement l'acide stéarique et l'acide oléique. Quand on veut saponifier une graisse, c'est-à-dire la transformer en savon, on la traite à chaud par un alcali, tel que la potasse ou la soude. La base minérale, en agissant sur le corps gras, se borne à déplacer la glycérine qui devient libre, et elle s'unit aux acides stéarique et oléique pour former des sels (stéarates et oléates de soude ou de potasse).

Il résulte de là que les graisses naturelles sont de véritables sels formés par l'union d'une base, la glycérine, avec les acides stéarique et oléique. La stéarine est par conséquent de l'acide stéarique saturé par de la glycérine, et pareillement l'oléine est de l'acide oléique saturé par la glycérine.

Les graisses des animaux renferment quelquefois, à la place de la stéarine, un autre principe qu'on appelle la margarine, qui ne diffère d'elle que par des caractères peu importants, qui joue le même rôle dans la constitution des corps gras et se comporte exactement comme elle avec les alcalis.

Quand on saponifie la graisse humaine, on obtient un margarate et un oléate, d'où il suit qu'elle résulte d'un mélange d'oléine et de margarine, ou, si l'on veut, d'un mélange d'acide oléique et d'acide margarique uni à la glycérine.

D'après M. Chevreul, 100 parties de graisse humaine donnent, par saponification, 95 ou 96 parties d'acide gras (acide oléique et acide margarique), et 10 parties de glycérine. On obtient donc ainsi plus de matière qu'on n'en a mis en expérience. Ce fait résulte de la propriété qu'a la glycérine, quand elle est mise en liberté, de s'emparer d'une certaine quantité d'eau ou de s'hydrater aux dépens de l'eau de la dissolution de soude ou de potasse. Cette propriété de la glycérine, beaucoup d'oxydes ou de bases la partagent également, ce qui est encore un point de ressemblance de plus.

La graisse humaine, ramenée à ses éléments primitifs, carbone, hydrogène, oxygène, est composée ainsi qu'il suit :

Carbone......................	79
Hydrogène....................	11,4
Oxygène......................	9,6
	100,0

La graisse soumise à l'action de la chaleur, fond, se colore, et dégage des vapeurs irritantes. Chauffée à 300°, elle entre en ébullition et se décompose ; il se dégage de l'acide carbonique, de l'hydrogène carboné en grande quantité, et une matière volatile âcre, et très-irritante pour les poumons, qu'on nomme acroléine. L'acroléine provient de la décomposition de la glycérine. Les produits qui restent dans la cornue après la distillation sont acides ; ils renferment les acides gras précités, acide oléique et acide margarique, que la glycérine a abandonnés.

Les acides agissent en général en s'unissant à la glycérine, et mettent par conséquent en liberté l'acide oléique et l'acide margarique.

La graisse est complétement insoluble dans l'eau à froid et à chaud. L'alcool et l'esprit de bois en dissolvent une certaine proportion. L'éther est son meilleur dissolvant. Aussi toutes les fois que, dans une opération de chimie organique, on veut enlever à un produit la graisse qu'il contient, on l'épuise successivement et à diverses reprises par l'alcool absolu et par l'éther.

La graisse existe quelquefois suspendue dans un liquide, sans y être dissoute. La liqueur n'est pas transparente comme le serait une dissolution ; mais elle est tout à fait analogue à du lait. On nomme cet état particulier de la graisse émulsion. Les solutions gommeuses et mucilagineuses ont la propriété d'émulsionner les graisses, c'est-à-dire qu'en agitant les graisses liquides avec de l'eau gommeuse ou mucilagineuse, on fractionne la graisse en une infinité de particules qui restent en suspension sans se rejoindre. Les matières grasses introduites dans l'intestin ne peuvent entrer dans le système absorbant qu'autant qu'elles sont à cet état de division ou de fractionnement extrême. Le suc pancréatique, et peut-être aussi la bile mettent les graisses de la digestion en état d'être absorbées en les émulsionnant.

§ 155. La graisse du tissu adipeux n'est pas la seule matière grasse que l'on rencontre dans l'organisation animale, et dans celle de l'homme en particulier. On trouve dans le sang plusieurs matières grasses. Malpighi, Haller et d'autres, avaient déjà cru que de la graisse libre circulait avec le sang. Je ne l'ai jamais vu.

L'existence intermittente de la graisse libre dans le sang de l'homme ne peut pas être mise en doute. L'occasion se présente rarement, il est vrai, d'examiner le sang de l'homme dans les conditions propres à mettre le fait en évidence ; mais chez les animaux, il est on ne peut plus facile à constater. L'existence de la graisse libre dans le sang est en rapport avec la période digestive. Les matières grasses de la digestion, apportées dans le torrent circulatoire par le canal thoracique, circulent dans le sang, au moins pendant tout le temps que dure l'absorption et par conséquent pendant tout le temps que le canal thoracique en verse dans le sang, c'est-à-dire pendant plusieurs heures. J'ai constaté le fait un grand nombre de fois, dans des expériences entreprises il y a quelques années sur les fonctions de la rate et de la veine-porte. Il suffit, pour mettre le fait en évidence, de saigner un animal en pleine digestion, et de laisser coaguler le sang. Le sérum est alors blanchâtre ; si on le décante et qu'on le laisse reposer, il ne tarde pas à se couvrir d'une couche crémeuse, qui donne toutes les réactions de la graisse.

On trouve encore dans le sang, mais en quantité très-minime, une substance qui existe aussi et surtout dans la bile, et qu'on nomme cholestérine. La cholestérine est une substance cristallisable en écailles brillantes. Elle se distingue des matières grasses ordinaires en ce qu'elle ne se combine point avec les alcalis, et que par conséquent elle ne peut exister à l'état de savon dans le sang.

On trouve dans le sang une substance grasse insaponifiable comme la cholestérine, mais fusible à + 36°, tandis que la cholestérine n'est fusible qu'à + 137° ; elle a été découverte par M. Boudet, qui lui donne le nom de séroline.

Les autres substances grasses du sang, saponifiables ou saponifiées, et qui ont été mentionnées par Berzelius et M. Denis, doivent être rangées parmi les graisses temporaires de la digestion.

Le beurre est encore une matière grasse, colorée et odorante, en suspension dans le lait. Il y a également dans la substance nerveuse une matière grasse cristallisable, analogue à celle du sang et d'autres matières grasses phosphorées. Enfin, dans des cas maladifs et dans des altérations cadavériques, on trouve encore des matières grasses dans d'autres parties du corps humain.

On rencontre souvent des matières grasses, ou, pour parler plus exactement, des *gouttelettes* huileuses *libres*, dans beaucoup de liquides organiques, tels que les mucus, la bile, l'urine ; mais il faut attribuer leur présence dans ces liquides à des circonstances anormales.

Partout où la graisse se dépose normalement en dehors du système circulatoire, elle ne se montre qu'entourée d'une vésicule propre. Ainsi la graisse fait partie constituante du lait et du cérumen des oreilles ; or, dans ces produits de sécrétion, elle se présente sous la forme de vésicules adipeuses. Il est probable que la graisse se présente sous la même forme dans des produits de sécrétion peu étudiés, tels que les liquides des glandes de Meibomius, celui des glandes sébacées et celui des follicules pileux.

Les vésicules graisseuses du lait, ou globules du lait, ont de $0^{mm},005$, à $0^{mm},02$ de diamètre environ. Ces globules sont parfaitement sphériques et présentent au microscope les caractères des vésicules adipeuses. Les globules du lait diffèrent cependant des vésicules adipeuses ordinaires par la manière dont ils se comportent avec l'alcool et l'éther. L'alcool et l'éther attaquent difficilement les globules du lait, et on ne voit pas, comme dans les vésicules adipeuses, la matière grasse s'échapper, dans ce traitement, au travers des parois de la vésicule. Il faut ajouter aux globules du lait de l'acide acétique pour altérer et dissoudre leur enveloppe ; alors on peut se convaincre que l'intérieur du globule est constitué par de la matière grasse. La fermentation naturelle du lait, qui s'accomplit en quelques jours par la transformation de son sucre en acide lactique, amène le même résultat, c'est-à-dire la destruction des globules. Les globules du lait sont donc de véritables vésicules adipeuses ; mais elles diffèrent des vésicules adipeuses ordinaires par la résistance de leur enveloppe, laquelle est vraisemblablement beaucoup plus épaisse, et de nature caséeuse.

§ 156. Le tissu adipeux présente quelques différences dans les animaux ; il existe chez le plus grand nombre : on le trouve dans les articulés, les mollusques et les vertébrés. Dans ces derniers, la graisse présente divers degrés de consistance, de coloration, etc. ; elle est très-fluide dans les poissons et les cétacés ; la tête du *physeter macrocephalus* contient une huile liquide, dans laquelle on trouve une matière grasse concrète : c'est le blanc de baleine ou la cétine. Elle est molle dans le porc, où elle forme le saindoux ; ferme dans les ruminants, où elle est appelée suif, etc. Le volume des vésicules adipeuses n'est pas le même chez tous les animaux : suivant les observations de M. Wolff, elles augmentent successivement de grosseur dans la poule, l'oie, l'homme, le bœuf et le porc. La graisse s'accumule aussi dans des régions différentes, dans divers animaux, comme sur le dos des chameaux, dans la queue de quelques moutons, etc. Dans l'espèce humaine même, la tribu des Boschismans est remarquable par la saillie graisseuse des fesses chez les femmes : on en a vu un exemple déjà loin de nous dans la *Vénus Hottentote*.

§ 157. Les différents degrés de l'embonpoint établissent des différences très-grandes dans la quantité de la graisse. Elle forme, dans l'obésité, depuis la moitié jusqu'aux quatre cinquièmes du poids total du corps. Au contraire, dans la maigreur extrême, la graisse n'existe que dans quelques endroits. Les femmes possèdent en général plus de graisse que les hommes. Suivant l'âge, il existe sous ce rapport des particularités assez remarquables. Le fœtus est entièrement dépourvu de graisse jusqu'à mi-terme. Depuis cette époque jusqu'à la naissance, la graisse s'accumule successivement dans les diverses parties. Elle n'existe d'abord que sous la peau, et s'y produit par grains isolés, qui en rendent l'étude très-facile à cet âge. A la naissance, on en trouve déjà une grande quantité sous les téguments et l'épaisseur des joues ; l'épiploon en offre quelques grains isolés. La quantité de la graisse augmente à mesure que l'accroissement a lieu ; elle finit par occuper les interstices musculaires, mais ce n'est que fort tard qu'elle se produit autour des viscères. L'âge mûr, ou l'époque à laquelle l'accroissement est terminé, est aussi celle de l'obésité : on observe quelquefois celle-ci chez les enfants, mais cela est beaucoup plus rare. Dans la vieillesse, la quantité de la graisse diminue, principalement au-dessous de la peau : ce fluide existe alors spécialement à l'intérieur, comme autour du cœur, dans les cavités médullaires des os, etc.

§ 158. Les propriétés et les fonctions du tissu graisseux n'ont rapport qu'à la sécrétion de la graisse. Cette sécrétion ne s'opère point dans des glandes ni dans des conduits particuliers : Heister et Fanton ont, des premiers, élevé des doutes sur l'existence de ces glandes, dont beaucoup d'auteurs ont parlé depuis l'erreur de Malpighi à ce sujet. La sécrétion de la graisse est une sécrétion perspiratoire, et c'est à tort que Riegel [1] a voulu faire revivre la supposition des conduits graisseux, en même temps qu'une hypothèse sur l'usage des capsules surrénales : suivant cet auteur, en effet, la graisse qui entoure les reins et leur bassinet se formerait dans ces capsules, d'où elle serait transportée par des conduits particuliers, qu'à la vérité il dit n'avoir pu injecter. La graisse résulte-t-elle immédiatement de l'action organique des vaisseaux qui la déposent dans les vésicules adipeuses ? ou bien est-elle déjà formée dans le sang en circulation ? ou bien enfin a-t-elle encore une origine plus éloignée ? M. Ev. Home [2] en fixe l'origine dans l'intestin ; il pense qu'elle est, comme le chyle, un produit de la digestion, et qu'elle est absorbée par le gros intestin. Cette opinion repose, entre autres faits, sur l'existence de la graisse ou du jaune de l'œuf dans l'intestin des vertébrés ovipares à l'état de fœtus ou de larve, et sur quelques faits morbides.

L'introduction des matières grasses peu ou point modifiées dans le chyle, le passage du chyle en nature dans le torrent de la circulation, et l'existence positive de la graisse émulsionnée dans le sang pendant la période digestive, sont des faits qui viennent à l'appui de l'opinion exprimée autrefois par M. Ev. Home, avec cette différence toutefois que l'absorption des graisses, comme celle des autres matières alimentaires, se fait principalement dans l'intestin grêle et non pas dans le gros intestin.

---

[1] *De usu glandularum superrenalium in anim. necnon de origine adipis disq. anat. philos.*, Hasniæ, 1790.

[2] *Philosophical transactions*, Ann. 1813.

Les matières grasses qui circulent avec le sang sont déposées dans l'épaisseur des tissus, au travers des parois des vaisseaux capillaires, par une action analogue à celle qui sépare dans l'intérieur des glandes les éléments des sécrétions existant dans le sang. L'enveloppe vésiculeuse dont les molécules s'entourent quand elles ont été déposées dans les vacuoles du tissu cellulaire, se forme vraisemblablement aux dépens de la partie coagulable (fibrine) du plasma du sang, exhalé aussi par les parois vasculaires. Pour admettre que les vésicules sont les organes producteurs ou séparateurs de la graisse, il faudrait démontrer qu'elles existent dans les tissus avant la graisse elle-même, et que quand celle-ci a disparu, on les retrouve encore. A ces conditions seulement on pourrait les envisager comme de véritables éléments glanduleux. C'est ce que dit Hunter. Gurlt, dans son ouvrage de physiologie, incline aussi vers cette manière de voir, car il prétend que chez les animaux qui ont maigri on retrouve les vésicules adipeuses dans le tissu cellulaire et qu'elles ne renferment plus de la graisse, mais de la sérosité. Aucun auteur depuis Gurlt n'a parlé de ces vésicules séreuses. L'observation démontre que les vésicules adipeuses apparaissent et disparaissent avec la graisse qu'elles renferment.

§ 159. La graisse est reprise continuellement par les vaisseaux ; son absorption est démontrée par sa diminution de quantité dans plusieurs circonstances. Cette action est en équilibre avec la sécrétion, lorsque la quantité de la graisse reste la même. L'exhalation et l'absorption de la graisse sont quelquefois très-rapides, comme le montrent plusieurs faits. Les enfants qui ont maigri à la suite de maladies reprennent souvent, en peu de jours, tout leur embonpoint. Les animaux que l'on affame, comme les porcs, engraissent ensuite très-promptement. Certains oiseaux s'engraissent, dit-on, par un temps humide, en moins de vingt-quatre heures. L'amaigrissement ne s'opère pas moins promptement dans beaucoup de cas. Les circonstances les plus favorables à la sécrétion de la graisse sont le repos absolu des organes animaux et intellectuels, et la castration. On réunit souvent ces diverses causes lorsqu'on veut engraisser les animaux ; elles produisent le même effet quand elles existent chez l'homme. Les saignées habituelles, les aliments doux et amylacés, sont encore regardés comme favorisant la production de la graisse. Il y a, en outre, des circonstances inconnues qui paraissent agir de la même manière, car on observe des cas d'embonpoint extraordinaire, dont il est assez difficile de se rendre compte. Les causes qui accélèrent la résorption de la graisse sont en général les circonstances opposées à celles dont nous venons de parler, et de plus, les sécrétions abondantes, les maladies organiques, et en particulier celles des organes des fonctions nutritives.

Une question, à la fois physiologique et économique, a vivement préoccupé les savants dans ces derniers temps.

Des travaux nombreux ayant prouvé que les aliments dont les animaux se nourrissent renferment, tout formés, la plupart des principes immédiats qui font la base même de leurs tissus, on s'est demandé si les animaux qui trouvaient des matières grasses toutes formées dans leurs aliments n'avaient plus qu'à les absorber et à les déposer dans les tissus. Ainsi posé, le problème est résolu, car il est constant que les matières grasses sont peu ou point modifiées dans leur digestion, leur absorption et leur assimilation. Mais une autre question a été posée, c'est la suivante : Les animaux ont-ils la faculté, au moyen des forces de l'organisme vivant, de créer des matières grasses en agissant sur les substances alimentaires autres que la graisse, et de nature variable, soumises à l'action digestive? Or, sans entrer ici dans des détails beaucoup mieux placés dans les ouvrages de physiologie, nous répondrons oui, car l'expérience a démontré :

Que la quantité de matières grasses contenues dans les aliments dont un animal fait usage n'égale pas toujours celle qui se forme, dans un temps donné, dans le corps de cet animal.

Exemple : Des abeilles nourries avec du miel ont produit une quantité de cire (substance grasse) qui dépasse notamment le poids de la cire contenue dans les produits de leur alimentation et dans les tissus d'un nombre égal d'insectes du même essaim (Edwards).

« Une oie maigre, dit M. Liebig (*Chimie organique*, trad. par Gerhardt), pesant 4 livres, augmente de 5 livres dans l'espace de 36 jours, pendant lesquels on lui donne pour l'engraisser 24 livres de maïs ; au bout de ce temps, on peut en extraire 5 livres 1/2 de graisse. Il est évident que la graisse ne s'est pas trouvée toute formée dans la nourriture, car celle-ci ne renferme pas un millième de graisse. »

Des expériences de M. Person sur des oies ont conduit aux mêmes résultats. Je ne parle ni des expériences de M. Chossat, ni de celles de M. Letellier, parce qu'elles ont été faites avec une substance incapable à elle seule d'entretenir la vie des animaux (le sucre). Les désordres qui sont survenus ne permettent pas de tirer de ces faits des conclusions rigoureuses.

Les matières grasses qui existent dans les aliments sont donc utilisées sous cette forme ; quant aux aliments qui n'en renferment point, comme les matières grasses sont indispensables à l'animal pour l'accomplissement de ses fonctions, il les forme aux dépens des matières analogues, c'est-à-dire très-probablement aux dépens des matières ternaires, non azotées, telles que les substances amylacées et sucrées. Il suffit que ces substances perdent une faible proportion d'oxygène pour que leur composition chimique devienne identique avec celle de la graisse. Il n'est pas prouvé cependant que les

matières azotées ou quaternaires, telles que la fibrine, l'albumine, la caséine, etc., ne puissent, en perdant leur azote, se transformer en graisse
dans les fonctions de l'assimilation.

§ 160. On a attribué à la graisse beaucoup d'usages hypothétiques. Ceux dont elle jouit réellement sont locaux et généraux. En
effet, la graisse a, d'une part, des usages purement mécaniques ou
de position, comme de modérer la pression, à la plante des pieds
dans la station, aux fesses dans l'attitude assise, de remplir les vides
conjointement avec le tissu cellulaire, et de rendre par là les formes
arrondies : aussi ces formes sont-elles plus marquées chez les femmes
et chez les enfants, qui ont, en général, plus de graisse. On a dit
que la graisse servait à garantir du froid, parce que ce fluide est
mauvais conducteur du calorique, et que les animaux qui habitent
dans les climats froids en ont une couche épaisse sur les téguments.
On a prétendu sans fondement qu'elle diminuait l'action nerveuse et
l'action des muscles, c'est-à-dire la sensibilité et l'énergie musculaire.
on a dans ce cas pris la cause pour l'effet. On a pensé que la graisse
servait à assouplir les fibres. Fourcroy, considérant que ce fluide contient un excès d'hydrogène, le croyait destiné à rendre la substance
nutritive plus azotée, en la privant d'une partie de son hydrogène.
Plusieurs auteurs, et Bichat lui-même n'est pas fort éloigné de cette
opinion, ont pensé que la graisse pouvait servir à huiler la peau par
une sorte de transsudation à travers ses pores : les follicules sébacés
sont aujourd'hui trop bien connus pour que l'on puisse adopter cette
idée.

Les usages généraux de la graisse sont relatifs à la nutrition. Ce
fluide peut être considéré comme un aliment en réserve : c'est ce
dont on voit divers exemples chez les animaux. Les insectes, par
exemple, se nourrissent de leur graisse avant d'être insectes parfaits,
et présentent le même phénomène peu de temps avant leur mort.
Cela est encore plus marqué dans les animaux hibernants qui dorment
pendant l'hiver, et ne vivent que de leur graisse jusqu'à leur réveil,
époque à laquelle ils sont très-maigres. Les fœtus des ovipares se
nourrissent de la graisse qui forme en grande proportion le jaune
de l'œuf.

Les expériences modernes n'ont rien changé à cette conclusion : « La
graisse est un aliment tenu en réserve. » On pourrait ajouter : « Pour suppléer dans certaines circonstances les éléments de la respiration qui viennent accidentellement à manquer. »

Dans l'homme comme dans les animaux, la production de la graisse ou dépôt de la graisse dans les tissus est diminué par tous les actes qui augmentent l'énergie des actions vitales ou qui accroissent les mouvements respiratoires. Le sommeil prolongé engraisse, les exercices violents et le jeûne font maigrir, etc.

§ 161. Le tissu adipeux et la graisse, outre les variétés dont il a été question, présentent quelques altérations morbides.

Quand le tissu graisseux est divisé, des gouttelettes d'huile s'en échappent, et si les lèvres de la plaie sont maintenues rapprochées, la réunion a lieu promptement; mais la graisse ne reparaît dans l'endroit de la réunion que quand le tissu cellulaire nouveau a cessé d'être compacte. Le tissu graisseux dénudé s'enflamme, la graisse est résorbée ; puis il se recouvre d'une couche de matière organisable, qui devient la base de la cicatrice, ou nouvelle peau, qui se forme au-dessus de la graisse.

Le tissu adipeux s'amasse quelquefois en très-grande quantité, comme on le voit dans l'obésité ou polysarcie. On a vu des individus, dans cet état, peser de cinq à six cents, et même jusqu'à huit cents livres. Quand l'obésité est locale ou bornée à un point du corps, elle prend le nom de *lipôme*[1]. Cette affection peut avoir presque partout son siége : cependant on l'observe le plus souvent au-dessous des téguments et en dehors des membranes séreuses. Les tumeurs de ce genre, situées au-dessous de la peau, ont été mal à propos confondues avec les tumeurs enkystées. Leur forme est obronde; lorsqu'elles sont très-volumineuses, elles soulèvent et entraînent la peau, et sont alors pédiculées ou pyriformes : on en a vu peser de quarante à cinquante livres. A l'extérieur des membranes séreuses, leur figure est ordinairement ovoïde : une de leurs extrémités tient à la membrane, l'autre se rapproche de la peau ; à l'extérieur du péritoine, cette tumeur constitue la hernie graisseuse, ou le liparocèle. Le lipôme a une structure analogue à celle de la graisse : suivant Monro, les vésicules y ont le même volume que dans cette dernière, et sont seulement plus nombreuses. Une enveloppe celluleuse semblable à celle qui entoure les muscles, quelquefois d'une densité qui la rapproche des membranes fibreuses et des kystes, existe le plus communément autour de la tumeur. Cette membrane contient des vaisseaux assez apparents. Les lipômes extérieurs au péritoine offrent quelquefois l'aspect de l'épiploon quand

[1] *Voyez* Th.-Ch. Bigot, *Dissert. sur les tumeurs graisseuses*, etc., Paris, 1821.

on les déploie : en général pourtant ces tumeurs renferment beaucoup moins de vaisseaux que d'autres tumeurs du même volume.

Les auteurs ont parlé de transformations graisseuses des muscles.
Voici ce qu'un certain nombre d'observations m'a appris à ce sujet.
Les muscles deviennent souvent tout à fait blancs dans les paralysies ; leurs fibres diminuent en même temps de volume, et comme
cette altération s'observe surtout chez les vieillards, dans lesquels
la graisse est plus abondante à l'intérieur, et que le repos de la partie
augmente encore la quantité de ce fluide, il en résulte un aspect
graisseux des muscles, qui en a imposé pour une vraie transformation graisseuse. Mais on trouve dans ces muscles la fibrine qui leur
est propre, lorsqu'on les soumet à l'action de l'alcool, à l'action
d'un papier absorbant ; lorsqu'on les fait cuire dans l'eau, ou lorsqu'on les expose à un feu nu. Il y a donc seulement décoloration
et non transformation graisseuse des muscles. M. Vauquelin et
M. Chevreul ont obtenu les mêmes résultats dans les analyses qu'ils
ont faites de ces muscles. La transformation graisseuse n'existe pas
davantage dans les os : seulement la moelle, qui en occupe l'intérieur, peut devenir très-abondante. Le foie est quelquefois le siége
d'une transformation ou plutôt d'une infiltration graisseuse, qui n'a
pas été suffisamment examinée.

Les inflammations qui surviennent dans des régions où le tissu
adipeux est très-abondant ont une tendance particulière à se terminer par gangrène. Cette observation, que l'on a faite depuis longtemps sur les animaux très-gras, tels que les cochons, les moutons,
quand ils éprouvent des piqûres, est aussi exacte chez l'homme
dans lequel les blessures et les infiltrations, surtout urinaires ou
stercorales, dans le tissu graisseux, sont suivies de gangrènes très-
étendues. La très-petite proportion de parties vivantes que renferme
le tissu adipeux peut rendre raison de ces phénomènes. On voit
quelque chose d'analogue dans les hernies épiploïques : quand on
laisse à l'extérieur des masses considérables d'épiploon, il arrive
alors que cet organe se pourrit à sa surface ; il en découle une huile
abondante, et lorsqu'une fois son volume est par là considérablement diminué, il ne reste plus qu'un champignon rouge et très-
vasculaire, formé par le tissu cellulaire intermédiaire à la graisse
et par le développement des vaisseaux.

Dans un cas d'hépatite, le docteur Traill, de Liverpool, a trouvé
dans le sérum du sang extrait par la saignée une quantité notable
d'huile, environ deux parties et demie sur cent de sérum. Les kystes

le l'ovaire contiennent assez souvent de la graisse avec des poils et quelquefois des dents, mais l'altération est alors très-composée : ce n'est pas ici le lieu de la décrire. Les calculs biliaires sont quelquefois formés d'une matière grasse nommée *cholestérine*. Les matières stercorales contiennent également quelquefois des substances grasses, soit mêlées avec leurs principes, soit en masses isolées. L'ambre gris est une matière grasse, qui paraît provenir de l'intestin du *physeter macrocephalus*. Certains kystes des organes génitaux, et quelques hydrocèles, renferment quelquefois des paillettes brillantes, qui ne sont autre chose que de la cholestérine. On trouve aussi cette matière, mais moins souvent, dans des tissus morbides situés dans d'autres régions. Les tumeurs appelées mélicéris, stéatome et athérome, et que l'on regarde comme des kystes sous-cutanés (chap. III), contiennent une certaine proportion de matière grasse.

ARTICLE II.

DU TISSU MÉDULLAIRE OU ADIPEUX DES OS [1].

§ 162. Le tissu médullaire est un tissu à la fois membraneux, vasculaire et vésiculaire, renfermé dans les cavités des os. Il a reçu les noms de moelle, de système médullaire, de *medulla, meditullium*, par comparaison avec la moelle des arbres.

§ 163. Duverney [2] en a fait le sujet de plusieurs observations : Grutzmacher [3] et Isenflamm [4] en ont donné des descriptions détaillées. Tous les ostéologistes, et tous ceux qui se sont occupés du tissu adipeux, se sont aussi occupés de la moelle. Havers [5] surtout en a très-bien décrit et en a figuré la texture vésiculeuse. Albinus en a donné une très-belle figure dans ses *Annotationes academicæ;* seu-

---

[1] Le tissu médullaire, au point de vue anatomique, peut être indifféremment confondu avec le tissu adipeux, dont il reproduit la composition. De nos jours, il n'est plus décrit séparément dans aucun traité d'anatomie générale.

Il faut remarquer toutefois que ce tissu n'est envisagé ici que comme une *subdivision* du tissu adipeux, et il ne faut pas oublier (voy. § 87, introduction), que la classification des systèmes organiques n'est pas uniquement basée, dans cet ouvrage, sur les caractères anatomiques.

[2] *Mémoires de l'Académie des sciences*, 1700.

[3] *De ossium medullâ*, Lips., 1758.

[4] *Ueber das Knochenmark, in beitræge, etc. Von Isenflamm und Rosenmuller*, B. II, Leipzig, 1803.

[5] Clopton Havers, *Osteol. nov.*, Lond., 1691, et *Obs. nov. de ossibus*, Amstel., 1731.

lement les vaisseaux y sont représentés trop gros; Mascagni, dans
son *Prodromo*, a aussi donné une bonne figure de la moelle.

§ 164. La moelle occupe la grande cavité médullaire du corps des
os longs, les cavités cellulaires des os courts, de l'extrémité des os
longs et de l'épaisseur des os larges, et même les porosités de la
substance compacte des os. Les sinus et les cellules aériennes des os
du crâne n'en contiennent point.

§ 165. La graisse qui occupe le canal médullaire représente un
cylindre moulé sur les parois osseuses de ce canal, et contenu dans
une membrane que l'on appelle périoste interne ou médullaire.
Cette membrane, dont les uns ont nié l'existence, tandis que d'autres
la croyaient formée de deux couches, n'a qu'un seul feuillet, facilement apercevable au moyen d'une expérience qui consiste à scier
un os, et à l'approcher du feu ou à le plonger dans un acide : la
membrane se crispe, se détache de l'os, et forme un canal distinct.
La ténuité de cette membrane est telle qu'il est presque impossible
de l'observer sans ce moyen. Son tissu ne peut guère se comparer
qu'à une toile d'araignée. Cette membrane tapisse le canal intérieur
de l'os, et semble se continuer à ses deux extrémités avec la moelle
qui les remplit. Elle envoie en dehors des prolongements dans la substance compacte, et fournit en dedans une infinité de prolongements
analogues, qui se comportent à son intérieur comme le font, en
général, les filaments et les lames qui composent les membranes
celluleuses. Ces prolongements sont soutenus par les filaments et les
lamines de la substance osseuse, dans les endroits où cette substance existe.

§ 166. La composition de la membrane médullaire est due principalement aux vaisseaux ramifiés à l'intérieur du canal, et que soutient un
tissu cellulaire extrêmement mou et à peine visible : cette membrane
ressemble beaucoup, sous ce rapport, à la pie-mère ou à l'épiploon,
et ne semble formée, de même que ces membranes, que par le tissu
cellulaire qui entoure la gaine des vaisseaux. Une artère et une veine
pénètrent dans le canal médullaire, et s'y divisent, aussitôt après leur
entrée, en deux branches dont les ramifications s'étendent aux deux
extrémités de l'os, et communiquent avec les vaisseaux nombreux
et volumineux de ces extrémités. Les vaisseaux lymphatiques n'ont
été suivis que jusqu'à l'entrée du canal médullaire. Les injections
heureuses montrent, au contraire, une foule de filaments colorés
dans le canal des os longs. Les nerfs de ce canal, dont l'existence a
été niée, sont pourtant assez faciles à suivre. Sœmmering, il est vrai,

pense que ces nerfs sont destinés à l'artère seulement. Ces nerfs ont particulièrement été observés par Wrisberg et Klint. Le tissu médullaire est donc essentiellement composé : 1° d'un réseau artériel et veineux, et probablement aussi d'un réseau de vaisseaux lymphatiques; 2° d'un plexus nerveux, destiné soit à l'artère, soit aux autres parties en même temps; 3° de la trame celluleuse propre à ces parties, laquelle fournit des fibrilles dont la réunion constitue une sorte de membrane incomplète, frangée. Il faut joindre à cela des vésicules adipeuses très-apparentes, mais seulement dans les sujets frais, et qui deviennent moins sensibles dans les autres, parce que l'enveloppe des vésicules se détruit très-promptement. Ces vésicules sont tout à fait semblables à celles du tissu adipeux général ; elles ont le même volume et les mêmes connexions avec les vaisseaux sanguins auxquels elles paraissent appendues. Grutzmacher pense que la texture de la moelle et celle de la graisse en général est aréolaire comme le tissu cellulaire commun, et non vésiculaire; c'est une erreur. Les extrémités des os longs contiennent un grand nombre de vaisseaux ; mais leur membrane est moins distincte que celle du milieu de ces mêmes os ; il y a des vésicules semblables à celles de la membrane médullaire. Les porosités de la substance compacte en contiennent également.

§ 167. La graisse des os prend les noms de moelle dans le canal médullaire, de suc médullaire dans la substance spongieuse, et de suc huileux dans la substance compacte. Cette graisse est formée des mêmes principes que la graisse ordinaire, seulement en des proportions différentes, puisqu'elle est plus fluide (l'oléine y domine) ; elle est aussi plus colorée, plus jaune.

§ 168. La membrane médullaire est sensible. Duverney a très-bien indiqué l'expérience qu'il faut faire pour constater cette propriété, que Bichat a peut-être un peu exagérée, mais que l'on a eu tort de révoquer en doute. En effet, si le plus souvent, dans les amputations pratiquées chez l'homme, l'impression causée par la section de l'os est à peine sentie, cela tient uniquement à la douleur plus vive, résultant de la section de la peau, et qui a précédé celle-ci. Mais en mettant sur un animal vivant assez d'intervalle entre la section des téguments et la lésion de la moelle des os, pour que l'impression produite par la première, ait le temps de se dissiper, un stylet introduit dans le canal médullaire produit à l'instant même une douleur que l'animal témoigne de diverses manières : on conçoit bien que cette sensibilité réside dans la membrane, et est étrangère à la moelle

elle–même. Les nerfs accompagnant dans l'os l'artère médullaire principale, si l'os est amputé au-dessus de l'entrée de ce vaisseau, la moelle restant ne communique plus avec le centre nerveux ; c'est à cette disposition qu'il faut attribuer la différence de sensibilité observée par Bichat entre le centre et les extrémités de la cavité médullaire, et aussi à ce que les filets nerveux vont en se divisant vers les deux bouts de cette cavité. Les artères qui se ramifient dans cette membrane, y sécrètent et y déposent la matière grasse.

§ 169. Suivant Bichat, la membrane médullaire existe de très-bonne heure, préexiste au canal ; seulement elle est remplie d'une substance cartilagineuse, qui fait ensuite place à la moelle à mesure que l'ossification s'opère.

L'observation la plus attentive ne montre dans les cartilages, qui doivent former les os, ni artères, ni veines, ni membrane médullaire ; plus tard, la cavité des os longs n'est qu'un canal étroit que l'artère remplit ; celle-ci se déjette sur le côté et s'accole aux parois, quand le canal commence à s'élargir ; une substance visqueuse ou gélatineuse est alors contenue dans ce dernier ; de la moelle s'y produit enfin, mais en petite quantité ; avec l'âge, le canal devient de plus en plus large, et la moelle plus abondante. Il n'y a aucune différence appréciable, sous le rapport de ce tissu, entre les deux sexes. Ce fluide présente, en outre, des variétés individuelles, par rapport à sa quantité. Lorsque l'embonpoint est ordinaire, la graisse forme la majeure partie de la substance contenue dans le canal médullaire. J'ai trouvé, sur huit parties de cette substance, sept de graisse : le reste est formé par les vaisseaux, de l'eau et de l'albumine. Chez les sujets maigres, au contraire, la graisse ne constitue que le quart, ou une moindre proportion encore du fluide contenu dans les os longs ; le reste m'a paru être de l'eau, ou du moins une substance évaporable, et de l'albumine, ou une substance coagulable par la chaleur. Les oiseaux ont, dans les cavités des os longs, de l'air au lieu de la moelle, suivant la remarque de Camper.

§ 170. Les fonctions du tissu médullaire sont de servir de périoste interne et de réservoir à la graisse : c'est sur lui que se ramifient les vaisseaux qui, d'une part, se portent en dehors pour concourir à la nutrition de l'os, et d'autre part, en dedans pour opérer la sécrétion de la graisse. Celle-ci a les mêmes usages généraux que dans les autres parties. Les usages locaux sont de remplir le vide qui sans elle existerait dans les os. On a cru, et Haller et Blumembach ont adopté cette opinion, qu'elle rendait ceux-ci plus flexibles, moins cassants ;

mais les os des enfants, privés de graisse, sont pourtant moins cassants que ceux des adultes, tandis que les os des vieillards, dans lesquels ce fluide est si abondant, sont en général très-fragiles. Ceux qui ont avancé cette opinion se fondent sur ce que la combustion ôte à la substance osseuse toute sa solidité ; il est évident que ce n'est pas seulement l'huile qu'ils perdent dans ce cas, mais bien la matière animale qui leur est enlevée, dont dépendait leur solidité. Les mêmes auteurs ajoutent qu'en faisant bouillir dans l'huile, ou dans la gélatine, le résidu terreux obtenu par la combustion, on lui rend, jusqu'à un certain point, sa solidité ; mais il se forme alors un composé particulier, une espèce de stuc qui n'a rien de commun avec l'os. Haller et plusieurs autres physiologistes ont encore pensé que la moelle servait à la reproduction des os, et notamment à la formation du cal. Cependant l'observation fait voir qu'une fracture se guérit d'autant plus promptement que l'individu est plus jeune ; or, plus l'individu est jeune, et moins il y a de moelle, ou moins la moelle contient de graisse[1]. Duverney et d'autres ont cru la moelle nécessaire à la nutrition des os : il suffit que la moelle manque chez plusieurs animaux, comme les oiseaux, que le bois des cerfs, par exemple, en soit dépourvu, que ce fluide n'existe point dans l'enfance, et que les os se forment avant la moelle, pour que cette opinion ne soit point admissible. On a aussi regardé la moelle comme le réservoir du calorique latent et de l'électricité. La moelle ne sert pas non plus à lubrifier les surfaces articulaires, car la synovie existe dans beaucoup d'endroits où la moelle ne se rencontre point[2].

§ 171. La moelle présente quelques altérations morbides[3]. Dans les fractures, pendant que l'os se consolide, la graisse disparaît dans le canal médullaire ; le tissu cellulaire de ce canal devient compacte, comme dans les autres cas de solution de continuité, et finit par

---

[1] Les travaux modernes sur la cicatrisation des os, ou formation du cal, ont parfaitement démontré que le tissu adipeux des os ne prend aucune part au phénomène. Les cicatrices osseuses, comme celles des autres tissus, se font aux dépens de l'organisation de la matière coagulable qui s'échappe au travers des vaisseaux qui environnent la fracture. Les cicatrices osseuses, d'abord semblables aux cicatrices des parties molles, et formées d'un tissu de nouvelle formation, se solidifient peu à peu par le dépôt des sels calcaires amenés par la circulation.

[2] Il faut ajouter qu'il n'y a aucune ressemblance, au point de vue de la composition chimique, entre la graisse médullaire et la synovie. L'une est une substance ternaire, l'autre un liquide essentiellement albumineux.

[3] *Voyez* Moignon, *Tentamen de morbis ossium medullœ*, Paris. et Lugd., *An*. III.

s'ossifier : ce dernier fait, que Bichat a observé, a été constaté de nouveau par plusieurs observateurs. Lorsque la consolidation est parfaite le canal se rétablit, et la membrane médullaire reprend ses propriétés.

On observe dans la moelle, à la suite des amputations, les mêmes phénomènes que dans les autres plaies qui intéressent le tissu graisseux : la matière huileuse disparaît, et une couche cellulaire et vasculaire se forme à l'extrémité tronquée de l'os, qui finit par se clore.

La moelle est détruite dans les séquestres, et ne paraît pas se rétablir après leur sortie, du moins ne l'a-t-on pas vue se reproduire dans ce cas ; peut-être l'état des parties n'a-t-il pas été examiné assez longtemps après l'issue de la maladie.

La membrane médullaire est susceptible d'inflammation : c'est probablement à elle et à ses suites qu'il faut attribuer les nécroses intérieures. Il est également probable que les douleurs ostéocopes dépendent de cette inflammation. On observe dans le rachitis un endurcissement particulier de la membrane médullaire, qui n'a pas été bien décrit.

Parmi les affections propres à cette membrane, le spina-ventosa est une des plus remarquables. Il y a, suivant mes observations et celles de plusieurs autres, au moins deux, et même trois espèces distinctes de cette maladie. Le développement considérable de l'os tient à l'accroissement extraordinaire de la membrane médullaire altérée ; mais tantôt l'altération de la moelle consiste en une dégénération carcinomateuse, en un véritable cancer mou ; tantôt la tumeur est fibreuse et cartilagineuse ; dans quelques cas, enfin, et surtout chez les enfants, l'os, renflé dans son milieu, contient une substance rouge très-vasculaire, dont la nature n'est pas bien déterminée : cette variété s'observe surtout dans les os du métacarpe, du métatarse, et des doigts. Le spina-ventosa affecte spécialement les os longs des membres : dans le fémur, c'est le plus souvent la partie inférieure de l'os qui est malade ; dans l'humérus, c'est la partie supérieure. J'ai enlevé le tiers supérieur du péroné à une jeune femme, dans un cas de spina-ventosa qui avait donné à la tête du péroné à peu près le volume du poing de la malade. Des tumeurs de ce genre ont été décrites par Vigarous, sous le nom de stéatomes osseux, et par M. Astley Cooper, sous celui d'exostoses médullaires.

CHAPITRE II.

DES MEMBRANES SÉREUSES.

§ 172. Les membranes, *membranæ*, sont des parties molles, larges et minces, qui tapissent les cavités, enveloppent les organes, entrent dans la composition d'un grand nombre d'entre eux, et en constituent quelques-uns : du reste, elles diffèrent beaucoup entre elles, par leur texture, leur composition, leur action, etc.

§ 173. Les membranes séreuses, *m. serosæ, vel succingentes*, ainsi nommées parce qu'elles sont humectées par un liquide analogue au sérum du sang, et parce qu'elles fournissent des tuniques à beaucoup d'organes, forment un système, ou genre nombreux de membranes fermées de toutes parts, adhérentes par une surface aux parties environnantes, libres et contiguës à elles-mêmes par l'autre, servant à isoler certaines parties, à faciliter les mouvements, et résultant d'une modification très-simple du tissu cellulaire.

§ 174. Confondues pendant longtemps avec les parties auxquelles elles tiennent, les membranes séreuses ont été particulièrement distinguées des autres parties, et étudiées dans leur ensemble, par Bonn [1], par Monro [2], et surtout par Bichat [3].

L'existence des membranes séreuses, comme parties distinctes, a été de nouveau mise en doute de nos jours. La difficulté de distinguer les plans séreux qui recouvrent certains organes, de la membrane propre de ces organes, la difficulté d'isoler la membrane séreuse, alors qu'elle recouvre une autre membrane, de cette membrane elle-même, ont engagé quelques auteurs à nier l'existence des membranes séreuses en tant que membranes propres. Comme dans les diverses régions où on examine les membranes séreuses, celles-ci sont appliquées sur des tissus différents, ici sur un tissu cellulaire lâche, là sur une membrane fibreuse résistante, plus loin sur des ligaments, on a dit : il n'y a point, à proprement parler, de membranes séreuses, mais seulement des surfaces séreuses, caractérisées par leur poli et par le liquide qui les humecte ; ces surfaces polies et humides se rencontrent par-

---

[1] *De continuationibus membranarum*, Ams.-Batav., 1763.
[2] *A description of all the bursæ mucosæ, etc.*, Edinb., 1788.
[3] *Traité des membranes*, Paris, an VIII.

tout où il existe des espaces dans lesquels les organes ou les tissus se trouvent en rapport de contiguïté.

Il y a du vrai dans cette manière de voir. Il est certain, en effet, que
l'union des membranes séreuses est souvent si intime avec les tissus sous-ja-
jacents, que leur ligne de séparation ne peut pas être rigoureusement démontrée. Mais on ne peut nier non plus que dans quelques points les membranes séreuses abandonnent les tissus ou les membranes sur lesquelles elles
se déploient pour se porter sur d'autres organes, et qu'elles apparaissent en
ces points comme des membranes propres et distinctes. Les membranes
séreuses se confondent, là où elles sont adhérentes, avec les membranes ou les tissus sous-jacents, parce que, constituées par du tissu cellulaire, elles s'appliquent sur des parties qui ont la même constitution
anatomique qu'elles-mêmes. A ce compte, les plans aponévrotiques, les
membranes fibreuses et les membranes tégumentaires elles-mêmes, dont la
base est celluleuse, se confondent aussi avec les parties celluleuses sur
lesquelles elles s'étendent, car il faut, pour les isoler, briser les liens qui
les unissent. Les divisions anatomiques n'ont pas et ne peuvent pas avoir
la prétention de limiter mathématiquement des choses qui ont la même composition intime, dont aucune n'est isolée et qui toutes se tiennent par un
lien commun, le tissu cellulaire, qui est en même temps, pour beaucoup
d'entre elles, la base de leur substance.

D'ailleurs, à supposer qu'il n'y ait que des surfaces séreuses et non des
membranes véritables de ce nom, il faudrait ranger parmi ces surfaces
toutes les vacuoles du tissu cellulaire ; ce sont en effet des espaces ou
solutions de continuité humectées par de la sérosité. Or, cette assimilation
est contraire à la constitution anatomique de la plupart des membranes
séreuses, car il entre en elles un élément nouveau (épithélium) qui les
classe dans les membranes propres, au même titre que les membranes tégumentaires. Ai-je besoin d'ajouter qu'au point de vue pathologique, la classe
des membranes séreuses est une de celles où la conformité de structure et
de fonction se traduit de la manière la plus manifeste ?

§ 175. Le système séreux comprend des membranes qui, à raison
de leurs nombreuses ressemblances, forment un genre très-naturel,
dans lequel cependant il y a aussi des différences assez marquées
pour qu'on doive en faire plusieurs divisions. Sous le rapport de
leur situation et du liquide plus ou moins onctueux qui les humecte,
on les distingue en séreuses proprement dites, ou séreuses des cavités
splanchniques, et en synoviales ; et ces dernières elles-mêmes se distinguent encore en celles des articulations, en celles des tendons, et
en celles qui sont sous-cutanées. Il faut exposer d'abord les caractères communs à tout le genre, et puis ensuite ceux des espèces.

SECTION 1.

DES MEMBRANES SÉREUSES EN GÉNÉRAL.

§ 176. Toutes consistent en des vessies fermées de toutes parts : il n'y a d'autre exception à cette disposition générale que l'ouverture par laquelle le péritoine communique avec les organes génitaux chez la femme, ces organes étant eux-mêmes interrompus dans leur continuité entre l'ovaire et le commencement de l'oviducte ou trompe utérine. Il résulte de la conformation générale des membranes séreuses, que les liquides qu'elles renferment sont entièrement isolés, et que ses membranes ne sont perméables que par les vaisseaux qui se ramifient dans leur épaisseur, et non, comme le tissu cellulaire, par des aréoles communiquant librement entre elles ; au reste, cette conformation présente quelques variétés ou formes secondaires. Il est de ces membranes qui sont aussi simples que possible, et ne représentent qu'une sorte d'ampoule ou de vessie ; on les appelle vésiculaires. D'autres constituent des enveloppes engaînantes qui entourent certaines parties, comme des tendons, des ligaments, des vaisseaux sanguins ; et comme elles ne sont pas percées pour laisser passer ces parties, qu'elles se réfléchissent à leurs deux extrémités, et forment ainsi une double gaîne, cela leur a fait donner le nom de vaginiformes. Cette disposition est une des plus communes. Enfin, il en est de plus compliquées encore ; ce sont les membranes séreuses enveloppantes, celles qui méritent plus particulièrement le nom de *succingentes* : celles-ci entourent les organes, excepté sur un seul point de leur surface, autour duquel elles se réfléchissent sur les parois de la cavité qui les renferme, et sont ainsi divisées en deux portions, dont l'une forme une enveloppe aux organes, et prend le nom de feuillet viscéral, ou tunique, tandis que l'autre, qui revêt les parois de la cavité, constitue le feuillet pariétal. Les différentes formes que nous venons d'examiner sont souvent réunies dans la même membrane. Dans les membranes séreuses enveloppantes, comme celles que l'on trouve autour du cœur, des poumons, des testicules, il y a toujours à la surface de l'organe un endroit dépourvu d'enveloppe séreuse : c'est par cet endroit que pénètrent les vaisseaux de l'organe, ou que celui-ci tient aux parties environnantes. Cette partie libre des organes

revêtus de membranes séreuses est tantôt large, tantôt très-étroite.
Dans quelques cas le viscère est éloigné des parois qui le renferment, et attaché ou suspendu par un repli de la membrane séreuse
qui constitue ce qu'on nomme un frein ou ligament membraneux :
cette disposition n'est point une exception à ce que nous venons de
dire. Il y a toujours une partie de l'organe qui n'est pas revêtue par la
membrane dans toute l'étendue de l'adhérence du repli que forme
cette dernière. Outre ce premier genre de replis, les membranes
séreuses offrent des prolongements qui flottent plus ou moins à
l'intérieur de la cavité qu'elles forment, et qui dépendent le plus
souvent de leur feuillet viscéral, mais qui appartiennent aussi quelquefois à leur autre feuillet : l'épiploon, les appendices épiploïques
pour le péritoine ; les replis graisseux qu'on observe dans la plèvre
sur les côtés du médiastin, pour cette dernière membrane ; les franges synoviales pour les capsules articulaires, sont des exemples de
ces prolongements. Ceux-ci contiennent toujours dans leur épaisseur du tissu cellulaire ordinairement graisseux : c'est aussi à cet
endroit que la membrane offre le plus de vaisseaux.

§ 177. Toutes les membranes séreuses présentent deux surfaces,
une libre et l'autre adhérente. Celle-ci est floconneuse, et tient à
du tissu cellulaire, à des ligaments, à des tendons, etc. Son degré
d'adhérence à ces différentes parties est plus ou moins marqué :
un tissu cellulaire lâche le produit quelquefois, tandis qu'ailleurs
l'adhérence est intime. Il existe une foule d'intermédiaires entre ces
deux extrêmes, ainsi qu'on l'observe au niveau des ligaments, des
fibres musculaires, des tendons, etc. La surface libre des membranes
séreuses est partout contiguë à elle-même : c'est l'intérieur de l'espèce de vessie que représentent ces membranes. Cette surface est
parfaitement lisse et polie. Un liquide analogue au sérum du sang
humecte constamment cette surface.

§ 178. Les membranes séreuses sont, en général, d'une couleur
blanchâtre, que leur transparence rend à peine sensible ; luisantes à
leur surface libre ; fort minces et pourtant assez résistantes, elles
sont en général un peu élastiques.

§ 179. Elles paraissent presque homogènes au premier aspect :
cependant on observe presque toujours, dans divers points de leur
étendue, une apparence fibreuse qui est plus ou moins marquée.
Lorsqu'on les déchire par distension, elles s'éraillent d'abord, et
puis elles se réduisent en petits filaments entremêlés, entre-croisés,
et comme tissus entre eux. Leur nature paraît très-analogue à celle

du tissu cellulaire, dont elles ne diffèrent que par une condensation plus grande. Il existe d'ailleurs entre le tissu cellulaire et les membranes séreuses une sorte de gradation insensible, et les membranes séreuses les plus simples participent encore beaucoup de la nature du tissu cellulaire. Le tissu cellulaire très-lâche, et que l'insufflation développe en larges ampoules, comme celui du prépuce, celui qui existe entre les muscles à grands mouvements, et les bourses synoviales sous-cutanées, constituent en effet une transition entre les deux tissus. Des vaisseaux entrent dans la composition de ces membranes. Les injections et l'inflammation, qui font pénétrer, les premières un liquide coloré, la seconde le sang, dans ces vaisseaux, rendent ceux-ci très-apparents. Cependant il faut éviter de confondre les vaisseaux propres à la membrane séreuse avec ceux qui appartiennent au tissu cellulaire sous-jacent, et qu'on croirait exister dans la membrane elle-même, à cause de sa transparence. Dans le péritoine, par exemple, il faut que l'inflammation soit longtemps prolongée pour que le sang arrive au delà du tissu cellulaire sous-séreux ; et, en examinant la chose peu attentivement, on serait tenté de croire que c'est le péritoine lui-même que la maladie a rendu vasculaire. Il en est de même des injections : ce n'est que quand elles sont très-ténues qu'elles pénètrent jusque dans la membrane elle-même.

Les membranes séreuses sont constituées par deux couches superposées. A l'instar des membranes tégumentaires, elles sont formées d'un derme et d'un épiderme ou épithélium.

Le derme des membranes séreuses peut être envisagé, au point de vue histologique, comme la condensation, sous forme de membrane, de la couche la plus superficielle du tissu cellulaire sur les parois des cavités intérieures. Lorsqu'on examine au microscope une membrane séreuse dépouillée de son épithélium, on constate en effet qu'elle est constituée par des faisceaux de fibres cellulaires entre-croisées, d'autant plus condensés qu'on s'approche davantage de la surface libre de la membrane. Comme dans le tissu cellulaire proprement dit, on aperçoit aussi, dans les membranes séreuses, ces fibres à contours obscurs et à noyaux allongés, qu'on nomme fibres de noyau.

Le derme des membranes séreuses contient des vaisseaux sanguins. Quelques auteurs, et entre autres Rudolphi, attribuent les injections des membranes séreuses uniquement aux réseaux vasculaires qui serpentent dans le tissu sous-séreux. Le tissu séreux, proprement dit, n'en recevrait point. Cette manière de voir n'est qu'une dispute de mots, car il est souvent impossible de tracer précisément la ligne de démarcation entre le tissu cellu-

laire sous-séreux et le derme séreux. Ce qui est certain, c'est qu'il n'y a qu'une
partie des membranes séreuses qui ne reçoive pas de vaisseaux; cette
partie, c'est celle qui est la plus superficielle, c'est l'épiderme ou l'épithélium. Le derme des membranes séreuses ne donne naissance à aucun vaisseau lymphatique. Si quelquefois les membranes séreuses paraissent en
contenir, c'est qu'elles s'appliquent souvent intimement sur des organes
qui en contiennent dans des points voisins de leurs surfaces. Le derme des
membranes séreuses reçoit quelques filets nerveux très-déliés et très-rares.
Ces filets proviennent, pour la plupart, des plexus du grand sympathique.

La seconde couche des membranes séreuses, ou la couche la plus superficielle, est constituée par un épiderme ou épithélium auquel on a donné le
nom de pavimenteux, parce qu'il est constitué par des cellules polygonales
accolées les unes auprès des autres, à la manière d'une mosaïque ou d'une
couche de petits pavés. Dans cette couche épithéliale, comme d'ailleurs dans
tous les épidermes, il n'y a ni nerfs ni vaisseaux. Sur les membranes séreuses la couche des cellules est unique ; en d'autres termes, il n'y a qu'un
rang de cellules ; voilà pourquoi l'épithélium des membranes séreuses a reçu
le nom d'épithélium pavimenteux *simple*, par opposition à celui des membranes cutanées et de quelques membranes muqueuses, auquel on donne le
nom de *stratifié*, parce qu'il est constitué par plusieurs couches superposées.

Les cellules de l'épithélium pavimenteux (*Voyez figure 7*) ont environ
$0^{mm},01$ de diamètre. Lorsqu'on veut les étudier au microscope, il faut
faire gonfler l'épiderme dans l'acide acétique étendu ; les lignes qui les séparent deviennent ainsi plus distinctes. Lorsqu'on ne fait subir aucune préparation à l'épiderme des membranes séreuses, les cellules sont serrées et
confondues, on les distingue moins facilement. Les cellules de l'épithélium
pavimenteux ont un noyau intérieur.

Toutes les membranes séreuses comprises dans ce chapitre ne sont pas
constituées par les deux couches que nous venons de décrire. On rencontre
ces deux éléments dans les membranes séreuses des trois cavités splanchniques et dans celles qui tapissent l'intérieur des articulations. Les bourses
synoviales sous-cutanées et les bourses synoviales des tendons, au contraire, manquent d'épithélium. Elles sont constituées uniquement par une
couche celluleuse condensée en derme séreux, et forment par conséquent
une transition insensible entre les membranes séreuses proprement dites
et les cavités du tissu cellulaire. M. Henle propose de les appeler membranes
séreuses *fausses*, tandis qu'il donne aux premières le nom de membranes
séreuses *vraies*. Il ne faut pas oublier que, malgré cette différence d'organisation, les bourses synoviales des tendons et sous-cutanées sont des sacs
limités, ne communiquant pas avec les parties voisines, et que, par conséquent, leurs fonctions physiologiques et leurs altérations pathologiques les
placent naturellement dans la classe des membranes séreuses.

Les membranes séreuses se résolvent en gélatine par une coction prolongée, comme le tissu cellulaire.

§ 180. Le liquide que renferment ces membranes n'est point le même dans toutes ; cependant il ressemble plus ou moins à la sérosité du sang, ou au sang privé de ses globules. Il contient, en général, de l'eau, de l'albumine, une matière incoagulable que l'on peut regarder comme une sorte de mucus gélatiniforme, et des sels. Nous verrons, plus loin, les différences que présente ce liquide dans les diverses espèces de membranes séreuses.

§ 181. Les membranes séreuses sont, pendant la vie surtout, extensibles et rétractiles à un haut degré, ainsi qu'on le voit dans les hydropisies, et après la guérison de ces maladies ; mais leur agrandissement n'est pas toujours simplement un résultat de leur extensibilité ; il y a en outre disparition de leurs plis, qui, se développant peu à peu, fournissent à l'accroissement de la membrane. Une autre cause qui concourt à cette augmentation de volume, est le glissement dont celle-ci est susceptible, l'espèce de locomotion qu'elle éprouve lorsqu'elle n'est distendue que dans un point de son étendue, comme on le voit particulièrement dans les hernies. Enfin, il paraît y avoir, dans quelques cas, une augmentation réelle de nutrition, qui contribue encore à la production de ce phénomène ; cet accroissement de substance est, avec les autres causes d'ampliation, manifeste dans la grossesse, par exemple. Au reste, ces phénomènes ne sont pas également marqués dans les différentes espèces de membranes séreuses : le péritoine les présente au plus haut degré : ils sont beaucoup moins prononcés dans les membranes synoviales, articulaires surtout, ce qui dépend, d'une part, de l'extensibilité moindre de ces membranes, mais aussi de ce qu'elles ont moins de plis, et surtout de ce que leurs connexions ne leur permettent pas de se déplacer avec autant de facilité. Quand la distension vient à cesser, les membranes reviennent peu à peu à leur état antérieur ; mais si elle a été portée jusqu'à l'éraillement, il en reste toujours des traces.

§ 182. La force de formation, assez développée dans les membranes séreuses, y est pourtant moindre que dans le tissu cellulaire libre. La motilité y est très-bornée ; elle n'y existe qu'à un très-faible degré. Mais si l'irritation n'y détermine pas de mouvements appréciables, elle y développe la sensibilité : ces membranes, en effet, deviennent très-sensibles et transmettent ordinairement des impressions douloureuses, dans l'inflammation.

§ 183. Toutes les membranes séreuses sont le siège de la déposition et de la résorption continuelles d'un liquide séreux dans leur

cavité, ou par leur surface libre et contiguë. L'étendue considérable
de ces membranes prises ensemble donne une grande importance
à cette double fonction. La matière de cette sécrétion est, comme
toutes les autres, apportée par les vaisseaux dans l'épaisseur de la
membrane, et surtout dans les points de la membrane les plus vasculaires, dans les prolongements frangés : on ne sait pas au juste
par quelle voie la matière sécrétée sort des vaisseaux et passe dans
la cavité. On a supposé pour toutes ces membranes des glandes sécrétoires, soit à leur voisinage, soit dans leur épaisseur même; mais
ces prétendues glandes n'existent pas. L'exhalation se fait au travers
des parois des vaisseaux qui circulent dans leur épaisseur ou dans le
tissu sous-séreux. Le liquide est aussi continuellement absorbé par
la membrane, dans l'épaisseur de laquelle il rentre dans les vaisseaux. Tant que la déposition et la résorption sont dans un juste
équilibre, les membranes séreuses sont simplement humectées à
leur surface. L'augmentation de la sécrétion, ou la diminution de
l'absorption, donne lieu à une accumulation qu'on appelle hydropisie.

Le liquide sécrété a des usages locaux et des usages généraux :
localement il sert à entretenir l'isolement entre les deux feuillets
contigus des membranes séreuses, et à faciliter les mouvements des
organes les uns sur les autres; en général, il est vraisemblable
que la matière nutritive, ainsi déposée et reprise alternativement,
éprouve une assimilation plus parfaite avant d'être employée à la
nutrition des organes.

§ 184. L'action des membranes séreuses, soit en santé, soit en
maladie surtout, est liée étroitement aux autres actions organiques.
Ainsi, quand elles sont malades, les fonctions des organes qu'elles
revêtent sont plus ou moins troublées, ce trouble s'étend au loin, et
souvent à tout l'organisme. De même, les affections des autres organes, surtout celles des membranes tégumentaires, des organes
circulatoires, des glandes, dérangent souvent leurs fonctions. Les affections des organes qu'elles revêtent les altèrent toujours plus ou
moins sensiblement ; d'une part la cavité qu'elles forment établit un
véritable isolement entre les parties sur lesquelles se déploient
leurs deux portions opposées ; d'un autre côté, la continuité et l'é-
tendue de chacune de ces membranes donnent facilement lieu à
des affections très-étendues.

§ 185. Le système séreux est très-mou à son origine qui est d'ailleurs peu connue : chez l'embryon, les viscères abdominaux ne

emblent recouverts que d'un vernis liquide et visqueux. Les membranes séreuses sont très-minces dans le fœtus, et en général moins
adhérentes à cause de la mollesse du tissu cellulaire qui les unit aux
parties voisines, de sorte qu'on les sépare avec facilité de ces mêmes
parties : cependant, sur l'albuginée du testicule, l'adhérence est
presque aussi intime que par la suite. Quelques anatomistes pensent
que ces membranes, dont le caractère essentiel est l'interruption de
continuité qu'elles établissent entre les parties, sont d'abord du
tissu cellulaire mou, continu et sans cavité intérieure ; ces auteurs
admettent qu'il existe au commencement une continuité générale
entre toutes les parties, sans en excepter les os. Le liquide des
membranes séreuses est d'abord très-ténu. Quelques-unes de ces
membranes, celles des cavités splanchniques, offrent des différences
de conformation remarquables chez le fœtus. Les membranes séreuses éprouvent divers changements dans la vieillesse.

§ 186. La formation d'un tissu séreux accidentel s'observe souvent ; sa réparation ou reproduction a lieu dans les plaies des membranes séreuses, lesquelles se réunissent quand leurs bords voisins
sont en contact immédiat ; l'observation a montré que l'opinion des
anciens, qui ne croyaient pas ces sortes de plaies susceptibles de
réunion, est dénuée de tout fondement. Lorsque ces plaies sont
avec perte de substance, ou qu'il y a un écartement entre leurs
bords, l'intervalle qu'elles présentent est rempli par une nouvelle
membrane, une véritable cicatrice. Celle-ci paraît être un peu plus
mince et plus extensible que la membrane environnante.

§ 187. Le liquide contenu dans les cavités des membranes séreuses est susceptible de s'y accumuler, soit que la résorption en
soit diminuée ou l'exhalation augmentée : cette accumulation donne
lieu aux diverses hydropisies. Le liquide qui forme ces dernières
offre des qualités variables, surtout quand il y a de l'inflammation.
Ce liquide contient tantôt moins de matière animale que dans l'état
de santé : quelquefois la proportion de cette matière est la même
que dans cet état. En général, la sérosité des hydropisies ressemble
au sérum du sang, sauf une moindre proportion d'albumine. Il est
un point d'anatomie pathologique auquel on n'a pas donné assez
d'attention ; c'est que les hydropisies qui ne paraissent pas dépendre
d'une altération des membranes séreuses ou des organes de la respiration et de la circulation, et que pour cette raison on a regardées
comme des affections générales, sont souvent précédées et accompagnées d'un flux d'urine contenant une grande proportion d'albu-

mine, soustraction de matière animale qui change la compositi[on]
du sang, qui le rend plus aqueux et qui dépend d'une altération [du]
rein et de sa fonction. Ce flux accompagne aussi quelquefois le[s]
hydropisies avec affection locale d'un autre viscère [1].

§ 188. L'inflammation des membranes séreuses, qui est très-fr[é]-
quente, produit dans ces membranes des altérations de tissu et d[es]
altérations de sécrétion. Les vaisseaux de la membrane s'injecte[nt]
d'abord dans son tissu cellulaire extérieur, puis à la longue dans s[on]
épaisseur même. Si l'inflammation dure un certain temps, la mem[-]
brane s'épaissit un peu et perd sa transparence ; cependant le pl[us]
souvent l'épaississement, qui paraît très-grand, n'est qu'apparent [et]
étranger à la membrane elle-même. Outre la modification interst[i-]
tielle qui donne lieu à cette altération, une sécrétion s'opère, e[n]
général, dans la cavité même de la membrane ; la sécrétion nor[-]
male se suspend d'abord, pour changer ensuite de caractère. Le li[-]
quide versé est, suivant les cas, une simple sérosité très-abondant[e]
mais non autrement altérée ; ou bien un fluide blanchâtre, lactes[-]
cent, ou contenant des flocons albumineux et fibrineux ; quelquefoi[s]
mais rarement, la sérosité est sanguinolente ; enfin on y trouve d[u]
pus offrant toutes les propriétés de celui qui se produit dans le tiss[u]
cellulaire. Outre ces effets de l'inflammation, il en est encore d'au[-]
tres très-remarquables.

§ 189. Les fausses membranes, *pseudomembranæ*, ne sont poin[t]
particulières aux membranes séreuses, mais elles y sont très-fré[-]
quentes. Elles consistent dans la concrétion, sous forme de mem[-]
brane, du produit de la sécrétion de la membrane enflammée à u[n]
certain degré. Ce produit, semblable à la matière organisable qu[i]
détermine l'adhérence des lèvres des plaies, est d'abord versé pa[r]
gouttelettes séparées sur la surface libre de la membrane ; ces gout[-]
tes, en se multipliant et en s'étendant, se rencontrent communé[-]
ment, et forment d'abord un réseau, puis une surface entière. O[r-]
dinairement, la même chose ayant lieu sur la partie opposée de l[a]
membrane, et restant, en général, en contact avec la première, l[a]

---

[1] La présence de l'albumine dans les urines, et les conséquences patholo[lo-]
giques qu'entraîne à sa suite l'élimination continue d'un principe indispen[sa-]
sable à l'accomplissement normal de la nutrition, ont été étudiés de nos jour[s]
avec beaucoup de soin.—*Voyez* R. Brigth, *Cases and observations illustrative o* [f]
renal disease accompanied with the secretion of albuminous urine, 1836-1839.—Mar[-]
tin Solon, *De l'albuminurie*, *etc.*, 1838. — P. Rayer, *Traité des maladies des rein[s]*
et des altérations de la sécrétion urinaire, 1839-41. 3 v. et atlas.

ausse membrane détermine l'agglutination des deux parties auparavant contiguës : c'est le premier degré de l'adhérence, l'adhérence *gélatineuse* de quelques-uns, *couenneuse* de quelques autres ; j'aime mieux appeler cela agglutination. Tantôt la matière de l'agglutination ne forme qu'une couche mince, interposée entre les deux surfaces rapprochées ; tantôt elle est si abondante, qu'elle remplit et distend la cavité séreuse.

Les adhérences organiques des membranes séreuses sont un résultat fréquent de la formation des fausses membranes. La matière organisable de l'agglutination se change en tissu cellulaire, dans lequel il se forme des canaux rameux qui acquièrent peu à peu la structure vasculaire (chap. iv), et qui finissent par communiquer avec les vaisseaux de la membrane enflammée. Plusieurs des premiers observateurs qui ont vu les vaisseaux des adhérences les ont pris pour des villosités vasculaires, prolongées de la membrane ancienne dans la matière de la fausse membrane. J. Hunter et M. Ev. Home ont observé le contraire, que j'ai moi-même constaté plusieurs fois. On peut, en piquant au hasard dans une adhérence récente avec un tube rempli de mercure, injecter des canaux rameux, dont la partie la plus large ou le tronc répond au centre de l'adhérence, et dont les rameaux dirigés en deux sens opposés, comme ceux de la veine-porte, tendent vers les surfaces séreuses sans arriver toujours jusqu'à ces surfaces, et sans que celles-ci fournissent des villosités bien marquées. A la longue, la disposition change, l'adhérence, dès que les canaux ont communiqué avec les vaisseaux anciens, devient de plus en plus vasculaire au voisinage de la membrane, et de moins en moins dans son centre.

Les adhérences organiques des membranes séreuses n'ont pas toujours la même forme ; elles consistent ordinairement en quelques brides ou en cordons plus larges aux extrémités adhérentes, et plus minces au centre qui est libre ; d'autres fois, il y a un très-grand nombre de filaments à peu près semblables aux brides ; dans d'autres cas enfin, les adhérences sont si multipliées, que les deux parties de la membrane sont confondues et semblent remplacées par du tissu cellulaire. La texture des adhérences, telle qu'on la voit dans les brides, est celle des membranes séreuses ; elles forment une espèce de gaîne lisse à la surface et remplie de tissu cellulaire contenant quelques vaisseaux. Ces adhérences sont d'une part si fréquentes, et de l'autre quelquefois si régulièrement organisées, que beaucoup de médecins anciens les ont prises pour des ligaments

naturels, et que, même parmi les modernes, Tioch en a trouvé dans
le péricarde, et Bichat dans la plèvre, qui leur ont semblé appartenir à une conformation primitive.

Les brides qui constituent les adhérences s'allongent de plus en
plus à mesure qu'elles durcissent : il est même probable que leur
centre finit par être entièrement absorbé ; ce qui tend à le faire
admettre, c'est qu'en examinant les parois de l'abdomen peu de
temps après les plaies de cette partie, on trouve, en général, l'intestin adhérent à l'endroit de la plaie, tandis qu'à une époque plus
reculée, l'adhérence n'est plus formée que par une bride qui, à la
longue, devient elle-même très-ténue ; et qu'enfin, si on observe
la disposition des parties au bout d'un temps très-long, il finit par
ne plus y avoir d'adhérence. Ces nuances diverses se rencontraient
toutes dans le corps d'un individu qui, affecté de mélancolie, s'était
donné douze à quinze coups de couteau à différentes époques de
sa vie, et que j'ai eu occasion de disséquer.

§ 190. Les membranes séreuses éprouvent diverses transformations, ou, pour parler plus exactement, sont le siége de diverses
productions accidentelles. Des plaques fibreuses, cartilagineuses, fibro-cartilagineuses et même osseuses, se remarquent souvent dans
leur épaisseur, et en particulier dans la plèvre, qui forme quelquefois
une sorte de plastron à là suite des pleurésies chroniques. Le plus
souvent, il est vrai, ces plaques leur sont simplement sous-jacentes,
ou appliquées à leur surface.

Des concrétions libres, ou pédiculées, ont leur siége à l'intérieur
de ces membranes. On les trouve plus particulièrement dans les
séreuses articulaires, quelquefois pourtant dans celles des tendons,
et même dans les cavités splanchniques. Elles sont d'abord extérieures à la membrane, la poussent ensuite peu à peu au devant
d'elles, et font saillie dans son intérieur, où elles offrent une base
large et courte, et plus tard un pédicule qui devient de plus en plus
long et grêle, jusqu'à ce qu'enfin, ce pédicule venant à se rompre,
elles deviennent totalement libres dans la cavité de la membrane.
Tel est le véritable mécanisme de la formation de ces corps, que
l'on prenait pour de vraies concrétions lorsqu'on ne les avait point
observés à différents degrés de leur développement. La consistance
de ces corps varie : ils sont quelquefois très-mous et comme fibrineux, mais le plus souvent ils sont fibreux, cartilagineux ou osseux.

Les membranes séreuses, comme la plupart des autres tissus, sont quelquefois envahies par les productions cancéreuses, squirrheu-ses, etc.

§ 191. Des vices de conformation s'observent dans quelques-unes de ces membranes, comme dans l'arachnoïde des fœtus anencé-phales ; dans le péritoine et dans la tunique vaginale, quand le canal de communication entre ces deux sacs membraneux subsiste après la naissance. On a rencontré dans le péritoine des espèces de sacs surnuméraires : Neubauer en rapporte des exemples. Les vices de conformation acquis sont également propres à un petit nombre de ces membranes, et appartiennent à l'anatomie pathologique spéciale. Les hernies sont un de ces vices.

§ 192. Les kystes peuvent être décrits à l'occasion des membra-nes séreuses ; c'est en effet avec ce genre d'organes qu'ils ont le plus de ressemblance. Ils représentent en général, comme les parties que comprend le système séreux, une poche ou cavité membraneuse, fermée de toutes parts, adhérente d'un côté, libre de l'autre, et en contact avec un liquide qui la remplit ; ils ont généralement la forme globuleuse ; leur volume varie depuis celui d'un grain de millet jusqu'à celui de l'abdomen distendu ; ils sont tantôt isolés et tantôt groupés plusieurs ensemble, et communiquant entre eux ; leur sur-face externe est floconneuse, cellulaire, quelquefois garnie de lames ou même d'une couche fibreuse ; quelquefois cette surface est dou-blée d'une membrane naturelle qu'ils ont envahie en faisant saillie à une surface ; leur surface interne est lisse et polie ; l'épaisseur des pa-rois varie et est en général moins grande dans les kystes des organes que dans ceux du tissu cellulaire libre ; elle est aussi plus ou moins grande dans les parties d'un même kyste ; la consistance varie de-puis celle d'un liquide à peine concret jusqu'à celle du tissu séreux, et même du tissu fibreux ; il en est de même de leur adhérence, qui tantôt est intime et tantôt ne semble consister qu'en une simple agglutination : il n'y a point de vaisseaux apparents à leur surface libre.

Le liquide qu'ils contiennent n'offre pas moins de variétés. On y trouve une sérosité limpide, ou plus ou moins épaisse et comme albumineuse, et diversement colorée ; tantôt de la graisse à l'état fluide, ou en paillettes et formant de la cholestérine ; dans quelques cas, du mucus ou une substance visqueuse, qui, au lieu de se coaguler, s'évapore presque en entier par la chaleur, et laisse très-peu de ré-sidu ; d'autres fois un mélange de mucus et d'albumine, ou bien une matière noirâtre ressemblant à du chocolat ; quelquefois même du sang pur ; quelquefois des vers hydatiques ; quelquefois des substances salines cristallisées : on y a vu aussi une matière concrète analogue au caoutchouc.

Les kystes sont dans un état de réplétion qu'on peut comparer à l'hydropisie des membranes séreuses : cependant ils sont le siége d'une sécrétion et d'une absorption continuelles ; ils disparaissent dans certains cas, persistent dans quelques-uns, et grossissent continuellement dans d'autres.

Différentes hypothèses ont été proposées pour expliquer la formation des kystes. Les uns les regardent comme des membranes de nouvelle formation qui se développent autour d'une substance primitivement existante ; les autres pensent, au contraire, qu'ils préexistent aux matières qu'ils renferment. Il est difficile de trancher la question d'une manière absolue : il y a des cas favorables à l'une et à l'autre de ces opinions. Certains tissus que l'on range parmi les kystes sont évidemment préexistants. On peut placer dans cette classe les loupes sous-cutanées, qui ne sont autre chose que des follicules sébacés considérablement accrus, et non des poches accidentelles ; les kystes de l'ovaire, qui paraissent dépendre du développement extraordinaire des vésicules de cet organe ; les kystes du cordon testiculaire de l'homme, ou de la lèvre de la vulve dans la femme, qui sont des restes de la tunique vaginale, etc. Un autre genre de kystes se forme, au contraire, consécutivement : tels sont ceux qui succèdent aux épanchements de sang qui se font dans le cerveau, ceux qui se développent autour d'un corps étranger, etc. Dans d'autres circonstances il est très-difficile de déterminer le mode et l'époque d'origine des kystes. Il est très-vraisemblable pourtant que tous les vrais kystes sont des membranes de nouvelle formation déterminée ou non par une inflammation évidente. Les kystes sont, du reste, susceptibles de toutes les affections des membranes séreuses : ils sont sujets à toutes les variétés de l'inflammation, aux productions accidentelles, soit analogues, soit morbides. On les a observés partout, si ce n'est peut-être dans les os et dans les cartilages.

On confond ordinairement avec les kystes les membranes cellulaires nouvelles qui servent d'enveloppes aux productions accidentelles et aux corps étrangers. Ces enveloppes ne sont point, comme les kystes, des membranes séreuses à surfaces inhalantes et exhalantes. Elles doublent souvent les kystes ; leur consistance varie ; elles sont probablement formées aux dépens de la condensation du tissu cellulaire environnant.

Il existe entre les kystes ou vésicules séreuses tenant au tissu cellulaire par leur surface externe, et les vers hydatiques, des transitions insensibles entre lesquelles il est très-difficile d'établir une démarcation tranchée. Ainsi les petites vésicules séreuses que l'on trouve si souvent dans les plexus choroïdes, celles que l'on voit quelquefois à l'extrémité frangée de la trompe utérine, celles que j'ai vues plusieurs fois dans des végétations des membranes muqueuses nasale et utérine, paraissent évidemment appartenir aux kystes. La môle hydatique ou en grappes me semble encore appartenir au même genre ; et cependant un médecin naturaliste très-habile[1] la rapporte au genre acéphalocyste. Les trois espèces d'acéphalocystes simples, elles-mêmes, dont l'animalité est encore douteuse, se rapprochent aussi jusqu'à un certain point des kystes. J'ai retiré une fois de dessous la peau du cou, et plusieurs fois de dessous la peau de la mamelle, des acéphalocystes de ces espèces, uniques, non enkystées, non adhérentes, à la vérité, mais comme accolées ou agglutinées au tissu cellulaire. Le plus souvent, il est vrai, on trouve l'une ou l'autre des trois espèces d'acéphalocystes simples, rassemblées en grand nombre et libres dans un kyste distinct.

Un médecin moderne[2] a attribué à la formation, au développement et aux transformations des hydatides ou des kystes hydatiformes dont il vient d'être question, l'origine des tubercules, de toutes les tumeurs, et même des corps étrangers suspendus ou libres dans les cavités séreuses et synoviales.

Après avoir exposé l'histoire générale du système séreux, il faut décrire successivement les différentes espèces qu'il comprend.

SECTION II.

ARTICLE I.

DES BOURSES SYNOVIALES SOUS-CUTANÉES.

§ 193. Les bourses synoviales sous-cutanées ou bourses muqueuses, *bursæ mucosæ subcutaneæ*, n'avaient point été décrites par les anatomistes. Quelques pathologistes, et notamment Gooch, Camper, et plus tard M. Asselin, ont parlé de leur hydropisie. Camper, à cette occasion, avait dit un mot de leur état sain. Je les ai observées et dé-

---

[1] *Voyez* H. Cloquet, *Faune des médecins*, t. I, Paris, 1822.

[2] *Voyez* J. Baron, *An inquiry, etc., on tuberculous diseases*, London, 1817.

crites depuis longtemps dans mes leçons ; j'en ai parlé aussi dans les
additions à l'*Anatomie générale* de Bichat, et dans le *Dictionnaire*
de médecine [1].

§ 194. Les bourses synoviales, dont on trouve en quelque sorte
le rudiment dans le tissu cellulaire lâche et très-extensible qui existe
entre toutes les parties très-mobiles, se rencontrent sous la peau,
partout où cette membrane recouvre des parties qui exercent de
grands et de fréquents mouvements; comme entre la peau et la
rotule, entre l'olécrâne et la peau, sur le trochanter, sur l'acromion, devant le cartilage thyroïde; quelquefois derrière l'angle de
la mâchoire; toujours entre la peau et le côté saillant des articulations métacarpo-phalangiennes et métatarso-phalangiennes, et de
celles des premières phalanges avec les secondes. Toutes ces dernières sont ordinairement confondues avec celles des tendons
voisins.

Les synoviales sous-cutanées se développent encore sur tous les points
soumis à des frottements répétés. Chez les commissionnaires qui portent
des fardeaux sur le dos, il se développe des bourses synoviales le long de la
colonne vertébrale, sur les points qui supportent la charge et le frottement.
M. Günther signale, chez les tisserands de Dresde, l'existence constante
d'une membrane synoviale au niveau de l'épine iliaque antérieure et supérieure, dont le développement est lié à la pression continue du métier.

L'apparition accidentelle des synoviales sous-cutanées indique clairement
qu'elles ne sont en réalité qu'une simple modification dans la disposition du
tissu cellulaire sous-cutané, ou la conjonction de plusieurs cellules en une
grande par la disparition successive des lamelles de séparation.

Pour bien apercevoir ces membranes, il faut les remplir d'air.
On voit alors qu'elles forment une cavité oblonde, multiloculaire,
c'est-à-dire divisée par des cloisons incomplètes, mais close. L'air
qu'on y souffle y reste enfermé, et ne s'infiltre point dans le tissu
cellulaire environnant. Les parois de la cavité qu'elles forment sont
très-minces et peu résistantes.

Leur texture est fort simple, comme celle des membranes séreuses en général [2], et ne semble différer de celle du tissu cellulaire
que par une condensation un peu plus grande. Il existe très-peu de

---

[1] Elles ont été étudiées depuis par Schreger. *De bursis mucosis subcutaneis*,
Erlangæ, 1825.

[2] Elles diffèrent des membranes séreuses générales sous le rapport de la
texture, en ce qu'elles manquent d'épithélium. Voy. § 179.

isseaux dans l'épaisseur de ces membranes ; leur surface libre et contiguë est humectée par un liquide onctueux ou mucilagineux trop peu abondant pour qu'on puisse le bien examiner.

Ces membranes et le liquide onctueux qu'elles contiennent ont évidemment pour usage local de favoriser le mouvement de glissement de la peau sur les saillies osseuses.

Ces bourses se développent de très-bonne heure ; elles existent à l'époque de la naissance, et sont alors très-aisées à apercevoir, à cause du liquide assez abondant qui les humecte.

Jusqu'au cinquième mois de la vie intra-utérine il est à peu près impossible de distinguer l'existence des synoviales sous-cutanées. Ce n'est guère qu'au huitième mois, alors que les saillies osseuses se prononcent plus nettement sous la peau, qu'on peut en apercevoir les origines. C'est sur le grand trochanter qu'on les voit le plus distinctement. A l'époque de la naissance, la plupart d'entre elles renferment encore des lames ou filaments de tissu cellulaire. La cavité ne se limite et ne s'individualise pour ainsi dire que par la croissance et le mouvement des parties.

Leur développement augmente en proportion de l'exercice des parties qu'elles recouvrent : celle de l'acromion, par exemple, devient plus apparente chez les individus qui portent des fardeaux sur l'épaule ; celle du genou est plus développée chez les personnes qui se mettent habituellement à genoux.

§ 195. Elles se forment encore dans des cas où la peau exerce des frottements anormaux. M. Brodie parle d'une gibbosité sur laquelle il s'en était développé une à la suite du glissement continuel dont la peau était le siége en cet endroit ; on observe la même chose dans les pieds bots, à l'endroit où la peau frotte contre le côté saillant du tarse ; on voit encore la même chose après l'amputation de la cuisse, entre le bout de l'os et la cicatrice.

L'hydropisie des bourses synoviales sous-cutanées constitue l'hygroma, affection anciennement connue, qu'on observe particulièrement au genou, devant la rotule des personnes qui reposent souvent sur cette partie, comme les prêtres, les religieuses, les blanchisseuses de certains pays et les servantes qui se mettent à genoux pour laver, les ramoneurs, etc., et qu'on observe aussi quelquefois, mais moins souvent, dans les autres membranes de la même espèce. L'hygroma peut acquérir un volume considérable. Il disparaît quelquefois très-promptement sans cause connue, ou après des applications médicamenteuses. J'en ai fait quelquefois la ponction, et j'en ai retiré de la sérosité visqueuse. Une injection stimulante, faite après la ponction, détermine souvent l'adhésion mutuelle des parois et l'oblitération de la cavité.

Les bourses synoviales sous-cutanées sont susceptibles de s'enflammer, de suppurer et de former des abcès volumineux, soit après des pressions réitérées, soit après qu'on y a fait une injection.

ARTICLE II.

DES MEMBRANES SYNOVIALES DES TENDONS.

§ 196. Les membranes synoviales des tendons, *membranæ mucosæ tendinum*, sont des membranes séreuses humectées d'un fluide onctueux, annexées aux tendons, là où ils frottent contre les parties voisines.

Elles ont reçu les noms assez mauvais de bourses, de vessies, de capsules, de gaînes muqueuses, mucilagineuses, unguineuses, synoviales, etc. Elles sont connues depuis longtemps : Vésale et A. Spigel parlent de quelques-unes d'elles. Albinus en a décrit avec exactitude un certain nombre. Janckius en a le premier donné une description générale : il en connaissait soixante paires. Camper a le premier donné une figure d'une de ces membranes. C'est à notre célèbre Fourcroy [1] que ce point d'anatomie est le plus redevable, ainsi qu'à Monro [2]. Koch [3] a très-bien décrit ces membranes non-seulement dans l'homme, mais dans plusieurs animaux. Gerlach [4] a le premier décrit et bien figuré celles que l'on trouve au cou et à la tête. Rosenmuller [5] a donné une édition augmentée de l'ouvrage de Monro. Mascagni a donné une bonne figure de ces membranes dans son *Prodromo*.

§ 197. Le nombre de ces membranes est considérable, mais variable; on en connaît aujourd'hui environ cent paires. Elles forment, comme toutes les membranes séreuses, des cavités membraneuses sans ouvertures; mais on en distingue de deux sortes par

---

[1] *Hist. de l'Acad. r. des sciences*, Paris, 1785-1788.

[2] *A description, etc., with tables*, 1789.

[3] Ch.-M. Koch, *De bursis tendinum muc.*, Lips., 1789.

[4] F.-E. Gerlach, *De bursis tendinum mucosis in capite et collo reperiundis, cu tab.*, Viteberg., 1793.

[5] *Icones et descript. bursar. mucosar. corporis hum.* Ed. J.-Ch. Rosenmuller Lipsiæ, 1799.

apport à leur forme. Les unes sont des vésicules arrondies, tenant d'une part au tendon, et d'autre part à la partie sur laquelle il glisse : on les appelle vésiculaires. Les autres sont vaginales, et ressemblent à un manchon allongé. Elles entourent le tendon circulairement, tapissent d'un autre côté le canal où le tendon est renfermé ; ces deux portions isolées se rejoignent à leurs extrémités, de manière à être séparées par un intervalle qui constitue la cavité de la membrane. Parmi ces dernières il en est qui, simples à une de leurs extrémités, présentent à l'autre des espèces de digitations qui répondent à autant de portions tendineuses ou de tendons différents, ceux-ci, d'abord réunis, s'écartant ensuite les uns des autres : c'est ce qu'on voit au poignet, sous les ligaments annulaires qui s'y rencontrent.

§ 198. Le tissu cellulaire, très-lâche et membraniforme, que l'on trouve entre les muscles qui exécutent des mouvements grands et fréquents, comme sous le grand dorsal, le droit antérieur de la cuisse, les muscles du mollet, etc., constitue en quelque sorte le rudiment des membranes dont il s'agit. On trouve des membranes synoviales autour des tendons, dans les endroits où ceux-ci frottent sur les os, glissent à leur surface ou sur d'autres parties, ou bien se réfléchissent et changent de direction : quelquefois ces membranes existent entre deux tendons qui se meuvent l'un sur l'autre. Le muscle grand fessier, à l'endroit où il glisse sur le trochanter, le muscle grand oblique de l'œil, à l'endroit où il se réfléchit dans sa poulie, les péroniers latéraux, là où ils changent de direction pour gagner la plante du pied, etc., sont garnis de membranes synoviales. En général, ces membranes sont en rapport avec des os ou des anneaux fibreux. Elles sont surtout très-communes autour des articulations, parce que c'est là que les tendons sont spécialement situés : c'est ce qu'on voit au genou, au cou-de-pied, au poignet. On y rencontre les deux genres dont nous avons parlé. Quelques-unes de ces capsules se confondent avec les bourses sous-cutanées ou avec les synoviales articulaires : celle du triceps, par exemple, n'est pas toujours isolée, et paraît souvent une continuation de la capsule synoviale du genou.

§ 199. La face adhérente de ces membranes, outre qu'elle tient au tendon et à la partie sur laquelle il frotte, est en rapport, dans l'intervalle de l'un et de l'autre, avec les tissus cellulaire et graisseux : elle tient souvent à du tissu fibreux, comme aux gaînes tendineuses ; ou fibro-cartilagineux, comme dans les endroits où les tendons glissent sur les os, et au niveau desquels le périoste est comme cartilagineux. Leur intérieur offre une cavité simple ordinairement, quelquefois composée, traversée par des cloisons, des espè ces de prolongements fibreux. On trouve dans quelques-unes de prolongements frangés, dans celle située derrière le calcanéum, par exemple : on y rencontre aussi des pelotons celluleux ou graisseux mais seulement dans celles en forme de vésicules ; les vaginales n'en contiennent point. Ces prolongements ont été assimilés à des conduits excréteurs. Rosenmuller décrit des follicules dans ces membranes ; je n'en ai pas vu. Ces membranes sont humectées par la synovie exhalée à leur surface.

§ 200. Les membranes synoviales des tendons sont blanchâtres, demi-transparentes, minces et molles, surtout les vaginiformes, qui sont garnies de gaines ligamenteuses à l'extérieur. Les bourses vésiculaires sont plus épaisses, et offrent dans quelques points un aspect fibreux. La texture de ces membranes est la même que celle des autres du même genre : leur tissu ressemble beaucoup au cellulaire. Les fibres, les franges, les paquets adipeux, communs à tout le système séreux, se retrouvent également ici. Des vaisseaux, qui deviennent visibles dans l'inflammation, surtout dans les franges, entrent dans la composition de ces membranes, dont les vaisseaux lymphatiques et les nerfs sont entièrement inconnus. Le liquide qu'elles contiennent est visqueux, plus abondant que celui des bourses muqueuses sous-cutanées, jaunâtre, quelquefois rougeâtre : ce liquide est oléiforme, en partie coagulable par la chaleur, et contient de l'albumine et du mucus ; il est plus visqueux dans les bourses muqueuses qui ont le plus d'étendue. M. Koch a trouvé quelque différence dans ce liquide examiné chez différents animaux, comme le bœuf, le cheval, le porc.

§ 201. Les propriétés des capsules tendineuses ne présentent rien de particulier. Leurs fonctions sont de sécréter et de renfermer un liquide mucilagineux, qui facilite le glissement en diminuant la perte de mouvement qui résulte du frottement.

On connaît peu le développement de ces membranes. Suivant les uns, les sacs qu'elles forment sont fractionnés chez les jeunes sujets, et se confondent en partie chez le vieillard, en s'agrandissant et en allant à la rencontre les unes des autres. M. Seiler prétend, au contraire, qu'elles diminuent d'étendue et disparaissent en partie dans la vieillesse.

§ 202. Elles présentent quelques altérations [1]. Leur hydropisie

---

[1] Monro, *Op. cit.* — Koch, *De morbis bursarum tendinum mucosarum*, Lips., 1790.

est pas très-rare ; celles qui avoisinent la peau en sont surtout le siège, ce qui peut faire confondre la maladie avec l'hygroma. On donne le nom particulier de *ganglion* aux petites tumeurs circonscrites qui en résultent, et qui sont souvent aussi des kystes. On rencontre surtout de ces tumeurs dans le jarret, au poignet, sur le pied, etc. ; elles contiennent un liquide séreux, albumineux, jaunâtre ou rougeâtre, assez semblable, pour la couleur et la consistance, à de la gelée ou à du sirop de groseilles. La résorption de ce liquide se fait très-lentement : on la favorise en écrasant les tumeurs qui le renferment, ce qui dissémine dans le tissu cellulaire le liquide qu'elles contiennent. On trouve quelquefois de ces tumeurs beaucoup plus grosses : des collections volumineuses de sérosité purulente que l'on a observées sous les muscles larges du dos, sous le deltoïde, etc., et que l'on a confondues avec les abcès ordinaires du tissu cellulaire, ont leur siége dans des membranes analogues à elles, quoique moins bien limitées.

L'inflammation des membranes qui nous occupent est fort grave; on l'observe dans une des variétés du panaris. Il en résulte des adhérences, ou bien la formation d'un abcès qui s'ouvre à l'extérieur ; et, dans un cas comme dans l'autre, les mouvements sont perdus. Quand l'adhérence est filamenteuse, elle finit pourtant quelquefois par se détruire. L'inflammation chronique produit à peu près les mêmes résultats : elle peut aussi amener l'ulcération.

Des corps solides, cartilagineux, ont été trouvés par Monro, et depuis lui par beaucoup d'observateurs, dans l'intérieur de ces membranes. On y rencontre souvent, et en très-grand nombre, de petits corps de la forme et du volume à peu près des pepins ou graines de poires et de pommes, que l'on a crus animés, et qu'on a proposé de nommer *acephalocystis plana*. On les a trouvés le plus souvent sous le ligament annulaire antérieur du carpe, et quelquefois dans d'autres membranes des tendons, comme celles du grand fessier, du long fléchisseur du pouce, etc. L'incision leur donne issue, mais il en résulte le plus souvent une vive inflammation très-grave, et, dans les cas les plus heureux, une adhérence intime qui, au poignet, par exemple, confond tous les tendons fléchisseurs en un seul paquet, et réduit les doigts à l'immobilité. En général, l'inflammation des membranes synoviales tendineuses mérite de fixer l'attention des pathologistes. Il en est de même, au reste, de la plupart de leurs altérations morbides, qui ont souvent été confondues, sous le nom

de tumeurs blanches, avec les maladies des articulations au voisinage desquelles elles sont situées.

§ 203. On désigne sous ce nom, *capsulæ synoviales*, les membranes séreuses des articulations diarthrodiales. La plupart appartiennent à des os, quelques-unes à des cartilages, comme cela a lieu
pour le larynx. Ces membranes sont, comme les précédentes, humectées par un fluide à l'intérieur, et facilitent de même le glissement des parties qu'elles revêtent.

Elles ont été longtemps confondues avec les ligaments capsulaires
des articulations. Nesbitt, Bonn, W. Hunter, avaient déjà observé
qu'elles forment une membrane distincte des ligaments et des cartilages articulaires ; Monro avait noté leur analogie avec les autres
membranes synoviales et séreuses ; Bichat a fixé davantage l'attention sur ces membranes, et en a donné une description générale plus
complète. Monro et Mascagni en ont donné des figures.

§ 204. Le nombre de ces membranes est très-grand : il y en a à
peu près autant que d'articulations mobiles. Ce nombre n'est pas
parfaitement égal à celui de ces dernières, parce que, d'une part,
certaines de ces membranes sont communes à plusieurs articulations,
ainsi qu'on le voit au carpe, et que, d'autre part, il est des articulations qui en renferment plusieurs. Du reste on ne les trouve point
ailleurs que dans les articulations.

§ 205. On observe les variétés suivantes dans la configuration
de ces membranes : 1° il en est qui représentent des poches arrondies et simples comme les membranes vésiculaires des tendons ; a
c'est ce qu'on voit aux articulations des phalanges entre elles et avec
le métacarpe et le métatarse ; il n'y a là aucune espèce de complication, et on n'obtient par l'insufflation qu'une petite ampoule
ronde ; 2° dans quelques articulations, la cavité de la membrane
semble traversée par un ligament ou un tendon, autour duquel celle-
ci se réfléchit en lui formant une gaîne continue à ses deux extrémités avec l'enveloppe commune que la synoviale fournit à l'articulation ; cette synoviale est alors vaginiforme : on rencontre
cette disposition dans les articulations coxo-fémorale, scapulo-humérale, etc. ; 3° une complication plus grande s'observe dans d'au-

es articulations : dans celle du genou, par exemple, on trouve une enveloppe commune, des gaînes pour le tendon du muscle poplité et le ligament adipeux ; et de plus, des replis revêtent les ligaments semi-lunaires et croisés qui soulèvent la membrane et font saillie dans l'articulation. On pourrait donc établir à peu près cet ordre dans la complication des membranes synoviales : ampoule simple ; ampoule soulevée par des flocons graisseux ; cette dernière disposition jointe à la présence de gaînes ; enfin, outre cette dernière, des replis formés par des parties qui s'enfoncent dans l'articulation et sont revêtues par la membrane. Toutes ces formes si variées ne sont, en dernière analyse, que des modifications de la forme vésiculaire.

§ 206. La surface externe des membranes synoviales a des connexions plus ou moins étroites avec les parties voisines. Aux deux extrémités de l'espèce de sac qu'elles représentent, toutes adhèrent intimement aux surfaces articulaires des os, ou plutôt aux cartilages qui revêtent ces surfaces. Leur connexion avec ces cartilages est tellement serrée, qu'on croirait que ceux-ci sont nus : cependant Nesbitt, Bonn, W. Hunter, avaient annoncé depuis longtemps l'existence d'un prolongement des membranes synoviales sur les surfaces articulaires des os. Bichat a insisté d'une manière toute particulière sur la continuité des synoviales sur les surfaces cartilagineuses dans les articulations. Quelques auteurs pourtant, tels que Gordon, M. Magendie et autres, élèvent encore des doutes sur ce point. Plusieurs faits démontrent la présence des synoviales articulaires sur les cartilages. Dans l'inflammation de ces membranes, leur rougeur, qui à la longue devient sensible, s'étend sur la circonférence du cartilage, et est de moins en moins marquée, à mesure qu'on s'avance vers son centre, la membrane s'identifiant de plus en plus avec le cartilage ; le centre lui-même finit par se pénétrer de vaisseaux, mais le cartilage n'est coloré qu'à sa surface, et conserve dans son épaisseur la couleur blanche qui lui est propre. Les brides qui se forment quelquefois dans les membranes synoviales naissent indifféremment de tous les points de leur étendue, et on observe, quand elles tiennent au cartilage, que leur base lui adhère moins intimement, et qu'en cet endroit la membrane devient visible, comme elle l'est naturellement au pourtour des surfaces articulaires : de cette manière la synoviale est apparente sur le centre même du cartilage. La dégénération fongueuse, propre à la membrane synoviale, se voit également sur le cartilage. Enfin, l'inspection directe démontre la continuité de cette membrane. En enlevant obliquement une

tranche d'un cartilage, que l'on renverse ensuite de manière à lí
rompre à sa base, elle tient encore par la synoviale, qui la recouvi r
ainsi que le reste du cartilage. Lorsqu'on scie un os, qu'on romj m
ensuite le cartilage de son extrémité, la connexion est encore établi l
dans les deux moitiés par la synoviale, qui se porte de l'une à l'autre j

La plupart des anatomistes de nos jours ne partagent pas cette manière d s
voir, et on reconnaît généralement aujourd'hui que la membrane synovial i
articulaire ne recouvre pas les surfaces cartilagineuses. La question offre u s
intérêt incontestable au point de vue chirurgical, et comme l'autorité dès
noms est également imposante de part et d'autre, examinons les faits et
consultons l'anatomie et la pathologie.

D'abord l'anatomie. Inutile de dire que par l'inspection pure et simple d s
l'intérieur d'une articulation saine, il est impossible de rien décider à ce;
égard. Si l'on coupe avec le bistouri une lame mince d'un cartilage diarthro·1
dial et si on cherche à rompre cette lame entre les doigts, en conservant la;
surface, libre du cartilage dans l'intérieur du pli, il reste assez souvent, i,
est vrai, après la fracture, une petite lamelle très-mince qui maintient en-a
core les deux fragments du côté de la surface; mais cette expérience es·j
infidèle. Elle ne se produit que sur des cartilages dont la surface est un peu;
desséchée, ce qui s'accorde avec la ténacité que prennent les cartilages en se j
desséchant. Quand on opère sur des cartilages pris sur l'animal vivant, là
brisure est complète.

Procédons différemment et cherchons à poursuivre la membrane séreuse j
de l'articulation, des parties où elle existe manifestement, sur celles où on
veut la démontrer; prenons un lambeau de séreuse sur la capsule articulaire i
et déchirons-le dans la direction du cartilage. Il n'est pas difficile de suivre
ce lambeau sur la circonférence du cartilage l'espace de 2 ou 3 millimètres.
Mais là, il se rompt constamment, et il est impossible de le suivre plus loin.

Comme les membranes séreuses reçoivent des vaisseaux, on a aussi cherché à tirer quelques lumières des injections. Il y a longtemps déjà, MM. Bo-
gros, Breschet et Cruveilhier, après avoir pratiqué sur de jeunes sujets des
injections très-pénétrantes, avaient observé, ce que depuis on a plusieurs
fois observé de nouveau, savoir : que tout autour des cartilages articulaires
il règne un réseau vasculaire très-fin, se continuant en dehors avec les
vaisseaux de la synoviale et s'avançant, en dedans, vers le cartilage dans l'étendue de 1 millimètre à 2 millimètres, mais jamais plus avant.

Si on examine au microscope une lame cartilagineuse, coupée dans le sens
de l'axe de l'os qu'elle recouvre, on aperçoit, vers la surface libre du cartilage,
de petites fentes ou lignes qui ne sont que les cavités caractéristiques du
tissu cartilagineux, qui s'aplatissent vers la surface, remarque déjà faite par
M. Meckauer (De penitiori cartilaginum structurá symbolæ, 1836).

J'ai examiné, sous ce point de vue, les cartilages articulaires de l'enfant veau-né. J'ai enlevé des lamelles cartilagineuses dans le sens de la lon-gueur du membre pour examiner la surface du cartilage sur le bord de la hanche, j'en ai enlevé aussi dans le sens transversal pour examiner le champ superficiel. Or, on ne voit rien qui puisse faire supposer l'existence d'une membrane sur la surface libre du cartilage. Les résultats sont plus probants ici que dans l'observation précédente, parce que les cavités du cartilage du fœtus ne sont pas encore déformées, mais exactement les mêmes depuis les parties profondes jusqu'aux parties superficielles ; on voit le cartilage se terminer nettement à la surface libre et sans aucune tunique.

Voyons les faits pathologiques. Dans quelques phlegmasies articulaires, le tissu cellulaire très-fin interposé entre les têtes des os et les cartilages qui les recouvrent, se gonfle, se tuméfie, soulève le cartilage qui se détruit bientôt par résorption. Dans les points où le cartilage disparaît, ce tissu cellulaire donne naissance à des fongosités qui passent par l'ouverture et revêtent ainsi d'une sorte de membrane molle, végétante, le cartilage restant. D'autres fois, on voit des prolongements vasculaires s'étendre sur les cartilages, de la circon-férence vers le centre, en lambeaux irréguliers ; quelquefois même, ces lam-beaux se réunissant vers la partie moyenne, viennent former au cartilage une ouverture complète. Ces différentes lésions, qui ont fait penser à l'existence d'une membrane préexistante rendue plus évidente par l'état pathologique, ne sont que les périodes extrêmes du développement d'une membrane nou-velle dont on a pu suivre, dans une infinité de cas, l'envahissement *successif*. Remarquons, d'ailleurs, que cette production membraneuse est boursouflée, spongieuse, infiltrée d'une sérosité sanguinolente ; qu'elle a, en un mot, les caractères d'une membrane de nouvelle formation, d'un véritable produit inflammatoire. Remarquons encore que la valeur des faits pathologiques pour la solution de la question dont il s'agit ici, dépend uniquement de la manière dont on les interprète. On peut les interpréter différemment ; l'ana-tomie seule ne se discute pas, elle se démontre.

Les cartilages articulaires, nous le verrons plus tard, ne sont pas de véri-tables tissus, mais des produits analogues à l'épiderme, à l'émail des dents, aux substances cornées. Or, en comparant, pour le moment, les cartilages à une couche épaisse d'épiderme, comme l'est celle du talon ou de la plante du pied, par exemple, on peut envisager les séreuses articulaires comme des sacs complets dans lesquels la couche épidermique ou épithéliale serait très-épaisse au niveau des surfaces articulaires des os. Le derme de la mem-brane séreuse articulaire serait représenté en ce point par la couche de tissu cellulaire interposée entre la substance osseuse et la substance cartilagi-neuse. De cette manière, on se fera une idée assez exacte de la continuité dans les divers points de la cavité articulaire, des deux couches dermique et épidermique qui composent la membrane synoviale, et on pourra continuer à la considérer comme un sac fermé et complet.

Dans le reste de leur étendue, c'est-à-dire au pourtour de l'arti-

culation, les membranes synoviales tiennent aux ligaments artic
laires d'une manière très-serrée, comme on le voit à la capsule
l'articulation scapulo-humérale : l'adhérence est surtout intime
milieu des ligaments, et devient de plus en plus lâche vers les ext
mités. Dans l'intervalle des ligaments, ces membranes corresponde
aux tissus cellulaires et graisseux : ces tissus forment là des
lotons très-marqués, ainsi que près de l'endroit où la synovi
abandonne les ligaments pour se réfléchir sur l'os.

La surface interne est lisse, polie, contiguë à elle-même, lub
fiée par la synovie, et garnie de prolongements frangés.

§ 207. Les membranes synoviales sont minces, molles, dem
transparentes, blanchâtres, extensibles à un certain degré, quoiqu'
les le soient moins que les séreuses splanchniques, et élastique
comme le montrent leur hydropisie et leur retour sur elles-mêm
après l'évacuation du liquide qui s'y est accumulé. Leur rupture da
les luxations dépend moins de leur défaut d'extensibilité, que
leurs connexions étroites et de la moindre étendue de leurs repli

§ 208. Ces membranes sont garnies de pelotons graisseux, plac
à leur extérieur ou dans leur épaisseur même, et improprement
désignés sous le nom de *glandes synoviales d'Havers*. Ces peloton
aperçus pas Vésale et Étienne, décrits par Cowper et surtout par
Havers [1], ont été regardés par tous les physiologistes, jusqu'à Monr
comme les organes sécréteurs de la synovie [2]. Leur volume var
suivant la quantité de graisse qu'ils contiennent : ils renferment to
jours plus ou moins de ce fluide, et sont presque entièrement form
de tissu adipeux. Les franges existent, à l'intérieur de la membran
à l'endroit où sont placés ces pelotons en dehors. Les points où l'
rencontre ces différents objets sont ceux où la membrane offre
plus de vaisseaux. Les franges contiennent donc dans leur épaisseur
tissu cellulaire, de la graisse et des vaisseaux sanguins. Les lymph
tiques ne sont point apparents dans ces membranes ; il est inut
de nous arrêter de nouveau à l'hypothèse de Mascagni, que cet a
teur applique à toutes les membranes transparentes. On ne conna
pas les nerfs des capsules synoviales.

§ 209. Le liquide sécrété par ces membranes, ou la synovie, *syn*
via, ainsi nommée par Paracelse à cause de sa ressemblance gro

---

[1] *De ossibus*, ser. IV, cap. I.

[2] *Voyez* Pitschel, *De axungiâ articulor.*, Lips., 1740. — Haase, *De ungui*
articulari, ejusque vitiis, Lips., 1774.

ière avec le blanc d'œuf, est le résultat d'une sécrétion perspiratoire, quoiqu'on ait admis beaucoup d'autres idées sur le mécanisme de la formation. Ce fluide n'est point, comme on l'a cru pendant long-temps, le produit du mélange de la sérosité avec la graisse ; la moelle des os ne transsude pas pour le former, comme nous l'avons vu ; la synovie même ne contient pas d'huile dans l'état naturel. Les pré-tendues glandes de Havers ne peuvent, d'après ce que nous avons dit, remplir l'usage que cet auteur leur attribuait, et les franges qui les surmontent ne sont pas, comme il le croyait, des conduits excré-teurs. On n'observe, en effet, rien de glanduleux dans les paquets synoviaux, point de granulations, point de conduits excréteurs ; ce-pendant on a dernièrement encore cru trouver cette structure glandu-laire [1]. La graisse même qu'ils renferment n'est pas essentielle à leur structure ; et d'ailleurs, comme il n'y a pas d'huile dans la synovie, ce n'est pas la transsudation du premier de ces fluides, quand il existe, qui donne naissance au second. Rosenmuller prétend qu'il y a des follicules sécrétoires dans ces pelotons adipeux : je n'ai point vu ces follicules, et je ne sache pas que personne ait constaté de nouveau leur existence. La sécrétion de la synovie n'est donc ni glandulaire, ni folliculaire, ni un simple résultat de la transsudation, mais elle est véritablement perspiratoire : toute l'étendue des membranes syno-viales en est le siège, surtout la portion de ces membranes que sur-montent les franges, en raison du plus grand nombre de vaisseaux qu'elle contient. La synovie est en partie reprise par absorption, et sa quantité, assez minime, toujours à peu près la même, suppose un équilibre entre celle-ci et la sécrétion.

Connu des Grecs, qui lui donnaient le nom de μυελος των αρθρων, désigné pendant longtemps sous celui d'*axungia*, d'*unguen*, ce liquide est filant, visqueux, doué d'une saveur salée, d'une pesanteur spé-cifique exprimée par 105, celle de l'eau étant représentée par 100. Sa composition chimique a été examinée, tant chez les animaux que chez l'homme, mais plus particulièrement dans le bœuf, par Mar-gueron, Fourcroy, J. Davy, Hildebrandt, M. Orfila et plusieurs au-tres. On y trouve de l'eau, de l'albumine ; du mucus ou de la matière incoagulable, regardée par quelques-uns comme de la gélatine mu-cilagineuse ; de la matière coagulée, que les uns pensent être de la fibrine, les autres de l'albumine dans un état particulier ; de la soude, du chlorure de sodium, du phosphate de chaux.

---

[1] *Voyez* Heyligers, *Dissertatio physiol. anat. de fabricâ articul.*, 1803.

Les usages de la synovie sont de diminuer les frottements, et de faciliter par là le glissement des parties.

La synovie a été de nouveau étudiée par MM. John, Lassaigne et Boissel. Les résultats auxquels ils sont arrivés concordent en général avec les précédents. Il faut remarquer que ce qu'on désigne dans les anciennes analyses sous le nom de mucus ou matière gélatineuse incoagulable, est aujourd'hui désigné sous celui de matières extractives. Quant à la matière coagulée analogue à la fibrine, rencontrée autrefois par Vauquelin dans la synovie de l'éléphant, elle ne figure pas dans les analyses nouvelles, lesquelles d'ailleurs n'ont pas été faites sur le même animal. Voici l'analyse de la synovie du cheval, par M. John (*Gmelin. handbuch. der chemie*).

Albumine..	6,4
Matière extractive, chlorure de sodium et carbonate de soude......................	0,6
Phosphate de chaux........................	0,1
Eau...	92,9
	100,0

§ 210. Les capsules synoviales des articulations présentent quelques altérations pathologiques [1]. Elles se réparent quand elles sont divisées ; mais leur mode de réunion est peu connu : il n'y a point de faits précis dans l'histoire des plaies des articulations et des luxations, relativement à ce mode. Il se fait quelquefois de nouvelles membranes synoviales, comme on l'observe dans les fausses articulations, après les luxations non réduites ; dans ce cas, que le docteur Thomson a décrit, et que j'ai moi-même observé, les débris de l'ancienne capsule et le tissu cellulaire réunis forment une nouvelle membrane, assez semblable à la première. A la suite des fractures non consolidées, dans les articulations surnuméraires qui leur succèdent, il existe de même une membrane fermée, lisse à l'intérieur, contenant un liquide visqueux plus ou moins analogue à la synovie.

L'hydropisie des articulations constitue l'hydarthrose : la synovie est ordinairement altérée de diverses manières dans cette affection.

§ 211. L'inflammation produit dans ces membranes les mêmes altérations de tissu et de fonctions que dans les séreuses en général. Elles s'épaississent un peu, rougissent dans une plus ou moins grande étendue, se recouvrent de grains albumineux, et contractent quel-

---

[1] *Voyez* Reimarius, *De tumore ligament.*, etc., Leyd., 1557. — Wynpersse, *De ancylosi*, Leyd., 1783. — *Ejusd. de ancyl. pathol.*, Leyd., 1783.— Brodie, *Traité des maladies des articulations*, Paris, 1819.—Gneist, *Diss. de morbis articulorum*, Halle, 1826. — Scott (J.) *Surgical observations... on diseases of the joints.*

quefois des adhérences à la suite de cette inflammation. Celle-ci peut se terminer par résolution, et laisse alors une raideur tenant à l'épaississement de toutes les parties environnantes : la membrane elle-même reste aussi, en général, plus épaisse. Des épanchements, soit de synovie pure, soit de sérosité lactescente ou contenant des flocons en suspension, ou même du véritable pus, peuvent résulter de cette inflammation. Les adhérences qui surviennent à sa suite constituent une des espèces d'ankyloses. Il est, comme on le sait, plusieurs variétés de cette maladie : toutes dépendent de l'altération de la synoviale, et quelquefois des parties extérieures à cette membrane. Ainsi, dans l'ankylose fausse, il paraît y avoir épaississement, induration de toutes les parties molles qui entourent les articulations. Une autre espèce, à laquelle on pourrait appliquer l'épithète de *fausse* si elle devait être conservée, est caractérisée par des adhérences de la membrane synoviale. L'articulation devient alors une amphiarthrose ; des brides ou lames, formées à la manière des fausses membranes, unissent les surfaces diarthrodiales : ces brides sont quelquefois si nombreuses qu'elles représentent une sorte de cellulosité ; suivant leur nombre, leur longueur, leur extensibilité, les mouvements sont plus ou moins bornés ; l'épaississement et l'endurcissement des parties molles se joignent à cette altération, à la suite de laquelle les parties ne reprennent jamais complétement leurs mouvements. Dans la vraie ankylose, non-seulement il s'établit des adhérences entre les surfaces articulaires, mais encore ces surfaces se soudent, se confondent ; la continuité est parfaite entre les os dont les lames cartilagineuses et même les lames osseuses compactes disparaissent, de sorte que leur tissu spongieux se confond : c'est par la membrane synoviale que commence ce changement, que nous devions, à cause de cela, indiquer ici. L'ulcération est une terminaison plus rare de l'inflammation des membranes synoviales.

§ 212. Dans les tumeurs blanches, parmi lesquelles on range des altérations très-diverses, comme l'inflammation, l'hydropisie, les maladies des cartilages, etc., on trouve quelquefois une altération propre aux membranes synoviales : c'est un état dans lequel ces membranes sont converties en une substance fongueuse d'où s'élèvent des végétations jusqu'au-dessous de la peau, et faisant même saillie à l'extérieur. Reimarus, Brambilla, M. Brodie, ont décrit ces fongus cancéreux.

§ 213. Il se forme des corps étrangers dans les articulations : celle du genou en est le siége le plus fréquent. Le volume de ces corps varie, ainsi que leur nombre et leur consistance, comme nous l'avons déjà dit en traitant du système séreux en général ; ils se forment en dehors de la membrane synoviale, et paraissent le résultat d'une altération particulière de la nutrition ; ils s'enfoncent petit à petit du côté de l'intérieur de la membrane, et finissent par se détacher entièrement suivant le mécanisme indiqué plus haut. Leur présence, accompagnée de douleurs vives quand ils se placent entre les surfaces articulaires, ne produit presque point de gêne lorsqu'ils se trouvent logés dans des endroits mobiles et où l'articulation est lâche. Des enfoncements plus ou moins profonds sont quelquefois creusés à la longue par la pression qu'ils exercent sur les cartilages, et comme ces enfoncements répondent par leur forme à celle des corps qui y sont logés, cela a fait dire que c'étaient des morceaux de cartilage séparés par une violence extérieure ; mais il suffit de considérer que ces enfoncements n'existent pas dans le plus grand nombre des cas où l'on trouve des corps étrangers ; qu'ils ne ressemblent nullement, pour l'aspect, aux surfaces d'une fracture, et que les corps sont bien plus épais que le cartilage articulaire, pour ne point admettre cette opinion.

ARTICLE IV.

DES MEMBRANES SÉREUSES SPLANCHNIQUES.

§ 214. Les membranes séreuses proprement dites, que l'on a aussi appelées membranes diaphanes, sont celles qui tapissent les cavités splanchniques et qui fournissent des tuniques plus ou moins complètes aux viscères situés dans ces cavités.

§ 215. Ces membranes ont été pendant longtemps, comme toutes les autres membranes séreuses, considérées et confondues, soit dans l'état sain, soit dans l'état malade, avec les organes qu'elles enveloppent et les parties qu'elles revêtent. Cependant, sous le premier rapport, on avait successivement décrit d'une manière exacte chacune de ces membranes, indépendamment des parties qu'elles recouvrent ; quelques anatomistes, comme Monro, avaient même déjà indiqué l'analogie qui existe entre elles. Sous le rapport pathologique, Sauvages et M. Pinel avaient déjà établi un ordre d'inflammation pour les membranes diaphanes, mais en y comprenant l'inflammation de l'estomac, de l'intestin, de la vessie et de l'épiploon, comme autant de genres. Diverses observations d'anatomie pathologique, et notamment celles de J.-G. Walter sur la péritonite, avaient montré que cette membrane pouvait, comme les autres membranes séreuses, être affectée dans toute son étendue, et indépendamment des parties sous-jacentes ; enfin, le docteur Carmichael Smith avait noté avec exactitude l'inflammation identique de toutes les membranes diaphanes, lorsque Bichat donna sa description complète et exacte des membranes séreuses, et particulièrement de l'arachnoïde. On a donné depuis des descriptions de quelques-unes de ces membranes [1], mais l'on a peu ajouté à ce que notre célèbre anatomiste en a dit ; on a ajouté davantage à leur histoire pathologique.

§ 216. Les membranes séreuses dont il s'agit ici sont situées dans les cavités du tronc, qu'elles tapissent ; elles y revêtent les organes les plus importants, les plus essentiels à la vie. Ces membranes sont distinctes et séparées les unes des autres ; leur nombre est peu considérable : ce sont 1° le péritoine dans l'abdomen, où il revêt plus ou moins complétement la plupart des organes de la digestion qui sont contenus dans cette cavité, et beaucoup moins les organes génitaux et urinaires ; 2°, 3°, les deux plèvres, et 4° le péricarde, dans la poitrine, où chacune de ces membranes est bornée à un seul organe et aux parois de sa cavité ; 5° l'arachnoïde, dans le crâne et dans le canal rachidien ; 6° et 7° enfin, dans l'homme seulement, les pérididymes ou tuniques vaginales des testicules.

L'étendue de ces membranes, prises ensemble, est très-considérable, et dépasse de beaucoup celle de la peau. Le péritoine est la plus grande de ces membranes : son étendue égale au moins celle de toutes les autres réunies.

§ 217. La description générale des membranes séreuses a déjà en grande partie fait connaître l'espèce dont il s'agit ici, et qu'on peut regarder comme le type du genre. Leur forme est la même que celle de toutes les membranes séreuses : celle d'une vessie sans ouverture, à parois contiguës. Elles revêtent d'une part la surface interne des parois de la cavité où elles sont contenues, et de l'autre elles fournissent des tuniques ou enveloppes extérieures aux organes. Les plèvres, le péricarde, les pérididymes ont une conformation assez simple ; leurs parties viscérale et pariétale se continuent

---

Voyez Langenbeck, *Commentarium de structurâ peritonœi, etc., cum tabulis,* Gœtting, 1817. — L. Rolando, *Osservazioni sul peritoneo e sulla pleura, in Mem. della real Accad. delle scienze,* t. XXIV, Turin, 1820.

autour du point où l'organe qu'elles revêtent tient par des prolon- o
gements vasculaires aux parois de la cavité qui le renferme. Quan u
à l'arachnoïde et au péritoine, leur disposition est un peu plus com o:
pliquée, sans cesser d'être essentiellement la même. Pour la pre u
mière, la complication tient au grand nombre de vaisseaux et nerf s
qui aboutissent au cerveau et qui en partent. Or, sur chacune d
ces parties, l'arachnoïde forme une gaîne qui se continue à l'une d
ses extrémités avec le feuillet viscéral de la membrane, et à l'autr u.
avec son feuillet pariétal ; disposition déjà indiquée et figurée pa j
Bonn, sur laquelle Bichat a plus particulièrement fixé l'attentiono
et d'où résulte, d'une part, que la cavité membraneuse n'est point
ouverte, et que les deux parties de la membrane sont continue j
l'une à l'autre. Quant au péritoine, sa complication dépend d
grand nombre de parties auxquelles il fournit des tuniques, et d
la disposition diverse de ces parties, dont les unes sont très-près d ;
la paroi postérieure de l'abdomen, d'où elles reçoivent leurs vais
seaux, et sont simplement couvertes par le péritoine ; dont le
autres sont éloignées, quelquefois très-éloignées de cette paroi, c
sont suspendues à des freins membraneux qui contiennent les vais
seaux dans leur épaisseur. Sa complication dépend aussi des pre
longements vasculaires saillants au delà des viscères et auxquels j
membrane séreuse fournit des enveloppes flottantes ou épiploïque
Cette membrane offre encore cette particularité, qu'elle est la seu
de toutes les membranes séreuses qui présente une ouverture a
pavillon de la trompe utérine. De plus grands détails sur la confo
mation des membranes séreuses splanchniques appartiennent à l'an
tomie spéciale de ces membranes, et surtout à celle du péritoine
de l'arachnoïde.

§ 218. Des deux surfaces de ces membranes, l'une est toujou
libre dans l'état sain, et l'autre est généralement adhérente. La su
face libre est luisante, humide et polie. C'est aux membranes s
reuses qui les enveloppent et qui les tapissent, que les organes
les parois des cavités splanchniques doivent leur aspect luisant ;
où ils en sont dépourvus, ils n'ont point la même apparence. Cet
surface libre, partout contiguë à elle-même, ainsi que la sérosi
qui l'humecte, établissent une distinction, un véritable isoleme
entre des parties extrêmement rapprochées ; elles facilitent surto
singulièrement les mouvements de ces parties.

§ 219. L'autre surface des membranes séreuses est presque pa
tout adhérente, soit aux viscères, soit aux parois des cavités ; il r

ü guère que quelques points du feuillet viscéral de l'arachnoïde qui soient libres par les deux faces ; partout ailleurs la surface extérieure des membranes séreuses est adhérente. Cette adhérence a lieu d'une part avec les parois des cavités, et de l'autre part avec la surface des viscères. Le degré ou la solidité de cette adhérence varie beaucoup. En général, là où les membranes séreuses tiennent à un tissu ligamenteux, comme à la dure-mère, au péricarde, aux aponévroses de la paroi abdominale, à l'albuginée du testicule, etc., cette adhérence est intime ; elle est encore assez grande sur des parties musculaires et autres, comme sur le cœur, les poumons, l'estomac, l'intestin, etc. ; elle l'est beaucoup moins en quelques endroits, comme là où la membrane passe d'un organe aux parois de la cavité, ou réciproquement ; là où elle forme des freins et des prolongements flottants qui contiennent des vaisseaux ; dans les endroits où le tissu cellulaire sous-séreux contient de la graisse, et en général partout où il est lâche.

§ 220. Ces différences sont d'une assez grande importance pour s'y arrêter encore : il en résulte, par exemple, que quand l'utérus, la vessie, l'estomac, l'intestin augmentent de volume, les freins et les replis péritonéaux ambiants s'écartent, se développent et s'appliquent aux organes ; et que, quand ceux-ci reviennent sur eux-mêmes, la membrane leur redevient étrangère : cela est dû à la laxité du tissu cellulaire sous-séreux vers le bord adhérent de ces replis. Quand une hernie se fait dans l'aine et s'accroît, c'est, pour la plus grande partie, par le déplacement, le glissement de la membrane séreuse, favorisés par la laxité des adhérences, que le sac s'agrandit ; quand, au contraire, une hernie ombilicale augmente de volume, c'est par amincissement que le sac s'agrandit, l'adhérence du péritoine étant intime autour de l'ombilic. Bichat a peut-être un peu exagéré l'influence que la laxité des adhérences des membranes séreuses peut avoir sur l'isolement de leurs maladies, et de celles des parties sous-jacentes.

§ 221. Les propriétés physiques de ces membranes sont celles que nous avons exposées en parlant du système séreux en général : elles sont minces, mais la ténuité n'est pas la même dans toutes, dans tous les endroits de la même membrane, ni dans tous les individus. Molles, demi-transparentes, etc., leur extensibilité est très-marquée, plus que celle des membranes synoviales ; leur résistance assez grande, et de beaucoup supérieure à celle du tissu cellulaire ; elles sont un peu élastiques. Lorsqu'on distend ces membranes au delà d'un cer-

tain degré, elles s'éraillent ; les éraillements occupent la surface libre ; le reste de l'épaisseur de la membrane résiste plus à la déchirure, ou cède davantage à la distension.

§ 222. Elles consistent toutes en un feuillet, d'autant plus dense
et serré, qu'on l'examine du côté de la surface libre, et dont la texture est plus lâche du côté opposé, où elle devient floconneuse et se
confond avec le tissu cellulaire commun [1]. Jusqu'à l'époque où Dou-
glas a donné une description exacte du péritoine, on considérait
cette membrane et celles de la même espèce, comme bifoliées, et contenant les viscères dans l'écartement de leurs deux feuillets : c'était une
opinion erronée qu'il a réfutée, et que Vacca et d'autres ont en vain
essayé de reproduire. La base des membranes séreuses splanchniques
consiste essentiellement en une couche de tissu cellulaire extrêmement
rapproché et condensé, et de plus en plus distinct du tissu cellulaire,
depuis la surface adhérente, où elle se continue insensiblement avec
lui, jusqu'à la surface libre, où elle en diffère beaucoup ; on n'y distingue pas aussi manifestement des fibres ou des petits faisceaux
entrelacés que dans les membranes synoviales. Les appendices flottants de ces membranes contiennent aussi, dans leur épaisseur, du
tissu cellulaire libre, et souvent du tissu graisseux ; elles sont beaucoup plus vasculaires que les autres membranes séreuses ou synoviales. Elles contiennent une grande quantité de vaisseaux, qui deviennent apparents par l'injection, la congestion, l'inflammation ; ils
appartiennent à leur surface externe, et surtout au tissu cellulaire
sous-séreux, comme on peut s'en assurer en détachant la membrane, que l'on trouve blanche dans les endroits où l'on y aurait
supposé un grand nombre de vaisseaux que l'on apercevait seulement au travers d'elle. Les vaisseaux sont surtout abondants dans
les replis flottants ou épiploïques. Des nerfs ont été suivis jusqu'auprès de ces membranes, mais non dans leur épaisseur même.

§ 223. Ces membranes desséchées deviennent transparentes,
prennent une légère couleur jaunâtre, et deviennent en même temps
élastiques et assez fermes : elles reprennent leurs premières propriétés par l'immersion dans l'eau. La macération les rend d'abord molles, opaques, épaisses, puis pulpeuses, et finit, mais après un temps
très-long, par les dissoudre. Dans les cadavres qui commencent à

---

[1] Outre ce feuillet, qui représente le derme, ou la base de la membrane, il y
a, ainsi que nous l'avons établi plus haut, sur la surface libre de ces membranes,
une couche épidermique très-mince (épithélium pavimenteux).

ltérer, ces membranes, d'une part, laissent transsuder, et de l'autre, s'imprègnent des liquides ; de là leurs diverses colorations. Le
feu nu et l'eau bouillante les racornissent. L'ébullition prolongée
les convertit en gélatine. Ces divers caractères les rapprochent du
tissu cellulaire et du tissu ligamenteux.

§ 224. La force de formation y est moins développée que dans le
tissu cellulaire libre. L'irritation n'y détermine point de mouvements
sensibles, mais elle en altère la sécrétion et la texture ; elle les enflamme. Elles ne sont sensibles que dans cet état, où elles deviennent ordinairement le siége d'une vive douleur.

§ 225. Dans l'état de vie et de santé, elles sont humectées à leur
surface libre par de la sérosité qu'elles déposent et résorbent
continuellement. On avait attribué cette sécrétion à l'action de certaines glandes qu'on supposait logées dans leur tissu. Ruysch a prouvé
que ces prétendues glandes n'existent pas. Hunter avait cru que cette
sécrétion se faisait par une véritable transsudation, analogue à la
transsudation cadavérique, à travers les aréoles, les interstices, ou
les porosités du tissu des vaisseaux : quoique la véritable voie et le
vrai mode organique suivant lesquels se font les sécrétions perspiratoires et autres, ne soient pas bien connus, du moins on peut affirmer qu'elles diffèrent de la transsudation, laquelle n'a lieu que dans
le cadavre.

Hunter, en assimilant la transsudation ou l'imbibition qui s'opère dans les
tissus vivants, à celle qui s'accomplit sur le cadavre, fournissait, il est vrai,
des arguments sérieux contre sa manière de voir. Il est constant, en effet,
que la sortie des liquides au travers des parois de leurs réservoirs, de la bile,
par exemple, au travers des parois de la vésicule biliaire, est un effet cadavérique ; mais il n'en est pas moins vrai que l'imbibition joue un rôle
positif dans les phénomènes de la vie organique, et en particulier dans la
réparation de la sérosité. Il faut, pour lui assigner son véritable rôle, distinguer l'imbibition dans les tissus vivants et dans les organes après la mort.
La suspension de la circulation ou du courant sanguin, après la mort, entraîne, en effet, des différences essentielles entre ces deux ordres de
phénomènes. M. le professeur Bérard a parfaitement exposé ces différences
dans ses leçons de physiologie. Supposez, dit-il, que la matière colorante de
la bile pénètre les parois de la vésicule biliaire, sur le vivant comme sur le
cadavre : elle traversera de proche en proche les membranes de la vésicule
sur le cadavre, elle les teindra parce qu'aucun courant sanguin ne l'entraîne
à mesure qu'elle pénètre ; elle passera de la vésicule sur les parties voisines. Ce résultat ne se produira pas sur le vivant, parce que les milliers de
capillaires sanguins qui circulent dans l'épaisseur de la vésicule entraîneront

sans cesse dans leur courant tout ce qui les pénétrera par imbibition. La vascularité des réservoirs n'est donc pas seulement en rapport avec la nutrition de leurs parois, mais elle a pour finalité principale d'empêcher qu'une partie des humeurs contenues dans ces réservoirs ne passe par imbibition de ces parties aux parties voisines.

Les vaisseaux capillaires laissent, comme toutes les membranes organiques, sortir par leurs pores la partie liquide ou dissoute de l'humeur qui circule dans leur intérieur. A la surface des membranes séreuses, cette humeur rencontre une cavité, elle en lubrifie naturellement les parois. Dans le cadavre, après la mort, les conditions ne sont plus les mêmes. Le sang s'est coagulé dans les vaisseaux, il s'est séparé en une partie solide et une partie liquide. Dès lors, la partie liquide ou le sérum ne contient plus en dissolution de substances coagulables, il est plus aqueux et s'échappe plus facilement au travers des parois des vaisseaux capillaires. C'est pourquoi il faut se garder de considérer toute la sérosité qu'on rencontre après la mort dans les cavités séreuses, comme le résultat d'une séparation sur le vivant.

La sérosité, dans l'état de santé, est en quantité si petite, qu'elle est à peine apercevable, et qu'à peine peut-on la recueillir. Hewson a recueilli, sur des animaux tués à l'instant, le liquide, en petite quantité, qui humecte les membranes séreuses, et il a vu, par le repos et l'exposition à l'air, ce liquide se coaguler comme la lymphe coagulable du sang. Il n'a pu recueillir de même la sérosité du tissu cellulaire. Bostock a trouvé, dans la sérosité saine des cavités splanchniques, de l'eau, de l'albumine en moindre proportion que dans le sérum, de la matière incoagulable par la chaleur, et des sels. Schwilgué y a trouvé de l'albumine, une matière extractive et une matière grasse. D'après l'examen que j'ai fait de la sérosité des cavités splanchniques, il me semble que la matière incoagulable est du mucus gélatiniforme. La coagulabilité de la sérosité saine, déjà observée avec Hewson par Lower, Lancisi et Kaau, a été, au contraire, niée par Sarcone, Cotunnio et Géromini ; je crois cette coagulabilité constante dans l'état sain.

La quantité de sérosité qui, dans l'état sain, humecte la surface des membranes séreuses est si petite, que nous manquons et que nous manquerons probablement toujours d'une analyse faite dans des conditions parfaitement normales. Il y a, il est vrai, sans compter celles qui précèdent, un assez grand nombre d'analyses de la sérosité dans la science, mais elles portent toutes sur un liquide augmenté et certainement modifié par l'état pathologique. La quantité d'eau est très-vraisemblablement plus considérable qu'à l'état normal. Il ne faut donc accepter ces résultats que comme des approuations plus ou moins exactes. Voici l'analyse donnée par Berzélius, elle a porté sur la sérosité recueillie sur un hydrocéphale.

Albumine............................	1,66
Substance soluble dans l'alcool avec lactate de soude...............................	2,32
Chlorure de potassium et de sodium........	7,09
Soude..............................	0,28
Substance insoluble dans l'alcool...........	0,26
Phosphates terreux.....................	0,09
Eau................................	988,30
	1000,00

M. Marchand, dans le liquide retiré du ventre d'un hydropique, a trouvé, sur 100 parties, 0,4 d'urée.

M. Mulder et M. Marcet, le premier dans la sérosité de l'arachnoïde cérébrale, le second dans la sérosité extraite du canal rachidien, ont également constaté la présence de l'urée. On a trouvé aussi parfois de la matière colorante de la bile dans le liquide de l'hydropisie.

On a cru, pendant longtemps, que les cavités séreuses étaient remplies par ce qu'on appelait la vapeur séreuse. Il faudrait, pour qu'il existât une vapeur ou un gaz dans ces cavités, qu'il y eût un espace libre. Comme les organes sur lesquels se déploient les membranes séreuses remplissent hermétiquement les cavités splanchniques, il n'y a pas place pour un semblable gaz. Lorsque pendant un temps froid on ouvre l'abdomen d'un animal, la vapeur qui se forme sur la surface mise à découvert tient uniquement à l'humidité de la surface et à la différence de température entre le milieu ambiant et l'intérieur de l'animal. Toute autre partie animale donne lieu au même phénomène.

On peut comparer, sous le rapport de la sérosité, les cavités séreuses aux espaces ou cellules du tissu cellulaire. Il n'y a pas plus de cavités réelles dans le tissu cellulaire que dans les sacs séreux ; tout y est rempli, tantôt par des vésicules adipeuses, tantôt par l'adossement des organes environnants qui refoulent les lamelles celluleuses les unes contre les autres. Dans l'état normal, il n'y a pas de place pour un gaz, ni, à proprement parler, pour un liquide. Les lamelles du tissu cellulaire sont simplement humectées ou imbibées de liquide comme toutes les parties. Ce n'est que dans les cas pathologiques, assez communs d'ailleurs, que le liquide s'accumule entre les feuillets écartés du tissu cellulaire.

§ 226. De toutes les membranes séreuses, celles dont il s'agit maintenant sont celles dont les fonctions et les actions morbides sont le plus intimement liées avec les autres phénomènes organiques : cela d'ailleurs présente encore des variétés ; ainsi la membrane du testicule et celle de l'abdomen diffèrent beaucoup sous ce rapport.

§ 227. C'est à elles aussi que se rapporte, pour la plus grande partie, ce qui a été dit sur les altérations morbides de tout le système séreux. Elles sont sujettes de plus que les autres à quelques vices de conformation primitifs ; comme les ouvertures contre nature qu'on observe dans quelques cas de monstruosité et dont elles peuvent toutes offrir des exemples, ainsi que les prolongements ou appendices qui enveloppent les hernies congéniales et autres déplacements.

§ 228. Les hernies accidentelles sont aussi accompagnées d'une altération de forme des membranes séreuses splanchniques ; elle est due à l'existence à peu près constante d'un sac herniaire qui enveloppe les parties déplacées : ce sac est formé par la membrane séreuse qui revêt les parois, et que les viscères, en se déplaçant, poussent devant eux.

§ 229. L'hydropisie, l'inflammation et ses effets, les fausses membranes, les adhérences, les productions accidentelles, soit analogues, soit morbides, sont plus communes dans les membranes séreuses splanchniques que dans les autres espèces, et plus communes encore dans quelques-unes d'entre elles que dans les autres.

§ 230. Quoique les membranes séreuses splanchniques forment un groupe assez naturel, cependant elles présentent des différences qui appartiennent à l'anatomie spéciale ; et en outre, l'arachnoïde diffère encore beaucoup des autres. Elle a bien la même conformation que les autres membranes séreuses, mais sa consistance est très-molle, sa ténuité extrême ; on n'y rencontre point de vaisseaux, même dans l'état de maladie. La plupart des phénomènes morbides qu'on lui attribue se passent dans le tissu sous-jacent de la pie-mère ; elle semble enfin former un genre à part.

CHAPITRE III.

DES MEMBRANES TÉGUMENTAIRES.

§ 231. Ces membranes sont celles qui, tant à l'intérieur qu'à l'extérieur, revêtent les parties naturellement exposées au contact des substances étrangères. On les appelle encore villeuses, ou folliculeuses, à cause des saillies nombreuses qu'elles présentent ou des follicules qu'elles contiennent. Elles constituent, après le tissu cellulaire, dont elles sont une modification plus ou moins composée, le tissu ou l'organe le plus généralement répandu dans le règne animal; ce sont les premières parties distinctes et figurées de l'embryon; c'est sur elles et par elles que tout le reste du corps se forme ; en santé et pendant tout la vie, elles sont les organes des fonctions les plus essentielles : c'est en elles et par elles que se font toute absorption et toute sécrétion extrinsèques ; c'est sur elles que toutes les substances étrangères font impression ; elles sont souvent altérées dans les maladies ; c'est sur elles enfin que la plupart des agents thérapeutiques sont appliqués : leur étude est donc d'une grande importance pour le médecin.

§ 232. Galien [1] avait déjà fait remarquer qu'outre la peau extérieure qui est le tégument commun de toutes les parties, il y a une peau membraniforme et mince qui revêt les parties internes ; plusieurs anatomistes [2] avaient déjà indiqué la continuation de la peau dans quelques-unes des cavités naturelles, et [3] l'analogie du mucus avec l'épiderme ; Bonn [4] avait déjà décrit avec détail la continuation de la peau avec la membrane interne dans toutes les ouvertures et les cavités ; les zootomistes et les naturalistes l'avaient aussi fait observer, ainsi que l'analogie qui existe entre ces deux parties d'une même membrane dans l'intervalle desquelles tout le reste du corps est placé. Bichat a particulièrement insisté sur cette continuité.

---

[1] *De la méthode thérapeutique*, l. XIV, chap. II.
[2] Casserius, *Pentaestheseion, hoc est, de quinque sensibus liber.*
[3] Glisson, *De Gulâ, ventriculo et intestinis*, 1654.
[4] Bonn., *Op. cit.*

M. J.-B. Wilbrand [1] a fait plus tard une exposition détaillée du sy s-
stème cutané ou tégumentaire dans toutes ses divisions. M. Hébréard [2]
a décrit la transformation de la peau en membrane muqueuse, et
réciproquement.

La couche superficielle des membranes tégumentaires ou l'épiderme n'a
été bien connue et bien décrite que de nos jours. MM. Purkinje et Raschkow [3] sont les premiers qui aient donné une description exacte de l'épiderme des téguments extérieurs et des gencives. M. Valentin [4] l'a étudié sur
la plupart des points de l'enveloppe tégumentaire et sur plusieurs animau x.
M. Henle [5] a complété toutes ces descriptions et rectifié quelques erreurs.
M. Kölliker [6] a appelé l'attention sur les analogies et sur l'identité d'origine
des épidermes cutanés et muqueux.

§ 233. Les membranes tégumentaires ont dans toute leur étendue
des caractères communs qu'il faut d'abord exposer ; mais d'après des
différences dans leur situation, leur texture et leurs fonctions, elles
sont distinguées en deux parties qu'il faudra décrire ensuite chacune
à part : ce sont la membrane muqueuse et la peau.

SECTION I.

DES MEMBRANES TÉGUMENTAIRES EN GÉNÉRAL.

§ 234. Les téguments, quelles que soient leur étendue et leur
multiplicité apparente, forment une seule et même membrane, partout continue à elle-même, depuis la peau extérieure jusqu'au fond
des dernières ramifications du conduit extérieur de la glande la plus
profondément située : cette membrane a par conséquent une largeur
immense. Sa situation est partout extérieure ou superficielle, en ce
sens qu'elle est partout située aux surfaces du corps dont elle forme

[1] Wilbrandt, *Das hautsystem in allen seinen verzweigen, anatomisch, physiol.
und pathol. dargestellt.* Giessen, 1813.

[2] Hébréard, *Mémoire sur l'analogie qui existe entre les systèmes muqueux et
dermoïde; Mémoires de la Soc. méd. d'émulation*, vol. VIII, p. 153.

[3] Purkinje, *in Raschkow meletemata circa mammalium dentum evolutionem*,
1835.

[4] Valentin, *in repertorium*, t. I, 1837. — Valentin, *in R. Wagner's han
worterb*, 1839.

[5] Henle, *Anat. génér.*, trad. franç., t. I, 1843.

[6] Kölliker, *Entwickelungs geschichte der cephalopoden*, 1844.

limite, et qu'elle est partout en contact avec des substances étrangères à l'organisation; mais une partie seulement est apparente au dehors et enveloppe tout le corps, tandis que l'autre partie, cachée, est à l'intérieur le canal alimentaire et parcourt le tronc dans sa longueur, depuis la bouche jusqu'à l'anus. On peut dès lors concevoir la figure de la membrane tégumentaire comme celle d'une enveloppe et d'un canal qui la traverse, continus l'un à l'autre aux deux extrémités; ou mieux, comme celle de deux canaux, l'un plus large et l'autre plus étroit, emboîtés l'un dans l'autre et continus aux deux bouts, et dans l'intervalle desquels tout le reste du corps est logé. Si l'on voulait employer une comparaison triviale, celle qui conviendrait le mieux pour représenter cette disposition serait celle d'un manchon ayant en effet deux surfaces séparées par une couche plus ou moins épaisse de substance intermédiaire.

235. Outre la peau et la membrane muqueuse du canal alimentaire continues l'une à l'autre aux deux orifices de ce canal, par où continues à elles-mêmes, et qui constituent les deux parties principales de la membrane tégumentaire, cette membrane a un grand nombre de dépendances ou de prolongements plus ou moins étendus et ramifiés dans l'épaisseur du corps : tels sont : 1° les membranes génitale et urinaire, qui se prolongent dans toutes les cavités des organes de la génération et de la dépuration urinaire ; 2° la membrane pulmonaire, qui tapisse toutes les divisions des bronches; 3° les membranes qui tapissent les conduits excréteurs des glandes, soit qu'ils aboutissent à la membrane muqueuse, ou que, comme ceux de la mamelle, ils aboutissent à la peau ; 4° celles des cavités nasales, de leurs sinus et des arrière-fosses nasales, des conduits auditifs, du tympan, du sinus mastoïdien et de la surface de l'œil.

Parmi ces prolongements, tous muqueux, excepté celui du conduit auditif externe, qui est cutané, la plupart aboutissent à la membrane muqueuse et en sont des appendices ou des prolongements ; la peau extérieure, au contraire, est beaucoup moins compliquée par des appendices de ce genre.

§ 236. La membrane tégumentaire présente dans sa vaste étendue des différences ou variétés d'apparence, de texture et de fonction, qui pourraient faire douter de son unité et de sa continuité. La peau et la membrane muqueuse, comparées l'une à l'autre, semblent très-différentes au premier coup d'œil ; mais dans la série animale la différence s'efface par degrés dans les animaux les plus simples ; elle est encore assez peu marquée en général dans les animaux plus élevés qui habitent l'eau. Dans le fœtus humain, la différence, quoique réelle, est d'abord peu tranchée. Dans l'adulte même on voit la peau se transformer aisément en membrane muqueuse, et celle-ci en peau. Quand, par exemple, une partie de la surface du corps est longtemps soustraite à l'action de l'atmosphère, comme on l'a vu dans des cas de contractures où la jambe était fortement fléchie et appuyée sur la cuisse, et comme on le voit souvent dans les plis de la peau chez les enfants très-gras, l'épiderme se ramollit et disparaît, la peau finit par sécréter du mucus. D'un autre côté, dans les prolapsus de l'utérus on voit la membrane muqueuse du vagin, et dans les prolapsus de l'anus naturel ou accidentel, celle de l'intestin, s'épaissir, se sécher et prendre les apparences de la peau. Dans l'état de santé, enfin, on voit, dans beaucoup de parties, la peau ne se changer que graduellement et d'une manière insensible en membrane muqueuse : c'est ce qui a lieu aux lèvres de la vulve, au prépuce, à l'anus, au mamelon et aux narines : ce n'est guère qu'aux paupières et aux lèvres que la ligne de démarcation paraît un peu tranchée. Il n'y a donc point d'interruption réelle; il y a donc au contraire une identité et une continuité véritable entre les deux parties principales de la membrane tégumentaire.

§ 237. Les diverses parties de ces deux portions principales du tégument présentent aussi des variétés assez grandes. Celles que l'on observe entre la peau du dos et celle des paupières, entre celles du crâne, et de la pulpe des doigts, par exemple, sont assez grandes; mais elles ne sont ni absolues ni tranchées : il en est à peu près de même dans la membrane muqueuse, et les interruptions que l'on a cru y trouver ne sont qu'apparentes, comme on le verra plus loin (sect. II). Les différences que l'on observe entre les diverses parties de la membrane muqueuse, quoique plus marquées que celles que l'on trouve à la peau, ne sont pourtant pas plus réelles. En général le changement d'apparence et de texture est graduel comme on le voit dans les conduits excréteurs où la membrane va en s'amincissant progressivement, et en se dégradant, pour ainsi dire, mais d'une manière insensible. Si l'on comparait la membrane des sinus frontaux et celle de l'estomac, on trouverait certainement de très-grandes différences entre elles, comme entre celles de la langue et de l'utérus; mais ces différences sont en quelque sorte liées par des gradations intermédiaires. On trouve seulement quelques différences assez brusquement tranchées dans des parties très-rapprochées, mais dont les fonctions sont très-différentes, comme entre l'œsophage et l'estomac, entre le vagin et l'utérus : mais encore là, comme partout ailleurs, ce ne sont que des variétés qui se réduisent très-facilement en un type unique de texture organique.

§ 238. Les téguments ont une surface libre et une surface adhérente. La première est tournée en dehors pour la peau, et en dedans pour la membrane muqueuse ; c'est l'inverse pour la seconde. La surface adhérente répond à la masse du corps et généralement au tissu cellulaire. Ce tissu (§ 132) forme là une couche plus ou moins dense, plus ou moins épaisse ; dans d'autres endroits, c'est du tissu ligamenteux ou du tissu fibreux élastique qui double les téguments ; dans une assez grande partie de leur étendue ils sont garnis ou doublés de fibres musculaires.

§ 239. La membrane tégumentaire, outre les grands appendices et les canaux excréteurs des glandes dont il a été question (§ 242), est pourvue d'une multitude innombrable d'autres enfoncements plus simples et beaucoup plus petits, qu'on a nommés follicules, locules, lacunes, cryptes, glandes simples, etc. Ces follicules [1], observés et décrits d'abord dans quelques points des téguments par divers anatomistes, et ensuite dans leur ensemble par Malpighi, Boerhaave, Kaau et beaucoup d'autres, existent en effet dans toutes ou presque toutes les parties de ces membranes. Les follicules sont ronds ou obronds, graniformes, d'un volume variable et en général très-petit ; ils sont situés en partie dans l'épaisseur de la membrane, et font sous sa face adhérente une saillie plus ou moins grande. Ils ont en général la forme d'une petite ampoule dont le goulot ou émissaire plus ou moins allongé s'ouvre à la surface libre de la membrane. Ils sont formés par cette membrane repliée sur elle-même et constituant un enfoncement ou un petit cul-de-sac. C'est à leur présence que sont dues les porosités qu'on aperçoit à la surface de la peau, au nez surtout, et que sont dues aussi les granulations qui garnissent et soulèvent, dans beaucoup d'endroits, la membrane muqueuse ; la cavité de ces follicules est extrêmement petite, relativement à l'épaisseur de leurs parois. Ils sont formés par toute la membrane, soit qu'elle conserve son épaisseur, ou que celle-ci soit augmentée ou

---

[1] *Voyez* M. Malpighi, *Epistola de structurâ glandularum, etc., in Op. posth.* — *Opusculum anatomicum de fabricâ glandularum, continens binas epistolas.* — H. Boerhaave et F. Ruysch., etc., *in Op. omn. Ruyschii.* — A. Kaau, *Perspiratio dicta Hippocrat., etc.*, cap. XI, XII et XIII. — E.-H. Weber, *Ueber die structur einiger einfachen und conglomirten Drüsen*, Meckel's archiv., 1827. — J. Müller, *De glandularum secernentium structurâ*, 1830, etc.

diminuée. Ils sont entourés par un très-grand nombre de ramuscules
vasculaires. La plupart de ces petites ampoules sont simples, discrètes et plus ou moins éloignées les unes des autres ; mais dans
certaines parties de la peau, et surtout des membranes muqueuses,
on trouve des follicules diversement rassemblés et composés. Outre
les follicules dont il vient d'être question, les membranes tégumentaires, et surtout l'interne, présentent beaucoup d'enfoncements
dont l'orifice est aussi large que le fond, et qu'on appelle alvéolaires,
et l'une et l'autre présentent aussi un grand nombre de petits enfoncements évasés ou infundibuliformes. Les follicules diffèrent en
outre les uns des autres par la nature du liquide qu'ils sécrètent et
qu'ils contiennent : ceux de la peau sont appelés follicules sébacés,
et ceux du tégument interne follicules muqueux, à cause du liquide
qu'ils fournissent ; ceux des membranes muqueuses au voisinage de
la peau sont à peu près mixtes.

§ 240. Les téguments ont une texture membraneuse ; ils sont évidemment formés de deux couches, le derme et l'épiderme ; dans beaucoup d'endroits on distingue encore une couche assez composée
entre ces deux principales ; et, dans un grand nombre de parties, il
y a en outre des appendices ou productions saillantes à la surface
libre de la membrane.

§ 241. Le derme, quelles que soient les différences qu'il présente
dans les deux téguments et dans leurs divisions, en est toujours la
partie la plus profonde, la plus épaisse, celle qui en fait la base, et
à la surface de laquelle sont placées les autres. Il est formé d'une
couche de tissu cellulaire, plus ou moins serré, comme feutré,
laissant des interstices par où passent diverses autres parties.

§ 242. Des vaisseaux sanguins et lymphatiques, et des nerfs, plus
ou moins nombreux, se distribuent et se ramifient dans l'épaisseur
du derme, et surtout à sa face superficielle, dans des inégalités qu'on
appelle papilles, villosités, bourgeons vasculaires, et qui seront plus
exactement définis ou décrits à l'article de chacun des deux téguments.

§ 243. La surface du derme est couverte d'une couche plus ou
moins distincte, suivant les parties des téguments, et qu'on appelle
corps muqueux ou réticulaire ; c'est un tissu à l'état demi-liquide
ou à peine organisé. Cette couche est le siége de la coloration, et
celui des incrustations cornées qui garnissent les téguments dans
quelques parties. Cette couche est moins distincte dans les membranes muqueuses que dans la peau.

Le corps muqueux ou réticulaire, intermédiaire au derme et à l'épiderme, n'est que la couche la plus profonde de l'épiderme. C'est l'épiderme à l'état naissant. Les éléments qui forment le corps muqueux se développent dans le liquide incessamment excrété par les vaisseaux qui circulent dans la couche superficielle du derme. (Voyez l'art. *Peau.*)

§ 244. L'épiderme enfin est la dernière partie essentielle des membranes tégumentaires, celle qui en forme la surface libre ; c'est une couche déposée à la surface du corps muqueux. Dans beaucoup de parties des membranes muqueuses l'épiderme est peu distinct. Au reste, il y a beaucoup de ressemblance, quant à la nature chimique de la matière, entre l'épiderme et le mucus.

§ 245. Plusieurs parties des membranes tégumentaires sont pourvues d'appendices saillants à leur surface libre : ce sont, pour la peau, les ongles et les poils ; et les dents pour la membrane muqueuse.

§ 246. Les téguments se résolvent presque tout à fait en gélatine par la coction. La coloration très-diverse des téguments dépend en partie de celle du sang, et en partie d'une matière colorante sécrétée du sang dans le corps muqueux. Leur densité très-variée est à peu près intermédiaire à celle des tissus cellulaire, ligamenteux et élastique. Leur élasticité est assez marquée. Ils jouissent aussi d'une extensibilité et d'une rétractilité lentes, très-grandes. Leur force de formation est très-développée. L'irritabilité dont ils jouissent, bien moins évidente que celle des muscles, l'est pourtant beaucoup. Ils sont l'organe essentiel de la sensibilité.

§ 247. L'action organique ou la fonction de la membrane tégumentaire est très-importante, très-complexe, et diverse dans les différentes portions de cette membrane. Comme tégument ou enveloppe, tant interne qu'externe de la masse du corps, elle constitue une barrière que doivent traverser de dehors en dedans toutes les substances étrangères qui entrent dans le corps pour en faire partie, et de dedans en dehors toutes celles qui, après en avoir fait partie, lui deviennent étrangères ; ces substances et toutes les autres qui sont en contact avec le tégument y déterminent des impressions : ainsi cette membrane est un organe de protection ou de défense plus ou moins efficace contre l'action des corps extérieurs ; elle est l'organe des absorptions et de toutes les sécrétions extrinsèques, c'est-à-dire dont la matière est prise ou déposée au dehors ; elle est celui de toutes les sensations externes et des sentiments de besoin et d'appétit ; et enfin même, par ses appendices, elle est quelquefois un organe offensif ou d'agression. Mais, suivant les variétés de sa texture, les fonctions de cette membrane varient dans les diverses régions ; ainsi la membrane muqueuse est beaucoup mieux disposée pour la sécrétion et l'absorption que la peau, et celle-ci est mieux accommodée aux sensations et à la défense du corps que la première. Quelques parties sont spécialement disposées pour la sensation, et même pour telle ou telle sensation, d'autres pour l'absorption, d'autres encore pour l'excrétion, d'autres pour la génération, d'autres pour la respiration, etc.

§ 248. L'étendue immense de la membrane tégumentaire, le nombre et l'importance des fonctions dont elle est le siége et l'instrument, en rendent la considération très-importante, tant en santé qu'en maladie. Il existe entre les deux principales parties dont elle est composée la relation la plus intime, et qui, à certains égards, a été aperçue par les plus anciens observateurs [1], qui savaient que l'abondance de la sécrétion muqueuse est généralement en raison inverse de la sécrétion cutanée. L'observation a appris que le bon état de la peau coïncide avec un bon état de la membrane muqueuse, et que, par exemple, les personnes qui ont la peau très-blanche et d'une texture fine et délicate sont très-exposées aux maladies de la peau et de la membrane muqueuse, et surtout aux flux de ces deux membranes. Elle a appris aussi que chaque partie de la peau sympathise avec toute la membrane muqueuse, et spécialement avec telle ou telle partie de cette membrane. Il existe également la relation la plus intime entre les téguments et la masse du corps, et réciproquement ; relation que l'observation fait journellement apercevoir, que les causes morbifiques mettent continuellement en jeu, que la séméiotique observe, et dont le médecin praticien essaye de tirer parti.

§ 249. L'embryon, avons-nous déjà dit, se forme tout entier sur ces membranes : la membrane intestinale est la première partie apparente dans l'œuf ; c'est par son prolongement vers l'estomac et vers l'anus que se forme l'intestin. La seconde partie apparente est l'allantoïde ou la membrane vésicale ; c'est par son extension que se forment les voies urinaires et les organes génitaux. La peau extérieure se forme ensuite : d'abord largement ouverte en avant du tronc, elle vient se clore dans la ligne médiane de l'abdomen, et définitivement autour de l'ombilic.

Les recherches de MM. Purkinje, Coste, Bischoff, Valentin, etc., sur le

[1] Δέρματος ἀραιότης ή κοιλίης πυκνοτής. ΙΠΠΟΚΡΑΤΟΥΣ, τῶν πιδεμ. Β.Βλ. '

premières phases du développement des mammifères permettent de donner sur ce point quelques détails plus circonstanciés.

Lorsque l'ovule fécondé s'est détaché de l'ovaire pour se rendre dans l'utérus, s'y fixer et s'y développer, il est constitué par une substance demi-liquide contenue dans une enveloppe épaisse qu'on appelle zone transparente. Sous l'influence de la fécondation, la substance intérieure demi-liquide, qu'on a nommée le jaune de l'œuf, a déjà subi pendant son passage dans le canal de la trompe une première transformation. Elle s'est séparée en petites masses arrondies, lesquelles se sont multipliées à l'infini et se sont déformées sur les surfaces par lesquelles elles sont en rapport. A son arrivée dans l'utérus, le jaune, dont la segmentation est arrivée aux dernières limites, est donc formé par une quantité innombrable de petits corps déformés par leur application les uns contre les autres, et qui donnent à la masse de l'analogie avec le fruit du mûrier. Puis survient un autre phénomène. Pendant que l'ovule grossit, les petites sphères vitellines s'écartent du centre, où elles sont remplacées par un liquide clair, et se portent à la circonférence, contre la face interne de la zone transparente qui diminue d'épaisseur par les progrès du développement. Les petites masses vitellines finissent, en se condensant ainsi à la surface de la zone transparente, par représenter bientôt une membrane incluse dans cette zone. Cette membrane de nouvelle formation est la partie fondamentale de l'œuf. C'est dans son épaisseur que va bientôt apparaître le germe de l'embryon : elle est le point de départ de toutes les évolutions embryonaires. On l'a désignée sous le nom de *vésicule blastodermique.*

La vésicule blastodermique ne tarde pas, elle-même, à se séparer en deux feuillets. L'un interne ou *muqueux*, l'autre externe ou *séreux.* C'est dans le premier que doit se développer tout l'appareil digestif, y compris ses glandes, ainsi que l'appareil génito-urinaire ; en sorte qu'il mérite bien le nom de feuillet *végétatif* ou *viscéral* qu'on lui a encore donné. Du feuillet externe ou *séreux* (qui ne tarde pas à se confondre avec les vestiges amincis de la zone transparente, laquelle n'est qu'une enveloppe transitoire) procèdent le système nerveux cérébro-spinal et toutes les parties qui en dépendent, telles que les sens, les os, la peau, les muscles, etc. On peut lui appliquer avec raison le nom de feuillet de *la vie animale*, ou feuillet de l'appareil *locomoteur.*

Ajoutons, enfin, qu'entre les deux feuillets de la vésicule blastodermique il s'en développe secondairement un autre qu'on appelle, à cause de sa position, feuillet *moyen* ou *intermédiaire.* C'est dans ce feuillet que prend naissance tout l'appareil circulatoire. On lui a donné aussi le nom de feuillet *vasculaire.*

Il résulte de ces détails préliminaires, qui sont nécessaires pour bien comprendre l'origine première de tous les tissus, que les membranes tégumentaires, dont il est ici question, procèdent à la fois, et du feuillet *muqueux* et du feuillet *séreux* de la vésicule blastodermique. Les membranes muqueuses viennent du feuillet muqueux ; l'enveloppe cutanée ou la peau se développe dans la partie superficielle du feuillet *séreux* ou *animal*.

Lorsque les premiers rudiments de l'embryon se forment dans l'épaisseur du feuillet séreux de la vésicule blastodermique, les extrémités céphalique et caudale du nouvel être s'inclinent vers le centre de l'œuf ; il en résulte deux excavations peu marquées, dans lesquelles le feuillet muqueux se trouve replié. Le repli céphalique du feuillet muqueux donnera naissance à l'estomac. Le repli caudal du feuillet muqueux formera le rectum sur lequel naîtra l'allantoïde.

A mesure que l'embryon se développe, il se creuse en nacelle, puis les bords de cette nacelle se resserrent. Il en résulte que la cavité vésiculaire du feuillet muqueux se trouve séparée de la portion de ce même feuillet repliée dans l'intérieur de l'embryon, par un collet qui va toujours se rétrécissant. La cavité vésiculaire du feuillet muqueux porte le nom de vésicule ombilicale. Les portions du feuillet muqueux emprisonnées dans l'intérieur de l'embryon, d'abord sous forme de simples gouttières, se ferment bientôt et donnent naissance à l'estomac, à l'intestin et à deux prolongements muqueux sur lesquels se développeront les glandes annexes du tube digestif, et par conséquent tous les canaux excréteurs. Vers le quatrième ou le cinquième mois, ces diverses parties sont tout à fait formées.

Quant à la peau, elle n'est que la partie superficielle du feuillet séreux lui-même, et, par conséquent, elle suit, dans son développement, celui de l'embryon lui-même. Vers le commencement du second mois on distingue, à la surface de l'embryon, les parties qui doivent la constituer, c'est-à-dire le derme et l'épiderme.

Dans les deux sexes il y a une différence de conformation assez grande dans la portion génito-urinaire des téguments, et une différence de développement dans les conduits excréteurs de la mamelle. Il y a, en outre, une différence d'épaisseur et de coloration dans la peau extérieure. Ces différences sont très-marquées dans les races de l'espèce humaine, et assez tranchées encore dans divers individus.

§ 250. Les altérations morbides sont très-nombreuses dans les différentes parties de la membrane tégumentaire. Les productions accidentelles cutanées et muqueuses sont assez fréquentes. Les reproductions de téguments ou les cicatrices s'observent souvent aussi. Les vices de conformation, les altérations de texture et de fonctions, les productions accidentelles analogues ou non aux tissus sains, etc., s'observent souvent aussi dans les téguments ; mais leur description sera mieux placée après chacune des deux membranes : il en sera de même de leurs altérations cadavériques.

§ 251. Les téguments accidentels doivent, au contraire, être décrits ici, parce que, d'une part, leur production présente beaucoup d'analogie dans l'un et dans l'autre tégument ; d'un autre côté, parce que, dans la production d'une cicatrice extérieure, le nouveau tissu ressemble, pendant une époque de sa formation, à la membrane muqueuse, et plus tard à la peau ; et parce qu'enfin dans quelques cas on trouve l'apparence et la texture de la peau dans une partie, et celle de la membrane muqueuse dans une autre partie de la même production : telles sont, par exemple, les membranes des fistules.

Toutes les fois que, soit par une lésion mécanique, soit par l'effet d'une cautérisation, de la gangrène ou de l'ulcération, il y a eu destruction des téguments et même des parties sous-jacentes, à une profondeur plus ou moins grande, il se produit un nouveau tégument semblable, ou au moins très-analogue à celui qui a été détruit, et toujours le même, dans toute son étendue, quelle que soit la diversité des parties mises à découvert et qui doivent en être revêtues. Après des phénomènes primitifs divers, suivant la diversité des causes destructives, il s'en présente une série de secondaires toujours les mêmes : ce sont, 1° la production d'une couche plastique comme celle des agglutinations ; 2° la formation de bourgeons ou granulations, et la sécrétion du pus ; 3° enfin, la cessation de cette sécrétion et l'achèvement de la cicatrice. Les phénomènes de la cicatrisation commencent par la déposition d'une couche plastique semblable à celle qui constitue les fausses membranes. Cette couche, d'abord amorphe et bientôt organisée, se couvre de petites granulations coniques, rouges, et constitue alors la membrane des bourgeons charnus; cette membrane est cellulaire [1], vasculaire, sensible, absorbante, sécrétant du pus, très-prompte à se détruire par l'ulcération, et très-prompte à se reproduire. Cette membrane se rétrécit continuellement ; la sécrétion du pus y diminue par degrés, y cesse tout à fait ; alors elle se recouvre d'un épiderme distinct, et elle constitue un tégument nouveau très-analogue et quelquefois tout à fait semblable à l'ancien. Cependant cette membrane, outre quelques légères différences anatomiques, est beaucoup plus susceptible d'ulcération que les téguments primitifs.

§ 252. Il se forme dans les abcès, et surtout dans les abcès chroniques, une membrane qui ciconscrit le pus et qui a beaucoup de ressemblance avec la membrane muqueuse; elle acquiert une ressem-

---

[1] Le tissu cellulaire qui constitue d'abord la membrane de nouvelle formation, se développe dans le liquide plastique exhalé, en parcourant les diverses phases de son développement.

blance plus grande encore quand l'abcès est ouvert et qu'il reste la
source d'un ulcère fistuleux ; il en est de même encore dans les
ulcères de ce genre, qui sont entretenus par une nécrose ou par la
présence d'un corps étranger ; il en est de même enfin dans les véritables fistules ou canaux accidentels qui naissent d'une cavité muqueuse naturelle. Dans tous les cas, le trajet est revêtu dans toute
son étendue par une membrane fongueuse, molle, muqueuse en
un mot, découverte par Hunter dans les fistules à l'anus. A son
orifice à la peau, si c'est à cette surface qu'il aboutit, l'épiderme dont
le canal muqueux de la fistule est pourvu, se continue avec celui de
la peau.

SECTION II.

DE LA MEMBRANE MUQUEUSE.

§ 253. La membrane tégumentaire interne ou la membrane muqueuse a reçu ce dernier nom, d'abord dans les fosses nasales,
à cause du mucus (μύξα, morve, pituite) qu'elle fournit. Elle
constitue un tégument humide qui revêt toutes les cavités qui
communiquent au dehors, et qui toutes reçoivent ou rejettent
des substances étrangères. Considérée d'abord dans chaque organe
creux comme sa membrane interne particulière, et n'ayant pas d'autre
nom ; on l'appela ensuite villeuse, fongueuse, pulpeuse, poreuse,
villoso-papillaire dans le canal alimentaire ; pituitaire ou muqueuse
dans le nez et dans le gosier. Plus tard les anatomistes ne tardèrent
pas à y apercevoir à peu près partout des follicules, ce qui lui fit
donner le nom générique de glanduleuse. Puis on signala la ressemblance du mucus nasal et intestinal avec l'humeur onctueuse de la
trachée et des bronches, et même l'analogie du mucus et de l'épiderme ; dès lors l'identité des diverses parties de cette membrane fut
connue. Les pathologistes, et surtout M. Pinel, l'avaient déjà remarquée en faisant l'histoire des catarrhes. Cependant aucune description
générale et satisfaisante de cette membrane n'avait été donnée avant
Bichat[1]. Depuis lui, les anatomistes et les pathologistes se sont à peu
près généralement accordés à adopter ses idées sur cet objet, excepté
Gordon, qui a trouvé des différences trop essentielles entre les diverses membranes muqueuses pour les comprendre dans une description commune.

---

[1] Bichat, *Traité des membranes*, Paris, an VIII.

§ 254. La membrane muqueuse forme un tégument interne à toutes les cavités ouvertes au dehors ; sa partie la plus importante forme un revêtement à tout le canal alimentaire , depuis la bouche jusqu'à l'anus ; le reste de cette membrane constitue des prolongements ou des appendices prolongés en cul-de-sac et plus ou moins profondément étendus et ramifiés dans la masse du corps, et aboutissant par leur embouchure, soit à la peau externe , soit à la peau interne. Elle forme ainsi un immense tégument interne bien plus étendu que la peau.

§ 255. La membrane muqueuse présente , comme la peau , une surface adhérente et une surface libre ; la surface adhérente ou externe est en général revêtue d'une couche de tissu cellulaire fibreux particulier , auquel Ruysch et beaucoup d'autres anatomistes ont donné, à tort, le nom de membrane nerveuse, qu'Albinus et Haller ont démontré être du tissu cellulaire, et que Bichat a nommé tissu cellulaire sous-muqueux. Ce tissu est serré, fibreux, blanc, ne contient jamais de graisse, et rarement de la sérosité infiltrée ; il est parcouru par un grand nombre de divisions fines des vaisseaux et des nerfs. Plusieurs anatomistes l'ont assimilé au derme de la peau. Quoi qu'il en soit, c'est à lui que les organes creux doivent en grande partie leur solidité. La membrane muqueuse est, de plus, doublée dans toute l'étendue de son canal principal et dans plusieurs de ses divisions par un plan musculaire, espèce de muscle peaucier interne; dans quelques endroits, c'est un tissu élastique qui double les membranes muqueuses, c'est ce qu'on voit dans le canal aérien et dans les conduits excréteurs ; ailleurs, un véritable tissu ligamenteux, comme le périoste des fosses nasales, des sinus, du palais, des alvéoles, double cette membrane, lui adhère intimement et en forme, en quelque sorte, une membrane fibro-muqueuse.

§ 256. La surface libre de la membrane muqueuse présente des valvules, des plis et des rides formés par toute l'épaisseur de la membrane redoublée sur elle-même. Les *valvules* sont formées par la membrane muqueuse repliée, par le tissu sous-muqueux et par des fibres musculaires contenues dans le repli : c'est ce qui a lieu au pylore , à l'embouchure de l'intestin grêle dans le gros intestin , au voile du palais, à l'orifice du larynx, etc. Les *plis* ne contiennent dans leur épaisseur que du tissu sous-muqueux et point de fibres musculaires, mais ils sont constants comme les valvules et ne s'effacent jamais : tels sont les nombreux replis de l'intestin grêle, qu'on appelle valvules conniventes. Les *rides*, au contraire, sont des replis

accidentels ou momentanés, dans lesquels la membrane muqueu[se]
est en réserve pour des dilatations futures des organes, ou bien q[ue]
dépendent de ce que l'organe ayant été dilaté et étant revenu [à]
lui-même, la membrane muqueuse s'est trouvée en excès sur [la]
membrane musculaire : telles sont les rides longitudinales de l'œsophage et de la trachée, les rides irrégulières de l'estomac quand [il]
est contracté, les rides régulières du vagin et du col de l'utérus, e[tc.]

§ 257. La surface libre de la membrane muqueuse présente au[ssi]
des enfoncements ou des dépressions de divers genres et des sailli[es]
papillaires et villeuses. Mais ces divers objets, quoique très-généralement répandus dans la membrane, ne sont pas, à beaucoup prè[s,]
également apparents dans tous les points de son étendue. On trou[ve]
à la surface de la membrane des enfoncements infundibuliforme[s,]
cellulaires ou alvéolaires ; ils existent au maximum de leur développement dans le bonnet, second estomac des ruminants, que pou[r]
cette raison on appelle le réseau ; ils existent aussi, mais beaucou[p]
plus petits, dans une grande partie des voies alimentaires, et surtou[t]
dans l'estomac et le gros intestin de l'homme, où ils ont été aperç[us]
et indiqués par Fordyce, Hewson, décrits et figurés par M. Ev. Home

§ 258. Les *follicules* ou les cryptes muqueux [1] diffèrent de ce[s]
enfoncements alvéolaires, parce qu'ils ont un orifice très-étroit, u[n]
goulot ou émissaire plus ou moins prolongé et un fond renflé e[n]
ampoule, et logés dans le tissu sous-muqueux où ils font saillie. Il[s]
sont formés par la membrane renversée sur elle-même et renforcée à l'extérieur par du tissu cellulaire dense et pourvu de beaucou[p]
de petits vaisseaux. Ils sont très-généralement répandus, cependan[t]
leur nombre varie suivant les parties ; ils sont très-petits en général, mais leur volume varie aussi beaucoup. Les uns sont simples e[t]
discrets ; d'autres aboutissent dans un canal commun dont ils son[t]
comme des rameaux ; d'autres aboutissent dans un orifice commun
et dilaté, appelé lacune : tel est le trou de la base de la langue, telle[s]
sont les lacunes de l'urètre, du rectum, etc.

Les follicules ou cryptes muqueux sont de véritables glandes réduites à
leur plus grand état de simplicité. Cependant, lorsqu'on les compare entr[e]
eux sur toute l'étendue des membranes muqueuses, ils présentent des [sail-]

[1] Peyer, *De glandulis intestinalium*, Amstel., 1681. — J.-C. Brunner, *De glan-*
dulis duodeni, Francof., 1715. — Bœhm, *De glandularum intestinalium structura*
penitiori, 1835. — Berres, *Anatomie der mikroskopischen*, etc., 1836, in-fol. — —
Lacauchie, *Etudes hydrotomiques*, 1844.

différences assez notables, pour qu'on les divise en deux espèces distinctes. Les uns sont des bourses ou renflements analogues à de petites
bouteilles; ils s'ouvrent à la surface de l'intestin par un orifice plus petit
que leur cavité. Les autres sont de petits cylindres terminés en cul-de-sac
dans l'épaisseur du derme muqueux, et s'ouvrant à la surface des membranes muqueuses, sans rétrécissement.

Les premières de ces glandes, ou glandes en bourse, sont remarquables par
leur forme arrondie, par l'épaisseur de leurs parois et par leurs dimensions
qui l'emportent sur les glandes en tubes. Elles sont souvent visibles à l'œil
puisqu'elles ont souvent le volume d'un grain de millet, et quelquefois
celui d'un grain de chènevis. Il suffit d'ailleurs d'une simple loupe pour
apercevoir les plus petites. Comme leurs parois sont très-épaisses, elles
sont comme de petits corps solides qu'on peut sentir au toucher dans
l'épaisseur des membranes muqueuses, et plus particulièrement dans celle
qui tapisse la bouche. C'est à cette classe qu'appartiennent les follicules
glaciaires de l'intestin grêle et du gros intestin, représentés dans la
figure 4 (b).

Les follicules en bourse
sont abondants aussi dans
le larynx, dans la trachée,
dans les parties génitales
externes de la femme, etc.
Au reste, ils ne sont pas
toujours isolés; souvent
ils sont agglomérés. Les
follicules en bourse ag-
glomérés se rencontrent
principalement dans la
bouche et dans le tube
digestif; tantôt leurs orifices s'ouvrent séparé-
ment à la surface de la
membrane muqueuse,

FIGURE 4.

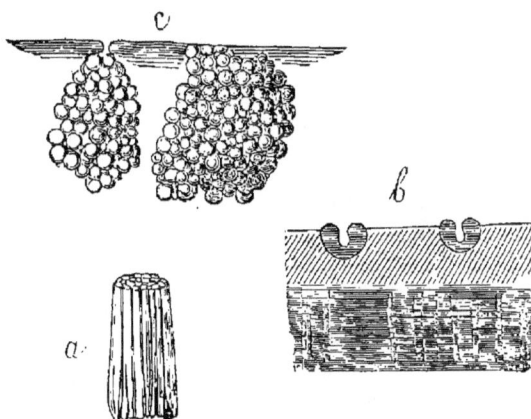

Glandes de la muqueuse intestinale.
a. Glandes en tubes de l'estomac.
b. Follicules solitaires de l'intestin.
c. Glandes de Brunner ou glandes en grappe.

tantôt ces orifices se ren-
dent à un conduit commun qui verse en un seul point de la membrane le
produit de leur sécrétion. Ces follicules agglomérés forment une transition
insensible vers les glandes composées.

Les follicules en forme de petits cylindres ou de tubes ont un diamètre intérieur à peu près égal dans toute leur étendue; on les a comparés assez exactement à des doigts de gant. Ils sont placés de champ
dans les membranes muqueuses. Leur fond ou cul-de-sac est tourné vers la
surface adhérente de la membrane, leur ouverture correspond à la surface
libre des membranes muqueuses. Ces glandes simples sont les plus répandues dans tout le canal intestinal; elles y sont si abondantes, qu'en certains

points la couche superficielle de la membrane muqueuse paraît être, en quelque sorte, formée par leur adossement. Leurs orifices à l'intestin grêle sont masqués par les villosités entre lesquelles ils s'ouvrent. On les aperçoit mieux sur le gros intestin où les orifices sont libres. Les glandes en tube, découvertes en 1757, par Galéati, ont été décrites avec soin quelques années plus tard par Lieberkühn, dont elles conservent aujourd'hui le nom. M. Sprott-Boyd, beaucoup plus tard (*De la structure de la membrane de l'estomac*, 1836), les a distinctement aperçues dans l'estomac. Beaucoup d'autres auteurs les ont vues et décrites depuis. La figure 4 (*a*), représente les glandes en tube de l'estomac, d'après M. Lacauchie. Les glandes en tube, ou de Lieberkühn sont des glandes microscopiques; leurs dimensions sont d'autant plus considérables qu'on les examine dans les parties plus déclives de la cavité intestinale. Dans l'estomac, elles ont de leur grand diamètre ou diamètre longitudinal, environ 0^{mm},1. Dans l'intestin, elles ont de 0^{mm},5 à 1 millimètre de longueur.

Indépendamment des follicules ou glandes simples, il y a encore dans l'épaisseur des membranes muqueuses de véritables glandes composées. Les glandes composées présentent deux groupes assez naturels. Le premier groupe comprend, avec les follicules agglomérés à orifices distincts ou confondus dont nous avons parlé plus haut, les caroncules lacrymales, les glandes arythénoïdes, les plaques agminées de l'intestin grêle ou glandes de Peyer. Toutes ces parties ne sont que des amas peu composés de follicules simples. Le second groupe renferme de véritables glandes arborescentes. Telles les amygdales, les glandes en grappe de l'estomac, la prostate, les glandes de Cooper, les glandes de Brunner.

Toutes les glandes du premier groupe sont des amas de follicules simples de formes diverses. Les glandes de Peyer diffèrent des glandes agminées même espèce, en ce qu'elles comprennent à la fois les deux éléments folliculaires. Elles sont formées, en effet, par l'accolement de follicules en bourse séparés par des follicules en tube. Elles présentent encore cette particularité, que les saillies ou villosités de la membrane muqueuse n'existant pas à leur surface, elles paraissent déprimées par rapport aux parties voisines de la surface intestinale.

Toutes les glandes du second groupe sont de véritables glandes acineuses c'est-à-dire composées de grains vésiculeux, pourvus de canaux ramifiés, qui se portent, en dernier lieu, dans un ou plusieurs canaux excréteurs. Elles ont de l'analogie avec les glandes salivaires. Celles qu'on rencontre dans l'épaisseur de l'intestin grêle, et surtout dans la première portion du duodénum, représentent de véritables grappes qui tapissent cette partie de l'intestin sur presque tout son pourtour; elles sont destinées à la sécrétion du *suc intestinal*, lequel joue manifestement un rôle dans les phénomènes de la digestion duodénale. Ce sont ces glandes qu'on appelle les glandes de Brunner. Elles sont représentées dans la figure 4 (*c*).

Quelques anatomistes décrivent encore dans l'épaisseur des membranes muqueuses de petites glandes simples, microscopiques, constituées par des cavités closes de toutes parts, qui ne livrent les produits de leur sécrétion que par rupture, déhiscence ou porosité de la vésicule qu'elles constituent. Leur existence est loin d'être prouvée. Elle a été invoquée surtout pour venir à l'appui d'une doctrine sur le mécanisme des sécrétions, dont nous nous occuperons à propos des glandes.

259. On appelle *papilles* et *villosités* de petites éminences, extrêmement nombreuses et rapprochées, que l'on aperçoit à la surface libre de la membrane muqueuse et qui paraissent avoir pour but principal de multiplier la surface. Ces éminences, appelées villosités par suite de la comparaison faite, par Fallope, de la membrane interne des intestins avec le velours, et papilles à cause de la ressemblance qu'on a cru leur trouver avec un bouton ou mamelon, ne diffèrent pas essentiellement entre elles ; les unes et les autres sont des saillies de la membrane plus ou moins fines, et la plupart à peine visibles à l'œil nu.

Les plus volumineuses parmi ces éminences sont appelées *papilles ;* telles sont celles qui remplissent la cavité des dents, et qu'on nomme communément leur pulpe ; telles sont celles, plus petites, qui hérissent la surface de la langue dans ses deux tiers antérieurs ; celles, plus petites encore, que l'on aperçoit au gland du pénis et du clitoris, etc. Ces éminences appartiennent au derme de la membrane muqueuse, pourvue, dans ces endroits, d'une très-grande quantité de filets nerveux, et de ramuscules de vaisseaux sanguins. Dans les parties pourvues de papilles, comme dans les autres parties, la membrane muqueuse est garnie d'un épiderme distinct que l'on appelle épithélium.

Les éminences papillaires des membranes muqueuses sont analogues, pour leur structure, aux éminences semblables qu'on remarque à la surface du derme cutané et qui portent aussi le nom de papilles. Ainsi, elles sont constituées par une trame celluleuse parcourue par des vaisseaux et aussi par des nerfs qui en paraissent la partie la plus essentielle. A la peau, ces petites saillies sont considérées, à juste titre, comme les agents de la sensibilité tactile. Dans les membranes muqueuses elles paraissent destinées, là où elles existent, à remplir les mêmes fonctions. Il faut remarquer, en effet, que les éminences des membranes muqueuses, qu'on désigne sous le nom de papilles, ne se rencontrent que dans le voisinage des ouvertures naturelles, c'est-à-dire dans les points où les membranes muqueuses se continuent avec la peau et où elles sont douées d'une sensibilité souvent très-vive. Ainsi on rencontre les papilles principalement sur les membranes muqueuses de la langue, des lèvres, des fosses nasales, du vagin, de l'urètre, du rectum, etc.

A mesure qu'on pénètre dans la profondeur des membranes muqueus
la sensibilité devient très-obscure, et les éminences papillaires qui hériss
la surface de la membrane deviennent plus petites et changent de natu
Elles étaient surtout sensibles et pourvues de nerfs, elles devienne
principalement vasculaires et absorbantes, un réseau lymphatique abond
les pénètre, il n'est plus possible d'y démontrer la présence des ne
Elles portent alors le nom de villosités.

§ 260. Les *villosités* dont l'existence est très-générale, mais
ne sont nulle part plus nombreuses, plus grandes, plus apparen
que dans l'intestin grêle, et surtout encore dans le commenceme
de cet intestin, sont des éminences plus fines que les papilles.

Ces villosités, que l'on peut à juste titre appeler les *radicules*
animaux, sont de petits prolongements de la membrane interne d
voies digestives, dont la forme et la longueur varient dans les diff
rentes parties de ce canal. Les villosités existent sur les valvul
conniventes aussi bien que sur les intervalles qui les séparent. L
villosités[1] aperçues par Fallope, par Azelli, décrites et représenté
par Helvétius, Lieberkühn, Hedwig, Rudolphi, Meckel, Buerger,
plusieurs autres anatomistes, existent surtout dans l'intestin grêle
on les trouve moins longues et moins nombreuses dans l'estomac
dans le gros intestin. Pour les bien apercevoir il faut prendre u
partie de l'intestin non encore altérée par la putréfaction, l'ouvr
avec précaution, l'humecter de quelques gouttelettes d'eau jusqu
ce que la surface en soit entièrement couverte, et l'examiner av
une lentille qui en augmente d'environ quarante fois le diamètr

§ 261. Je me suis aussi servi avec beaucoup d'avantage, pour fair
cette observation et d'autres analogues, d'un petit appareil compos
de deux pièces : 1° une sphère en verre de glace d'un petit diab
mètre, ouvert dans un quart de sa surface ; 2° un opercule un peq
plus grand que l'ouverture, et enduit d'une couche mince de cira
On fixe la partie que l'on veut observer sur la cire avec de petite
épingles, on la plonge dans de l'eau, ainsi que la sphère ouvert
que l'on remplit de ce liquide, et qu'on appuie ensuite sur l'oper
cule. On retire l'appareil, et l'on a alors la pièce que l'on veut exa

[1] *Voyez* entre autres, Helvétius, *Mém. de l'Acad. des Sc.*, Paris, 1721. –
J.-N. Lieberkühn, *De fabr. et act. villos. intest. hom.*, Lugd. Bat., 1744, 4°. –
R.-A. Hedwig, *Disquis. ampull. Lieberkühnii, physico-micros.*, Lips., 1797, 4
— C.-A. Rudolphi, in *Reils archiv. der physiol. IV et Anat. physiol. abhandl.bu
Berol., 1802. — J.-F. Meckel, in *Deutsches archiv. für die physiol. III.* –
H. Buerger, *Examen microsc. villos. intestin. cum iconibus*, Halæ, 1819. —
Lauth, *Essai sur les vaiss. lymphat.*, 1824. — Krause, *Muller's archiv.*, 1837.

...mer recouverte d'une petite masse d'eau lenticulaire qui en augmente le diamètre.

262. Examinées par l'un ou l'autre de ces deux procédés, les
villosités se présentent sous la forme de folioles, de laminules, dont
le nombre est tel, qu'elles offrent l'image d'un gazon abondant et
touffu. Ces folioles, diversement ployées, et vues par conséquent
sous des aspects divers, paraissent de forme variable. Leur forme,
d'ailleurs, n'est pas partout la même ; celles de la moitié pylorique
de l'estomac et du duodénum, plus larges que longues, constituent
de petites lames ; celles du jéjunum, longues et étroites, méritent
mieux le nom de villosités, et vers la fin de l'iléum elles redeviennent des lamines, ainsi que dans le côlon, où elles sont à peine saillantes. Les villosités sont demi-diaphanes ; leur surface est lisse, et
l'on n'aperçoit, ni à leur surface les ouvertures que l'on y a admises
pour s'accorder jamais sur leur nombre, ni dans leur épaisseur d'ample cellulaire; mais seulement dans leur intérieur on aperçoit une
masse transparente finement granulée, et à leur base des ramuscules
de vaisseaux sanguins et lymphatiques, d'une excessive ténuité.

Les villosités intestinales ne sont pas toujours foliacées ; souvent aussi
elles sont coniques ou plus ou moins régulièrement cylindriques. Cette
forme se rencontre plus particulièrement quand on examine ces petits organes sur une anse d'intestin prise sur un animal vivant. Les villosités sont
visibles sans aucune préparation. Il n'est donc pas nécessaire, comme pour
les papilles cutanées, d'enlever la couche épidermique. Cela tient à ce
que la couche épidermique de la peau ayant plus d'épaisseur que la hauteur
des papilles, celles-ci se trouvent en quelque sorte noyées dans la masse
épidermique. L'épiderme des membranes muqueuses, au contraire, est extrêmement fin, et comme il a beaucoup moins d'épaisseur que les villosités
n'ont de longueur, celles-ci s'en trouvent coiffées d'un étui complet, et sont,
par conséquent saillantes, quoique revêtues d'épiderme.

Quant aux *papilles* muqueuses qu'on rencontre près des orifices des membranes muqueuses, comme dans ces points l'épiderme est épais et se rapproche de celui de la peau, elles sont plus ou moins recouvertes et perdues
dans l'épiderme; il faut enlever celui-ci pour les apercevoir. Ce dernier
caractère les rapproche encore des papilles cutanées.

Les villosités intestinales de l'homme ont de 0^{mm},5 à 2 millimètres de
longueur. On les trouve chez tous les mammifères et chez un grand nombre
d'oiseaux. Elles manquent chez les reptiles et les poissons.

Les villosités sont constituées par une masse celluleuse continue avec le
derme muqueux ; en d'autres termes, elles ne sont que des prolongements
coniques ou foliacés du derme de la membrane muqueuse. Leur surface,
comme le derme de la membrane elle-même, est recouverte par l'épiderme.

Leur masse est pénétrée par des capillaires sanguins et lymphatiques. Les vaisseaux sanguins artériels et veineux forment un réseau superficiel qui circule dans le voisinage de l'épiderme. Le centre tout entier de la villosité est occupé par des lymphatiques ou chylifères. Quelques anatomistes, tels que MM. Henle, Vogel et Wagner, décrivent dans le centre de la villosité une cavité centrale simple, qui commence au sommet par un cul-de-sac quelquefois dilaté en ampoule et qui la parcourt du sommet jusqu'à la base. Cette cavité représenterait l'origine du système chylifère. Les recherches plus récentes de M. Goodsir (1843) ont définitivement établi qu'en général pénètre dans le centre de la villosité deux troncs lymphatiques, lesquels marchent sans se diviser jusqu'à la partie moyenne de la villosité, après quoi ils se subdivisent en un réseau composé seulement de quelques branches anastomosées, et qui occupe le sommet de la villosité concurremment avec le réseau des vaisseaux sanguins.

Dernièrement on a aussi décrit ou plutôt supposé dans les villosités des fibres musculaires; on a parlé aussi de leurs mouvements de raccourcissement, d'allongement et de latéralité. Ces mouvements seraient visibles sur l'animal vivant. Nous avons plusieurs fois cherché à assister à ce phénomène; nous n'avons jamais pu le constater.

Il n'est pas besoin d'ajouter que l'observation démontre de la manière plus claire que l'extrémité libre des villosités est parfaitement close.

§ 263. La texture et la composition anatomique de la membrane muqueuse présentent beaucoup de variétés ou de différences, suivant les endroits. La disposition villeuse ne peut être démontrée dans toutes les parties de la membrane, et existe, au contraire, manifestement dans d'autres points.

Dans la plus grande partie de son étendue, la membrane consiste essentiellement en un tissu celluleux, plus ou moins mou, et dont l'épaisseur varie beaucoup. Il faut remarquer, à cet égard, que dans le fœtus très-jeune, et dans les animaux inférieurs de la série, la peau externe elle-même présente ce caractère de simplicité. Quant à l'épaisseur, elle offre une diminution successive depuis les gencives, le palais, les fosses nasales, l'estomac, les intestins grêles et gros, la vessie biliaire et la vessie urinaire jusqu'aux sinus et aux divisions des conduits excréteurs, où sa ténuité devient extrême. C'est dans cette partie essentielle de la membrane, ou derme muqueux, que se ramifient les dernières divisions des vaisseaux et des nerfs.

§ 264. Le tissu cellulaire qui forme le *derme* ou le corium de la membrane muqueuse n'a point, comme le tissu du derme cutané, une disposition régulièrement aréolaire; il est plutôt spongieux et ngueux. Les vaisseaux sanguins et lymphatiques y sont abondants. Les nerfs proviennent, en général, du nerf grand sympathique et du pneumo-gastrique. A toutes les ouvertures naturelles, la membrane muqueuse a des nerfs provenant de la moelle.

265. L'*épiderme* ou l'*épithélium* est très-apparent aux orifices des cavités muqueuses; il l'est moins dans les parties profondes de ces cavités, et finit par n'y être plus apparent. Y existe-t-il cependant? Haller et autres ont pensé qu'il en était ainsi, et que les excrétions accidentelles membraniformes en sont une preuve. Tous les pathologistes savent aujourd'hui que de pareilles excrétions sont ordinairement des résultats de l'inflammation couenneuse ou plastique, et quelquefois des escarres. On a voulu tirer la même conclusion du fait des anus contre nature avec renversement de l'intestin, dans lesquels l'épiderme devient très-apparent; mais cela prouve seulement que la surface libre de la membrane muqueuse est couverte d'une substance qui a beaucoup d'analogie avec l'épiderme, et qui est très-disposée à subir cette transformation. En s'en rapportant à ce que l'observation apprend, et en faisant usage de la dissection, de la décoction et de la putréfaction, pour séparer l'épithélium, on le trouve très-distinct jusque dans l'œsophage, et finissant brusquement à la réunion de ce canal et de l'estomac; et de même très-distinct dans le vagin, et cessant tout à coup sur les lèvres de l'orifice de l'utérus; interruptions aperçues depuis longtemps, et données mal à propos, par quelques modernes, comme des preuves de l'interruption de la membrane muqueuse elle-même. Dans d'autres parties, comme les fosses nasales et l'extrémité inférieure du canal alimentaire, la diminution d'apparence de l'épithélium est graduelle, insensible, et il est impossible d'en assigner exactement les limites. Dans les endroits où il est distinct, il s'enfonce en s'amincissant dans les follicules, et y disparaît. Dans les endroits dépourvus d'un épithélium distinct, la surface libre de la membrane est enduite d'un vernis muqueux, que dès le temps de Vésale, et même de Rhazès, on comparait à la couverte ou à l'étamage des vases, et dont Glisson fait remarquer, du moins quant aux fonctions, l'analogie avec l'épiderme.

Cet enduit ou vernis, ingénieusement comparé par les anciens à l'étamage des vases, est un véritable épiderme. L'examen à l'œil nu des membranes muqueuses, leur décoction et leur putréfaction avaient depuis longtemps démontré l'existence de l'épithélium des membranes muqueuses, là où cet épithélium est très-épais; l'observation microscopique l'a mis en évidence dans les points où il est très-mince, et où il échappe à tout autre moyen d'investigation.

Toute membrane muqueuse est recouverte d'un épithélium. Comme l'épiderme, l'épithélium se compose de cellules élémentaires, composées d'une vésicule et d'un noyau. Ces cellules isolées, adossées et accolées entre elles forment une couche qui ne contient ni nerfs ni vaisseaux, et que l'inflammation n'atteint point. Cette enveloppe, qui s'étend sur toute la surface tégumentaire, tant cutanée que muqueuse, est une couche protectrice ou une sorte de barrière non vivante interposée entre l'organisme et les agents extérieurs.

L'épithélium qui recouvre les membranes muqueuses ne diffère pas seulement quant à son épaisseur dans les diverses parties de ce système où on l'examine, mais il diffère aussi par la forme des éléments qui le constituent. Les cellules élémentaires de l'épithélium des membranes muqueuses présentent, en effet, deux formes principales qui se transforment en quelques points insensiblement l'une en l'autre. Ces différences de forme ont donné lieu de distinguer deux espèces d'épithélium : 1° l'épithélium pavimenteux ; 2° l'épithélium à cylindres.

a. Les cellules qui composent l'épithélium *pavimenteux* des membranes muqueuses sont tout à fait analogues à celles de l'épithélium pavimenteux qui recouvre, ainsi que nous l'avons vu, les membranes séreuses (v. fig. 8, § 298). L'épithélium pavimenteux des membranes muqueuses est rarement réduit à une seule couche de cellules. Dans la plupart des points où on l'observe, la superposition des couches est manifeste : l'épithélium pavimenteux est dit *stratifié*. Les couches profondes de cette stratification présentent des cellules élémentaires peu ou point déformées; mais à mesure qu'on remonte vers la surface, les cellules s'aplatissent de plus en plus, de manière à n'être plus que de véritables lamelles. On observe, en général, cette disposition (qui existe partout à la peau) dans les parties du système muqueux les moins profondément situées, et qui se continuent avec la peau. Ainsi, l'épithélium pavimenteux stratifié existe sur les membranes muqueuses du nez, de la bouche, des gencives, de la langue, du pharynx, de l'œsophage; il disparaît à l'ouverture cardiaque de l'estomac. On le retrouve aux parties génitales externes de la femme, dans le vagin, jusqu'au milieu du col de l'utérus.

L'épithélium pavimenteux simple, ou réduit à une seule couche de cellules, ne s'observe guère que sur la membrane muqueuse qui tapisse les ramifications les plus déliées des canaux excréteurs des glandes.

b. L'épithélium à *cylindres* est constitué par l'adossement de cellules en forme de cylindres, ou plus exactement de cônes (v. fig. 5), placés de champ sur la surface du derme muqueux. Ces cylindres sont des cellules élémentaires qui se sont allongées. On retrouve encore le noyau caractéristique des cellules sur la plupart d'entre elles. Leur extrémité la plus mince est dirigée vers le derme muqueux, leur extrémité élargie forme la surface libre de la membrane.

L'épithélium à cylindres n'est point stratifié, c'est-à-dire qu'il est formé ar une seule couche de cellules. La longueur des cylindres, examinés au microscope, est de $0^{mm},015$ à $0^{mm},02$. Leur largeur, prise du côté de la grosse extrémité, est d'environ $0^{mm},003$.

L'épithélium à cylindres n'est qu'une simple modification de l'épithélium pavimenteux. On passe de l'un à l'autre, sur une même surface, par une série de formes intermédiaires. Les cellules de cet épithélium de transition (ainsi le nomme M. Henle) tiennent de la forme polygonale et de la forme allongée. M. Kolliker a montré également, en étudiant

FIGURE 5.

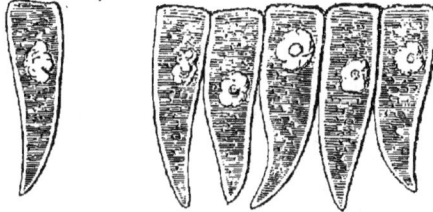

Epithélium à cylindres.

le développement de l'épithélium sur les céphalopodes, que l'épithélium à cylindres est, au moment où il se forme, tout à fait semblable à l'épithélium pavimenteux, et qu'il prend peu à peu la forme de cylindres par les progrès de son évolution.

L'épithélium à cylindres est la forme d'épiderme la plus répandue sur les membranes muqueuses de l'homme. On le trouve depuis l'orifice cardiaque de l'estomac jusqu'à l'anus. Du canal intestinal, il se prolonge dans les canaux excréteurs des glandes et dans la vésicule biliaire. Il ne disparaît que dans les parties les plus fines des canaux excréteurs où on trouve un épithélium pavimenteux simple.

C'est encore l'épithélium à cylindres qui tapisse les follicules simples de l'estomac et des intestins, les organes génitaux de l'homme, l'urètre ; le canal déférent, les conduits séminifères, les canaux excréteurs de la prostate et des glandes de Cowper. Dans la vessie et les uretères on trouve un épithélium qui tient le milieu entre l'épithélium cylindrique et l'épithélium pavimenteux.

c. L'épithélium à cylindres qui tapisse la membrane muqueuse de l'appareil respiratoire jusque dans la profondeur des bronches, y compris la partie postérieure de la cloison nasale, celle des cornets, celle des sinus, ainsi que la membrane muqueuse du canal nasal et du sac lacrymal, présente une particularité remarquable. Les cylindres qui le constituent portent à leur surface libre de petits appendices ou cils (voyez fig. 6). Cette disposition a fait donner à l'épithélium qui la présente le nom de *vibratile*. On trouve aussi l'épithélium vibratile sur la membrane

FIGURE 6.

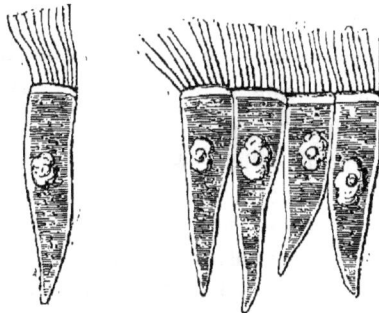

Epithélium à cylindres vibratile.

muqueuse des organes génitaux de la femme, depuis le milieu du col utér.
jusqu'au pavillon des trompes. Sur beaucoup d'animaux inférieurs l'épithéliu
à cylindres vibratile se trouve sur presque toutes les surfaces muqueuses.

Les cils vibratiles sont de petits appendices hyalins, situés sur la surfa
libre des cellules de l'épithélium vibratile. Chaque cellule en porte plusieur
leur nombre varie entre six et douze par cylindre. En général, leur longue
est à peu près égale sur tous les points, elle est d'environ 0^{mm},0005. Quant
leur diamètre, il est infiniment petit. Sur les animaux leurs dimensions so
souvent beaucoup plus considérables.

Les cils vibratiles ne peuvent être observés que sur les membranes m
queuses extraites des animaux vivants. Ils disparaissent promptem
par putréfaction. On ne peut les examiner dans la profondeur de l'appar
respiratoire de l'homme que lorsque l'ouverture du cadavre a lieu quelqu
heures seulement après la mort, chez les suppliciés, par exemple. On per
toutefois, se procurer de l'épithélium vibratile sur le vivant. Il suffit po
cela, ainsi que l'a indiqué M. E.-H. Weber, de promener assez douceme
l'extrémité d'une plume sur la partie profonde de la cloison nasale. On e
lève ainsi un peu de mucus, qui entraine avec lui des cellules d'épith
lium vibratile, qu'on peut reconnaître au microscope.

Quand on examine au microscope l'épithélium vibratile, on voit les c
qui le surmontent agités d'un mouvement spontané qui consiste dans u
succession d'inclinaisons et d'élévations. En général, les cils s'inclinent to
ensemble, se relèvent de même et se meuvent dans le même sens ; on a
comparé leur mouvement à celui que déterminerait un coup de vent sur l
tiges d'un champ de blé. MM. Valentin et Purkinje, qui ont étudié d'u
manière toute spéciale ce point si curieux d'anatomie microscopique, disti
guent dans les cils vibratiles plusieurs sortes de mouvements : 1° un mou
vement coudé, dans lequel chaque cil exécuterait le mouvement d'un do
qui s'abaisse et se relève ; c'est le mouvement le plus commun ; 2° un mou
vement d'entonnoir ou mouvement infundibuliforme, dans lequel la poin
libre du cil décrit une circonférence, et par conséquent, le cil tout enti
un véritable cône ; 3° un mouvement de vacillation, dans lequel le cil déc
un mouvement de va-et-vient comme un pendule dont le point fixe ser
à la surface du cylindre d'épithélium ; 4° un mouvement d'ondulatio
dans lequel le cil décrit, en s'inclinant, des sinuosités analogues à cell
que présenterait une banderolle abandonnée au vent ou au courant de l'ea
Le nombre des mouvements des cils vibratiles, en un temps donné, n'
pas facile à apprécier. M. Krause l'évalue de 490 à 520 par minute ; M. V
lentin, de 100 à 150.

Ce qu'il y a de plus remarquable dans le mouvement des cils vibratiles, c'
qu'il est complétement en dehors de l'influence du système nerveux, lequ
n'envoie point de filets dans l'épithélium ; c'est qu'il persiste une demi-heu
et même deux heures, alors que les cellules de l'épithélium sont complét
ment séparées du corps. Chez les reptiles, le mouvement spontané du

encore bien davantage. Si on préserve les cellules de l'épithélium vibratile d'une tortue contre les effets du desséchement, le mouvement des cils se prolonge plusieurs semaines après la mort de l'animal (Günther, *Allgemeine Physiologie*, pag. 279).

La signification physiologique du mouvement des cils vibratiles est complétement inconnue. On a voulu attribuer aux mouvements des cils qui existent dans la trompe utérine le cheminement de l'ovule vers l'utérus, et au mouvement des cils qui se meuvent dans les petites bronches l'expulsion lente des mucosités pulmonaires; ce sont là de pures suppositions démenties par l'anatomie comparée, qui nous montre des cils vibratiles dans des cavités closes de toutes parts. Dans les ventricules du cerveau de l'homme, qui sont tapissés, non par une membrane muqueuse, mais par une simple couche de cylindres vibratiles, on ne sait pas non plus quel rôle ils sont appelés à jouer.

d. Il est, en général, dans la nature des productions épidermiques de se détruire et de se reproduire sans cesse. Cette reproduction et cette destruction continues, douteuses pour l'épithélium des membranes qui tapissent des cavités closes, telles que les séreuses, sont tout à fait évidentes à la peau. Les membranes muqueuses situées aux surfaces intérieures de l'individu présentent-elles aussi cette mue périodique? La question n'est pas encore résolue d'une manière complète, mais on peut dire qu'elle est en voie de démonstration. Il est certain que l'épiderme de la bouche se détache continuellement sous forme d'écailles microscopiques qu'on trouve dans la salive; il en est de même pour les fosses nasales. Dans l'estomac, l'épithélium se détruit à chaque digestion; dans le tube digestif, les villosités intestinales, au dire de Bodsir, se dépouillent de leur épithélium pendant les phénomènes de l'absorption. L'épithélium de la cavité utérine se renouvelle positivement à chaque grossesse, puisque l'utérus perd alors sa membrane muqueuse tout entière, laquelle est expulsée avec les enveloppes du fœtus. A chaque époque menstruelle l'épithélium vibratile paraît aussi se renouveler. Dans l'urine, enfin, il est facile de reconnaître au microscope la présence des éléments de l'épithélium vésical ou urétral.

Ce détachement de l'épiderme est souvent augmenté dans les maladies. Simon rapporte qu'ayant examiné l'urine d'un scarlatineux, pendant la période de desquammation, il y trouva une quantité considérable d'épithélium. L'épithélium des membranes muqueuses, lorsqu'il a été détaché ou détruit, soit par une cause mécanique, soit par un travail morbide, se reproduit dans un très-court espace de temps.

§ 266. Y a-t-il dans les membranes muqueuses, outre le derme et l'épiderme, une couche intermédiaire, ou corps muqueux de Malphi? On y trouve peu ou point de traces d'une semblable couche, à moins qu'on ne regarde comme telle la couche de liquide coagulable qui sépare les papilles de la langue de l'épiderme, qu'on ne considère comme y appartenant la surface gélatiniforme des villosités, qu'on n'admette comme des preuves de son existence les éphélides ou taches diversement colorées qu'on trouve quelquefois dans les téguments du gland et de la vulve, ainsi que les productions cornées accidentelles imparfaites qu'on observe plus souvent encore dans les mêmes parties sous forme de végétations, et qu'on nomme poireaux.

Les travaux modernes sur l'épiderme ont appris que la couche décrite sous le nom de corps muqueux de Malpighi ne devait, ni dans les membranes muqueuses, ni dans la peau, être distinguée anatomiquement de l'épiderme. Cette couche appartient à l'épiderme; elle en constitue les parties les plus profondes et les plus molles. Elle est constituée par des cellules de l'épithélium pavimenteux (voyez la peau).

§ 267. La couleur de la membrane muqueuse varie depuis le blanc jusqu'au rouge, et, outre les nuances intermédiaires, elle présente encore quelques autres variétés de coloration. Cette couleur est, pour la plus grande partie au moins, due au sang qui circule dans son épaisseur, car l'asphyxie et la syncope colorent en brun ou décolorent à l'instant les parties de cette membrane qui sont visibles par leur situation. Sa consistance est, en général, mollasse et comme fongueuse. Son épaisseur varie beaucoup, sa ténacité est médiocre. La membrane muqueuse s'altère promptement par la putréfaction, et le tissu sous-muqueux plus vite encore, car elle se détache alors très facilement. Elle se réduit en gélatine par la coction.

§ 268. La membrane muqueuse a une force de formation très développée; quand elle a été détruite, elle se reproduit promptement et avec tous les caractères du tissu naturel. Elle est un peu irritable, et jouit peut-être d'un certain degré de contractilité. Sa sensibilité est obscure et vague dans la plus grande partie de son étendue. Enflammée même, elle ne donne pas lieu, en général, à des douleurs vives. Elle est très-sensible aux orifices naturels; et, à l'entrée des voies alimentaires et respiratoires, elle est le siège d'une sensibilité spéciale.

§ 269. Ses actions organiques ou fonctions sont :

1° L'absorption, qui est très-active, générale, et dont les villosités sont les agents les plus actifs, mais non les seuls;

2° La sécrétion, qui est perspiratoire, folliculaire et glanduleuse, dont les produits, assez divers suivant les parties, sont pourtant, en général, connus sous le nom de mucosités;

3° Des mouvements de resserrement, déterminés dans beaucoup d'endroits par l'action du tissu élastique, ou par l'action des fibres musculaires dont cette membrane est doublée dans beaucoup de points ;

4° Des sensations, plus ou moins distinctes ou obscures, générales ou spéciales, et des sentiments de besoin ou des appétits.

§ 270. Les mucosités ou les humeurs muqueuses que l'on trouve à la surface du tégument interne sont, pour la plus grande et la principale partie, composées de mucus. Le mucus animal [1], très-analogue au mucilage végétal, mais contenant de plus que lui de l'azote, est un des principes immédiats des animaux. Il se trouve, soit à l'intérieur dans le produit de la sécrétion muqueuse, soit à l'extérieur dans l'épiderme, les poils et les parties cornées, dont il constitue une partie considérable. A l'état liquide et pur, il est visqueux, transparent, inodore, insipide ; il contient neuf dixièmes de son poids d'eau ; il est insoluble dans l'alcool, soluble dans les acides, non coagulable par la chaleur comme l'albumine, et non congelable comme la gélatine ; il est précipité par l'acétate de plomb ; à l'état sec, il est demi-transparent, fragile, insoluble dans l'eau, difficilement soluble dans les acides.

M. Berzélius a trouvé la mucosité identique dans les narines et dans la trachée, et composée comme il suit :

Eau...	933,9
Matière muqueuse	53,3
Hydrochlorate de potasse et de soude............	5,6
Lactate de soude et matière animale soluble dans l'alcool.................................	3,0
Soude..	0,9
Phosphate de soude, albumine, et matière animale soluble dans l'eau...........................	3,3

Dans les analyses des autres mucosités données par ce savant, et dans celles de MM. Fourcroy et Vauquelin, on trouve d'assez grandes différences, qui tiennent, les unes à la variété des parties où la mucosité a été recueillie, et où elle avait éprouvé divers mélanges ; les autres à la variété des individus affectés de diverses maladies. En effet, bien que le mucus soit identique, la mucosité n'est ni toujours, ni partout la même.

---

[1] *Voyez*, Fourcroy et Vauquelin, *Annales du musée d'hist. nat.*, vol. XII. — Bostock, *Medico-chir. transact.*, vol. IV. — Berzélius, *ibid.*, vol. III.

Depuis l'analyse de Berzélius, le mucus a été peu étudié sous le rappo chimique. Cependant l'analyse microscopique ayant démontré que dans la plupart des mucosités il y a des proportions notables de fragments d'ép thélium, on peut se demander si la matière désignée, par Berzélius, sous l nom de matière muqueuse sèche, ne représente pas, sinon en totalité, d moins en partie, la substance de l'épiderme.

§ 271. Les fonctions de la membrane muqueuse sont dans un liaison très-intime avec celles des autres parties. Dans l'état de sant l'action nerveuse, la circulation, les fonctions de la peau, in fluent manifestement sur les fonctions de la membrane muqueuse et réciproquement. Dans l'état de maladie, la membrane muqueus produit des effets sympathiques extrêmement remarquables, et e éprouve également de la part des autres parties.

§ 272. L'origine de la membrane muqueuse, dès les premiers m ments de l'œuf, et son développement dans l'embryon ont été ind qués plus haut (§ 249). Il reste à faire connaître la manière dont s forment les villosités; c'est à M. Fr. Meckel que l'on doit la connai sance de ce point de l'embryogénie. Les villosités se forment d très-bonne heure. Dès le commencement du troisième mois, on l aperçoit sous forme de plis longitudinaux très-rapprochés. Ces pl présentent ensuite, sur leur bord libre, des incisions en dents d scie, qui augmentent successivement de profondeur; et vers la fi du quatrième mois, les plis sont remplacés par cette multitude d petites éminences qui constituent les villosités. Elles sont d'abor assez grandes et très-distinctes jusqu'au septième mois. Au com mencement, elles sont aussi nombreuses, quoique plus courtes, dar le gros intestin que dans le grêle. Celles du gros intestin devien nent ensuite de moins en moins saillantes jusqu'à la naissance. Il e à remarquer que dans les reptiles les villosités sont remplacées p de petits plis longitudinaux.

§ 273. Les différences de la membrane muqueuse, suivant le sexes, les races et les individus, ne se prêtent point à une descrip tion générale; si l'on excepte toutefois la différence de conformatio des parties génitales et urinaires dans les deux sexes. La mem brane muqueuse du canal digestif est plus épaisse dans l'espèc humaine que dans les mammifères carnivores, mais plus mince qu dans les herbivores; au contraire, la tunique péritonéale de l'intes tin est plus mince dans les herbivores, et plus épaisse dans les car nivores que dans l'homme.

§ 274. Les dents, comme on l'a déjà dit, sont des dépendances de la membrane muqueuse de la bouche, prolongée dans les alvéoles. C'est en effet sur une papille faisant relief à la surface de la membrane muqueuse qu'elles se développent. Les dents sont donc des dépendances que l'on peut rapprocher des appendices pileux et cornés de la peau externe.

§ 275. La membrane muqueuse est sujette à des altérations morbides extrêmement nombreuses et très-variées : elle participe aux vices de conformation primitifs et acquis des organes dont elle fait partie, ainsi qu'à leurs déplacements. Elle éprouve aussi, surtout dans l'œsophage, l'intestin et la vessie, des déplacements plus ou moins étendus, à travers le tissu sous-muqueux éraillé ; cela constitue de faux diverticules. La membrane muqueuse présente encore d'autres prolongements dépendant et de son allongement et de la laxité du tissu sous-muqueux : tels sont certains prolongements des plis ou valvules conniventes, de la luette, les chutes de l'anus, du vagin, etc. Certains polypes ne paraissent aussi être qu'une végétation ou hypertrophie de la membrane et du tissu sous-muqueux ; mais le plus ordinairement il y a production d'un tissu accidentel. On doit regarder comme une hypertrophie de cette membrane et de ses follicules certaines tumeurs des paupières, de l'amygdale et de la luette vésicale.

§ 276. La membrane muqueuse est très-sujette à un flux muqueux ou séreux qui constitue les phlegmorrhagies et les blennorrhées sans inflammation. Le tissu sous-muqueux lui-même est sujet, quoique cela soit rare, à un œdème ou infiltration séreuse. La membrane muqueuse est fréquemment le siége d'hémorrhagies ou de flux sanguins ; le tissu sous-muqueux est aussi quelquefois ecchymosé. Il est plus douteux que la membrane muqueuse soit le siége de flux gazeux.

§ 277. L'inflammation s'y montre très-fréquemment et sous toutes ses formes. Ses caractères anatomiques sont une augmentation de la rougeur, qui va quelquefois jusqu'au brun ; un degré d'épaississement en général assez faible, mais variable, et proportionné à la durée de la maladie ; un ramollissement plus ou moins marqué ; et quelquefois un accroissement de volume des villosités. Le résultat le plus commun de cette inflammation est une augmentation de quantité et un changement des qualités du mucus. Souvent cette inflammation catarrhale dégénère en phlegmorrhée ou en blennorrhée. L'inflammation suppurative y a assez fréquemment lieu ; la membrane, sans être ulcérée, sécrète du mucus et du pus, ou bien même du pus tout pur. On trouve aussi quelquefois des abcès dans le tissu cellulaire sous-muqueux. L'inflammation couenneuse ou plastique des membranes muqueuses est moins fréquente. Cependant on l'observe fréquemment dans les voies aériennes où elle constitue le croup, et assez souvent dans les voies alimentaires, dans les intestins, la vessie, l'urètre, et même quelquefois aux yeux. Ordinairement la matière organisable est excrétée en lambeaux ou en membranes assez grandes et assez consistantes pour avoir été quelquefois prises pour la membrane interne de l'estomac ou de la vessie, etc. Tantôt le malade meurt avant l'organisation de la fausse membrane ; d'autres fois, au contraire, la membrane nouvelle s'organise et s'unit à la surface de l'ancienne ; ou bien encore elle contracte des adhérences avec elle-même, et forme ainsi des brides qui traversent en plus ou moins grand nombre et rétrécissent plus ou moins la cavité qu'elles occupent.

§ 278. L'inflammation de la membrane muqueuse n'est pas toujours érythémateuse et uniformément étendue à sa surface ; elle a quelquefois la forme de plaques rouges isolées, et plus souvent celle d'un exanthème boutonné, soit que les petites élévations soient discrètes, soit qu'elles soient agminées ou confluentes. On sait que cela s'observe quelquefois, mais non toujours, sur la membrane muqueuse des voies digestives et respiratoires des individus morts pendant la petite vérole, et que cela même a été regardé comme une variole interne [1]. Cet exanthème interne boutonné, qui paraît consister en une inflammation bornée aux follicules, a été parfaitement observé par M. Bretonneau dans une épidémie d'entérite.

Les petits cercles rouges, isolés et légèrement saillants, qu'on observe à l'intestin et qui dénotent l'hyperémie ou l'inflammation des follicules, sont une lésion assez fréquente. On l'observe, non-seulement dans les follicules isolés de l'intestin, mais encore et surtout dans les follicules agminés qui constituent les plaques ou glandes de Peyer. Cette dernière altération, souvent suivie de l'ulcération, est caractéristique de la fièvre typhoïde.

Il y a encore une autre forme assez commune d'injection morbide dans les membranes muqueuses et qui se rapporte à leur inflammation ; c'est celle dite par pointillé : elle consiste dans la congestion sanguine des villosités.

Du reste, les colorations sanguines uniformes, par plaques, par bandes, et

---

[1] *Voyez* Wrisberg, *in Sylloge comment.*, p. 52.— G. Blanc, *in Transact. for the improvement of med. and chir. knowl.*, vol. III, p. 423-428.

r stries, par arborisation, par petits cercles, par pointillé, se montrent
uvent simultanément, et sur les points voisins d'une même membrane,

§ 279. La gangrène a lieu quelquefois, et l'ulcération fréquem-
ent, dans la membrane muqueuse, surtout après l'exanthème dont
vient d'être question. Après l'une et l'autre de ces causes de des-
uction, si l'individu survit, il se forme promptement, et avec tous
is caractères de l'ancienne membrane, une membrane nouvelle
ans les endroits détruits. On a déjà dit que la membrane des abcès,
pécialement celle des abcès chroniques, et surtout celle des cla-
iers des environs de l'anus, est, ainsi que celle des bourgeons
harnus, une membrane muqueuse, comme celle des fistules. Les
membranes séreuses et synoviales qui suppurent, revêtent le même
aractère. Quand, au contraire, une cavité muqueuse est obturée et
evient le siége d'une hydropisie, la membrane prend l'aspect des
membranes séreuses : c'est ce qu'on voit arriver à la trompe utérine,
ux sinus maxillaires, et moins complétement à la vésicule biliaire
t au conduit de la glande sous-maxillaire. Certains kystes appar-
iennent aussi, par leur texture et par leur humeur, à la membrane
muqueuse : tels sont surtout les athéromes ; mais, comme on le
erra un peu plus loin, les athéromes sont des follicules de la peau,
t ce n'est alors qu'une légère transformation.

§ 280. La membrane muqueuse est sujette aux diverses sortes
de productions accidentelles, soit saines, soit morbides. Quelquefois
a membrane muqueuse naturelle du vagin renversée, celle du prépuce dans le cas de phymosis, souvent celle des fistules, et surtout
celle du poumon, devient plus ou moins parfaitement cartilagineuse,
et quelquefois même osseuse, par production nouvelle. On a observé
quelquefois des kystes séreux, soit dans son épaisseur, soit au-
dessous d'elle. On trouve des poils accidentels à la surface de cette
même membrane. On y trouve également des productions cornées
imparfaites ou des poireaux. Les tumeurs graisseuses, quoique rares
dans le tissu sous-muqueux, y ont été quelquefois observées. On
observe des productions érectiles dans ce même tissu sous-muqueux, souvent autour de l'anus, et quelquefois dans d'autres parties du canal intestinal. Enfin, les productions pathologiques s'y
observent fréquemment.

§ 281. Les altérations cadavériques de la membrane muqueuse
ont déjà été en partie indiquées. Cette membrane se colore quelque temps après la mort par la pénétration des humeurs qui la

recouvrent. Ainsi elle est jaunâtre dans l'intestin au niveau des fèces, elle offre des lividités qui correspondent aux plus grosses veines sous-muqueuses, elle devient verdâtre dans la vésicule biliaire, etc.

Dans certains genres de mort, elle est dans quelques parties internes le siége de congestions sanguines ou séro-sanguinolentes. Dans la mort par apoplexie, par hydrothorax, et surtout par asphyxie, dans les cas, en un mot, où la respiration est gênée avant la mort, il arrive fréquemment que la congestion, après avoir été d'abord bornée aux veines sous-muqueuses et puis aux vaisseaux de la membrane elle-même, aille enfin jusqu'à l'hémorrhagie dans l'estomac et l'intestin, comme Boerhaave et Morgagni l'avaient déjà annoncé, comme M. Yelloly [1] l'a observé, et comme je l'ai vu moi-même plusieurs fois après ce dernier genre de mort, soit sur l'homme, soit sur des animaux. On distingue aisément cette congestion de l'inflammation, par l'absence de tout produit morbide, muqueux, purulent ou couenneux à la surface de la membrane, par les autres phénomènes cadavériques dépendant de la stase du sang dans le côté droit du cœur, et spécialement par l'état de la peau, qui offre aussi, comme la membrane muqueuse, des lividités et quelquefois des ecchymoses.

SECTION III.

DE LA PEAU.

§ 282. La peau, *pellis, cutis, corium,* δέρμα, constitue le tégument externe ; c'est une membrane composée, garnie de divers appendices, qui enveloppe et protége le corps, et remplit plusieurs autres fonctions importantes.

§ 283. Galien a donné quelques observations sur la structure, et surtout sur les fonctions de la peau. L'auteur anonyme de *l'Introduction anatomique*, et ensuite Avicenne, ont les premiers parlé du panicule charnu. Vésale et Columbus croyaient encore que la peau est percée aux ouvertures naturelles : mais Casserius, comme on l'a déjà vu, avait observé qu'elle se continue dans les narines et dans la bouche ; on doit aussi à cet auteur une figure de l'épiderme séparé du derme. J. Fabrice a décrit avec beaucoup de détails et d'exacti-

---

[1] *Medico-chirurg. transact.*, vol. **IV**, p. **371**.

ide les appendices ou les diverses dépendances de la peau des animaux. Depuis lors, les observations des anatomistes sur cet organe sont multipliées [1].

Parmi les travaux très-nombreux auxquels la structure et les fonctions de la peau ont donné lieu de nos jours, nous citerons principalement M. Purkinje et Wendt [2], Breschet et Roussel de Vauzème [3], Gurlt [4], Flourens [5], Gerdy [6].

ARTICLE I.

DE LA PEAU EN GÉNÉRAL.

§ 284. Cette membrane, étendue à toute la surface du corps, dont elle détermine la figure dans beaucoup d'animaux inférieurs, et dont, au contraire, elle reçoit la forme dans l'homme et les autres vertébrés, se moule en effet sur les organes sous-jacents, et laisse apercevoir leurs saillies les plus marquées. Partout continue à elle-même, on voit seulement en divers endroits sur la ligne médiane une interruption apparente qu'on nomme raphé et qui indique qu'il y a eu originairement deux moitiés séparées. Ce raphé est très-marqué dans les endroits où la réunion des deux moitiés s'opère le plus tard, et où il est le plus ordinaire de trouver des divisions anormales; par

---

[1] M. Malpighi, *De linguâ, exercit. epist.* — *De externo tactûs organo epist.*, in *Op. omn.* t. II. — J.-M. Hoffmann, *De cuticulâ et cute*, Altd., 1685. — Littré, *Obs. sur les différentes parties de la peau*, etc. Acad. roy. des sciences, 1702. — F. de Riet, *De organo tactûs*, Lugd. Bat., 1743. — J. Fantoni, *De corporis integumentis*, etc., Turin, 1746. — Lecat, *Traité des sensations*, 1768. — Cruikshank, *Experiments on the insensible perspiration*, etc., London, 1795. — C. F. Wolff, *De cute, in nov. Com. petrop.*, vol. VIII. — G.-A. Gautier, *Recherches sur l'organe cutané*, Paris, 1811. — Dutrochet, *Obs. sur la struct. de la peau.* Journ. compl., vol. V. — J.-F. Schrœter, *Das menschlich gefühl*, etc., Leipzig, 1814. — Lawrence, *In Rees Cyclopædia.* — Seiler, *In anat. physiol., Realwörterbuch*, 1825.

[2] Purkinje, *Comm. de examin. systematis cutanei*, Breslau, 1823. — Purkinje et Wendt, *Ueber die mensch. epidermis, Muller's archiv.*, 1834.

[3] Breschet et Roussel de Vauzème, *Nouvelles recherches sur la structure de la peau*, Paris, 1835.

[4] Gurlt, *Vergleich. untersuch. ueber die haut des menschen und saugethiere, Muller's archiv.*, 1835.

[5] Flourens, *Anatomie générale de la peau des races humaines et des membranes muqueuses*, 1843.

[6] Gerdy, *Sur le tact et les sensations cutanées. Bulletin de l'Académie de médecine de Paris*, 1842. — Idem, journal *l'Expérience*, 1842.

exemple, à la lèvre supérieure, au périnée et au-dessous de l'ombilic. La peau semble percée, mais ne l'est point, aux ouvertures du canal digestif et aux orifices des voies aériennes, urinaires et génitales, endroits où elle se réfléchit et se continue, en changeant de caractère, avec la peau interne. Il en est de même encore au conduit auditif externe, où elle envoie un prolongement cutané; aux yeux et aux conduits des mamelles, dans lesquels elle en envoie d'autres de nature muqueuse.

§ 285. La peau présente deux surfaces. La surface libre, qui est externe et en contact avec l'atmosphère, offre différents objets à considérer : on y voit des rides ou plis plus ou moins profonds, dont les uns dépendent des muscles peauciers, situés à la tête, au cou et autour des organes génitaux, dont la peau ne peut pas suivre la contraction; il en est de même des rides du scrotum, déterminées par la contraction du tissu sous-jacent; d'autres rides répondent aux articulations, et dépendent de leurs mouvements : telles sont celles des mains, des pieds, etc.; d'autres enfin dépendent de l'amaigrissement et de l'atrophie musculaire, quand ces phénomènes se manifestent rapidement et à un âge assez avancé pour que la peau ait perdu sa contractilité. La surface de la peau présente, en outre, de petites rides ou plis très-fins à la paume des mains et à la plante des pieds : ce sont des lignes saillantes, séparées par d'autres lignes enfoncées, diversement dirigées et contournées en zones concentriques, et qui sont formées par des séries de papilles. Au dos de la main et au front ce sont des polygones; aux joues et sur la poitrine des points seulement et des rudiments d'étoiles, etc. On voit aussi à la surface libre de la peau des ouvertures petites, arrondies, très-généralement distribuées, abondantes à la face surtout : ce sont les orifices des follicules sébacés; et d'autres ouvertures, plus petites encore, microscopiques, qui ne sont que l'extrémité des canaux de la sueur. En général, cette surface est assez unie; elle est un peu humectée et enduite par l'humeur de la transpiration et par la matière sébacée.

§ 286. La surface profonde ou adhérente de la peau tient en général aux parties sous-jacentes par un tissu cellulaire lâche, qui permet des glissements entre la peau et les parties qu'elle recouvre. Dans quelques endroits, des bourses séreuses sous-cutanées interrompent la continuité du tissu cellulaire et augmentent beaucoup la mobilité de la peau et des parties qui sont au-dessous. Dans d'autres endroits, au contraire, le tissu cellulaire est dense, ferme, se distingue peu de la peau : telle est sa disposition au crâne, à la nuque, au dos, à l'abdomen. Dans d'autres encore, c'est par du tissu fibreux ou ligamenteux que la peau adhère aux parties sous-jacentes; il en est ainsi autour du poignet et du cou-de-pied, à la paume des mains, à la plante des pieds, et surtout sous le talon. L'adhérence a lieu dans quelques points au moyen d'un tissu cellulaire rougeâtre, demi-musculaire, si l'on peut ainsi dire : tel est le dartos, au scrotum et aux lèvres de la vulve. Enfin, dans quelques endroits même, ce sont des muscles qui doublent la peau et qui s'y attachent : tels sont les muscles peauciers du crâne, de la face, du cou et de la main. Le pannicule charnu des animaux mammifères, beaucoup plus développé que celui de l'homme, excepté à la face, est l'analogue des muscles peauciers de ce dernier. Les anatomistes du moyen âge ont beaucoup disputé sur son existence dans l'homme : il est évident qu'il y existe, mais qu'il y est peu étendu. Dans beaucoup d'endroits, le tissu cellulaire sous-cutané est mêlé de tissu adipeux, et ces deux tissus pénètrent ensemble jusque dans l'épaisseur de la peau. Le tissu cellulaire sous-cutané est parcouru par de grosses veines, par beaucoup d'artères et de vaisseaux lymphatiques, et par des nerfs.

§ 287. La texture et la composition anatomique de la peau sont des points de fine anatomie qui ont beaucoup exercé la patience des observateurs. Dès l'antiquité on a vu que la peau est composée de deux feuillets; un profond et épais, et un mince et superficiel. Malpighi ayant aperçu, dans la langue de bœuf, que les papilles du derme sont séparées de l'épiderme par une couche muqueuse ou glutineuse, qui, comme un réseau, en remplit les intervalles, transporta cette couche, par analogie, à la peau de l'homme; Ruysch donna ensuite la figure de ce réseau. Depuis cette époque, les anatomistes ont été singulièrement partagés sur l'existence de cette membrane; les uns la niant tout à fait, et n'admettant dans la composition de la peau que le derme et l'épiderme; d'autres n'en admettant l'existence que dans les races colorées; d'autres, au contraire, renchérissant sur Malpighi, et admettant plusieurs couches dans le corps muqueux de la peau, autant, pour ainsi dire, qu'il y a d'éléments anatomiques dans cette membrane, ou qu'elle remplit de fonctions.

Il n'y a véritablement dans la peau que deux couches, qui diffèrent essentiellement par leur structure : le *derme* et l'*épiderme*. La première, ou le derme, contient dans son épaisseur les follicules, les glandes, les vaisseaux

et les nerfs, et à sa surface les papilles; la seconde, ou l'épiderme, est u
quement composée par une substance homogène.

§ 288. Le *derme*, ou corium (*corium, derma, vera cutis*), est la couc
membraneuse qui constitue le feuillet profond et principal, et pre
que toute l'épaisseur de la peau. Sa face interne, qui est en mên
temps celle de la peau, présente en général des espaces alvéolai
coniques, dirigés obliquement dans l'épaisseur de la membrane. (.
aréoles, très-grandes dans le derme de la main, de la plante du pie
du dos, de l'abdomen, des membres; plus étroites au cou, à la pe
trine, et à la face surtout, sont presque invisibles au dos de la ma
et du pied, au front, au scrotum et aux lèvres de la vulve. Les bot
de ces aréoles se continuent, les premiers et les plus grands, av
le tissu fibreux sous-cutané; les seconds avec le tissu cellulaire pl
ou moins dense; les derniers ou les plus étroits avec le tissu trè
lâche qui existe dans les régions où on les observe; l'aréole ell
même est remplie par un tissu cellulaire adipeux, et travers
par les vaisseaux et les nerfs de la peau. La face superficielle, ass
unie en général, présente dans beaucoup d'endroits de petites én
nences papillaires, bien plus distinctes sur le derme dénudé, q
vues au travers de l'épiderme.

§ 289. Les *papilles*, qu'on a mal à propos décrites comme des a
pendices distincts de cette membrane, appartiennent à la face s
perficielle du derme. Les papilles [1] découvertes par Malpighi, adn
ses, figurées et décrites depuis par Ruysch, Albinus et beaucou
d'autres anatomistes; plus tard par Gautier, sous le nom de bou
geons; révoquées en doute par Chéselden et plusieurs autres, so
de très-petites saillies ou éminences de la surface du derme, en g
néral conoïdes; parfaitement visibles à la langue; disposées en do
bles lignes et très-distinctes à la paume des mains, à la plante d
pieds et surtout à la pulpe des doigts; distinctes encore, mais irr
gulièrement distribuées, au gland, au mamelon et aux lèvre
tellement petites et peu distinctes dans le reste de la peau, qu'ell
y ont été plutôt admises par analogie que réellement observé
Ces papilles, dans les endroits où elles sont bien distincte
consistent évidemment en une saillie du derme, pénétré par bea
coup de filets nerveux et de ramuscules vasculaires, ayant que

---

[1] Hintze, *De papillis cutis tactui inservientibus*, Lugd. B. 1747. — Albin
Acad. annot., lib. III, cap. IX et XII.

nefois une disposition érectile qui sera décrite plus loin (chapitre IV). Dans les endroits où les papilles sont moins distinctes,
quoique la composition et la texture de la surface du derme
soient au fond les mêmes, il y a moins de nerfs; les vaisseaux, très-
abondants, forment un lacis ou réseau. Le sang pénètre habituellement, mais en quantité variable, dans les vaisseaux de la surface du
derme. Dans les ecchymoses de la peau, il va au delà et s'infiltre
dans les couches profondes de l'épiderme. Les injections fines et
pénétrantes, après avoir rempli les papilles et le réseau vasculaire de
la peau, s'épanchent aussi quelquefois au delà [1].

§ 290. La texture du derme est celle d'une trame aréolaire plus ou
moins serrée : la fibre qui le forme a été regardée par les anciens
anatomistes comme intermédiaire à la fibre musculaire et au tissu
aponévrotique. Quelques-uns l'ont dite purement cellulaire, les autres ligamenteuse. M. Osiander [2] a soutenu qu'elle était distinctement musculaire à la face interne de la peau. Il a fait ses observations
sur la peau de l'abdomen de femmes mortes en couches. Les tissus
auxquels elle ressemble le plus par l'ensemble de ses caractères,
sont le tissu cellulaire et le tissu fibreux.

Lorsqu'on examine le derme au microscope, après avoir dissocié les éléments qui le composent et qui y sont très-condensés et comme feutrés, on
constate qu'il est composé comme le tissu cellulaire par deux ordres de
fibres : la fibre cellulaire proprement dite et la fibre de noyau. On trouve, en
outre, dans le derme une troisième espèce de fibre qui appartient en propre
au tissu fibreux élastique, et qu'on désigne sous le nom de fibre élastique.
Cette fibre n'est pas également abondante dans tous les points, ni aussi constante que les deux premières, cependant elle est à peu près généralement
répandue dans le derme (voyez *Tissu fibreux élastique*).

Les fibres élémentaires qui entrent dans la composition du derme, entrent
aussi dans celle des papilles. Au point où les papilles se détachent du derme,
on voit les fibres du derme dirigées en masse dans le plan horizontal, se relever dans le plan perpendiculaire pour constituer les cônes papillaires.

§ 291. Le derme est blanc ; sa surface externe est plus ou moins
rougeâtre, suivant la quantité de sang retenue dans ses petits vaisseaux. Son épaisseur n'est point partout la même, elle varie de trois
millimètres à un demi-millimètre. Au tronc, elle est en général plus

---

[1] Voyez Prochaska, *Disquisitio anat. phys. organismi, etc.*, Viennæ, 1812, 4°.
[2] Osiander, *Commentationes gottingenses recentiores*, vol. IV, 1820.

grande à la partie postérieure qu'à la partie antérieure ; aux membres, à la partie externe qu'à la partie interne. Le derme est particulièrement très-mince aux paupières, aux mamelles et aux organes
de la copulation ; très-épais au contraire à la paume des mains, et
surtout à la plante des pieds. Il a une demi-transparence qui permet d'apercevoir, à travers la peau, la couleur des veines sous-cutanées. Il a une force de résistance ou de cohésion qui le rend propre à faire, dans les arts mécaniques, des liens extrêmement forts ;
c'est le derme qui constitue le cuir. Il est soumis dans les arts du
tanneur, du corroyeur, du chamoiseur, du mégissier, etc., à diverses opérations qui empêchent sa putréfaction, et qui augmentent sa
densité ou sa flexibilité, etc. Il contient naturellement une grande
quantité d'humidité dont la soustraction le rend jaune et élastique.
Il se réduit par la décoction en colle ou gélatine. Outre son extensibilité et sa rétractilité, qui sont très-marquées et qui existent encore après la mort, il jouit pendant la vie d'une force de contraction
très-évidente, quoique beaucoup moindre que celle des muscles.
C'est cette contraction qui constitue la *chair de poule*. C'est sa surface externe qui est le siège de la sensibilité tactile. Le derme est
le soutien de tout le reste de la peau.

Quelques anatomistes, qui ont adopté dans la classification des tissus une
base purement anatomique, ont rangé les diverses couches de la peau dans
des groupes différents. Le derme qui, par sa structure, est une membrane
essentiellement cellulaire, a été annexé au tissu cellulaire, mais il y occupe,
eu égard à sa contractilité, une place spéciale.

La contractilité du derme diffère surtout de la contractilité des muscles
par son mode de contraction. La contractilité du derme ne s'opère que peu
à peu, avec beaucoup plus de lenteur que celle des muscles, et elle persiste ensuite beaucoup plus longtemps que dans ces derniers. Le derme, dit-on, ne
se contracte que sous l'influence d'excitants spéciaux, le froid, par exemple,
et il se montre insensible au galvanisme. Ce dernier point n'est pas exact.
Le galvanisme agit, en déterminant dans les divers points du derme la contraction lente qui lui est propre, ou chair de poule. M. Brown-Séquart, qui a
souvent constaté le fait sur lui-même, m'en a dernièrement rendu témoin sur
le cadavre d'un supplicié, plus de six heures après la mort.

§ 292. On trouve dans l'épaisseur du derme des follicules cutanés ou sébacés [1], qui ont la plus grande ressemblance avec les follicules muqueux.

---

[1] J.-Ch.-Th. Reuss, *præside* Autenrieth, *De glandulis sebaceis dissert.*, etc.,
Tubingæ, 1807.

Ils existent dans toute l'étendue de la peau, du moins on les y admet, excepté à la paume des mains et à la plante des pieds. On en admet l'existence parce que l'humeur sébacée enduit toute l'étendue de la peau ; parce que par une dissection attentive, et en s'aidant de la loupe, on les aperçoit dans des endroits où ils sont d'une excessive ténuité ; et parce qu'enfin certaines altérations morbides les rendent évidents dans des endroits où on ne les aperçoit pas autrement. Ils abondent surtout là où il y a des poils, aux environs des orifices, dans les plis de l'aine et de l'aisselle. Ils sont situés dans l'épaisseur de la peau. On les voit surtout bien en coupant la peau obliquement. Leur orifice constitue des porosités assez distinctes à la surface. Ils ont la grosseur d'un grain de millet et même moins, cette grosseur varie ; ceux du nez sont assez gros, ceux des joues sont beaucoup plus petits. Ils ont la forme d'une petite ampoule. Ils sont en général simples et discrets ; ceux du nez cependant sont très-rapprochés ; quelques-uns même sont agglomérés ou composés. Ils consistent en une petite ampoule formée par la peau, amincie et réfléchie sur elle-même, et garnie là d'un grand nombre de ramuscules vasculaires. Ils contiennent une matière oléo-albumineuse, un peu différente dans les diverses régions du corps.

Ce n'est plus seulement par analogie qu'on admet aujourd'hui l'existence des follicules cutanés ou sébacés sur tous les points de l'enveloppe cutanée. M. E.-H. Weber [1] les a recherchés et trouvés sur la peau d'un enfant nouveau-né, dans toutes les régions, excepté à la paume de la main et à la plante du pied. Voici les dimensions données par M. Weber : les plus grands ont un millimètre et demi de diamètre, les plus petits un demi-millimètre. Leur conduit excréteur, souvent distinct, est resserré en forme de goulot et a environ un demi-millimètre de longueur.

Partout où il y a des poils, les conduits des follicules sébacés s'ouvrent dans la gaîne du poil lui-même, et chaque poil reçoit souvent dans sa gaîne le produit de plusieurs follicules sébacés qui l'entourent avec symétrie. Les follicules qui se rencontrent auprès des ouvertures naturelles, auprès des lèvres, des narines et des paupières, à la marge de l'anus, à la vulve, autour de la couronne du gland, ont la même structure que les follicules sébacés des poils, et s'ouvrent à la surface de l'épiderme. Les follicules sébacés ne sont jamais situés profondément dans le tissu de la peau, ils occupent les parties superficielles du derme. Leur goulot ou conduit excréteur traverse l'épiderme tantôt en droite ligne, tantôt obliquement. Les follicules sébacés ne sont

[1] E.-H. Weber, *Op. cit.*

pas toujours réduits à la forme élémentaire d'une simple bourse glandulaire.
Quelquefois, comme aux petites lèvres, à la couronne du gland et sous les
aisselles, les follicules se réunissent et forment de petites glandes un peu
plus compliquées. Les goulots des follicules agglomérés s'ouvrent dans un
canal commun.

Il existe encore dans l'épaisseur du derme, non plus dans ses parties
superficielles, mais dans ses parties profondes, un autre ordre de glandes.
Ces glandes, qui ont longtemps échappé à l'attention des anatomistes, ont
été découvertes à peu près en même temps par MM. Purkinje et Wendt, en
Allemagne, et par MM. Breschet et Roussel, en France. On les nomme glandes
sudorifères. Ces glandes sont situées dans le derme et souvent dans le tissu
adipeux qui remplit les lacunes de la face profonde du derme. Elles existent
à la paume de la main et à la plante du pied tout aussi bien que dans les
autres parties de la peau. Elles se terminent par un canal excréteur contourné en spirale. Ce canal spiroïde traverse le derme et l'épiderme et vient
s'ouvrir, suivant un plan oblique, à la surface libre de l'épiderme (v. fig. 7).

La glande elle-même, ainsi qu'on peut
le voir dans la figure, est formée par l'en-
roulement du tube ou canal glanduleux
replié un grand nombre de fois sur lui-
même, et qui conserve le même diamètre
dans les divers points de son étendue.
L'extrémité du tube qui forme la glande se
termine en cul-de-sac.

La disposition spiroïde du canal excréteur de la glande n'est nulle part plus
marquée que dans les points où le derme
et l'épiderme ont une grande épaisseur,
comme à la plante du pied et à la paume
de la main ; elle est beaucoup moins marquée dans d'autres régions. Cela tient à ce
que le nombre des tours de spire est pro-
portionnel à l'épaisseur de tissus que doit
parcourir le canal excréteur. Ainsi, Wendt
dit qu'ils font 20 ou 25 tours à l'éminence
thénar, 6 ou 10 dans le creux de la main,
et un à peine dans les endroits où la peau
est le plus mince. Il est probable que la
disposition en spirale des canaux excréteurs des glandes sudorifères est en rapport

FIGURE 7.

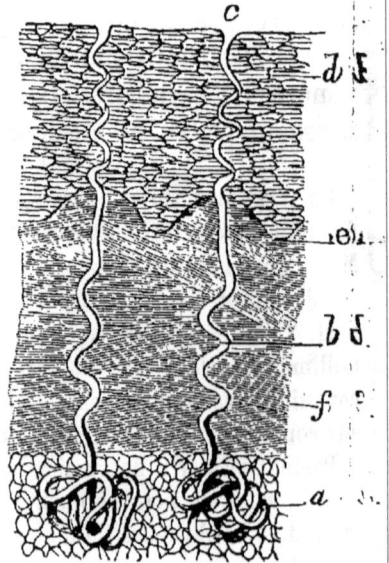

Glandes sudorifères.

a. Corps de la glande plongé dans le
tissu cellulo-graisseux sous-cutané.
b. Conduit excréteur.
c. Ouverture de ce conduit à la surface
de la peau.
d. Épiderme.
e. Papilles du derme.
f. Derme.

avec les compressions et les frottements que subit à chaque instant l'enveloppe
cutanée. On conçoit qu'une spire puisse être pressée sans que son calibre
intérieur soit modifié ; il n'en eût pas été de même pour un canal rectiligne.
Ces petites glandes, ainsi que leur nom l'indique, sont destinées à la sécré-

on de la sueur. Elles sont très-nombreuses et très-rapprochées, car si l'on en croit le calcul d'Eichorn, il y aurait en moyenne 50 ouvertures de canaux sudorifères sur une ligne carrée de surface, c'est-à-dire environ 12 ouvertures sur 1 millimètre carré. Le calcul d'Eichorn s'accorde assez bien avec le diamètre des glandes sudorifères, lequel ne serait, d'après Wagner, que de $0^{mm},3$.

On a encore décrit, ou plutôt supposé, dans l'épaisseur du derme, d'autres glandes destinées à la sécrétion de l'épiderme (appareil kératogène) et à la sécrétion de la matière colorante contenue dans l'épiderme (appareil chromatogène). Ces glandes n'existent pas.

§ 293. L'*épiderme* ou surpeau, *epidermis*, *cuticula* [1], est une couche de la peau distincte, quoique mince, qui forme à sa surface une sorte de vernis sec et défensif. La surface libre ou superficielle de cette membrane, qui est en même temps celle de la peau, présente, on l'a déjà vu plus haut, de petites rides, et, dans quelques régions, des éminences diversement disposées et très-visibles à l'œil nu. De plus, si l'on examine cette surface avec un instrument grossissant, et même avec une simple loupe, les endroits de l'épiderme compris entre les petites rides, et qui, à l'œil nu, semblaient tout à fait unis, paraissent alors très-inégaux, rugueux, et présentent de petits enfoncements qui ont l'apparence de pores, et d'où l'on voit suinter la sueur.

La face profonde de l'épiderme est adhérente et ne peut être séparée du reste de la peau par la dissection; mais la putréfaction, la macération, l'action de la chaleur sèche et humide, les épispastiques, et diverses maladies déterminent cette séparation. Quand elle est déterminée par un commencement de putréfaction, procédé préférable à tous les autres, on aperçoit, en soulevant avec précaution l'épiderme, une foule de filaments très-fins, transparents, incolores, qui se rompent après s'être allongés jusqu'à un certain degré. Ces filaments, très-bien décrits et représentés par W. Hunter, qui les regardait comme les vaisseaux de la sueur, avaient été déjà notés par Kaau, qui avait la même opinion. Bichat et M. Chaus-

---

[1] H. Fabricio, *De totius animalis integumentis, ac primò de cuticulá, et iis quæ supra cuticulam sunt*, in Oper. omn. — Ludwig, *De articulá*, Lipsiæ, 1739. — Meckel, *loc. cit.* et *Nouvelles observations sur l'épiderme. Mém. de l'Acad. roy. des sc. de Berlin*, ann. 1757. — Mouro sen., *De cuticulá humaná oratio*, in works, Edimb., 1781. — J.-Th. Klinkosch et Hermann, *De verá naturá cuticulæ ejusque regeneratione*, Pragæ, 1775. — B. Mojon, *Sull' epidermide*, etc., Genua, 1815.

sier les regardent comme des vaisseaux exhalants et absorbants.
Mais on n'est pas encore parvenu à les injecter, et l'inflammation,
qui rend la peau si vasculaire, ne les colore pas sensiblement. D'un
autre côté, Cruikshank pense que ce ne sont pas des vaisseaux, mais
des prolongements excessivement fins de l'épiderme qui tapissent
les plus petits pores du derme. Seiler semble adopter cette hypothèse, et suivant lui ce sont des rudiments de follicules sébacés et
de bulbes de poils. Cependant il n'est pas certain que ces prolongements existent lorsque l'épiderme adhère au derme, et l'on pourrait
les considérer comme des tractus muqueux formés par la substance
intermédiaire au derme et à l'épiderme, rendue fluide et visqueuse
par un commencement de décomposition.

L'épiderme pénètre en s'amincissant dans les follicules sébacés.
Il pénètre aussi, et se comporte de la même manière, dans les
ouvertures des bulbes des poils [1].

L'opinion émise par Hunter, qui pourtant ne connaissait pas les glandes
de la sueur, est parfaitement conforme à l'observation. Les filaments qu'il
faut briser pour achever la séparation de l'épiderme soulevé par une putréfaction incomplète, ce sont précisément les canaux excréteurs héliciformes
des glandes sudorifères. Ces canaux, traversant à la fois le derme et l'épiderme, forment comme des sortes de liens, qui attachent ces deux couches
l'une à l'autre.

§ 294. L'épiderme consiste en une membrane plane et continue
Nunberger a admis qu'il était pourvu de vaisseaux, et qu'il se nourrissait par intus-susception. Mojon y suppose, comme Klinkosch, des
fibres, des lames, des vaisseaux, et toutes les propriétés de l'organisation et de la vie. Mascagni le regarde comme étant entièrement formé
de vaisseaux absorbants. Fontana avait déjà cru y voir des vaisseaux
contournés, mais M. de Humboldt a vu que ces prétendus vaisseaux
n'étaient que des plis. L'observation la plus attentive et les opérations anatomiques les plus délicates ne font apercevoir dans l'épiderme qu'une couche homogène dont la surface adhérente se confond
insensiblement avec le derme, et qui est dépourvue de tissu cellulaire,
de vaisseaux et de nerfs.

§ 295. L'épaisseur de l'épiderme est peu considérable, elle égale
à peine la cinquième ou la sixième partie de celle de la peau. A la
paume des mains et à la plante des pieds, il est plus épais que par-

---

[1] L'épiderme pénètre également en s'amincissant dans les canaux excréteurs
des glandes sudorifères.

tout ailleurs. Dans ces endroits, surtout chez les personnes qui se livrent à des travaux mécaniques ou qui marchent beaucoup, il acquiert une grande épaisseur. M. Heusinger [1] considère cette partie de l'épiderme comme une variété du tissu corné, et l'a décrite sous le nom de tissu calleux. L'épiderme est moins élastique que le corium, très-flexible, et facile à déchirer. Il est transparent, et d'une couleur légèrement grisâtre. La transparence de l'épiderme n'est pas la même partout.

§ 296. Quand on regarde l'épiderme à contre-jour, on y aperçoit des points plus transparents, qu'on a pris pour des porosités.

On sait que Leuwenhoeck avait cru les apercevoir, et qu'il en a donné des figures. Beaucoup les ont admises d'après cela, ou en se fondant sur des considérations physiologiques. Mais ni les observations de M. de Humboldt, faites avec des instruments grossissants de beaucoup supérieurs à ceux de Leuwenhoeck ; ni celles de Seiler, faites sur l'épiderme, détaché avec un rasoir, du corps d'un animal en sueur ; ni les miennes, faites en chargeant un lambeau d'épiderme d'une colonne de mercure du poids d'environ une atmosphère, n'ont pu faire découvrir ces porosités. De plus, l'observation apprend que l'épiderme empêche ou modère beaucoup l'évaporation dans le cadavre, et que les endroits de la peau qui en sont dépouillés se dessèchent, ainsi que les parties sous-jacentes, avec une très-grande promptitude. Cependant l'épiderme laisse passer les matières que la peau absorbe pendant la vie, et certainement celles qu'elle excrète. Mais, ce qu'il y a de plus étonnant encore, c'est que dans les observations dont il vient d'être question on ne puisse pas même apercevoir les ouvertures de l'épiderme qui donnaient passage aux poils, celles qui répondaient aux follicules sébacés, celles que l'on y aurait pratiquées avec une aiguille fine. On sait que la même chose arrive à la gomme élastique. Le papier à filtrer ne présente pas non plus de pores visibles au microscope quand il est mouillé, mais quand il est sec on en voit aisément.

Il n'y a point, à proprement parler, de pores à l'épiderme, c'est-à-dire de solutions de continuité ou d'ouvertures qui lui soient propres et qui mettent en communication la face superficielle du derme avec l'extérieur. C'est pour cela que les liquides épanchés entre le derme et l'épiderme s'évaporent avec la plus grande difficulté au travers de la membrane épidermique, qui est presque imperméable. Mais il n'en est pas moins certain que

[1] System der histologie, von Heusinger, Eisenach, 1822, 4°.

l'épiderme présente de véritables ouvertures, qui sont les orifices d'organe plus profondément situés. Ces ouvertures sont de trois espèces. 1° Celles de glandes sébacées qui s'ouvrent directement à la surface de l'épiderme dan tous les points situés dans le voisinage de l'anus, du vagin, etc. 2° Celles de gaines des poils, dans lesquelles, nous l'avons dit, la plupart des glande sébacées viennent s'ouvrir. 3° Enfin, celles des glandes sudorifères.

Ce sont ces dernières ouvertures surtout qu'on a eues en vue toutes le fois qu'on a agité la question de savoir si l'épiderme présentait ou non de pores, car il s'agissait d'expliquer le passage de la sueur. Or, il est certain qu'elles existent à l'épiderme, et il suffit d'examiner au microscope une tranche d'épiderme, non pas sur le plan de sa surface, mais sur une coupe perpendiculaire à sa surface, pour constater de la manière la plus nette que les canaux sudorifères s'ouvrent librement à la surface libre de l'épiderme. Il est vrai qu'on peut charger de mercure un lambeau d'épiderme, sans que le mercure traverse cette membrane ; mais cela tient à cette particularité que les orifices des canaux sudorifères, comme d'ailleurs ceux des glandes sébacées, traversent obliquement l'épiderme.

Il est à peu près impossible de reconnaître les diverses ouvertures de l'épiderme, lorsqu'on l'examine séparé du derme. Cela provient de ce que tous les canaux qui vont s'ouvrir à la surface de l'épiderme procèdent du derme, et que dans la séparation de ces deux membranes, ces canaux se rétractent en se déchirant et masquent les orifices. Il faut donc, pour voir et pour étudier ces ouvertures, examiner des tranches perpendiculaires comprenant les deux couches de la peau.

§ 297. L'épiderme desséché diminue de volume, et devient plus ferme, plus élastique, et un peu jaunâtre. Macéré dans l'eau froide, au contraire, il se gonfle un peu, devient moins mou, élastique, plus blanc et plus opaque. Cette substance s'imbibe très-lentement ; il faut une assez longue immersion des mains et des pieds dans l'eau, pour que l'épiderme ait absorbé assez de liquide pour devenir blanc et opaque ; et cependant l'épiderme de ces régions paraît s'imbiber plus aisément que celui des autres parties du corps. C'est à cette difficile perméabilité de l'épiderme qu'il faut attribuer la difficulté avec laquelle le liquide des ampoules s'échappe dans le vivant, et la lenteur avec laquelle la peau des cadavres se dessèche, même dans les atmosphères les plus sèches, pourvu que l'épiderme soit resté intact. Il résiste très-longtemps à la putréfaction ; on l'a, dit-on, retrouvé intact dans des tombeaux au bout de plus de cinquante ans. L'eau bouillante rend l'épiderme blanc, opaque, et le prive d'élasticité bien plus vite que l'eau froide. L'ébullition prolongée lui enlève un peu de gélatine qui paraît fournie par la face adhérente ; le ré-

su ne diffère pas sensiblement de l'épiderme entier. Exposé au feu
r, il brûle comme une lame de corne et en répandant une odeur
semblable. L'acide nitrique le jaunit presque immédiatement, l'é-
paissit, le ramollit, le rend opaque au bout d'environ un quart
d'heure, et en vingt-quatre heures le réduit en une pulpe jaune. Si
c'applique de l'ammoniaque sur l'épiderme jauni par l'acide nitrique, il passe à la couleur orange foncé. Or, Hatchett a constaté que
les mêmes effets avaient lieu sur l'albumine coagulée [1].

§ 298. De nombreuses hypothèses ont été émises sur la formation de l'épiderme; la plus ancienne est celle qui consiste à le regarder comme le desséchement d'un fluide fourni par la surface du
derme. D'autres, avec Leuwenhoeck, n'ont vu en lui qu'une expansion des vaisseaux de la peau. D'autres, comme Ruysch, le faisaient
provenir de l'expansion et du desséchement des papilles. Heister
attribuait sa formation à la réunion de ces deux causes; Morgagni,
à la callification ou à l'endurcissement de la surface de la peau par la
pression de l'eau par l'amnios d'abord, puis de celle de l'atmosphère;
Garangeot, à l'endurcissement d'une sécrétion dermique. Toutes
ces opinions, surtout la première et la dernière, contiennent quelque chose de vrai. Il résulte en effet d'une exsudation ou excrétion
du derme; c'est la surface endurcie de cette exsudation. De sorte
que, depuis le derme jusqu'à la surface libre de l'épiderme, il y a une
dégradation successive d'organisation et de vitalité, qui fait de l'épiderme une espèce de vernis, ne participant à l'organisation et à la vie
que par son origine, ce qui le rend très-propre à supporter l'action
des corps extérieurs, et à protéger les vaisseaux, les nerfs, et les
autres parties de la peau.

Les recherches modernes ont confirmé cette manière de voir. L'épiderme,
en effet, est un produit exhalé à l'état liquide par les capillaires sanguins à
la surface du derme. Mais les observations microscopiques ont appris que
cette exhalation n'est pas simplement concrétée sous la forme d'une substance amorphe, elle est constituée par une multitude de vésicules ou cellules accolées les unes aux autres, et d'autant plus déformées qu'on les observe plus près de la surface.

Les cellules, adossées et appliquées les unes sur les autres, sont disposées

---

[1] L'acide nitrique exerce une action semblable sur la fibrine et la caséine.
Le résultat de cette réaction prend le nom d'acide xanto-protéique. Cet acide
s'unit aux bases (soude, potasse et ammoniaque), et forme des sels à base
alcaline, remarquables par leur couleur rouge foncée.

en couches plus ou moins épaisses, suivant les régions. L'épiderme cut*)
est donc constitué par l'*épithélium pavimenteux stratifié.*

L'épithélium pavimenteux stratifié est constitué par des vésicules ou c*)
lules appliquées les unes contre les autres. Ces cellules ont environ 0^{mm}*)
de diamètre. Elles contiennent un liquide, comme toutes les cellules or*)
niques, et, comme la plupart d'entre elles, elles sont pourvues d'un noy*)
Il faut remarquer à cet égard, cependant, que toutes les cellules de l'é*)
thélium pavimenteux stratifié ne sont pas pourvues d'un noyau. Ce s*)
celles qui sont les plus profondes qui le présentent. A mesure qu'on s'é*)
de la profondeur vers la surface de l'épiderme, les noyaux s'effacent et d*)
paraissent dans les couches les plus superficielles de l'épiderme, les c*)
lules ne présentent plus de noyau ou n'en présentent que les vesti*)
(*fig.* 8, *b.*).

En même temps que les cellules perdent leur noyau, en
s'approchant de la surface, elles se déforment. De rondes ou
de polygonales qu'elles étaient
dans le principe, elles s'aplatissent et deviennent lamelleuses. Le liquide qui était
contenu dans leur intérieur
disparaît, et les parois s'appliquent les unes contre les
autres.

Les cellules, ainsi défor-

FIGURE 8.

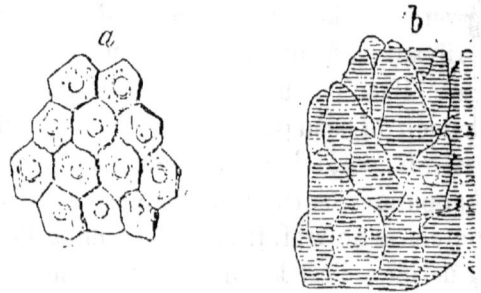

Cellules de l'épiderme cutané.
a représente une couche prise dans la partie moyen*)
de l'épiderme.
b, la couche la plus superficielle de l'épiderme.

mées, prennent la forme de petites écailles, qui occupent la surf*)
de l'épiderme. Elles ne s'imbriquent pas, comme on l'a dit, mais leu*)
contours se confondent insensiblement, et par une sorte d'accolem*)
avec les écailles voisines, comme on peut le voir dans la figure 8, *)
Les cellules, en se déformant, se modifient aussi dans leur compositi*)
Elles donnent à l'analyse une substance dite substance *cornée*, qui a u*)
grande analogie de composition avec celle des poils, de la laine et d*)
plumes. La corne, substance peu étudiée en chimie, paraît être, quant à *)
composition élémentaire, tout à fait analogue aux substances *albuminoïd*)

Les cellules épidermiques de la peau, comme les cellules de l'épithéli*)
pavimenteux stratifié des membranes muqueuses, ne peuvent être bien di*)
tinguées au microscope qu'autant qu'on mouille avec de l'acide acétique *)
porte-objet du microscope. L'acide acétique agit ainsi en détruisant la su*)
stance qui retient accolés ensemble, et en quelque sorte confondus, l*)
éléments vésiculaires. Cette substance intercellulaire, qui se dissout da*)
l'acide acétique est donc encore un des éléments de l'épiderme.

L'épiderme se détruit sans cesse à sa surface, et les lamelles qui se d*)
tachent sont remplacées par les cellules sous-jacentes qui s'aplatissent *)

...nant superficielles. Il faut donc considérer l'épiderme comme un tissu ...un état continuel de formation. D'abord simple liquide exhalé par les ...eaux à la surface du derme, organisé bientôt en cellules arrondies. Ces ...les, refoulées vers la surface par l'exhalation sous-jacente d'une nou...quantité de liquide coagulable, deviennent polygonales en se compri... les unes les autres, puis elles s'aplatissent, deviennent lamelleuses, ...mbent enfin. L'épiderme cutané se détruit et se renouvelle sans cesse, ...anière à maintenir la peau dans des conditions toujours les mêmes, ...qu'elle puisse opposer aux causes perturbatrices une limite toujours ef... L'épiderme n'est ni irritable ni sensible, puisqu'il n'est qu'une ...he temporaire, dénuée des principaux attributs des parties vivantes, ...erfs et les vaisseaux.

...l'époque où on ne connaissait pas aussi bien qu'aujourd'hui la compo... et le développement de l'épiderme, sa partie la plus profonde, consti... par les cellules de nouvelle ...ation, celle qu'on pourrait ap... l'épiderme naissant, a reçu ...m de corps muqueux de Mal... (*voyez fig.* 9, *c*). La portion ...nde de l'épiderme est, en ef... beaucoup plus molle que ses ...ons superficielles, puisqu'elle ...ouve formée par des cellules ...ouvelle formation, baignées ...le plasma nouvellement exha... encore peu adhérentes. On l'a

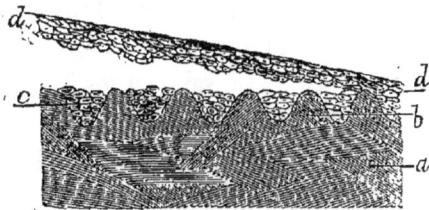

FIGURE 9.

Fragment de peau.

a. Derme.
b. Papilles du derme.
c. Cellules profondes de l'épiderme.
d. Cellules superficielles de l'épiderme.

...e nommée *réseau muqueux*, parce qu'étalée sur la surface du derme ...es intervalles des papilles, elle présente, quand on a enlevé les por...superficielles de l'épiderme, l'aspect d'un réseau continu, dont les ...papillaires rempliraient les vides (*voyez fig.* 9, *c*).

...corps muqueux de Malpighi, ou en d'autres termes la couche profonde ...terpapillaire de l'épiderme, présente certaines particularités qui mé... d'être étudiées à part. Mais il ne faut pas oublier que ce n'est qu'une ...de de l'épiderme, qu'il fait corps avec lui, qu'il est composé des mêmes ...ents, qu'enfin leurs limites sont tout à fait artificielles.

299. Le corps muqueux de Malpighi [1], *reticulare corpus, rete ...inosum malpighianum*, est une couche très-mince, à demi liquide, ...revêt la surface papillaire du derme, la sépare de l'épiderme, ...ère intimement à l'une et à l'autre, et est le siége de la colora-

... *Voyez* Meckel, *Recherches anatomiques sur la nature de l'épiderme et du ré-... qu'on appelle* malpighien. *Mém. de l'Acad. roy. des sc. de Berlin*, ann. 1753. ...lbinus, *Academ. annot.*, lib. I, cap. I, v. — Flourens, *op. cit.*

tion. Cette partie de la peau, indiquée par Malpighi, très-bien c[...]
servée par Meckel et par Albinus, admise par la plupart des ana[...]
mistes, au moins dans le nègre, niée cependant par un certain nomb[...]
d'entre eux, et notamment par Bichat, M. Chaussier, Gordo[...]
M. Rudolphi, ne peut pas, à la vérité, être isolée par la dissec[...]
mais peut être aperçue dans diverses circonstances. Toutes les f[...]
soit dans l'état de vie, soit sur le mort, que l'épiderme se sépar[...]
derme, on distingue, sur l'une ou l'autre, et quelquefois sur[...]
deux membranes, une couche molle qui couvre les éminences[...]
pillaires et en remplit les intervalles. Cette membrane intermé[...]
est surtout très-visible dans le nègre, très-visible encore dans[...]
taches noires des blancs, et bien distincte même sur un morcea[...]
peau blanche que l'on voit dans la collection de Hunter. Cette c[...]
che, extrèmement mince au sommet des papilles, et moins dans le[...]
intervalles, a l'apparence d'un réseau. Ceux qui n'ont admis[...]
deux membranes à la peau l'ont regardée comme la partie profo[...]
de l'épiderme. Le sang et les injections n'y montrent point de v[...]
seaux ; des liquides y pénètrent pourtant, mais ils semblent y [...]
imbibés. On n'y connaît point de nerfs non plus, et c'est par[...]
pure allégation que M. Gall l'assimile à la substance grise du cerv[...]
Cette membrane forme un vernis humide qui revêt la surface[...]
pillaire du derme. Les substances qui entrent dans l'économie[...]
qui en sortent par la peau la traversent ; elle est le siége de la c[...]
leur, et celui des productions cornées, écailleuses, etc., qui exist[...]
naturellement dans la peau des animaux et dans quelques par[...]
de celle de l'homme, ainsi que de celles qui s'y développent accid[...]
tellement. Cette membrane si mince, et dont l'existence mêm[...]
paru contestable, paraît, dans quelques animaux, et même d[...]
l'homme, du moins dans quelques parties du corps, et dans cert[...]
cas, être formée de plusieurs couches superposées.

§ 300. Le pigment de la peau ' a son siége principal dans le c[...]
muqueux et surtout dans sa couche moyenne, mais la surface inte[...]
de l'épiderme y participe aussi un peu. Les anatomistes antérié[...]
à Malpighi, et quelques-uns depuis lui, en placent le siége dans[...]
deux membranes, surtout dans la dernière. La matière colora[...]
existe dans les hommes de toutes les races, excepté les albinos. [...]

' B. S. Albinus, *De sede et causá coloris Æthiopium et ceter. homin.,* etc. Lu[...]
Bat., 1737, et *Annot.,* lib. I, cap. II. — Meckel, *loc. cit.* — S. T. Sœmmer[...]
Ueber die korperliche verschiedenheit des negers vom europaer.

pendant ce n'est guère que dans les nègres qu'on peut la séparer bien distinctement du reste de la peau. Malpighi avait seulement annoncé que la couleur de la peau avait son siége dans le réseau muqueux ; Lire avait, mais en vain, essayé d'obtenir la matière colorante séparée, en soumettant la peau du nègre à la macération pour gonfler le corps muqueux, et séparer ainsi l'épiderme du derme. Cependant, quoique le corps muqueux soit très-mou et liquéfiable, on parvient à parer de la peau du scrotum du nègre des portions considérables de corps muqueux coloré, sous forme de membrane continue, indépendante et séparée de l'épiderme. Mais le plus ordinairement, et si plusieurs fois répété cette expérience, la macération sépare du derme, qui reste très-peu coloré, l'épiderme et le corps muqueux unis et colorés ; ce n'est qu'avec difficulté qu'on peut ensuite séparer le corps muqueux de l'épiderme sous forme de membrane. Si l'on prolonge la macération dans peu d'eau, et que l'expérience soit faite avec la peau du scrotum, partie très-foncée en couleur, le corps muqueux, en se résolvant en une sorte de mucosité, teint l'eau et laisse enfin déposer au fond du vase une poudre brune improbable. Gautier a assigné pour siége spécial, à la matière colorante, la couche moyenne du corps muqueux, qu'il décrit, sous le nom de granules, comme une couche ondulée et distincte. Il semble plutôt que le pigment résulte de globules colorés disséminés dans le corps muqueux.

Non-seulement le corps muqueux est plus coloré, mais il est plus épais dans la race nègre que dans les autres races, et son épaisseur est dans celles-ci en raison directe de sa coloration ; aussi est-il tellement mince dans les blancs, que l'on a pu douter de son existence. Il est plus mince encore, et si liquide dans les albinos, que l'action du soleil détermine très-facilement la vésication de leur peau, tandis que dans les nègres les épispastiques produisent très-difficilement cet effet.

La matière colorante de la peau est très-analogue à celle du sang ; elle paraît être sécrétée de cette humeur, et passer des vaisseaux de la surface du derme dans le corps muqueux. Divers phénomènes morbides portent à croire qu'elle y est sans cesse renouvelée par une déposition et une résorption continuelles. Beddoes et Fourcroy ont expérimenté que la peau du nègre, plongée dans l'eau imprégnée de vapeur de chlore, devient blanche, et reprend en très-peu de jours sa couleur noire avec toute son intensité. Les observations chimiques de Davy, de Coli et autres, ont démontré ce que M. Blu-

menbach avait avancé depuis longtemps, que le pigment de la p[...]
est principalement formé de carbone.

Le pigmentum existe en grande abondance dans la couche épiderm[...]
profonde des hommes de couleur, mais on le trouve aussi, quoique b[...]
coup moins foncé dans les races blanches, chez les femmes pendant l'[...]
de grossesse, sur le sein des femmes nourrices, et sur les parties du c[...]
habituellement exposées au soleil.

On a cru pendant quelque temps que la matière colorante était prod[...]
par un appareil glandulaire situé dans les couches superficielles du der[...]
C'est cet appareil que MM. Breschet et Roussel ont décrit sous le nom d[...]
pareil *chromatogène.* Aujourd'hui on sait d'une manière positive que[...]
appareil n'existe pas. Le pigment, comme les cellules profondes de l'[...]
derme, est un produit qui se forme aux dépens du plasma du sang ex[...]
de ses vaisseaux. Le pigment n'est pas simplement infiltré dans les cou[...]
profondes de l'épiderme, mais il est renfermé dans des cellules auxque[...]
on donne le nom de *cellules pigmentaires* [1]. En d'autres termes, parm[...]
jeunes cellules qui forment ce qu'on a appelé le corps muqueux de [...]
pighi, il en est qui contiennent dans leur liquide intérieur des partic[...]
colorées en brun ; ces cellules donnent à l'ensemble des couches profonde[...]
l'épiderme une teinte d'autant plus foncée qu'elles sont plus nombreu[...]
Les cellules pigmentaires ne sont nulle part plus faciles à étudier que d[...]
la choroïde, où, répandues en masse dans la trame de la membrane, e[...]
constituent l'uvée ou le pigment choroïdien.

M. Henle pense que la matière colorante des cellules pigmentaires [...]
groupée en molécules très-fines sur le noyau des cellules pigmentai[...]
M. Gunther [2] affirme au contraire que cette disposition, qui est réelle d[...]
les cellules pigmentaires de la choroïde, n'existe pas dans les cellules [...]
mentaires de la peau. Les cellules pigmentaires de la peau du nègre, au[...]
bien que les cellules pigmentaires qui apparaissent souvent en grand no[...]
bre sur l'abdomen des femmes enceintes, ne sont que des cellules de [...]
couche profonde de l'épiderme qui manquent de noyau et qui contienn[...]
un liquide uniformément coloré en brun foncé. A mesure que ces cell[...]
se développent, c'est-à-dire se déforment pour se porter à la surface, e[...]
deviennent de moins en moins colorées par la disparition progressive[...]
leur liquide intérieur ; parvenues à la surface, elles forment des lamelles[...]
écailles semblables aux autres.

Lorsque le pigmentum est persistant, comme dans le nègre, c'est q[...]
mesure que les cellules pigmentaires se décolorent et se détachent à la s[...]
face de l'épiderme, il s'en forme sans cesse de nouvelles. Lorsque le p[...]

---

[1] Henle, *Symbolæ ad anatomiam villorum intestinalium, imprimis eorum e* [...]
thelii, etc., Berolini, 1837.

[2] Gunther, *Allgemeine physiolog.*, 1845.

um est temporaire, c'est que le développement des cellules pigmen-
disparaît avec la cause occasionnelle qui leur a donné naissance.

nuances innombrables que présente la peau des races humaines
ent soit à l'abondance des cellules pigmentaires, soit, ce qui est plus
ble, à la nature même du liquide coloré qu'elles renferment.

st à la production des cellules pigmentaires dans les couches profondes
piderme, que sont dues les taches de rousseur et les éphélides.

301. Les vaisseaux sanguins et lymphatiques et les nerfs de la
pénètrent, en se divisant, à travers les aréoles du derme; sou-
par un tissu cellulaire fin qui les entoure, ils arrivent ainsi
à la face superficielle, où il y en a des myriades, qui par leurs
ières divisions entrent dans la composition des papilles et force qu'on a appelé la couche vasculaire de la peau. Relative-
à la disposition de ces parties, et particulièrement des vaisseaux,
assez généralement admis qu'ils sont étrangers au derme, qu'ils
nt que le traverser pour former au-dessus de lui un réseau vas-
re. M. Chaussier, au contraire, admet que tous les éléments ana-
iques de la peau sont réunis dans le derme lui-même. Gordon
ême jusqu'à avancer que le derme injecté est également vascu-
partout, autant à sa face profonde qu'à sa face superficielle. Il
nexact de dire que les vaisseaux sont étrangers au derme, et
lui forment seulement une couche sous-jacente; il ne l'est pas
s de dire que les vaisseaux sont aussi divisés et aussi nombreux
ace profonde du derme qu'à sa face opposée. Les vaisseaux se
ent et se ramifient dans le derme à mesure qu'ils en pénètrent
isseur, et leurs dernières divisions, prodigieusement multipliées,
stribuent dans l'épaisseur de la partie superficielle de cette mem-
e, et dans les éminences qui la hérissent, parties beaucoup plus
ulaires par conséquent que la face profonde. Il en est absolu-
t de même des nerfs.

parties superficielles du derme, les plus riches en nerfs, sont sans
redit les papilles. Il y a cependant de l'exagération dans quelques des-
ions, où on considère comme des nerfs presque toutes les fibres du
e qui se portent en se redressant dans la papille pour en former
me. M. Gerber a démontré que les fibres nerveuses réduites à leurs
ents les plus simples pénétraient dans les papilles, les entouraient et
erminaient en anses anastomosées entre elles.

302. La peau formée par le derme, les vaisseaux et les nerfs
se distribuent dans son épaisseur, et surtout à sa face super-

ficielle, par l'épiderme, et par le corps muqueux intermédiaire, ▓
frant ainsi une dégradation d'organisation et de vitalité depuis ▓
derme jusqu'à l'épiderme, participe aux propriétés physiques, c▓
miques et vitales de ces diverses parties. Il en est ainsi de ses fo▓
tions ou actions organiques.

§ 303. La peau, à raison de l'épiderme sec et peu perméa▓
qui en fait partie, n'est point aussi bien disposée que la membr▓
muqueuse pour l'absorption et la sécrétion.

La peau, étant munie de son épiderme, dans l'état d'intég▓
l'absorption cutanée ou l'absorption cuticulaire, comme on l'app▓
aussi, est en effet encore un sujet de doute et de discussion p▓
les physiologistes. Pour décider cette question entre Séguin, Cu▓
Klapp, Rousseau, Dangerfield, Chapman, Gordon et M. Mag▓
die, etc., dont les observations et les expériences tendent à ▓
rejeter l'absorption cutanée, et Keil, Haller, Percival, Ho▓
Cruikshank, Watson, Eord, Abernethy, Bichat, Duncan, Ke▓
Bradner Stuart, Sewal, etc., et surtout M. Young, dont les ex▓
riences et les observations sont favorables à cette absorption, il ▓
faire abstraction des cas dans lesquels l'absorption a pu avoir ▓
par la respiration aussi bien que par la peau, et ils sont nombre▓
de ceux dans lesquels l'épiderme a pu être amolli, altéré ou ▓
par des applications prolongées à sa surface ou par des frotteme▓
répétés : circonstances dans lesquelles l'absorption n'est plus ▓
culaire, mais bien du même genre que celle qui a lieu par l'ino▓
lation, dont la matière est portée à travers une division de l'épide▓
jusque dans le derme, partie éminemment absorbante. Cela fai▓
reste un petit nombre de faits qui montrent que quelquefois ▓
taines substances sont absorbées par la peau à travers l'épide▓
dans son état d'intégrité, mais que cette membrane est vérital▓
ment un obstacle très-souvent efficace à l'action absorbante du té▓
ment externe.

§ 304. La peau est aussi un organe de sécrétion et d'excrét▓
Deux genres de sécrétion extrinsèque bien connus ont lieu d▓
cette membrane, la perspiration cutanée et la sécrétion follicu▓
sébacée. La perspiration est tantôt insensible, et tantôt liquid▓
visible ; dans ce dernier cas, c'est la sueur. Cette sécrétion est c▓
tinuelle, et probablement la même dans les deux cas ; mais, d▓
le premier, elle est insensible, à cause de sa vaporisation. La qu▓
tité de cette matière perspirée est très-grande, mais difficile à ▓
terminer. Sanctorius, dont les expériences sont si célèbres, a▓

reconnu qu'il perdait les cinq huitièmes de la totalité de ses aliments par la perspiration pulmonaire et cutanée. Parmi ceux qui ont répété ses expériences, Lavoisier et M. Séguin ont fait la distinction entre les deux perspirations. Ils ont trouvé que la perspiration cutanée est à la perspiration pulmonaire, terme moyen, comme onze est à sept. Cruikshank a essayé d'en déterminer la nature, et a trouvé qu'elle avait toutes les propriétés de l'eau contenant de l'acide carbonique et une matière animale odorante.

La sécrétion de la sueur a lieu dans la peau par les conduits sudorifères. La difficulté que trouvent les liquides du dehors à pénétrer au travers de l'épiderme non altéré, cette difficulté existe aussi pour la sortie au dehors des liquides qui circulent dans l'épaisseur du derme. Il est dès lors très-probable que la sécrétion insensible qui se fait à la surface de la peau, et qu'on appelle perspiration cutanée, se fait aussi par les voies de la sueur, et qu'il n'y a entre ces deux modes qu'une différence quantitative. D'ailleurs, les maladies où, malgré l'élévation de la température de la peau, cette sécrétion est complétement supprimée, prouvent également qu'elle n'a lieu que par l'appareil sudorifère.

Les expériences de Sanctorius ont été reprises par M. Dalton. Il résulte de son travail que les pertes qui doivent être mises sur le compte des perspirations cutanées et pulmonaires sont bien moins considérables, car elles ne représentent pas tout à fait la moitié du poids des aliments solides et liquides consommés dans les vingt-quatre heures.

§ 305. Quand la matière de la perspiration se rassemble sous forme de sueur, on la voit apparaître à la surface de la peau en gouttelettes sur lesquelles Leuwenhoeck a fait des observations intéressantes. La sueur de l'homme dans l'état de santé est toujours acide, salée et odorante. Elle est formée, suivant M. Thénard, de beaucoup d'eau, d'une petite quantité d'acide acétique, d'hydrochlorate de soude, et peut-être de potasse, de très-peu de phosphate terreux, d'un atome d'oxyde de fer, et d'une quantité inappréciable de matière animale. M. Berzélius la regarde comme de l'eau tenant en dissolution des hydrochlorates de potasse et de soude, de l'acide acétique, du lactate de soude, et un peu de matière animale.

La perspiration cutanée, soit sensible, soit insensible, doit être considérée comme une des excrétions les plus importantes de l'organisme. En outre, elle est un puissant moyen de refroidissement et de résistance contre une température extérieure trop élevée. Cette fonction présente de nombreuses variétés suivant l'âge, le sexe, les individus, les circonstances extérieures, l'état des autres

fonctions, l'action des substances ingérées ou appliquées, les maladies, etc. Elle exerce elle-même une très-grande influence su
les autres fonctions.

§ 306. On a admis qu'il se fait par la peau des absorptions et de
sécrétions gazeuses analogues à celles du poumon, et constituant
une sorte de respiration cutanée. Ainsi Spallanzani aurait vu dans
les mollusques, M. Edwards dans les reptiles, et Jurine dans l'homme
même, la peau absorber de l'oxygène. Suivant divers physiciens e
physiologistes, des gaz seraient aussi excrétés par la peau. Des objections et des expériences peuvent être opposées à ces assertions ; o
peut de même opposer les expériences de Priestley à celles d
Cruikshank, du docteur Makensie et de M. Ellis, qui semblent favorables à une respiration cutanée dans laquelle le carbone se com-
binerait avec l'oxygène de l'atmosphère pour former de l'acide carbonique. Il est du moins certain que, si dans l'homme dont l'épiderm
est sec et dont la respiration pulmonaire est très-étendue, l'air exerc
une action vivifiante sur le sang qui circule dans la peau, cette action ne peut aucunement suppléer celle du poumon.

La sortie du gaz acide carbonique au travers de l'enveloppe cutanée n
peut plus être mise en doute. M. Collard de Martigny a signalé en outr
parmi les gaz qui s'échappent par la peau l'azote et l'hydrogène ; mai
la sortie de ces deux derniers gaz est fort douteuse. L'acide carbonique
été constaté par un grand nombre d'observateurs, on ne peut pas en dir
autant des deux autres. En même temps qu'il sort du gaz acide carbonique
il entre par la peau une petite portion d'oxygène, en vertu des lois d
l'endosmose gazeuse. Ces échanges de gaz, faciles à constater sur les animaux inférieurs, dont la respiration est moins localisée que dans l'homme
le sont beaucoup moins dans l'espèce humaine.

On sait d'ailleurs, quant à ce qui concerne l'absorption des gaz par la
peau, qu'on peut empoisonner des animaux en les enfermant dans un milieu gazeux délétère, quoique leur tête soit située en dehors de l'appareil.

§ 307. La peau excrète une matière huileuse que Cruikshank
est parvenu à obtenir sous forme de larmes noires à la surface d'u
gilet de laine tricoté qu'il avait porté nuit et jour pendant un mois
dans le temps le plus chaud de l'été. Cette matière frottée sur d
papier s'y comporte comme de la graisse ; elle brûle avec une flamm
blanche, et laisse un résidu charbonneux. Cette huile, que l'on a dit

---

¹ Ludwig et Grutzmacher, *De humore cutem inungente*. Lipsiæ, 1748.

...tort, être de la graisse sous-cutanée transsudant à travers la peau, ...st fournie par les mêmes voies que la suivante.

§ 308. Les follicules cutanés sécrètent une matière sébacée. Cette matière est épaisse, non glutineuse, sans apparence fibreuse quand elle est endurcie ; elle forme en se suspendant dans l'eau par la trituration une sorte d'émulsion, mais ne s'y dissout point. Elle ne fond point au feu, elle brûle en laissant beaucoup de charbon. Elle contient, surtout le cérumen, une proportion d'huile qu'on peut en séparer par le papier absorbant. Cette matière se forme dans les follicules sébacés, d'où on peut la faire sortir, par la pression, sous forme de vermisseaux, et d'où elle sourd d'elle-même pour oindre la peau aux environs, et la garantir surtout de l'action de l'eau et des humeurs excrémentitielles.

Ce sont ces trois matières réunies qui constituent l'excrétion cutanée, excrétion très-abondante, dont une partie est continuellement vaporisée, et dont les parties les plus fixes enduisent la peau, et s'en détachent ensuite sous forme de crasse. Il faut joindre à ces excrétions celle de l'épiderme qui, sans cesse usé à sa face superficielle, est sans cesse reproduit à sa face opposée, et dont les débris se trouvent mélangés avec les matières précédentes.

§ 309. La peau est un organe de sensation. Elle est, plus encore que l'autre membrane tégumentaire, l'organe du tact général et passif qui nous fait apercevoir la présence des corps, leur température, etc.; de plus, et surtout dans certains endroits, pourvus de beaucoup de nerfs et de vaisseaux, et bien disposés pour s'adapter à la forme des corps, elle est un organe de toucher spécial et actif, ou de palpation. Le tact et le toucher sont d'autant plus délicats que les papilles sont plus développées et moins couvertes par l'épiderme.

§ 310. La peau enfin est un organe défensif, peu efficace chez l'homme, mais beaucoup dans certains animaux, où le corps muqueux est le siége d'incrustations calcaires et cornées. Il est évident que cet organe, dont les fonctions sont si multiples, de même que sa texture est si complexe, ne peut avoir une de ses parties ou l'une de ses fonctions très-développée qu'aux dépens des autres ; aussi, plus le corps muqueux et l'épiderme sont épais et protecteurs, et plus le tact est émoussé.

§ 311. L'embryon, jusque vers le milieu du deuxième mois, n'a point encore de peau distincte. Vers cette époque, suivant Autenrieth, l'épiderme commence à paraître. Jusqu'à mi-terme, la peau reste mince, incolore et transparente : elle devient ensuite rosée

jusqu'à huit mois environ ; à cette époque elle pâlit, excepté dans
les plis. Vers quatre mois et demi de la grossesse, on commence à
apercevoir les follicules sébacés, d'abord à la tête, puis dans les
autres parties du corps : à sept mois, commence à se montrer l'enduit sébacé ou caséiforme de la peau ; à la naissance, la peau en est
couverte et est d'un blanc rosé ; après la naissance, la peau acquiert
bientôt la couleur propre à la race, et augmente en épaisseur et en
force jusqu'à l'âge adulte ; dans la vieillesse, elle se dessèche, se ride
et perd peu à peu sa couleur.

La peau est plus mince, plus fine, plus molle dans le sexe féminin ;
mais ces caractères disparaissent quelquefois après l'âge de la fécondité.

§ 312. Les différences que la peau présente dans les races ont été
déjà indiquées (§§ 109-113). Les individus des races colorées, et
même les nègres, naissent beaucoup moins colorés qu'ils ne doivent
le devenir. La couleur augmente dès que l'enfant respire, mais surtout
vers le troisième jour après la naissance, autour des ongles, des mamelons, des yeux, de l'anus et des organes de la copulation ; le septième jour, la coloration est étendue partout, excepté aux régions
palmaires et plantaires, qui restent moins foncées. Pendant la première année, la couleur est peu intense ; elle augmente ensuite, et
persiste pendant la plus grande partie de la vie pour diminuer dans
la vieillesse. L'odeur de la peau varie dans les races comme sa couleur. Outre les variétés nationales, on en trouve de très-nombreuses dans les individus.

§ 313. Les altérations morbides de la peau sont extrêmement
nombreuses. Il a déjà été question des cicatrices ou des reproductions accidentelles de cette membrane (§ 254). Le tissu nouveau est
analogue, mais non identique à l'ancien. Le derme y est plus dense,
moins aréolaire, plus compacte, moins vasculaire, moins papillaire
que celui de la peau. L'épiderme y existe manifestement ; c'est à
tort qu'on l'a nié. Sa couche colorée y existe aussi, et c'est à tort
que Camper a prétendu que les cicatrices des nègres étaient blanches ; seulement la nuance y est un peu différente. Il se forme quelquefois des productions cornées sur les cicatrices ; ces téguments
accidentels sont très-ulcérables.

On trouve aussi quelquefois de la peau accidentelle dans des
kystes des ovaires ; ce sont probablement des productions imparfaites
de fœtus, soit engendrés, soit enveloppés dans la période fœtale,
par l'individu qui les contient.

§ 314. La peau présente quelquefois des vices de conformation primitifs, soit par défaut, ce qui constitue dans le fœtus des divisions ou des dénudations; soit par excès, et alors il y a des plis ou des roches plus ou moins étendus. Elle présente aussi des vices de conformation acquis; sa distension portée très-loin, comme dans la grossesse, par exemple, écarte, éraille les fibres du derme, et produit des vergetures d'abord brunes ou noirâtres après l'accouchement, et qui ensuite deviennent et restent plus blanches que le reste de la peau, et luisantes. La distension plus modérée et plus prolongée fait perdre à la peau son élasticité ou sa rétractilité, et laisse, quand elle vient à cesser, des rides plus ou moins marquées.

§ 315. La peau est le siège fréquent de congestions, de flux, d'inflammations aiguës et chroniques, dont les effets très-variés, soit sur la texture de la membrane, soit sur sa couleur, soit sur les produits de sa sécrétion, ont donné lieu à l'établissement d'une cinquantaine de genres, et de plus de cent espèces de maladies de la peau consistant en des boutons, des écailles, des éruptions, des ampoules, des pustules, des vésicules, des tubercules, des taches, etc., sur lesquelles on consultera avec fruit les ouvrages de Plenck, d'Alibert, de Willan, de Bateman, de MM. Cazenave et Schedel.

§ 316. La rétention de la matière sébacée et son accumulation dans les follicules donnent lieu à la formation de tumeurs qu'on nomme *mnes*, quand elles sont petites, et que l'on confond, quand elles sont grosses, sous les noms de *loupes*, ou de *mélicéris*, d'*athéromes* de *stéatomes*, avec les tumeurs enkystées. Quand la tumeur est petite, et que l'orifice du follicule n'est pas oblitéré, on peut en faire partir par pression la matière sébacée sous forme de ver, apparence qui a induit en erreur quelques observateurs peu attentifs et amis du merveilleux. Quand, au contraire, la tumeur s'est beaucoup accrue et est devenue volumineuse sous la peau, et que son orifice n'est plus apparent, elle ressemble beaucoup à un kyste; mais en la disséquant avec soin, on retrouve, dans le point où elle tient à la peau, les traces de l'orifice; et si l'on fend, dans ce point, la peau et la tumeur, on suit aisément l'épiderme se réfléchissant de la surface de la première dans la cavité de la seconde. La matière contenue, soit qu'elle ait l'apparence du miel, de la bouillie ou du suif, ressemble encore assez à la matière des follicules sébacés pour n'être pas méconnaissable.

§ 317. Diverses productions accidentelles, soit analogues à son tissu, soit morbides, s'observent dans la peau. Cette membrane est

quelquefois soulevée par une quantité plus ou moins grande, et
quelquefois innombrable de tumeurs d'un volume très-variable, et
formées par la production accidentelle d'un tissu blanc, fibreux, beaucoup plus compacte que le tissu cellulaire et plus flasque que le tissu
ligamenteux, tissu que l'on trouve aussi assez souvent dans les
polypes, et surtout dans des tumeurs sous-muqueuses du vagin et
de la vulve.

§ 318. La couleur de la peau offre diverses altérations. Celle des
albinos présente la plus singulière : leur peau est d'un blanc mat ou
rosé tout différent de la blancheur des Européens ; leurs poils sont
transparents, blanchâtres ou plutôt incolores ; l'œil a l'iris rose-pâle
et l'ouverture de la pupille rouge, ce qui dépend de l'absence du
pigment de la choroïde et de l'uvée. Les fonctions de la peau, et
surtout des yeux, se ressentent de cette altération qui dépend de
l'absence de la matière colorante de la peau et de ses dépendances.
C'est à tort que l'on a regardé cela comme l'effet d'une lèpre, d'une
cachexie ou comme un état de maladie ; c'est une erreur de Blumenbach et de Winterbottom, suffisamment réfutée par les observations de Jefferson, qui dit expressément que tous les individus de
ce genre qu'il a vus étaient bien conformés, forts et bien portants.
On trouve cette altération dans toutes les races humaines, dans
toutes les parties du globe et dans un très-grand nombre de genres
d'animaux. Elle commence dès la naissance, persiste toute la vie, et
se transmet par la génération. L'union d'un albinos et d'un individu
coloré donne ordinairement naissance à des individus colorés, et
quelquefois à des albinos. Du reste, ils ne forment point une race
dans l'espèce humaine, mais ne s'y rencontrent que sporadiquement,
pour ainsi dire, ou comme des variétés accidentelles.

Les *nævi* et les signes de la peau consistent, les uns en une plaque colorée du corps muqueux, qui est ordinairement alors sensiblement plus épais dans ce point que dans les autres parties; d'autres
fois ils consistent en une disposition érectile des vaisseaux de la peau
qui sera décrite plus loin (chap. IV).

La coloration de la peau est aussi sujette à des altérations accidentelles : ainsi l'on voit des individus de la race blanche devenir bruns
ou tout à fait noirs dans des parties plus ou moins étendues. On voit
aussi des blancs ou des noirs devenir albinos dans des points plus
ou moins larges de la peau.

La mélanose, qui coïncide ordinairement avec la décoloration de
la peau, et qu'on observe si souvent dans les chevaux blancs, ne

épendrait-elle pas d'une aberration du pigment de la peau?

Il se montre quelquefois, dans l'épiderme, des productions cornées qui deviennent plus ou moins saillantes à la surface de la peau ; ces productions étant analogues aux ongles, elles seront décrites à la suite de ces dépendances de la peau.

ARTICLE II.

DES DÉPENDANCES DE LA PEAU.

§ 319. Les ongles et les poils sont les seules dépendances de la peau dans l'espèce humaine ; dans les animaux, au contraire, on trouve un grand nombre et une grande variété de ces appendices. C'est à tort que l'on regarde ces parties comme des dépendances de l'épiderme seul, car elles ont des rapports avec toute la peau.

I. Des ongles[1].

§ 320. Les ongles, *ungues*, sont des écailles cornées, qui garnissent la peau de la dernière phalange des doigts et des orteils du côté de l'extension seulement.

On distingue trois parties dans les ongles : la racine, le corps et l'extrémité libre.

La racine ou l'extrémité adhérente est la cinquième ou la sixième partie de la longueur de l'ongle ; elle en est la partie la plus mince ; elle est reçue dans un sillon de la peau, et d'une couleur blanche. Le corps ou la partie moyenne tient le milieu pour l'épaisseur ; sa face externe libre, lisse et présentant des sillons longitudinaux plus ou moins marqués, est convexe transversalement. La face opposée est intimement adhérente à la peau. La partie postérieure du corps de l'ongle, dans une étendue peu considérable, et qui va en diminuant du pouce vers le cinquième doigt, est blanche ; cette partie semi-lunaire a reçu le nom de lunule ; l'autre partie paraît rougeâtre. Cette différence de couleur tient à la diaphanéité de l'ongle, qui

---

[1] Frankenau, *De unguibus*, Jenæ, 1796. — Ludwig, *De ortu et structurâ unguium*, Lipsiæ, 1748. — B.-S. Albinus, *In annot. acad.*, lib. II, cap. xiv, *De ungue humano, ejusque reticulo*, etc., et cap. xv, *De naturâ unguis*. — Bosc, *De unguibus humanis*, Lips., 1773. — Haase, *De nutritione unguium*, Lips., 1774. — Lauth, *Mémoires sur divers points d'anatomie, Ann. de la Société de Strasbourg*, t. I, 1834. — Gurlt, *Müller's archiv*, 1835.

permet d'apercevoir par transparence la couleur de la peau, différente en ces deux points. L'extrémité libre de l'ongle en est la
partie la plus épaisse ; elle se prolonge au delà du doigt et tend,
d'une manière peu marquée cependant, à se recourber en une sorte
de crochet.

§ 321. Les connexions de l'ongle avec le derme ont lieu de la
manière suivante : le derme est épais, rouge et très-vasculaire sous
le corps de l'ongle, excepté sous la lunule ; les papilles du derme
sous-onguéal sont disposées en séries linéaires, comme des sillons
longitudinaux très-minces et très-rapprochés les uns des autres. La
face correspondante de l'ongle est molle, pulpeuse, garnie de rai-
nures longitudinales qui reçoivent les sillons papillaires du derme et
leur adhèrent très-intimement. Leur séparation s'opère sur le cadavre par les mêmes causes qui détachent l'épiderme du derme.
L'extrémité adhérente de l'ongle, très-mince et très-molle, est reçue
dans le fond d'un pli du derme. Sous les ongles, petits et irrégulièrement développés des derniers orteils, les papilles du derme sont
disposées très-irrégulièrement, et non en séries linéaires ; la face
adhérente de l'ongle présente la même disposition irrégulière pour
recevoir les papilles.

§ 322. L'épiderme, arrivé vers la racine de l'ongle, se réfléchit
avec le derme jusque vers le fond du sillon. Là, le derme passe sous
l'ongle ; l'épiderme, au contraire, se réfléchit sur sa racine et se
prolonge sur sa face externe, qu'il couvre aussi d'une lame superficielle très-mince, qui se confond avec elle. A l'extrémité libre de
l'ongle, l'épiderme du bout du doigt se réfléchit sous sa face profonde, et s'unit à la partie libre de cette face. Sur les côtés, il
existe en arrière une disposition analogue à ce qui a lieu à la racine,
et en devant à ce qui existe à l'extrémité libre.

Les ongles n'ont point d'autres connexions que celles qui viennent
d'être décrites. C'est faute d'avoir bien observé, que quelques anatomistes en ont admis avec le périoste et avec les tendons.

§ 323. Quelques auteurs ont admis, avec Blancardi, que les ongles
sont formés par des poils ou fibres agglutinés ; d'autres, que les
ongles résultent de la superposition d'écailles ou de lames cornées,
dont la plus superficielle a toute la longueur de l'ongle, tandis que
les autres diminuent successivement de longueur, ce qui explique-
rait l'épaississement successif de l'ongle depuis la racine jusqu'à
l'extrémité libre. Ce sont plutôt des manières de se rendre compte
du mode de formation des ongles, que des résultats de l'observation,

qu en effet, ne fait découvrir dans les ongles qu'une substance cornée, dure et sèche à l'extérieur, et plus molle à l'intérieur. On n'y trouve ni vaisseaux, ni nerfs. Ils consistent en une couche épaisse cornée qui se développe à la manière de l'épiderme.

Quelques observateurs de nos jours ont reproduit l'opinion exprimée autrefois par Blancardi, et ils ont considéré l'ongle comme constitué par de faisceaux de fibres transparentes accolées dans la direction du grand diamètre de l'ongle. D'autres, au nombre desquels MM. Gurlt et Henle, ont au contraire appuyé de leurs recherches la doctrine qui paraît prévaloir aujourd'hui auprès des micrographes, à savoir que l'ongle est constitué par de lamelles peu régulières et superposées; ces lamelles sont tellement unies vers les parties superficielles, qu'il devient à peu près impossible de les distinguer. Ces lamelles superposées et intimement unies de l'ongle sont le produit de l'aplatissement et de la transformation cornée, dès le moment de leur apparition, des cellules épidermiques qui se forment dans la matrice dermique et sur le derme sus-onguéal.

Les lamelles qui constituent les ongles présentent, dans leur nature, une assez grande analogie avec les lamelles les plus superficielles de l'épiderme, lesquelles, nous l'avons dit, sont infiltrées d'une véritable substance cornée.

§ 324. Les ongles sont diaphanes, flexibles, élastiques; ils se déchirent en travers, nonobstant leur apparence fibreuse en sens opposé. Leurs propriétés chimiques ont une grande analogie avec celles de l'albumine coagulée; ils contiennent aussi un peu de phosphate de chaux, ce qui les rend cassants; ils ont les plus grands rapports avec la corne. Ils sont tout à fait dépourvus d'irritabilité et de sensibilité. La force de formation, ou l'accroissement continuel par une sorte de végétation, est le seul phénomène organique et vital qu'on observe; encore ce phénomène leur est-il étranger. Les matériaux de leur formation sont continuellement sécrétés et excrétés à mesure par le derme : cette matière apposée à l'extrémité et à la face adhérente de l'ongle, semblable à celle de la sécrétion du ver à soie, se concrétant à mesure qu'elle est excrétée, et s'ajoutant continuellement à celle qui l'a précédée, la pousse devant elle et allonge ainsi l'ongle par juxtaposition. C'est donc une véritable excrétion tout à fait analogue à celle de l'épiderme et dont les matériaux une fois déposés ne sont plus résorbés. Les ongles arment, soutiennent et protégent l'extrémité des doigts et des orteils.

L'accroissement de l'ongle se fait par apposition de la partie postérieure à la partie antérieure; ce qui le prouve, c'est que deux points pris sur la

surface de l'ongle s'avancent vers l'extrémité sans s'écarter, et encore (1
les pertes de substance de la surface libre de l'ongle demeurent sans êt
réparées. Mais l'accroissement a lieu aussi de la face profonde vers la f
superficielle, car à mesure que l'ongle s'avance vers la partie libre, il
vient de plus en plus épais.

Lorsque l'ongle a été arraché, il se reproduit en même temps sur t
les points du derme dénudé aux dépens du liquide exhalé à sa surfac
mais il ne devient plane et régulier qu'autant que les parties formées d
la matrice de l'ongle se sont avancées vers l'extrémité libre et sont ven
remplacer l'ongle irrégulier qu'on pourrait appeler provisoire.

Il faut environ dix semaines pour qu'un point de l'ongle parcoure l'
tervalle compris entre la racine et l'extrémité libre.

§ 325. Les ongles commencent à paraître vers le milieu de
vie fœtale ; ils sont encore très-imparfaits à la naissance. Dans l
races colorées, la couleur est sous-jacente à l'ongle. Dans beaucou
d'animaux, au contraire, la couche colorée est confondue avec
couche cornée dans la composition des ongles et des parties anal
gues. Les parties les plus semblables aux ongles de l'homme so
les griffes des carnassiers, qui entourent la face dorsale et les côt
de la dernière phalange, et se recourbent vers la face plantaire,
les sabots des ruminants et des solipèdes qui enveloppent tou
l'extrémité de la dernière phalange. Les ongles des pieds de l'homm
prennent quelquefois un accroissement considérable et une dire
tion qui les rapprochent des griffes.

§ 326. Les altérations [1] que l'on attribue aux ongles leur so
dans la réalité, tout à fait étrangères, et dépendent uniquement d
la peau qui les fournit. Il en est de même des productions corné
accidentelles ; c'est dans le tissu sous-jacent qu'il en faut cherch
l'origine.

Lorsqu'un ongle est détaché par une maladie de la peau sou
jacente, il repousse lentement et diffère plus ou moins de l'ong
primitif, suivant que l'affection de la peau persistait plus ou moi
quand il a repoussé.

Il se forme des lames cornées, plus ou moins analogues aux ongle
sur des cicatrices, sur le bout des orteils, et sur d'autres endroi
exposés à des pressions ou des frottements rudes et réitérés : te
sont les callosités, les oignons, etc. L'ichthyose simple ou en plaqu
n'en diffère que par son étendue et parce que sa cause est ignorée

----

[1] Plenck, *De morbis unguium, in doctriná de morbis cutaneis.*

les cors consistent aussi en productions cornées accidentelles, arrondies, petites, très-dures, et qui, par la compression qu'elles transmettent, irritent, enflamment, percent quelquefois le derme, et même altèrent les os ou les articulations sous-jacentes.

Des cornes ou des productions cornées conoïdes, plus ou moins allongées, ont été observées depuis l'antiquité un grand nombre de fois sur presque toutes les parties de la peau. Quelquefois une seule de ces excroissances existe sur un individu, et s'est développée ou sur une cicatrice, ou dans un follicule sébacé, ou sur quelque point de la peau préalablement altéré, ou bien sans qu'on ait rien remarqué de particulier dans la peau avant la production cornée ; d'autres fois il existe sur presque tous les points de la peau des productions de ce genre, ce qui constitue une espèce d'ichthyose. On peut rapprocher des productions cornées accidentelles, et regarder comme du tissu corné imparfait les verrues de la peau et les carreaux de la membrane muqueuse, les uns et les autres participant du tissu corné et de celui de la membrane.

Les ongles se ramollissent, deviennent du tissu corné imparfait, végètent irrégulièrement, présentent des excroissances, deviennent épais, cassants, etc., dans certaines affections générales ou locales de la peau, ainsi que par le contact habituel des alcalis, des acides, etc., comme cela a lieu dans quelques professions. Ils participent d'ailleurs toujours à l'état sain ou malade du derme cutané dont ils sont une production. L'ongle entré dans la chair n'est que la cause mécanique d'une inflammation de la peau.

2B. Des poils[1].

§ 327. Les poils, *pili, crines*, sont des filaments cornés, en général fins et longs, qui garnissent en plus ou moins grand nombre presque toutes les parties de la peau, excepté la paume des mains et la plante des pieds.

---

[1] P. Chirac, *Lettre écrite à M. Régis, sur la structure des cheveux*, Montpellier, 1688. — M. Malpighi, *De pilis observationes*, in Op. posth. — Withoff, *Anatome pili humani*, Duisb., 1750, et *In comment. Soc. scient.*, Gotting., 1753. — J.-H. Kniphof, *De pilorum usu*, Erf., 1754. — Duverney, *Œuvres anatom.*, Paris, 1761. — Albinus, *Acad. annot.*, lib. IV, cap. IX. — J.-P. Pfaff, *De variet. pilor. natural.* praeternat., Halæ, 1796. — Car.-Ams. Rudolphi, *Diss. de pilorum structurâ*, Gryphiswald, 1806. — Gautier, *l. c.* — Heusinger, *l. c.* — E.-H. Weber, *Meckels arch.*, 1827. — Gurlt, *Op. cit.*, 1835. — Henle, *Froriep notizen*, 1840.

Chaque poil consiste en une racine et une tige, et chacune des ce
parties a une texture assez compliquée, distincte surtout dans le
poils les plus volumineux.

La racine des poils est implantée dans de petites cavités de la pe
qu'on nomme follicules des poils.

§ 328. Le follicule des poils, que Malpighi comparait aux vas
dans lesquels les jardiniers plantent des végétaux, et que Chirac
très-bien décrit, est situé dans l'épaisseur du derme et se prolon
quelquefois au-dessous de lui, dans le tissu cellulaire sous-cutané. Il
a une forme ovoïde ; par une de ses extrémités, qui pénètre obliqu
ment à travers la peau, il communique à la surface de cette membrane ; et par l'autre, qui est profonde, il est plongé dans le derm
ou dans le tissu cellulaire sous-cutané. Il est formé à l'extérieur d'une
membrane capsulaire, ferme, coriace, blanche, qui se continue p
sa face superficielle avec le derme. En dedans de cette membrane
est une autre plus mince, molle, rougeâtre ou diversement colorée
et qui semble être un vestige de corps muqueux.

La cavité du follicule membraneux est en grande partie rempl
par un bourgeon ou papille conique, adhérant par sa base au fond
la cavité. Cette papille, qui s'élève vers l'orifice du follicule, est coiffé
par la racine du poil. Des vaisseaux sanguins arrivent à la papille
suivant Gautier, par le goulot du follicule, en rampant entre se
deux couches membraneuses ; et, suivant mes propres observation
par le fond. J'ai aussi suivi, par la dissection, des filets nerveux dans
le fond du follicule, que je regarde en conséquence comme formé
par du tissu cellulaire, des vaisseaux et des nerfs.

Les follicules des poils semblent donc consister en une petite partie
de la peau enfoncée, déprimée, surmontée dans son fond d'une papille, et munie, ainsi que les papilles, de vaisseaux et de nerfs volumineux en égard à la petitesse de l'espace où ils se distribuent.

On trouve enfin autour du goulot de ce follicule pilifère plusieurs
petits follicules sébacés disposés circulairement, et qui s'ouvrent
dans son intérieur.

§ 329. La tige du poil est implantée par une de ses extrémité
dans le follicule pilifère, et libre dans le reste de son étendue. Sa
forme est conoïde, l'extrémité de la partie libre du poil étant un peu
plus mince que le reste. Sa longueur est très-variable, son épaisseur
varie beaucoup aussi. La base est creuse, logée dans le follicule
où elle embrasse la papille ; le sommet est souvent fendu ; quelle
que soit la couleur du poil, sa racine est toujours blanche et dia-

ne; la partie renfermée dans le follicule est toujours aussi plus
lle que le reste, sa portion la plus inférieure et qui couvre la
lle est tout à fait fluide. On a dit que la surface du poil était
lleuse ou garnie d'aspérités microscopiques, libres du côté du
met, et adhérentes du côté de la racine ; je n'ai jamais pu les

diamètre des poils varie beaucoup sur les divers sujets et aussi sur
verses parties du corps. Les plus gros, qui sont les poils de la barbe,
un diamètre d'environ 0^{mm},1 ; les plus fins ou poils follets n'ont guère
0^{mm},01. La plupart des poils ne sont pas cylindriques. Les seuls qui
ient appartiennent aux individus qui ont les cheveux *plats*. Les che-
qui frisent, les poils de la barbe, ceux du pubis, les cheveux des nègres,
ine des animaux, sont aplatis dans l'intérieur des courbures. Cet
issement paraît déterminer la frisure.
surface du poil n'est écailleuse ou garnie d'aspérités qu'autant qu'on
ité le cheveu par des réactifs. Les écailles qui se détachent alors de la
ace des cheveux appartiennent à la gaîne épidermique du poil qui se
che par lambeaux ; quand le poil est intact on n'aperçoit point ces
rités.

330. La connexion du poil avec la peau a lieu comme il suit :
ent par sa racine[1], qui est creuse, à la surface de la papille
lle coiffe ; de plus, l'épiderme, après s'être introduit de la sur-
de la peau à l'entrée du follicule pileux, se réfléchit sur la base
oil, s'unit et se confond avec sa surface ; aussi le poil tient-il
ment à la peau, et ne peut-on le tirer un peu fort sans la ti-
r douloureusement ; la séparation des poils s'effectue sur le
vre par les mêmes causes qui détachent de la peau l'épiderme
s ongles.

331. La tige du poil consiste en une gaîne cornée, diaphane,
u près incolore, et en une substance intérieure colorée, que
le plus généralement décrite comme étant formée d'un cer-
nombre de filaments, on a dit de cinq à une dizaine, humectés
e substance colorante ; d'autres ont dit d'une substance spon-
se semblable à celle qui remplit la tige des plumes ; d'autres
rétendu que les filaments intérieurs étaient vasculaires ; on a
endu aussi que les poils consistaient en un filament corné ho-
ène, ce qui n'est pas probable. Mascagni les dit entièrement

---

n a aussi donné à la racine du poil le nom de *bulbe* du poil, parce que le
est renflé en ce point.

formés de vaisseaux absorbants. Mais, comme l'épiderme et la cou
les poils sont tout à fait dépourvus de vaisseaux et de nerfs. Ils c
sistent simplement en un prolongement des deux couches de l'é
derme, la couche colorée ou couche profonde, et la couche cor
ou couche superficielle.

Les nombreuses recherches microscopiques auxquelles les cheveux
donné lieu, en raison de la facilité de l'observation, n'ont fait que confir
cette conclusion. Dans les poils très-fins, comme les poils follets, il
peu près impossible de constater l'existence d'un canal intérieur circons
par la substance corticale. Dans les cheveux et les poils de la barbe, au
traire, on s'assure aisément que la substance corticale du cheveu ento
une autre substance plus molle, qui paraît ainsi placée dans une sort
canal intérieur. Ces deux substances, la corticale et la médullaire, diffè
assez notablement par leur aspect. La première présente, à un fort gros
sement, des lignes longitudinales et des lignes transversales, qui ne sont
semblablement que les vestiges des éléments originaires ou cellulaux
elle procède. La seconde, au contraire, qui est le siège de la matière c
rante des cheveux, consiste en une substance granulée, au milieu de laqu
sont contenues des cellules pigmentaires. On peut donc, à juste titre, c
parer la substance médullaire des poils à la partie molle de l'épider
c'est-à-dire aux cellules de nouvelle formation, et la substance corticale
cellules condensées de la partie superficielle ou cornée de l'épiderme.

Ajoutons encore que le canal intérieur du poil se voit difficilement
côté de la pointe des cheveux, car il disparaît insensiblement, à me
qu'on s'éloigne de la racine.

§ 332. La couleur des poils est en général relative à celle d
peau et des yeux. Dans les individus qui ont des taches colorée
des taches albiniques, les poils sont colorés sur les premières
blancs ou incolores sur les secondes. Ils sont très-résistants, et s
portent sans se rompre des poids assez considérables. Ils se fend
ou se déchirent aisément en long. Ils sont très-hygroscopiqu
l'humidité les gonfle et les allonge, la sécheresse les raccourc
Saussure a tiré parti de ce phénomène dans l'hygromètre qui p
son nom. Ils sont idio-électriques, et dépolarisent la lumière.

Suivant Hatchett, l'ébullition prolongée des poils leur enlève un p
de gélatine, et la substance restante, qui a perdu une partie de l'él
ticité et de la ténacité du poil, a toutes les propriétés de l'album
coagulée. Ils résistent beaucoup à la putréfaction. Leur coul
s'altère d'abord, mais la matière cornée résiste très-longtem
Vauquelin a trouvé qu'ils se fondent par la décoction dans le dig

feu de Papin ; qu'ils se fondent aussi dans l'eau contenant quatre cinquièmes de potasse caustique ; que tous les acides ont de l'action sur eux. Suivant ce célèbre chimiste, ils sont composés d'une matière animale qui en fait la base, d'un peu d'huile blanche concrète, d'une huile noirâtre, de fer, d'oxyde de maganèse, de phosphate de chaux, de carbonate de chaux, de silice et de soufre.

333. Comme l'épiderme et les ongles, les cheveux ne contiennent ni nerfs ni vaisseaux. Ils ne sont ni irritables, ni sensibles ; leur force de formation ou de végétation est très-active.

Les mouvements que les poils peuvent éprouver leur sont communiqués par les muscles peauciers, et par la contraction de la peau elle-même. Les très-gros poils ou les piquants de certains animaux sont en outre pourvus, chacun à leur racine, d'un petit muscle destiné à les redresser. Quoique la tige des poils soit, rigoureusement parlant, insensible, cependant, comme leur racine est appliquée sur une papille pourvue d'un nerf, ils lui transmettent avec une grande exactitude les effets du contact des corps extérieurs qui agissent mécaniquement sur eux. Leur végétation ou production est continuelle ; elle est tout à fait analogue à celle de l'épiderme et des ongles, et constitue comme elle une véritable excrétion. Quelques faits semblent indiquer qu'il se passe dans leur intérieur, non une circulation véritable, mais une imbibition, et qu'un liquide coloré les parcourt lentement de la racine vers l'extrémité libre. On les a dit, sans preuve, être des organes d'absorption. Leur usage est de protéger la peau et de servir, dans quelques endroits surtout, à la sensation. Ils ont d'ailleurs des usages locaux.

§ 334. Relativement aux régions qu'ils occupent, les poils présentent des différences assez grandes, et ont reçu divers noms.

Au crâne, on les nomme cheveux : ce sont les poils les plus nombreux, les plus longs, et les plus rapprochés.

Les sourcils et les cils appartiennent aux yeux ; les orifices du nez et de l'oreille sont aussi garnis de poils.

Les joues, les environs de la bouche et le menton sont occupés par la barbe.

Les aisselles sont aussi garnies de poils, ainsi que le pubis, le scrotum ou les lèvres de la vulve, et le pourtour de l'anus.

Le reste du corps, soit le tronc, soit les membres, en est aussi plus ou moins garni. Au tronc, il y en a plus à la face antérieure qu'à la face dorsale, ce qui est le contraire de ce qu'on voit en général dans les animaux ; aux membres, il y en a moins au côté interne qu'au côté opposé. En général, les poils de la plus grande part[ie] tronc et des membres sont rares, très-fins, courts et à pein[e] sibles ; ils n'ont point reçu de noms particuliers, on ne les tr[ouve] abondants et très-développés que dans certains individus velus[.]

§ 335. C'est vers le milieu de la grossesse, dans le cours du [cin]quième mois, que l'on commence à apercevoir les rudiments [des] poils. Ils apparaissent dans le derme, sous forme de globules s[em]blables à ceux du pigment. Sur ces globules s'élèvent de p[etits] cônes creux, vestiges de la substance corticale des poils. Ils re[stent] pendant quelque temps sous l'épiderme, et finissent par le trave[rser] obliquement.

On trouve bientôt sur la peau du fœtus un duvet fin, lan[ugo,] d'abord incolore, qui couvre presque tout le corps, et qui aff[ecte] dans les diverses régions, des directions déterminées. Ces [poils] soyeux se détachent pour la plupart vers le huitième mois de la [ges]tation, et se retrouvent dans l'eau de l'amnios et dans le méconi[um.] C'est dans la dernière moitié de la durée de la grossesse que c[om]mencent à paraître les cils, les sourcils, les cheveux. Après la n[ais]sance le reste du duvet tombe. Vers la puberté commencent à [pa]raître la barbe, les poils du nez et de l'oreille, ceux de l'aisselle, [du] pubis, des organes de la copulation, de l'anus, et ceux du reste [du] corps. Après l'âge adulte et dans la vieillesse, les poils blanchisse[nt] et tombent ordinairement.

Dans le sexe féminin, les cheveux sont plus nombreux et sur[tout] plus longs. Il n'y a point de barbe ordinairement ni de poils aut[our] de l'anus, et ceux du reste du corps sont plus rares et plus f[ins.] Après l'âge de la fécondité, la barbe se développe quelquefois [en] assez grande quantité. En général, les femmes deviennent m[oins] souvent chauves que les hommes.

Les races humaines présentent, relativement aux poils, des di[ffé]rences qui ont été déjà indiquées (§§ 109-114).

Les individus en présentent aussi de nombreuses : les unes s[ont] relatives à la couleur, dont les nuances varient beaucoup ; d'aut[res] sont relatives à la grosseur, à l'abondance et à la longueur. Witl[i] a trouvé que sur une portion de peau de l'étendue de 36 millimèt[res] carrés, il y avait 147 cheveux noirs, 162 châtains et 102 blonds. [21]

Des parties très-analogues aux poils se trouvent dans quelq[ues] mammifères, où elles constituent des piquants ; ce sont des ét[uis] cornés, colorés, durs et pointus, renfermant à l'intérieur une su[b]stance spongieuse blanche et peu solide : tels sont ceux du por[c]

...ie. Les poils ordinaires consistent principalement dans la première ...stance.

Le sabot du cheval, qui est un ongle véritable, enveloppant la dernière ...lange du pied, présente dans sa structure intime une analogie frappante ...ec celle des poils. Le sabot forme en quelque sorte une transition entre ...poils et les ongles, et montre comment ces diverses dépendances de la ...au, qui ont d'ailleurs tant d'analogie entre elles par leurs connexions, ...vent se transformer insensiblement les unes en les autres.

...D'après M. Gurlt, de l'École vétérinaire de Berlin, et d'après les recherches ...s récentes de M. Henry Bouley, de l'École d'Alfort, il résulte que le sabot ...cheval est constitué par l'accolement d'une quantité innombrable de ...bes cornés perpendiculairement dirigés. Les tubes cornés correspondent ...r leur origine aux surfaces du bourrelet et de la sole, qui représentent ...derme cutané. Ces surfaces sont garnies de prolongements papillaires ...ut à fait analogues aux papilles des follicules pileux. Ces papilles ou pro- ...ngements villeux sont coiffés par les tubes cornés qui présentent à leur ...rtie supérieure un évasement en manière d'entonnoir, comme la racine ...s poils. Cet évasement supérieur des tubes cornés a environ de 5 à 6 ...illimètres d'étendue. Les tubes tantôt vides, tantôt remplis par une sub- ...ance molle, sont rectilignes, à l'exception de ceux de la surface, qui, re- ...ilés les uns contre les autres, le sont un peu moins. La partie des tubes ...i est en rapport avec le sol, c'est-à-dire leur partie inférieure n'offre plus ...e cavité, mais un cylindre plein ; nouvelle ressemblance avec les poils. Les ...bes cornés, d'ailleurs, ne s'intriquent et ne s'anastomosent jamais en- ...mble.

§ 336. On trouve des poils accidentels sur diverses parties de la ...eau et de la membrane muqueuse, ainsi que dans des kystes. Il ...xistait même une erreur populaire chez les anciens, accréditée par ...Plutarque et par Pline, c'est que le cœur aurait été vu couvert de ...oils. Homère, suivant quelques-uns, aurait même parlé du cœur ...velu d'Achille ; mais évidemment c'est de la poitrine velue de son ...héros qu'il a réellement parlé. Quant aux autres faits, il paraît, sui- ...vant la remarque de Sénac, qu'il s'agit tout simplement de cœurs ...érissés de tissus accidentels. Les poils accidentels de la peau sont ...eux qu'on trouve sur des taches colorées, ou sur des parties de la ...eau plus épaisses que le reste de cette membrane ; on en a vu ac- ...quérir beaucoup de développement sur des parties de la peau pré- ...cédemment enflammées. On a vu des poils implantés sur diverses ...parties de la membrane muqueuse ; le plus souvent on les a trouvés ...libres dans les cavités tapissées par cette membrane, ou rejetés au

16

dehors, soit seuls, soit faisant partie des concrétions. Quoique plusieurs de ces faits soient très-authentiques, il ne faut pas oublier que des poils peuvent être avalés ou introduits par d'autres voies. Les poils des kystes, soit cutanés, soit muqueux, sont tantôt implantés et tantôt libres, et dans les deux cas ordinairement mêlés avec de la graisse ou avec de la matière sébacée. Ceux qui sont implantés dans des kystes de l'ovaire le sont ordinairement sur des parties évidemment cutanées contenues dans ces kystes. Quant à ceux des loupes du sourcil et du crâne, etc., ces kystes ne me paraissent être que des follicules sébacés ; et les poils qu'ils contiennent que des poils de la peau, qui, au lieu de se diriger à la surface de cette membrane par l'orifice du follicule, ont été déviés par l'agrandissement accidentel de cette cavité.

§ 337. Ces altérations des poils [1], comme celles des ongles, ont toutes leur origine et leur cause dans la partie productrice ; la partie produite, cornée, ne fait qu'en éprouver les effets. Quand un poil est arraché par violence, ou quand il est tombé par l'effet d'une affection de la peau, et que celle-ci vient à cesser, il repousse et s'accroît par le même procédé organique que les ongles. Cette régénération s'effectue de la même manière que la production première (§ 334). Quand les poils blanchissent par les effets de l'âge ou par d'autres causes, c'est par l'extrémité libre que l'albinisme commence ; c'est de la même manière que s'opère le blanchiment automnal de beaucoup d'animaux, ce qui indique que l'intérieur du poil est le siège d'une sorte d'imbibition dont la matière est fournie par la papille du follicule. Ce qui semblerait l'indiquer encore, c'est qu'après les fièvres graves et dans beaucoup de maladies chroniques, les cheveux, quand ils ne tombent pas, éprouvent une sorte d'amoindrissement, d'atrophie ; ils deviennent transparents, secs, cassants et, quand la santé se rétablit, ils reprennent leurs qualités premières. On a vu aussi les cheveux, après ou sans avoir éprouvé l'albinisme, changer de couleur et repousser noirs. Le phénomène morbide de la plique, dans lequel on dit que les cheveux ramollis, vascularisés, laissent couler du sang quand on les coupe au niveau de la peau, ne fait point exception à cette proposition générale, que la tige du poil ne fait que participer à l'état sain ou morbide de la peau. On conçoit en effet que la papille du follicule pileux peut, si elle est

---

[1] Plenck, *De morbis capillorum* in Op. cit. — G. Wedemeyer, *Historia pathol. pilorum*., Gotting., 1812, 4º.

nflammée, s'élever, renfermée dans la racine du poil, jusqu'au niveau de la peau, et que son tissu vasculaire peut être entamé lorsqu'on vient à raser la tige du poil. Mais n'y a-t-il pas beaucoup d'exagération dans ce qu'on raconte de la plique ?

CHAPITRE IV.

DU SYSTÈME VASCULAIRE.

§ 338. Le système vasculaire, *systema vasorum*, résulte de l'ensemble d'une multitude de canaux ramifiés, communiquant entre eux, et dans lesquels les humeurs nutritives parcourent sans cesse toute l'étendue du corps; recevant aux surfaces tégumentaires les matières de l'absorption extrinsèque, et y abandonnant celles de la sécrétion excrétoire; déposant et reprenant alternativement des molécules dans les cavités closes des membranes séreuses, et dans les aréoles du tissu cellulaire; fournissant continuellement dans la substance des organes des matériaux de composition, et y reprenant incessamment ceux de la décomposition.

§ 339. Dans les animaux les plus simples, la masse du corps tout entière, partout également perméable, s'imbibe directement des matières de l'absorption et rejette aussi, simplement, celles de l'excrétion. A un degré un peu plus élevé de composition organique, le tégument, siége essentiel de l'absorption et de la sécrétion extrinsèque, est prolongé dans la masse du corps par des ramifications plus ou moins multipliées, à l'aide desquelles les matières de l'absorption sont distribuées, et celles de l'excrétion puisées dans divers points de la masse. Enfin, dans un degré plus élevé et qui comprend une grande partie du règne animal, des vaisseaux parcourent la masse du corps dans tous les sens, distribuant et reprenant partout la matière de la nutrition.

§ 340. Dans l'homme, ainsi que dans beaucoup d'animaux, le sang contenu dans les vaisseaux est continuellement porté d'un point central dans toutes les parties, et rapporté de toutes les parties au centre, de manière à décrire un cercle; de là l'expression de cercle circulatoire. On donne aussi à l'ensemble du système

vasculaire et de ses dépendances le nom d'appareil circulatoire ;
le premier nom étant relatif à la conformation, et le second à la
fonction.

Ce système ou genre d'organes comprend trois espèces, dont
deux, les artères et les veines, contiennent du sang ; les artères le
portant à toutes les parties, et les veines le rapportant de toutes les
parties, sont unies au centre par un organe creux, musculaire, le
cœur. La troisième espèce, les vaisseaux lymphatiques, rapportent
non du sang, mais le chyle et la lymphe, et les versent dans les
veines ; ils doivent être considérés comme un appendice du système
veineux.

§ 341. Les artères et les veines sont dans un rapport tel avec le
cœur et avec le sang, qu'on peut encore les diviser en deux autres
sections.

Le sang est apporté par les veines de toutes les parties du corps
au cœur, et de là conduit au poumon par l'artère pulmonaire ; il revient du poumon par les veines pulmonaires au cœur, pour être emporté par l'artère aorte dans toutes les parties du corps, d'où il est
rapporté par les veines caves. On donne le nom de circulation pulmonaire ou petite, au trajet du sang du cœur au poumon et du poumon au cœur, et le nom de vaisseaux pulmonaires aux voies de cette
circulation. On donne le nom de circulation générale ou grande, au
trajet du sang du cœur dans tout le corps et de toutes les parties du
corps au cœur, et le nom d'artère aorte et de veines caves, ou de
vaisseaux généraux, à ceux que parcourt le sang dans ce trajet.

§ 342. Le sang contenu dans les veines générales du corps,
dans la moitié antérieure ou droite du cœur et dans l'artère pulmonaire, est d'un rouge brun ; on l'appelle veineux : celui que contiennent les veines pulmonaires, l'autre moitié du cœur et les artères aortiques, est d'un rouge vermeil ou artériel. On a divisé aussi
la circulation, d'après le sang qu'elle conduit, en celle du sang noir
et en celle du sang rouge. Bichat, auteur de cette division, aperçue
par Galien, a cru devoir décrire ensemble les voies de la première
sous le nom de système vasculaire à sang noir, et réunir celles
de la seconde sous le nom de système vasculaire à sang rouge. On
voit tout de suite que cette division, féconde en résultats, repose exclusivement sur une base physiologique, et non sur la ressemblance
de texture des parties.

§ 343. Les trois espèces de vaisseaux ayant beaucoup d'analogie
entre eux ; les deux systèmes vasculaires sanguins ayant surtout

beaucoup de rapport l'un avec l'autre; et les systèmes veineux et lymphatique se ressemblant aussi beaucoup, il faut, afin d'éviter de nombreuses répétitions dans la description de chaque espèce, exposer ces généralités, tant ce qui est relatif aux vaisseaux en général, que ce qui appartient à leurs terminaisons.

Mais avant de passer à l'étude des appareils dans lesquels circulent les liquides nourriciers de l'économie, arrêtons-nous un instant sur ces liquides eux-mêmes. Le sang, le chyle et la lymphe circulent dans un ensemble de canaux fermés de toutes parts; ils font partie de l'organisation et ne peuvent être distraits du domaine de l'anatomie générale.

SECTION I.

ARTICLE I.

DU SANG [1].

§ 344. Le sang est un liquide visqueux au toucher, d'une couleur rouge plus ou moins foncée, d'une odeur *sui generis*, et d'une saveur fade ou légèrement salée; il est alcalin. Sa pesanteur spécifique varie entre 105 et 107. Les micrographes ont fait, sur cette humeur, des observations nombreuses : le sang se compose d'un véhicule séreux, à peu près incolore, dans lequel des particules microscopiques rouges sont tenues en suspension. On a considéré autrefois ces corps comme de petites sphères plus lumineuses à leur centre qu'à leur circonférence. Hewson a prouvé, au contraire, que les particules rouges du sang humain sont lenticulaires. Les observations importantes de MM. Prevost et Dumas et les miennes propres ont donné le même résultat.

---

[1] Consultez : Hewson (W.). *Experimental inquiries*, etc., traduit en latin : *De sanguinis naturâ*, 1785. — Tackrah (Ch.-T.), *An inquiry in to the nature and properties of the blood, in health and in disease*, 1834. — Nasse (H.), *Das blut in mehrfacher Beziehung, physiologisch und pathologisch untersucht*, 1836. — Magnus (G.), *Ueber die im blute erhaltenen gase. Poggendorf's Annal*, 1837. — Lecanu (L.-R.), *Etudes chimiques sur le sang humain*, 1837. — Denis (P.-S.), *Essai sur l'applicat. de la chimie à l'étude physiolog. du sang humain*, etc., 1838. — Andral et Gavarret, *Op. cit.* — Becquerel et Rodier, *Recherches sur la composition du sang*, etc., 1844. — Béclard (J.), *Recherches sur la composition du sang de la rate et de la veine porte, Arch. gén. de méd.*, 1848. — Bérard (P.), *Du sang, cours de physiologie*, t. III, p. 1, 1851.

a. Le sang qui circule dans les vaisseaux est formé de deux parties différentes, l'une liquide, transparente, que l'on nomme plasma du sang ; l'autre constituée par une masse innombrable de petites molécules microscopiques ou globules qui nagent dans le plasma et qui sont entraînées avec lui dans le torrent de la circulation ; l'abondance des globules masque la présence du liquide dans lequel ils nagent, et celui-ci ne devient apparent que lorsque le sang extrait de ses vaisseaux s'est séparé en une partie solide et une partie liquide ; l'une connue sous le nom de caillot, l'autre sous le nom de sérum. Le sérum, tel qu'il se présente après la coagulation du sang, ne donne cependant pas une idée complète du plasma du sang. Le plasma contient dans le sang vivant une substance incolore et dissoute, connue sous le nom de fibrine, qui prend part, dans le sang tiré de la veine, à la formation du caillot. Le caillot est donc constitué et par les globules du sang et par la partie coagulable du plasma du sang, ou fibrine ; le sérum est constitué seulement par la partie liquide et non coagulable du plasma. Passons successivement en revue ces diverses parties.

b. Les globules du sang sont de deux sortes. Les uns sont extrêmement nombreux, réguliers, ayant des dimensions constantes ; les autres sont très-rares, moins réguliers, ont des dimensions variables, car tantôt ils sont plus grands, tantôt ils sont plus petits que les autres. Les premiers portent le nom de globules rouges, les seconds le nom de globules blancs. Lorsqu'on place une goutte de sang sous le microscope, on aperçoit les globules rouges par myriades ; il faut souvent plusieurs observations pour distinguer quelques globules blancs au milieu de la masse innombrable des globules colorés. Quant à ces derniers, quoiqu'on les désigne sous le nom de globules rouges, ils n'apparaissent au microscope qu'assez faiblement colorés en rose pâle. C'est parce qu'ils sont en quantité considérable dans le sang que celui-ci est fortement coloré en rouge. C'est ainsi qu'une masse de verre, colorée en rouge foncé, devient transparente et très-peu colorée lorsqu'on la divise en lames minces.

FIGURE 10.

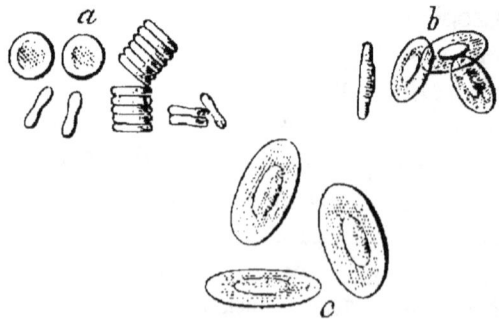

a. Globules du sang de l'homme vus de face et de profil.
b. Globules du sang des oiseaux (pigeons).
c. Globules du sang des reptiles (grenouilles).

Les globules colorés du sang sont de petits disques, et non pas de petites sphères, comme leur nom pourrait le faire supposer (*V. fig.* 10, *a*).

On constate aisément qu'ils ont cette forme, car tantôt ils se présentent à l'observation microscopique par leur surface, et tantôt par leur tranche. Dans

ressemblent donc assez bien à de petites pièces de monnaie. Cette analogie est parfois plus frappante encore, car il arrive assez souvent qu'en vertu de la coagulation de la fibrine contenue dans le sérum, les petits disques s'accolent entre eux par leurs surfaces planes, et s'empilent les uns sur les autres (*fig. 10, a*).

Les globules ou disques colorés du sang sont renflés du côté marginal et légèrement déprimés au centre ; de plus, ils sont opaques vers la circonférence, et un peu transparents vers leur centre, ce qui a fait penser autrefois qu'ils étaient percés dans leur milieu et qu'ils ressemblaient à de petits anneaux. C'est là une illusion d'optique. Quand on fait varier la distance de l'objectif du microscope, cette partie centrale et transparente des globules prend au contraire l'apparence d'une saillie.

Il est résulté de là que quelques auteurs ont décrit des noyaux au centre des globules du sang de l'homme ; mais l'existence de ces noyaux n'est pas mieux prouvée. Le noyau central existe dans les globules colorés du sang de quelques classes d'animaux, et en particulier dans les reptiles ; mais il faut dire que la saillie centrale des globules colorés du sang n'est point apercevable chez les reptiles dans le sang qui circule dans les vaisseaux, comme on peut le voir par l'observation directe sur le mésentère ou sur la langue de la grenouille. Le noyau central du globule sanguin des reptiles apparaît quand le sang est extrait de ses vaisseaux, et il n'est jamais plus saillant que lorsque les globules du sang sont placés sur la lame de verre du microscope, où ils peuvent se dessécher par évaporation.

Les globules du sang des mammifères, comme les globules du sang de l'homme, paraissent manquer de noyau intérieur. On a annoncé dernièrement que pendant la période du développement, ou pendant l'état embryonnaire, les globules du sang des mammifères présentaient un noyau intérieur. Ce fait aurait besoin d'être vérifié, car on ne voit pas pourquoi, si les globules du sang présentaient un noyau intérieur dans les premiers temps de leur formation, pourquoi, dis-je, ils n'en présenteraient pas chez les mammifères adultes, où les globules du sang sont soumis à une formation continue, en rapport avec leur disparition successive.

La forme des globules du sang des mammifères est la même que celle des globules du sang de l'homme, à l'exception du chameau, du dromadaire et de l'alpaca, qui ont, comme les oiseaux, les reptiles et les poissons, des globules elliptiques.

Les globules elliptiques des oiseaux, des reptiles et des poissons sont aplatis comme les globules discoïdes des mammifères (*v. fig. 10, b, c*).

Le volume des globules du sang n'est point en rapport avec celui de l'animal. Les globules du sang de l'homme ont 0^{mm},006 de diamètre. Les globules du sang des autres mammifères sont en général un peu plus petits. Dans la grenouille les globules du sang sont beaucoup plus grands, ils ont ^{mm},02 dans leur plus grand diamètre. Les globules du sang du *proteus an-*

guinus ont jusqu'à 0^{mm},1 de diamètre ; ils sont par conséquent sur la limi ::
des objets visibles à l'œil nu.

Lorsqu'on étend le sang avec de l'eau, les globules, de discoïdes ou d'
platis qu'ils étaient, se renflent et deviennent sphériques, parce qu'il ::
forme un courant d'endosmose vers l'intérieur du globule, après quoi ils
finissent par éclater. Ce phénomène marche avec quelque lenteur quand on
n'ajoute qu'une très-petite quantité d'eau. Il marche avec une telle rapidi ::
quand on ajoute beaucoup d'eau, que l'on ne peut l'observer. C'est pou::
quoi, lorsqu'on examine le sang au microscope, il faut, pour empêcher la
globules de se dessécher, se bien garder de les humecter avec de l'eau, ma::
le faire soit avec de l'eau sucrée, soit avec un liquide albumineux, ou, ::
qui vaut mieux encore, puisque c'est le milieu naturel des globules, avec ::
sérum. Les globules cependant n'éclatent pas toujours ; quelques-u::
d'entre eux, dont l'enveloppe paraît plus résistante que les autres, se d::
colorent peu à peu, en vertu de la sortie par exosmose de leur liquide c::
loré, et se soustraient ainsi à l'observation. Mais on peut, à l'aide de l'iod ::
faire reparaître l'enveloppe du globule.

La manière dont les globules du sang se comportent avec l'eau éclai::
certains points de leur structure. Elle apprend d'abord que les globules d::
sang ne sont pas de simples petites masses fibrineuses, comme quelque::
uns l'ont pensé, mais qu'ils sont composés par un contenu intérieur ren::
fermé dans une enveloppe vésiculaire. Si les globules n'étaient pas entour::
d'une enveloppe, comment l'eau transformerait-elle les *disques* color::
en *vésicules* arrondies ? Elle apprend encore que la matière colorante d::
globule est intimement unie avec le contenu intérieur, puisque le globul::
peut quelquefois se décolorer sans se rompre, en perdant la plus grand::
partie de son contenu sous la seule influence du double courant d'endo-h
mose et d'exosmose.

Le contenu intérieur des globules du sang peut être observé directeme::
au microscope. Il arrive très-souvent, quand on examine du sang sans l::
avoir fait subir aucune préparation, que quelques globules se présente::
ouverts et comme déchirés entre les deux lames de verre du compresseu::
On voit alors s'échapper, par l'ouverture irrégulière, une masse non p::
précisément liquide, mais très-épaisse et comme demi-fluide, uniformé::
ment colorée.

Le globule du sang, ou plutôt son enveloppe est manifestement élastiqu::
En effet, quand on examine le cours du sang sur la membrane natatoire d::
la grenouille ou sur le poumon de la salamandre, on voit les globules d::
sang qui traversent de petits vaisseaux s'allonger, se couder, et reprend::
ensuite leur forme première.

Lorsqu'au lieu de traiter les globules par l'eau qui les renfle et finit p::
les détruire, on ajoute au contraire au sang des dissolutions salines très::
concentrées, l'enveloppe des globules se plisse, et la matière intérieure sem::
ble diminuer de volume. Lorsqu'on ajoute au sang des acides minéraux o::

le chlore, le même effet se produit, et les globules deviennent incapables ensuite de se dissoudre dans l'eau : la matière intérieure, ainsi que l'enveloppe, paraissent avoir été coagulées.

b. Quelques dissolutions salines n'ont pas seulement pour effet de resserrer les globules ; elles les empêchent aussi de se détruire, ce qui ne tarde pas à arriver quand le sang est extrait de ses vaisseaux. Aussi permettent-elles de filtrer le sang [1], c'est-à-dire d'isoler les globules du sérum dans lequel ils sont suspendus. Au nombre des dissolutions qui ont cet effet, le sulfate de soude tient le premier rang, puis viennent le phosphate de soude, le citrate de soude, et en général les sels à base de soude.

c. Indépendamment des globules rouges ou en forme de disque, le sang de l'homme, comme aussi celui des mammifères, renferme des globules *sphériques* et *incolores*, en petit nombre. Ces globules ont la plus grande analogie, non une identité complète avec les globules du chyle et de la lymphe. Ils sont d'ailleurs de plusieurs sortes. Les uns sont plus gros que les globules colorés ; ils ont environ $0^{mm},01$ de diamètre ; les autres ont à peu près le volume des globules du sang. Les globules blancs ont des contours assez nets, comme les globules du chyle et de la lymphe ; de plus, les plus grands contiennent des granulations en plus ou moins grand nombre ; on ne les confondra donc pas avec les globules rouges, qui sont parfaitement uniformes. Il est extrêmement probable que ces globules ne sont que les globules du chyle et de la lymphe, versés dans le torrent circulatoire par le canal thoracique, et qui n'ont pas encore disparu. Cela est d'autant plus probable, que le nombre de ces globules est manifestement plus considérable dans le sang des animaux, à l'époque où se fait l'absorption digestive, que dans toute autre période.

d. Les globules du sang des invertébrés se rapprochent beaucoup des globules blancs du sang des vertébrés. Ils sont aussi de deux sortes, les uns petits, sans noyau, les autres plus gros, pourvus de un ou deux noyaux. Les uns et les autres sont granuleux. Chez la plupart des invertébrés, le sang n'est pas distinct du chyle et de la lymphe, et rarement il présente la couleur rouge qu'il a chez les animaux supérieurs. Il est le plus souvent blanc ou jaunâtre, quelquefois, mais rarement, bleuâtre ou verdâtre.

e. Le sang extrait hors de ses vaisseaux ne tarde pas à s'épaissir dans le vase dans lequel on le reçoit ; puis il se coagule bientôt, sous la forme d'une gelée tremblante. A partir de ce moment, le caillot qui, dans le principe, comprenait la masse tout entière du liquide, ne tarde pas à se rétracter, se débarrassant, par ce mouvement de retrait, d'une partie du sérum. Le caillot et le sérum s'isolent de plus en plus et deviennent parfaitement distincts l'un de l'autre. Au bout de quelques jours, le mouvement de retrait du caillot cesse, il commence à se ramollir ; bientôt il redevient liquide et se

---

[1] Pour filtrer le sang, il faut, bien entendu, qu'il soit préalablement défibriné. Cette opération sera décrite plus loin.

mélange de nouveau avec le sérum : ce sont les premiers phénomènes
la putréfaction qui s'établissent.

Le phénomène de la coagulation du sang est dû à la solidification spo
tanée de la fibrine, qui existe à l'état liquide dans le sang vivant. La fibrin
répandue partout dans le sang, emprisonne, au moment où elle se form
les globules suspendus dans le sérum, et à mesure qu'elle se rétracte, el
les entraîne avec elle. Le *caillot* est donc constitué, 1° par la fibrine, 2° p
les globules, 3° par une assez forte proportion de sérum qui l'imbibe. 1
sérum est formé, 1° par une grande quantité d'eau, 2° par une proportie
assez considérable d'albumine, 3° par des sels nombreux et par d'autres m
tières en faibles proportions. Comme le caillot est humecté d'une notab
proportion de sérum, on peut dire que tous les matériaux du sang sont r
présentés dans le caillot ; au contraire, dans le sérum, deux des élémen
les plus importants du sang, la fibrine et les globules, manquent absolumen

La preuve expérimentale du rôle que joue la fibrine dans la coagulatie
du sang a été fournie par M. Müller, dans une expérience devenue célébr

Il plaça, sur un papier à filtre, du sang de grenouille ; les globules
sang, en vertu de leurs dimensions, restèrent sur le filtre, et la partie l
quide du sang (le sérum contenant la fibrine en dissolution ou plasma), reçu
dans un vase, ne tarda pas à se prendre spontanément en masse sous form
d'un caillot transparent. Cette expérience, qui n'est possible que sur un ans
mal dans lequel les globules du sang sont volumineux et la coagulation d
sang très-lente, prouve, 1° que les globules sont passifs dans le phéno
mène de la coagulation, et 2° que c'est la fibrine du sang qui se coagul
pour former le caillot. Les globules sont donc emprisonnés par la f
brine qui se solidifie, à peu près comme les impuretés suspendues dans u
liquide se séparent du liquide lorsqu'on le *colle*. Le sang humain sera
tout à fait impropre à cette démonstration, attendu que ses globules son
assez petits pour traverser le filtre, et surtout parce qu'il s'épaissit
se coagule très-promptement. Au bout de deux minutes, en effet, l
coagulation du sang de l'homme commence, et généralement elle e
terminée au bout d'un quart d'heure. Le sang des mammifères est plu
coagulable encore, car la coagulation commence souvent à s'établir au bou
de quelques secondes, et les dernières parties de la saignée ne sont pa
encore recueillies que les premières sont déjà prises en masse : c'est c
qu'on observe souvent sur les chiens et sur les lapins.

Certaines circonstances influent sur la rapidité avec laquelle s'accompli
la coagulation du sang. Ainsi, une température basse paraît la retarder, u
vase largement ouvert paraît l'accélérer. Diverses portions d'une mêm
saignée, placées dans des vases d'étain, de cuivre, de porcelaine, ne se coa
gulent pas avec la même rapidité. La quantité du sang, l'état d'agitatio
ou de repos, et jusqu'à la grandeur de l'ouverture de la veine, laquelle in
flue sur la vitesse d'écoulement du sang, sont autant de causes qui accé
lèrent ou retardent la coagulation.

beaucoup d'hypothèses ont été émises pour expliquer ce phénomène. Il n'est point qui ne donne prise à des objections sérieuses. Avant qu'on sût qu'il y a des gaz dans le sang, on avait attribué la coagulation du sang, au sortir de ses vaisseaux, à l'action de l'air ; mais du sang reçu dans une éprouvette sur le mercure se coagule ; si bien que Hunter a même avancé que sa coagulation était plus prompte qu'à l'air libre. On a invoqué aussi l'abaissement de la température ; mais, dans cette théorie, on oubliait que dans les pays très-chauds, dont la température est supérieure à 37° (température normale du sang), la coagulation du sang a lieu comme dans les pays froids. Les expériences de Scudamore ont prouvé, d'ailleurs, que l'élévation de la température, loin d'empêcher la coagulation du sang, avait, au contraire, pour effet de la précipiter. L'état de repos, succédant à l'état de mouvement, n'explique pas mieux le phénomène ; car, dans le sang agité dans un flacon, la fibrine se coagule tout aussi bien que quand le sang est abandonné à lui-même. Dans le premier cas, seulement, elle forme de petits grumeaux qui nagent dans le fluide, tandis que dans le second elle forme un réseau spongieux qui se réunit en une seule masse. Cette expérience, qui prouve que le sang vivant ne doit pas sa liquidité à son état de mouvement, prouve aussi que les globules ne prennent pas une part directe à la formation du caillot, car ils restent, dans ce cas, suspendus en grande partie dans le sérum, après la coagulation de la fibrine.

En résumé, comme le dit M. le professeur Bérard, dans son excellent article sur le sang, ce qu'il faudrait expliquer, ce n'est pas la coagulation de la fibrine après la mort, mais bien l'état de dissolution de cette substance pendant la vie, car nous ne connaissons, au point de vue chimique, aucun agent capable de la tenir en dissolution dans le sang.

Il est souvent question, dans les ouvrages de physiologie et de pathologie, du sang incoagulable. Les causes qui peuvent amener ce phénomène sont, il faut l'avouer, fort obscures ; mais il est certain, dans tous les cas, que cette incoagulabilité du sang, constatée sur les animaux ou sur l'homme, est un phénomène redoutable et le plus souvent mortel, car il n'a été observé qu'après la mort, ou durant la période qui l'a précédée. C'est ainsi que dans les vaisseaux des animaux surmenés, que sur l'homme frappé de la foudre ou mort par asphyxie et quelquefois par intoxication, on a trouvé le sang persistant à l'état liquide. La question aurait cependant besoin d'être examinée de nouveau.

Dans l'homme et dans les animaux bien portants le sang se coagule toujours, sur quelque point du trajet circulatoire qu'il soit extrait. Le sang de la veine porte et celui de la veine splénique ne font pas exception à cette règle générale, ainsi que je m'en suis souvent assuré. Il n'y a d'autres différences entre le caillot du sang extrait de ces vaisseaux et celui du sang des autres parties du corps, que celle-ci : le caillot est moins élastique, et il résiste moins longtemps à la putréfaction, ce qui dépend de la nature de la fibrine, laquelle, nous le verrons plus loin, n'offre pas les mêmes caractères sur tous les points du cercle de la circulation.

f. Le caillot du sang, nous l'avons dit, est essentiellement constitué par les globules qui sont rouges et la fibrine qui est blanche. La quantité des globules étant infiniment plus considérable que celle de la fibrine, puisque la quantité des uns est représentée par 127 grammes sur 1,000 grammes de sang, et la quantité de la seconde seulement par 3 grammes, il en résulte que le caillot est coloré en rouge.

L'existence du caillot, ainsi que sa consistance, dépendent de la fibrine. Or, si on examine avec soin le caillot dans toute son épaisseur, on s'aperçoit que sa consistance est loin d'être uniforme. Le caillot est beaucoup plus consistant dans ses parties supérieures, et il le devient d'autant moins qu'on l'examine vers sa partie inférieure. A la surface superficielle il est élastique et résistant; à sa face inférieure, il a peu de cohésion et se détruit avec une grande facilité. Cette différence dans la consistance des diverses couches du caillot résulte de ce que les parties supérieures contiennent plus de fibrine et moins de globules, et les parties inférieures moins de fibrine et plus de globules. Cette disposition du caillot tient à ce que les globules ayant une pesanteur spécifique plus considérable que le plasma du sang dans lequel ils sont suspendus, ils tendent à descendre au fond du vase lorsque le sang est abandonné au repos. Lorsque la fibrine se solidifie pour les emprisonner, ils ont déjà obéi en partie à cet effet de la pesanteur, en sorte qu'ils sont accumulés à la partie inférieure du caillot. Le fait peut être directement démontré. En effet, lorsqu'on empêche artificiellement le sang de se coaguler en lui enlevant sa fibrine, on voit les globules suspendus dans le sérum gagner insensiblement le fond du vase. D'un autre côté, on peut constater directement aussi que leur poids spécifique l'emporte sur celui du sérum; c'est ce que MM. Becquerel et Rodier ont fait dans un grand nombre d'expériences. Il suffit, en effet, de prendre la densité du sérum contenant encore les globules, et celle du sérum dépouillé de ses globules, et de comparer les deux chiffres obtenus, pour s'assurer de l'excès constant du premier chiffre sur le second. Ainsi la densité du sérum contenant les globules étant 1,056, la densité du sérum de la même saignée, moins les globules, n'est que de 1,025. Dans une autre saignée, la densité du sérum et des globules étant 1,055, la densité du sérum seul était de 1026.

La différence qui existe entre la pesanteur spécifique des globules et celle du plasma du sang n'entraîne pas seulement des différences de consistance dans le caillot, elle amène encore des différences de coloration. Tant que les proportions relatives des globules et de la fibrine sont telles que nous les avons indiquées, c'est-à-dire tant qu'elles se maintiennent dans les limites physiologiques, cette différence est peu sensible. Elle le devient lorsque la coagulation du sang marche lentement, ou lorsqu'elle est artificiellement retardée par l'addition au sang de substances qui ralen-

la solidification de la fibrine. En pareil cas, il arrive ceci : c'est que
globules obéissant à leur pesanteur sont déjà descendus d'une notable
quantité quand la solidification s'opère. Il en résulte que les globules
sont plus dans les couches supérieures du liquide, lorsque la
se prend en masse ; dès lors les couches supérieures du caillot décolorées, car elles se trouvent à peu près exclusivement
de fibrine. Cette couche décolorée ou blanchâtre porte le nom
couenne. La couenne peut donc se produire sur le caillot du sang
un sujet bien portant, lorsque les circonstances ambiantes sont
nature à retarder la solidification. Mais alors la couenne est extrêmement mince, elle ressemble à une simple pelure d'oignon. Il ne faut
par conséquent, attacher aux couennes très-minces une grande importance au point de vue pathologique. C'est à cette couche blanche, extrêmement fine, que MM. Andral et Gavarret ont donné le nom de *couenne imparfaite*.

Lorsque les proportions relatives de la fibrine et des globules ne sont
les mêmes ; lorsque, par exemple, la quantité de l'élément fibrineux
le sang est augmentée par rapport à l'élément globuleux, l'excès de
ne se traduit par une couche blanche plus ou moins épaisse à la surface
caillot, ou *couenne parfaite*. On conçoit d'ailleurs que la prédominance
fibrine sur les globules rouges peut avoir lieu de plusieurs manières.
la fibrine peut augmenter, sans que le chiffre normal des globules
change ; la fibrine peut rester normale, et le chiffre des globules diminuer.
résulte de là que la couenne n'est pas le caractère exclusif d'une seule
de maladies, et, qu'au contraire, elle se montre dans des ma-
très-différentes. Ainsi la couenne apparaît sur le caillot des
phlegmasies aiguës dans lesquelles la fibrine est augmentée ; elle se
montre aussi sur le caillot de l'anémie et de la chlorose où le chiffre des
globules est diminué. Lorsque, par suite d'une saignée antécédente, le
chiffre des globules a diminué dans le sang, on comprend comment le
caillot d'une deuxième saignée peut présenter à sa surface une couche fibrineuse. Ainsi la couenne, improprement appelée *couenne inflammatoire*,
n'est pas l'indice nécessaire d'une augmentation absolue de la fibrine ;
elle est tout aussi bien le signe d'une diminution dans le chiffre des
globules.

Le sang du cheval à l'état de santé présente dans sa coagulation un phénomène qui doit trouver place ici, et qui s'accorde parfaitement avec les résultats
précédents. Constamment le caillot du sang de cheval est recouvert d'une
couche fibrineuse, blanche, très-épaisse. Les globules sont emprisonnés seulement dans la couche inférieure du caillot. MM. les professeurs de l'École
d'Alfort, M. le professeur Gavarret, et moi-même, avons souvent constaté
ce fait. On a prétendu, il est vrai, que cette couche fibrineuse était en rapport avec la période digestive et qu'elle disparaissait sur l'animal à jeun. Il
n'en est rien. Cette couche est constante : M. Gavarret l'a trouvée sur un

cheval à jeun depuis 20 heures ; je l'ai constatée pareillement, et tout aussi épaisse, sur un cheval à jeun depuis 27 heures. Evidemment la présence de cette couche incolore à la surface du caillot est un phénomène physiologique tout à fait analogue à celui qui a lieu dans la formation de la couenne et le caillot des phlegmasies chez l'homme. En effet, les proportions de fibrine du sang du cheval l'emportent notablement sur celles du sang de l'homme, et en même temps la proportion des globules est beaucoup plus petite chez le cheval que chez l'homme, ce qui augmente d'autant la quantité relative de la fibrine. Il est fort possible aussi que la pesanteur spécifique des globules du sang du cheval soit plus considérable que celle des globules des autres mammifères. Le fait mériterait d'être étudié.

Après la mort, le sang se coagule dans ses vaisseaux et dans l'organe central de la circulation. Mais cette coagulation s'opère beaucoup plus lentement que lorsqu'il est extrait de ses vaisseaux. La coagulation du sang après la mort, qui coïncide avec le phénomène connu sous le nom de raideur cadavérique et qui vraisemblablement le détermine, ne se fait en général qu'au bout de 10 ou 15 heures. Cette coagulation, ralentie par le contact de la fibre vivante, donne au phénomène de la formation de la couenne le temps de se produire avec toute son intensité. Les globules obéissent à leur pesanteur et s'abaissent dans les parties les plus déclives, de sorte qu'une grande partie de la fibrine se coagule isolément. De là ces caillots fibrineux incolores qui remplissent les cavités du cœur et celles des gros vaisseaux. Toujours, la partie colorée du caillot, c'est-à-dire celle qui renferme les globules, occupe la partie déclive, par rapport à la situation dans laquelle a été placé le cadavre depuis l'instant de la mort, ainsi qu'il résulte des observations de M. Paget.

g. L'analyse du sang est certainement le problème le plus compliqué que puisse se proposer le chimiste. Les principes constituants du sang sont si nombreux ; leur analogie de composition les transforme sur le vivant si facilement les uns en les autres ; tant de principes ne font que passer dans le torrent de la circulation pour être éliminés au dehors, ou fixés dans l'organisme ; tant d'autres se forment à chaque instant dans le sang lui-même pour fournir les matériaux des sécrétions ou de la nutrition, que l'on conçoit pourquoi la composition de cette humeur, connue aujourd'hui d'une manière assez satisfaisante, laisse cependant encore beaucoup à désirer. Cette étude offre à ceux qui voudront s'y dévouer un ample champ d'investigation et promet encore de belles découvertes.

Parmi les matériaux du sang, les uns ont pris rang depuis longtemps dans la science. Il en est d'autres qui, trouvés par quelques chimistes, sont passés inaperçus pour d'autres ; ce qui, en supposant des expérimentateurs également habiles, prouverait que quelques substances peuvent apparaître dans le sang à certains moments, et être insaisissables ou disparaître dans d'autres. Parlons d'abord des premières ; nous dirons ensuite un mot des secondes.

Voici, d'après M. Dumas, la composition moyenne du sang de l'homme, résultant de saignées faites aux veines du bras.

CAILLOT.... 150 {	Globules...	127
	Fibrine..	3
	Eau..	790
	Albumine...	70

	Matières extractives..........................		
		Graisse phosphorée....	
		Cholestérine.........	
	Matières grasses....	Séroline.............	
		Acide oléique.........	
		Acide margarique......	
SÉRUM...... 870 {		Chlorure de sodium.....	
		— de potassium..	
		— d'ammonium ..	
		Carbonates de soude....	10
		— de chaux....	
		— de magnésie.	
	Sels .... {	Phosphates de soude....	
		— de chaux....	
		— de magnésie.	
		Sulfate de potasse......	
		Lactate de soude........	
		Sels à acide gras fixe...	
		Sels à acide gras volatil.	

1,000

Le sang renferme donc une grande quantité d'eau, 790 pour 1,000 en moyenne, une assez forte proportion de globules, 127 ; moins d'albumine, 70 ; moins de fibrine encore, 3 ; bien moins encore des dix-neuf autres substances groupées sous les trois chefs, matières extractives, matières grasses et sels, puisque ensemble elles ne s'élèvent qu'au chiffre 10.

Lorsqu'on pratique l'analyse du sang, on peut se proposer deux choses : ou bien on recherche un principe particulier dont on soupçonne la présence dans le sang, et alors on néglige tout ce qui n'est pas lui, toutes les autres portions du sang sont sacrifiées à la recherche particulière ; ou bien on suppose connue la composition du sang, et on veut établir les proportions relatives des divers éléments constituants, en un mot on procède à l'analyse quantitative du sang. Dans ce dernier mode d'analyse, vulgarisé parmi nous par M. Gavarret, on ne se préoccupe en général que des parties principales du sang, telles que l'eau, la fibrine, les globules et l'albumine. Cette dernière substance étant obtenue par l'évaporation du sérum, on comprend avec elle tous les autres matériaux solides du sérum, tels que matières extractives, matières grasses et sels. On peut, toutefois, si on veut mettre plus de rigueur dans l'analyse, incinérer la masse albumineuse pour doser séparément les matières salines. Quant aux matières extractives et aux matières grasses, on pourrait aussi les obtenir isolées en épuisant la masse albumineuse avant de l'incinérer, par l'eau bouillante, par l'alcool bouillant et par l'éther.

L'analyse quantitative du sang est une opération d'une grande simplic, q
que tout médecin doit savoir pratiquer. Il n'est besoin pour cela d'aun
matériel de chimie; il suffit d'une balance un peu sensible et d'une étu,
deux choses qu'on peut trouver partout. Quand on veut pratiquer cette an
lyse, voici comment il faut procéder : on recueille dans un petit flan
à large ouverture et dont on connaît le poids par avance, une certaine qu.-
tité de sang à la sortie de la veine, 20 ou 30 grammes, par exemple, a
importe. Ce qui est important, c'est de ne recevoir le sang dans le flan
que dans le milieu de la saignée, afin que la composition du sang recu
représente la moyenne de toute la saignée. De même, en effet, que la de
ou des saignées antécédentes diminuent le chiffre des globules du sang,e
même, dans une saignée un peu abondante, la fin de la saignée est sensi
ment moins riche en globules que le commencement. Le commencemen'e
la saignée peut être, en effet, envisagé comme une première perte de sa
et la fin comme une seconde saignée.

Lorsqu'on a recueilli 20 ou 50 grammes de sang dans le petit flacon,u
le met de côté jusqu'au lendemain, en ayant soin de le bien boucher. u
prend alors le vase dans lequel on a reçu toutes les autres portions de
saignée, on pèse cette quantité de sang, et on le bat ensuite avec un pt.
balai de brins de bouleau ou d'osier ; au bout de cinq ou dix minutes la
brine, qui se coagule, s'attache aux brins du balai; on l'en sépare avec se
et pour recueillir toutes les parties de la fibrine qui pourraient se trouv
éparses dans le liquide, on passe celui-ci à travers un linge fin ; toute
fibrine étant recueillie, on la met dans un nouet de linge, et on la lava
grande eau jusqu'à ce qu'elle soit blanche, c'est-à-dire pure. Enfin on la
dessécher dans l'étuve jusqu'à ce qu'elle ne perde plus rien, ce dont on s'ap
çoit par des pesées successives ; alors elle est bien sèche. On prend i
poids, et comparant ce poids à celui du sang d'où on l'a extraite, on a
quantité de fibrine contenue dans une quantité connue de sang ; puis, à l'
d'une simple proportion, on rapporte cette quantité de fibrine à mille par.
de sang.

Le lendemain on débouche le flacon qu'on avait mis de côté ; le sang st
coagulé dans les vingt-quatre heures et séparé en deux parties, caillot et séru
On prend une petite capsule de porcelaine tarée par avance, et on verse ds
cette capsule tout ou partie du sérum contenu dans le flacon, peu importe ; d
alors dans le flacon le caillot encore mouillé par du sérum, et dans la caps
une proportion indéterminée de sérum. On porte ces deux vases sur la balar
et on les pèse séparément; on note leur poids, puis on les place dans l'étu.
Quand la matière contenue dans leur intérieur est bien desséchée, on pe
de nouveau les deux vases sur la balance, on les pèse séparément, on ne
leur poids, et on a alors tout ce qu'il faut pour calculer la quantité des g
bules, celle de l'eau, et celle des matériaux solides du sérum, compren
ensemble albumine, sels, etc. En effet, ce que la capsule de porcelaine et
flacon ont perdu en poids par leur exposition dans l'étuve, représente

quantité d'eau qui correspond à une quantité connue de sang. Le poids du résidu sec de la capsule de porcelaine représente la quantité de matériaux solides du sérum contenu dans une quantité de sérum connue. Enfin, le résidu sec renfermé dans le flacon au caillot contient à la fois des globules, de la fibrine, et des matériaux solides du sérum ; il faut, pour avoir le poids des globules seuls, en retrancher le poids des matériaux solides du sérum, calculés sur la quantité d'eau perdue par l'évaporation, et enfin aussi celui de la fibrine, connu par l'expérience première. Il ne reste plus qu'à rapporter à 1,000 toutes les quantités obtenues.

h. La fibrine du sang extraite par le battage se présente sous la forme de filaments grisâtres, élastiques ; lorsqu'elle est desséchée, elle devient jaunâtre, dure, cassante et transparente ; plongée dans l'eau lorsqu'elle est sèche, elle se ramollit et reprend ses propriétés. La fibrine existe d'ailleurs en quantité beaucoup plus grande dans le tissu musculaire que dans le sang, d'où il est probable qu'à mesure qu'elle se forme elle disparaît soit pour se fixer dans les muscles, soit pour se transformer en d'autres principes.

La fibrine est complétement insoluble dans l'eau et dans l'alcool, mais placée dans la machine de Papin, la fibrine se dissout à 200° ; renfermée avec de l'eau dans un tube de verre fermé à la lampe, elle se dissout également à la même température. Cette propriété révèle une analogie frappante entre la fibrine et l'albumine. L'albumine coagulée, placée dans les mêmes conditions, se dissout comme la fibrine ; toutes les deux ont perdu la faculté de se solidifier de nouveau. Le nouveau produit a la plus grande analogie avec la caséine, car il précipite par les acides. Il suffit donc d'une simple modification pour transformer ces diverses substances les unes en les autres. Elles présentent, d'ailleurs, les plus grandes analogies de composition, et c'est pour cette raison qu'on les confond, en général, sous le nom de matières albuminoïdes. Toutefois, si l'albumine et la caséine peuvent être considérées comme des substances identiques quant à la composition, il n'en est pas tout à fait de même de la fibrine, qui renferme un peu moins de carbone que les deux principes précédents. C'est en opérant sur de grandes quantités de substance que MM. Dumas et Cahours ont pu constater des différences, trop légères pour se manifester à de moindres doses. Le procédé employé par MM. Dumas et Cahours est le procédé connu de l'oxyde de cuivre.

Composition moyenne de la fibrine extraite du sang de l'homme :

Carbone........................	52,78
Hydrogène.......................	6,96
Azote	16,78
Oxygène.........................	23,48
	100,00

La différence chimique, peut-être la plus remarquable, entre la fibrine et les matières albuminoïdes, tient à la manière de se comporter avec l'eau oxygénée ou peroxyde d'hydrogène. La fibrine humide dégage l'oxygène du peroxyde d'hydrogène et le convertit en eau, sans subir elle-même aucun changement. Quand la quantité de fibrine est considérable, il y a dégagement de chaleur. D'autres substances organiques possèdent aussi cette propriété, sans doute à cause de la fibrine qu'elles renferment; mais elle manque dans les autres matières albuminoïdes.

La fibrine traitée par l'acide chlorhydrique se dissout à l'aide d'une faible chaleur, et le liquide devient violet. Ce caractère appartient à la classe entière des matières albuminoïdes.

L'eau tenant en dissolution 1 millième d'acide chlorhydrique a la propriété de gonfler considérablement la fibrine, alors même qu'elle est desséchée, et de la transformer en une gelée transparente. En ajoutant à cette gelée quelques gouttes de présure (suc gastrique), la fibrine se dissout complétement en quelques heures à une température de 30°. Si au lieu de 1 millième, l'eau contient quelques centièmes d'acide chlorhydrique, la dissolution de la fibrine ne se fait qu'avec la plus grande difficulté. Dilué au millième, l'acide acétique produit identiquement le même résultat, mais seulement au bout de 30 ou 40 heures. Les autres substances albuminoïdes se dissolvent dans les mêmes circonstances.

Les substances salines, qui ont la propriété de retarder ou d'empêcher la coagulation du sang, n'agissent ainsi que parce que ce sont des dissolvants de la fibrine. Tels sont le nitrate de potasse et le sulfate de soude. Ces sels n'ont pas seulement le pouvoir d'empêcher la coagulation de la fibrine, ils peuvent aussi la dissoudre lorsqu'elle est coagulée. On obtient alors un liquide doué de certaines propriétés de l'albumine, celle par exemple de se coaguler par la chaleur. Nouveau point de ressemblance entre ces deux substances.

i. L'albumine est un liquide incolore quand il est pur, visqueux, susceptible, en vertu de cette propriété, de mousser par l'agitation, c'est-à-dire de retenir pendant un temps plus ou moins prolongé de petites bulles d'air emprisonnées dans la masse. Elle est parfaitement soluble dans l'eau, de telle sorte qu'avec le microscope on n'aperçoit aucune particule en suspension dans la solution d'albumine liquide.

L'albumine animale est toujours alcaline, parce qu'elle retient toujours de la soude. Cependant l'alcalinité n'est pas la condition nécessaire de sa solubilité.

Lorsqu'on chauffe l'albumine, elle devient opaline vers 65°, et se coagule à 75°. Elle est alors devenue tout à fait insoluble. Placée dans la marmite de Papin, elle redevient liquide. Sous cette nouvelle forme, elle est tout à fait semblable à l'albumine primitive, mais elle a perdu la faculté de se coaguler par la chaleur. Il résulte de ce phénomène que l'albumine peut se présenter sous deux états isomériques. La nature de ces changements d'états nous

.happe, nous ne pouvons l'expliquer que par une modification survenue
 us l'arrangement moléculaire.

Voici, d'après MM. Dumas et Cahours, la composition moyenne de l'al-
mine chez l'homme.

Carbone......................................	53,32
Hydrogène....................................	7,29
Azote..	15,70
Oxygène......................................	23,69

$$100,00$$

Les acides coagulent l'albumine; l'alcool jouit de la même propriété, ainsi
e le tannin, la créosote, et le sublimé corrosif. C'est, en général, à l'acide
trique et à l'alcool que le médecin a recours lorsqu'il se propose de re-
ercher si certains liquides, évacués hors de l'économie, renferment ou
renferment pas d'albumine.

Les substances qui coagulent l'albumine sont les mêmes que celles qui
agulent le sang défibriné, car c'est à l'albumine qu'il renferme que
lui-ci doit de se solidifier, quand on le traite par les substances précé-
ntes. L'albumine, unie à la chaux, constitue un lut extrêmement résis-
t, et fort employé dans l'économie chimique et industrielle.

j. Les globules dont la proportion est plus considérable dans le sang que
lles de la fibrine et de l'albumine (sur 1,000 grammes de sang, il y a
7 grammes de globules), sont constitués, ainsi que nous l'avons vu, par
e enveloppe et un contenu liquide et coloré. Quelle est la nature chi-
ique du contenant, et celle du contenu?

Il faut distinguer dans le contenu, d'une part, la matière colorante, et,
l'autre, le liquide avec lequel cette matière se trouve unie. Le liquide
térieur des globules doit sa couleur rouge à une matière colorante, à la-
elle on a donné le nom d'hématosine. Cette matière existe en très-faible
antité dans les globules du sang, car l'analyse démontre que sur les
7 grammes de globules, il n'y a que 2 grammes d'hématosine. Comme
est probable que cette matière colorante n'a pas été extraite du sang à
état de pureté parfaite, la quantité d'hématosine pure est vraisemblable-
ent plus petite encore. On la prépare, en coagulant le sang défibriné par
acide sulfurique. Ce coagulum, épuisé par l'alcool, lui abandonne la ma-
ère colorante. On évapore la solution alcoolique. Le résidu est plusieurs
is dissous et évaporé dans l'alcool, dans l'éther, et, enfin, dans l'alcool
mmoniacal. L'hématosine se présente alors sous forme d'une substance
on cristallisée, amorphe, d'un rouge noirâtre, sans odeur ni saveur. Cette
bstance renferme une quantité assez considérable de sesqui-oxyde de fer,
nviron le dixième de son poids. Dans 1,000 grammes de sang, s'il y a
grammes d'hématosine, il y a donc 2 décigrammes de sesqui-oxyde de
er. Quand on veut simplement mettre en évidence la présence du fer dans

le sang, sans se préoccuper de l'hématosine, un procédé très-expéditif, dt .\
M. Millon, est le suivant : on jette une petite quantité de sang défibriné m
étendu d'eau dans un flacon contenant du chlore gazeux, et on agite vil
vement. Le chlore coagule l'albumine, et décolore le sang. Il se forme un
liquide épais et grisâtre, dans lequel le cyanure jaune de potasse fa
naître un précipité de bleu de Prusse, caractéristique de la présence du fe :

Le liquide épais, auquel se trouve unie l'hématosine, dans les globul
du sang, est certainement une matière albuminoïde. C'est une substan
quaternaire, qui offre, en effet, toutes les propriétés chimiques des matiè
azotées neutres. On lui a donné le nom de *globuline*. Les uns l'assimilen
l'albumine, d'autres à de la fibrine à l'état liquide. Cette dernière manie
de voir n'est pas conforme à l'idée qu'on doit se former de la fibrine. Lo
que le sang est extrait de ses vaisseaux, la fibrine intérieure des globul
devrait se coaguler, comme la fibrine du sérum, puisque c'est là le caractè
essentiel de la fibrine, et devenir insoluble dans l'eau. Il n'en est rien. L
globules du sang défibriné, traités par l'eau, nous l'avons vu, se renfle
éclatent, et leur contenu se dissout dans l'eau. Si, au bout de vingt-qua
heures, on examine cette dissolution, on s'aperçoit que le liquide, unifo
mément coloré dans le principe, est devenu un peu moins rouge, et qu
s'est formé un dépôt très-coloré. Le dépôt coloré offre les propriétés de
fibrine ; il est vraisemblablement formé par les enveloppes des globules, q
ont entraîné une partie de la matière colorante. Quant au liquide lu
même, il précipite abondamment par l'alcool, et il se coagule par la ch
leur, caractères qui appartiennent à l'albumine. On est donc autorisé à di
que ce qui s'est mélangé à l'eau dans cette dissolution, c'est de l'albumi
unie à une portion de la matière colorante, retenue par elle en suspensi
dans le liquide.

Il y a donc dans les globules du sang : 1° une matière colorante ou *hém
tosine* ; 2° une matière quaternaire, semblable à l'albumine ; 3° une au
matière, semblable à la fibrine, qui peut-être n'appartient qu'aux env
loppes des globules, ainsi que le pensait M. Lecanu, et qui peut-être au
forme une partie du contenu des globules du sang. Quelques chimistes o
assimilé le liquide intérieur des globules à la caséine, mais la caséine r
se coagule pas par la chaleur, comme le fait la dissolution aqueuse d
globules.

k. Parmi les substances contenues dans le sérum du sang, nous avon
signalé (Voir le tableau, page 255) des matières extractives, des matière
grasses, et des sels.

Les matières extractives s'obtiennent, comme toutes les substances dis
soutes dans le sérum, en évaporant préalablement celui-ci à siccité. [
résidu, traité par l'eau bouillante (l'eau ne dissout point l'albumine d s.
sérum solidifiée par la chaleur), abandonne des matières azotées quaterna
naires peu connues. Les unes sont solubles dans l'eau et l'alcool ; elles for
ment une première série de produits. Les autres sont solubles dans l'eau, tu

solubles dans l'alcool ; elles forment une seconde série. Il faut remarquer que dans ces produits sont en même temps compris tous les sels du sérum solubles dans l'eau. Ces produits, en général, dosés avec les sels dans les analyses, existent en très-petites proportions dans le sang. Ils sont incristallisables. On ne sait pas s'ils doivent être considérés comme des matières introduites dans le sang par la digestion, et destinés à être transformées en albumine et en fibrine ; ou s'ils ne sont pas, au contraire, des transformations ultérieures de l'albumine et de la fibrine, destinées à l'élimination. C'est parmi ces substances qu'il faut ranger ce qu'on a décrit sous les noms de créatine, créatinine, cruorine, albuminose, matière colorante jaune, etc.

l. Les matières grasses, contenues dans le sang, et dont nous avons parlé déjà à propos du système adipeux, s'obtiennent en traitant par l'alcool et par l'éther le résidu évaporé du sérum. La dissolution alcoolique et éthérée évaporée donne les matières grasses du sang, qui sont : la séroline, la cholestérine, la grasse phosphorée, l'acide oléique et l'acide margarique, à l'état libre ou à l'état de savons (oléates et margarates de soude). Les matières grasses sont en faible proportion dans la plupart des analyses du sang. Elles y figurent ordinairement, sur 1,000 grammes de sang, pour une valeur de 1 à 3 grammes. Cette faible quantité annonce que les matières grasses, introduites par la digestion dans le torrent circulatoire, disparaissent avec une grande rapidité dans le sang ; mais elles y existent, au moment de l'absorption digestive, en proportions beaucoup plus considérables lorsque l'animal a fait usage d'aliments gras. Indépendamment des substances mentionnées plus haut, on y trouve alors une quantité assez considérable de graisse libre. La quantité des matières grasses, dans ces conditions spéciales, peut s'élever, pour 1,000 grammes de sang, jusqu'à 10, 20, 30 et même 40 grammes. Le chiffre de la graisse contenue dans le sang est alors environ la moitié de celui de l'albumine.

m. Les sels du sang s'obtiennent en faisant évaporer le sérum, puis en incinérant le résidu dans un creuset de platine. Il faut dire cependant que de cette façon on n'a pas d'une manière rigoureuse les divers éléments salins qui entrent dans la composition du sang, quelques-uns pouvant se volatiliser à une haute température. En outre, la fibrine, les globules et le sérum du caillot retiennent aussi une petite proportion de matières salines dont il n'est pas tenu compte dans ce procédé. On obtiendrait un chiffre plus exact si on évaporait et incinérait le sang dans la totalité de ses éléments.

n. Indépendamment des substances qui figurent au tableau que nous avons donné plus haut, quelques matières, qui existent, en très-faibles quantités dans le sang, ont été découvertes dans ces derniers temps, et prendront rang, sans doute, parmi ses principes constituants. Telle est l'urée. Déjà M. Prevost et Dumas, en retranchant les reins à un animal, avaient en quelque sorte accumulé ce principe dans le sang en lui fermant les voies de l'élimination. M. Babington avait aussi constaté la présence de l'urée dans le sang d'un homme affecté de la maladie de Brigth (maladie dans laquelle l'urée diminue quelquefois dans les urines). MM. Marchand et Simon avaient également constaté la présence de l'urée dans le sang des cholériques, M. Rech, dans celui des diabétiques. M. Simon, en opérant sur de grandes quantités de sang de veau, est parvenu à la mettre en évidence sur l'animal sain. Les tentatives nombreuses qui avaient été faites sur le sang de l'homme à l'état de santé étaient jusqu'à présent restées infructueuses; mais MM. Verdeil et Dolfus ont dernièrement annoncé qu'elle y existait et qu'on pouvait l'en extraire. Les mêmes expérimentateurs assurent aussi avoir découvert dans le sang normal l'acide urique. Jusqu'à présent cet acide n'avait été signalé que dans le sang des goutteux. D'autres principes encore ont été signalés dans le sang, mais il est prudent d'attendre des recherches nouvelles. Ces recherches, nous devons le dire, ont un haut intérêt, car elles sont destinées à établir la preuve de la préexistence dans le sang des principes caractéristiques des produits des sécrétions.

o. Le sang contient aussi des gaz; ces gaz sont contenus dans le sang à l'état de dissolution ou de liberté, absolument comme l'air atmosphérique l'est dans l'eau. Les gaz du sang sont au nombre de trois : l'oxygène, l'azote et l'acide carbonique. On démontre l'existence des gaz libres dans le sang en plaçant ce liquide sous la machine pneumatique, et en le faisant traverser par un courant d'hydrogène qui agit par déplacement. Les gaz dégagés sont recueillis et dosés. L'existence des gaz libres dans le sang avait été signalée d'abord par Vogel et Brande ; elle a été mise hors de doute par les expériences de M. Magnus. L'oxygène contenu dans le sang procède de l'air atmosphérique, l'acide carbonique et l'azote résultent des mutations et des combustions qui s'accomplissent dans l'économie. L'origine de ces gaz peut être démontrée par l'examen des produits gazeux de l'expiration ; l'air qui sort des poumons est moins riche en oxygène que celui qui y entre ; il renferme une quantité d'azote sensiblement égale à celle que l'air inspiré contenait. L'air expiré contient toujours une proportion beaucoup plus considérable d'acide carbonique que celle qui est contenue dans l'air atmosphérique ; donc, il entre dans le sang de l'oxygène, il n'y entre ni azote, ni acide carbonique. Ces deux derniers sont par conséquent engendrés dans le sang par les phénomènes de la nutrition.

p. Le sang des animaux diffère assez notablement, quant à la proportion de ses éléments constituants, du sang de l'homme ; les différences portent principalement sur le rapport entre le chiffre des globules et celui de la fibrine. En général le chiffre des globules est plus considérable chez les carnivores que chez les herbivores ; chez ceux-ci le chiffre de la fibrine est plus élevé. La proportion normale des éléments du sang chez les animaux se retrouve quelquefois dans le sang de l'homme, mais elle constitue alors l'état pathologique. Voici les résultats de quelques-unes des nombreuses analyses faites à l'École d'Alfort par MM. Gavarret, André et Delafond :

ANIMAUX.	FIBRINE.	GLOBULES	Matériaux solides du SÉRUM.	EAU.
Quatre chevaux entiers, percherons, de trait........................	4.5	104.5	84.3	806.7
... bœufs de travail..................	3.6	97.4	85.8	813.2
... béliers et vingt-cinq brebis, races diverses	3.0	101.1	91.4	804.0
... chiens, races diverses............	2.1	148.3	75.5	774.1

. Le sang de l'homme et celui de la femme, en prenant, bien entendu, moyennes d'un grand nombre d'analyses, paraît différer, mais dans des limites très-peu étendues. Les différences qui ont été signalées par MM. Becquerel et Rodier portent sur les globules ; le sang des femmes en contiendrait un peu moins ; quant à la fibrine, elle reste la même.

Il faut remarquer, pour ce qui regarde la fibrine, que celle-ci reste toujours à peu près la même, et qu'elle ne diminue point en général avec le chiffre des globules ; c'est aussi ce qu'on observe sur les individus dont la constitution est débilitée, les globules diminuent, la fibrine ne change pas. Lorsque par suite de l'abstinence ou de la saignée, qui toutes les deux ont le même effet sur la constitution du sang, le chiffre des globules s'est abaissé, la proportion de fibrine n'a point diminué. Il y a dans le sang une proportion déterminée de fibrine indispensable à la plasticité du sang, et qui se maintient à peu près invariable. De même, chez les individus d'une constitution pléthorique, le chiffre des globules est augmenté et celui de la fibrine n'est pas sensiblement changé ; quand il augmente, survient un état pathologique. Ce qui détermine la richesse du sang, ce n'est pas l'abondance de la fibrine, car souvent l'élévation de la fibrine coïncide avec des états de débilité extrême ; c'est l'abondance des globules.

Les dernières périodes de la gestation sont caractérisées par une diminution notable dans le chiffre des globules ; ceci nous explique l'état de fatigue et d'épuisement dans lequel tombent les femmes dans les dernières semaines qui précèdent l'accouchement ; les troubles qui surviennent alors dans la santé de la femme ont souvent été attribués, mais à tort, à un état pléthorique ; le chiffre de la fibrine présente aussi une légère augmentation. Tandis que le sang de la mère qui porte dans son sein s'appauvrit, celui du fœtus, au contraire, paraît plus riche en globules ; il résulte des recherches de MM. Gavarret, Andral et Delafond, qu'il y a prédominance des globules dans le sang des nouveau-nés.

. Une question se présente, qui est d'une importance capitale au point de vue physiologique. Le sang est-il identique, quant à sa composition, dans toutes les parties du système circulatoire ?

Les différences qui existent entre le sang artériel et le sang veineux peuvent être envisagées sous le rapport physique et sous le rapport chimique.

La source de la chaleur animale résidant tout entière dans les mutations et combustions qui s'accomplissent dans le sang, ce liquide, qui est à la fois le producteur et le distributeur de la chaleur, est plus chaud que toutes les autres parties du corps. L'expérience, d'accord avec la théorie, a mis ce fait hors de toute contestation. On a de plus établi par expérience que le sang artériel l'emporte sur le sang veineux d'un degré centigrade environ. La coloration différente du sang artériel et du sang veineux est déterminée par la nature du mélange gazeux (acide carbonique et oxygène) contenu dans les divers ordres de vaisseaux. Dans le système veineux la proportion d'acide carbonique, comparée à la proportion d'oxygène, est relativement plus considérable que dans le système artériel [1]. Or, l'expérience directe prouve que le sang agité dans l'acide carbonique devient noir, et qu'agité dans l'oxygène il devient d'un rouge vif. La densité du sang artériel l'emporte un peu sur celle du sang veineux.

Sous le rapport chimique, les différences que présente le sang dans les diverses parties de l'arbre circulatoire n'ont pas encore été suffisamment étudiées. Cependant certains faits ont été notés. Il était naturel de penser que la composition du sang artériel était la même, ou si peu différente dans les diverses branches qui le contiennent, que ces différences devaient être insaisissables. Il était naturel de le penser, car le sang vient d'un même organe, le poumon, et il est lancé du même coup dans toutes les parties du corps. Nous nous sommes assuré par l'expérience directe, en prenant du sang simultanément sur les diverses artères d'un même animal, qu'en effet la composition du sang est identique, à un moment donné, dans le système artériel. Il faut, dans ce genre de recherches, comme d'ailleurs dans celles dont il va être fait mention, avoir soin de ne prendre sur l'animal en expérience que de très-petites quantités de sang. Nous avons dit, en effet, précédemment, que non-seulement une seconde saignée était moins riche en globules qu'une première, mais encore que dans une perte de sang un peu considérable, la fin de la saignée était moins riche en globules que le commencement.

En examinant comparativement le sang artériel et le sang veineux, relativement à la proportion de leurs éléments constituants, on trouve des diffé-

---

[1] Il est vrai que, dans quelques-unes des expériences de M. Magnus, les quantités absolues d'oxygène extraites du sang veineux l'ont quelquefois emporté sur celles obtenues du sang artériel. Mais il ne faut pas oublier que M. Magnus n'a pas épuisé tous les gaz du sang; et d'ailleurs cela importe peu pour le fait que nous établissons. Le problème, en effet, ne porte pas sur des quantités *absolues*, mais sur des quantités *relatives*, ou sur un rapport. Comparez la quantité d'acide carbonique à la quantité d'oxygène renfermée dans chacun des deux sangs, toujours vous trouverez dans ces expériences que la proportion relative d'acide carbonique est plus forte dans le sang veineux que dans le sang artériel.

es de proportion si faibles, qu'on ne peut rien préciser à cet égard. Le sang artériel renferme tantôt un peu plus de globules que le sang veineux, tantôt c'est le contraire. On peut en dire autant pour la fibrine. Les différences chimiques du sang artériel et du sang veineux sont donc bien peu appréciables, et on peut dire qu'on ne les connaît pas. La vitesse de la circulation est si grande, que les matériaux des sécrétions formés dans le système circulaire, et incessamment éliminés dans les glandes, n'existent dans le sang, à un moment donné, que dans des proportions si faibles qu'elles échappent à l'analyse d'une quantité de sang aussi minime que l'est celle d'une saignée. Il en résulte que les matériaux constituants du sang, aux dépens desquels ils se forment, n'accusent point de diminution sensible.

Le sang veineux, considéré en lui-même, est loin, comme le sang artériel, d'être le même dans tous les points du système veineux. Les différences peu connues du sang dans les divers points du système veineux général n'ont guère été étudiées que dans le système de la veine porte, où elles existent au maximum. Mais la plupart des expérimentateurs ont pris le sang destiné à leurs analyses dans le tronc de la veine porte; ils ont, par conséquent, analysé un liquide qui procède à la fois des intestins et à la fois de la rate. La veine porte, en effet, résulte de la réunion de deux troncs principaux : la veine splénique et la veine mésentérique ou grande mésaraïque. Il est résulté, de cette manière de faire, des résultats contradictoires qui s'expliquent facilement, car le sang qui revient de l'intestin et celui qui revient de la rate sont très-différents l'un de l'autre. Nous nous sommes livré à des recherches nombreuses sur ce point, et nous avons eu soin de recueillir séparément le sang de la veine splénique et le sang de la veine mésentérique. Or, nous avons constaté que le sang de la veine splénique contient toujours moins de globules que le sang veineux général, et qu'il contient plus de fibrine. Nous avons constaté également que le sang de la veine porte présente, dans la proportion de ses éléments, des variations très-étendues en rapport avec les phénomènes de la digestion. Dans les premiers temps de l'absorption digestive, la quantité d'albumine du sang de la veine mésentérique est considérablement augmentée, la quantité des globules considérablement diminuée. Dans les périodes qui succèdent à cette absorption, la quantité des globules est augmentée, la quantité de l'albumine est diminuée.

On lit dans beaucoup d'ouvrages que le sang de la veine porte et celui de la rate diffèrent du sang veineux général, parce qu'ils ne se coagulent pas. J'ai eu l'occasion d'examiner ces deux sangs sur vingt-sept chiens ou chevaux, jamais le phénomène de la coagulation n'a manqué, et je ne sais pas comment on a pu le nier. Je ferai remarquer, en outre, que lorsqu'on attribue d'une manière absolue la consistance du caillot à la proportion de fibrine contenue dans le sang, on émet une proposition contestable. Le sang de la veine splénique, en effet, renferme plus de fibrine que le sang veineux général, et cependant son coagulum est plus mou. C'est que la fibrine ne varie pas seulement en *quantité*, elle varie aussi en *qualité*. La fibrine du sang spléni-

que et celle du sang mésentérique diffèrent d'une manière extrêmement ca[..]
térisée de la fibrine extraite des autres parties du système circulato[..]
Lorsqu'on extrait par le battage la fibrine du sang contenu dans ces d[..]
ordres de vaisseaux, on remarque qu'elle est moins élastique que la fib[..]
du sang artériel ou veineux; elle ne se prend point en filaments, mais[..]
petites masses mamelonnées. Lorsqu'on l'abandonne à elle-même, à l[..]
sec, elle se liquéfie complétement, en quelques heures lorsqu'elle prov[..]
de la veine mésentérique, en dix ou douze heures quand elle provient d[..]
rate. Le liquide est tout à fait analogue, pour la consistance, à de la méla[..]
La fibrine extraite simultanément du sang de la veine jugulaire et pla[..]
dans les mêmes conditions, bien loin de se liquéfier, perd au contraire [..]
eau et se dessèche.

J'arrive à un phénomène extrêmement curieux, qui s'est offert à moi d[..]
le sang de la veine splénique des deux chevaux que j'ai examinés, et qui[..]
paraît devoir acquérir une grande importance dans l'étude physiologique[..]
sang. Lorsque le sang de la veine splénique s'est coagulé, on peut décante[..]
sérum au bout de vingt-quatre heures dans un grand état de pureté. L[..]
donc qu'après vingt-quatre heures on a décanté le sérum du sang de la ve[..]
splénique du cheval, et qu'on l'abandonne à lui-même, au bout de cin[..]
huit heures ce sérum se prend complétement en masse. La solidification [..]
parfaite; elle ressemble à une gelée très-solide. On peut agiter, renverse[..]
vase, sans la détacher. A quoi est dû ce phénomène? Doit-il être consid[..]
comme le résultat de la coagulation spontanée de l'albumine du sérum[..]
Mais un des caractères les plus essentiels de l'albumine, n'est-ce pas p[..]
cisément de n'être coagulable qu'à une température de 75° centigrades[..]
Peut-on attribuer la coagulation dont je parle à la fibrine? Mais toute[..]
fibrine ne se coagule donc pas à l'époque de la formation du caillot? Il res[..]
donc dans le sérum une certaine proportion de fibrine liquide qui peut[..]
coaguler plus tard?

Cette substance tient tout à la fois de l'albumine et de la fibrine. E[..]
n'est pas de l'albumine, car elle doit se coaguler spontanément plus tard. E[..]
n'est pas de la fibrine, puisqu'elle ne concourt pas à la formation du caill[..]
Elle peut être considérée comme la transition de l'une à l'autre, comme [..]
lien qui les unit.

Le sang qui revient du foie par les veines sushépatiques a été étudié p[..]
M. Bernard, qui y a signalé la présence du sucre. Le fait serait assez natu[..]
si l'observation avait été faite seulement sur des animaux nourris avec d[..]
substances amylacées (lesquelles se transforment en dextrine et en suc[..]
par l'action digestive), parce qu'en effet ces substances transformées, abso[..]
bées par la veine mésentérique et portées dans le foie, arrivent à la vei[..]

---

¹ L'observation que je mentionne, loin d'avoir été faite pendant les chaleu[..]
de l'été, fut faite, par moi, à une époque où le thermomètre ne marquait, [..]
première fois que +5°, et la seconde fois +8°.

...ce inférieure par les veines sushépatiques. Mais l'existence du sucre a été ...statée aussi dans le foie des carnivores exclusivement soumis au régime ...d'a viande, d'où M. Bernard a conclu que le foie a une action propre, et ...qu'il forme du sucre aux dépens des principes azotés qui lui arrivent par ...la veine porte. Il faut avouer cependant que toutes les difficultés ne sont pas ...lées à cet égard. Le foie des animaux peut contenir du sucre dans son ...tissu, après huit jours d'abstinence et onze jours de régime de viande, ainsi ...qu'il résulte des expériences de M. Bernard, sans qu'il soit rigoureu-...sement nécessaire que le sucre ait pris naissance dans le foie par une ...action propre de l'organe. Il a pu s'y déposer et y séjourner à la suite d'un ...régime amylacé antécédent. Les recherches toxicologiques nous apprennent ...en effet que certaines substances se localisent en quelque sorte dans les or-...ganes, et qu'on peut les retrouver plusieurs semaines et même plusieurs mois ...après leur administration.

...Le sang des règles chez la femme est remarquable par la très-faible pro-...portion de fibrine qu'il renferme ; aussi sa coagulation est imparfaite ; elle a ...lieu sous la forme de grumeaux mous et mal limités. M. Simon, qui en a fait ...l'analyse, signale une augmentation assez notable dans le chiffre des glo-...bules.

... 3. Tous les matériaux solides ou liquides qui entrent dans la composition ...du sang procèdent évidemment des substances alimentaires introduites dans ...le tube digestif, et portées par absorption, soit immédiatement dans le sy-...stème veineux par les veines de l'intestin (veines mésaraïques), soit médiate-...ment par le canal thoracique. Or, les substances alimentaires, eu égard à ...leur constitution chimique, comme aussi eu égard à la nature des altérations ...qu'elles subissent et des parties de l'intestin où elles sont absorbées, peuvent ...être divisées en trois catégories. La première comprend les substances al-...bumineuses ou azotées neutres (albumine, fibrine, caséine, glutine, légu-...mine) ; la seconde, très-répandue dans le règne végétal, comprend les ma-...tières amylacées ou sucrées ; la troisième, les matières grasses tant animales ...que végétales.

Nous trouvons dans le sang ces trois ordres de matières, mais en quantités ...très-inégales. Les principes albuminoïdes qui sont représentés dans le sang ...par l'albumine, la fibrine et les globules, y sont incomparablement plus ...nombreux que les autres, d'où il résulte que, indispensables à la constitution ...du sang, ils s'y fixent et y demeurent pour en renouveler les matériaux. Au ...contraire, les substances amylacées, transformées en sucre au moment de ...l'absorption digestive, et les substances grasses ne font que traverser le sang ...et sont détruites par la respiration ou déposées dans les organes au fur et à ...mesure de leur introduction dans le sang. On ne les retrouve en effet en ...quantité notable dans le sang qu'au moment de l'absorption digestive.

L'aliment qui disparaît le plus vite dans le sang, c'est le sucre. Il est dif-...ficile de le mettre en évidence ; il est incontestable cependant qu'on l'a trouvé ...dans tous les points du système circulatoire. Il est dès lors probable qu'il se

transforme en tissu adipeux. Cela est d'autant plus vraisemblable que les a-
maux herbivores, qui absorbent des quantités considérables de matiè,
amylacées, et relativement des proportions beaucoup moindres de substan
albuminoïdes, ne présentent dans leur sang que des traces de sucre, et q
leurs tissus contiennent des proportions infiniment plus considérables, l
graisse que ceux des carnivores.

De tous les éléments albuminoïdes du sang, le plus important, celui à
constitution duquel toutes les autres substances azotées sont en quelq
sorte subordonnées, ce sont les globules du sang. Ceux-ci ont en effet
commencement ou une origine, une période d'état et une fin. Ils se dév
loppent aux dépens des substances azotées (fibrine, albumine) qui
entourent, et ils se détruisent en abandonnant de nouveau, dans les part
liquides du sang, les matières albuminoïdes qui les ont formées. Il leur f
un certain temps pour réparer leurs pertes, et comme il leur faut aussi
certain temps pour se détruire, l'on peut conclure qu'ils vivent un cert
temps. Fixer leur durée n'est pas possible dans l'état actuel de la scien
mais établir la vérité de ces propositions est facile. En effet, quand, par u
ou plusieurs pertes de sang, l'homme ou les animaux ont perdu une certai
proportion de globules, leur réparation ne s'effectue qu'après un temps pl
ou moins long; tandis que la réparation de l'eau, de la fibrine, de l'albumin
et des éléments solides du sérum se fait très-promptement. Cela tie
à ce que les globules qui existent dans le sang se détruisant sans cesse,
faut que l'équilibre se rétablisse, à l'aide des produits de la digestion a
sorbés, par un mouvement de formation qui l'emporte sur celui de destru
tion. Ce qui prouve d'une autre part la destruction continue des globul
dans le sang, c'est que quand l'absorption digestive est supprimée
amoindrie, lorsque l'homme ou l'animal sont soumis à la diète ou
l'influence d'un régime insuffisant, le chiffre des globules s'abais
fatalement.

Dans les maladies où la diète est observée, le médecin ne doit donc j
mais oublier que la diminution des globules dans le sang marche sile
cieusement de pair avec les autres altérations morbides. Une méthode th
rapeutique qui a quelquefois soulevé une vive opposition, et qui n'a p
toujours été jugée, par ceux qui l'ont attaquée, avec une parfaite in
partialité, la méthode des saignées coup sur coup, s'appuie donc s
les lois d'une saine physiologie. Que fait-on par cette méthode? On met in
médiatement l'organisme dans les conditions où une diète prolongée, unie
des saignées modérées et successives, le mettraient; et, de plus, ces condi
tions provoquées se produisent alors que les tissus sont encore doués d
tout leur ressort organique.

Les produits de la digestion, le fait est surabondamment démontré aujour
d'hui, sont versés dans le sang à la fois par le canal thoracique, et à la foi
par les veines de l'estomac et de l'intestin, c'est-à-dire par la veine porte
On sait de plus, et cela résulte des expériences de MM. Tiedmann et Gmelin

Salras et Bouchardat, de celles de M. Bernard et des miennes propres, que les matières albuminoïdes sont absorbées par les veines, et les matières grasses par les vaisseaux chylifères. Il résulte de là, que la doctrine dans laquelle on considère les globules du sang comme procédant des globules du chyle transformés, n'est pas conforme à l'observation des faits. Ainsi, par exemple, les globules du chyle présentent toujours à l'observation microscopique les éléments granuleux du groupement desquels ils résultent, et cela tant aussi bien dans le sang, où on les retrouve facilement (globules blancs du sang), que dans le chyle. Les globules du chyle ont un diamètre qui est loin d'être uniforme comme celui des globules du sang, ou bien ils sont constitués par des granules plus petits. Ces globules sont tous arrondis. Les globules du sang, au contraire, sont aplatis; ils sont roses; leur diamètre ne franchit jamais une certaine limite qui est fixe. Les globules du sang éclatent dans l'eau; les granules du chyle ne sont point modifiés par l'eau. Les globules du sang sont albumineux et fibrineux; les globules propres du chyle sont formés de matières grasses. La prétendue transformation des globules du chyle en globules du sang est un roman qui ne repose que sur des suppositions hypothétiques. Pour établir la transformation des globules du chyle en globules du sang, on a dit que le chyle se modifie à mesure qu'il s'avance vers le canal thoracique, c'est-à-dire qu'il devient moins opaque, et se charge davantage de principes albumineux et fibrineux; mais ces caractères nouveaux ne lui appartiennent pas, ils lui sont communiqués par la lymphe qui, chemin faisant, se mélange avec lui, ou par le plasma du sang, dans les ganglions lymphatiques. D'ailleurs, ne sait-on pas que les animaux sur lesquels on fait la ligature du canal thoracique peuvent vivre fort longtemps, et qu'on n'aperçoit point de diminution dans la proportion des globules de leur sang? Dans l'ordre de l'évolution organique, l'apparition des globules du sang n'est point subordonnée à celle des globules lymphatiques. D'où viennent donc les globules du sang? Ils empruntent leurs éléments aux principes albuminoïdes qui entrent dans la circulation par la veine porte. Les analyses du sang de la veine porte nous ont montré que tantôt ce sang présente la même proportion de globules que le sang des autres parties du corps, tantôt une proportion plus considérable, et que ce dernier résultat pouvait être rattaché aux phénomènes consécutifs de la digestion. Nous pouvons donc conclure qu'à chaque digestion nouvelle il se forme une certaine proportion de globules nouveaux dans le sein de la veine porte, et que celle-ci les écoule dans le système sanguin. Si, d'une autre part, nous remarquons que les premiers phénomènes de la digestion sont accompagnés de la diminution des globules dans le sang de la veine porte et de l'augmentation correspondante de l'albumine, nous pouvons en conclure encore que les globules résultent de la transformation de l'albumine, et que cette transformation s'accomplit, en partie au moins, dans le sein de la veine porte. Cette formation spontanée des globules dans le sein de la veine porte n'a rien, d'ailleurs, qui puisse nous surprendre;

ne voyons-nous pas que partout où le plasma ou partie liquide du s;,
s'épanche au dehors de ses vaisseaux, les premiers phénomènes qu'il p.li
sente, c'est précisément la formation de globules ou cellules élémentairz?
N'est-ce pas ainsi que se forment les globules de la lymphe, ceux du muc,
ceux du pus, les cellules de l'épiderme et celles de tous les tissus qui s'.
ganisent?

Quelle signification faut-il donner aux globules du sang dans les phévl
mènes de la nutrition? Quel rôle sont-ils appelés à jouer? Si l'on veut bl
remarquer que la nutrition ne s'opère qu'aux dépens des parties dissouz
du sang, et que la sortie des globules du sang en dehors du cercle fermér
la circulation est physiquement impossible, on ne peut pas se refusér
admettre que ce qui nourrit dans le sang, ce ne peut être que ces parties (a
soutes. Les globules ne sont donc pas les éléments immédiats de la nutriti;i
Ils ne sont que des formations temporaires, dans le contenu desquellefl
s'opère probablement des phénomènes de combustion, qui transformr
l'albumine en matière spontanément coagulable ou fibrine *. Pris dans
système circulatoire, les globules contiennent en effet, ainsi que nous z
vons établi, de la fibrine. Le sang qui sort de la rate, où les globules se z
truisent, présente une augmentation de fibrine.

Quoi qu'il en soit, les globules s'accumulant sans cesse par la digestïz
il est évident qu'ils doivent aussi disparaître sans cesse. L'organe dans a
quel cette destruction s'opère est la rate. Le sang qui revient de cet z
gane est toujours moins riche en globules que celui qui y est entré. La d-i
truction des globules qui s'opère dans la rate n'est pas toujours la mêm
ainsi qu'il résulte des recherches que j'ai faites à cet égard. Règle généris
plus le sang est riche en globules, et plus la quantité des globules détrui
dans la rate est considérable. Moins, au contraire, la quantité absolue ●
globules est forte, moins est grande leur diminution dans le sang deb
veine splénique. Il est bien remarquable que ce soit dans le même systèi a
que s'accomplit à la fois l'accroissement et le décroissement des globulesi
sang : tandis, en effet, que la branche intestinale de la veine porte condu
au tronc commun les globules nouveaux, la branche splénique y transil
les vestiges de ceux qui ont cessé d'être. Ce double phénomène de forna
tion et de destruction des globules du sang dans le sein de la veine pori
et de la rate est d'ailleurs favorisé par le séjour que fait le sang dans l'-
térieur de ce système. La rate, formée par un véritable tissu érectile, b
admirablement disposée pour retenir dans son intérieur, pendant a
temps plus ou moins prolongé, une quantité assez considérable de sang,i
le liquide qui circule dans la veine porte, compris entre deux systêm
capillaires, est bien, il est vrai, comme les autres parties du sang, soumi a
la force d'impulsion du cœur, mais il est soustrait à la force d'aspiraticz

---

* La fibrine se distingue surtout de l'albumine, sous le rapport de la comp a
sition, en ce qu'elle a perdu du carbone.

...puis les recherches que j'avais entreprises à ce sujet, l'action spéciale ...rate sur la dissolution des globules du sang a été confirmée par ...lliker.

...t-il rattacher au rôle qu'exerce la rate sur la dissolution des ...les du sang la faculté qu'ont les boissons absorbées dans l'esto... ...de se rendre, par un court trajet rétrograde, jusque dans son inté... ...? On pourrait le penser, si on songe que l'eau exerce une action dis... ...te sur les globules du sang[1].

...'apparition du sang dans l'embryon a lieu simultanément avec celle ...emiers linéaments vasculaires. Les globules du sang apparaissent dans ...ieur des cellules primitives, qui, par leurs prolongements stellés, for... ...le réseau vasculaire initial. Ces globules, dont le développement a été ...nalement étudié sur le poulet et sur le veau, sont d'abord arrondis, ...us gros qu'ils ne le seront par la suite. Ils ressemblent par consé... ... alors, à ceux des animaux invertébrés. Ce n'est que plus tard qu'ils ...tissent. Une fois que les liens vasculaires se sont établis entre l'em... ...et sa mère, comme il n'y a point de communication directe entre ...aisseaux du fœtus et les vaisseaux maternels, et que les échanges se ...u travers des parois des vaisseaux de l'utérus d'une part, et du pla... ...fœtal de l'autre, le sang de la mère ne passe point directement dans ...ryon. Le sang maternel, par rapport au sang du fœtus, est tout à fait ...arable à ce que sont pour le sang de l'adulte les produits de la diges... ...Les matériaux réparateurs ne passent de la mère au fœtus qu'à l'état ...solution. Les globules du sang de l'embryon ont une existence indé... ...nte, ils naissent aux dépens de ces matériaux dans les vaisseaux du ...ta, puisqu'il n'y a point continuité entre le sang de la mère et celui du ...Le sang du fœtus et celui du nouveau-né est plus riche en globules, ...ins riche en fibrine que celui de l'adulte.

...Les principes constituants du sang ne se présentent pas toujours, dans ...omie animale, dans les proportions moyennes que nous avons indi... ... Tantôt ces proportions s'abaissent, tantôt elles s'élèvent, et ces va... ...ns s'annoncent par un trouble plus ou moins prononcé dans les fonc... ...physiologiques. En d'autres termes, il existe un rapport direct entre les ...cations de proportions de quelques-uns des principes azotés et cer... ...tats pathologiques déterminés. MM. Andral et Gavarret, et Becquerel

---

... Goubaux, professeur d'anatomie à l'Ecole d'Alfort, qui a bien voulu ...ter dans mes premières expériences, a observé, en ouvrant des chevaux ...chiens peu de temps après leur avoir fait boire de grandes quantités ...que la rate de ces animaux était énormément distendue. Or, les veines ...tomac viennent s'ouvrir dans la branche supérieure de la veine splénique, ...roche de la rate. Comme la veine splénique n'a point de valvules, et que ...ng qui circule dans son intérieur n'est point soumis aux lois générales de ...culation, il est facile de se rendre compte de ce phénomène.

et Rodier, se sont livrés, à cet égard, à des recherches que nous ne pou...
qu'esquisser ici. D'après les changements qu'elles déterminent dans...
proportions des éléments du sang, MM. Andral et Gavarret établissent...
tre classes de maladies qui peuvent être ainsi groupées. Première cla...
phlegmasies. Deuxième classe : pyrexies, congestions, hémorrhagies c...
brales. Troisième classe : chlorose, anémie. Quatrième classe : album...
ries.

Dans la première classe, caractérisée par l'augmentation de la fib...
il faut ranger ce que les pathologistes désignent sous le nom d'inflam...
tions aiguës. Dans le rhumatisme articulaire aigu, le chiffre de la fil...
oscille entre 7 et 8 ; dans le rhumatisme articulaire subaigu, le ch...
se tient entre 4 et 5 ; enfin, dans le rhumatisme chronique, la fil...
descend à son chiffre normal qui est 3. La moyenne de la fibrin...
sang dans la pneumonie se maintient entre 7 et 8. Dans la bronchite c...
laire, la moyenne oscille entre 6 et 7, etc. Les résultats précédents...
constants, tant qu'intervient la double condition de l'acuité et de la fiè...
Si la maladie est primitivement chronique ou l'est devenue, si la fièvre...
jamais existé ou a disparu, la fibrine cesse d'être en excès dans le sang...

Dans la fièvre traumatique qui accompagne le travail de la cicatris...
des plaies et de la consolidation des fractures, la fibrine se montre auss...
excès dans le sang.

Dans la seconde classe, caractérisée par l'augmentation des globules...
résultats sont moins constants et moins tranchés. Le mouvement fébri...
complique d'ailleurs assez souvent, à une époque plus ou moins ava...
de l'invasion, de la phlegmasie de quelque organe. Alors, on voit le c...
des globules s'abaisser, celui de la fibrine s'élever. Dès lors la maladie n...
partient plus à cette classe, mais à la première. C'est ainsi que dans les...
vres continues le chiffre des globules s'élève à 136, 157, 185.

Le type des états morbides compris dans la troisième classe, c'est la c...
rose. Dans la chlorose bien caractérisée, le chiffre des globules a os...
entre 77,5 et 38,7. C'est là, comme on voit, une diminution considéra...
La fibrine ne varie pas sensiblement dans ses proportions.

Dans la quatrième classe doivent être rangées les maladies qui ont ...
résultat l'apparition de l'albumine dans les urines. L'analyse a mon...
MM. Andral et Gavarret, comme à MM. Becquerel et Rodier, que la prés...
de l'albumine dans les urines a été constamment accompagnée de la di...
nution dans les proportions normales de l'albumine du sérum du sang...
un malade observé par MM. Andral et Gavarret, à l'époque où l'albumin...
était le plus prononcée, le chiffre de l'albumine du sang était descendu à 5...
Lorsque, plus tard, toutes traces d'albumine disparurent dans les urine...
proportion de l'albumine du sérum avait repris son type normal, c'es...
dire 72.

Faut-il ajouter à cette classification, comme l'ont fait MM. Becquere...
Rodier, les maladies dans lesquelles la fibrine est diminuée dans le sa...

Cette classe n'est pas parfaitement justifiée. La diminution de la fibrine, qui rend le sang peu coagulable, ou, comme on le dit quelquefois, incoagulable, est très-peu constante, et on ne sait pas à quelle cause il faut la rapporter. On l'observe parfois dans les intoxications, dans les fièvres éruptives, paludéennes, dans le scorbut.

0. Quelques principes qui existent normalement dans le sang, mais en quantité très-faible, augmentent, dans ce liquide, sous l'influence de l'état pathologique. L'urée est de ce nombre. L'urée, dont l'existence est restée problématique dans le sang de l'homme, jusqu'à ces derniers temps, a été aperçue à diverses reprises dans le sang des individus atteints de la maladie de Brigth. Son apparition dans le sang a coïncidé avec sa diminution dans l'urine. Il se produit donc, en pareille occasion, le phénomène observé autrefois par MM. Prévost et Dumas, c'est-à-dire concentration de l'urée dans le) sang, par défaut d'élimination. Les nombreuses recherches qui ont été faites sur les principes de la bile dans le sang, dans les cas d'ictère, se résument toutes en ce double résultat : augmentation de la quantité normale de cholestérine dans le sang, et apparition des principes colorants de la bile, ou peut-être simplement, coloration plus intense de la matière colorante jaune du sérum. Dans le diabète sucré le sang extrait de la veine contient des proportions très-notables de sucre.

β. Dans quelques cas, la coagulation du sang a lieu spontanément pendant la vie dans l'intérieur de ses vaisseaux, et même du cœur. Lorsque ces concrétions spontanées sont volumineuses, et lorsqu'elles se forment promptement, elles peuvent déterminer la mort subite. Une autre espèce de coagulation, ou plutôt d'arrêt du sang, dans l'intérieur des petits canaux sanguins, est l'un des phénomènes de l'inflammation. L'introduction dans le sang de certaines substances étrangères peut donner lieu aux accidents les plus redoutables : tels sont tous les gaz autres que l'air atmosphérique, lesquels ont la propriété de donner au sang une couleur foncée, analogue à celle que lui communique l'acide carbonique; telle est l'introduction du pus, qui agit à la manière des substances toxiques, et détermine la putridité du sang en altérant sa plasticité, et par conséquent en détruisant plus ou moins complétement la fibrine.

γ. A plusieurs reprises on a fait mention d'hématozoaires dans le sang de l'homme ; et dernièrement encore, on a dit les avoir trouvés dans le sang de l'homme atteint de syphilis. Le fait a besoin d'être confirmé. Mais si on n'en trouve point dans le sang de l'homme, on en trouve dans le sang du chien (filaire), dans les poches anévrysmales du cheval (strongulus armatus), et dans les oiseaux, les reptiles, les poissons et les animaux invertébrés.

ARTICLE II.

DU CHYLE [1].

a. On désigne sous le nom de *chyle* le liquide qui circule dans les vaisseaux lymphatiques de l'intestin ; aussi ces vaisseaux ont-ils reçu le nom de chylifères. Il faut cependant ajouter une restriction à cette définition, et réserver le nom de chyle au liquide laiteux qui remplit les vaisseaux chylifères, seulement pendant la période digestive. Dans l'intervalle des digestions, alors que les vaisseaux chylifères de l'intestin ne charrient pas vers le canal thoracique les substances alimentaires absorbées sur la surface intestinale, ils ne renferment qu'un liquide tout à fait analogue à celui qui remplit toutes les autres divisions du système lymphatique, c'est-à-dire de la lymphe. Cependant, comme la digestion ne fait pas entrer en un instant dans la circulation tous les matériaux qu'elle prépare pour l'absorption, comme il faut quatre, six ou huit heures pour que cette absorption soit complétement terminée, il y a donc, longtemps encore après que l'animal a pris des aliments, du chyle dans les vaisseaux lymphatiques de l'intestin. Le besoin des aliments et l'introduction d'une nouvelle ration alimentaire coïncidant avec la terminaison du travail de la digestion et de l'absorption précédente, il est vrai de dire encore que les dernières traces de chyle ont à peine disparu des vaisseaux lymphatiques de l'intestin, quand le nouveau travail d'absorption commence.

De là il résulte que, pour obtenir du chyle aussi pur que possible, il faut sacrifier les animaux dans le moment où l'absorption des produits de la digestion est dans toute son intensité. Or, ce moment peut être évalué, chez le chien, entre deux et quatre heures après le repas. Chez les herbivores cet instant est plus reculé.

Nous ferons encore observer qu'on ne peut se procurer une quantité notable de chyle, soit pour en faire l'analyse, soit pour en étudier les propriétés physiologiques, qu'en l'extrayant du canal thoracique. Or, il est facile de s'apercevoir que, dans les circonstances même les plus favorables, on est loin d'avoir du chyle pur, puisqu'en ce point du système lymphatique, le chyle se trouve mélangé avec la lymphe, qui revient de toutes les parties du corps. On ne peut donc se flatter d'avoir du chyle pur qu'en

---

[1] *Consultez :* Tiedmann et Gmelin, *Rech. expérim. sur la digestion,* 1827. — Nasse, *in* R. *Wagner's handwœrterbuch,* I. — Nasse, *Untersuchung. f. physiol. und patholog.,* 1839. — Schultz, *Syst. der circulat.,* p. 39. — Wagner, *Icon. physiolog.,* pl. XIII. — Bruns, *Lehrb. der allg. anat.,* 1841. — Rees, *Lond. medic. gaz.,* 1841. — Gruby et Delafond, *Comptes rendus, Acad. des sciences,* 18.. — Bouisson, *Études sur le chyle, Gaz. méd.,* 1844.

pprochant assez de l'intestin, pour que les vaisseaux lymphatiques ne se ient point encore anastomosés avec des vaisseaux venant d'un autre point.

Le chyle le plus pur qu'on puisse se procurer est celui qu'on obtient n petite quantité, il est vrai) en ouvrant les chylifères sur l'intestin lui-ême, au moment où ces vaisseaux sortent de l'épaisseur des tuniques qui composent. On peut par conséquent se procurer assez de chyle pur pour a faire l'objet d'études microscopiques ; les quantités assez considé-ables de chyle qu'on retire du canal thoracique pour en faire l'analyse, nt loin de représenter ce liquide à l'état de pureté. Voilà pourquoi les iteurs qui ont écrit sur ce sujet sont si peu d'accord entre eux sur la mposition du chyle et sur sa constitution microscopique.

D'un autre côté, c'est en vain qu'on chercherait à se procurer du chyle ur dans l'intérieur de l'intestin grêle lui-même. Il est vrai que ses éléments istent, y mais ils y sont mélangés avec tous les autres produits de la di-estion ; et, quelque soin qu'on pût mettre à les en isoler, on n'y parvien-rait jamais comme les vaisseaux chylifères eux-mêmes. Le chyle pur n'existe onc que dans les vaisseaux chylifères, ce qui ne veut pas dire que la ma-ière du chyle se forme dans les vaisseaux chylifères ; car ceux-ci se bor-ent à l'absorber sur les parois intestinales.

Il y a, je le répète, dans tous les ouvrages qui traitent du chyle, deux scriptions différentes, qui s'appliquent, l'une au chyle pur, et l'autre au iyle impur ou mélangé de lymphe. Nous insisterons surtout sur le pre-ier, tout en indiquant en quoi le chyle mélangé de lymphe diffère de lui.

b. Le chyle *pur* est un liquide blanc, opaque, tout à fait analogue à du it. Cette ressemblance, depuis longtemps observée, avait fait donner autre-is aux vaisseaux qui le charrient le nom de vaisseaux *lactés*. Le chyle pur e se *coagule* pas : c'est là son caractère le plus essentiel. Le chyle obtenu ar l'ouverture du canal thoracique se coagulant fortement, on peut en nclure qu'il ne doit cette propriété qu'à son mélange avec la lymphe.

c. Lorsqu'on examine au microscope du chyle extrait sur les chylifères e l'intestin, c'est-à-dire à l'état de pureté, on constate qu'il est constitué ar un liquide transparent, au milieu duquel sont suspendus, en quantité onsidérable, de petites particules, comparées epuis long-

FIGURE 11.

emps par Cruikshank aux plus petits globules du lait. Ces articules *sphériques* ont des dimensions très-petites, elles essemblent à une fine poussière, et beaucoup d'entre elles e peuvent être mesurées, à cause de leur petitesse fig. 11).

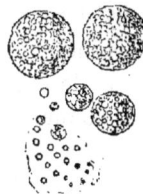

d. Outre ces particules en quelque sorte élémentaires, on perçoit aussi des corpuscules ou globules beaucoup plus ros, qui résultent de l'accolement des granules élé-mentaires. Ces globules qui sont incolores, transparents et mités d'une manière assez nette (fig. 11), ont généralement de $0^{mm},006$ $0^{mm},01$. Ils sont beaucoup moins nombreux que les précédents. On les

trouve plus abondants lorsqu'on examine le chyle dans le canal thoracique,
probablement parce que l'accolement des granules élémentaires est favorisé
alors par la présence dans le canal thoracique du liquide plastique et co-
gulable fourni par les vaisseaux lymphatiques. Les globules composés du
chyle sont granuleux, c'est-à-dire qu'on aperçoit distinctement en eux les
éléments du groupement desquels ils résultent. Les granules et les globules
granuleux ou composés du chyle sont constitués par de la graisse, car si on
les traite par l'éther, sous le microscope ils disparaissent, et on ne trouve
plus sur la plaque du microscope, après l'évaporation de l'éther, que des
masses irrégulières de matière grasse.

Le chyle du canal thoracique, ou chyle impur, présente moins de ces
granules extrêmement fines qui forment la masse presque entière du chyle
initial. On n'y trouve plus guère que les globules composés ou granuleux représentés dans la figure 11. C'est donc principalement à cet état
que les globules propres du chyle sont versés dans le torrent de la circulation sanguine.

Dans le liquide du canal thoracique, on trouve aussi d'autres globules
dont nous parlerons plus loin ; mais ces globules, différents des précédents,
n'appartiennent point au chyle, mais à la lymphe. Les globules de la lymphe peuvent être constatés aussi, quoiqu'ils soient rares, dans le chyle
avant son entrée dans le canal thoracique, pourvu qu'on ait soin de prendre
du chyle après son passage à travers les ganglions lymphatiques. Mais le
chyle qui a traversé des ganglions ne peut déjà plus être considéré comme
pur, car dans les ganglions lymphatiques, comme dans toutes les parties
qui reçoivent des vaisseaux sanguins, les éléments de la lymphe prennent
naissance.

Le chyle pur, qui se distingue de la lymphe qui est transparente, par son
opacité et sa lactescence, doit donc cet aspect à ses globules caractéristiques.
Son opacité et sa lactescence diminuent à mesure que le chyle s'éloigne de
l'intestin, parce qu'il se trouve mélangé avec la lymphe.

e. Le chyle se forme aux dépens des matières grasses introduites par
absorption dans l'intérieur des vaisseaux lymphatiques de l'intestin. Pour
étudier le chyle tel que nous venons de le décrire, il faut donc non-seulement le prendre le plus près possible des origines intestinales du système
chylifère, mais il faut encore donner à l'animal des aliments qui renferment
des matières grasses. Lorsqu'il a fait usage de lait, de beurre, de viande,
d'os, le chyle est laiteux et renferme ses globules gras. Lorsqu'au contraire
on donne à l'animal, comme l'ont fait MM. Tiedmann et Gmelin, des substances alimentaires privées à dessein de leurs matières grasses, telles que
l'albumine et de la fibrine, de la colle et de l'amidon, le liquide qui circule
alors dans les vaisseaux chylifères de l'intestin n'est point lactescent ; il ne
diffère pas de celui qui circule dans les autres points du système lymphatique, et il est analogue à celui qui remplit les vaisseaux chylifères d'un animal à jeun. Ce n'est pas du chyle, mais de la lymphe. Elle ne diffère en rien

elle qui circule dans les autres départements du système. Il est dès lors possible d'affirmer que dans ce cas spécial les matières albuminoïdes, qui pénétrer dans le sang, s'engagent, comme les matières grasses, dans le même chylifère. Il est même permis de penser que le système chylifère est à peu près étranger à leur absorption, car nous savons que ces matiè- res ont absorbées par les veines intestinales.

Les globules élémentaires et composés du chyle prennent évidem- ment naissance dans l'intérieur même du système chylifère, aux dépens des matériaux de l'absorption, car il est aujourd'hui démontré que les vaisseaux chylifères ne présentent point d'ouvertures aux parois intestinales. Leur formation est donc analogue à celle des globules du sang qui naissent spon- tanément aussi dans le sein de la veine porte, aux dépens des matériaux absorbés par elle.

Tous les mammifères ont du chyle, c'est-à-dire un liquide blanc dans les vaisseaux lymphatiques de l'intestin pendant la digestion. La proportion de chyle, représentée par la teinte lactescente du liquide contenu dans les vaisseaux chylifères, est d'autant plus considérable que les matières alimen- taires sont plus riches en substances grasses. Ainsi, le liquide qui circule dans les chylifères des herbivores est bien plus lactescent après l'adminis- tration de l'avoine qu'après celle de l'herbe et de la paille. Doit-on dire que les oiseaux, les reptiles et les poissons, par cela seul qu'ils ont des vaisseaux lymphatiques, ont aussi du chyle dans les vaisseaux de ce système qui nais- sent sur l'intestin ? Non, tant qu'on n'aura pas établi par expérience que la lymphe et le liquide qui circule dans leurs vaisseaux chylifères offrent des différences microscopiques ou chimiques. Cependant certains faits de chyle lactescent observés sur des reptiles qui vivent de substances animales, ten- dent à faire supposer que du chyle proprement dit se montre chez eux dans les vaisseaux lymphatiques de l'intestin ; sa présence est subordonnée vraisemblablement à l'existence des matières grasses dans les aliments dont l'animal se nourrit.

Il existe beaucoup d'analyses du chyle ; malheureusement, comme elles ont toujours été faites et qu'il n'est guère possible de les faire que sur le liquide extrait du canal thoracique, les résultats qu'on a obtenus sont com- plexes et portent à la fois sur le chyle et sur la lymphe. Il en résulte que ces analyses pèchent de deux manières : 1° on n'a pas ainsi la proportion exacte et absolue des matériaux du chyle *pur*, et 2° on voit figurer, dans les résul- tats obtenus, des matériaux qui existent dans la lymphe et non dans le chyle ; telle est, par exemple, la fibrine. Le chyle, en effet, pris à ses origines, ne contient pas sensiblement de fibrine, puisqu'il ne se coagule pas. Cependant, telles qu'elles sont, ces analyses, comparées à celles de la lymphe, peuvent nous éclairer sur les différences qu'apporte dans ce liquide la présence du chyle qui s'y mélange dans le canal thoracique.

Voici quelques-unes de ces analyses ; je choisis les plus caractéristiques. Les auteurs ne disent pas toujours à quelle période de la digestion ont été

sacrifiés les animaux, mais il est évident que les variations observées so: :
relatives à l'époque digestive. Elles sont rapportées à 1,000 grammes c:
liquide.

	TIEDMANN et GMELIN. — (Cheval.)	SIMON. — (Cheval.)	REES. — (Ane.)	REES. .:: — m s (Hom e):
Eau.....................	918	928	902	904 :
Fibrine................	7	0.8	3	Traces. -:
Albumine.	42	46	55	70 · 0
Matières grasses[2]..........	16	10	56	9 0
Matières extractives et sels. ..	16	14		14 :

On remarquera, dans ces analyses, que sous le nom de fibrine on désigis:
le coagulum desséché. Or, le coagulum qui se forme dans le chyle extrait ti
canal thoracique renferme à la fois et la fibrine et les globules propuc
de la lymphe. Ceux du chyle restent pour la plupart en suspension dans ie
sérum. Quant aux globules du chyle, qui peuvent avoir été emprisonne
dans le caillot au moment de la coagulation, on les retire de ce caillot ic
traitant celui-ci avant la pesée, par l'alcool et l'éther : les globut:
propres du chyle sont donc compris parmi les matières grasses. L'arti::
fibrine est par conséquent étranger au chyle *pur*. On remarquera combi:
ce chiffre est peu élevé dans l'analyse de M. Simon et dans celle de M. Re:l
sur l'homme. La lymphe à laquelle la fibrine et les globules du caillot app:q
tiennent, se trouve donc masquée en grande partie par la présence t:
chyle.

Les deux analyses du chyle faites par M. Rees méritent surtout de fi:
l'attention. Le chyle de l'âne sur lequel a porté l'analyse avait été extr:.
non pas du canal thoracique, mais plus près de l'intestin, dans les v::
seaux lactés qui vont des ganglions mésentériques au canal thoracic::
M. Rees a donc fait l'analyse d'un chyle plus pur que tous ceux qui l':.
précédé. D'après cette analyse, le chyle peut être envisagé, sous le rapp:
chimique, comme un liquide contenant une assez forte proportion d'ca::
une quantité sensiblement égale de matières grasses et d'albumine. Le cho
pris en ce point a déjà traversé des ganglions, il est déjà coagulab::
par conséquent il n'est pas pur ; mais il est facile de s'apercev:
qu'à mesure qu'on s'approche du point de départ, la quantité d
matières grasses augmente. La fibrine ou coagulum, qui figure dans l'a::
lyse de M. Rees pour le chiffre 5, doit être envisagée comme ay:

---

[1] Le chyle de l'homme dont M. Rees a fait l'analyse a été pris dans le ca::
thoracique d'un homme mort par suspension.

[2] Il faut se souvenir que dans le sang les matières grasses figurent ordin::
rement pour 2 ou 3 grammes seulement.

fournie dans les ganglions mésentériques, puisqu'avant de s'y engager chyle n'est point coagulable. Quant à l'albumine, si le chyle l'a en partie pruntée dans les ganglions mésentériques, il est certain qu'elle existe dans le chyle pur. Pour s'en convaincre, il suffit de faire chauffer une petite capsule du chyle extrait sur les parois mêmes de l'intestin. 70 ou + 75°, le chyle s'épaissit et se prend en masse. L'albumine qui gage avec la graisse dans les radicules des chylifères, paraît donc néces- à son émulsion et à son absorption. Elle provient des liquides sé- s par la muqueuse intestinale ou par les organes glanduleux de la stion, car sur des animaux auxquels on ne fait avaler absolument que graisse ou du beurre, le chyle pris dans les lymphatiques de l'intes- contient manifestement une certaine proportion d'albumine. On re- quera encore que le chyle, comme d'ailleurs la lymphe, renferme une ortion assez considérable de matières salines.

ARTICLE III.

DE LA LYMPHE [1].

La lymphe est le liquide qui circule dans les vaisseaux lymphatiques. trouve donc cette humeur dans toutes les régions du corps. Mais pour procurer des quantités notables, il faut l'aller chercher dans le canal acique, aboutissant de tous les vaisseaux lymphatiques. On peut se pro- de la lymphe pure, beaucoup plus facilement que du chyle pur. Il suffit cela de faire jeûner les animaux, pour se mettre en garde contre la ence des matériaux du chyle. On a recueilli la lymphe sur d'autres ts, comme, par exemple, sur le dos du pied de l'homme, à la suite d'une ure, mais il est plus que probable que dans ce cas on n'avait pas de la he pure. On a retiré aussi de la lymphe des vaisseaux lymphatiques du sur le cheval.

La lymphe est un liquide clair, transparent, jaunâtre ou rosé. Sa co- ion est d'autant plus prononcée que l'animal a plus longtemps jeûné. mphe est plus colorée dans certains organes; celle qui revient de la à la couleur de l'eau rougie. C'est à la lymphe mélangée avec le chyle le canal thoracique, au moment de l'absorption digestive, que le li- e doit sa couleur rose, car le chyle pris à ses origines est toujours .

La lymphe examinée au microscope présente des globules; ces globules

---

Consultez : Leuret et Lassaigne, *Recherches physiol. et chimiques, pour servir* *itoire de la digestion*, 1825. — Tiedmann et Gmelin, *Op. cit.*, 1827. — , *Untersuchungen ueber eiter*, 1838. — Marchand et Colberg, *Müller's* , 1838. — J. Müller, *Physiolog.*, trad. franç., t. I.

sont rares ; leur quantité est infiniment moins considérable que celle d
globules du sang. Il arrive souvent qu'il faut faire plusieurs observatio s
successives pour les reconnaître dans le liquide soumis à l'observation. C i
globules sont sphériques et lisses, ils sont un peu plus petits que les gl
bules du sang ; ils ont de 0ᵐᵐ,004 à 0ᵐᵐ,005. Ces globules sont très-faibl
ment colorés en jaune. C'est à eux vraisemblablement que la lymphe d
sa coloration jaunâtre ou rosée.

d. La lymphe extraite de ses vaisseaux ne tarde pas à se coaguler. C'
à la lymphe, que le chyle pris dans le canal thoracique doit de se coagul
La lymphe emprunte cette propriété à la fibrine qu'elle contient. Celle-
en se coagulant, emprisonne dans ses mailles les globules de la lymphe.
caillot de la lymphe rougit à l'air. Plongé dans l'oxygène, il prend une be
teinte rutilante.

Il y a longtemps qu'on avait remarqué que la coagulabilité du chyle
trait du canal thoracique était en raison inverse de la quantité d'alime
donnés à un animal. D'après ce qui précède, on se rend facilement comp
de ce phénomène. Comme la coagulabilité du chyle dépend de la proporti
de lymphe mélangée avec ce liquide, on comprend que plus le chyle domi
dans le mélange et moins le coagulum a de tendance à se former, et qu
contraire, moins le chyle *proprement dit* est abondant dans le canal th
racique, plus le liquide qu'on extrait de ce canal a de tendance à la coa
lation.

e. Voici quelques-unes des analyses qui ont été faites sur la lymphe.

	LEURET et LASSAIGNE. — (Cheval.)	CHEVREUL. — (Cheval.)	MARCHAND et COLBERT. — (Homme.)	REES. — (Ane.)
Eau.	925	926	969	965
Fibrine	3	4	5	1
Albumine.	57	61	4	13
Matières grasses............	»	»	3	»
Matières extractives et sels....	15	19	19	21

MM. Marchand et Colbert ont analysé le liquide transparent qui s'éc
lait d'une plaie faite au cou-de-pied. Nous avons reproduit leur anal
pour montrer, ainsi que nous l'avons fait remarquer plus haut, que le
quide qu'ils ont examiné n'était pas de la lymphe véritable. L'abaissem
extraordinaire du chiffre de l'albumine, ainsi que l'apparition des mati
grasses différencient cette analyse de toutes les autres.

Les analyses précédentes établissent une différence fondamentale en
le chyle et la lymphe, par l'absence des matières grasses.

Ces analyses prouvent aussi combien les globules de la lymphe sont p
nombreux. Le chiffre du caillot desséché, qui comprend à la fois et les glob
de la lymphe et la fibrine, ne donne pour 1,000 grammes de liquide qu'un

de 1, 3, 4, ou 5 grammes, tandis que dans le sang il y a, tant en fibrine qu'en globules, environ 130 grammes pour 1,000 grammes de sang. Comme la lymphe est aussi coagulable que le sang, et que dans le sang il y a 3 grammes de fibrine pour 1,000, s'il y a dans la lymphe une quantité de fibrine analogue à celle du sang; on voit quelle faible quantité il reste pour représenter le chiffre des globules de la lymphe.

Le caillot de la lymphe ne paraît pas cependant retenir tous les globules, une partie d'entre eux reste en suspension dans le sérum. Dans les analyses, les globules non emprisonnés dans le caillot sont, par conséquent, notés avec les matériaux solides du sérum, mais leur quantité est si faible que cette cause d'erreur peut être négligée.

La lymphe prend naissance aux dépens du plasma du sang exhalé dans le sein des organes, au travers des parois des vaisseaux. Comme il n'y a pas une communication directe entre les radicules lymphatiques et les vaisseaux capillaires sanguins, il est évident aussi que les globules qu'on aperçoit dans la lymphe se forment dans le système lymphatique lui-même; de même que les globules propres au chyle se forment dans les vaisseaux chylifères; de même que les globules du sang se forment dans le système sanguin lui-même.

La lymphe joue certainement un rôle capital dans les phénomènes de nutrition; mais on ignore complétement quelle est sa part d'action dans les actes de la vie nutritive.

SECTION II.

ARTICLE I.

DES VAISSEAUX EN GÉNÉRAL.

§ 345. La situation des vaisseaux est intérieure ou profonde. Les plus gros sont placés en général vers le centre du corps, et l'on ne trouve aux surfaces que des divisions d'une ténuité extrême, et encore sont-elles séparées des corps extérieurs par une couche de substance non vasculaire.

Les vaisseaux principaux, soit au tronc, soit aux membres, sont en général placés dans le sens de la flexion des parties.

En général, on trouve ensemble, une artère, une ou deux veines, et plusieurs vaisseaux lymphatiques; en outre, on trouve sous la peau beaucoup de vaisseaux lymphatiques et de veines, et peu d'artères.

§ 346. Le volume respectif des vaisseaux des trois espèces est tel qu'en général les vaisseaux qui rapportent, savoir les veines et

les lymphatiques, sont ensemble beaucoup plus volumineux que les
artères qui portent le sang. Les veines même, à elles seules, ont en
général beaucoup plus de capacité que les artères auxquelles elles
correspondent ; cela est surtout vrai des vaisseaux généraux du
corps. Quant au rapport de volume et de nombre, ou de capacité
totale, entre les vaisseaux veineux et lymphatiques, il est moins
connu ; on sait bien cependant que sous la peau, sous les membranes
muqueuses, et autour des membranes séreuses, il y a tout à la fois
beaucoup de veines et de vaisseaux lymphatiques ; que dans les interstices musculaires des membres et des parois du tronc, il y a
encore beaucoup de vaisseaux lymphatiques avec les veines, tandis
que dans le canal rachidien et dans le crâne il y a beaucoup de
veines volumineuses, et peu ou point de vaisseaux lymphatiques. Ces derniers rapports dépendraient-ils de la différence de
la matière dont les muscles et la substance nerveuse se nourrissent
et par conséquent de la matière différente qui reste dans la circulation ?

§ 347. La forme extérieure du système vasculaire est celle d'un
arbre dont le tronc tient au cœur, et qui se divise successivement
en branches, en rameaux et en ramuscules de plus en plus fins.

Chaque vaisseau, depuis son origine d'une branche plus grosse
jusqu'à sa division en rameaux plus petits que lui, conserve en général une forme cylindrique.

Comme en général la somme des branches qui résultent de sa
division d'un tronc l'emporte sur le volume du tronc lui-même, il
s'ensuit aussi que le système vasculaire pris en masse a la forme
d'un cône dont le sommet est au cœur et dont la base est formée par
l'ensemble de tous les ramuscules répandus dans le corps.

§ 348. Le nombre des divisions d'un tronc vasculaire, depuis son
centre d'origine jusqu'à ses dernières ramifications, n'est pas le
même dans toutes ses parties. On l'a beaucoup exagéré, en le portant à quarante ; Haller s'est beaucoup plus approché de la vérité
en portant à une vingtaine le maximum des divisions successives d'un vaisseau depuis son tronc jusqu'à ses dernières divisions.

Dans certains endroits, les vaisseaux se divisent en se bifurquant,
de manière que le tronc cesse par sa division en deux branches, la
branche par la séparation en deux rameaux. Ainsi l'aorte se bifur-
que en iliaques communes, celles-ci se bifurquent à leur tour ; les
carotides primitives se divisent également en deux. Les vaisseaux

...tinaux présentent cette division dichotomique d'une manière ...marquable.

...es angles que les vaisseaux forment en se divisant, et sous les-...ls les branches se séparent des troncs, varient, mais sont pour ...lupart aigus du côté des rameaux. Il est bon d'observer avec ...er que ces angles, auxquels on a attaché beaucoup d'importance, ...t en grande partie détruits ou changés par la dissection, en en-...nt le tissu cellulaire qui entoure les vaisseaux. Il y a quelques ...les qui sont à peu près droits, ils sont en général formés par les ...mières et les plus grosses divisions des troncs : ainsi les bran-...s de la crosse de l'aorte, l'artère cœliaque, les rénales, etc. ; les ...hes rénales et hépatiques, les veines sous-clavières, les jugulai-...etc. ; le canal thoracique, à son embouchure dans la veine sous-...vière, et quelques autres, comme les vaisseaux sacrés antérieurs, ...iens, etc. Quelques vaisseaux même forment des angles obtus : ...s sont les premiers vaisseaux intercostaux, les vaisseaux inférieurs ...cervelet, ceux du cœur, et quelques vaisseaux des membres, etc. ...plupart enfin forment des angles aigus, et souvent très-aigus ; ...s sont par exemple les vaisseaux spermatiques.

...l faut observer, relativement aux angles que l'on regarde comme ...its, et même comme obtus, que la plupart sont réellement aigus ; ...is à une petite distance de leur origine, les branches, après un ...urt trajet, changent de direction, se réfléchissent et suivent un ...et rétrograde ou contraire à celui du tronc, à peu près comme on ...voit dans les branches des saules pleureurs.

...l n'y a aucune loi ou règle générale à déduire de l'observation ...r les angles que forment les divisions des vaisseaux. Ainsi l'on voit ...grosses branches aussi bien que des petites, et des branches ...sines du tronc et de son origine, aussi bien que des rameaux très-...ignés, naître sous des angles plus ou moins aigus.

...Ce qui est vrai des gros vaisseaux l'est également des plus petits, ...ns les divisions desquels on trouve également des angles aigus ...ur la plupart, quelques-uns droits et même quelques-uns ...tus.

§ 349. Les branches des diverses parties du système vasculaire, ...ent en se divisant ou se ramifiant, à mesure qu'elles s'éloignent de ...rigine ou du centre du système, ont cependant entre elles des ...mmunications ou anastomoses. Les vaisseaux lymphatiques sont ...ux qui en ont le plus, les veines en ont beaucoup ; les artères en ...t moins, et cependant en ont encore un très-grand nombre. Ces

communications ont lieu par la rencontre et la réunion de deux va-
seaux d'une même espèce et d'un volume égal.

Dans quelques endroits deux vaisseaux, marchant obliquement l'i
vers l'autre, se réunissent en un seul tronc qui suit la directi
moyenne ou diagonale des deux ; telles sont la réunion des deux a
tères vertébrales pour former la basilaire, celle des artères spina
antérieures, celle de l'aorte et de l'artère pulmonaire dans le fœt
celle de beaucoup de veines, etc.

Les vaisseaux s'anastomosent le plus souvent en formant par le
rencontre une arcade, de la convexité de laquelle partent des a
meaux : c'est ce que l'on voit dans les vaisseaux mésentériques
intestinaux, autour des articulations, à la main, au pied, etc.

Dans d'autres endroits deux vaisseaux, suivant chacun leur dir
tion, communiquent par une branche transversale ; telle est la co
munication des artères ombilicales entre elles dans le placenta; tel
sont celles des artères du cerveau, du côté droit avec le côté ga
che, et de la partie antérieure avec la postérieure ; telles sont au
celles de beaucoup de veines et d'artères des membres.

Dans plusieurs parties, ces communications diverses et [plus
moins nombreuses forment des cercles ou des polygones, comm
celui de Ridley ou de Willis, sous le cerveau, ceux de l'iris,
l'orifice buccal, celui qui entoure l'estomac, etc.

Dans un grand nombre de parties, ou presque partout, les va
seaux qui s'anastomosent en arcades, se réunissant également a
d'autres provenant de branches, les unes plus rapprochées,
autres plus éloignées du centre du système vasculaire, établi
sent des voies collatérales à la circulation : ainsi, par exemple,
vaisseaux circonflexes de la hanche communiquent tout à la fa
par en haut avec des vaisseaux du tronc, et par en bas avec
vaisseaux du genou, et ceux-ci, en même temps, communiqu
aussi avec des rameaux nés des vaisseaux de la jambe.

En général, le vaisseau ou les vaisseaux qui résultent d'une ana
tomose sont plus volumineux que chacun des vaisseaux abouch
et moindres que la somme de ces vaisseaux.

Les anastomoses sont d'autant plus multipliées qu'elles ont li
entre des vaisseaux plus petits et dans des parties plus éloignées
centre ; elles ont lieu aussi entre de grosses branches aux extrémi
du corps, par exemple, dans la cavité du crâne, à la main et au pie
Dans la plupart des endroits, elles font communiquer des vaissea
dont l'origine est assez rapprochée ; dans quelques-uns, elles en fo

...uniquer dont l'origine est assez distante, ou même très-éloi-
...comme de la région sous-clavière à la région inguinale par
...ple. Les anastomoses des vaisseaux sanguins sont plus nom-
...es et plus grandes autour des articulations que dans les inter-
...; celles des veines et des vaisseaux lymphatiques sont encore
...fréquentes entre les troncs principaux ; celles des veines en par-
...er sont très-multipliées sous la peau.

...se fera une idée du nombre et de l'importance des anastomoses
...d on saura que l'aorte [1] peut être rétrécie, oblitérée, liée même,
...que la circulation ou l'injection cesse de faire parvenir les li-
...es dans toutes les parties du corps ; que les plus grosses vei-
...*, les veines caves elles-mêmes, étant oblitérées, le sang circule
...moins.

...es anastomoses ont pour but de favoriser et de régulariser la
...ulation des humeurs.

350. Les gros vaisseaux suivent une direction passablement droite,
...général parallèle à l'axe du corps ; c'est pour cela qu'on pratique
...préférence les incisions en long, pour éviter de les léser.

...ependant, en beaucoup d'endroits, les vaisseaux ont une direc-
...flexueuse. La flexuosité consiste en un trajet alternativement
...lé au-dessus et au-dessous d'une ligne droite ; elle augmente
...l'état de réplétion ou d'injection des vaisseaux du cadavre, et,
...s les artères, pendant la systole du cœur : elle diminue dans les
...onstances opposées ; elle diminue surtout beaucoup par la dis-
...ion exacte des vaisseaux. Les flexuosités sont très-marquées dans
...vaisseaux des parties sujettes à de grands changements de vo-
...e, de figure, de situation ; comme la bouche, l'estomac, l'intes-
...la vessie, l'utérus, la langue, et le testicule avant sa sortie, etc.,
...de celles qui sont sujettes à de grands mouvements, comme les
...irons des articulations : ici cependant il y a moins de flexuosités,
...s les vaisseaux sont très-élastiques.

...es vaisseaux de la rate, ceux du cerveau, les veines spermati-
...s sont aussi très-flexueux, sans que cela paraisse destiné au
...me usage.

...es flexuosités des vaisseaux sanguins sont plus marquées que celles

...Scarpa, *sur l'Anévrysme*, traduit par Delpech, Paris, 1809. — A. Cooper, et
...ravers, *Surgical essays*, part. i, Lond., 1818.
...J. Hodgson, *Maladies des artères et des veines*, traduit par M. Breschet,
...s, 1819.

des vaisseaux lymphatiques, et celles des artères plus grandes que celles des veines.

§ 351. La disposition symétrique des vaisseaux est très-imparfaite. Elle n'existe point dans leurs parties centrales ; ils sont à peu près symétriques dans leurs divisions qui appartiennent à des parties symétriques, et asymétriques dans celles qui appartiennent à des parties sans symétrie. Les artères, les veines et les vaisseaux lymphatiques présentent également cette disposition. Dans certains animaux et dans l'embryon, le système vasculaire est plus symétrique que dans l'homme adulte. Du reste, outre le défaut général de symétrie, le système vasculaire est encore sujet à beaucoup d'irrégularités dans sa distribution.

§ 352. Les parois des vaisseaux tiennent par la surface externe à la masse du corps dans laquelle ils sont ramifiés ; leur surface interne est lisse, polie, luisante, humide, et en contact avec les humeurs circulatoires ; elle présente des éperons saillants là où les branches forment des angles aigus avec les troncs. Les parois ont une épaisseur qui, relativement au diamètre du vaisseau, va en augmentant des troncs vers les ramifications. La cavité présente exactement, comme cela vient d'être dit des vaisseaux eux-mêmes, la forme cylindrique dans chaque division ; et celle d'un cône croissant en allant des troncs vers l'ensemble des rameaux.

§ 353. La texture des vaisseaux résulte, plus ou moins distinctement, de plusieurs couches superposées.

La membrane intérieure est mince, blanchâtre, plus ou moins diaphane, uniforme, sans fibres apparentes, partout continue, mais différente dans les artères et dans les veines. Elle ressemble beaucoup aux membranes séreuses. Elle forme, suivant les espèces de vaisseaux, un plus ou moins grand nombre de valvules ou replis disposés de manière à permettre le passage des humeurs dans le sens suivant lequel se fait la circulation, et à l'empêcher dans le sens opposé.

La membrane externe, qu'il ne faut pas confondre avec la gaîne cellulaire qui entoure lâchement les vaisseaux, est plus épaisse que l'interne, fibro-cellulaire, et généralement formée de filaments obliques relativement à la direction du vaisseau et entre-croisés entre eux.

Entre ces deux membranes on en trouve une autre fibreuse distincte dans toutes les artères que l'on peut soumettre à la dissection, ainsi que dans les grosses veines ; c'est la membrane moyenne

354. La membrane moyenne des vaisseaux qui en sont pourvus [est] [f]ormée d'une fibre particulière.

[C]ette fibre a été nommée fibre élastique, tissu fibreux élasti[que], etc., quoique la plupart des tissus soient élastiques et fi[breu]x, parce qu'elle jouit de l'élasticité au plus haut degré : elle [a] déjà été aperçue par Nicholls, par J. Hunter et par M. Ev. [Hom]e [1] ; quelques anatomistes et chimistes modernes s'en sont oc[cupé]s (v. chap. vi).

355. Les parois des vaisseaux sont elles-mêmes pourvues de [vais]seaux sanguins, *vasa vasorum*.

[L]es *vasa vasorum* peuvent être aperçus sur tous les vaisseaux [qui] n'ont pas moins d'un millimètre de diamètre; mais ils ne peu[ven]t être suivis jusque dans l'épaisseur de la membrane interne. Le [syst]ème vasculaire est aussi pourvu de nerfs [2] fournis par la moelle [et] par le grand sympathique, et qui se distribuent dans la partie [int]erne de l'épaisseur de leurs parois.

356. Les vaisseaux dont les troncs, les branches et les rameaux [pri]ncipaux sont logés dans le tissu cellulaire commun, après s'être [di]visés, pénètrent dans l'épaisseur des organes, s'y ramifient encore [jus]qu'au point d'acquérir un degré de ténuité qui les dérobe à la [vue], et s'y terminent comme cela sera examiné tout à l'heure ; mais [la] distribution des vaisseaux dans les organes varie sous plusieurs [rap]ports qu'il faut successivement exposer.

357. Leur origine est plus ou moins éloignée de leur terminaison, [le t]rajet qu'ils parcourent est plus ou moins long, par conséquent. [En] général, les vaisseaux se séparent de leurs troncs à peu de dis[tan]ce des organes auxquels ils sont destinés. Lorsque le contraire a [lie]u, cela tient à quelque disposition locale : c'est ainsi que les vais[sea]ux spermatiques ont leur origine très-éloignée des organes où [il]s se terminent, parce que primitivement les testicules et les ovaires [éta]ient situés près des reins.

358. Le nombre, le volume, et par conséquent la somme des [vai]sseaux, ainsi que la quantité de liquide qu'ils charrient, varient [éga]lement dans les divers organes. La plupart des organes reçoivent [plu]sieurs vaisseaux de chaque espèce : tels sont les muscles, les os, [l'en]céphale, l'estomac, l'intestin, l'utérus, etc. ; quelques-uns ne re-

---

[1] *Croonian Lecture on muscular motion, in philos. Trans. ann. 1795.*
[2] Wrisberg, *De nervis arterias venasque comitantibus; in Syllog. comm., Gotting.*, 1800.

çoivent qu'un seul tronc artériel et un seul veineux : tels sont
rate, les reins, etc. Presque toujours les vaisseaux se divisent beaucoup à la surface des organes avant de pénétrer dans leur intérie
comme on le voit pour le cerveau, les os, les muscles, etc.; qu
quefois ils pénètrent par un seul point dans l'organe, et se divis
dans son épaisseur, comme dans la rate, le testicule, etc.

La somme des vaisseaux, résultant de leur nombre et de l
volume, ainsi que la quantité de liquide qu'ils charrient, vari
beaucoup. Les parties les plus vasculaires sont les poumons, ens
les membranes tégumentaires, ainsi que la pie-mère et la choro
puis les glandes, les follicules, les ganglions vasculaires, la substa
corticale du cerveau, les ganglions nerveux; puis les muscles
périoste, le tissu adipeux, la substance nerveuse médullaire, le
et les membranes séreuses; puis les tendons, les ligaments; e
les cartilages, l'épiderme, les ongles, les poils, l'ivoire et l'émail
dents, paraissent être tout à fait dépourvus de vaisseaux[1].

§ 359. Parvenus dans le tissu même des organes, et arrivés à
degré de ténuité plus ou moins grand, les vaisseaux forment,
leurs divisions et subdivisions, par leur direction et leurs réuni
anastomotiques, des réseaux très-déliés, et dont la forme très-va
est toujours la même dans les mêmes parties. Ce sont des arbor
tions dans l'intestin et dans l'épididyme, des étoiles sur le foie
sur les reins, des houppes à la langue, des vrilles dans le placen
c'est la forme de goupillon dans la rate, celle d'un faisceau de s
ment dans les muscles, celle de cheveux bouclés dans le testic
et dans le plexus choroïde, celle d'anses dans l'iris, de franges d
la pie-mère, de treillages dans la pituitaire, d'aigrette ou de pana
dans la capsule du cristallin, etc. Ces dispositions sont si constan
et si régulières, qu'en examinant au microscope une parcelle d
organe bien injecté, on reconnaît aisément à quelle partie elle a
partient[2].

§ 360. Les vaisseaux sont plus ou moins diaphanes, suivant l
ténuité ou leur épaisseur; ils sont blanchâtres. Quelle que soi
densité de leurs parois, surtout à la surface interne, elles sont p
méables dans le cadavre et même dans le vivant, soit du dehors

---

[1] *Voyez* Sœmmering, *De corp. human. fabricá*, t. XIV, *Angiologia*, 1800
G. Prochaska, *Disquisitio anal. physiol. organismi corp. hum.*, etc., Viennæ, 1
Cap. IX, *De vasis, sanguineis capillaribus, etc.*

[2] *Voyez* Sœmmering, *loc. cit.* — Prochaska, *loc. cit.*

dans, soit du dedans au dehors. Ils ont une force de ténacité ou cohésion [1] assez grande, mais qui n'est point la même dans les espèces, dans toutes leurs parties, ni dans les diverses couches dont ils sont composés. Il en est de même de leur élasticité [2], qui est en général assez grande, et qui existe, soit dans le sens de la longueur, soit dans le sens de la circonférence des vaisseaux. Ils sont manifestement irritables, et leur contractilité [3] est en général en raison inverse de leur élasticité. Ils ne sont point distinctement sensibles. Leur force de formation est très-active.

§ 361. Les vaisseaux sont les canaux par lesquels les humeurs circulatoires parcourent et arrosent sans cesse toute la masse du corps ; ils sont, avec le cœur, les organes ou agents de ce mouvement, tant par leur élasticité que par leur contractilité.

§ 362. La formation et le développement du système vasculaire ont été surtout observés dans le poulet renfermé dans l'œuf, dans l'embryon des reptiles, moins dans le fœtus des mammifères, et peu dans l'espèce humaine.

Le développement du système vasculaire [4] a été, de nos jours, étudié avec un grand soin par MM. Reichert, Valentin, Bischoff, Schwann, Platner, etc. Nous avons vu plus haut, en parlant du développement des membranes tégumentaires, que la vésicule blastodermique, origine première de tous les tissus et de tous les organes, présentait deux feuillets ; l'un externe ou feuillet *séreux*, l'autre interne ou feuillet *muqueux*. Or, peu après que la vésicule blastodermique s'est ainsi séparée en deux feuillets ; on voit apparaître et se développer entre ces deux lames une couche de cellules aux dépens desquelles se développeront les vaisseaux. Cette couche intermédiaire a reçu le nom de feuillet *vasculaire*.

Les premiers vaisseaux apparaissent simultanément sur les limites de ce feuillet, et dans leur centre. Les premiers forment une sorte de veine circulaire, d'où partent un grand nombre de rameaux qui se dirigent vers le

---

[1] Cl. Wintringham, *Experimental inquiry on some parts of the animal structur*, London, 1740.

[2] D. Hoffmann, *Diss. inaug. med. de elasticitatis effectibus in machinâ humanâ*, 34.

[3] G. Werschuir, *Diss. med. inaug. de arter. et venar. vi irritabili*, Groning, 66.— C. Hastings, *Disp. physiol. inaug. de vi contractili vasorum*, etc. Edinb., 20.

[4] Reichert, *Das entwickelungsleben in Wirbelthierreich*, 1840. — Valentin, *Muller's archiv.*, 1840. — Bischoff, *Développement de l'homme et des mammifères*, trad. franç., 1843. — Platner, *in Muller's archiv.*, 1844.

centre. On donne à ces veines le nom d'omphalo-mésentériques. Les vai‑
seaux ou plutôt le vaisseau du centre est le premier rudiment du cœur; ‑
le nomme canal cardiaque. Par son extrémité inférieure, le canal cardiaq il
reçoit la jonction des veines omphalo-mésentériques réunies en deux trot‑
Par son extrémité supérieure, le canal cardiaque donne naissance à de‑
troncs vasculaires qui représentent le système artériel et qu'on nomme a‑
aortiques. Ces vaisseaux fournissent des branches qui se portent en ha‑
dans l'extrémité céphalique de l'embryon, et en bas dans son extrémité ca‑
dale. Peu de temps après ces premiers phénomènes, le canal cardiag‑
(cœur futur) se coude et s'incurve dans deux directions, de manière à‑
partager en plusieurs portions, vestiges des ventricules et des oreillet‑
De ces inflexions, résulte aussi que l'entrée des veines se trouve rapproch‑
de la partie supérieure du cœur ou oreillettes, et la sortie, des arcs aortiq‑
de la partie inférieure ou ventriculaire.

Les arcs aortiques dans le principe, car tous ces phénomènes s'accoi‑
plissent de très-bonne heure, se partagent de chaque côté en trois arcs seco‑
daires qui, se portant sur les parties latérales, ont une certaine analog‑
avec les arcs branchiaux des poissons. Cette disposition, du reste, n'est q‑
momentanée, et ces vaisseaux ne tardent pas à s'atrophier. Il ne reste‑
d'eux que l'aorte pectorale et abdominale, l'artère pulmonaire et le can‑
artériel qui, chez le fœtus, fait communiquer ces deux vaisseaux.

Sur l'aorte abdominale se développent aussi les deux artères qui, accolé‑
à la vésicule allantoïde [1], participent à son accroissement et deviendront pl‑
tard les artères et les veines ombilicales ou vaisseaux du cordon.

§ 363. Quant à la simplicité primitive du cercle circulatoire dans‑
fœtus, à sa complication successive, à la formation du cœur, à cel‑
des vaisseaux pulmonaires, etc., cela appartient beaucoup plus‑
l'anatomie spéciale, et particulièrement à l'embryologie, qu'à l'ana‑
tomie générale.

Le nombre des vaisseaux en général et leur diamètre, et p‑
conséquent leur somme totale, sont, relativement à la masse‑
corps, d'autant plus considérables que le sujet est plus rapproch‑
du moment de la formation. Les vaisseaux en général, les vaisseau‑

---

[1] La vésicule allantoïde et la vésicule ombilicale ne sont que des d‑
pendances du feuillet muqueux ou interne de la vésicule blastodermique. C‑
deux vésicules s'atrophient vers la fin du premier mois, à une époque où l'œ‑
humain a environ le volume d'une petite noisette. Ce ne sont que des form‑
tions transitoires, en rapport avec la première circulation de l'embryon. C'e‑
sur la vésicule ombilicale que se déploient les premiers vaisseaux omphalo-m‑
sentériques. C'est sur la vésicule allantoïde que se développent les vaisseau‑
qui gagnent la surface interne de l'utérus pour s'y fixer sous la forme‑
placenta.

...guins surtout, et particulièrement les artères, augmentent beaucoup de densité dans la vieillesse.

Le système vasculaire, d'abord à peu près concentré sur le feuillet interne de la vésicule blastodermique, s'isole et se caractérise à mesure que l'embryon se développe. Ainsi les vaisseaux omphalo-mésentériques, qui forment d'abord presque toute la circulation, suivent la réduction et l'atrophie de la vésicule ombilicale, et n'ont plus qu'une importance secondaire, à mesure que les vaisseaux allantoïdiens ou du cordon prennent au contraire des dimensions considérables. Les vaisseaux omphalo-mésentériques ne sont plus représentés plus tard que par la veine porte et les artères intestinales. Les vaisseaux allantoïdiens (vaisseaux du cordon, vaisseaux ombilicaux) disparaîtront seulement après la naissance. Aux arcs aortiques, dont nous avons parlé, correspondent, dès qu'ils apparaissent, les vaisseaux veineux, origines des veines caves. La veine cave supérieure se développe avec les branches aortiques, qui se portent vers l'extrémité céphalique de l'embryon ; la veine cave inférieure apparaît avec les branches aortiques qui vont vers l'extrémité caudale.

Eu égard au développement histologique, ou à la formation primordiale des vaisseaux, il règne encore sur quelques points une certaine obscurité, que de nombreux travaux n'ont pas complètement dissipée. Il résulte des recherches de M. Schwann sur des larves de grenouille ou têtards, et sur des œufs de poulet en voie de développement, ainsi que des observations faites par M. Valentin sur la membrane pupillaire de jeunes veaux, que les vaisseaux se développent toujours de la même manière. Ils procèdent de cellules qui poussent des prolongements en forme d'étoiles. Les rayons de ces étoiles ou prolongements marchent en se développant à la rencontre les uns des autres, et confondent leur calibre par la résorption de la membrane, au point d'anastomose. Il résulte de ce travail un système capillaire ou réseau très-inégal dans le principe, car les points correspondant aux cellules ont plus de capacité que les prolongements anastomosés : ces différences de capacité s'effacent par les progrès du développement. Pour M. Schwann, les globules du sang compris dans l'intérieur des vaisseaux en voie de développement sont produits de toutes pièces par une génération endogène dans l'intérieur même des vaisseaux. M. Valentin pense, au contraire, que les globules du sang ne sont que les noyaux intérieurs des cellules primitives devenues libres dans la transformation des cellules en réseau capillaire. La doctrine de M. Schwann nous paraît plus probable, attendu que sur les parois des vaisseaux capillaires on aperçoit, de distance en distance, des noyaux qui font partie de la paroi elle-même, et qui sont probablement les vestiges des noyaux des cellules conjuguées.

Les vaisseaux se développent simultanément sur tous les points de leur cours. Ils ne poussent pas d'un point vers un autre, à la manière d'un végétal qui développerait successivement une tige, des branches et des rameaux. La régularité de leur situation, l'apparition dans le même temps de divers ordres de vaisseaux, et leur origine simultanée aux dépens de cellules indépendantes, ne permettent pas d'admettre ce qu'ont dit, à cette occasion, Baer et dernièrement encore M. Platner.

§ 364. Le système circulatoire présente peu de différences relatives aux sexes ; cependant les vaisseaux sont un peu plus épais et plus forts dans le sexe masculin. Il n'y a point de différences appréciables dans les races.

Les variétés individuelles, au contraire, sont très-fréquentes et très-nombreuses dans ce système ; elles consistent surtout en des différences d'origine, de volume, de nombre et de situation précise ; elles existent à peu près également dans les trois espèces de vaisseaux.

§ 365. Il se forme accidentellement des vaisseaux, ordinairement très-fins, dans plusieurs circonstances.

Les adhérences, d'abord simplement glutineuses, deviennent ensuite vasculaires. Il en est de même des téguments accidentels et des cicatrices. Toutes les productions accidentelles analogues aux tissus organiques sont dans le même cas. Les productions morbides ou sans analogues dans l'organisme, sont, au contraire, la plupart dépourvues de vaisseaux. Ceux-ci se forment, dans les cas dont il s'agit, comme dans l'embryon. La masse dans laquelle ils se forment d'abord sans vaisseaux, consistant le plus souvent en un liquide coagulé, présente primitivement des vésicules isolées, qui, par leur réunion, forment des trajets ou des canaux creusés dans la substance. Ces vaisseaux communiquent ensuite avec ceux des organes environnants ; ils restent quelquefois plus ou moins longtemps, ou même toujours, différents des vaisseaux naturels ou primitifs, soit par le mode de division, soit surtout par la ténuité et la mollesse de leur parois ; dans beaucoup de cas, au contraire, les vaisseaux nouveaux acquièrent avec le temps une texture tout à fait semblable à celle des autres vaisseaux.

§ 366. Parmi les altérations auxquelles les vaisseaux sont sujets, les unes sont communes aux trois espèces : telles sont la dilatation ou l'angiectasie et les blessures ; les autres sont particulières à chacune d'elles. Les premières présentent même des différences assez grandes dans chaque espèce, pour qu'il soit préférable de les indiquer à part.

ARTICLE II.

DES TERMINAISONS DES VAISSEAUX.

§ 367. Les terminaisons des vaisseaux, *fines vasorum*, sont les derniers ramuscules des artères et les premières radicules des veines[1]. Leur connaissance est un des points de fine anatomie qui ont le plus exercé la patience des observateurs et l'imagination des pathologistes, lesquels ont cru, avec quelque apparence de raison, y trouver le secret de la plupart des fonctions et des maladies.

§ 368. Dans presque toutes les parties du corps, les terminaisons vasculaires sont des ramuscules et des radicules d'une ténuité plus que capillaire, et qu'on ne peut apercevoir qu'avec le secours du microscope. Dans quelques parties, ces terminaisons, mais surtout les radicules des veines, présentent plus d'ampleur et une disposition érectile qui les rend susceptibles d'éprouver une expansion plus ou moins considérable. Dans quelques-unes, enfin, les terminaisons des vaisseaux constituent, par leur mélange, leur accumulation, des ganglions ou renflements vasculaires particuliers.

I. Des vaisseaux capillaires.

§ 369. Les vaisseaux capillaires[2], ou microscopiques, *vasa capillaria*, ainsi nommés à cause de leur ténuité, sont bien plus fins encore que des cheveux, et ne peuvent être aperçus à l'œil nu.

§ 370. Les anciens, qui ignoraient l'art d'injecter les vaisseaux, et celui de grossir les objets avec des instruments d'optique, ne connaissaient point les vaisseaux fins. Ils croyaient qu'il y avait entre les dernières divisions des artères et les premières des veines une substance sanguine épanchée, spongieuse, appelée *parenchyme* par Érasistrate, *haimalope* par Arétée, et dont ils croyaient surtout que les viscères étaient formés. Cette opinion sur les terminaisons des

---

[1] Les terminaisons des vaisseaux lymphatiques seront examinées avec les vaisseaux du même nom dans la section v de ce chapitre.

[2] *Consultez* Prochaska, *De vasis sanguin. capill.*, in *Op. cit.* — Ruysch, *Opera omnia*, 1737-1744, v. 4. — Berres, *Anat. der microscop. Gebilde*, 1836. — Wagner, *Icones physiologiæ*, p. 11. — Valentin, *Muller's arch.*, 1840. — Henle, *Anatomie générale*, t. II, 1843.

vaisseaux fut adoptée presque sans discussion par tous les anatomistes jusqu'à l'époque de la découverte de la circulation du sang, et depuis lors par un assez grand nombre d'anatomistes encore, même jusqu'à nos jours.

Cependant les injections de Ent[1], en montrant le passage direct et sans épanchement du liquide injecté des artères dans les veines, les observations microscopiques de Malpighi[2] et de Leuwenhoeck[3], faites sur des parties transparentes de reptiles, de poissons, et même de chauves-souris, dans lesquelles on voit le sang passer directement des artères dans les veines, expériences et observations répétées depuis une multitude de fois, ont dû faire et ont fait généralement rejeter le prétendu parenchyme interposé entre les terminaisons des artères et des veines, en faisant connaître, au delà des dernières divisions visibles à l'œil nu, des divisions microscopiques établissant une communication directe entre elles.

Les injections subtiles et les observations microscopiques conduisirent bientôt à admettre, au lieu du parenchyme des anciens, que tout est vaisseau dans le corps ; excès opposé qui a longtemps régné en anatomie.

§ 371. Les vaisseaux capillaires sanguins sont les derniers ramuscules des artères et les premières radicules des veines, ou bien ils sont intermédiaires aux artères et aux veines, et, comme on l'a dit en les comparant au système de la veine porte, étrangers ou indifférents aux unes et aux autres. C'est dans ces vaisseaux que, insensiblement et sans limite déterminée, les artères se changent en veines; ce dont on peut juger par le changement successif de volume des vaisseaux dans un sens ou dans l'autre, par le sens dans lequel se font les divisions ou les réunions successives, et, à l'extrémité des nageoires et de la queue des poissons, par la direction opposée du cours du sang. Cependant on a assez généralement décrit les vaisseaux capillaires comme les dernières divisions des artères, plutôt que comme les premières des veines ; soit que cela soit fondé réellement et dépende de ce que les veinules, plus grandes que les artérioles, acquièrent un volume assez considérable après un petit nombre de réunions; ou bien de ce que les veines, presque toutes pourvues de valvules et plus difficiles à injecter que les artères, aient

[1] *Apologia pro circulat. sanguin., in Op.*, Leidæ, 1687.

[2] *De pulmonibus, Epist. II, in Oper. omn.*, 1686.

[3] *Exp. et contempl. arcan. natur. delect. Epist.* 65, 67, etc., 1687.

moins étudiées qu'elles. Ces deux raisons ont pu contribuer à
adopter l'idée dont il s'agit.

372. Quoi qu'il en soit, les vaisseaux capillaires n'ont point tous
même volume : on peut établir sous ce rapport trois degrés entre
en prenant pour les plus gros ceux qui commencent à échapper
simple, et pour les plus petits ceux qui n'admettent qu'un
globule coloré du sang à la fois, et dont le diamètre intérieur,
conséquent, ne dépasse pas beaucoup celui des globules.

es vaisseaux capillaires les moins déliés éprouvent plusieurs di-
ons successives avant d'acquérir la ténuité d'un globule coloré
sang.

es vaisseaux communiquent ensemble par des anastomoses très-
ltipliées, de manière à former de véritables réseaux.

ls constituent par leur ensemble la partie la plus large du cercle
ulatoire, la capacité intérieure du système artériel allant toujours
ssant depuis son origine au cœur jusqu'aux vaisseaux capillaires,
elle du système veineux décroissant depuis les vaisseaux capil-
es jusqu'au cœur.

e cercle circulatoire étant double dans l'homme, il y a deux sy-
mes capillaires : l'un général, entre les terminaisons des artères
tiques et les origines des veines du corps ; et l'autre pulmonaire,
fin des vaisseaux de ce nom. On a avancé sans preuve, et contre
e vraisemblance, que le système capillaire pulmonaire a autant
capacité et contient autant de sang que le système capillaire
éral.

y a encore un autre système capillaire dans l'abdomen ; entre
émité hépatique de la veine porte et l'origine des veines sus-
tiques [1].

373. La texture des vaisseaux capillaires échappe à l'observa-
. Ces vaisseaux ont des parois minces, molles, transparentes,
sibles à l'œil nu, peu visibles même au microscope, différant peu
a substance des organes, différant peu aussi des humeurs qu'ils
rrient ; ils paraissent plutôt creusés dans la substance des organes
pourvus de parois propres. Il est très-probable cependant que
embrane interne des vaisseaux, au moins, se continue sans in-
ption, des artères dans les veines.

n ne les distingue dans le vivant qu'à la couleur et à la direc-

---

Il résulte de là que la veine porte se trouve comprise entre deux systèmes
llaires. L'un intestinal, l'autre hépatique.

tion du sang qui les parcourt, et dans le cadavre que par la coul[...]
de l'injection dont on les remplit. Leur trajet constant, contin[...]
régulier, les distingue des aréoles spongieuses et des cavités a[...]
dentelles du tissu cellulaire.

Lorsqu'on veut étudier la *structure* des vaisseaux capillaires, il faut[...]
se garder, on le comprend, de les examiner sur des pièces injectées. L[...]
jection altère leurs parois, les refoule, les déchire, etc. Ce qu'il y a de m[...]
à faire, c'est de choisir des organes dans lesquels les parties non vascula[...]
soient très-faciles à détruire, et laissent les vaisseaux intacts. De cette [...]
nière, on peut, non-seulement préparer les vaisseaux pour l'étude, m[...]
encore se convaincre de la manière la plus complète que, réduits à leurs[...]
fines dimensions, les vaisseaux ont encore des parois propres, distinc[...]
des parties dans lesquelles ils circulent. On choisit, en général, un fr[...]
ment de rétine ou de pie-mère, sur lequel on fait tomber un filet d'eau[...]
reste alors un réseau très-tendre et très-délié qu'on place avec précaut[...]
sous le microscope.

On constate ainsi que les vaisseaux capillaires constituent une divi[...]
assez tranchée dans le système vasculaire. Interposés entre les artères et[...]
veines, ils tiennent à la fois de ces deux ordres de vaisseaux. Les rése[...]
qui les forment sont constitués par des canaux qui ont sensiblement[...]
mêmes dimensions pour un même organe, c'est-à-dire qu'arrivés à [...]
certaine petitesse, ils ne diminuent plus, et présentent des vaisseaux a[...]
tomosés, ayant les mêmes dimensions dans une étendue assez grande. [...]
parois des vaisseaux capillaires sont transparentes et pour ainsi dire dépo[...]
vues de structure. On n'y voit point de traces de fibres ou de cellules [...]
est difficile d'apercevoir au microscope le double contour, indice de l'ép[...]
seur de la paroi vasculaire. On remarque de distance en distance, su[...]
parois transparentes des vaisseaux capillaires, des noyaux allongés da[...]
sens de l'axe, vestiges probables des noyaux de cellules aux dépens desquel[...]
réseaux capillaires ont pris naissance. Sur les plus gros capillaires on aper[...]
aussi les premiers vestiges d'un épithélium intérieur, et quelques fibres lo[...]
tudinales et annulaires, semblables à celles des vaisseaux artériels et vein[...]

Pour étudier les *dimensions* des vaisseaux capillaires, il importe de f[...]
les observations sur des pièces injectées, parce que le calibre des vaisse[...]
vides ne représente pas exactement le diamètre des vaisseaux sur le viva[...]
En vertu de leur élasticité et de leur contractilité, les parois vasculai[...]
reviennent sur elles-mêmes, quand elles ne sont pas maintenues par la te[...]
sion circulatoire. La limite que les vaisseaux ne franchissent pas est me[...]
surée par le diamètre des globules du sang. Il n'y a pas de vaisseau d[...]
lequel ne puisse s'engager un globule du sang. Le diamètre des plus pe[...]
est donc d'environ $0^{mm},006$; celui des plus gros est d'environ 0^{mm},[...]
Quand je dis que les plus gros vaisseaux capillaires ont $0^{mm},01$ de diamè[...]
cela ne signifie pas que les vaisseaux ne présentent pas à côté d'eux [...]

isseaux d'un diamètre plus considérable ; cela veut dire qu'il y a des organes ns lesquels le réseau intermédiaire aux artères et aux veines ne descend s au-dessous de $0^{mm},01$. Tels sont les vaisseaux capillaires des os. Ceux s membranes muqueuses ont rarement moins de $0^{mm},01$. Les vaisseaux pillaires les plus fins se montrent dans le système nerveux, les poumons, peau et les muscles.

MM. Weber, Valentin, Henle, Gunther, ont donné des tableaux détaillés s diamètres des vaisseaux capillaires dans les diverses régions. La plupart ces mesures ont été prises sur les préparations sèches de Lieberkühn. r ces préparations, les vaisseaux, remplis de métal, avec une perfection i n'a pas été égalée depuis, conservent, en effet, aujourd'hui encore, ès plus de cent années, leurs dimensions premières. Voici quelques-unes ces mesures en fractions de millimètre.

Membrane de Schneider (muqueuse pituitaire)......	0,01
Membrane muqueuse palatine....................	0,01
Muqueuse du gros intestin.....................	0,01
Muqueuse de l'estomac........................	0,01
Tunique des artères..........................	0,01
Périoste alvéolaire...........................	0,01
Muqueuse de l'intestin grêle...................	0,008
Peau.......................................	0,008
Poumons...................................	0,006
Muscles	0,006
Substance grise cérébrale......................	0,006
Vaisseaux de la rétine........................	0,006

Il n'est pas douteux que le calibre différent des vaisseaux capillaires n'en aîne dans les circulations locales des différences en rapport avec la nutri- n. Mais, pour se faire une juste idée de l'influence qu'exercent les di- ensions des vaisseaux sur la quantité de sang qui passe en un temps onné dans les organes, il faut tenir compte aussi de l'abondance ou de la reté, de la longueur ou de la brièveté des réseaux capillaires.

§ 374. Quoique les parois de tous les vaisseaux soient perméa- les, cependant cette propriété est surtout remarquable dans les lus petits vaisseaux.

Ils sont très-extensibles et très-contractiles. La contractilité allant roissant, et l'élasticité diminuant dans les vaisseaux, à mesure qu'ils pprochent de leurs terminaisons, les vaisseaux capillaires sont s plus contractiles [1]. Leur contractilité est mise en jeu, soit ar des agents locaux et directs, soit par le système nerveux.

---

[1] Whytt, *Physiological essays, etc.*, Edinb., 1761. — Van den Bush, *Uber das uskelwermœgen der Haargefœsschen*, Monast. 1786.

§ 375. C'est dans cette partie du système vasculaire que se passe,
les phénomènes les plus importants de l'organisme, du moins de
fonctions végétatives. La circulation capillaire, c'est-à-dire le passage du sang dans les vaisseaux de ce nom, est, de toutes les parties
de la circulation, celle qui, sans être indépendante de l'action du
cœur, lui est le moins soumise cependant. C'est le point du cercle où
le mouvement du sang est le plus lent ; c'est celui où le sang, divisé
en filets minces, a le plus de points de contact avec les parois des vaisseaux, et est le plus soumis à l'action nerveuse. Le sang parcourt
dans l'ordre régulier, le système capillaire, en allant directement
des artères vers les veines; s'il rencontre un obstacle, de nombreuses voies anastomotiques lui sont ouvertes, et lui permettent de
suivre son trajet. Aussi ce système peut être le siége de congestions, d'irritations, de constrictions, qui y changent le cours ordinaire des liquides. Ainsi, la chaleur humide, appliquée pendant
quelques minutes au membre inférieur d'une grenouille, détermine
une dilatation des vaisseaux capillaires, un ralentissement local de
la circulation, une congestion, en un mot, qui rend très-rouges les
parties auparavant peu colorées. La même chose a lieu, par diverses
causes, sur les mammifères et sur l'homme. L'application du froid
ou d'un acide affaibli produit des effets tout à fait opposés. L'irritation mécanique ou chimique produit d'abord ce dernier effet, et
plus tard, par une sorte d'attraction, un afflux concentrique de
liquides qui, dans beaucoup de vaisseaux, marchent alors en sens
opposé au cours naturel du sang.

Le sang devient veineux dans le système capillaire général, et
dans le pulmonaire il devient artériel.

§ 376. Les vaisseaux capillaires sanguins, tels qu'ils viennent
d'être décrits, ne sont point également abondants dans toutes les
parties. La somme des vaisseaux de chaque partie peut être estimée
par la rougeur qu'elle acquiert dans les cas de congestion ou d'inflammation, ainsi que quand elle est injectée : ce dernier moyen
même est préférable. Les injections les plus parfaites qui aient été
faites sont celles de Ruysch, d'Albinus, de Lieberkühn, de Bartis
de Bleuland, de Sœmmering et de Prochaska[1].

Les injections de Ruysch, en remplissant les plus petits vaisseaux
donnèrent naissance à l'opinion que toute la substance solide du

---

[1] MM. Berres et Burgræve se sont distingués, de nos jours, par leurs belles
injections.

...es est vasculaire. Cependant Ruysch lui-même reconnaissait qu'il ...vait dans le corps des parties plus et d'autres moins vasculaires, ...'autres même tout à fait dépourvues de vaisseaux. Albinus, en ...minant des parties injectées, fraîches et sèches successivement, ...observé qu'après les injections les plus heureuses, il reste tou-...plus ou moins de substance non injectée, suivant la nature ...parties : il combattit ainsi une opinion erronée, née surtout de ...men de parties desséchées ou macérées de manière à faire ...araître ou à détruire les parties non injectables.

...examen microscopique et diverses expériences montrent éga-...ent, sur le vivant, qu'il y a des parties plus et d'autres moins ...ulaires : ainsi, si l'on examine au microscope le mésentère ou ...membranes natatoires des pattes de la grenouille vivante, on ...que les plus petits vaisseaux capillaires, ceux d'un globule san-...n, sont séparés par des intervalles assez grands, tandis que dans ...embrane muqueuse pulmonaire du même animal, on ne pourrait ...faire une piqûre avec l'aiguille la plus déliée sans en intéresser ...sieurs. De même on ne pourrait pas trouver, à la surface libre du ...me de l'homme vivant, un point où une aiguille n'ouvrît plu-...rs vaisseaux, tandis que dans les parties ligamenteuses, dans la ...stance nerveuse, dans le tissu cellulaire, etc., on peut faire des ...sions d'une certaine étendue sans faire sortir une goutte de sang. ...toutes les parties solides étaient vasculaires et uniquement ...ulaires, il n'y aurait plus de différences entre elles, tous les or-...es seraient homogènes, il n'y aurait qu'un seul organe. Cette sim-...ité organique ne se trouve au contraire que dans les animaux ...ourvus de vaisseaux.

...377. La somme des vaisseaux capillaires sanguins, et leur pro-...tion avec la substance solide et non injectable, ne sont pas moins ...ressantes à considérer que leur disposition dans les diverses ...es du corps.

...es parties épidermiques, cornées, pileuses, et les dents, ne sont ...t injectables.

...es cartilages n'éprouvent aucun changement par l'injection. ...es lobules adipeux sont entourés de réseaux vasculaires extrê-...ment fins.

...e tissu cellulaire est peu injectable.

...es membranes séreuses et synoviales rougissent peu par l'injec-...n; mais les masses et les franges adipeuses sont entourées de très-...ux réseaux vasculaires.

Les membranes tégumentaires sont les parties les plus vascula[...]
L'injection transsude quelquefois au delà du derme dans le corps [...]
queux[1]. Les vaisseaux capillaires de la peau, d'abord de la prem[...]
et de la seconde grosseur, acquièrent, en pénétrant dans les papi[...]
le plus grand degré de ténuité. La peau fraîche est beaucoup plus [...]
lorée à sa face superficielle ; elle paraît également colorée part[...]
quand, par la dessiccation, les parties non injectables qui cachaien[...]
vaisseaux sont devenues transparentes. Les follicules cutanés et [...]
queux sont pourvus de réseaux vasculaires très-déliés. Les papille[...]
la membrane muqueuse sont pourvues, comme celles de la pe[...]
d'une multitude de vaisseaux capillaires ; il en est de même des vi[...]
sités, du moins à leur extrémité adhérente. La membrane muque[...]
en général est encore plus injectable que la peau, celle du poumon l[...]
surtout au plus haut degré. La membrane des sinus pituitaires l[...]
beaucoup moins que le reste. La conjonctive rougit modéréme[...]
et moins par l'injection que par l'inflammation. La membrane [...]
queuse des conduits excréteurs, et les glandes elles-mêmes [...]
pourvues de beaucoup de vaisseaux capillaires.

Le tissu fibreux reçoit peu de vaisseaux sanguins ; la dure-m[...]
en reçoit un peu plus ; le périoste rougit beaucoup par l'injection[...]

Les os n'ont qu'une quantité médiocre de vaisseaux.

Les vaisseaux capillaires des muscles sont abondants ; les [...]
petits, tortueux, accompagnent et entourent les fibres muscula[...]
en s'anastomosant fréquemment.

Le système nerveux est pourvu de vaisseaux capillaires plus ab[...]
dants dans ses enveloppes et dans la substance grise que dans [...]
substance médullaire. La pie-mère et le névrilème en général, d[...]
férents en cela des enveloppes de plusieurs viscères, contiennent [...]
vaisseaux jusqu'à ce que la plupart aient acquis une ténuité ca[...]
laire. La substance grise de l'encéphale et les ganglions nerv[...]
possèdent un grand nombre de vaisseaux capillaires de tous les [...]
grés ; la substance blanche, au contraire, soit du cerveau, soit [...]
nerfs, ne possède guère que de très-petits vaisseaux capillaires[...]
dans une moindre proportion.

La richesse vasculaire des organes peut être estimée d'une manière [...]
exacte, à l'aide de l'observation microscopique, en mesurant les dimensi[...]

---

[1] Le corps muqueux est, en effet, complétement invasculaire, puisqu'il n[...]
que la couche profonde de l'épiderme.

des espaces circonscrits par les mailles du réseau capillaire. On conçoit, en effet, que la richesse vasculaire augmente quand ces espaces diminuent, et qu'au contraire, elle diminue quand les espaces circonscrits augmentent. Dans les nerfs, dans le système fibreux, dans les membranes séreuses, les mailles sont grandes. Les espaces circonscrits ont, au contraire, peu d'é- tendue dans les membranes muqueuses et dans les muscles : elles sont plus petites encore dans la peau et dans les glandes. Le poumon est de tous les organes celui qui offre la plus grande richesse vasculaire. On aura une idée de cette abondance quand on saura que les espaces, ou mailles, formés par les capillaires, ont si peu d'étendue, qu'ils ne dépassent pas en largeur le diamètre même des vaisseaux capillaires.

378. Il y a donc dans les divers organes une proportion plus ou moins grande de substance non injectable.

Cette proportion change avec l'âge ; au commencement, le sang se montre et présente des courants presque aussitôt qu'appa- raissent les parties solides ; bientôt les parois des vaisseaux se forment ; plus l'animal est jeune et rapproché de son état fœtal, plus est grande la proportion des vaisseaux relativement aux par- ties non injectables ; à mesure qu'il avance en âge, au contraire, la proportion des parties non injectables augmente, et celle des vais- seaux capillaires diminue.

379. Y a-t-il, au delà des vaisseaux capillaires sanguins du diamètre d'un globule coloré, d'autres vaisseaux plus petits, livrant passage à la partie incolore du sang? C'est une question très-diffi- cile à résoudre.

Boerhaave, Vieussens, Ferrein, Haller, Sœmmering, Bichat, Chaussier, et beaucoup d'anatomistes et de physiologistes modernes, admettent des vaisseaux séreux au delà des derniers vaisseaux san- guins ; Bleuland croit même en avoir démontré l'existence.

D'un autre côté, Prochaska, Mascagni, et plusieurs autres, sont d'avis qu'il n'y a point de vaisseaux de ce genre. Il faut examiner les faits et les raisons apportés à l'appui de ces opinions.

380. Edm. King substitua, l'un des premiers, à l'hypothèse des anciens sur l'existence d'un parenchyme dans les viscères, celle d'une structure purement vasculaire. Il suppose donc qu'il y a des vaisseaux séreux, car les derniers capillaires sanguins sont loin d'oc- cuper ou de former la totalité des tissus.

Vieussens et Boerhaave surtout, ont admis non-seulement un, mais plusieurs ordres de vaisseaux décroissants et incolores. Les disciples de Boerhaave, Haller le plus célèbre d'entre eux, et la plupart des physiologistes jusqu'à ce jour, ont aussi admis des vaisseaux, séreux continuation des artères au delà du point où naissent les veines sanguines. Ils se fondent sur les observations microscopiques de Leuwenhoeck, qui parle de vaisseaux admettant seulement la partie séreuse du sang, sur les phénomènes de l'injection et surtout sur ceux de l'inflammation, qui rendent plus ou moins rouges des parties naturellement blanches et transparentes.

On doit ajouter à cela que les vaisseaux capillaires rouges et injectables connus dans certains organes sont en si petite proportion avec la substance non injectable, qu'il a pu paraître difficile de concevoir que leur nutrition puisse avoir lieu sans qu'il existe des voies circulatoires plus étendues et plus multipliées que celles des vaisseaux sanguins connus.

J. Bleuland[1] a ajouté à ces raisons une expérience anatomique qui, si elle était répétée et constatée, fournirait l'argument le plus puissant en faveur de l'existence des vaisseaux séreux.

On sait que l'injection rouge, fine et très-pénétrante, passe aisément des artères dans les veines par le système capillaire intermédiaire. On sait également que la matière colorante reste dans les vaisseaux capillaires lors même que son véhicule transsude et se filtre dans la substance environnante où, faute de couleur, il est impossible de discerner aucune forme, aucune direction particulière dans les voies de l'épanchement. Bleuland imagina de combiner avec la matière colorante rouge une autre matière blanche qui, au lieu d'être pulvérulente et suspendue dans le véhicule y était dissoute. Ayant poussé ces injections dans les artères d'une partie de l'intestin dont les veines avaient été préalablement remplies d'une matière plus grossière et d'une autre couleur, ayant ensuite séparé la tunique péritonéale de l'intestin, il observa sur la surface externe de cette membrane, à l'aide du microscope, entre les vaisseaux capillaires sanguins qui étaient tous remplis de matière rouge, un autre ordre de vaisseaux plus fins et blancs naissant des plus petites artérioles rouges, et tout à fait différents des vaisseaux que l'on remplit par l'injection ordinaire.

Mais quels seraient ces vascules blancs, microscopiques, vus une seule fois et sur une portion de membrane détachée des parties au-

[1] Bleuland, *Experimentum anatomicum, quo arteriolarum lymphaticarum existentia probabiliter adstruitur, institutum, descriptum, et icone illustratum,* Lugd. Bat., 1784, 4°.

...antes ? Sont-ce des artérioles exhalantes s'ouvrant à la surface ...éritoine ? Sont-ce des artérioles séreuses se continuant avec ...dicules séreuses des veines, et constituant un système capil-...séreux ? Sont-ce enfin des artérioles lymphatiques se conti-... ensuite avec les radicules des vaisseaux lymphatiques ? Ne ...nt-ce pas plutôt des trajets accidentels ?

...x qui depuis ont admis l'existence des vaisseaux séreux pa-...t avoir ignoré ce fait, le plus puissant en faveur de leur opi-...ceux qui les ont rejetés l'ont également passé sous silence.

...381. L'opinion de Mascagni, de Prochaska et autres, sur la non-...nce de vaisseaux plus fins que ceux qui donnent passage à un ...globule coloré du sang, peut être établie, en premier lieu, sur ...e l'on voit bien les vaisseaux sanguins à l'aide du microscope ...les animaux vivants, et aucunement des vaisseaux plus petits, ...que les instruments microscopiques donnent aux globules du ...un volume tellement grand, qu'il serait encore facile de distin-...des objets beaucoup plus petits ; en second lieu, sur ce que ...tion rouge, très-pénétrante, ne fait précisément découvrir ...les vaisseaux que l'on aperçoit sur le vivant ; si dans ce cas les ...s deviennent plus rouges, surtout après la dessiccation, cela ...à la disparition de la substance intermédiaire ; si l'inflammation ...t davantage encore les parties, c'est par la dilatation des vais-...existants, par la formation de vaisseaux nouveaux, ou même ...infiltration du sang entre les vaisseaux. Quant à la blan-... ou à l'incoloration naturelle de certaines parties très-vascu-..., comme la conjonctive, elle dépend de ce que les vaisseaux ...aires y étant extrêmement fins, la couleur du sang ne peut y ...aperçue.

...82. La question relative à l'existence des vaisseaux capillaires ...res ou séreux doit être résolue par la négative ; et, quand ce ... est employé, ce ne peut être que pour désigner des vaisseaux ...aires qui, soit qu'ils ne contiennent que le sérum du sang, soit ...contiennent le sang tout entier, mais en séries d'un globule, ce ...e permet pas d'apercevoir sa couleur, sont incolores dans l'état ...aire.

...question de l'existence ou de la non-existence des vaisseaux séreux, ...es progrès de l'observation microscopique semblaient devoir résoudre ...manière définitive, partage encore aujourd'hui les anatomistes. L'an-...théorie a été de nouveau reproduite, et on a invoqué la présence,

dans certains tissus, de vaisseaux dans lesquels, à l'état normal, circul[e]
seulement la partie liquide ou séreuse du sang. Le feuillet conjonctival[,]
exemple, transparent à l'état sain, et pouvant rougir considérablemen[t]
le fait de l'inflammation, contiendrait des vaisseaux séreux auxquels o[n]
tribue la propriété de se dilater en vertu de l'état pathologique. Mais [c]
prétendue preuve n'en est pas une. Car à supposer que les vaisseaux [de la]
conjonctive se dilatent par le fait de la maladie et laissent entrer dan[s leur]
intérieur une quantité inusitée de sang, il faudrait démontrer que le[s glo]
bules du sang ne traversent pas les vaisseaux capillaires de la mem[brane]
saine. Sa transparence ne le prouve nullement; car un réseau capi[llaire]
disposé en couche simple et dans lequel circulent à la file les globule[s du]
sang est complétement incolore à l'œil nu, et reste, par conséq[uent]
inaperçu.

On a invoqué des arguments plus sérieux. Je ne parle pas des inject[ions]
comme celles pratiquées autrefois par Bleuland. Comme les capillaires [san]
guins sont perméables, la partie liquide des injections peut fort bien [tra]
verser les parois vasculaires, se répandre dans les interstices cellulaires [voi]
sins et donner naissance à des tractus qu'on prendrait à tort pour [des]
canaux. Mais on s'est appuyé sur des faits anatomiques. Ainsi M. Schu[ltz]
de Berlin, représente des vaisseaux de ce genre dans la membrane nata[toire]
de la grenouille, et il les désigne sous le nom de vaisseaux plasti[ques.]
M. Krause[2] admet des vaisseaux séreux qui se termineraient par leurs [deux]
extrémités dans les capillaires voisins et qui ne seraient par conséquent [que]
des capillaires plus fins que les autres. M. Krause donne leurs mes[ures.]
Ainsi, dans la rétine, il y aurait des vaisseaux qui n'auraient que 0^{mm},0[. .]
dans la choroïde et dans les poumons, il y aurait des vaisseaux de 0^{mm},0[. .]
dans le muscle tibial antérieur, quelques vaisseaux n'auraient que 0^{mm},0[. .]

Or, des vaisseaux de ce diamètre seraient beaucoup trop petits pou[r ad]
mettre des globules du sang. M. Henle[3] décrit aussi, dans le cerveau[, des]
tubes beaucoup trop fins pour laisser passer les globules du sang, e[t qui]
communiquant avec les capillaires sanguins proprement dits, lui sem[blent]
devoir être considérés comme des vaisseaux séreux.

Pour ce qui regarde les vaisseaux plastiques de M. Schultz, il faut [dire]
que la membrane natatoire de la grenouille a été bien souvent exam[inée]
depuis, et que personne n'a signalé la présence de semblables vaisse[aux.]
Peut-être M. Schultz n'a-t-il d'ailleurs voulu désigner ainsi que les [vais]
seaux assez nombreux dans lesquels il ne s'engage des globules du sang [que]
de loin en loin. Quant aux mesures prises par les deux derniers a[nato]
mistes, il faut remarquer que leurs observations ont été faites sur [des]
vaisseaux vides, et que, par conséquent, il n'est pas permis d'en tire[r]

---

[1] Schultz, *Op. cit.*, *Syst. der circulation*, 1836.
[2] Krause, *Muller's archiv.*, 1837.
[3] Henle, *Op. cit.*

inclusions positives, attendu que les vaisseaux qui ne sont remplis ni par le sang, ni par l'injection, sont certainement beaucoup plus fins, eu égard à la contractilité de leurs parois, qu'ils ne le seraient sur l'animal vivant. Nous avons déjà signalé plus haut cette cause d'erreur. L'existence de vaisseaux séreux, n'admettant point les globules du sang, sur l'animal vivant, n'est donc point démontrée.

§ 383. Dans le double cercle que forment les voies circulatoires, la communication évidente des troncs artériels et veineux a lieu dans le cœur. Mais dans les parties diamétralement opposées de ce double cercle, dans les systèmes capillaires, la communication n'est plus aussi évidente. Les anciens soupçonnaient celle des artères avec les veines, mais ne la croyaient pas immédiate. La découverte de la circulation du sang, en faisant nécessairement admettre cette communication, laissait encore son mode indécis. Nous avons déjà vu que les observations microscopiques et les injections étaient d'accord pour démontrer cette communication, et même pour montrer qu'elle est immédiate.

L'inspection microscopique l'a démontrée [1] dans les parties transparentes des animaux ovipares à sang froid, dans l'œuf incubé des oiseaux, et même dans les parties transparentes des mammifères.

L'injection l'a démontrée dans presque toutes les parties du corps de l'homme et des animaux [2], soit en poussant la matière par les artères, soit en la poussant par les veines dans les parties, comme l'intestin, où les veines sont dépourvues de valvules.

Quelques anatomistes avaient même admis des communications artério-veineuses entre des vaisseaux visibles à l'œil nu et d'un certain calibre ; ainsi Cassérius en représente dans le foie, Riolan en décrit après un anévrysme guéri, Leal Lealis en note entre les artères et les veines spermatiques. Ce sont des erreurs, c'est-à-dire des faits mal observés, combattus par Albinus et par Haller.

Les communications artério-veineuses sont toutes capillaires et microscopiques ; il y en a qui donnent passage à plusieurs globules colorés à la fois, et d'autres à un seul globule.

La disposition de ces voies de communication a été observée sur les animaux : elles consistent, tantôt simplement en un changement

---

[1] Malpighi, *loc. cit.* — Leuwenhoeck, *loc. cit.* — Spallanzani, *Expér. sur la circul.*, p. 255.

[2] *Voyez entre autres :* Ruysch, *Thes. anat.*—Winslow, *Mémoires de l'Acad. des sc.* — Haller, *De fabricá corp. humani*, vol. I. — Mascagni, *Vas. lymph.*, etc., *Prodromo*, etc. — Prochaska, *loc. cit.*—Reissessen, *De structurá pulmon.*, etc.

de direction ou un recourbement d'une artériole qui devient
veinule ; tantôt une artère et une veine capillaire parallèles s'en
voient des ramuscules de communication et forment ainsi un réseau intermédiaire à l'artère et à la veine ; tantôt enfin, et cela
assez fréquent, plusieurs artérioles se terminent ou se continuent
en une seule veinule ; dans tous les cas, la communication a lieu par
des vaisseaux microscopiques.

§ 384. Des physiologistes modernes ont élevé des doutes sur la
communication immédiate des artères avec les veines. M. Doellinger
pense que les artères, à leur dernière extrémité, cessent d'avoir des
parois, et que le sang se meut à nu dans la substance solide du
corps qu'il appelle muqueuse ; que là une partie du sang se convertit en substance muqueuse, et qu'une autre partie du sang continue son trajet, jointe à de la substance muqueuse sanguifiée qui est
en mouvement, et pénètre dans les vaisseaux veineux et lymphatiques
naissant de la substance muqueuse comme les artères s'y terminent.

M. Wilbrand va plus loin, il admet une métamorphose plus complète encore dans la circulation : suivant lui, la totalité du sang se
change en organes ou en substance muqueuse et en liquides sécrétés, et les organes se fluidifiant à mesure, redeviennent du sang
veineux et de la lymphe, qui continuent la circulation, et deviennent
aussi la matière des excrétions.

Dans ces deux opinions, une partie, ou bien la totalité des
organes se solidifie, et de même une partie ou la totalité des
organes se fluidifie à chaque tour de la circulation ; dans l'une
comme dans l'autre, la masse solide du corps est interposée
entre les terminaisons des artères et les origines des veines et des
vaisseaux lymphatiques. Ces deux opinions ne sont que des hypothèses, et elles supposent, de plus, toutes deux, que l'inspection
microscopique des animaux vivants et l'injection sont des moyens
infidèles de constater la communication artério-veineuse.

§ 385. Les vaisseaux capillaires séreux que l'on a admis au delà
des capillaires sanguins, beaucoup plus par des considérations physiologiques que d'après l'observation anatomique, ne sont pas la
seule hypothèse de ce genre. L'absorption et la sécrétion étant des
faits certains et évidents, comme le disait déjà le père de la médecine [1], on a cherché par quelles voies les matières sortaient

---

[1] Hippocrates. Δῆλον, ἡ αἴσθησις, ὡς ἐχῶνσον, καὶ εἰσπνοον ὅλον τὸ σῶμα, *Epidem.*, liv. VI,
sect. VI.

même vasculaire, et par quelles voies elles y entraient : sans les avoir vues, on a décrit ces voies, les unes sous le nom de vaisseaux exhalants ou sécrétoires, et les secondes sous celui de vaisseaux absorbants ou inhalants.

Les vaisseaux exhalants ont été admis par Haller, Hewson, Sœmmering, Bichat, M. Chaussier, etc., comme des vaisseaux très-simples, productions très-déliées et très-courtes des artérioles capillaires, et répandues dans les membranes tégumentaires, les membranes séreuses et le tissu cellulaire.

D'autres anatomistes, comme Mascagni, Prochaska et tous les auteurs de nos jours, admettent au contraire l'opinion que c'est par les pores organiques ou interstices des membranes, que se fait la sécrétion ou l'exhalation [1].

Ce que l'on sait, c'est que, dans le vivant, des fluides sortent de tous les points du système capillaire, et que plusieurs se manifestent sous la forme liquide, ou même plus ou moins concrète ; c'est que dans le cadavre les injections fines, en passant des artères dans les veines, suintent à la surface du derme et de la membrane muqueuse, dans les follicules muqueux et cutanés, dans les conduits excréteurs des glandes, à la surface libre des membranes séreuses, dans la substance muqueuse, aréolaire ou cellulaire qui constitue la masse solide du corps. Jamais, et nulle part, on n'a vu des ramuscules se détachant des réseaux capillaires, et se terminant par une extrémité ouverte. Il est très-probable que c'est à travers la substance solide et poreuse du corps que se font l'exhalation et la sécrétion. Cependant la sécrétion est un phénomène organique différent de la transsudation ou de l'imbibition simple, comme le démontrent les différences que présentent les diverses humeurs sécrétées et les différences de quantité de ces humeurs.

386. On peut dire à peu près la même chose des voies d'absorption. Les vaisseaux absorbants, suivant l'idée qu'on s'en est faite, seraient des radicules béantes par une extrémité, comme les points lacrymaux, et se continuant par l'autre, soit dans les réseaux capillaires veineux et lymphatiques, soit avec les vaisseaux lymphatiques seuls, soit avec les veines seules dont ils seraient ainsi des

[1] Les porosités des vaisseaux n'ont jamais été vues au microscope, leur finesse dérobe à l'observation ; mais il est incontestable que ces ouvertures existent seulement sur les parois vasculaires, mais sur toute substance ou membrane organique perméable aux liquides et aux gaz.

origines. Or, on n'a jamais vu ces canaux, ni jamais leurs bouch...
béantes.

Voici, au reste, les opinions et les faits connus sur ce poi...
d'anatomie. Aselli a dit, en parlant des vaisseaux lactés ou chy...
fères : *Ad intestina instar hirudinum orificia horum vasorum hi...
spongiosis capitulis.* Helvétius enseigne que les villosités intestinal...
ont des orifices spongieux. Lieberkühn parle d'une ampoule spo...
gieuse ou celluleuse. Hewson rejette cette ampoule. Cruiksha...
décrit et figure vingt ou trente ouvertures, plus grandes chacu...
qu'un globule de sang, au sommet de chaque villosité. Sheldon f...
terminer les villosités par un tissu spongieux, et paraît confond...
avec elles les follicules. Mascagni n'a pu voir d'orifices au somm...
des villosités. Feller et Werner décrivent une ampoule et y suive...
des vaisseaux. Bleuland admet des ouvertures au sommet des vill...
sités. Sœmmering dit que l'on peut distinguer de six à dix orific...
absorbants dans chacune d'elles. Hedwig regarde les ampoul...
comme spongieuses, et représente à leur sommet, un, plusieurs...
point d'orifices. Rudolphi n'a jamais vu d'orifices, et ceux qu'...
a admis lui paraissent dépendre d'illusions d'optique. En voilà ass...
pour conclure que les orifices que l'on a décrits n'existent pas di...
tinctement. Il faut ajouter que quand on fait une injection trè...
pénétrante dans les veines intestinales, la matière, en passant da...
les artères, transsude aussi à la surface libre de la membrane m...
queuse. On sait, relativement à la peau, que quand on a injec...
un vaisseau lymphatique de cette membrane, si on repousse le me...
cure vers les racines du vaisseau, on finit, comme Haas l'a observ...
par le faire sourdre à la surface libre. Mascagni a fait, et chacu...
peut aisément répéter cette même expérience sur les vaisseaux lym...
phatiques sous-péritoneaux du foie. Enfin Carlisle dit avoir v...
dans une cellule du tissu cellulaire des orifices de vaisseaux lym...
phatiques.

De tous ces faits, quelque douteux et contradictoires qu'ils soien...
on a conclu que, à la surface des membranes tégumentaires et s...
reuses, dans les aréoles du tissu cellulaire, et, suivant Mascagni, ...
la surface même des vaisseaux, il y a des orifices de radicules abso...
bantes conduisant, suivant le plus grand nombre des modernes, da...
les vaisseaux lymphatiques seulement ; suivant les anatomistes a...
térieurs à Haller et quelques modernes, dans les veines seulemen...
et, suivant d'autres, dans les vaisseaux capillaires sanguins et lym...
phatiques tout à la fois. Prochaska ajoute à cela, parmi les voies...

absorption, les porosités organiques des vaisseaux qui seraient ainsi, tout à la fois, les voies de l'exhalation et des voies d'inhalation. On a aussi regardé l'absorption comme un phénomène purement physique et comparable à l'attraction capillaire ou à l'imbibition, en alléguant à l'appui de cette opinion l'absorption cadavérique.

La vérité est que les voies de l'absorption paraissent être, comme celles de l'exhalation, les porosités de la substance solide et perméable du corps.

La discussion relative à l'existence ou à la non-existence des vaisseaux absorbants et exhalants, distincts des vaisseaux sanguins et lymphatiques, n'a plus aujourd'hui qu'un intérêt purement historique. La question est depuis longtemps jugée. Les recherches microscopiques et les expériences physiologiques ont surabondamment démontré que la sortie ou l'entrée des liquides dans le système sanguin ou lymphatique s'opère au travers des parois vasculaires ; le système circulatoire étant constitué par un cercle fermé de toutes parts.

§ 387. L'imagination ne s'est pas encore arrêtée à la création des vaisseaux exhalants et des vaisseaux absorbants ou inhalants, dont il vient d'être question. On a aussi imaginé des vaisseaux nutritifs. Voici les principales opinions que l'on s'est faites à ce sujet. Boerhaave et R. Vieussens ayant admis des vaisseaux incolores et décroissants, le premier construisit de vaisseaux toutes les parties du corps, même les parties non injectables. Suivant le système de Boerhaave, les plus petites fibrilles élémentaires formeraient des membranules, roulées sur elles-mêmes, pour former les plus petits vaisseaux ; de ces plus petits vaisseaux accolés résulteraient des membranes formant à leur tour des vaisseaux plus gros, et ainsi jusqu'aux vaisseaux les plus considérables. Il établit aussi que les plus petits vaisseaux contiennent un fluide aqueux servant au sentiment, au mouvement et en même temps à la nutrition.

L'opinion de Mascagni sur la composition élémentaire et sur la nutrition des parties ne diffère pas beaucoup de celle de Boerhaave. Suivant Mascagni, les divisions des artères finissent au point où, arrivées à la ténuité d'un globule rouge du sang, elles se changent en veines. Là elles sont pourvues de porosités exhalantes, tant pour les sécrétions que pour la nutrition. Partout il y a des orifices de vaisseaux absorbants pour prendre et contenir les molécules nutritives. Les parties élémentaires consistent en vaisseaux absorbants ; ceux-ci, par leur réunion, constituent les membranes les plus sim-

ples et les plus petits vaisseaux sanguins, lesquels forment de
membranes plus composées.

Dans ces deux hypothèses, tout serait vasculaire, et la nutrition
aurait lieu dans les vaisseaux : dans la première, dans les plus fines
ramifications des artérioles ; dans la seconde, dans les plus fines radicules des vaisseaux absorbants. Dans l'une et dans l'autre la masse
du corps serait dans les vaisseaux et véritablement dans une circulation continuelle.

L'opinion de Bichat sur les vaisseaux nutritifs et sur la nutrition
est peu différente : suivant lui, chaque molécule des organes serait
pour ainsi dire placée entre deux vaisseaux béants, l'un exhalant
nutritif qui l'aurait déposée, et l'autre absorbant nutritif destiné à la
reprendre.

Prochaska reconnaît la continuation directe des artères avec les
veines, et admet que c'est par la porosité des parois des vaisseaux
et par la perméabilité générale de la substance qui forme la masse du
corps, que la nutrition a lieu [1].

§ 388. La nutrition présente un double mouvement continuel
de composition et de décomposition. Les animaux les plus simples
absorbent et exhalent directement les matériaux de ce double phénomène ; d'autres, plus composés, ont un tégument plus ou moins
prolongé dans la masse du corps, y conduisant et y reprenant les
matières qui s'y ajoutent, et celles qui s'en séparent ; d'autres, plus
composés encore, ont d'autres organes, des vaisseaux, qui transportent des surfaces dans tous les points de la masse, et de là aux surfaces, les matières de l'absorption et de l'excrétion. Dans certains
animaux pourvus de vaisseaux, leur nombre est tellement grand,
l'homme est de ce genre, qu'ils semblent occuper et former toute la
masse du corps. Mais, outre les considérations ci-dessus, tirées de
l'analogie, les arguments tirés de l'inspection montrent encore que
les vaisseaux ne font que parcourir la masse du corps, et ne la constituent pas. L'inspection apprend également que, quelle que soit la
ténuité, la mollesse des derniers vaisseaux capillaires, les artères
et les veines forment des canaux continus.

L'observation apprend qu'il entre dans les vaisseaux des substances nouvelles, et qu'il en sort aussi sans cesse ; mais ce double passage a lieu dans les parties les plus fines des vaisseaux, et par des

---

[1] La doctrine de Prochaska, qui n'est que l'expression des faits, est toujours
vraie.

oles invisibles, même avec les meilleurs instruments d'optique ; les substances elles-mêmes passent à travers ces voies à un état de division, insaisissable pour les sens et pour les meilleurs microscopes. Le passage, soit qu'il ait lieu du dehors au dedans ou du dedans au dehors, dans les absorptions et les sécrétions extrinsèques, soit qu'il ait lieu dans les cavités closes du corps, se fait toujours par l'intermédiaire de la substance solide et perméable du corps ; c'est-à-dire de la substance dite cellulaire qui, en s'imbibant, transmet au dedans ou au dehors les molécules absorbées ou exhalées.

Il paraît en être de même de la nutrition ; les vaisseaux déposent et reprennent par des voies invisibles, dans la substance cellulaire, les molécules de la composition et de la décomposition des organes. Mais tous ces phénomènes, physiques en apparence, sont modifiés par le corps organisé et vivant dans lequel ils ont lieu. C'est surtout à la cause inconnue de ces phénomènes qu'on a donné le nom de force vitale, ou plus spécialement celui de force de formation.

Quelle que soit l'abondance ou la rareté des vaisseaux capillaires contenus dans un organe ou dans un tissu, le mode de nutrition n'en est pas moins le même. Celle-ci s'accomplit toujours aux dépens des parties liquides du sang exhalées hors du cercle circulatoire. Dans les organes où les vaisseaux sont abondants, le mouvement nutritif peut être plus rapide que dans d'autres ; mais le mécanisme est le même. Dans les organes qui n'ont pas de vaisseaux, la nutrition s'accomplit suivant les mêmes lois, à l'aide du réseau capillaire le plus voisin. M. Henle fait remarquer avec raison que la différence des tissus, en vasculaires ou non vasculaires, n'a qu'une importance très-secondaire en physiologie, car elle n' entraine point de différence dans le mode de nutrition. Quand une membrane, par exemple, dépourvue de vaisseaux, recouvre une autre membrane riche en vaisseaux, tel point pris sur la première peut être plus rapproché de la source nutritive que tel autre point pris sur la membrane vasculaire vers le milieu d'une des mailles du réseau sanguin.

II. Du tissu érectile.

§ 389. Le tissu érectile, caverneux ou spongieux, consiste en des terminaisons de vaisseaux sanguins, *en des racines de veines surtout,* qui, au lieu d'avoir la ténuité capillaire, ont plus d'ampleur. En certain nombre sont très-extensibles.

Au point de vue physiologique, un tissu érectile est un système organique disposé de façon à ce que le sang puisse y être retenu et y séjourner un temps plus ou moins considérable.

§ 390. Ce tissu a d'abord été observé dans le pénis, où il exis
sous de grandes dimensions. Vésale [1] en parle en ces termes : *Co-*
pora hæc (cavernosa) enata ad eum ferè modum, ac si ex innume-
arteriarum venarumque fasciculis quàm tenuissimis, simulque pr
ximè implicatis, retia quædam efformarentur, orbiculatim à ner
illâ membraneâque substantiâ comprehensa. Malpighi [2] paraît avoir f
la même observation : *Sinuum speciem in mammarum tubulis et*
pene habemus ; in his nonnihil sanguinis reperitur, ità ut videant
venarum diverticula, vel saltem ipsarum appendices. Hunter [3] a vu
même chose relativement au tissu spongieux de l'urètre : « Il e
bon d'observer, dit-il, que le corps spongieux de l'urètre et le gla
du pénis ne sont pas spongieux ou cellulaires, mais consistent en
plexus de veines. Cette structure est visible dans le sujet humai
mais beaucoup plus distinctement dans quelques animaux, comm
le cheval, etc. »

Cependant la plupart des anatomistes qui se sont occupés de
structure du pénis, entre autres Degraaf, Ruysch, Duverney, Boe
haave, Haller et ses disciples, ayant méconnu la nature des tiss
caverneux et spongieux du pénis, et les ayant considérés comm
étant du tissu cellulaire lâche et élastique formant des cellules
interposé entre les artères et les veines, beaucoup d'anatomist
modernes ont adopté cette erreur. Duvernoy, Mascagni, MM. Cuvi
Tiedemann, Ribes, Moreschi, Panizza, Farnèse, etc., ont fait d
observations exactes sur le tissu érectile du pénis et du clitoris
l'éléphant, du cheval, de l'homme, etc.

De nos jours, la structure des tissus érectiles a été étudiée
MM. J. Mayer, Müller, Günther, Valentin, Erdl [4], etc.

§ 391. Quoique la disposition érectile des vaisseaux existe
beaucoup d'endroits, cependant il en est un certain nombre où e
est beaucoup plus évidente. Ce sont les corps caverneux du pénis

[1] Vésale, *De corp. hum. fabricâ*, lib. V, cap. xiv.

[2] Malpighi, *Diss. Epist. varii argum. in Op. omn.*, vol. II.

[3] Hunter, *Obs. on certain parts of the animal OEconomy*, in-4°, Lond
1786, p. 38.

[4] Mayer, *De la structure de la verge, Froriep notizen*, 1834. — Müller,
artères hélicines, Müller's archiv., 1835. — Günther, *Untersuchungen und E*
fahrungen, 1837. — Valentin, *Des artères hélicines, Müller's arhiv.*, 1838.
Erdl, *Des artères hélicines, Müller's archiv.*, 1841.

...x du clitoris, le corps spongieux de l'urètre, les nymphes, le ...melon, les crêtes des gallinacés, etc.

§ 392. Le tissu érectile existe dans des proportions très-grandes ...s les organes de la copulation. Quoiqu'il n'offre pas le même ...eloppement dans les papilles, on peut néanmoins très-bien l'y ...server.

...es papilles, celles de la langue particulièrement, consistent en ...ments nerveux renflés, mous, entremêlés d'une innombrable ...ntité de vaisseaux capillaires sanguins, serpentants, recourbés ...arcades, anastomosés entre eux, et le tout enveloppé et rassem-...é par un tissu cellulaire, mou et muqueux. Dans l'état de repos ...s papilles sont petites, molles, pâles, peu distinctes ; dans l'état ...rection, au contraire, elles sont agrandies, redressées, rouges, ...flées par le sang, et très-sensibles. Le mamelon, ou la papille de ...mamelle, ne paraît différer des autres que par de plus grandes ...tensions.

...a plupart des anatomistes de nos jours ont retranché du tissu érectile ...mamelon et les papilles de la langue, en faisant remarquer que le ...tème capillaire sanguin dans ces organes, bien que très-abondant, ne ...érait pas de celui des autres parties du corps. La remarque est fondée ...s ce rapport ; mais elle ne l'est plus quand on a affirmé que le mécanisme ...l'érection du mamelon et des papilles différait de celui des autres organes ...ectiles. En effet, que ce soit par l'action contractile du derme cutané et ...queux (comme dans le mamelon et les papilles), ou bien par la con-...ction musculaire (comme dans les corps caverneux), que le retour du ...g vers les veines soit suspendu, il n'en est pas moins certain que ...*augmentation de volume*, d'où résulte l'érection, est due à l'accumulation ...à la stase momentanée du sang.

§ 393. Le tissu érectile des organes de la copulation est le tissu ...ectile par excellence. Celui du corps caverneux du pénis présente ...disposition suivante : il est enveloppé d'une gaîne de tissu fibreux ...astique, qui envoie des prolongements dans son intérieur. Les deux ...ères dorsales du pénis sont accompagnées d'une veine impaire ...rmant un plexus, et de nerfs très-volumineux. Les artères en-...ent dans l'intérieur beaucoup de ramuscules accompagnés de ...rfs, et les veines reçoivent à travers la gaîne beaucoup de radi-...les. L'intérieur est composé de ramifications artérielles provenant ...s artères dorsales et des artères centrales et de larges veines très-...bondantes, entremêlées dans tous les sens et anastomosées une ...ultitude de fois entre elles. Ces branches de veines offrent des dilatations et de larges communications. Quand on injecte une [...] artères du pénis, l'injection, si elle est bien pénétrante, après a[...] rempli les ramifications artérielles et le plexus veineux intéri[...] qui constitue le corps caverneux, et avoir produit l'érection, rev[...] par la veine dorsale : on remplit encore bien plus aisément le co[...] caverneux en injectant par la veine. Ainsi les cellules du corps [...] verneux ne sont que des racines de veines très-larges formant [...] plexus compliqué, et anastomosées comme les vaisseaux capillai[...]

Le tissu érectile de l'urètre et du gland a la même dispos[...] que le tissu caverneux de la verge; il en est de même de celui [...] clitoris et de celui des nymphes.

Les corps caverneux de la verge peuvent être considérés comme le [...] des tissus érectiles. Nous ajouterons quelques mots relativement à [...] structure. La charpente de ces organes est constituée par l'assemblage [...] grand nombre de cellules formées par les prolongements entrecroisés [...] tunique fibreuse, épaisse, qui entoure l'organe. Ces cellules communiq[...] largement avec les veines; elles ne sont, en d'autres termes, que l'orig[...] des veines. Tandis que dans tous les organes, entre le système des art[...] qui apportent le sang, et le système des veines par lequel il revient à [...] point de départ, existe un ensemble de canaux très-déliés et microscopiq[...] auxquels on donne le nom de vaisseaux capillaires ; dans les corps cavern[...] au contraire, les artères, arrivées dans les cloisons des cellules qui form[...] la partie solide de ce tissu, s'arrêtent brusquement, alors qu'elles sont [...] la plupart encore visibles à l'œil nu, et versent leur sang dans l'intér[...] même des cellules veineuses. D'où il résulte que ces cellules interpos[...] entre les vaisseaux artériels et les vaisseaux veineux, peuvent être cos[...] dérées comme une sorte de système capillaire tout spécial. Les cellules, co[...] muniquant largement avec les veines, sont tapissées par la membrane [...] terne des veines.

Une question divise encore aujourd'hui les anatomistes; c'est le m[...] précis de la terminaison des capillaires artériels dans les cloisons ou [...] bécules du tissu caverneux, et de leur ouverture dans les cellules. Suiv[...] M. J. Müller qui, à deux reprises différentes, a fait des recherches à ce su[...] les artères des corps caverneux, arrivées à l'état capillaire dans les cloiso[...] ce tissu, donneraient naissance à de petits prolongements vasculaires li[...] dans la cavité des cellules. M. Müller donne à ces prolongements vasculai[...] le nom d'artères hélicines, parce qu'elles sont contournées en for[...] d'hélices (on les appelle aussi artères en vrille ou en tire-bouchon). [...] petites branches vasculaires ont environ 2 millimètres de longueur [...] de $0^{mm},1$ à $0^{mm},2$ de diamètre. Les artères hélicines ont été vues aussi [...] décrites par MM. Erdl et Krause. Ce dernier est parvenu à constater qu'e[...] s'ouvrent directement par leurs extrémités dans les cellules veineus[...]

...l très-habile observateur, M. Valentin, professeur à l'Université de ...., a vainement cherché les artères précédentes dans les tissus érectiles. ...nvient, il est vrai, que les artères sont très-sinueuses sur les parois des ...us des cellules, probablement à cause des changements considérables de ...né que peut subir le corps caverneux; on peut, par conséquent, leur ...rver le nom d'artères hélicines. Mais les franges artérielles ou branches ...s dans l'intérieur des cellules ne sont que des produits de la préparation ...e la déchirure qu'il faut faire subir au tissu pour l'étudier; ce sont, ...l, des ramifications artérielles roulées sur elles-mêmes, après avoir été ...urées. M. Valentin a, en outre, constaté que la communication entre ...rtères et les cellules veineuses du corps caverneux avait lieu sur les ...s mêmes des cellules, par l'extrémité dilatée en forme d'entonnoir des ...laires artériels. Pour notre compte personnel, nous nous rangeons à ...nion du physiologiste de Berne.

...ailleurs, il faut bien le remarquer, qu'on adopte les idées de M. Müller ...lles de M. Valentin, cela ne change en rien l'idée qu'on doit se faire ...hénomène de l'érection. Ce qui est capital dans ce phénomène, c'est ...pleur considérable à son origine du système veineux, et les communi- ...us de ce système avec les innombrables ouvertures des capillaires ar- ...s. Il importe très-peu que ces capillaires soient flottants par leur ...émité dans l'intérieur des cellules, ou appliqués contre les cloisons. ...érection n'est qu'un temps d'arrêt qu'éprouve le sang dans sa marche ...ravers de ces réservoirs toujours ouverts entre le système artériel et le ...ème veineux. En un point quelconque des troncs veineux qui rapportent ... le centre le sang des tissus caverneux, supposez par la pensée l'action ...ou moins prolongée d'une force comprimante quelconque, non-seule- ...t le cours du sang sera retardé dans les cellules dont nous parlons, mais ...re ce liquide s'y accumulera jusqu'à ce que la distension complète de ...gane fasse équilibre à la pression continue de l'ondée artérielle. La con- ...tion des muscles profonds du périnée, telle est la force qui, com- ...mant les veines du pénis, accumule et retient temporairement le sang dans ...corps caverneux. La contraction de ces muscles est sous la dépendance ...système nerveux, et soustraite, en grande partie du moins, à l'influence ...la volonté.

394. Il est encore une partie dont la texture et les phénomènes ...rapprochent beaucoup de ceux des organes érectiles : c'est la ...e, qui, par là, paraît être un diverticule du sang. Si on met la ...e à découvert sur un animal vivant, et qu'on arrête, par la com- ...ession, le cours du sang dans la veine splénique, cet organe se ...nfle et augmente beaucoup de volume ; il revient promptement ...r lui-même aussitôt qu'on rétablit la circulation. Les accès de ...vre intermittente sont accompagnés d'un gonflement manifeste

de cet organe, qui se dissipe plus ou moins complétement à la
la maladie.

Si nous nous reportons à notre définition, il est évident que la rat
être envisagée comme un organe érectile, car le caractère essentiel
circulation du sang dans la rate, c'est l'intermittence. L'observati
chaque jour démontre combien son volume est variable. Ces augment
et ces diminutions de la rate, en rapport avec la quantité de sang co
dans ses mailles, dépendent évidemment du départ, tantôt moins co
rable, tantôt plus considérable, du sang par la veine splénique. Comm
les corps caverneux, nous ne pouvons invoquer l'existence de la contr
musculaire sur le trajet de la veine émulgente ; mais la division de la
splénique (par l'intermédiaire de la veine porte) en un système cap
dans le foie, favorise le séjour du sang dans la rate, et les états de v
ou de plénitude de l'estomac, par l'inégalité de compression qu'ils dé
nent sur les organes contenus dans l'abdomen, doivent avoir, sur le
du sang de la veine porte, une influence très-efficace.

Sous le rapport anatomique, la rate a une grande analogie avec le
des corps caverneux. Cependant, elle en diffère par la présence da
parois des cellules d'un élément granuleux particulier, en rapport pro
ment avec le rôle qu'elle est appelée à jouer. Elle n'est pas, en effet,
lement un organe de dépôt, elle est surtout un organe d'élaboration
rate a donc été rangée et décrite avec les *ganglions vasculaires* ou gl
sanguines, qui comprennent le thyroïde, le thymus, les capsules surré

§ 395. Le tissu érectile se développe quelquefois accidentelle
dans l'organisme. Cette production a été décrite sous les nom
tumeur variqueuse, d'anévrysme par anastomose, d'anévrysme
vaisseaux capillaires, de télangiectasie, etc.

Ses caractères anatomiques sont tout à fait les mêmes que
du tissu érectile naturel ; c'est une masse plus ou moins volu
neuse, plus ou moins bien circonscrite, entourée quelquefois d
enveloppe fibreuse mince : offrant à l'intérieur une apparenc
cellules ou de cavités spongieuses ; consistant, dans la réalité, e
lacis inextricable d'artères et de veines qui communiquent par
nombrables anastomoses , comme les vaisseaux capillaires,
beaucoup plus larges, les veines surtout ; facilement injectabl
les veines voisines, qui sont quelquefois variqueuses, et plus
cilement par les artères.

Cette altération existe le plus souvent dans l'épaisseur de la p
et dans une étendue plus ou moins grande. Elle ressemble
quelquefois à la crête et aux autres parties analogues des gallin

peau de la face, celle des lèvres surtout, en est fréquemment siége. On l'observe dans le tissu cellulaire sous-cutané, ou plus moins profond ; on l'a vue occuper tout un membre ; on dit même l'avoir observée dans des viscères.

Cette production est le siége d'une vibration, d'un bruissement d'une pulsation plus ou moins manifestes. Ces phénomènes augmentent par toutes les causes qui excitent l'activité de la circulation générale ; mais les tumeurs de ce genre, même à la peau, ne sont guère susceptibles d'une sorte d'érection isolée. Cette production est le plus souvent originelle et date de la naissance ; d'autres fois elle paraît dépendre d'une cause accidentelle. Elle persiste quelquefois sans changement ; d'autres fois, et c'est le plus ordinaire, elle augmente continuellement de volume par la dilatation des cavités intérieures et finit par se rompre, ce qui donne lieu à des hémorrhagies difficiles à réprimer.

Au pourtour de l'anus on trouve des tumeurs hémorrhoïdales qui constituent une variété de ce tissu érectile accidentel.

III. Des ganglions vasculaires.

§ 396. Les ganglions vasculaires, organes adénoïdes, ou glandines, glandes aporiques, confondus sous le nom commun de glandes avec les organes de sécrétion excrétoire, sont encore des parties dans lesquelles les terminaisons et les communications des vaisseaux affectent des dispositions spéciales. M. Heusinger leur a donné le nom de tissu parenchymateux.

Leur texture résulte de la réunion de plusieurs autres tissus : ils sont formés de tissu cellulaire modifié, de vaisseaux sanguins et lymphatiques, et de nerfs ; le tout renfermé dans une enveloppe qui envoie des prolongements à l'intérieur. Ils sont tous placés sur le trajet de la circulation lymphatique ou sanguine, et paraissent destinés tous à faire subir une élaboration aux substances absorbées et à préparer leur assimilation ; ils semblent ainsi dans une sorte d'antagonisme avec les vraies glandes ou les organes de l'excrétion.

Les ganglions vasculaires diffèrent les uns des autres par la quantité et l'espèce de tissu qui en forme la masse, par la proportion des vaisseaux et des nerfs, et par le mode de communication des vaisseaux.

Ces ganglions diffèrent essentiellement des glandes proprement dites, en ce qu'ils manquent de conduits excréteurs. Comme ces organes reçoivent des

artères nombreuses, comme ils renvoient des veines qui ne le so[nt]
moins, on suppose, non sans raison, que le sang éprouve dans leur int[é]
des changements relatifs aux phénomènes préparatoires de la nutritio[n]

§ 397. On peut distinguer es ganglions adénoïdes en deux so[rtes:]
1° les ganglions lymphatiques, et 2° les ganglions vasculaires [san-]
guins, qui sont la thyroïde, le thymus, les capsules surréna[les et]
la rate.

Les premiers seront décrits avec les vaisseaux lymphati[ques]
(sect. V).

Les *ganglions vasculaires sanguins* forment un groupe moins [na-]
turel, et appartiennent principalement à l'anatomie spéciale; il[s ont]
cependant quelques caractères généraux. Les ganglions vascul[aires]
sanguins [1] sont plus volumineux et beaucoup moins nombreux [que]
les ganglions lymphatiques. Ils sont d'une couleur rouge brun[e;]
sont globuleux et granuleux. Ils présentent à l'intérieur des ca[vités]
distinctes, remplies d'un fluide, mais peu ramifiées et closes en [tout]
sens. On a cru, à diverses époques, y avoir découvert des con[duits]
excréteurs, mais ces prétendues découvertes n'ont point été c[on-]
firmées. Ces ganglions sont dans un tel rapport avec les vaisse[aux]
sanguins et lymphatiques, et notamment avec le canal thoraci[que,]
qu'on leur suppose avec beaucoup de vraisemblance une t[rès]
grande influence sur le perfectionnement de la lymphe et du ch[yle,]
et sur la formation du sang.

Quoiqu'ayant des caractères communs, ces organes diffèrent assez [no-]
blement les uns des autres sous le rapport de leur structure, pour qu'[il ne]
soit pas inutile de les passer succinctement en revue.

a. Corps thyroïde. — Le corps thyroïde est formé par deux lobes réunis [par]
une commissure ou lobe moyen, et entouré par une membrane fibreuse [mince]
et assez résistante. Il est constitué essentiellement par un amas consid[éra-]
ble de petites vésicules closes ou granulations, dont la plupart sont vis[ibles]

[1] *Consultez :* Boecler, *De function. gland. thyroïdæ, thymi, atque gland. su[pra]*
renal., 1753. — Krause, *Der thymus, Muller's archiv.,* 1837. — Bergmann, [Dis-]
sertatio de gland. suprarenal., 1839. — Bopp, *Ueber die schilddrüse,* 18[41] —
Schwager, **Barde-Leben.** *Observ. microsc. de gland. ductu excret. carent.,* [1853.]
  Delasône, *Hist. anat. de la rate, Mém. de l'Acad. des sc.,* 1754. — Asso[lant,]
Recherches sur la rate, 1801. — J. Müller, *Sur la struct. des corpuscules d[e la]*
rate, Archiv., 1834. — Bourgery, *Anat. microscop. de la rate,* 1843. — J. Béc[lard,]
Recherches sur les fonct. de la rate, Arch. gén. de méd., 1848. — Kœlliker[, On]
the spleen. Cyclopedia of anat. and phys., 1849.

nu; elles ont le volume d'un grain de millet. Elles sont remplies par
de légèrement jaunâtre, qui offre une grande ressemblance avec de
ine, car si on pratique une incision au corps thyroïde, ce corps laisse
en petite quantité un liquide qui se coagule par la chaleur et par
Ce liquide albumineux est donc analogue au sérum du sang. Le
yroïde reçoit une grande quantité de sang par les artères thyroï-
supérieures et inférieures, il en donne aussi une grande quantité
veines thyroïdiennes supérieures et inférieures. Les capillaires san-
leurs anastomoses, constituent une très-grande partie de sa sub-
est entre les mailles de ces réseaux sanguins que sont placées les
Les vaisseaux lymphatiques du corps thyroïde sont nombreux.
proviennent des ganglions cervicaux supérieurs et moyens du
sympathique.

souvent annoncé l'existence d'un canal excréteur, qui du corps thy-
rendrait dans la trachée-artère. Il est bien démontré aujourd'hui
existe pas. A en juger par les altérations considérables de volume et
ure que subit le corps thyroïde (goitre), lorsque l'individu se trouve
ans des conditions hygiéniques défavorables, cet organe doit jouer
important dans l'économie.

ymus. — Le thymus est un organe transitoire. Il s'atrophie à mesure
poumon se développe : il semble y avoir une sorte d'antagonisme
es deux organes. Il n'existe que dans le fœtus et dans la première
A l'âge de douze à quinze ans, on n'en aperçoit plus que les ves-
perdus au milieu du tissu cellulo-adipeux qui remplit la partie supé-
du médiastin antérieur.

hymus est un organe à deux lobes allongés, et peu distincts l'un de
Chacun de ces lobes est constitué par des lobules polyédriques d'en-
un centimètre de diamètre, réunis entre eux par un tissu cellulaire
ce qui donne au thymus l'aspect extérieur d'un poumon qui n'a
ncore respiré.

que lobule est constitué à son tour par de petites vésicules closes,
ues à celles du corps thyroïde, seulement un peu plus fines. Elles ont
illimètre à 0^{mm},5 de diamètre. Ces vésicules sont remplies d'un li-
blanc analogue à du lait. Elles sont placées dans les mailles d'un ré-
pillaire très-fin et très-abondant. Le thymus présente, en outre, et
distingue du corps thyroïde, une cavité assez considérable qui occupe
ré de l'organe, et qui est également remplie par un liquide lactes-
dans lequel on a signalé la présence de l'albumine, de la caséine et de
s grasses et salines. On a aussi décrit des canaux excréteurs qui se
ent dans la trachée et dans l'œsophage : ces canaux n'existent pas.
ctions du thymus, en rapport avec la période fœtale, sont inconnues.

psules surrénales. — Ces organes singuliers coiffent le rein à la ma-
un casque, sont très-développés chez le fœtus, diminuent après la
ce, et déjà même avant la naissance. Ils n'ont point de canaux

excréteurs. On peut en étudier la structure sur l'adulte aussi bien que
fœtus, car les changements que l'âge apporte en eux ne sont relatifs qu'
lume. Les capsules surrénales ne paraissent formées que de tissu cell
de vaisseaux sanguins et lymphatiques, et de nerfs. On n'y trouve po
petites vésicules qui caractérisent la thyroïde et le thymus. La substan
riphérique des capsules surrénales est plus dense que leur substance
rieure ; aussi a-t-on décrit une substance corticale et une substance m
laire. La première, beaucoup plus épaisse que la seconde, est caract
par des lignes qui se dirigent perpendiculairement vers le centre, e
M. Müller a démontré être des capillaires artériels. La seconde, ou
stance médullaire, est beaucoup plus foncée ; elle est violacée et pr
entièrement constituée par un lacis veineux très-abondant, origin
veines capsulaires. Il n'y a point de cavité intérieure dans les capsule
rénales. On peut quelquefois insuffler les capsules surrénales, mai
n'y pénètre alors, ainsi que l'a démontré M. Rayer, que par la déch
des veines : il y a toujours, dans ce cas, une extravasation de sang.

  d. Rate.— La rate, faisant saillie dans la cavité abdominale, est recou
par le péritoine, et présente, par conséquent, une enveloppe séreuse.
cette enveloppe est la membrane propre à la rate ou membrane fibreus
quelle entoure la rate, et fournit dans le parenchyme de l'organe des
longements fibreux qui parcourent la rate en tous sens, et en forment la
pente solide. Lorsqu'on soumet un fragment de rate à l'action continue
filet d'eau, c'est cette trame fibreuse, entrecroisée en tous sens, qu
meure comme une sorte d'éponge blanchâtre. Dans l'intérieur des m
fibreuses, qui partagent ainsi la rate en une infinité d'espaces cell
communiquant les uns avec les autres, est une masse rouge foncée, f
à détacher. Cette masse, à laquelle la rate doit sa couleur, a reçu le no
boue splénique. Elle est constituée par des globules du sang à l'état d
composition. Lorsqu'en effet on examine au microscope le liquide épai
remplit la rate, on constate que ce liquide est constitué par des globule
sang, déformés, accolés en petites masses irrégulières et diminués de vol
Les mailles ou cellules du tissu splénique sont, d'ailleurs, tapissées p
membrane interne des veines, et se continuent avec elles. Les ar
spléniques se comportent dans la rate comme dans les corps caverne
elles circulent dans les parois incomplètes des cellules, et s'ouvrent su
parois.

  Les vaisseaux lymphatiques de la rate sont nombreux. Les nerfs prov
nent du plexus splénique, dépendance du grand sympathique.

  On retrouve dans la rate l'élément vésiculaire que nous avons décrit
la thyroïde et le thymus ; ce sont de petites granulations qui ont enviro
grosseur d'un grain de millet. Ces petites granulations sont remplies
liquide blanc. Leurs parois sont si délicates, et se détruisent si vite p
putréfaction, qu'on ne peut les observer que sur la rate extraite du c
des animaux vivants ou sur les suppliciés. On les désigne sous le nom

rpuscules de Malpighi, du nom de l'anatomiste qui les a découvertes. Les granulations de la rate sont fixées au milieu des éléments fibreux qui constituent les parois des cellules. On a dernièrement décrit les granulations de la rate comme des renflements situés sur le trajet des vaisseaux lymphatiques de la rate. Non-seulement on ne peut les envisager ainsi, mais il est certain qu'il n'y a aucune connexion entre ces vésicules et les vaisseaux lymphatiques. Ces vésicules sont closes de toutes parts, comme celles du thymus et du corps thyroïde.

La rate est un organe sujet à des variations assez considérables de volume, ce qu'elle doit à la disposition de son tissu tout à fait analogue à celui du corps caverneux. Le sang s'accumule dans son intérieur, et y éprouve des modifications dont le résultat est la dissolution des globules du sang. Le rôle que nous assignons à la rate repose, et sur des expériences chimiques qui nous sont propres, et sur les observations microscopiques de M. Kœlliker. L'arrêt ou le ralentissement de la circulation de la veine splénique étant la conséquence inévitable des changements de volume de la rate, on comprend aussi comment les boissons de l'estomac peuvent être transportées, par les veines qui les ont absorbées dans cet organe, jusque dans la rate par l'intermédiaire de la veine splénique où elles aboutissent, celle-ci étant dépourvue de valvules. Les expériences de M. Goubaux ne permettent plus le doute à cet égard. On remarquera encore que l'existence de la rate est subordonnée à celle de la veine porte. Elle n'existe jamais dans les animaux où il n'y a pas de veine porte. (Voy. art. *Sang*.)

SECTION III.

DES ARTÈRES.

§ 398. Les artères[1], *arteriæ*, sont les vaisseaux qui portent le sang du cœur à toutes les parties du corps.

§ 399. Hippocrate et ses contemporains donnaient le nom de veines à tous les vaisseaux et à tous les canaux, excepté au canal aérien, qu'ils appelaient artère. Aristote parle le premier de l'aorte, qu'il appelle petite veine. Praxagore donne le nom d'artère à l'aorte et à ses branches, qu'il croit contenir une vapeur. L'école d'Alexandrie

---

[1] Bassuel, *Nouvel aspect de l'intérieur des artères et de leur structure par rapport au cours du sang. Mém. présent. de math. et de phys.*, t. I, année 1750. — 2. Belmas, *Structure des artères, leurs propriétés, leurs fonctions et leurs altérations organiques*, in-4°. Strasbourg, 1822. — Ch.-H. Ehrmann, mêmes titre, lieu et date.

distingue les artères des veines par l'épaisseur des parois, et adm t
que le sang peut, dans certaines circonstances, passer dans les arti re
res. Galien, le plus grand anatomiste de l'antiquité, essaye de prou
ver que les artères sont pleines de sang dans l'état naturel ; il con
sidère le système veineux et le système artériel chacun comme
arbre dont les racines, implantées dans le poumon, et les branch
distribuées dans tout le corps, sont réunies au cœur. Il faut ven
presque jusqu'à Vésale pour trouver les premiers rudiments de l'a
d'injecter les vaisseaux, et jusqu'à lui pour trouver quelques notio
sur la texture des vaisseaux sanguins. Leurs fonctions et leurs alth
rations n'ont été connues que plus tard.

§ 400. Il y a deux troncs artériels : l'aorte et l'artère pulmonair
Chacun d'eux a une disposition arborisée, et présente une origin
un tronc, des branches, des rameaux et des ramuscules de plus
plus déliés, jusqu'à sa terminaison.

Chacun des troncs artériels naît d'un ventricule du cœur, et pr
sente là, non une continuation de la substance du cœur, comme
l'a dit [1], mais une connexion intime et très-remarquable : la mem
brane moyenne de l'artère est divisée en trois festons bordés
tissu fibreux ; l'orifice du ventricule est garni d'un anneau
même tissu ; le sommet des festons de l'artère est solidement attach
à l'orifice du ventricule, et les intervalles triangulaires des dent
lures sont également occupés par des membranes fibreuses ;
membrane interne du vaisseau se continue avec celle du cœur,
la membrane externe s'unit à la substance de cet organe.

Les troncs, les branches et toutes les divisions des artères so
sensiblement cylindriques. Il y a pourtant quelques exceptions : ce
taines artères vont en s'élargissant, quelques-unes semblent se r
trécir. Les cylindres artériels vont en diminuant depuis les tron
jusqu'aux dernières ramifications.

En général la somme des branches l'emporte sur le tronc qui l
fournit, mais il y a des exceptions : ainsi il n'est pas évident que l'a
tère carotide et le tronc brachial aient ensemble plus de capacité qu
le tronc innominé ; de même il n'est pas certain que les artères r
diale et cubitale réunies en aient plus que l'humérale. Il ne faut p
confondre dans cette comparaison le diamètre extérieur avec la c
pacité. D'ailleurs il arrive à tout instant des changements de capaci
dans des rameaux artériels, sans que les branches en changent se

---

[1] Langenbeck, *Nosol. und therap. der chir. krankheiten*, Gœtting, 1822, v.

...lement; et pour n'en citer qu'un exemple évident, les artères utérines augmentent considérablement pendant la grossesse, l'artère hypogastrique qui les fournit augmente un peu, et l'artère iliaque primitive n'augmente pas sensiblement.

Le nombre variable des divisions successives des artères, leur mode de division, les angles que forment les branches avec les troncs ont été indiqués précédemment, ainsi que les anastomoses et les voies collatérales qu'elles offrent à la circulation. Il en est de même de leurs flexuosités.

La terminaison des artères devenues capillaires et microscopiques a lieu par leur continuation en veines.

§ 401. Vues à l'intérieur, les artères sont cylindriques, leur coupe est circulaire, excepté dans les très-grandes artères qui, étant vides, s'aplatissent un peu, et présentent une coupe elliptique.

Chacun des deux troncs artériels est muni de trois valvules à son origine au cœur. Ces valvules, semi-lunaires, tiennent par leur bord convexe au contour des festons de l'artère; leur bord libre est droit, un peu épais, surtout au milieu, qui offre un petit renflement. Une face est tournée du côté de la paroi artérielle, et l'autre du côté de l'axe du vaisseau. Ces valvules sont formées par la membrane interne des artères, repliée en double, et contenant dans son épaisseur une couche mince de tissu fibreux; leur bord libre contient un petit cordon de ce tissu, et son milieu un point fibro-cartilagineux. Quand les valvules s'abaissent, la face qui répond au ventricule devient convexe, l'autre qui répond au canal devient concave; leurs bords se rencontrent, se touchent, et elles ferment exactement le vaisseau. Dans tout le reste de leur étendue les artères sont dépourvues de valvules.

La surface interne est lisse, polie, et humectée. La surface externe répond au tissu cellulaire commun et particulier dans lequel les artères sont ramifiées. Le tissu cellulaire, moulé autour d'elles ou écarté par leur présence, leur forme une gaîne cellulaire. Cette gaîne est confondue en dehors avec le reste du tissu cellulaire ou avec la substance des organes; en dedans elle est unie à l'artère assez lâchement pour que celle-ci glisse aisément dans son intérieur dans les divers mouvements, et s'y retire en se raccourcissant quand elle a été divisée. Cette gaîne est assez ferme autour des artères des membres; dans la poitrine et l'abdomen la gaîne des artères est en partie formée par les membranes séreuses. Celle des artères spermatiques est remarquable par sa laxité; celle des artères du cerveau

n'est pas distincte. Cette partie de l'anatomie des artères mér[...]
d'être prise en considération dans la pathologie et dans les opér[...]
tions.

§ 402. La texture [1] des artères résulte de plusieurs couches mem[...]
braneuses superposées. On a beaucoup discuté et varié sur leur nom[...]
bre. Porté à cinq par quelques anatomistes, et réduit à un par quel[...]
ques autres, on peut le fixer à trois : une externe, une moyenne[...]
une interne.

§ 403. La membrane *externe*, appelée aussi celluleuse, nerveus[...]
fibreuse, etc., est mince, blanchâtre, formée de fibrilles obliques[...]
croisées, entrelacées diagonalement par rapport à la longueur d[...]
vaisseau. A l'extérieur ce tissu est assez lâche, et s'unit à la gaîne[...]
du côté interne, au contraire, les fibrilles sont tellement serrée[...]
qu'on ne peut les apercevoir qu'en le déchirant. Dans les troncs ar[...]
tériels, cette double disposition est assez marquée et assez tranché[...]
pour que cette couche paraisse réellement double ; dans les artère[...]
moyennes et petites, au contraire, cette couche devient uniformé[...]
ment serrée et ressemble alors beaucoup au tissu fibreux.

Cette membrane est très-résistante et très-élastique, tant dan[...]
le sens longitudinal que circulairement. Souple et résistante e[...]
même temps, elle n'est pas divisée par l'action des ligatures appli[...]
quées, même immédiatement, sur elle. Quand on la déchire o[...]
éprouve beaucoup de difficulté, et l'on aperçoit la texture de se[...]
fibrilles obliques, qui en rend la résistance égale dans tous les sen[...]

§ 404. La membrane *moyenne*, appelée aussi musculeuse, tendi[...]
neuse, propre, etc., est épaisse, jaunâtre, formée de fibres presqu[...]
circulaires ou annulaires, c'est-à-dire perpendiculaires à l'axe d[...]
vaisseau. Cette membrane, la plus épaisse des trois, est très-appa[...]
rente dans les troncs ; elle augmente proportionnellement d'épais[...]
seur, à mesure que les artères diminuent de volume. Son épaisseu[...]
est peu considérable dans les artères de certains viscères, et surtou[...]
dans les artères du cerveau. Elle peut être divisée en plusieurs couche[...]

---

[1] Consultez : Ludwig, *De arteriarum tunicis*, Lips., 1739.—Albinus, *Acad. an*[...]
l. IV, c. VIII ; *De arteriæ membranis et vasis.*—A Monro, *Remarks on the coats*[...]
arteries, their diseases, etc.; in Works.— Delasone, *Sur la structure des artère*[...]
Mém. de l'Acad. des sc., 1756. — C. Mondini, *De arteriarum tunicis, in Opuscu*[...]
scientifici, t. I, Bologna, 1817. — A. Béclard, *Sur les blessures des artères, Mém*[...]
de la Soc. méd. d'émulation, t. VIII, Paris, 1817.—Ræuschel, *De arteriarum* [...]
venarum structura, 1836. — Skey, *Trans. philosoph.*, 1837. — Henle, *Anat. g*[...]
nérale, t. II, 1843.

ar la dissection : voilà pourquoi des anatomistes ont admis plus de trois membranes artérielles. Les fibres extérieures sont moins serrées, les plus profondes le sont davantage, et ainsi de plus en plus. Les fibres ne forment pas tout le tour du vaisseau, leurs extrémités s'entre-croisent les unes avec les autres. On ne trouve point dans la membrane moyenne les fibres longitudinales et spirales qu'on y a admises. Dans les endroits où les artères se divisent, les fibres circulaires du tronc s'écartent et forment de chaque côté un demi-anneau ; les fibres annulaires de la branche leur font suite. La membrane moyenne tient intimement à l'externe.

La membrane moyenne a une fermeté telle, que, séparée des autres, elle conserve sa forme cylindrique ; c'est à elle que les artères doivent de rester béantes ou de conserver leur lumière quand elles sont vides. Isolée, elle jouit d'une force de résistance et d'une élasticité faibles, suivant le sens de la longueur de l'artère, et très-fortes suivant le sens de ses fibres, c'est-à-dire suivant la circonférence du vaisseau. La fermeté et l'élasticité des fibres qui la forment vont successivement en diminuant des grosses artères vers les petites. On l'a tour à tour comparée et assimilée à la fibre musculaire en général, à la fibre musculaire de l'utérus, au tissu fibreux ou ligamenteux ; elle constitue une espèce de tissu élastique, tissu particulier, mais participant des caractères des fibres musculaire et fibreuse (voy. *tissu fibreux élastique*).

§ 405. La membrane *interne* des artères est la plus mince des trois. Elle se continue des ventricules du cœur dans les artères ; c'est elle, pour la plus grande partie, qui forme les valvules semi-lunaires des artères. Elle présente, dans les grosses branches vides, quelques plis longitudinaux, et de petites rides transversales dans les artères du jarret et du pli du coude ; elle est également ridée dans les artères rétractées après l'amputation. Sa face interne est lisse, polie, humide et en contact avec le sang ; sa face externe adhère à la membrane moyenne. Dans les troncs artériels, on peut la diviser en plusieurs lames : la plus interne est extrêmement mince et transparente, le reste est blanc opaque, et se confond insensiblement avec la membrane moyenne ; c'est à cette dernière partie surtout qu'on a donné le nom de membrane nerveuse. Dans les branches, elle ne forme plus qu'un seul feuillet indivisible. On ne distingue dans cette membrane, qui est très-dense, aucune apparence de fibres ; elle se déchire à peu près avec la même facilité dans tous les sens. Elle est peu élastique. On l'a comparée aux

membranes séreuses et au tissu muqueux ou cellulaire ; elle n'es t
point vasculaire comme les membranes séreuses en général ; c'est à
l'arachnoïde qu'elle est le plus comparable.

La comparaison qu'on a établie entre la tunique interne des vaisseaux et
les membranes séreuses ne manque pas de vérité. Dans toutes les artères,
en effet, si ce n'est dans les petites branches, on peut, comme il vient d'être
dit, partager cette membrane en deux couches. L'une de ces couches, celle
qui forme la surface intérieure du vaisseau, est un véritable épithélium, et
tout semblable à celui des membranes séreuses. Il est constitué par un
rang de cellules aplaties, qui, dans les vaisseaux d'un petit calibre, s'allongent suivant l'axe des vaisseaux, et deviennent difficiles à constater. Si nous
poursuivons la comparaison, la seconde couche, constituée par un tissu
clair comme de l'eau, et assez résistant, représenterait le derme des membranes
séreuses. Dans les vaisseaux capillaires, les deux couches de la membrane
interne se confondent insensiblement, et constituent leur enveloppe unique
et transparente.

La partie fondamentale de la membrane interne a été encore divisée en
plusieurs feuillets par les anatomistes modernes (tunique striée, tunique à
fibres longitudinales). Cette division, ainsi que celle de la tunique moyenne
qu'on a également partagée en deux ou trois feuillets, n'ont qu'une importance très-contestable, et ont plutôt obscurci qu'éclairé l'histoire anatomique
des vaisseaux.

§ 406. Il entre encore dans la composition des artères, du tissu
cellulaire, des vaisseaux et des nerfs.

Le tissu cellulaire qui pénètre la membrane externe, et qui
l'unit à la moyenne, est assez apparent ; celui qui unit la membrane
moyenne à la membrane interne est tellement rare et serré, que son
existence a été révoquée en doute.

§ 407. Les artères et les veines des artères (vasa arteriarum)
leur sont fournies par les vaisseaux voisins, et deviennent très-
apparentes dans la membrane externe par les injections et quelquefois même sans cela, surtout chez les jeunes sujets ; on les suit
jusqu'à leur pénétration dans la membrane moyenne, et pas au delà.

§ 408. Les nerfs [1] des artères viennent des ganglions du grand
sympathique et de la moelle. Les artères des organes des fonc-

---

¹ A. Wrisberg, loc. cit. — Lucæ, Quædam observ. anat. circa nervos arteria:
adeuntes et comitantes, in-4°, cum fig. Francof. ad Mœnum, 1810. — Pappenheim, Gewebelehre des gehœrorg. 1840. — Valentin, Ueber den verlauf und die
enden der nerven, 1836.

végétatives reçoivent les leurs des ganglions ; les autres les
reçoivent de la moelle. Les nerfs des artères forment autour
d'elles des réseaux analogues à ceux que forment les nerfs pneumo-gastriques autour de l'œsophage, et les accompagnent ainsi
dans l'intérieur des organes. Mais, en outre, des filets se terminent
dans la tunique externe, et d'autres arrivent à la membrane moyenne,
à laquelle ils se répandent en un réseau très-délié. Les premiers
sont mous et aplatis ; les seconds, filiformes et d'une finesse extrême, ont plus de consistance, et parcourent un trajet moins long.
Toutes les artères ne reçoivent pas un égal nombre de nerfs ; l'artère
pulmonaire en reçoit moins que l'aorte et ses divisions. Ils sont d'autant plus abondants que les artères sont plus petites. Les artères
du cerveau n'en sont pourvues que jusqu'à l'endroit où elles pénètrent dans la substance cérébrale. Dans la vieillesse, les nerfs des
artères, surtout ceux de la membrane moyenne, deviennent moins
apparents. Le grand nombre de nerfs que reçoivent les artères
montre une étroite liaison entre le système nerveux et l'appareil
circulatoire, entre les nerfs et le sang.

§ 409. Les propriétés physiques les plus remarquables des artères sont la fermeté de leur tissu, sa résistance et son élasticité.
C'est à la fermeté de la membrane moyenne qu'elles doivent surtout
la faculté de conserver une grande partie de leur lumière, quoique
vides de sang. Leur pesanteur spécifique est environ 108. Leur épaisseur, en général assez grande, augmente encore un peu par la
vacuité ; elle est aussi un peu plus grande du côté convexe des
courbures que du côté opposé, à peu près comme 8 est à 7 ; elle
augmente proportionnellement au calibre des artères à mesure
que celui-ci diminue ; cependant elle n'est pas la même dans toutes
les artères du même diamètre : ainsi les parois des artères encéphaliques sont très-minces, et celles des membres sont épaisses.

§ 410. La résistance des artères à la rupture a été examinée par
Clifton Wintringham ; j'ai fait aussi quelques expériences sur ce sujet. Ces vaisseaux ont une grande force de résistance, en général
proportionnée à leur épaisseur. Celle de l'aorte est supérieure à
celle de l'artère pulmonaire. A mesure que les artères diminuent
de volume, leur résistance absolue diminue, mais leur épaisseur relative augmentant, leur résistance relative augmente. La résistance
au long ne dépend presque que de celle de la membrane externe ;
la résistance circulaire, beaucoup plus forte, est due aux membranes
moyenne et externe. La membrane interne a très-peu de force de

résistance dans un sens comme dans l'autre. La résistance n'
point la même dans toutes les artères du même volume : celle
l'artère iliaque est plus considérable que celle de la carotide.

Il y a sans doute de grandes différences dans la résistance des diver
artères. Mais ce point n'a pas été suffisamment étudié. Cela est regrettab
car cette résistance très-différente des artères tient sans doute à des parti
larités encore peu connues de la circulation. Nous avons dit plus haut q
la circulation de la rate et de la veine porte était caractérisée par des int
mittences dans la vitesse du courant sanguin qui traverse ces organes.
il est bien remarquable que les parois de l'artère splénique sont plus épaiss
d'une manière absolue, que celles de l'aorte prise au niveau des artères réna
La proportion serait, suivant Wintringham, de 1 à 0,7 ; et suivant M. Heus
ger [1], l'épaisseur de l'artère splénique, comparée à l'aorte prise au même poi
serait comme 15 est à 10. Cette épaisseur est-elle due à ce que l'artère sp
nique supporte l'effort du courant sanguin, qui tend à la traverser dans
instants où le système splénique ne se laisse pas traverser par la total
du sang qui lui parvient, et où par conséquent l'artère splénique, déjà plei
de sang, doit résister au choc de l'ondée sanguine ?

§ 411. L'élasticité des artères est leur propriété physique la pl
importante. Si on les distend en long, elles cèdent et s'allonge
pour revenir brusquement sur elles-mêmes quand cesse la di
tension. Si on les distend en travers, elles cèdent moins et revien
nent avec plus de force encore. Si par l'injection ou l'insufflation
les remplit avec excès, elles s'élargissent un peu, s'allongent, et a
moment où l'on cesse l'effort, elles reviennent sur elles-mêmes et
vident en partie. Si on les ploie, elles se redressent ; si on les apla
par la compression, elles reprennent leur forme cylindrique. D
l'état de vie, elles sont à un état de tension élastique qui fait q
quand elles sont divisées, les deux tranches de l'incision se r
tractent. L'élasticité des artères est très-marquée dans les plus gro
ses ; elle diminue successivement dans les petites.

§ 412. Les artères sont aussi susceptibles d'une extensibilité
d'une rétractilité lentes. Quand une artère principale cesse de livr
passage au sang, les artères collatérales, en la remplaçant dans se
fonctions, s'agrandissent et acquièrent en peu de temps un volum
considérable : cet agrandissement est du même genre que l'accroi
sement ordinaire, mais il est beaucoup plus rapide ; l'artère,
contraire, qui cesse de livrer passage au sang revient peu à peu s

---

[1] Heusinger, *Ueber d. bau der milz*, 1817.

même, et finit par disparaître plus ou moins complétement.

413. Les propriétés organiques des artères, comme celles des
ues parties, sont relatives et à leur propre nutrition et à leur action
l'organisme. La force de formation y est manifeste dans leur
duction accidentelle, et moins dans la réparation de leurs lésions.
ontractilité y est manifeste à un certain degré; la sensibilité y
eaucoup moins évidente.

414. La contractilité artérielle [1], appelée aussi tonicité, irri-
lité, force vitale des artères, force de contraction, ou la force
laquelle les parois de l'artère, dans l'état de vie, se rapprochent
on axe sans même avoir été distendues, a été un grand objet de
troverse parmi les physiologistes.

aller, qui admet la nature musculaire de la membrane moyenne
artères, avoue que ses expériences ne lui ont rien appris de po-
sur leur contractilité, et que ces vaisseaux n'ont pas répondu
jours aux stimulus chimiques et mécaniques. Bichat, Nysten et
Magendie, ont également nié l'irritabilité des artères. Bichat se
de sur ce que l'irritation mécanique à l'extérieur ou à l'intérieur
vaisseau ne produit pas de mouvements; ouverte en long, les
ds de l'artère ne se renversent pas; extraite du corps, elle ne
ne aucune marque de contractilité; disséquée couche par couche,
ne voit point ses fibres palpiter; le doigt introduit dans une ar-
e vivante n'y est pas serré fortement; l'artère interceptée entre
ix ligatures n'éprouve qu'un ébranlement communiqué; la con-
ction produite par les acides est un racornissement, et l'action des
alis est nulle.

La plupart des anatomistes et des physiologistes sont d'une opi-
n contraire, fondée sur un grand nombre de faits; Verschuir
Hastings ont vu l'irritation mécanique produire la contraction des
ères. Zimmermann, Parry, Verschuir, Hastings, ont vu les acides
néraux et végétaux produire le même effet. Thompson et Has-
gs ont vu la même chose par l'action de l'ammoniaque. Verschuir,
nter, Hastings [2], ont vu la seule action de l'air et de la tempéra-

---

[1] Voyez Verschuir, *De art. et venar. vi irritabili, etc.*, Gœtting, 1766. —
Kramp, *De vi vitali arteriarum*, Aegent, 1785. — C.-H. Parry, *An exper.
inquiry into pulse and other prop. of the arteries, etc.*, Bath, 1816.— C.-H. Parry,
ditional exper. on the arteries, etc.*, Lond., 1819.— Hastings, *De vi contractili
sorum*, 1818.

[2] Toutes ces expériences ont été faites sur les plus grosses artères de la mem-
ane natatoire des grenouilles, ou sur les artères du mésentère.

ture produire cette contraction. Hastings a encore obtenu le même effet en appliquant l'huile de térébenthine, la teinture de cantharides, la solution de muriate d'ammoniaque, de sulfate de cuivre. Bikker et Van den Busch ont obtenu la contraction des artères par l'électricité; Guilo et Rossi, par le galvanisme [1]; Home l'a même observée en appliquant un alcali sur le nerf avoisinant une artère.

La contractilité, peu évidente dans les grosses artères, va augmentant successivement dans les petites.

On peut encore citer en preuve de l'existence de la contraction des artères, l'augmentation de cette contraction dans les inflammations et les névralgies. Ainsi, dans le panaris, dans l'angine tonsillaire, dans la prosopalgie, etc., on voit et on sent au toucher les artères d'un côté battre beaucoup plus fort que celles du côté opposé. On voit quelquefois des différences du même genre dans l'hémiplégie. La même chose a lieu aussi dans la grossesse et dans beaucoup d'autres phénomènes physiologiques ou morbides, accompagnés d'un développement local des vaisseaux.

On peut donc conclure de ce qui précède, que pendant la vie les artères jouissent à la fois de l'élasticité et de la contractilité; que l'élasticité prédomine dans les grosses, et la contractilité dans les petites artères; que la contractilité artérielle est plus ou moins soumise à l'influence nerveuse. Avec l'âge, les *vasa vasorum* diminuant et la membrane moyenne devenant plus dure, la contractilité artérielle diminue de plus en plus, l'élasticité elle-même finit à diminuer beaucoup.

§ 415. La sensibilité des artères est nulle ou extrêmement obscure. Verschuir rapporte une seule expérience dans laquelle un animal a paru éprouver de la douleur par l'application d'un acide minéral. D'après Bichat, l'injection d'un liquide irritant paraît aussi produire une douleur vive.

§ 446. La fonction des artères est de conduire le sang du cœur dans toutes les parties du corps. Lorsque les ventricules du cœur poussent en se contractant une nouvelle quantité de liquide dans les artères déjà pleines de sang en mouvement, la vélocité du mouvement s'en trouve accrue dans toutes les artères : l'observation d'un

---

[1] On a contesté l'exactitude de ces dernières expériences, mais Wedmer (*Ueber den kreislauf des blutes*, 1828) a constaté de nouveau l'influence du galvanisme sur la contraction des vaisseaux de la grenouille.

...e artérielle le prouve. Un autre effet de la systole des ven-
...es généralement admis, est la dilatation des artères. Des ex-
...es ont été invoquées à l'appui de cette dilatation ; d'autres
...nces intéressantes du docteur Parry semblent la contredire :
...dant elle existe réellement, mais elle est très-peu considé-
...Un autre effet plus sensible, produit par chaque systole, est
...cement des artères. L'action exercée par les artères pour
...er le sang en avant, consiste dans leur retour élastique qui les
...t et les raccourcit et par conséquent diminue leur capacité,
...lus dans une force contractile qui s'ajoute à l'élasticité dans les
...s moyennes, et finit par la remplacer dans les petites. La vé-
...du cours du sang artériel va en général en diminuant des troncs
...es derniers rameaux ; cette vélocité présente en outre des va-
...locales, constantes ou accidentelles.
...fonction des artères est donc de conduire comme des canaux le
...dans toutes les parties, et comme canaux contractiles, de lui im-
...r une partie du mouvement dont il est animé.
...a tour à tour exagéré et trop restreint l'action des artères sur
...g. Il est bien certain : 1° que les vaisseaux paraissent avant le
...soit dans la série animale, soit dans l'embryon ; 2° que les
...monstrueux sans tête sont dépourvus de cœur ; 3° que dans
...poissons il n'y a point de ventricule aortique, et que dans
...me même la veine porte est également dépourvue d'un agent
...ulaire propre d'impulsion ; 4° que dans les reptiles à qui on
...e le cœur, le mouvement du sang continue encore longtemps.
...ces faits prouvent effectivement que les vaisseaux sont un agent,
...t même, dans l'ordre du développement, l'agent primitif du
...ement du sang. Les artères y prennent part par leur élasticité et
...ur contractilité.
...is il n'est pas moins certain que dans les animaux pourvus de cœur,
...rgane devient un agent puissant du mouvement du sang ; c'est
...que par son action la circulation artérielle, bien que continue, est
...dée ; c'est ainsi que la circulation a lieu dans l'esturgeon, quoique
...e soit renfermée dans un canal osseux ; c'est de même que,
...l'homme, l'aorte et ses principales branches peuvent être os-
...s sans nuire notablement à la régularité du cours du sang. Il
...onclure de là que l'une et l'autre de ces puissances (celle du
...et celle des artères) servent à la circulation, et que l'une peut
...léer en partie l'autre. Mais l'action du cœur sur le sang va en
...inuant, et celle des vaisseaux en augmentant, à mesure qu'on

s'éloigne du centre de la circulation. La contractilité des a
est aussi une des causes de leur vacuité dans le cadavre.

§ 417. La circulation artérielle est accompagnée d'un mouv
qu'on appelle pouls. On a tour à tour attribué ce phénomèn
dilatation et au resserrement alternatifs des artères ; à l'allong
de ces vaisseaux, et à la locomotion qui en résulte ; à la press
doigt qui l'explore, ou à plusieurs de ces causes réunies [1]. Le n
des pulsations dépend uniquement de celui des contractions du
Le volume ou la plénitude du pouls dépend de la quantité de
contenue dans les artères ; sa durée, de celle des contraction
cœur ; sa force, de la quantité de sang poussée par le cœur,
force avec laquelle il est poussé, de la quantité contenue dan
artères, et de celle qui passe à travers les vaisseaux capillaires.
ploration du pouls a pour objet d'examiner l'état de la circul
et des puissances motrices du sang, savoir, le cœur et les vaiss

§ 418. Les parois des artères augmentent d'épaisseur et de
sité pendant toute la période d'accroissement ; elles contin
encore d'augmenter en densité pendant tout le reste de la vie.

§ 419. Les variétés des artères sont beaucoup plus fréqu
qu'on ne l'a dit en général. Bichat et M. Meckel [2] ont dit avec
son qu'elles sont au moins aussi fréquentes, sinon plus même
celles des veines. C'est surtout dans les grosses artères qu'elles
remarquables, et par leur fréquence, et par une sorte de régul
ou de symétrie, et par la ressemblance qu'elles présentent
avec l'état régulier de certains animaux.

§ 420. Outre les vaisseaux qui se développent accidentellem
il s'établit encore des voies supplémentaires pour la circula
quand une artère principale est interrompue dans sa contin
Ces voies résultent ordinairement de l'augmentation de volume
ciens vaisseaux qui, de capillaires qu'ils étaient, deviennent
volumineux ; mais qui, dès avant cette circonstance, formaient
leurs anastomoses, des voies collatérales. Dans certains cas la

---

[1] La cause du pouls réside évidemment dans l'élasticité et la contractili
artères, d'où résulte leur extensibilité en largeur et en longueur, ainsi que
rétractilité. Si les artères n'étaient ni élastiques ni contractiles, les mouve
du cœur ne se traduiraient pas par des pulsations sur le trajet des ca
artériels.

[2] Wrisberg, *Varietatum angiol.*, Gœtting, 1791.—Meckel, *Deutsches archi
die physiologie*, t. VI. — Fr. Tiedemann, *Tabulæ arteriarum corp. hu
Calsruhe, 1822. — Schoen, *De arter. ortu et decursu abnorm.*, 1823.

...on se rétablit par des voies tout à fait nouvelles, par des artères ...nuvelle formation. Ce fait, soupçonné par J. Hunter, entrevu par ...unoir et par M. Jones lui-même, quoiqu'il ait combattu l'opinion ... Maunoir, a été mis hors de doute par les expériences de ...arry[1]. Si on lie ou si l'on retranche une partie de l'artère ...de du mouton, artère qui ne fournit aucune branche dans toute ...gueur du cou, on trouve, quelque temps après, la circulation ...lie dans l'endroit où l'artère a été oblitérée ou retranchée, par ...eurs rameaux à peu près parallèles occupant l'intervalle qui ...e entre les deux bouts de l'artère.

...21. L'inflammation générale des artères est rare ; l'artérite ...e ne l'est pas. Cependant la rougeur ne suffit pas pour la carac-...er; il y a de plus de l'épaississement, du ramollissement dans ...rois, et souvent à l'intérieur une exsudation plastique, quelque-...du pus, et quelquefois des ulcérations plus ou moins pro-...es.

...22. Les blessures[2] des artères offrent des considérations ana-...ques d'un grand intérêt : l'acupuncture ou piqûre d'une ar-...donne lieu à une hémorrhagie faible si le vaisseau est entouré de ...cellulaire, plus forte s'il est dénudé de sa gaîne. L'hémorrhagie ...ête par la coagulation du sang qui est ensuite successivement ...rbé; il reste pendant quelque temps un petit renflement vis-à-...à piqûre; il se forme ensuite une cicatrice si exacte, qu'il de-...t à la longue impossible de l'apercevoir. Une petite incision pa-...le à l'axe du vaisseau s'écarte un peu, et donne lieu à une hémor-...ie plus forte que la piqûre. La guérison s'effectue ordinairement ...ite, et de la même manière.

...incision transversale donne lieu, par l'écartement considé-...e de ses bords, à une hémorrhagie plus ou moins grave, ...ant que l'artère est ou non dénudée. Dans le cas où l'incision ...int une petite partie de la circonférence, si la gaîne existe, ...ng, après avoir coulé plus ou moins, s'y infiltre, s'y coagule, ...uelquefois il se fait une cicatrice qui, à la vérité, est, dans ...mme, beaucoup moins solide que les parois originelles de l'ar-...; et qui devient ordinairement le siège ou la cause d'un ané-...sme dit consécutif. L'hémorrhagie est d'autant plus grave, que

---

Parry, Op. cit.

J.-F.-D. Jones, On the process employed by nature in supressing the hemor-...ge, etc., Lond., 1810. — Béclard, loc. cit.

l'incision intéresse la moitié de la circonférence du vaisseau,
dans lequel, abandonnée à elle-même, elle continue ou se renouvelle, après s'être arrêtée, jusqu'à la mort. Quand, au contraire, la
division transversale dépasse de beaucoup la moitié de la circonférence, la rétraction est telle, ainsi que le rétrécissement qui en résulte, que si la gaîne existe encore, le sang s'y infiltre, s'y arrête,
s'y coagule, et que la guérison peut avoir lieu ; mais pour cela la
division de l'artère s'achève, et ce cas rentre alors dans le suivant.

§ 423. Quand une artère d'un moyen calibre est coupée en travers, soit sur une surface amputée, soit dans la continuité des parties, le sang sort à plein canal et par un jet continu, alternativement
élevé et abaissé, jusqu'à ce que la circulation soit beaucoup affaiblie ; l'écoulement se ralentit alors et s'arrête, soit pour recom-
mencer une ou plusieurs fois, quand la faiblesse sera passée, et continuer jusqu'à la mort, soit pour ne plus reparaître. Dans ce dernier
cas, très-rare dans l'espèce humaine, l'artère s'étant rétractée dans
sa gaîne et dans le tissu cellulaire ambiant, le sang s'est infiltré et
se coagule autour du bout du vaisseau, il se coagule aussi dans le
bout même, jusqu'à une hauteur plus ou moins grande, toujours
déterminée par la situation de la branche la plus voisine, dans laquelle la circulation continue d'avoir lieu. Le bout de l'artère est
alors obstrué et bouché, à peu près comme l'est le goulot d'une
bouteille par le bouchon et par la cire dont on le recouvre. L'artère
n'étant plus soumise à la distension alternative qu'elle éprouvait,
revient peu à peu sur elle ; son extrémité tronquée éprouve une inflammation traumatique, et devient le siége d'une exsudation plastique ; le bout se cicatrise, le sang coagulé à l'intérieur et à l'extérieur est successivement résorbé, l'artère continue de se resserrer,
elle se change en un cordon imperméable, et finit ordinairement
par disparaître ou se changer en tissu cellulaire jusqu'aux environs
de la branche la plus voisine qui continue de servir à la circulation.

§ 424. Quand on distend en long une artère, elle s'allonge d'abord
beaucoup en glissant dans sa gaîne à la faveur du tissu cellulaire
qui l'entoure ; après avoir beaucoup cédé sans se rompre, elle commence à se déchirer à l'intérieur. La membrane externe se déchire
la dernière, après s'être allongée et effilée à peu près comme un
tube de verre que l'on fond et que l'on tire à la lampe d'émailleur.
Une fois rompue, les bouts de l'artère se retirent moins qu'ils ne
se sont allongés, et le sang jaillit d'abord comme dans le cas précédent, mais bientôt il s'arrête pour ne plus reparaître ordinai-

On a attribué cette cessation prompte et définitive de l'hé-
...agie, qui a presque toujours lieu dans ce cas, à la rétraction
...tère et à d'autres causes imaginaires : beaucoup de cas ob-
... dans l'espèce humaine et beaucoup d'expériences faites sur
...maux m'ont convaincu que c'était aux ruptures intérieures
... moins multipliées qu'éprouve l'artère avant de se diviser to-
...nt en un point, qu'il fallait attribuer ce phénomène remar-
... Les phénomènes consécutifs, ou de cicatrisation, sont les
... qu'après la section transversale.

...5. Une ligature appliquée circulairement à une artère, soit dans
...tinuité, soit sur une surface amputée, assez serrée pour arrêter la
...ation dans le vaisseau, coupe les membranes interne et moyenne,
... l'artère est saine, ne divise point la membrane externe. Si la
...re reste en place, le sang arrêté dans le vaisseau se coagule
... sa cavité jusqu'à la branche la plus voisine, qui continue de
...r à la circulation. La division éprouvée par les membranes in-
... et moyenne, la pression exercée sur l'externe, et la présence
...ligature, déterminent une effusion de matière organisable, qui
...it d'abord l'agglutination de toutes les parties intéressées; la
...e embrassée par la ligature s'amollit d'abord, puis se divise par
... de l'inflammation, et la ligature est rejetée au dehors. Les
...omènes d'oblitération du vaisseau sont les mêmes qu'après sa
...on transversale (§ 423).

...26. Dans les trois genres de blessures qui viennent d'être ex-
... (§ 423-25), les phénomènes ultérieurs sont différents, suivant
...s'agit d'une surface amputée, ou bien de la continuité des par-
...Dans une surface amputée, non-seulement l'artère principale,
...encore toutes ses branches et ses rameaux aboutissants à la sur-
...s'oblitèrent; de sorte que le tronc lui-même se rétrécit plus ou
...ns. Dans l'autre cas, au contraire, les branches qui naissent de
...ère liée, coupée ou déchirée, non-seulement continuent de ser-
...la circulation, mais se dilatent pour suppléer le tronc principal;
...entretiennent ainsi, jusqu'au point d'où elles naissent, la flui-
...du sang, son mouvement et son effort sur le vaisseau. C'est à
... différence qu'il faut attribuer la fréquence de la réunion pri-
...e des artères divisées dans une surface amputée, et la rareté
...ive de cet heureux résultat dans la continuité des parties.

...eci explique pourquoi, dans les plaies par arrachement, il est rarement né-
...ire d'appliquer des ligatures sur les extrémités des vaisseaux rompus.

§ 427. On trouve quelquefois une production cartilagineuse,
épaississement des parois artérielles dans une étendue ordinaire
assez limitée. Les productions dites athéromateuses, stéatomate
etc., ne sont, comme la précédente, que le prélude de l'ossific
pierreuse dont les artères sont si fréquemment le siége. Il faut
tinguer cette ossification en accidentelle et en sénile. La premi
son siége entre les membranes interne et moyenne, et est préc
d'une des altérations ci-dessus. La seconde, au contraire, a son
dans la membrane moyenne, et consiste en un dépôt dans ses
neaux fibreux de concrétions osseuses plus ou moins étendues
diverses parties du système artériel n'y sont pas toutes égale
disposées. Le système aortique en est beaucoup plus souvent a
que le pulmonaire. Les éperons intérieurs des artères et les v
les de leurs troncs en présentent souvent; l'aorte et ses bran
principales en sont souvent le siége; les artères des membres
rieurs plus souvent que celles des membres supérieurs; les ar
des muscles, du cœur, du cerveau, de la rate, assez souvent; c
de l'estomac et du foie rarement. La totalité enfin du système a
riel a été vue ossifiée par Harvey, Riolan et Loder. L'ossificatio
artères est le plus généralement le partage de la vieillesse. Ce
dant on voit aussi quelquefois l'ossification accidentelle chez de
nes sujets, et même dans la première enfance. L'ossification de
tères est plus rare dans le sexe féminin que chez les hommes.
est plus commune dans les climats froids que dans les pays cha

L'effet de l'ossification artérielle, et surtout de celle qui est a
dentelle, est de produire l'usure des membranes entre lesque
elle est placée. L'ossification des artères a été attribuée à une f
de causes. Celle qui est accidentelle est une véritable production
déposition; celle qui est sénile paraît le dernier terme des chan
ments successifs que la membrane moyenne, d'abord molle et r
geâtre, éprouve durant la vie.

§ 428. On trouve quelquefois des excroissances de consista
charnue, attachées à la face interne des artères, et surtout aux va
les semi-lunaires qui sont à leur entrée.

§ 429. La dilatation des artères, ou l'artériectasie, est une aff
tion très-fréquente; elle peut consister : 1° dans une simple p
d'élasticité sans altération apparente des parois; 2° dans une alt
tion des parois dilatées.

La dilatation simple se rencontre surtout dans les gros troncs; e
affecte généralement toute la circonférence, et la tumeur qui

rulte a la forme ovoïde ou fusiforme. On l'a observée souvent
ฟิs l'aorte, particulièrement à sa crosse, et quelquefois dans l'ar-
ฟе pulmonaire.

La dilatation avec altération des parois affecte l'aorte et les diverses
rties du système aortique jusque vers les ramifications. Les artères
ฟ membres supérieurs en sont beaucoup plus rarement affectées que
ฟautres. L'altération et la dilatation qui en résultent sont le plus sou-
ฟt latérales ; les parois altérées y sont plutôt épaissies qu'amincies.
Le sang que contiennent ces deux sortes de dilatations est fluide.

§ 430. L'anévrysme résulte de la destruction ou de la rupture, en
ฟ mot de la solution de continuité des parois artérielles interne et
ฟyenne, précédée ordinairement de la dilatation de ces parois, et
ฟjours de leur altération. Il consiste en une cavité formée par la
ฟmbrane externe dilatée et renforcée par le tissu cellulaire et les
ฟres parties ambiantes, tapissée à l'intérieur par une membrane
ฟnce et lisse en quelques points, ressemblant beaucoup à la mem-
ฟne interne des artères. Cette cavité communique avec celle du
ฟsseau par une ouverture, régulière ou non, des membranes interne
ฟ moyenne ; elle est remplie de sang coagulé, et de couches plus
ฟ moins fermes de fibrine, diversement altérée, qui peut être mêlée
ฟ matière organisable produite par les parois de la cavité. Le sang,
ฟ parcourant le canal de l'artère, pénètre continuellement dans la
ฟvité accidentelle.

Tantôt l'anévrysme s'accroît indéfiniment, et tue par la compres-
ฟn des organes voisins et par le trouble de leurs fonctions. Tantôt
ฟ rompt à l'extérieur ou à l'intérieur, et fait périr par hémorrhagie
ฟ par épanchement. D'autres fois il s'enflamme, suppure et s'ou-
ฟ comme un vaste abcès : tantôt alors il y a hémorrhagie ; tantôt,
ฟ contraire, l'artère s'étant oblitérée par l'inflammation, la guéri-
ฟ peut avoir lieu. Quelquefois l'inflammation se termine par la
ฟngrène de la tumeur, et l'un ou l'autre des effets ci-dessus peut
ฟre le résultat de la séparation de l'escarre. D'autres fois, enfin, la
ฟrculation se ralentit insensiblement dans l'artère affectée d'ané-
ฟysme, et devient en même temps de plus en plus active dans les
ฟnes collatérales, d'où résulte à la fin l'oblitération de l'artère affec-
ฟe jusqu'aux branches voisines de la tumeur, et la résorption suc-
ฟssive de celle-ci.

§ 431. Les artères, soit enflammées, soit affectées d'une produc-
ฟn accidentelle dans leurs parois, soit sans cause apparente, au
ฟu de se dilater et de se rompre, se rétrécissent quelquefois, et

22

on les examinait dans le même sens que les artères, on suivrait
direction opposée à celle du cours du sang.

435. Le système veineux, comme l'artériel, est double : l'un,
ral, rapporte le sang du corps à l'oreillette antérieure ou droite;
e rapporte le sang du poumon à l'oreillette gauche du cœur.
a en outre un système veineux particulier et compliqué dans
omen : c'est la veine porte, dont la disposition doit être exami-
à part.

436. Le système veineux de la veine porte constitue un sy-
e vasculaire tout entier, c'est-à-dire, un arbre ayant un tronc,
racines et des branches, placé comme intermédiaire entre les
iers ramuscules des artères gastriques, intestinales et spléniques,
se continuent avec ses racines, et les premières radicules des
es sushépatiques, qui sont la continuation de ses branches. Ce
ème vasculaire, si l'on a égard à sa disposition ramifiée en deux
opposés, ressemble aux veines par sa moitié intestinale, et aux
res par sa moitié hépatique; sous un autre rapport, il est
fférent ou étranger aux unes et aux autres, car c'est dans l'en-
it où il est la continuation des artères, qu'il a la disposition vei-
se, et *vice versâ*. C'est surtout à cause de la nature du sang
l contient, que ce système vasculaire est réuni au système veineux
éral.

437. Dans les animaux vertébrés ovipares on trouve un autre
ème veineux analogue au système de la veine porte. Ce système
iculier¹ est formé par la réunion des veines de la région moyenne
corps seulement, ou de cette région et de la queue, qui se portent
e terminent dans les reins, en s'y divisant à la manière des artères,
n envoyant quelquefois un rameau à la veine porte, c'est-à-dire
foie.

438. Le nombre des veines est en général plus grand que celui
artères. Il y a deux veines caves et une veine cardiaque pour
ondre au tronc unique de l'aorte. Il y a de même quatre veines
monaires pour répondre à l'artère pulmonaire unique et à ses
x branches. Dans presque toute l'étendue du corps il y a beau-
p plus de veines sous-cutanées que d'artères, et dans les parties
ondes il y a presque partout deux veines satellites pour une
e artère. Dans l'estomac, la rate, les reins, les testicules, les

---

Lud. Jacobson, *De systemate venoso peculiari in permultis animalibus obser-*
, Hafniæ, 1821.

ovaires et quelques autres parties, le nombre des veines est égal à celui des artères. Dans quelques parties même le nombre des veines est moindre que celui des artères, comme, par exemple, dans le cordon ombilical, dans le pénis, dans le clitoris, dans la vésicule biliaire, les capsules surrénales, etc. Mais cela est compensé par la différence de capacité des vaisseaux. La grandeur des veines en général est plus considérable en effet que celle des artères correspondantes.

La somme des veines, ou leur capacité totale, est donc plus grande que celle des artères. Beaucoup d'évaluations ont été hasardées à ce sujet : on peut dire seulement avec Haller, que les veines sont au moins le double des artères en capacité ; mais, outre les différences individuelles, accidentelles ou passagères, et celles qui dépendent du genre de mort, cette capacité varie continuellement avec l'âge. Cette différence d'ailleurs n'est pas la même dans toutes les parties du corps. Dans le système pulmonaire elle n'existe pas, car les veines y sont sensiblement égales en capacité aux artères. Il en est de même des vaisseaux rénaux ; au contraire, dans le testicule, les veines l'emportent de beaucoup sur les artères.

§ 439. La situation des veines est en général la même que celle des artères, ces deux genres de vaisseaux s'accompagnant mutuellement dans leur trajet, et se continuant à leur terminaison. Presque partout un tronc, une branche, un rameau artériel, est accompagné d'une ou deux veines. Il y a pourtant quelques exceptions : ainsi dans le crâne, dans le rachis, dans l'œil et dans le foie, les artères et les veines affectent des situations et des dispositions différentes ; la veine azygos, tronc des intercostales dans l'espace mesuré par le péricarde et le foie, n'est point satellite d'une artère ; il en est encore de même des veines sous-cutanées.

§ 440. Les veines commencent par des radicules capillaires et microscopiques, continuation des ramuscules des artères. Dans quelques endroits, comme dans l'intestin, le poumon, etc., les réunions successives des radicules des veines correspondent et ressemblent tout à fait aux divisions des ramuscules artériels ; dans d'autres endroits la disposition est différente. Sans parler du tissu érectile et caverneux, où le renflement et la communication des veines sont extrêmes, dans beaucoup d'autres parties elles affectent des dispositions différentes de celles des artères : elles forment des plexus au col de la vessie, dans le rachis et autour de l'artère spermatique, de larges canaux dans les os spongieux ; sous la peau elles forment r leurs communications multipliées, un grand réseau à mailles angulaires, et le plus souvent pentagones.

Elles ne sont point aussi régulièrement cylindriques que les artères; loin de suivre un ordre régulier d'accroissement dans le volume des troncs, et de décroissement dans leur capacité totale, on voit souvent de très-grosses branches tenir à un tronc peu volumineux, qui dépend surtout de la mollesse des parois, et du grand nombre d'anastomoses. Les communications des veines présentent toutes les variétés déjà indiquées (§ 349), et, de plus, la réunion de très-gros troncs, comme celle des veines caves par la veine azygos; la réunion de veines superficielles et de veines profondes, comme celle des veines crâniennes et rachidiennes avec les veines épicrâniennes, temporales, cervicales, etc., des veines jugulaires internes et externes, des veines profondes avec les sous-cutanées des membres.

En général, les veines ont un trajet moins flexueux, plus droit, et par conséquent plus court que les artères.

Les variétés des veines ont été un peu exagérées, comme celles des artères ont été dissimulées. Les gros troncs veineux surtout sont moins variables qu'on ne l'a dit; les branches et les rameaux le sont beaucoup.

§ 441. L'intérieur des veines présente un grand nombre de valvules [1] ou de prolongements repliés de la membrane interne, ce qui établit une grande différence entre elles et les artères. On voit très-bien les valvules en examinant une veine fendue en long.

Chaque valvule consiste en un repli de la membrane interne des veines. Ce repli a un bord convexe, adhérent aux parois de la veine du côté de ses racines, et un bord concave et libre, tourné du côté du cœur. Ces deux bords sont un peu plus épais que le reste du repli; une des faces regarde la cavité du vaisseau, et répond au sang qui circule; l'autre répond aux parois de la veine, un peu dilatée en ce point. Quand la valvule s'abaisse, la face qui répond aux origines devient convexe, l'autre devient concave, et la veine se renfle un peu; les valvules sont d'autant plus larges que la veine est plus volumineuse, et d'autant plus allongées qu'elle est plus petite. C'est à cette différence surtout qu'il faut rapporter les va-

---

[1] H. Fabricio, *De venarum ostiolis, in Op. omn.*, 1603. — J.-G. Schmiedt et Meibomius, *De valvulis seu membranulis vasorum, carumque struct. et usu*, Amst., 1682. — Kemper et Richelmann, *Dissert. de valvul. in corpor. hominis, etc.*, 1683.

riétés de forme décrites par Perrault, et par plusieurs autres.

Outre la membrane interne repliée, on trouve encore dans l'épaisseur des valvules, du tissu cellulaire dense dont on distingue quelquefois les fibres; quelquefois les valvules sont amincies et perforées comme de la dentelle. Dans les veines ou sinus de la dure mère, on trouve seulement quelques fibres transversales qu'on peut regarder comme des valvules rudimentaires.

Les valvules sont en général disposées par paires. Ces paires sont placées alternativement, suivant deux diamètres opposés de la veine. Elles sont groupées au nombre de trois dans les grandes veines comme la crurale et l'iliaque; rarement elles sont quadruples, et très-rarement ou jamais quintuples. Dans les rameaux d'un millimètre de diamètre et au-dessous, il n'y a plus qu'une valvule pour fermer le vaisseau.

Il n'y a pas, à beaucoup près, des valvules partout où un rameau se joint à une branche, où une branche s'abouche dans un tronc; elles ne sont pas non plus partout à la même distance; elles ne sont nulle part plus rapprochées que dans les plus petites veines. On trouve des valvules dans les veines des membres, plus dans les sous-cutanées que dans les profondes, dans celles de la face, du col, de la langue, des tonsilles, à la fin de la veine cardiaque, dans les veines tégumentaires de l'abdomen, dans celles du testicule, du pénis, du clitoris, dans les veines iliaques interne et externe, quelquefois dans les rénales, rarement dans l'azygos.

Il n'y en a point dans les veines encéphaliques, rachidiennes, employques, dans celles des poumons, dans la veine porte, dans la veine ombilicale, dans les veines caves, si ce n'est à l'embouchure de la zygos, dans les veines utérines et dans la veine médiane.

En général, il y a beaucoup de valvules dans les veines superficielles, moins dans les veines profondes ou inter-musculaires, et moins encore dans les veines des cavités splanchniques; il y en a beaucoup dans les parties les plus déclives, et par conséquent dans les membres inférieurs, moins dans les supérieurs, et moins encore dans la tête et dans le cou.

Les valvules sont appliquées contre les parois des veines, quand le cours du sang est libre et facile; elles s'en écartent, ferment la veine, soutiennent le sang, et empêchent son reflux vers les vaisseaux capillaires quand il rencontre des obstacles à son trajet.

§ 442. Les veines sont, comme tous les vaisseaux, entourées par le tissu cellulaire des parties où elles sont placées, ce qui les

...me une gaîne, lâche autour des troncs, plus intimement unie aux ...neaux. La gaîne de la veine porte est remarquable dans le foie, ...elle est connue sous le nom de capsule de Glisson.

...a membrane *externe* proprement dite est plus mince et moins ...ée que celle des artères, à laquelle elle ressemble beaucoup.

...a membrane *moyenne* est plus mince et formée de fibres plus ...ensibles et plus molles que celles des artères. Ces fibres paraissent ...que toutes longitudinales, quand on regarde la membrane con-...le jour; quelques-unes des plus internes paraissent annulaires; ...is quand on veut séparer les fibres de cette membrane, on éprouve ...même difficulté dans tous les sens [1]. Cette membrane est, dans ...pèce humaine, bien plus épaisse dans le système de la veine cave ...érieure que dans l'autre; en général aussi elle est plus épaisse ...s les veines superficielles que dans les profondes; aussi la veine ...hène interne a des parois très-épaisses au bas de la jambe. ...rès de leur embouchure au cœur, les veines caves ont des fibres ...tinctement musculaires qui se continuent avec celles des oreillettes. ...s parois des veines sont pourvues de petits vaisseaux sanguins et ...filets nerveux très-rares, que l'on suit dans une partie de leur ...aisseur.

...a membrane *interne*, mince et transparente, diffère de celle des ...ères par son extensibilité et sa résistance à la rupture, et par sa ...ure filamenteuse, qui devient évidente quand on la distend et la ...chire.

...a membrane interne des veines, comme la membrane interne des artères, ...constituée par deux feuillets extrêmement minces: un feuillet épider-...que qui forme la surface intérieure du vaisseau, et qui est constitué par ...couche de cellules d'épithélium pavimenteux, et un feuillet celluleux ...-jacent, dont la texture filamenteuse est beaucoup plus apparente que ...les artères. La membrane interne des veines est la seule tunique du ...ème veineux qui ne disparaisse jamais. Dans les organes érectiles, dans les ...us du crâne, dans les extrémités spongieuses des os, et dans les os courts, le ...g veineux n'est plus compris que dans cette membrane interne qui ta-...e les lames fibreuses ou osseuses de ces tissus.

...a tunique moyenne des veines est par conséquent moins fragile que la ...nique moyenne des artères, qui se déchire avec une grande facilité quand on ...e sur le vaisseau dans le sens de sa longueur. Cela dépend de la disposition ...la fois circulaire et longitudinale des fibres qui la composent. Dans les ar-...ès, elle est à peu près exclusivement annulaire.

§ 443. Les parois des veines sont blanchâtres, demi-transparen tes, plus minces que celles des artères ; en général leur épaisseur en augmentant d'une manière absolue des racines vers les troncs, en diminuant, relativement au diamètre, dans le même sens ; m il y a beaucoup de variétés à cet égard. Leur densité est de 115 110 ; la fermeté de leurs parois est beaucoup moindre que celle artères, aussi s'affaissent-elles quand elles sont vides, excepté ce de l'utérus, du foie, etc., qui tiennent à la substance des organ Elles sont moins extensibles en long que les artères, mais beauco plus circulairement. On admet généralement, d'après les expérien ces de M. Wintringham, que les veines résistent avec beaucoup pl de force que les artères aux causes de rupture ; mais dans la réa les veines sont plus faibles circulairement que les artères ; aussi, n seulement elles cèdent beaucoup plus, mais aussi elles se déchir en travers bien plus souvent que les artères, tandis qu'au contra elles m'ont paru plus résistantes à la distension en long. Les par des veines sont élastiques, mais moins que celles des artères. Le contractilité est au contraire plus grande que celle des artères, m moindre que celle des vaisseaux capillaires. Elle a été niée par vers physiologistes, mais prouvée par beaucoup d'expériences. suffit d'avoir observé l'effet du froid local sur les veines sous-cu nées, et de savoir qu'une veine interceptée entre deux ligatures piquée se vide entièrement et rapidement sur un animal vivant, ta dis que cela n'a pas lieu après la mort, pour admettre la contract lité dans les veines. La sensibilité y est obscure ou douteuse ; Mon disait cependant, dans ses leçons, avoir senti la piqûre d'une vei dénudée. La force de formation des veines n'est pas moins éviden que celle des artères.

§ 444. La fonction des veines est de conduire le sang de tout les parties du corps au cœur ; on a vu que chaque contraction d ventricules détermine une augmentation dans le mouvement conti du sang dans les artères ; cette augmentation va en s'affaiblissant mesure que les vaisseaux deviennent capillaires : dans ceux-ci mouvement est uniforme ; il l'est aussi dans les veines en génér Dans les veines, le sang est animé du mouvement imprimé par cœur, par les artères et par les vaisseaux capillaires. Les veines exe cent-elles une action additionnelle ? Cela n'est pas douteux ; q l'on comprime ou qu'on lie l'artère d'un membre dans un anim le cours du sang dans les veines sera ralenti, mais ne sera pas po cela arrêté ; si on lie une veine, elle se vide cependant au-dessus ligature, elle se vide même entre deux ligatures. Aux causes qui viennent d'être indiquées, il faut joindre la dilatation alternative du cœur, qui produit une sorte d'aspiration ; et la pression des muscles environnants qui soutiennent et accélèrent par leurs contractions le mouvement des colonnes sanguines. Les valvules rendent plus efficaces ces diverses puissances. La forme même du système veineux [1] fait que le mouvement du sang, au lieu d'aller en se ralentissant comme dans les artères, est, à la vérité, plus lent que dans ces vaisseaux dont la capacité est moins grande que celle des veines, mais va en accélérant en approchant du cœur. La circulation veineuse est beaucoup plus dépendante, que l'artérielle, des effets de la pesanteur et de la pression.

Les mouvements de la respiration ont aussi une grande influence sur la circulation : l'inspiration accélère l'entrée du sang dans les veines caves et dans l'oreillette où elles aboutissent ; l'expiration, l'embarras ou la suspension de la respiration, et les efforts la ralentissent au contraire, ou la suspendent. Dans l'état ordinaire, ces effets sont peu marqués et peu étendus ; ils le deviennent beaucoup dans les cas opposés. Les efforts dans lesquels les effets de l'expiration active sont portés au plus haut degré déterminent d'une manière très-sensible la stase du sang veineux dans la tête, dans l'abdomen, et de proche en proche jusque dans les membres.

C'est aux effets de l'inspiration sur la circulation veineuse, qu'il faut rapporter la mort par introduction de l'air dans le cœur. Quand, en effet, par une opération ou un accident, une grosse veine est ouverte à la base du cou ou dans la région sous-clavière, une grande inspiration y attire quelquefois de l'air qui est entraîné dans les cavités droites ou antérieures du cœur, et qui, en arrêtant la circulation, détermine subitement la mort.

Valsalva et Haller, dans plusieurs passages de leurs ouvrages, avaient noté déjà, d'une manière non équivoque, l'influence de la respiration sur le mouvement du sang dans les veines. M. Barry, en liant sur un tube courbé la veine jugulaire d'un chien, et en plongeant l'autre extrémité de ce tube dans un vase rempli d'eau, mit le fait en évidence. Il remarqua, ce que les autres expérimentateurs ont constaté depuis, qu'à chaque aspiration de l'animal l'eau montait dans le tube. Le vide qui tend à se

---

[1] L'ensemble des branches qui constituent les origines veineuses l'emporte en capacité sur celle des troncs veineux qui aboutissent au cœur.

faire dans la poitrine, en vertu de l'action des puissances inspiratoires qui en augmentent la capacité, ce vide est donc comblé à la fois et par l'air atmosphérique qui pénètre dans la poitrine, en vertu de son poids, et par le sang de tous les troncs veineux voisins, dont le courant, dirigé vers le cœur, reçoit un mouvement d'accélération.

M. Bérard [1] a signalé l'existence d'une disposition anatomique qui concourt puissamment à rendre efficace l'influence de l'inspiration sur le cours du sang veineux. Cette disposition consiste dans l'adhérence intime des gros troncs veineux qui avoisinent la poitrine, aux aponévroses que ces vaisseaux traversent. Il résulte de cette adhérence, en effet, que les troncs veineux sont toujours béants. On conçoit qu'en l'absence de cette disposition, les mouvements inspiratoires eussent été inhabiles à faire progresser le sang dans le système veineux. Les parois des veines sont trop peu résistantes en effet pour qu'un excès de pression appliqué à leur extérieur, ou ce qui revient au même, une aspiration ou une tendance au vide dans leur intérieur, ne tende à en effacer le calibre.

Cette adhérence ou tension des veines par les plans aponévrotiques au milieu desquels elles sont situées, est remarquable dans les veines sous-clavières, et dans la veine jugulaire interne, branches principales de la veine cave supérieure. On l'observe aussi dans la veine cave inférieure qui adhère à l'anneau fibreux que lui fournit le diaphragme. Le calibre intérieur des veines persiste donc, alors qu'elles sont divisées dans les points indiqués; leur ouverture reste béante. C'est là ce qui explique pourquoi l'introduction de l'air dans les veines est tant à redouter dans certaines régions, et pourquoi dans d'autres, qui ne sont pas très-éloignées du centre de la circulation, ce redoutable phénomène ne se produit pas.

§ 445. Le trajet du sang dans les veines est continu, et ces vaisseaux ne présentent point de pulsations; cependant, dans quelques endroits et dans quelques circonstances, elles présentent quelque chose d'analogue au pouls artériel, que pour cette raison on appelle pouls veineux. Au voisinage du cœur, les troncs veineux qui sont dépourvus de valvules éprouvent alternativement, pendant la contraction des oreillettes, un reflux du sang qui les fait gonfler, et un flux rapide qui les fait affaisser pendant le relâchement des oreillettes. Dans l'état ordinaire et régulier des fonctions, ce double mouvement est borné aux environs du cœur, et n'est pas sensible; il s'étend au loin dans l'abdomen, et devient visible au cou, quand la circulation est gênée.

---

[1] P. Bérard, *Note sur une disposition particulière de quelques gros troncs veineux. Archiv. génér. de méd.*, t. XXIII.

446. Dans la jeunesse, le système veineux est moins grand, relativement au système artériel, que dans l'âge adulte ; sa capacité relative continue à augmenter dans la vieillesse. Les parois des veines
présentent peu de changements observables ; leur ossification sénile
est extrêmement rare.

447. Les altérations morbides des veines [1] ne sont pas rares.
L'inflammation des veines ou la phlébite est une affection sur laquelle Hunter a, l'un des premiers, attiré l'attention. Elle occupe ordinairement une assez grande étendue des veines, et s'étend en
général vers le cœur. Elle donne souvent lieu à la formation du pus,
d'autres fois à celle d'une matière plastique dans la cavité de la
veine, autour d'elle, et même dans son épaisseur ; elle dépend le
plus souvent de lésions mécaniques.

448. Les blessures des veines, considérées sous le point de vue
anatomique, présentent de l'analogie avec celles des artères ; cependant, quel qu'en soit le mode, elles sont beaucoup plus aisément
suivies d'ulcération ou d'inflammation étendue et souvent suppurative que celles des artères, et elles se réunissent plus difficilement.
Après la piqûre ou l'incision il reste entre les bords un espace rempli par une membrane nouvelle ; la ligature ne détermine pas primitivement la section de la membrane interne, ni promptement son
adhésion, mais cette membrane est d'abord plissée seulement, et ce
n'est que très-lentement qu'elle se divise pour se réunir faiblement.

449. Les productions accidentelles sont plus rares dans les parois des veines que dans celles des artères. L'état cartilagineux, ou
l'épaississement analogue, a pourtant quelquefois lieu dans les parois des veines qui s'oblitèrent ; Morgagni l'a vu une fois dans la veine
cave. L'ossification est extrêmement rare dans les veines ; M. Baillie
l'a vue une fois dans la veine cave inférieure près des iliaques, et
M. Macartney une fois dans la veine saphène externe d'un homme
atteint avec un ulcère à la jambe. J'ai observé que les parois des veines
sont généralement plus épaisses du côté qui touche à une artère

Hodgson, *Op. cit.* — B. Travers, *in Surgical essays*, part. I, 1818. —
A.-B. Puchelt, *Das venensystem in seinen krankhaften Verhœltnissen dargestellt*, in-8°, Leipzig, 1818. — Bouillaud, *Des effets de l'oblitér. des veines. Arch.
gén. de méd.*, 1823. — Dance, *De la phlébite, Arch. gén. de méd.*, 1828-29.—Cruveilhier, *Phlébite, Dict. de méd. et de chir. pratique*. — Sédillot, *Phlébite
traumatique, Thèse de conc.*, 1833. — Phœbus, *De concrementis venarum osseis*,
1834.

que dans le reste de leur circonférence, et j'ai vu une fois sur un vieillard une veine fémorale ossifiée du côté correspondant à l'artère qui l'était elle-même dans toute sa circonférence et dans une grande longueur.

Les productions morbides s'observent quelquefois sous forme de végétations, à la surface interne des veines, que la veine affectée soit ou non entourée par des productions semblables.

§ 450. La dilatation des veines est très-fréquente ; elle est de plusieurs sortes : quelquefois le système veineux tout entier en est affecté ; le plus souvent la dilatation affecte une ou quelques veines seulement, ce qui constitue des varices. Presque toutes les parties du corps peuvent en être le siége ; cependant ce sont ordinairement les plus déclives, comme les membres inférieurs, les organes génitaux et l'anus ; ce sont aussi les veines les moins profondes, comme les sous-cutanées, qui en sont le plus souvent affectées. L'augmentation de volume n'est pas seulement circulaire, mais les veines variqueuses forment des flexuosités multipliées qui dépendent d'un accroissement de longueur. On trouve quelquefois des dilatations très-peu étendues, et bornées à une partie de la circonférence de la veine, soit seules, soit réunies à des dilatations plus générales. La varice anévrismale est une autre sorte de dilatation dépendante de la communication accidentelle d'une artère et d'une veine, et du passage du sang de la première dans la seconde. Cette affection est ordinairement accompagnée d'un épaississement remarquable des parois de la veine dilatée et allongée. Il se forme quelquefois en outre un anévrysme consécutif entre les deux vaisseaux : ce cas est celui de l'anévrysme variqueux.

§ 451. Les veines se rétrécissent quelquefois par l'épaississement de leurs parois ; elles sont quelquefois obturées par l'effet de l'inflammation plastique ; quelquefois elles sont comprimées par des tumeurs voisines, ou bien embrassées par une ligature : dans ces cas, où leur cavité est oblitérée, et où la circulation cesse de s'y faire, le sang passe par des branches et des anastomoses, et il s'établit une circulation collatérale.

On a vu la veine cave inférieure oblitérée, soit au-dessous, soit même au niveau des veines sushépatiques, et le sang passer par la veine azygos ; on a vu plusieurs fois une des veines iliaques primitives, une veine jugulaire, etc., oblitérées ; j'ai vu quatre fois le tronc veineux crural oblitéré dans l'aine ; et dans tous ces cas la circulation se faisait aisément par des voies collatérales. Hunter a vu une

…o la veine cave supérieure et la veine brachio-céphalique gauche …que entièrement effacées par la pression d'un anévrysme. J'ai …cependant un cas où la veine cave supérieure et ses branches, …ent remplies de matière plastique, et imperméable au sang, la mort …u aru être le résultat de cette altération. La plupart du temps, …grandes infiltrations séreuses coïncident avec l'oblitération des …nes.

452. On trouve quelquefois dans les veines de petits corps durs …ronds, qu'on prendrait au premier aspect pour des productions …euses accidentelles. Quelques-uns ont même supposé qu'ils se …naient d'abord dans les parois des veines, dans le bord de leurs …ules, ou même à l'extérieur de ces vaisseaux ; mais il n'en est …ainsi : ce sont des concrétions, des phlébolithes, du volume d'un …in de millet à un petit pois, diversement consistantes, formées …couches superposées, renfermées dans du sang coagulé, fibri-…x, et souvent logées dans des dilatations latérales des veines où …ang reste en stagnation, ou dans des veines variqueuses, et tou-…rs dans des veines déclives. Les veines où on les rencontre le plus …inairement, en effet, sont celles de l'anus, du col de la vessie, de …érus, des ovaires, des testicules, et quelquefois même les veines …s-cutanées de la jambe.

L'exathyridium ou polystoma venarum, dont Treutler a recueilli …ix individus dans la veine tibiale rompue d'un homme qui lavait …s un fleuve, paraît être un ver aquatique, une planaria, qui s'y …ait introduit, et non un entozoaire [1].

SECTION V.

DU SYSTÈME LYMPHATIQUE.

453. Le système lymphatique comprend, 1° les vaisseaux qui …portent la lymphe et le chyle dans les veines, et 2° des renflements …terposés dans leur trajet, et qu'on appelle ganglions lymphatiques.

---

[1] En 1844, M. Duval, de Rennes, a signalé la présence de douves dans le …ng de la veine porte. Ces entozoaires avaient de 2 à 3 centimètres de lon-…eur. Ces douves, qui existaient aussi dans le foie, provenaient sans doute de …. organe, car on n'en trouva point dans les branches de la veine porte éloignées … foie.

ARTICLE I.

DES VAISSEAUX LYMPHATIQUES.

§ 454. Les vaisseaux lymphatiques, appelés aussi absorbants, sc.
des vaisseaux déliés, à parois minces, et valveleux. L'observation e
l'injection de ces vaisseaux est difficile, ce qui fait que leur co:
naissance est assez récente. Cependant ils ont été entrevus par li
anciens. Erasistrate et Erophile avaient certainement aperçu li
vaisseaux chylifères. C'est Eustachi qui a découvert le canal thor:
cique dans le cheval. Aselli vit et nomma vaisseaux lactés, les chy.n
fères de quelques animaux ; il indiqua bien leurs fonctions. Vesli:
gins est le premier qui ait vu des vaisseaux chylifères ou les lymph]
tiques du mésentère et le canal thoracique dans l'homme. On doio
O. Rudbeck, et l'on a attribué aussi à Th. Bartholin et à Jolyf, la d .
couverte des vaisseaux de cette espèce dans les autres parties (
corps. Ces observateurs leur donnèrent les noms de vaisseaux séreu:
aqueux ou lymphatiques ; Bartholin conjectura qu'ils étaient, comm:
les veines, continus aux artérioles, et destinés à rapporter la par:
aqueuse du sang. Ruysch a très-bien décrit leurs valvules. La co:
naissance des vaisseaux lymphatiques s'est beaucoup étendue p
les travaux de Meckel, de Monro, par ceux de W. Hunter et de tr:
de ses disciples, J. Hunter, W. Hewson [1] et Cruikshank [2] ; surtol
par ceux de l'illustre P. Mascagni [3], et par quelques autres [4] encor:

§ 455. On distingue communément ces vaisseaux en chylifères :
en lymphatiques ; mais cette distinction est tout à fait superflue :

---

[1] Hewson, *Descriptio systematis lymphatici, ex anglico versa*, etc., in *Op. om*
Londres, 1795.

[2] Cruikshank, *Anatomie des vaisseaux absorbants du corps humain*, trad:
de l'anglais, par Petit-Radel, Paris, 1787.

[3] P. Mascagni, *Vasorum lymphaticorum corp. hum. historia et iconographi*
Sienne, 1787.

[4] Ludwig, traduction allemande de Cruikshank et de Mascagni, avec des a:
ditions, Lips., 1789. — Werner et Feller, *Vasorum lacteorum atque lymp*
anat. physiol. descriptio; Lips., 1787. — J.-G. Haase, *De vasis cutis et intesti*
absorbentibus, etc., Lips., 1786.—Schreger, *Fragmenta anat. et physiol.*, fasc.
Lips., 1791. — Lauth, *Essai sur les vaisseaux lymphat.*, Strasb., 1824. — Pa:
niza, *Osservat. anat. physiol.*, Pavie, 1830. — Fohmann, *Mémoire sur l*
vaisseaux lymphatiques, etc., Liège, 1833. — Sappey, *Manuel d'anatomie*, t.
p. 586, 1850.

aucune utilité, car leur disposition et leur texture sont les
mes.

456. Les vaisseaux lymphatiques ont une disposition arborisée
me les autres vaisseaux. Les humeurs qu'ils contiennent les parent, comme les veines, des ramifications, ou plutôt des racines,
les troncs. L'ensemble du système lymphatique consiste en un
principal et un tronc accessoire, auxquels aboutissent des
es innombrables.

457. On trouve des vaisseaux lymphatiques dans toutes les par-
du corps, si l'on excepte la moelle épinière, l'encéphale, l'œil
placenta.

faut encore excepter les vaisseaux sanguins, artériels et veineux.
souvent décrit, et figuré quelquefois, un réseau lymphatique sur la
brane interne des vaisseaux et sur celle du cœur. M. Sappey [1], dont
ileté est bien connue, n'a jamais pu parvenir à injecter ce réseau.
faut excepter aussi les membranes séreuses qui ne donnent naissance à
ns vaisseaux lymphatiques ; les vaisseaux que ces membranes semblent
ir proviennent des organes que ces membranes recouvrent.
faut encore excepter le tissu cellulaire ; non pas que des vaisseaux
hatiques ne traversent le tissu cellulaire en se portant des organes où
aissent vers les troncs voisins, mais ce tissu ne donne point naissance
e manière manifeste à des vaisseaux lymphatiques.
s tissus dans lesquels l'existence des vaisseaux lymphatiques ne saurait
mise en doute, sont : les *glandes* qui en renferment le plus, puis vien-
les *membranes muqueuses,* la *peau* et les *muscles.* Il est probable qu'il
a aussi dans le système fibreux et dans les os, mais en petites pro-
ions.
qui a quelquefois induit en erreur les anatomistes qui ont décrit des
seaux lymphatiques dans des tissus où ils n'existent pas, c'est que le
cure se répand souvent dans les espaces celluleux sous forme de réseaux
eux qui ont quelque ressemblance avec des vaisseaux anastomosés.
possibilité de conduire de pareils vaisseaux jusque dans les ganglions
hatiques voisins est la preuve convaincante que ces réseaux ne sont
des épanchements.

458. La situation des vaisseaux lymphatiques présente cela de
arquable, que, dans les membres et dans les parois du tronc, ils
, comme les veines, distribués en deux plans, l'un superficiel ou

---

[1] Pour plus de détails, consulter l'ouvrage de M. Sappey (*op. cit.*), lequel a
né avec beaucoup de soin et soumis à une lumineuse critique les divers
aux qui ont été faits sur l'anatomie des vaisseaux lymphatiques.

sous-cutané, et l'autre inter-musculaire ou profond, qui accompa[...]
les vaisseaux sanguins et les nerfs ; et que dans les cavités th[...]
ciques et abdominales on trouve de même un plan de vaiss[...]
lymphatiques situés immédiatement sous les membranes séreu[...]
et d'autres plus profonds dans l'épaisseur des organes.

§ 459. Le nombre des vaisseaux lymphatiques est très-consid[...]
ble ; on en compte jusqu'à une vingtaine dans le plan superficiel[...]
membres inférieurs pour accompagner la seule veine saphène[...]
terne, et un nombre moins grand, mais assez considérable enc[...]
pour accompagner les vaisseaux profonds. Les superficiels sont m[...]
volumineux que les profonds. Le volume de ces vaisseaux est b[...]
coup moindre que celui des veines. Ceux des membres inféri[...]
sont beaucoup plus gros que ceux des membres supérieurs ; ceu[...]
la tête sont très-petits. Quant à leur capacité totale, elle n'a pa[...]
exactement déterminée ; elle paraît en général être environ le [...]
ble de celle des artères, et égaler celle des veines, dans le plan[...]
perficiel au moins.

§ 460. L'origine des vaisseaux lymphatiques est invisible et[...]
connue. Des considérations physiologiques et des expériences a[...]
tomiques ont fait admettre et puis rejeter leur continuation dir[...]
et immédiate avec les artères. Leur origine par des orifices béan[...]
la surface des membranes muqueuses et des membranes séreu[...]
dans les aréoles du tissu cellulaire et dans la substance des orga[...]
admise d'après des considérations et des expériences du même gen[...]
n'est pas mieux constatée. Il faut savoir douter.

Alors qu'on pensait que l'absorption ne pouvait se faire que par des [...]
fices béants à l'origine des vaisseaux, on avait admis, sans jamais le [...]
montrer d'une manière précise, que les vaisseaux lymphatiques s'ouvra[...]
directement par des pores, soit à la surface de l'intestin, soit dans [...]
cellules du tissu cellulaire. Mais depuis qu'il a été expérimentalem[...]
prouvé que l'absorption avait lieu au travers des membranes animales ; [...]
les substances absorbées s'introduisent directement dans les vaisseau[...]
traversant les parois des réseaux capillaires, l'existence de prétendus or[...]
à l'origine du système lymphatique n'a pas tardé à être reléguée parmi[...]
hypothèses. Les injections des vaisseaux lymphatiques (praticables seu[...]
ment dans la direction des racines du système vers les branches, à car[...]
des valvules), n'ont jamais prouvé autre chose, sinon que ce système co[...]
mence dans les organes par un réseau anastomosé et *fermé* de toutes par[...]
Les substances absorbées par ce système y pénètrent donc comme dans[...]
vaisseaux sanguins en traversant les parois.

On a cru aussi que les vaisseaux lymphatiques naissaient comme les vein[...]

radicules artérielles. On supposait que le sang, parvenu dans les capillaires, rencontrait un ordre de vaisseaux dans lesquels ne pouvait s'engager
que la partie séreuse du sang, tandis que les globules continuaient leur
trajet dans les veines. Ces vaisseaux à dimensions inférieures aux globules du
sang, et dont nous avons déjà parlé, étaient envisagés comme les racines des
vaisseaux lymphatiques. Mais, les analyses du sang qui prouvent que le sang
veineux est tout aussi riche, et peut-être plus riche en sérum que le sang
artériel, les observations microscopiques sur la circulation des parties
transparentes des animaux, et enfin les injections démentent cette supposition. La meilleure réfutation de cette hypothèse, c'est que sur quelque point
qu'on introduise la pointe d'un tube à injection lymphatique, dans un
vaisseau lymphatique, jamais on ne voit le mercure s'introduire dans les
artères, ce qui ne manquerait pas d'arriver, si ces communications existaient.

Les vaisseaux lymphatiques commencent donc, partout où on les observe,
par un réseau fermé. Ce réseau a surtout été étudié sur les surfaces cutanées et muqueuses, où il est très-abondant et plus facile à injecter que dans
les glandes. Sur ces surfaces, le réseau d'origine est superposé au réseau sanguin et le plus rapproché de la superficie. Ainsi, dans les villosités de l'intestin
il vient presque jusqu'au sommet de la villosité, et n'est guère séparé de la
cavité intestinale que par les cellules de l'épithélium. A la peau il forme un
réseau qui occupe les parties les plus superficielles du derme cutané.

Les réseaux lymphatiques diffèrent des réseaux capillaires sanguins en
ce que les vaisseaux qui les forment ne paraissent jamais aussi fins que les
capillaires sanguins. Il résulte de ces dimensions plus considérables dans le
calibre des capillaires lymphatiques, que dans les réseaux injectés on peut
distinguer chaque vaisseau avec un grossissement peu considérable, et souvent même à l'œil nu.

Cette différence, appréciable sur des vaisseaux distendus par l'injection,
serait-elle également fondée, si l'on comparait sous ce rapport les vaisseaux
capillaires sanguins et les capillaires lymphatiques non injectés? Il est permis
d'en douter, et il est probable que cette particularité tient à l'extensibilité
très-grande des parois des lymphatiques. Quoi qu'il en soit, si les vaisseaux
lymphatiques ne paraissent pas commencer dans les organes par des radicules aussi déliées que le sont les vaisseaux capillaires sanguins, d'un autre
côté ils augmentent beaucoup moins rapidement de volume, en se portant
vers le canal thoracique, que les vaisseaux sanguins dans le voisinage desquels ils cheminent.

§ 461. Aussitôt qu'on peut les apercevoir, on voit les radicules des
vaisseaux lymphatiques s'unir entre elles, se séparer, et s'unir de
nouveau, de manière à former des réseaux continus.

Ces vaisseaux deviennent en général plus gros et moins nombreux
en s'éloignant de leur origine. Dans leur trajet ils continuent de se

diviser en branches qui se réunissent de nouveau avec d'autres bra-
ches voisines, ou même entre elles, de manière à former des
ces divisions, ces réunions, ces nombreuses anastomoses, for
en beaucoup d'endroits des plexus.

Quand ils sont pleins et peu distendus ils paraissent plutôt m
liformes que cylindriques; c'est le grand nombre de valvules
ils sont munis, et la dilatation qu'ils présentent au-dessus d'elles
leur donnent cette apparence de chapelet; ils offrent assez sou
encore d'autres dilatations ovoïdes. Ils présentent beaucoup de
riétés dans leur trajet : constamment ceux d'un côté différen
ceux du côté opposé.

Tous, après un trajet plus ou moins long, se partagent en un
tain nombre de rameaux qui convergent vers les glanglions lym
tiques, au delà desquels ils reparaissent de nouveau, formés de r
nes qui se rassemblent en troncs. Ceux des membres parcouren
longs trajets, plusieurs pieds, sans interruption de ce genre; ceu
mésentère ne parcourent que quelques lignes sans rencontrer
glandes. Quelques-uns passent à côté d'une glande sans s'y arrê
Il paraîtrait même, suivant Cruikshank, que des vaisseaux lymp
tiques du dos arriveraient aux troncs sans passer par des gland
mais Mascagni, dont l'autorité est si grande dans cette matière, ass
qu'aucun vaisseau lymphatique n'arrive aux troncs sans passer
moins par une glande.

§ 462. Après un trajet plus ou moins long, plus ou moins interrom
par des ganglions, les vaisseaux lymphatiques de la moitié inférie
et du quart supérieur et gauche du corps se terminent par un tr
très-allongé, le canal thoracique, dans la veine sous-clavière gauc
les autres se terminent par un tronc très-court dans l'autre ve
sous-clavière. Ces terminaisons sont elles-mêmes sujettes à diver
variétés.

Y a-t-il d'autres terminaisons des vaisseaux lymphatiques dans
veines ? Une partie de cette question doit être examinée à l'occa
des ganglions lymphatiques, l'autre doit l'être ici. Plusieurs ana
mistes et physiologistes ont admis cette opinion, que l'on peut f
der sur ce que partout, surtout dans le mésentère, les radicules c
nues des vaisseaux lymphatiques ont une capacité de beauc
supérieure à celle des vaisseaux qui leur font suite. Mais on n'a p
vu la communication dont il s'agit; aussi n'a-t-elle pas été géné
lement admise. C'est surtout dans les glandes lymphatiques qu'e
paraîtrait avoir lieu; nous y reviendrons un peu plus loin. (§ 47

463. Les surfaces des vaisseaux lymphatiques sont, comme celles
de tous les vaisseaux, l'une celluleuse et adhérente aux parties voisines, l'autre lisse et libre : cette dernière présente une multitude de
valvules.

Ces valvules, de forme semi-lunaire ou parabolique, sont la plupart disposées par paires, et assez larges pour fermer complétement
la lumière du vaisseau. Les valvules des vaisseaux lymphatiques sont
beaucoup plus nombreuses que celles des veines. Elles sont en général
placées à des intervalles inégaux, si ce n'est dans les vaisseaux du
testicule, où elles sont à peu près de deux millimètres en deux millimètres, ce qui leur donne plus qu'en aucun autre point la forme d'un
chapelet. Elles sont plus ou moins rapprochées suivant les parties,
quoique cela soit plus particulier aux branches qu'aux rameaux ; on
trouve dans certains vaisseaux des intervalles de plusieurs centimètres sans valvules : le canal thoracique est surtout remarquable sous
ce rapport. Dans quelques points l'insertion d'un petit vaisseau dans
un plus gros n'est garnie que d'une valvule simple. Dans quelques
endroits des troncs on trouve des valvules annulaires incomplètes
qui ne closent pas totalement le canal. L'insertion des troncs dans
les veines sous-clavières est garnie d'une double valvule qui s'oppose
efficacement au reflux du sang dans leur cavité. Toutes ces valvules, comme celles des veines et des artères, sont formées par une
duplicature de la membrane interne.

464. Les vaisseaux lymphatiques sont formés de deux membranes très-distinctes dans leur tronc principal.

L'externe, cellulaire et inégale extérieurement, est unie au tissu
cellulaire ambiant, qui lui forme une gaîne ; plus profondément, elle
est distinctement fibrillaire ou filamenteuse : on prétend même
y avoir vu des fibres musculaires. La membrane interne est très-
mince.

La membrane interne des vaisseaux lymphatiques est tout à fait analogue à la membrane interne des vaisseaux sanguins, et constituée comme
elle par un feuillet celluleux dans lequel on aperçoit difficilement les éléments fibrillaires du groupement desquels il résulte. Ce feuillet cellulaire est
couvert par un épithélium pavimenteux simple.

La membrane externe, appelée aussi par quelques anatomistes membrane
des annulaires, a beaucoup d'analogie avec la tunique moyenne des artères : c'est à elle que les vaisseaux doivent leur résistance et leur élasticité qui est grande. Elle est constituée par le tissu fibreux élastique.
Cruikshanck et Schreger, se fondant sur la contractilité des vaisseaux lympha-

tiques, qui est manifeste, croient à la nature musculaire des fibres circul...
de cette tunique.

L'analogie de composition entre les vaisseaux lymphatiques et les ...
seaux sanguins serait plus manifeste encore si on considérait, à l'exemp...
M. Sappey, comme une troisième tunique, la gaine celluleuse qui en...
les vaisseaux lymphatiques.

§ 465. On suit, dans l'épaisseur de la membrane externe, de ...
vaisseaux sanguins, artériels et veineux; quelques-uns dise...
avoir vu aussi des vaisseaux lymphatiques. On n'a pu y aperc...
de nerfs.

§ 466. Les parois des vaisseaux lymphatiques, quoique très-...
ces et transparentes, sont denses et très-résistantes, bien plu...
celles des veines, eu égard à l'épaisseur différente. Cependan...
vaisseaux sont extensibles, et aussi très-rétractiles. L'élasticité...
manifeste : si on les remplit et les distend dans le cadavre, la m...
qu'on y a introduite en est repoussée.

La contractilité [1] n'y est pas moins évidente, quoiqu'ell...
été niée par Mascagni et plusieurs autres. Si on les expose à...
sur le vivant, ils se contractent manifestement; si on pique le ...
thoracique ou un autre vaisseau lymphatique après l'avoir li...
liquide en sort par jets, comme le sang qui sort d'une veine, ...
qu'après la mort il s'échappe seulement en nappe. Il est vrai...
les irritations mécaniques ou chimiques ne produisent pas dès...
vements semblables à ceux des muscles, mais la contractilité...
suivant les organes [2]. On ne sait rien sur leur sensibilité.

Le développement des vaisseaux lymphatiques est peu connu. M. Va...
a reconnu distinctement ces vaisseaux sur un embryon de trois à ...
mois, au cou et dans l'abdomen. M. Günther a également reconnu ...
sence des globules de la lymphe dans les vaisseaux lymphatique...
fœtus de sept mois. On peut conjecturer par analogie, que les vai...
lymphatiques se développent comme les vaisseaux sanguins aux dép...
cellules qui se déforment et se rejoignent.

Les vaisseaux lymphatiques n'existent que dans la classe des ver...
Dans les grands mammifères, ils sont analogues à ceux de l'homme...

---

[1] Schreger, *De irritabilitate vasorum lymphaticorum*, Lips., 1789.
[2] Les vaisseaux lymphatiques se contractent sous l'influence du galva...
M. Müller est parvenu à faire contracter le canal thoracique d'une chè...
contraction des vaisseaux lymphatiques n'est pas brusque, mais lente e...
staltique, c'est-à-dire qu'elle a lieu de proche en proche.

...nt, cependant, le canal thoracique est partagé en deux troncs principaux ...i s'ouvrent séparément ou se réunissent pour s'ouvrir dans la veine ...us-clavière gauche. C'est une disposition intéressante à connaître pour ...physiologiste qui veut en faire la ligature sur l'animal vivant. Les vais-...aux lymphatiques des oiseaux sont pourvus de peu de ganglions. Dans les ...ptiles et les poissons, les vaisseaux lymphatiques sont plus volumineux ...e dans les classes supérieures, ils sont dépourvus de ganglions. Dans les ...oissons, les vaisseaux lymphatiques manquent de valvules. Dans les reptiles, ...l y a sur le trajet des vaisseaux lymphatiques des renflements garnis de ...res musculaires, et qu'on nomme cœurs lymphatiques, parce qu'ils sont ...stinés à la circulation de la lymphe. Dans les poissons, les reptiles et les ...seaux, les communications entre les vaisseaux lymphatiques et le système ...guin ont lieu par des anastomoses directes avec le système veineux, sur ...usieurs points du trajet circulatoire.

§ 467. Les vaisseaux lymphatiques contiennent le chyle et la ...mphe (p. 274); ils conduisent ces humeurs de leurs racines vers ...urs troncs, ce qui est prouvé par la disposition de leurs valvules, ...ui permet le trajet dans ce sens et s'y oppose dans l'autre, par les ...fets de la ligature, au-dessous de laquelle ils se gonflent tandis ...'ils se vident au-dessus, et par les valvules qui garnissent leur ...sertion dans les veines. Les liquides les parcourent lentement et ...niformément, c'est-à-dire sans présenter de pulsations.

La circulation de la lymphe et du chyle est certainement due à la con-...action des tuniques des vaisseaux lymphatiques. L'absence, dans l'espèce ...maine, d'agent d'impulsion analogue aux cœurs lymphatiques des rep-...es, et l'origine de ces vaisseaux par un réseau fermé, montrent que ces ...ntractions doivent jouer un grand rôle dans la progression des liquides ...'ils contiennent. Quant à la direction, elle est évidemment déterminée ...ar les valvules. Les contractions des vaisseaux lymphatiques sont secondées ...ar le jeu des muscles de la locomotion dans les membres, par les mouve-...ents de la respiration et par celui des muscles de l'abdomen ou de l'intestin ...ur les vaisseaux contenus dans les cavités splanchniques.
L'absence d'un organe central d'impulsion qui préside au cours du chyle ...t de la lymphe fait que les vaisseaux lymphatiques ne sont pas toujours ...nudés ni soumis à une tension permanente : aussi la quantité de liquide ...ui circule dans leur intérieur est très-variable. Tantôt on les trouve dis-...endus par le liquide, tantôt ils sont presque vides, rétractés sur eux-...êmes, et se dérobent à l'observation. La vitesse avec laquelle le chyle et ...a lymphe parcourent leurs vaisseaux, est tout à fait inconnue. Il est pro-...able, d'après ce qui précède, qu'elle est soumise à des variations qui ne ...ermettent pas de la déterminer d'une manière absolue. On peut dire cepen-...ant qu'elle est beaucoup moindre que celle du sang.

§ 468. Darwin, Thilow et autres, pour expliquer la rapidité de
certaines sécrétions, ont admis un mouvement rétrograde des humeurs
dans les vaisseaux lymphatiques ; tel, par exemple, que des liquides
absorbés par les parois de l'estomac pourraient aller directement p
les vaisseaux lymphatiques, et au moyen de leurs communication
aux reins et à la vessie. Mais c'est admettre que les valvules n'opp
sent pas un grand obstacle au retour des liquides, tandis qu'il
certain, au contraire , que les valvules opposent un obstacle insu
montable au cours rétrograde des liquides ; et de plus, des obse
vations et des expériences directes font découvrir dans les vo
urinaires des substances introduites dans l'estomac, sans que
vaisseaux lymphatiques intermédiaires en présentent la moind
trace.

ARTICLE II.

DES GANGLIONS LYMPHATIQUES.

§ 469. Les ganglions ovoïdes, qui interrompent la continuité d
vaisseaux lymphatiques, sont dans le même rapport avec ces vai
seaux que les ganglions nerveux avec les nerfs.

Ces ganglions sont très-anciennement connus. C'est en part
d'eux qu'Hippocrate parle sous le nom de glandes. Fr. Silvius le
a donné l'épithète de conglobées, et Lossius celle de lymphatique
Pour éviter toute confusion, M. Chaussier les a désignées sous
nom de ganglions lymphatiques.

§ 470. Ils sont situés sur le trajet de tous les vaisseaux lympha
tiques, à commencer du cou-de-pied et du pli du coude pour l
membres, du canal carotidien et de la base extérieure du crâne po
la tête. Il en existe beaucoup au cou, dans l'aisselle, dans l'ain
plusieurs dans les parois antérieures de la poitrine et de l'abdomen
et un très-grand nombre dans ces cavités. Ils existent surtout très
abondamment autour des racines des poumons et dans le mésentère
près des parties par conséquent qui donnent accès à beaucoup de
matières venant du dehors. On n'en connait point dans le crâne n
dans le rachis.

Leur volume varie, dans l'état de santé, depuis celui d'une lentille
jusqu'à celui d'une amande. En général les plus petits sont placés
vers les origines, et les plus gros vers les troncs des vaisseaux. Le
plus volumineux et les plus rapprochés se trouvent vers la racine du

...ntère, les plus petits dans l'épiploon. Ceux de la tête et du
...sont petits.

...ur figure est obronde, oblongue, un peu aplatie ; ils sont plus
...oins inégaux à la surface ; ils ont en général la forme d'une
...nde.

...s ganglions lymphatiques sont en général d'un blanc rougeâtre,
...uances diverses. Leur couleur varie suivant les régions qu'ils
...pent : ainsi, ceux qui sont sous-cutanés sont d'une couleur
...foncée ; ceux des environs du foie sont jaunâtres, ceux de la
...bruns, ceux des poumons noirâtres, ceux du mésentère très-
...es, etc.

...ur consistance est plus grande que celle d'aucune partie molle.

...471. Les ganglions lymphatiques sont enveloppés d'une mem-
...e mince, celluleuse, très-vasculaire, unie au tissu cellulaire
...ronnant, et qui envoie des prolongements fins et mous dans
...érieur.

...es vaisseaux lymphatiques dont un ganglion interrompt le trajet
...istinguent en ceux qui y arrivent (vaisseaux afférents), et en ceux
...en sortent (vaisseaux efférents) : ils se distinguent les uns des
...es par la direction de leurs valvules. Le nombre des vaisseaux
...rents est très-variable, on en trouve depuis un jusqu'à vingt ou
...ite ; celui des vaisseaux efférents est variable aussi, rarement cor-
...ondant, et ordinairement moindre. Les premiers entrent par l'ex-
...mité de la glande la plus rapprochée des origines du système, les
...es sortent par l'extrémité opposée, qui répond aux troncs. Les
...sseaux afférents, en approchant de la glande, se divisent en
...eaux qui s'écartent en rayonnant autour d'elle, se divisent et se
...divisent à sa surface, de manière à l'entourer d'un réseau avant
...énétrer dans l'intérieur. Les vaisseaux efférents produisent à
...près le même effet à l'autre extrémité de la glande, par la
...ion successive de leurs radicules et de leurs racines en troncs
...s ou moins nombreux et volumineux. La capacité totale des
...sseaux efférents paraît en général moindre que celle des afférents ;
...est surtout frappant dans le mésentère.

...es glandes lymphatiques ont aussi des vaisseaux sanguins remar-
...bles. Les artères sont assez volumineuses et nombreuses pour que
...'injection colore tout à fait les glandes. Les veines, plus volumi-
...ses encore que les artères, sont dépourvues de valvules. On peut
...r des filets nerveux arriver à ses organes et les traverser ; mais
...st très-difficile de savoir si quelques filaments s'y terminent,

ou si tous ne font que les traverser. Deux habiles anatomistes [...]
opposés sur ce sujet : Vrisberg les admet, et Walter les nie.

§ 472. Les anatomistes ne sont pas d'accord sur la conforma[...]
interne et la texture des ganglions lymphatiques. Albinus, Lud[...]
Hewson, Wrisberg, Monro, Meckel, regardent leur tissu co[...]
entièrement vasculaire ; Malpighi, Nuck, Mylius, Hunter, Cruiksh[...]
y admettent des cellules ; Sœmmering admet ces deux s[...]
d'éléments combinés entre eux.

L'examen que j'ai fait de ce tissu dans l'homme, dans plusi[...]
animaux, et surtout dans les glandes inguinales de vaches mo[...]
pendant la lactation, m'a montré qu'il résulte uniquement de v[...]
seaux, mais qui offrent une disposition analogue à ceux des ti[...]
érectiles. En effet, parmi les vaisseaux afférents qui pénètrent [...]
l'épaisseur de la glande, les uns acquièrent et conservent une gra[...]
ténuité, les autres se dilatent en cellules comme les veines du [...]
nis ; les uns et les autres ayant de nombreuses communicati[...]
anastomotiques. Les racines des vaisseaux efférents présentent [...]
leur côté la même disposition, c'est-à-dire que les unes sont des ra[...]
cules déliées, et les autres des racines renflées ou dilatées en cellu[...]
La plupart des glandes lymphatiques présentent à l'intérieur [...]
mélange de ramifications ténues et de parties renflées. Quelqu[...]
unes ne présentent presque que des rameaux dilatés ; quelques au[...]
ne semblent consister qu'en un réseau de ramifications délié[...]
C'est par ces variétés qu'on peut expliquer la diversité d'opini[...]
qui a existé sur ce point d'anatomie.

La substance tantôt lactiforme, tantôt albumineuse, que les g[...]
glions lymphatiques contiennent dans leur intérieur est conten[...]
dans les vaisseaux fins ou larges qui les composent, et non dans [...]
tissu cellulaire interstitiel.

§ 473. Ces ganglions sont plus volumineux, plus mous, p[...]
rougeâtres, et contiennent plus de liquide dans les enfants et [...]
jeunes sujets que dans les adultes ; ils diminuent beaucoup, mais [...]
disparaissent pas dans la vieillesse. Il n'y a pas de différence tr[...]
chée sous ce rapport entre les deux sexes : Hewson dit qu'ils s[...]
plus gros chez l'homme ; Bichat dit tout le contraire. On les a trou[...]
noirs sous la peau des nègres.

§ 474. La fonction qu'on attribue aux glandes lymphatiques [...]
de servir au mélange des liquides arrivant par divers vaisseaux aff[...]
rents, et à l'élaboration de la lymphe et du chyle. Les liquides s[...]
ensuite emportés par les vaisseaux lymphatiques efférents, et peu[...]

…ée en partie par les veines. Ce dernier point a été nié par beau-
…cup d'anatomistes et de physiologistes d'un grand nom, comme
…ller, Cruikshank, Hewson, Mascagni, Sœmmering, etc.; mais il
…e à craindre que l'autorité de ces hommes célèbres n'ait fait rejeter
…s examen une vérité.

…Un très-grand nombre d'anatomistes ont vu, et j'ai vu moi-même
…mbre de fois, le mercure introduit dans les vaisseaux lymphati-
…es du mésentère, passer, au delà d'un ganglion, tout à la fois
…ns les vaisseaux efférents et dans les veines du ganglion ; or, ce
…ssage est trop facile et trop constant pour dépendre d'une double
…pture, et non d'une communication naturelle des vaisseaux lym-
…atiques et des veines dans les ganglions.

…Nous avons dit précédemment que les vaisseaux lymphatiques de l'homme
…des mammifères n'avaient, avec les veines, d'autres communications que
…ns les veines sous-clavières, où le système lymphatique vient se terminer.
…is la question de savoir si les vaisseaux lymphatiques communiquent ou
…e communiquent pas avec les radicules veineuses dans l'intérieur des
…nglions lymphatiques eux-mêmes, a été réservée.
…Les expériences dans lesquelles l'injection des vaisseaux afférents a suffi
…ur faire passer le liquide injecté, à la fois dans les vaisseaux efférents et
…ns les veines, ont été répétées par beaucoup d'anatomistes, et en parti-
…lier par M. Fohmann. Ces résultats ne laisseraient subsister, pour moi,
…cun doute sur les communications directes entre les lymphatiques et les
…dicules veineuses dans les ganglions, si M. Sappey, qui a dernièrement re-
…is toutes ces expériences, n'affirmait que ce passage est dû, soit à l'alté-
…tion pathologique des ganglions lymphatiques (altération fréquente),
…it à leur ramollissement putride. Sur un sujet parfaitement sain, dit
…. Sappey, je porterais volontiers le défi à un anatomiste d'injecter une
…ule veine par les vaisseaux lymphatiques afférents d'un ganglion. D'autres
…atomistes, parmi lesquels MM. Panizza et Müller, ont constaté aussi le pas-
…ge du mercure, injecté par les vaisseaux afférents, dans les veines du
…nglion; mais ils attribuent ce passage à des transsudations au travers des
…rois des vaisseaux. C'est là, il faut l'avouer, une supposition, plutôt qu'un
…sultat d'expérience. M. Sappey ajoute plus loin, que si la communication
…s lymphatiques avec les veines avait quelque réalité, on pourrait injecter
…s chylifères par les veines mésaraïques qui sortent des ganglions chyli-
…res, puisque les veines mésaraïques n'ont point de valvules. Or, cette in-
…ction ne réussit pas. Cette preuve est plus convaincante.

En somme, les ganglions lymphatiques résultent essentiellement de l'intri-
…ation de deux réseaux : un réseau lymphatique, continu d'un côté avec les
…mphatiques afférents, et de l'autre avec les lymphatiques efférents, et un
…éseau capillaire sanguin, faisant suite aux artérioles qui arrivent au gan-

glion et se continuant d'un autre côté dans les veines. Les liquides qui ci
culent dans l'intérieur de ces deux réseaux font-ils leurs échanges au trave
des parois des vaisseaux, ou bien y a-t-il des communications directes ent
les lymphatiques et les veines dans les ganglions, comme cela a lieu, p
exemple, chez beaucoup d'oiseaux, chez presque tous les reptiles et l
poissons ? La question, il faut bien l'avouer, n'est pas encore résolue.

Quelles que soient, au reste, les connexions qui existent entre les vai
seaux lymphatiques et les vaisseaux sanguins dans les ganglions, il est co
stant que le sang et la lymphe font des échanges dans leur intérieur. Le f
n'a pas été expérimentalement prouvé pour les ganglions des membres
du tronc, mais il l'a été pour les ganglions contenus dans le mésentère s
le trajet des lymphatiques de l'intestin (Voy. art. *Chyle*). L'expérienc
démontre en effet que le chyle qui circule dans les lymphatiques q
ont traversé les ganglions, renferme des éléments qui n'ont pu être fourn
que par le sang. Il est beaucoup moins certain que le chyle ou la lymph
cèdent au sang quelque chose de leur substance en échange. Dans les vein
qui reviennent des ganglions, on ne retrouve point en effet les matières grass
du chyle, et, d'une autre part, la tension déterminée dans le système sanguin
par la force d'impulsion du cœur explique bien la sortie du plasma du sar
en dehors des vaisseaux capillaires, dans les ganglions comme partout ai
leurs, et par conséquent son entrée dans les vaisseaux lymphatiques ; tand
qu'il n'est pas aussi certain qu'un courant de sortie s'établisse dans l
lymphatiques qui manquent d'organe d'impulsion.

C'est vraisemblablement aussi à l'absence d'un organe d'impulsion dans
système lymphatique, que le canal thoracique doit de former à son embou
chure dans les veines sous-clavières une courbure en vertu de laquelle
liquide pénètre de haut en bas dans le système veineux. C'est pour la mêm
raison que cette embouchure se fait au confluent de la veine jugulaire i
terne, dont le courant descendant entraine avec lui l'ondée chylifère. R
marquons encore que le canal thoracique décrit un assez long trajet pou
venir s'ouvrir dans des veines sur lesquelles l'action aspiratoire de la po
trine et celle de la dilatation du cœur agissent avec énergie.

§ 475. Outre les maladies des glandes et des vaisseaux lympha
tiques[1], telles que l'inflammation des uns et des autres, les blessur
et les ruptures des vaisseaux, leur dilatation variqueuse, leur ré
trécissement et leur oblitération, les tubercules et les autres pro
ductions morbides dans les glandes, etc., on a fait jouer au systèm
lymphatique, en le considérant comme appareil de l'absorption, u
rôle très-grand et très-exagéré dans la plupart des maladies.

---

[1] S.-Th. Sœmmering, *De morbis vasorum absorbentium corp. hum.*, in-8
Traj. ad Mœn., 1795.

CHAPITRE V.

DES GLANDES.

476. Le nom de glande ¹, *glandula*, ἀδήν, vient, suivant Nuck,
comparaison faite par les anciens entre les ganglions ou glandes
[lymp]hatiques et les fruits du chêne.

[De]s objets si différents ont été compris sous le nom de glande,
[il] est résulté beaucoup de difficulté d'en donner la définition.

[Hi]ppocrate avait dit que les glandes étaient formées d'une chair
[parti]culière, grenue, spongieuse, point dense, de couleur de graisse,
[de c]onsistance de laine, s'écrasant sous la pression, pourvue de
[beau]coup de *veines*, et rendant, quand on la coupe, du sang blan-
[châ]tre et séreux. Il comprenait un grand nombre de parties sous ce
[nom], et notamment le cerveau.

[O]n a eu longtemps une idée aussi vague des glandes, l'on y a
[joint] ensuite celle d'une forme arrondie; on a compris alors avec les
[glan]des et les ganglions vasculaires, le conarium et l'hypophyse du
[cerv]eau, les paquets adipeux synoviaux, et même la langue.

[U]ne autre définition, fondée sur la texture, et dans laquelle on
[fai]t entrer l'idée d'un amas de follicules ou d'un ensemble de
[vaisse]aux avec une enveloppe membraneuse particulière, compre-
[nait] encore beaucoup de parties différentes, et supposait la connais-
[sanc]e exacte de la texture intime.

[W]harton, *Adenographia*, London, 1656. — M. Malpighi, *De viscerum struc-*
[...] in *Op. omn.* et *De struct. glandul. conglob.* etc., in *Op. posth.* — Lossius
[...]low, *Disq. de glandulis in genere*, Viteb.. 1683. — A. Nuck, *Adenographia*
[...], L. B. 1691. — G. Mylius, *De glandulis*, L. B. 1698. — L. Terraneus, *De*
[...] *universim*, etc., L. B. 1729. — Boerhaave et Ruysch, *De fabricâ*
[...]*ular.*, etc., in *Ruyschii Op. omn.* — A.-L. de Hugo, *Comment. de glan-*
[...]*in genere*, etc., Gœtting, 1746. — Th. de Bordeu, *Recherches anatom.*
[...]s glandes, etc.; Paris, 1751. — G.-A. Haase, *De glandularum definitione*,
[...], 1804. — Leonhardi, *Op. cit.* — Müller, *De glandularum structurâ in ho-*
[...]*atque animalibus*, 1830, in-fol. — Berres, *Ueber den bau der drusen des*
[...]*chl. Kœpers*, *Medicinische, jahrbücher*, Œsterreich, 1840. — Huschke,
[...] de splanchnolog., trad. fr., 1845, etc.

On a aussi essayé de définir les glandes par leur fonction, [...]
disant qu'elles sont des organes sécrétoires ; mais, confondant [...]
suite la nutrition et la sécrétion, on y a compris la plupart [...]
organes ; ou bien distinguant ces fonctions, mais ne séparant pas [...]
sécrétions intrinsèques des sécrétions excrétoires, on a confo[...]
les membranes séreuses et synoviales avec les glandes.

Il faut, pour distinguer les glandes de toute autre partie analo[...]
par la forme, par la texture apparente, et même jusqu'à un cer[...]
point par les fonctions, avoir particulièrement égard à leurs c[...]
nexions ; Bichat et M. Chaussier ont pris cette considération p[...]
base d'une définition des glandes ; Haase l'a adoptée aussi, ma[...]
a supposé des conduits excréteurs aux ganglions vasculaires.

Les glandes sont des organes de forme obronde, lobuleux, ent[...]
rés de membranes, ayant beaucoup de vaisseaux et des nerfs[...]
pourvus de conduits excréteurs ramifiés [qui aboutissent aux m[...]
branes tégumentaires et y versent un liquide sécrété. En un [...]
ce sont des organes de sécrétion extrinsèque, pourvus de cond[...]
excréteurs.

La définition précédente, due surtout à Bichat, est encore celle qui d[...]
des glandes l'idée à la fois la plus exacte et la plus complète. L'exist[...]
d'un canal excréteur, qui porte aux surfaces soit cutanées, soit muque[...]
de l'individu, les produits de la sécrétion, constitue donc le caractère[...]
sentiel d'une glande. Cette manière d'envisager les glandes exclut par [...]
séquent de ce système les membranes séreuses qui séparent du sang[...]
partie de ce liquide, mais dans l'épaisseur desquelles il n'existe poin[...]
canaux d'excrétion. Les vésicules adipeuses, closes de toutes parts, c[...]
les membranes séreuses, ne sont pas non plus des glandes, bien qu[...]
graisse qu'ils contiennent puisse être comparée à un produit de sécré[...]

Les ganglions vasculaires, tels que la rate, le corps thyroïde, les cap[...]
surrénales, le thymus, dépourvus de canaux excréteurs, ne sont pas non[...]
des glandes proprement dites, bien que ces organes, ainsi que nous l'a[...]
vu, fassent éprouver au sang des changements encore peu connus. Les[...]
mons pourraient, avec plus de raison, être comparés aux glandes, ca[...]
bronches ramifiées par lesquelles s'échappe au dehors une grande [...]
des produits de la combustion respiratoire pourraient être envisagées c[...]
des canaux excréteurs. Mais ces canaux sont en même temps la voi[...]
laquelle l'air atmosphérique pénètre dans le poumon ; aucun des c[...]
excréteurs des glandes ne présente ce double courant. Le poumon est[...]
un organe spécial et unique dans l'économie ; il a de l'analogie[...]
les glandes, mais il ne saurait être confondu avec ces organes dans une[...]
cription générale. Son étude appartient à l'anatomie spéciale ou descri[...]

J'en dirai autant des ovaires, qu'on a souvent rangés dans la classe des glandes. L'ovaire, constitué dans l'espèce humaine par une trame celluleuse au milieu de laquelle se trouve répandue une quantité innombrable de vésicules (vésicules de Graaf) à divers états de développement, a plus d'analogie avec les ganglions vasculaires précédemment décrits qu'avec les glandes. Ce n'est qu'à des intervalles plus ou moins éloignés que ces vésicules, en s'ouvrant à la surface de l'ovaire et en laissant échapper dans la trompe le produit formé dans leur intérieur (ovule), ont momentanément quelque analogie avec une glande, dont les trompes seraient les canaux excréteurs. Il faut ajouter cependant que si nous examinions le système glandulaire dans toute la série animale, l'ovaire prendrait rang parmi les glandes dans beaucoup d'animaux inférieurs. Chez un grand nombre d'entre eux, en effet, les ovaires consistent en un ou plusieurs tubes plus ou moins ramifiés et repliés sur eux-mêmes, continus avec le canal d'excrétion ou oviducte (trompe), lequel vient s'ouvrir, lui-même, sur la membrane muqueuse du tube digestif.

On trouve enfin dans certaines parties des membranes muqueuses, des follicules compris dans l'épaisseur du derme muqueux. Les canaux excréteurs de ces follicules ont quelquefois échappé aux recherches, et plusieurs anatomistes, et entre autres M. Bœhm, les désignent sous le nom de *follicules clos*. Ces follicules clos n'auraient point de canaux excréteurs, et on suppose que le liquide contenu dans leur intérieur est versé sur les surfaces muqueuses par déhiscence ou rupture de la vésicule qui les constitue. Les follicules qui entrent dans la constitution des plaques de Peyer devraient être, d'après les mêmes anatomistes, considérés aussi comme des follicules clos : mais ce n'est point l'opinion de Rudolphi ni celle de M. Berres, qui a vu au sommet de ces follicules l'ouverture qui conduit dans leur intérieur. C'est ainsi que nous les avons décrits en leur lieu. Les follicules clos, qu'on rencontre sur les autres points de la membrane muqueuse, sont-ils constants ? Les petites vésicules remplies d'un liquide transparent, qu'on voit assez fréquemment sur la membrane muqueuse du col de l'utérus et auxquelles on a donné le nom impropre d'œufs de Naboth, ne sont probablement que de petits kystes. Les follicules clos dont l'existence est incontestable, ce sont ceux de l'ovaire (vésicules de Graaf), et ceux qu'on trouve dans la trame des ganglions vasculaires sanguins. Si donc l'existence des follicules clos des membranes muqueuses se trouve plus tard justifiée par de nouvelles recherches, c'est parmi les organes précédents qu'il faudra les ranger, et non parmi les glandes proprement dites.

Les cellules qui tapissent la cavité de l'estomac, ou qui sont appliquées sur la surface de l'intestin des hydres, des trématodes, des annélides, des arachnides, et qui sont colorées en jaune, en brun ou en vert, doivent-elles être considérées comme des glandes hépatiques ? Est-il vrai que ces cellules se crèvent dans l'intérieur de l'intestin pour y verser le liquide formé dans leur intérieur ? Ne sont-elles que des cellules d'épithélium qui se détachent

par une sorte de mue continuelle? Ces diverses questions sont encore au
jourd'hui à l'état de problème. Pour nous, qui nous renfermons dans l'étude
de l'anatomie humaine, nous continuerons à désigner sous le nom de
glandes des organes pourvus de canaux excréteurs librement ouverts à
surfaces tégumentaires.

§ 477. Considérées ainsi, les glandes sont des dépendances ou des
prolongements des membranes tégumentaires. Dans les animaux
pourvus de vaisseaux et de cœur, les seuls qui aient des glandes
massives, elles résultent d'une réunion intime de ces deux genres
d'organes, c'est-à-dire de prolongements tégumentaires et de
vaisseaux : c'est pour cela que leur description est placée ici. Elles
tiennent cependant encore plus au système tégumentaire qu'au système vasculaire, car dans les animaux dépourvus de vaisseaux, les
glandes existent, mais à un état rudimentaire ; le foie, la plus constante de toutes les glandes, si ce n'est cependant le rein, existe en
effet dans les insectes sous forme d'un canal excréteur ramifié, aboutissant au canal intestinal, mais libre et flottant dans l'abdomen.

§ 478. Les glandes les plus simples sont les follicules situés dans
l'épaisseur des membranes tégumentaires (follicules sébacés, follicules muqueux (§ 258 et 292).

On a déjà vu que parmi les follicules il y en avait de simples ou
solitaires ; que d'autres sont groupés, agminés ou agrégés ; que d'autres sont composés soit par leur réunion dans un orifice commun
ou une lacune, soit en même temps par l'agglomération de plusieurs
follicules, soit enfin par un canal excréteur commun et ramifié ; les
amygdales qui ont des lacunes composées, les glandes molaires, la
prostate et les glandes de Cowper, qui ont des conduits ramifiés,
sont des glandes, aussi bien que les glandes sublinguales, lacrymales, etc.

Les glandes les plus parfaites et les moins équivoques sont : les
lacrymales, les salivaires, au nombre de trois de chaque côté, savoir
la parotide, la maxillaire et la sublinguale ; le pancréas, le foie, les
reins, les testicules et les mamelles.

§ 479. La forme des glandes est irrégulièrement arrondie, et présente beaucoup de variétés. Les unes impaires, comme le foie et le
pancréas, sont asymétriques ; les autres sont paires et assez exactement semblables des deux côtés.

§ 480. Elles sont toutes situées au tronc, et toutes, quelle que soit
la diversité apparente de leur situation, aboutissent par leurs canaux
à la membrane muqueuse ou à la peau.

481. Leur volume diffère beaucoup : le foie est un des organes [p]lus volumineux du corps ; les glandes lacrymales, sublinguales, [à] peine, au contraire, le volume de la moitié du pouce.

482. A l'intérieur, les unes sont lobées et lobulées, comme les [thy]males, les salivaires et le pancréas ; les mamelles le sont moins [disti]nctement ; les testicules le sont d'une autre manière ; les reins [le so]nt seulement dans le fœtus ; le foie n'est lobé qu'à l'extérieur. [Da]ns les premières, les lobules paraissent formés de particules très-[petit]es, mais semblables et blanchâtres ; dans le foie et dans les reins, [on tr]ouve deux substances de couleur différente, disposées par cou-[ches] dans les reins, et mêlées à la manière du granit dans le foie.

483. Les glandes sont enveloppées d'une membrane, cellulaire [dans] la plupart d'entre elles, et fibreuse dans les autres ; cette en-[velo]ppe est entourée dans quelques-unes par une membrane séreuse, [da]ns les autres par beaucoup de tissu cellulaire et adipeux. La [face] interne de la membrane d'enveloppe des glandes se continue [avec] le tissu cellulaire plus ou moins lâche qui existe abondamment ·
[dans] les glandes.

[Ce]s organes ont beaucoup de vaisseaux sanguins et lymphatiques, [pe]u de nerfs ; plus cependant que la membrane muqueuse en gé-[néral], mais moins que la peau. La plupart ne reçoivent que du sang [artér]iel ; le foie seul dans l'homme et les mammifères, le foie et les [reins] dans les ovipares, reçoivent en outre du sang veineux, ce qui [expli]que la nature des liquides, si différents du sang et tout à fait [excré]toires, que fournissent ces glandes. Le nombre et le volume, ou [ca]pacité totale des artères, sont très-divers dans les glandes, mais [la] part plus grands que dans les reins. La longueur, le trajet, le [mode] de distribution des vaisseaux, sont également très-variés. La [différ]ence de capacité entre les artères et les veines est très-peu [marq]uée dans les glandes.

[4]84. Les conduits excréteurs commencent par des radicules très-[petites,]invisibles, et probablement closes, qui se réunissent entre [elles à] la manière des veines, pour former plusieurs troncs, comme [dans]les glandes lacrymales, sublinguales et mammaires ; ou un [seul]comme dans toutes les autres. Ces conduits, multiples ou uniques [pour]chaque glande, parcourent, une fois sortis de la glande, un [trajet]en général droit, tortueux dans les testicules seulement, et [about]issent aux membranes tégumentaires. Ceux des mamelles [présen]tent, avant leur terminaison, des renflements olivaires ; ceux [du r]ein présentent un évasement ou bassinet, et puis viennent

aboutir à une vessie unique pour eux deux ; celui du foie et celui de chaque testicule ont aussi un réservoir, mais situé latéralement et exigeant un cours rétrograde du liquide sécrété pour y arriver. Les conduits des autres glandes ne présentent ni interruption, ni renflements, ni réservoirs.

La composition des conduits excréteurs résulte toujours essentiellement d'une membrane muqueuse dont l'épaisseur diminue à mesure qu'elle forme des divisions plus fines dans la glande. Cette membrane est doublée à l'extérieur par du tissu cellulaire, par du tissu élastique ; dans quelques conduits par du tissu érectile , comme dans l'urètre, dans le mamelon, et peut-être dans quelques autres ; dans quelques parties des voies excrétoires, la membrane muqueuse est doublée de fibres musculaires.

§ 485. La texture intime des glandes a donné lieu à deux théories principales. Malpighi avait avancé que chacun des grains glanduleux, *acini*, devait être considéré comme un follicule, et chaque glande comme une conglomération de follicules aboutissant à un canal excréteur commun. Cette opinion fut reçue et admise sans contradiction jusqu'à Ruysch, et de son temps défendue contre lui-même par Boerhaave. Suivant Ruysch, au contraire, ce qu'on a appelé grains glanduleux consisterait uniquement dans des entrelacements de vaisseaux fins, dans lesquels les artères se continueraient en canaux excréteurs.

Il est vrai, comme le dit Malpighi, qu'une glande consiste, comme un follicule simple ou composé, en un canal fermé à l'extrémité ; est vrai aussi, comme le dit Ruysch, que chaque grain glanduleux et que la glande entière, consiste dans le mélange et l'entrelacement des vaisseaux fins avec les origines du conduit excréteur ; mais est inexact de dire, comme il l'a dit, que les conduits excréteurs sont la continuation des artères ; comme il serait inexact de dire, avec Malpighi, que les racines des conduits excréteurs commencent toujours par des renflements ou follicules. L'hypothèse de Malpighi aurait plus de probabilités, appliquée aux glandes granulées, comme les salivaires, le pancréas et les lacrymales, qui ressemblent tant en effet à des follicules composés ; et celle de Ruysch, plus de vraisemblance en l'appliquant seulement au foie, aux reins et aux testicules, dont la texture est si évidemment vasculaire et canaliculée ; en mettant de côté ce qu'il dit des continuations directes entre les artères et les conduits excréteurs.

La texture des glandes paraît bien certainement résulter de la union intime des conduits excréteurs ramifiés, et clos à leur origine, avec des vaisseaux sanguins et lymphatiques et des nerfs situés dans leurs intervalles, divisés et terminés dans leur épaiseur ; le tout uni par du tissu cellulaire et enveloppé de membranes.

La structure intime des glandes a donné lieu de nos jours à un grand nombre de travaux qui ont confirmé ces notions générales sur la disposition des éléments glanduleux.

Alors que le principal moyen d'étude pour arriver à la connaissance des rapports qu'affectent entre eux les deux divers éléments des glandes consistait presque uniquement dans les injections, il était à peu près impossible de décider certaines questions, et entre autres celle-ci : les artères qui apportent le sang dans les organes glanduleux se continuent-elles ou ne se continuent-elles pas avec les divisions les plus fines des canaux excréteurs des glandes ? La facilité avec laquelle les injections poussées par les artères revenaient par les canaux excréteurs des glandes, avait accrédité et fait dominer pendant longtemps la théorie de Ruysch, qui semblait avoir pour elle l'expérience. On pouvait bien, il est vrai, affirmer que les injections brisaient devant elles les parois vasculaires, et ne pénétraient que par rupture dans les canaux excréteurs ; mais le prouver était plus difficile. Ce n'est que lorsque l'usage du microscope s'est généralisé et est devenu en quelque sorte familier aux anatomistes, qu'on a pu fournir les preuves positives que les éléments des glandes, d'une part, et de l'autre les vaisseaux sanguins, sont parfaitement indépendants dans les glandes ; qu'ils peuvent se mélanger, s'entre-croiser, s'accoler ensemble ; mais s'aboucher, jamais. Les canaux excréteurs des glandes et les vaisseaux sanguins représentent donc deux réseaux capillaires mélangés, sans jamais s'anastomoser ensemble.

Le réseau capillaire sanguin se continue, comme partout, d'un côté avec les artères qui arrivent à la glande, et de l'autre avec les veines qui en partent. Le réseau excréteur commence dans l'intérieur de la glande par des canaux terminés en cul-de-sac, et se continue avec le canal excréteur commun. Les travaux de M. Müller ont contribué à éclaircir un grand nombre de points restés obscurs malgré les recherches de ses prédécesseurs. Depuis Müller, les anatomistes ont le plus souvent confirmé, et rarement rectifié les descriptions données par l'éminent physiologiste de Berlin.

Eu égard à la disposition générale de leurs éléments essentiels, c'est-à-dire leurs canaux excréteurs, les glandes peuvent être divisées en deux classes principales. Dans les unes, les canaux excréteurs se terminent dans l'épaisseur de la glande par une extrémité renflée en ampoule ; dans les autres, les extrémités se terminent en cul-de-sac sans augmentation dans les dimensions du canal. Dans les premières comme dans les secondes, d'ailleurs, les canaux excréteurs, diversement ramifiés, n'ont aucune com-

munication directe avec les vaisseaux sanguins ou lymphatiques ; ils vie.
nent tous s'ouvrir sur la membrane muqueuse ou cutanée, et ne sont e.
quelque sorte que des prolongements infundibuliformes de ces me.
branes.

La première classe comprend les follicules de l'intestin et les glan...
sébacées, qui peuvent être considérées comme le type élémentaire d.
toute sa simplicité; les glandes salivaires, les glandes de la bouche, d.
les plus composées sont les glandes molaires, les glandes en grappe
l'intestin ou glandes de Brunner, le pancréas, les glandes lacrymales,
amygdales, les glandes de Meibomius, la mamelle, les glandes de Coop,
les glandes de Bartholin ou vulvo-vaginales, la prostate.

La seconde classe, dont les glandes en tube de l'intestin et de l'estomac,
glandes de Lieberkühn, peuvent être envisagées comme le type élém.
taire, la seconde classe, dis-je, comprend les glandes les plus compliqué
le foie, les reins, les testicules.

Dans la première classe des glandes, il y a une grande ressemblance n
seulement dans l'élément glandulaire lui-même, mais encore dans l'arrang.
ment des éléments. En décrivant la structure de l'une d'entre elles, la gla
parotide, par exemple, nous nous ferons une idée exacte de la composit
de toutes les autres.

Les glandes qui composent la seconde classe diffèrent assez notablem.
les unes des autres par le groupement des éléments qui entrent dans
composition ; nous les examinerons séparément et d'une manière très-
cincte.

a. Glande parotide [1]. — La glande parotide, la plus considérable
glandes salivaires, est constituée par plusieurs lobes réunis entre eux
un tissu cellulaire lâche dans l'épaisseur de la glande, et assez résista
l'extérieur. La membrane générale d'enveloppe de la glande est elle-m.
constituée par un tissu cellulaire qui n'est pas aussi dense ni aussi li.
que les membranes fibreuses d'enveloppe de beaucoup d'autres glandes.

Les lobes de la glande parotide, déformés et aplatis à la surface,
assez régulièrement arrondis dans le centre de l'organe. Ils ont en moy.
5 millimètres de diamètre. Les lobes se décomposent en lobules plus pe.
d'un demi-millimètre à un millimètre de diamètre. Ces lobules eux-mê.
sont des amas de vésicules élémentaires (*V. fig.*12), qui ont des dimens.
variables depuis $0^{mm},02$ jusqu'à $0^{mm},08$. Beaucoup de vésicules élément.
sont donc encore visibles à l'œil nu, puisqu'elles atteignent presque
dixième de millimètre de diamètre. Ces vésicules sont les follicules élé.
taires de la glande. Ils donnent chacun un conduit extrêmement fin qu.
réunit au conduit de la vésicule voisine. Les conduits des vésicules qui

---

[1] *Consultez* : E.-H. Weber, *Structure de la parotide humaine*, *Meckel's arc.*
1827. — Müller, *Op. cit.* — Panizza, *Sulla glandula parotide*, trad. *Ann. de*
Paris, 1844, t. X.

ssent un lobule se réunissent entre eux et forment un canal excréteur
ui va se réunir avec le canal excréteur des autres lobules. Il en résulte
s canaux qui se réunissent enfin en un tronc
mmun et définitif qui est le canal de *Sténon.*
ui-ci parcourt la face sur le muscle massé-
, traverse le buccinateur et va enfin percer
iquement la membrane muqueuse de la
e, à la hauteur de la première grosse mo-
re.

Le tissu cellulaire qui réunit les éléments
nduleux de la parotide est parcouru par un
eau vasculaire très-abondant. Il y a aussi
s vaisseaux lymphatiques et des nerfs dans
trame celluleuse de l'organe. Ces derniers
nnent à la fois du nerf facial, et du grand
mphatique par l'intermédiaire du plexus
rotidien. Il est probable que le nerf facial ne fait que traverser la
nde, et que les filets nerveux qui s'y terminent proviennent du grand
mphatique.

FIGURE 12.

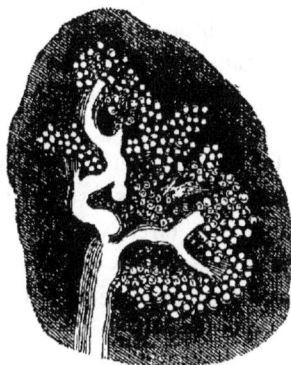

Lobe de la parotide (d'après
E.-H. Weber).

b. Reins [1]. Le rein, situé profondément dans la cavité abdominale, sur les
tés de la colonne lombaire, est pour ainsi dire noyé au milieu du tissu cel-
laire et adipeux qui l'entoure de toutes parts. Il ne fait point saillie dans
cavité du péritoine, et n'est par conséquent pas recouvert par lui. Ses
éments sont maintenus, et sa forme déterminée par une membrane fibreuse
s-mince et cependant assez résistante. Cette membrane d'enveloppe
urnit par sa face interne une foule de prolongements très-déliés ou de
nces cloisons qui pénètrent dans l'épaisseur de l'organe et se continuent
ec le tissu cellulaire qui réunit à l'intérieur les divers éléments glan-
leux.

Lorsqu'on coupe un rein, on s'aperçoit qu'il est constitué par deux sub-
nces distinctes : l'une placée à la périphérie de l'organe est plus foncée
moins résistante, on la nomme corticale ; l'autre, plus résistante et beau-
up moins foncée en couleur, prend le nom de médullaire. Comme elle
ésente l'apparence de cônes ou de faisceaux coniques dont la base est
urnée à la circonférence et le sommet vers le bassinet, c'est-à-dire vers le
e du rein, on lui donne aussi le nom de substance tubuleuse ou de pyra-
des. Les dénominations de substance corticale et substance médullaire ne

Consultez : Bellini, *Exercit. de struct. et usu renum,* 1662. — Malpighi, *Op.*
ia, Londres, 1686. — Ferrein, *Mém. Acad. des sciences,* 1749. — Schum-
sky, *De struct. renum,* 1782. — Eysenhart, *De struct. renum,* 1818.— Müller,
. cit. — Cayla, *Obs. d'anat. microscop. sur le rein des mammifères,* 1839. —
wmann, *De la structure et des usages des corpuscules de Malpighi, Philos. ma-*
n, 1842, trad. *Ann. des sc. natur.,* février 1843, etc.

sont d'ailleurs pas rigoureuses, puisque la substance corticale qui envelopp
tout l'organe pénètre aussi entre les cônes de la substance médullaire
s'avance ainsi jusque vers le centre de l'organe.

La substance corticale est plus foncée, parce qu'elle contient plus
vaisseaux que la substance médullaire. Cette substance est constituée p
deux éléments principaux. On y trouve les *tubes urinifères* et les *corpu*
cules de Malpighi.

On désigne sous le nom de *tubes urinifères* des canaux repliés sur eu
mêmes dans la substance corticale du rein, et décrivant dans cette sub
stance des circonvolutions tout à fait analogues à celles de l'intestin.
quantité des tubes urinifères est considérable; à eux seuls ils forment
masse presque entière de la substance corticale du rein (*V. fig.* 13, *a*). Ce
sont que les extrémités les plus reculées du canal excréteur du rein.

Le diamètre des conduits urinifères est chez l'homme d'environ 0^{mm},05; dans le cheval, ce
diamètre est un peu plus considérable, il est de 0^{mm},04. Les
parois de ces conduits sont formées par une membrane propre,
hyaline, c'est-à-dire dépourvue
de texture appréciable. Cette
membrane propre est recouverte
par un épithélium pavimenteux
très-fin, prolongement de l'épithélium de la membrane muqueuse sur laquelle vient en
définitive s'ouvrir le canal excréteur commun de la glande. Ferrein, qui désignait les conduits
urinifères sous le nom de tuyaux
blancs corticaux, leur donne à

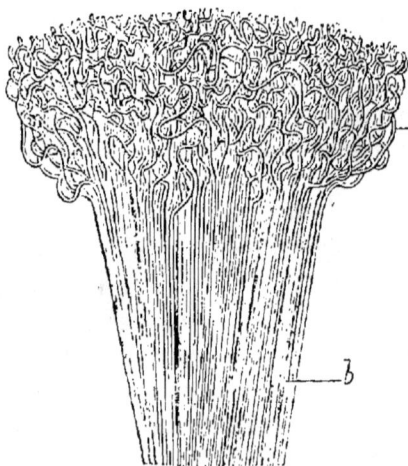

FIGURE 13.

Fragment de rein (d'après Müller).

a. Circonvolutions des *tubes urinifères* dans la
substance corticale.
b. Les tubes urinifères devenus rectilignes dans
la substance tubuleuse.

peu près le même diamètre que les auteurs de nos jours; il l'évalue à 0^{mm},
Il suppose que si on ajoutait tous les tuyaux blancs corticaux à la suite
uns des autres, on aurait un canal d'environ 20,000 mètres. Ceci ne veut
dire, bien entendu, que l'urine sécrétée dans les conduits urinifères doit p
courir un pareil trajet avant de pénétrer dans la substance médullaire,
il est évident que ces canaux très-multipliés sécrètent l'urine simulta
ment et sur tous les points de leur étendue. Pour se faire une juste idée
la puissance sécrétoire du rein, il faut donc plutôt traduire cette longu
de canaux en surface sécrétoire.

Les conduits urinifères commencent-ils par des culs-de-sac isolés, ou b
s'anastomosent-ils entre eux de manière à former des anses à leur origi?
Il paraît que les deux dispositions existent (*V. fig.* 13). Au point de

et la constitution générale des glandes, comme sous le rapport de l'idée qu'on doit se faire des

FIGURE 14.

sécrétions, cette question n'a qu'une importance très-secondaire.

Que ce soient des culs-de-sac isolés, ou des tubes, il n'en est pas moins constant que les conduits urinifères sont fermés à leur origine.

Les *corpuscules de Malpighi* sont généralement désignés aujourd'hui sous le nom de *glomérules*. Ces petits corps, très-répandus dans la substance corticale, se trouvent entre les circonvolutions des conduits urinifères. Leur volume est variable, ce qui dépend de la quantité de sang qu'ils renferment. On les distingue sous forme de petits points rouges, même à l'œil nu, lorsqu'ils sont remplis de sang, car ils ont alors de 0^{mm},1 à 0^{mm},2. Il suffit d'ailleurs d'un très-faible grossissement pour les très-bien apercevoir.

L'opinion généralement reçue aujourd'hui (MM. Müller, Hyrtl, Bowmann, Eysenhart, Henle, etc.), c'est que les glomérules sont exclusivement constitués par un peloton de vais-

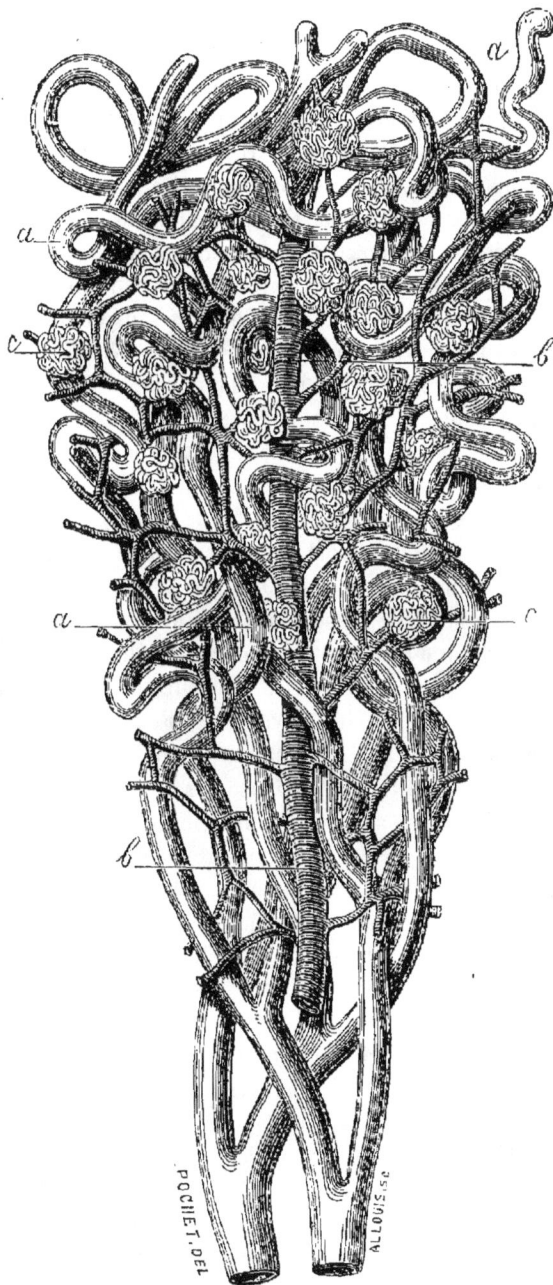

POCHET. DEL. ALLOUIS. SC

Fragment de la substance corticale du rein très-augmenté.
a. Conduits urinifères.
b. Vaisseaux artériels.
c. Corpuscules de Malpighi.

seaux artériels, très-fins ou capillaires, dont les circonvolutions seraient disposées en une sorte de petite sphère (*Voyez figure* 14, c

Cette opinion repose sur ce fait, que ces petits corps sont toujours pl
ou moins rouges, même sur des reins non injectés, et sur ce que l'injectio
poussée par l'artère les distend et les remplit.

Il est incontestable que chaque glomérule reçoit un filet artériel, et c
plus, que ce glomérule est recouvert, lorsqu'il est injecté, par un résea
sanguin qui l'entoure ; mais il n'est pas aussi certain que ces petits corp
ne soient pas constitués par une petite sphère centrale, que l'injection r
foule et dissimule en partie. L'opinion de Malpighi, en tant que ces co
puscules ne seraient que des vésicules creuses continues d'un côté avec l
vaisseaux sanguins, et de l'autre avec les conduits urinifères (que Malpighi co
naissait aussi parfaitement), n'est pas sans doute acceptable, mais je pencha
d'après mes observations propres, vers l'opinion déjà ancienne qu'il y a a
centre des glomérules une partie que l'injection ne pénètre point. C
parties centrales, vésiculeuses, libres de toutes connexions immédiate
rappellent ce qui existe dans les ganglions vasculaires sanguins, et nous l
retrouverons aussi dans le foie, entre les mailles des vaisseaux sanguins
des canaux excréteurs.

Les corpuscules de Malpighi sont donc en rapport avec les vaisseau
très-probablement parce que ceux-ci leur fournissent un réseau vasculai
qui les recouvre ; ils sont sans connexion avec les tubes urinifères.

Beaucoup d'anatomistes ont cependant décrit et même figuré les tub
urinifères se détachant des corpuscules de Malpighi, et ceux-ci, comme l'o
gine même des conduits urinifères (Ferrein, Schumlansky, Eysenhart, etc.

M. Bowmann a dernièrement proposé une nouvelle explication. Il pen
que les glomérules ou corpuscules de Malpighi, corpuscules pour lui e
clusivement vasculaires, sont entourés par une fine capsule, laquelle
continue avec les canaux urinifères. Pour lui, les tubes urinifères commen
ceraient donc par des extrémités vésiculeuses qui, bien loin d'être reco
vertes par le réseau vasculaire, contiendraient ce réseau vasculaire so
forme de peloton dans leur intérieur et seraient percées en deux points po
l'entrée et la sortie des vaisseaux. Cette doctrine a été combattue par
plupart des anatomistes.

Les conduits urinifères et les corpuscules de Malpighi sont entourés
réunis en une masse commune par un tissu cellulaire très-fin au milie
duquel circulent des vaisseaux artériels et veineux, des lymphatiques et
nerfs, provenant du plexus rénal du grand sympathique.

La substance *médullaire*, ou *tubuleuse*, ou *pyramidale* des reins
formée par des cônes dont la base est tournée vers la périphérie du rein,
dont le sommet vient s'ouvrir dans les calices. Les calices entourent d'
côté le sommet des cônes comme une sorte de chaton, et de l'autre s'o
vrent dans le renflement supérieur de l'uretère ou bassinet. Les cônes so
au nombre de dix à quinze. Ils sont constitués par une substance qui pr
sente des stries longitudinales. Ces stries sont dues au groupement des él

...ts. La substance tubuleuse, en effet, comme la substance corticale, est ...stituée par des canalicules ou conduits urinifères accolés les uns contre ...autres, avec cette différence qu'au lieu de décrire des sinuosités ou des ...onvolutions, ils ont tous une direction rectiligne depuis la base de la ...amide jusqu'au sommet. Les conduits urinifères ont sensiblement le ...me diamètre dans la substance médullaire que dans la substance corti... ... A la base des pyramides, les canalicules urinifères se continuent di... ...ement avec ceux de la substance médullaire. En d'autres termes, les ...duits urinifères, d'abord flexueux dans la substance corticale, se ras... ...blent, s'accolent et deviennent rectilignes, disposition qui constitue la ...stance médullaire elle-même. Il faut ajouter que les corpuscules de Mal... ...i disparaissent, car il n'y en a plus vestiges dans la substance tubu... ...e. Par leurs extrémités inférieures, les conduits urinifères s'ouvrent sur ...ommet des pyramides ou mamelons ; mais leur nombre est bien diminué ...ce point. La disposition eu vertu de laquelle les tubes urinifères de... ...nent de moins en moins nombreux en s'approchant du sommet des pyra... ...es, a été parfaitement décrite et figurée par Schumlansky (*V. fig.* 15, *a*). ...t à cette disposition, aussi, qu'il faut rapporter la forme même des pyra... ...és ; car des tubes de même diamètre, accolés ensemble, n'auraient pu for... ...que des cylindres, et non des cônes. Les

FIGURE 15.

...s urinifères, devenus rectilignes dans les ...amides, se réunissent deux à deux sous ...angles très-aigus, de manière qu'ils ne ...ent pas entre eux d'intervalles sensibles. ...réunions ou anastomoses sont, d'après ...erres, au nombre de huit à quinze. En pre... ...comme moyenne le nombre dix, il en ré... ...erait qu'au sommet de la pyramide, un seul ...licule qui vient se terminer en ce point ...e résultat des anastomoses successives de ...canalicules qui se sont engagés de la sub... ...ce corticale dans la pyramide. Quant au ...bre des ouvertures terminales qui existent ...la papille ou sommet de la pyramide, les ...tomistes ont beaucoup varié à cet égard ; ...le comprendra aisément quand on saura ...cette numération a été faite tantôt sur le ...met intact de la pyramide, et tantôt sur ...coupes perpendiculaires. Il est évident que ...ombre des ouvertures qu'on apercevait sur ...rface de la coupe était d'autant plus grand ...en avait enlevé des segments plus ou moins ...sidérables de cônes. Sur le sommet intact des cônes médullaires, on n'aper... ...oit, ainsi que l'a dit Ferrein, que dix-huit à vingt ouvertures. Il n'y a entre

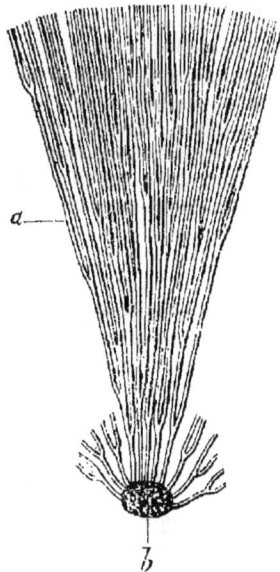

Réunion des conduits ou tubes urinifères dans les pyramides du rein (d'après Schumlansky).
a. Les tubes urinifères qui constituent la pyramide par leur accolement.
b. Leur ouverture à la papille ou sommet des pyramides.

les tubes ou conduits uriniféres de la substance médullaire qu'un tissu cel-
laire extrêmement fin qui les réunit. Les vaisseaux sanguins y sont beaucoup
plus rares que dans la substance corticale. Les vaisseaux qui arrivent dans
rein, appliqués sur le bassinet, ne traversent point la substance médullaire
mais arrivent à la substance corticale en suivant les prolongements de cette
substance qui séparent les pyramides. Les pyramides ne reçoivent donc
vaisseaux par leur base qu'après que ceux-ci se sont ramifiés dans la substance corticale, et par conséquent à l'état capillaire.

Dans les animaux mammifères, les reins ont le plus souvent une forme
lobulée. Le nombre des lobes est constamment en rapport avec celui des
pyramides. Ces lobes sont réunis entre eux par un tissu cellulaire plus ou
moins dense. Il résulte de cette disposition que chaque lobe peut être considéré comme un petit rein complet constitué par une couche corticale et
une pyramide, présentant la composition indiquée plus haut. La disposition
lobée du rein s'observe aussi dans le fœtus humain ; en général elle disparaît à la naissance, mais elle se prolonge quelquefois au delà. Les lobes
disparaissent extérieurement, mais il y a à l'intérieur du rein de l'homme
des cloisons celluleuses fines qui en représentent les vestiges, et qui iso-
de chaque pyramide et de chaque portion de substance corticale qui en enveloppe la base comme un petit système isolé.

Dans d'autres animaux, la disposition lobée du rein est bien plus accusée
encore. Ainsi le rein des oiseaux présente des lobes isolés et qui ne sont
réunis entre eux que par les uretères. Dans quelques poissons inférieurs
le rein est plus simple encore ; il consiste en plusieurs petits lobes composés chacun d'un seul tube urinifère, placés sur les côtés de l'uretère et
s'ouvrant dans son intérieur.

Le développement des reins a été bien étudié par MM. Valentin, Ratke,
Müller. Ces organes se développent après les corps de Wolf [1], et dans leur
voisinage. On ne peut pas dire que les reins naissent du feuillet muqueux
de la vésicule blastodermique, car ils n'ont en aucun moment de connexion
avec l'intestin ; ils naissent sous les corps de Wolf, dans le blastème général
intermédiaire aux feuillets vasculaires et séreux. Les conduits uriniféres
paraissent d'abord sous forme de petites cavités claviformes qui vont en se
prolongeant par l'apparition de cellules qui perdent leurs parois en se soudant
immédiatement à la portion du canalicule déjà constituée. L'uretère se
développé dans le même temps, et il se soude aussi aux conduits urinifères
déjà ramifiés. Le rein présente d'abord l'aspect de la substance corticale
c'est-à-dire qu'il est constitué par des canaux qui décrivent des circonvo-

---

[1] Les corps de Wolf sont des organes transitoires qui disparaissent de très
bonne heure à mesure que les reins se développent. Ces corps, placés de chaque
côté de la colonne vertébrale, ont un conduit qui s'ouvre à l'extrémité inférieure
de l'intestin. Quand le rein est développé, on n'aperçoit plus aucune trace
des corps de Wolf ni de leurs canaux excréteurs.

tions. Plus tard ces canaux deviennent rectilignes vers le dedans de l'organe, se réunissent en faisceaux, la substance tubuleuse se constitue. Les reins sont relativement plus volumineux chez l'embryon que chez l'adulte.

c. Testicule [1]. — Le testicule placé dans les bourses, et dont la dernière tunique (tunique vaginale) facilite les mouvements en sa qualité de membrane séreuse, est constitué par une enveloppe, un tissu propre, des vaisseaux, des nerfs, et un tissu cellulaire très-fin qui unit les éléments qui le composent.

L'enveloppe du testicule est une membrane fibreuse très-résistante, désignée sous le nom de tunique albuginée. Cette tunique, blanche, épaisse, assez analogue à la sclérotique, est recouverte extérieurement par le feuillet viscéral de la tunique vaginale auquel elle est intimement unie. En dedans, elle fournit une grande quantité de prolongements ou lamelles celluleuses qui partagent l'intérieur du testicule en un grand nombre de loges incomplètes, dans lesquelles sont renfermés les éléments glanduleux. C'est dans l'épaisseur de ces prolongements celluleux que s'engagent et circulent les vaisseaux sanguins et lymphatiques, ainsi que les nerfs. Comme les vaisseaux cheminent dans l'épaisseur de la membrane albuginée avant de s'engager dans les prolongements celluleux dont nous parlons, quelques anatomistes l'ont considérée comme formée de deux tuniques, une fibreuse externe, une vasculaire ou interne servant de support aux vaisseaux. Ce qu'on nomme le corps d'Hygmore n'est qu'un épaississement de la tunique albuginée, qui occupe la partie postérieure et supérieure du testicule, traversé obliquement de dedans en dehors par les canaux séminifères qui sortent du testicule, et de dehors en dedans par les vaisseaux sanguins qui entrent dans la glande.

Les loges formées par les prolongements celluleux de l'albuginée contiennent la substance du testicule. Cette substance, qui remplit les loges, est constituée par les *canaux séminifères*, tubes cylindriques enlacés les uns avec les autres, décrivant comme les conduits urinifères des circonvolutions nombreuses. Ces petits canaux, réunis par un tissu cellulaire très-lâche, peuvent être facilement séparés les uns des autres. En saisissant la substance du testicule avec les mors d'une pince, il est facile d'en extraire au dehors des fragments qui ont souvent, avant de se briser, plusieurs pieds de longueur. Leur diamètre est d'environ $0^{mm},1$, c'est-à-dire celui d'un fil assez fin. Lorsqu'ils sont distendus par une injection au mercure, comme leurs parois sont élastiques, leur diamètre est augmenté, il peut aller jusqu'à $0^{mm},2$. Les loges dans lesquelles sont contenus les canaux séminifères forment

---

[1] *Consultez :* Haller, *Obs. de vasis seminalibus,* in *Disputationes anat. V.* — Montana, *Observ. sur le testicule, Atti di Siena,* t. III. — Monro, *Remarques sur les vaiss. sperm.,* Edimb., *Med. essays,* t. I. — Lauth, *Mémoire sur le test. humain, Mémoires de la Soc. d'hist. natur. de Strasb.,* I, 1833. — Krause, *Müller's Archiv.,* 1837.

ainsi un certain nombre de groupes de canaux qu'on nomme les lobules 1
testicule. Ces lobules sont, d'après M. Krause, au nombre d'environ 4(.
Dans chaque lobule il y a un, deux ou trois canaux séminifères terminés:
cul-de-sac à l'une de leurs extrémités, et venant s'anastomoser à la so:
du lobule avec les canaux du lobule ou des lobules voisins. En suppos,
qu'en moyenne il y a dans chaque lobule 5 mètres de longueur de cana,
on aurait ainsi, pour la totalité du testicule, environ 2,000 mètres de c
duits. Si, comme l'a fait M. Krause, on tient compte, à la fois, de la lc
gueur des conduits et aussi de leur diamètre, ou capacité intérieure, 1
arrive par le calcul à établir que le rapport entre la surface sécrétante s
reins et celle des testicules est comme 60 est à 1, environ.

Les canaux séminifères, en sortant des lobules, se dirigent vers le b
postérieur du testicule vers lequel converge d'ailleurs le cloisonnement (;
luleux. Durant ce trajet, ils cessent d'être flexueux, diminuent de nom:e
en s'anastomosant entre eux, et augmentent en diamètre. Ils por:u
alors le nom de *canalicules droits*; ils ont un tiers ou un demi-millimé.
de diamètre; ils sont réduits à peu près au nombre de 20 (*V. fig.* 16, *c*).

Les canalicules droits se dirigent vers
la partie postérieure et supérieure du
testicule, et au moment de perforer la
tunique albuginée, ils s'anastomosent
entre eux et forment un réseau connu
sous le nom de *rete vasculosum* depuis
la description de Haller (*V. fig.* 16, *d*).
C'est à cet état que les canaux séminifères traversent l'épaississement de l'albuginée ou corps d'Hygmore. Le *rete
vasculosum*, après sa sortie du testicule,
se résout en dix conduits environ qui
deviennent flexueux en approchant de
l'épididyme auquel ils donnent bientôt
naissance; on les nomme *canaux efférents* (*V. fig.* 16, *e*).

Dans l'épididyme, les canaux efférents
s'anastomosent une dernière fois de manière à donner enfin naissance à un canal excréteur unique, qui est le *canal
déférent* (*V. fig.* 16, *b*). Cette succession
de canaux et d'anastomoses a, sans
doute, pour but le mélange intime des
produits de sécrétions qui arrivent des divers départements de la glan:

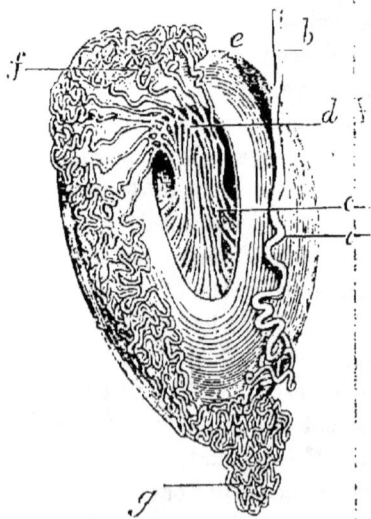

FIGURE 16.

Testicule.

a. Enveloppe du testicule ou tunique albuginée.
b. Canal déférent.
c. Canalicules droits.
d. Rete vasculosum.
e. Canaux efférents.
f. Épididyme (tête de l').
g. Épididyme (queue de l').

On trouve souvent, vers la terminaison des circonvolutions de la queue:
l'épididyme, un petit prolongement en forme de cæcum, auquel on donne:.
nom de *vas aberrans*. Ce prolongement ou diverticule, qui tient au cond:

...ent, est sans doute destiné à la sécrétion d'une humeur addi-
...elle.

...s vaisseaux artériels du testicule proviennent directement de l'aorte
...es spermatiques). Les veines (veines spermatiques) aboutissent à la
...cave, directement pour le testicule droit, par l'intermédiaire de la
...rénale pour le testicule gauche, différence qui tient à la position
...veine cave qui occupe le côté droit de l'abdomen. Les lymphatiques
...nombreux et se jettent dans les plexus lombaires. Les nerfs proviennent
...exus spermatique, dépendance du grand sympathique. Ces divers élé-
...s vasculaires et nerveux forment, conjointement avec le canal déférent
...uit une direction opposée, ce qu'on appelle le cordon testiculaire.

...testicules se développent primitivement dans l'abdomen, sur les côtés
...orps de Wolf. Ils restent dans l'abdomen jusqu'au septième mois. Les
...uits séminifères apparaissent un peu avant l'époque de la descente du
...cule. Le développement de ces conduits a lieu absolument comme celui
...onduits urinifères, par l'apparition et la conjugaison de cellules qui
...utent aux portions de conduit déjà développé.

...septième mois, le testicule descend dans le scrotum, guidé par un
...on fibreux sous-péritonéal, adhérent d'une part au testicule, et de
...e au canal inguinal, auquel on a donné à tort la texture musculaire,
...'on nomme *gubernaculum testis*. C'est en déprimant les bords réunis
...muscles petit oblique et transverse, pendant son passage au travers du
...inguinal, qu'il s'enveloppe d'une tunique musculaire. Vers le hui-
...e mois, le testicule est généralement parvenu dans le scrotum.

Foie. — Le foie, placé dans la partie supérieure droite de l'abdomen,
...remplit, est recouvert par le péritoine qui lui forme une enveloppe
...lète, excepté dans les points par lesquels le foie est fixé dans la posi-
...qu'il occupe, le péritoine abandonnant le foie en ces points pour
...fléchir sur les organes voisins et lui former des ligaments suspen-

...dépendamment de la membrane péritonéale, le foie est entouré d'une
...brane propre, qui n'a pas la même épaisseur dans tous les points. Sur
...ce convexe du foie elle est très-mince et intimement unie avec le péri-
...qui la recouvre. A la face inférieure du foie, ce feuillet cellulo-fibreux
...rès-développé dans les environs de la scissure du foie, dans laquelle
...ngage en accompagnant l'artère hépatique, la veine porte et les canaux
...res, leur formant ainsi des gaînes qui les accompagnent jusque dans
...dernières divisions. Arrivées dans la profondeur du foie, ces gaînes
...nfondent insensiblement en un tissu cellulaire très-fin qui réunit les
...ents du foie et qui contribue, avec les prolongements fournis par la face
...nde de la membrane propre qui recouvre la partie supérieure du foie,
...tager celui-ci en un certain nombre de petites loges dans lesquelles
...contenus les *lobules* du foie. C'est à la membrane propre du foie et aux
...longements de cette membrane qui accompagnent les vaisseaux et cloi-

sonnent le foie, qu'on donne le nom de *capsule de Glisson*. Lorsqu'on
tomber sur un fragment de foie un filet d'eau prolongé, ou lorsqu'on en
la substance glanduleuse avec une petite brosse, il ne reste plus alors
la charpente du foie ou *capsule de Glisson*, qui ressemble tout à fait
alvéoles d'un rayon de miel.

C'est dans ces alvéoles ou cellules incomplètes que sont contenu
lobules du foie.

Les *lobules* du foie (on désigne sous le nom de *lobes*, les grandes divi
de l'organe, au nombre de trois : lobe gauche, lobe droit, lobe moyen
Spigel), par leur réunion, forment la glande tout entière. Comme ces lo
n'ont que 2 millimètres de diamètre environ, leur nombre est considér
Appliqués les uns contre les autres, ils ne sont pas régulièrement arro
mais plus ou moins déformés par leur accolement. Les lobules profonds
polyédriques ; à la surface du foie, où ils correspondent à un plan, ils
aplatis presque complétement. Les lobules du foie sont colorés en r
et en jaune, aussi a-t-on décrit quelquefois deux substances dans le foie
substance rouge et une substance jaune. Cette distinction ne peut pas
admise. La double coloration du foie n'est pas déterminée par deux subst
particulières de couleur différente, elle ne dépend que du sang contenu
les vaisseaux qui parcourent le foie, et de la bile déjà sécrétée contenue
les ramifications les plus fines des canaux excréteurs de la glande.

La coloration rouge occupe la circonférence des lobules, ainsi que
point central. Toute la partie intermédiaire est jaune. On pourrait dire
core, il y a dans le lobule un point rouge au centre, entouré de deux
neaux colorés, un jaune et un rouge. D'après ce que nous venons de
il est évident que nous devons trouver au centre du lobule des vaiss
sanguins, à la circonférence des vaisseaux sanguins aussi, et dans la p
intermédiaire des canaux de la sécrétion biliaire. C'est en effet ce qui a
Il faut dire cependant que ces nuances ne sont pas toujours très-
chées ; cela se comprend, car les vaisseaux sanguins de la circonféren
continuant avec ceux du centre, traversent nécessairement la substance
intermédiaire sous forme de réseau capillaire, ce qui masque un p
couleur des canaux biliaires.

La partie fondamentale et essentielle du lobule, c'est ce que nous ve
d'appeler la partie moyenne, intermédiaire ou jaune. Elle constitue en
la masse presque entière du lobule ; c'est la partie glanduleuse propre
dite. Elle est constituée par deux éléments principaux, qui sont les ca

---

[1] *Consultez* : Glisson, *Anat. hépat.*, Londres 1654.— Müller, *Op. cit.*— Kie
Anat. et physiolog. du foie, *Philosoph. transact.*, 1833. — Dujardin et V
Recherches anat. et microscop. sur le foie des mammifères, 1838.— Weber (E
De la structure du foie, *Müller's archiv.*, 1843.— Lambron, *Struct. intim
foie*, *Archiv. génér. de méd.*, 1841. — Müller, *Remarques nouv. sur la st
foie*, *Müller's arch.*, 1843.—Retzius, *Ueber den bau der leber*, *Müller's arch.*,

es hépatiques (canaux analogues aux conduits séminifères et urinifères) *les corpuscules du foie.*

es canalicules hépatiques se distinguent des canalicules des autres *des* tubuleuses, en ce qu'ils ne sont ni libres dans une aussi grande *idue*, ni repliés en forme de circonvolutions, mais anastomosés dans *ique* toute l'épaisseur du lobule, de manière à former un réseau entre-*sé* en tous sens. On ne peut donc pas dire que les canalicules hépati-*s* commencent par des cœcums ou culs-de-sacs, puisque leurs origines *toutes* anastomosées les unes avec les autres. Mais il n'en est pas *s* vrai que le système des canaux excréteurs commence par un réseau *é* de toutes parts et sans communication avec les vaisseaux. Le réseau *canalicules* hépatiques est donc tout à fait analogue pour la disposition *réseaux* des vaisseaux capillaires sanguins. Le diamètre des canalicules *atiques* est, d'après M. Krause, de 0^{mm},06, et, d'après M. Weber, de *,02*; il suffit par conséquent d'une loupe un peu forte pour les aperce-*sur* un foie convenablement préparé. Les mesures données par M. Krause *rapportent* aux canalicules situés sur les limites du lobule et déjà aug-*tés* dans leurs dimensions; celles de M. Weber, aux canalicules originels *és* dans l'intérieur même du lobule. Les canalicules biliaires sont représen-*dans* la figure 17 (*b*) empruntée au travail de M. Kiernan. On n'aperçoit *cette* planche que les canalicules situés au pourtour du lobule, ceux qui *ent* la masse intérieure du lobule ne sont pas distinctement figurés.

es canalicules hépatiques *t* formés d'une membrane *re*, anhyste, finement gra-*ée* et transparente. Ces ca-*icules* sont tapissés d'un *hélium*, continuation de *hélium* de la membrane *queuse* intestinale, sur la-*lle* viennent s'ouvrir défi-*ement* les canaux hépa-*ues.*

Les *corpuscules* du foie *tent* en quantité considé-*le* dans les lobules du foie, *nstituent* avec les canali-*les* hépatiques toute la masse

FIGURE 17.

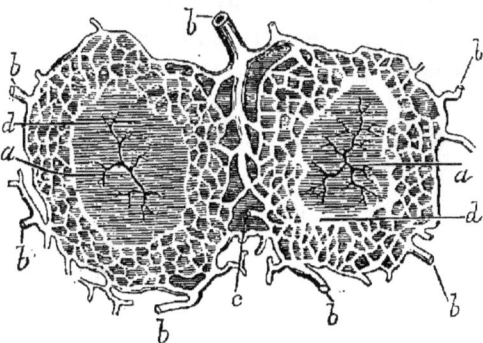

Deux lobules du foie.
a. Veines sus-hépatiques occupant le centre.
b. Canalicules hépatiques.
c. Tissu cellulaire interlobulaire.
d. Masse centrale du lobule où les canalicules ne sont pas injectés.

ne du lobule. Ces corpuscules jouent incontestablement un rôle très-impor-*nt* dans la sécrétion biliaire. On peut comparer ces corpuscules à ceux qui *t* répandus dans les ganglions vasculaires sanguins, au milieu de la trame *uleuse* de ces organes. Comme dans ces organes, il est probable qu'ils *t* libres de toutes connexions avec les canalicules biliaires et avec les vais-*ux*. C'est du moins ce qui résulte des recherches de deux habiles obser-

vateurs, MM. Dujardin et Verger. Ces corpuscules sont un peu aplatis,
polygonés et ont de 0^mm,01 à 0^mm,03 de diamètre. Ils sont situés au mi
des mailles ou plexus formés par les anastomoses des canalicules hépatiq
On les regarde comme des vésicules contenant dans leur intérieur une s
stance demi-liquide, composée d'albumine et de quelques granulations
leuses. Comme les *corpuscules* du foie sont libres entre les plexus des ci
licules hépatiques, ils se detachent très-aisément, et on peut les obser
avec la plus grande facilité, en touchant simplement la plaque du porte-o
d'un microscope avec un petit fragment de foie qu'on presse entre les doi
La plaque est alors humectée par un liquide louche, mélange de bile e
sang dans lequel on aperçoit les corpuscules du foie.

Quelques anatomistes pensent cependant qu'il existe des connexions e
les *corpuscules* du foie et les *canalicules* hépatiques. M. Huschke,
exemple, dit que ces corpuscules communiquent avec les canalicules pa
conduit extrêmement fin et beaucoup plus petit que les canalicules hép
ques eux-mêmes. Les corpuscules ne sont donc pour lui que des cav
renflées, origine première des canaux excréteurs de la glande ; aussi, d'a
sa manière de voir, le foie devrait être placé dans notre première class
glandes ; parmi les glandes salivaires, lacrymales, etc. C'est aussi l'opin
de M. Krause. Mais les filaments adhérents aux corpuscules, que M. Husc
regarde comme les canalicules hépatiques les plus déliés, et auxquei
donne des dimensions moindres encore que celles des vaisseaux capillai
ne sont vraisemblablement que les fibres élémentaires du tissu cellul
très-fin qui réunit les divers éléments constituants des lobules, et entre
quels sont placés les corpuscules.

D'autres placent les corpuscules dont nous parlons dans l'intérieur m
des canalicules hépatiques. M. Henle, qui a surtout développé cette man
de voir, avoue cependant que dans beaucoup de points, les séries de
puscules ne paraissent plus contenues dans des canaux, car il devient imp
sible de voir des parois sur le bord de ces séries linéaires. Dès lors il
amené à admettre que les extrémités des canalicules hépatiques ne
pas fermées à leur origine. Cette supposition est en désaccord avec les di
travaux auxquels a donné lieu la structure du foie, et avec la disposi
générale des canaux excréteurs dans toutes les glandes.

Les vaisseaux du foie sont afférents et efférents. Les vaisseaux afféré
sont la veine porte et l'artère hépatique, qui pénètrent par la scis
transverse du foie ; les vaisseaux efférents sont les veines sus-hépatiqu
qui sortent par le bord postérieur du foie, et les vaisseaux lymphatiq
qui sortent avec les canaux biliaires par la scissure transverse.

La veine porte se divise en pénétrant dans le foie et se porte à gauch
a droite, à peu près horizontalement. Ses branches arrivent au lobule
forment un réseau vasculaire qui entoure chaque lobule en s'entrelaç
avec les canalicules biliaires les plus extérieurs de ces lobules. De ce rés
vasculaire, qui occupe principalement les parties périphériques du lob

...nt des ramifications très-fines qui se dirigent vers le centre, traversent
...re en outre la substance jaune du lobule en s'engageant, par consé-
...t, entre les plexus des canalicules hépatiques et les corpuscules hépa-
...s. Ces ramifications très-fines établissent la communication entre la
...e porte et la veine sus-hépatique qui occupe le centre du lobule. Sur
...gure 17, le réseau vasculaire de la veine porte n'a pas été représenté,
... ne pas masquer les divisions périphériques des canalicules hépatiques
...lesquels il est intriqué.

...s veines sus-hépatiques commencent dans le milieu même des lobules.
...e disposition, parfaitement indiquée par M. Kiernau, a été confirmée par
...les observateurs (V. fig. 17, a). Les petites ramifications qui s'en déta-
...t sur la figure sont les vestiges des communications de la veine sus-
...atique avec la veine porte, au travers du lobule.

...'artère hépatique, qui fournit vraisemblablement les éléments de la nu-
...on du foie, tandis que la veine porte apporte ceux de la sécrétion, l'ar-
...hépatique s'est presque épuisée quand elle parvient aux lobules, car
...e peut distinguer dans les parties extérieures des lobules que des filets
...riels extrêmement ténus.

...s vaisseaux lymphatiques ne peuvent guère être suivis et reconnus jusque
...s les lobules; ils semblent s'épuiser peu à peu, comme l'artère hépatique,
...les tuniques des canaux excréteurs. Les nerfs provenant du grand sympa-
...ue et accolés aux vaisseaux sanguins ne sont plus reconnaissables sur
...vaisseaux quand ceux-ci prennent part à la constitution des lobules.

...n tissu cellulaire très-fin réunit les éléments divers qui constituent le
...ule, et complète leur composition.

...es lobules ainsi constitués, donnent naissance, par le plexus des cana-
...les hépatiques, à un certain nombre de petits troncs (fig. 17, b) qui,
...réunissant aux troncs fournis par les lobules voisins, finissent, par des
...nions successives, par constituer le canal hépatique qui sort du foie,
...réunit plus bas au canal cystique et s'ouvre dans l'intestin sous le nom
...canal cholédoque.

...Dans les animaux invertébrés, le foie est réduit à la texture élémentaire
...glandes en tubes. Ainsi dans les crustacés, il est remplacé par une grande
...ntité de petits tubes aveugles qui s'ouvrent dans l'intestin. Chez les
...visses, l'estomac et les cœcums hépatiques remplissent presque tout le
...rax. Dans les échynodermes et dans les insectes on observe à peu près
...même disposition. Dans les vertébrés, le foie a beaucoup d'analogie avec
...ui de l'homme. Dans la plupart d'entre eux, et principalement dans les
...mmifères, le foie est ordinairement divisé en lobes plus profondément
...incts que chez l'homme.

...e foie, comme toutes les glandes annexes de l'intestin, se développe aux
...péns du feuillet muqueux de la vésicule blastodermique. M. Bischoff a,
...emier, fait des recherches précises à ce sujet sur les mammifères. On
...çoit d'abord un petit tubercule saillant à l'extérieur de l'intestin, et bientôt

après ce tubercule se creuse et communique avec l'intestin lui-même. Le foie se forme donc par une sorte de bourgeonnement de l'intestin. Cette pre-mière exsertion creuse du tube intestinal pousse des branches, des rameaux, ces rameaux eux-mêmes, des ramuscules en sens divers ; ces ramuscules a nastomosent et forment enfin le plexus des canalicules hépatiques. Les glandes salivaires, qui sont aussi des glandes annexes de l'intestin, se développe de la même façon, avec cette différence que les canalicules se terminent en ampoules.

Il ne faut pas concevoir ce développement comme l'extension en sens des rameaux déjà formés, mais, ainsi que je l'ai dit déjà, comme conjonction successive de cellules qui prennent naissance dans le blaste fondamental, et qui perdent leurs parois au moment de leur jonction au b de la partie formée.

§ 486. Les glandes ont pour fonction un mode de sécrétion que l'on appelle glandulaire. Toute sécrétion en général consiste dans formation d'une humeur particulière, dont le sang fournit les ma riaux. La sécrétion glandulaire ne diffère des autres sécrétions p spiratoires que par la complication plus grande de son organe.

A une exception près, le foie, le même sang, le sang artériel se est apporté dans toutes les glandes ; le nombre, le volume, la dir tion, le mode de distribution des vaisseaux, et le degré de ténu auquel ils arrivent par leurs divisions successives, ne peuvent gu influer que sur la quantité de sang qui arrive à la glande, et su rapidité de son cours ; cependant une partie du sang étant remp tée par les veines, et une autre par les vaisseaux lymphatiques, glandes versent par leurs conduits excréteurs des humeurs a différentes entre elles, que la salive, les larmes, la bile, l'urine sperme et le lait.

L'étude des produits de sécrétion appartient à la physiologie. Cepend quelques produits de sécrétion renferment en eux des particules o nisées, en rapport sans doute avec le rôle que ces produits sont appel jouer, et dont nous devons dire quelques mots. Tels sont le mucus, le et le sperme. Les deux premiers renferment des globules, le dernier des ments doués de mouvements spontanés, auxquels on a donné le nom d malcules spermatiques.

a. Les *globules du mucus*, qu'il est souvent difficile de distinguer globules du pus, ou des globules des exsudations plastiques, parce que formes de ces divers globules passent avec une grande facilité de l'un l'autre, existent sur toutes les membranes muqueuses dans le liquide qu humecte. Les globules du mucus se distinguent par la délicatesse de la cell les constitue; souvent cette cellule est à peine visible. Elle renferme dans son intérieur de petites granulations, parmi lesquelles l'une se distingue quelquefois par des dimensions plus considérables. Lorsqu'on traite les globules du mucus par l'acide acétique, l'enveloppe disparaît, et les granulations se répandent au dehors. Les globules de mucus ont des dimensions assez variables. En moyenne, ils ont $0^{mm},02$ ou $0^{mm},03$ de diamètre.

Les *globules du lait* sont constitués par de petites sphères à volume très-variable, depuis $0^{mm},02$ jusqu'à $0^{mm},005$ ou moins encore. D'après M. Raspail, il y aurait, sous le rapport de leur constitution intime, deux espèces de globules laiteux; les uns renfermant intérieurement des substances grasses, les autres constitués plus spécialement par de l'albumine. Les premiers tendraient, en vertu de leur légéreté, à gagner la surface du liquide, où ils se réuniraient sous forme de crème; les autres, au contraire, descendraient au fond du vase. Mais M. Donné a prouvé qu'il n'y avait qu'une seule espèce de globules du lait, à l'aide d'une expérience très-simple, qui consiste à agiter du lait avec de l'éther [1]. Après ce traitement, on ne trouve plus dans le liquide aucun globule. Cette expérience prouve encore que les seuls globules qui existent dans le lait renferment dans leur intérieur la matière grasse ou le beurre du lait. Lorsque par le battage on sépare le beurre du lait, les globules se détruisent, on ne les retrouve plus dans le liquide après l'opération. Le battage, en détruisant les globules, rassemble sous forme de beurre la matière grasse qu'ils contenaient (v. *Tissu adipeux*, 55).

Les *zoospermes* ou animalcules spermatiques existent dans le sperme de tous les animaux dans lesquels on trouve une liqueur destinée à la fécondation. Leur présence dans le sperme est nécessaire en effet à l'acte de la fécondation, car leur absence dans le liquide spermatique suffit pour rendre celui-ci infécond, ainsi qu'il résulte des recherches nombreuses faites à l'aide des fécondations artificielles. Les zoospermes ont été découverts en 1677 par Hamm, de l'Université de Leyde.

Les animalcules spermatiques de l'homme sont des filaments constitués par une partie renflée, un peu ovoïde, qu'on nomme tête, et par un appendice long et grêle qu'on nomme queue. La tête est aplatie, car on la voit plus large ou plus étroite, suivant que le zoosperme se présente de face ou de côté. Dans les mouvements spontanés que le zoosperme exécute dans la liqueur séminale, c'est toujours du côté de la tête que la progression a lieu. La tête du zoosperme a environ $0^{mm},004$ dans son plus grand diamètre. La queue est relativement assez longue; elle a souvent jusqu'à $0^{mm},08$ de longueur. Les animalcules spermatiques sont constitués par une substance qui

---

[1] Le traitement du lait par l'éther doit être prolongé pendant quelque temps. Les globules du lait ont une enveloppe assez résistante et qui ne se rompt que quand l'endosmose de l'éther vers l'huile a eu le temps de s'opérer, de distendre et de briser la vésicule.

paraît homogène. On ne distingue en eux aucune trace d'organisation. Le
animalcules spermatiques exécutent des mouvements vifs et rapides. M. Heul
a trouvé qu'en trois secondes ils parcourent un espace d'environ 0^{mm},
Les zoospermes continuent à se mouvoir dans les vaisseaux spermatique
après la mort. On les trouve souvent encore vivants au bout [de vingt
quatre heures. Quand ils ont été portés par le coït dans les organes génitau
internes de la femelle, ils demeurent vivants beaucoup plus longtemps en
core, car M. Bischoff les a retrouvés à cet état dans les trompes de la lapine
une semaine après l'accouplement. Lorsque le sperme est abandonné a
contact de l'air, les animalcules restent moins longtemps vivants. Ils meu
rent instantanément quand on étend d'eau le sperme. Les spermatozoïd
meurent dans la bile et dans l'urine. Les acides et les alcalis les tue
promptement, ainsi que l'alcool, l'opium, etc.

Les animalcules spermatiques des mammifères et de la plupart des autr
animaux vertébrés ont aussi la forme de filaments, avec une partie renfl
ou tête à l'une de leurs extrémités. En général, les zoospermes des animau
ont des dimensions plus considérables que ceux de l'homme. Les principal
différences que présentent les zoospermes dans les animaux portent sur
forme de la tête. Ainsi, chez la taupe, cette tête présente une ellipse trè
allongée ; chez le chien, elle ressemble à une sorte de poire dont la gros
extrémité serait tournée en avant; chez le rat, elle ressemble à un fer
lance ou à la figure d'un pique de carte à jouer, etc.

Indépendamment des zoospermes, on trouve encore dans la liqueur spe
matique des globules d'une nature particulière, dits globules ou vésicul
spermatiques. Ces vésicules, dont le diamètre est d'abord assez petit, vo
grossissant par les progrès de leur développement et acquièrent envir
0^{mm},05 de diamètre (Kœlliker). D'abord granulées uniformément dans le
intérieur, les vésicules s'éclaircissent par place, et des points obscurs app
raissent. Ces points obscurs ne sont que des vésicules très-fines inclus
dans la vésicule mère, et contenant dans leur intérieur un animalcule spe
matique en voie de formation et enroulé sur lui-même. Quand le dévelo
pement isolé des animalcules contenus dans les vésicules incluses est achev
ces vésicules se détruisent et les animalcules deviennent libres dans
cellule mère. Les animalcules libres dans la cellule mère se rangent en g
néral parallèlement les uns aux autres et forment ainsi un faisceau da
lequel les zoospermes appliquent intimement leurs têtes les unes contre
autres. Ils croissent ainsi avec la cellule, contre les parois de laquelle
faisceau est appliqué en décrivant une courbe. Le faisceau devient libre en
par la rupture de la vésicule mère. Une fois libre dans le liquide sperm
tique, le faisceau se dissocie, les animalcules se séparent les uns des aut
et ont une existence indépendante. On retrouve souvent, dans le sperme, d
animalcules encore adhérents par quelque partie de leurs corps, et surto
par leur tête. On trouve les animalcules et les vésicules spermatiques da
toute l'étendue des conduits séminifères.

§ 487. Quelles sont la nature et la cause du changement du sang en humeur sécrétée? On a cru que le changement et sa cause étaient purement mécaniques, et dépendaient de la grandeur et de la figure des ouvertures par où les humeurs sortent des vaisseaux ; on a supposé, avec beaucoup plus de vraisemblance, que c'était un changement chimique ; mais ce changement n'a lieu que dans les corps organisés, et que dans certains de leurs organes ; cette différence tient donc à des modifications de leur substance, tout comme on voit divers végétaux plantés dans le même sol, plongés dans la même atmosphère, produire, les uns de la gomme, les autres un acide, les autres de la résine, etc. La sécrétion glandulaire, comme les autres, est donc une fonction de la substance organisée et vivante : les vaisseaux en apportent les matériaux contenus dans le sang, la production est probablement même disposée ou préparée par la disposition des vaisseaux et le mode de circulation qui en résulte ; mais c'est dans le tissu qui forme les racines des conduits excréteurs qu'il faut en chercher l'instrument essentiel et immédiat. La sécrétion en général, et la sécrétion glandulaire en particulier, est évidemment soumise à l'influence nerveuse ; les effets des passions sur les sécrétions en général, ceux des maladies, de l'hystérie, de l'hypocondrie, etc., sont assez connus. Des expériences de M. Brodie sont venues confirmer ce que l'observation directe avait appris.

Indépendamment de l'eau, des sels et de l'albumine que contiennent tous les liquides et tous les organes, et qu'on retrouve dans les produits de sécrétion, comme partout ailleurs, les sécrétions se distinguent par certains principes essentiels qui les caractérisent. Parmi ces principes essentiels, quelques-uns, tels que la cholestérine et l'urée, ont été retrouvés dans le sang normal, d'autres ne l'ont pas encore été, mais le seront vraisemblablement un jour. Dernièrement, MM. Panum et Natalis Guyot ont annoncé l'existence de la caséine dans le sang des animaux et de l'homme. C'est sur les nourrices, surtout, que la caséine existe en proportions notables.
La plupart des principes organiques des sécrétions ont avec les éléments propres du sang une telle analogie de composition, que dans les analyses du sang il est fort difficile de distinguer ces principes organiques, s'ils y existent, des éléments propres du sang. Cette difficulté ne sera sans doute pas toujours insoluble. Mais ce qui complique le problème, c'est que les mutations qui s'opèrent dans le sang sont incessantes, et que la circulation s'opère avec tant de rapidité, que les matériaux de l'élimination, à peine formés, arrivent à la glande chargée de les éliminer. Il en résulte qu'à un moment donné, en supposant que la circulation s'arrête tout à coup, la masse du sang tout entière ne renferme probablement que des quantités extrême-

ment petites des divers matériaux des sécrétions. Ces quantités sont encor
bien plus difficiles à saisir lorsqu'on n'opère que sur une portion minime
de la masse du sang.

Il est donc probable que les glandes ne font que séparer du sang les ma
tériaux des sécrétions formés dans ce liquide. Le fait une fois démontré
toutes les difficultés cependant ne seraient pas résolues. Il resterait à dé
montrer pourquoi les matériaux de l'urine sont séparés par le rein, ceux
de la salive par la glande salivaire, etc. La constitution intime des glandes
a sans doute sur cette spécialité d'action une influence qui, pour être in
connue, n'en est pas moins certaine. Toute glande, envisagée d'une manière
générale, peut être représentée par une large surface ou par une membrane
sous laquelle circulent des vaisseaux. Or, que cette membrane soit lâche ou
serrée, qu'elle se laisse facilement ou difficilement traverser par les parties
dissoutes du sang, qu'entre les vaisseaux et la membrane, le liquide exhalé
hors des vaisseaux rencontre de nombreux éléments granuleux qu'il doit tra
verser, comme dans le foie par exemple, ou qu'il ne rencontre qu'une couche
très-fine de tissu cellulaire, ces conditions diverses, exagérées peut-être pa
les physiologistes du siècle passé, ne doivent pas être indifférentes.

Ces diverses questions mises de côté, il nous reste à examiner un point
plus précis de l'histoire des sécrétions, je veux parler des phénomènes d'or
ganisation observés dans l'intérieur même des canalicules glanduleux.

Certaines sécrétions, telles que le mucus, le lait, le sperme, renferment
au milieu d'un véhicule liquide, des parties solides en suspension, connues
sous le nom de globules du mucus, globules du lait, animalcules sperma
tiques et globules spermatiques. Or, comme les matériaux du sang qui on
traversé les parois vasculaires et les parois des canalicules glanduleux pou
pénétrer dans la glande, n'ont pu y arriver qu'à l'état de dissolution, il es
certain que les globules dont nous parlons se sont développés dans les ca
nalicules glanduleux eux-mêmes, aux dépens du liquide qu'ils contiennen
Cette formation d'éléments globuleux dans l'intimité des glandes a été gé
néralisée et appliquée aussi aux glandes, dont les produits de sécrétion ne
contiennent rien de semblable. Quoique l'urine ni la bile ne contiennen
d'éléments organiques vésiculeux dans le liquide qui les forme, on a pens
que ces humeurs passaient aussi dans le principe par l'état vésiculeu
Ainsi, aux origines des canalicules glanduleux on a supposé qu'il se forme
incessamment des cellules aux dépens du liquide excrété, que ces cellule
se détruisaient aussitôt après leur formation, de telle sorte que dans
canaux excréteurs d'un certain volume on n'en voyait plus aucune tra
Mais si ce phénomène se passait réellement ainsi, pourquoi ne s'accompa
il pas sur toute la surface des canalicules ramifiés, dans toute l'étendue
la glande? car la sécrétion se fait évidemment par toute cette surfa
Pourquoi, ainsi qu'on l'a dit, ce phénomène serait-il localisé dans les cu
de-sac terminaux de ces conduits? Comment se fait-il que les liquides d
lesquels a lieu cette formation endogène de globules, tels que le lait et

mucus ; comment se fait-il, dis-je, que ces liquides présentent encore ces cellules quand ils sortent hors de la glande, tandis qu'elles auraient disparu dans les autres ? Pourquoi cette formation de cellules serait-elle localisée à l'extrémité des canalicules des glandes, pour la bile et l'urine, quand il est démontré que dans le sperme, par exemple, où elle a certainement lieu, elle se fait dans toute l'étendue des conduits ? Enfin, dans d'autres liquides où nous voyons se développer spontanément des particules organiques (tels que le sang et la lymphe), nous retrouvons toujours ces particules dans toute la masse du liquide et loin du point où elles ont pris naissance.

La théorie dont nous parlons s'appuie bien plus sur l'analogie que sur des faits positifs. On sait que toutes les fois que le plasma du sang est exhalé hors de ses vaisseaux, il y a tendance à l'organisation, c'est-à-dire à la formation de cellules; on sait que dans beaucoup de produits de sécrétion, cette formation spontanée a lieu ; on sait que dans l'ovaire, ces vésicules se développent spontanément et se rompent à des époques périodiques, pour laisser échapper leurs produits, et on a étendu le fait à tous les liquides excrétés sur les surfaces glanduleuses. Le revêtement intérieur des canalicules glandulaires, qui est constitué par des cellules d'épithélium, a servi merveilleusement cette doctrine ; mais elle n'est rien moins que prouvée pour les glandes excrémentitielles, telles que le foie et le rein. De ce que le lait, le sperme et le mucus, qui sont des produits destinés, l'un à l'alimentation, l'autre à la fécondation, le dernier en grande partie à la résorption, renferment des éléments organisés, cela ne prouve pas que l'urine et la bile, destinés absolument à l'élimination, présentent les mêmes phénomènes dans leur formation initiale.

§ 488. Les glandes sont en général très-volumineuses dans le fœtus et l'enfant. Elles diminuent proportionnellement à mesure que les organes des fonctions animales se développent. Quelques-unes changent de place vers l'époque de la naissance : ce sont les testicules et les ovaires. Ces glandes et les mamelles se développent beaucoup à l'époque de la puberté et se flétrissent dans la vieillesse.

§ 489. Les glandes présentent beaucoup de variétés individuelles et de vices de conformation. Quelques-unes manquent quelquefois entièrement ; ce sont celles de la génération qui sont le plus sujettes à manquer. Une des glandes paires peut manquer ou être moins volumineuse que l'autre. Quelques-unes restent quelquefois lobées, ou très-volumineuses, comme dans le fœtus. D'autres sont quelquefois réunies, comme les deux reins en un. D'autres peuvent conserver leur situation primitive, comme les testicules et les ovaires ; ces derniers sont quelquefois, au contraire, entraînés au dehors de l'abdomen. Les reins peuvent aussi être situés beaucoup trop bas ou même dans le bassin.

§ 490. On observe quelquefois l'atrophie des glandes, soit par une pression extérieure, soit par une production accidentelle développée dans leur épaisseur ; elle a aussi lieu par le défaut d'action, ou même sans cause appréciable. L'hypertrophie a lieu quelquefois par suite de la cessation d'action d'autres organes, et surtout d'une glande paire. Assez souvent elle est accompagnée de quelque altération de tissu.

§ 491. L'inflammation des glandes est fréquente, et souvent se développe en se propageant le long du conduit excréteur, depuis son orifice jusqu'à ses racines dans la glande. L'inflammation y est souvent suppuratoire, et quelquefois plastique ; d'où résulte l'oblitération des conduits et l'induration du tissu.

§ 492. Les productions accidentelles, soit saines, soit morbides, sont très-communes dans les glandes. Les ovaires y sont le plus sujets, mais surtout aux productions de tissus analogues ; les testicules, le foie et les mamelles, sont très-sujets aux productions morbides ou hétérologues ; les glandes lacrymales, salivaires, et le pancréas, sont au contraire très-peu sujets, soit aux unes, soit aux autres productions accidentelles.

§ 493. Le tissu glanduleux ne se produit point accidentellement. Quand il est entamé, les racines ou le tronc du conduit excréteur étant divisés, la matière sécrétée est versée dans la plaie, qui a beaucoup de tendance à devenir et à rester fistuleuse.

§ 494. Ici se termine la description de tous les systèmes ou genres d'organes qui appartiennent spécialement aux fonctions végétatives ; ceux qui restent à décrire appartiennent au contraire plus particulièrement aux fonctions animales. Cette distinction serait mieux tranchée si l'une des membranes tégumentaires, la membrane muqueuse, n'appartenait principalement aux fonctions de la nutrition et de la génération ; tandis que l'autre, la peau, sert principalement aux sensations : c'est, par conséquent, le système tégumentaire qui lie les deux classes de fonctions et d'organes.

CHAPITRE VI.

DU TISSU FIBREUX.

§ 495. Le tissu fibreux ou desmeux, *textus desmosus*, est blanc, flexible, très-tenace, et forme des liens et des enveloppes très-solides.

Il a été désigné par les noms de tissu ligamenteux, albugineux, tendineux, aponévrotique, etc. Ces deux derniers noms, comme celui de ligamenteux, ont l'inconvénient d'indiquer une sorte particulière de ce tissu, et les premiers, une qualité commune à beaucoup d'autres ; c'est pour cela que le nom desmeux pourrait être préféré, parce que, quoiqu'il signifie ligamenteux, il n'a point été appliqué aux ligaments en particulier.

§ 496. Les plus anciens anatomistes, Hippocrate et Aristote, confondaient sous le nom de nerfs toutes les parties blanches ; de les noms d'aponévrose, de synévrose, d'énervation, de muscle demi-nerveux, etc. L'école d'Alexandrie, et Galien surtout, ont positivement distingué les ligaments, les tendons et les nerfs.

Galien et Vésale avaient déjà noté l'analogie qui existe entre les ligaments et certaines membranes ; Ad. Murray avait déjà indiqué la ressemblance très-grande qui existe entre les tendons, les ligaments et les aponévroses. Isenflamm [1] a donné quelques remarques sur ce tissu ; mais c'est Bichat qui, le premier, a considéré dans leur ensemble toutes les parties de ce genre, sous le nom de tissu fibreux.

SECTION I.

DU TISSU FIBREUX EN GÉNÉRAL.

§ 497. Les tissus fibreux ne forment point un tout continu ou un ensemble ; on a cependant cherché un centre et une réunion à toutes les parties de ce genre.

---

[1] Isenflamm, *Bemerkungen über die flechsen*, in *Beiträge für die zergliederungskunst*, Band. I, Leipzig, 1800.

Une opinion très-ancienne, antérieure à Galien, mais énoncé dans un de ses traités, attribuait au péricrâne l'origine de toutes le membranes *nerveuses*. On a cru que les Arabes, en traduisant dan leur langue le nom de méninges par un mot qui a la même sign fication, et aussi celle de mère (dure-mère), regardaient les men branes du cerveau comme génératrice des autres membranes ; c'e une erreur consacrée par Sylvius, qui a représenté les méning comme des membranes fécondes et mères. Beaucoup plus ta Bonn a attribué, en quelque sorte, la même qualité aux apon vroses d'enveloppe. Bichat a indiqué le périoste comme la part centrale du système fibreux. Mais ce système, formé de parties i dépendantes les unes des autres, n'a point, à proprement parle de centre ; quelques-unes de ses parties sont même tout à fait isolé des autres. C'est d'ailleurs un tissu très-généralement répandu, aya beaucoup de rapport avec le tissu cellulaire, et se continuant av lui en beaucoup d'endroits.

§ 498. Le tissu fibreux se présente sous deux formes principale celle de lien, ou de cordon, comme les ligaments et les tendon et celle de membrane ou d'enveloppe, comme le périoste, la m ninge, la sclérotique, etc. Ces deux formes, funiculaire et membr neuse, se confondent dans certaines parties, allongées et arrondi à une extrémité, épanouies et aplaties à l'autre, tels sont certai tendons ; en outre la forme membraneuse, quoiqu'en général de tinée à former des enveloppes, forme aussi quelquefois des lien tels sont les ligaments capsulaires des articulations, les aponévros d'insertion, etc. D'après ses connexions, on a aussi divisé le tis fibreux en parties servant aux os, aux muscles et à d'autres organe et, d'après ses usages, en parties servant d'attaches ou d'envelop ou à l'un et à l'autre usage.

§ 499. La couleur du tissu fibreux est blanche ; son aspect e en général resplendissant ou satiné.

§ 500. Sa texture est essentiellement fibreuse ; les fibres dont est composé sont des filamments très-déliés, parallèles ou entr croisés. Dans quelques tendons longs et grêles, les fibres sont comm tressées ; dans les aponévroses, elles sont ordinairement disposé en plusieurs plans entre-croisés, et quelquefois comme tissues ent elles. Dans quelques parties de ce tissu, les fibres sont si étroit ment réunies, que le tout semble homogène et non fibreux, ma dans toutes les parties on peut, dans les sujets infiltrés, ou dans l parties soumises à la macération, séparer les faisceaux de fibres l

les des autres, séparer les fibres elles-mêmes sous forme de filaments fins comme des fils de ver à soie. On ne sait pas bien si c'est
le dernier terme de division, mais c'est probable. Ces filaments sont
blancs, tenaces, peu élastiques, flexibles, et probablement pleins ou
vides. Fontana et M. Chaussier regardent cette fibre comme primitive et particulière ; Isenflamm la regarde comme formée de
filaments cellulaires imprégnés de gluten et d'albumine ; Mascagni
dit que l'inspection microscopique semble démontrer que ces filaments primitifs résultent d'un amas de vaisseaux absorbants entourés d'une membrane formée de ces mêmes vaisseaux, et d'une
autre résultant de vaisseaux sanguins très-déliés formant un réseau
subtil ; on voit que c'est toujours la même idée déjà exposée plus
haut. Ces filaments paraissent être du tissu cellulaire très-condensé ;
la macération les amollit et les change en substance muqueuse ou
cellulaire [1].

Les divers organes fibreux sont enveloppés de gaînes formées
par le tissu cellulaire ; de plus, ceux qui ont des faisceaux distincts
contiennent encore de ce tissu dans leur intervalle ; les fibres enfin
sont elles-mêmes entourées et liées entre elles par ce tissu, que
l'infiltration et la macération rendent très-apparent. On trouve
aussi du tissu adipeux dans l'épaisseur des organes fibreux. Le tissu
fibreux est en général peu vasculaire ; cependant on trouve à sa
surface et l'on suit dans son épaisseur quelques petits vaisseaux
sanguins. Pour les bien voir, il faut, après les avoir injectés en
rouge, faire sécher la partie, puis la tremper dans l'huile volatile de
térébenthine, pour la rendre transparente. Quelques parties du système fibreux sont très-vasculaires ; tel est surtout le périoste, telle
est encore la méninge crânienne. On aperçoit des vaisseaux lymphatiques dans les plus gros organes de ce genre. Il est très-dou-
teux qu'ils aient des nerfs.

§ 501. Le tissu fibreux contient naturellement une grande proportion d'eau. La dessiccation le rend dur, transparent, élastique et
cassant ; lui donne une couleur rougeâtre ou jaunâtre, et rend ses
fibres peu distinctes. Il résiste longtemps à la macération, qui l'a-

---

[1] Lorsqu'on examine le tissu fibreux au microscope, on trouve en lui les éléments anatomiques du tissu cellulaire. Comme, d'un autre côté, lorsqu'on le
soumet à l'ébullition prolongée, il se transforme en gélatine, on peut dire que
sous le rapport de la composition le tissu fibreux est un tissu cellulaire dans
lequel les éléments sont fortement condensés et comme feutrés.

mollit, le rend floculent à la surface, écarte ses fibres, en rend[...]
le tissu cellulaire apparent dans son épaisseur, et finit par les chan[...]
elles-mêmes en substance muqueuse. Le feu le crispe violemme[...]
et il laisse un charbon volumineux. La décoction le crispe beauc[...]
d'abord, le rend jaune, dur, élastique, et finit par le réduire [...]
gélatine. Les acides minéraux froids et chauds le dissolvent : l'ac[...]
nitrique commence par le crisper. L'acide acétique froid le go[...]
et le réduit en une masse gélatineuse ; chaud, il le fond entiè[...]
ment. Les alcalis le gonflent et le ramollissent ; en cet état ses fib[...]
se séparent aisément.

§ 502. L'élasticité du tissu fibreux frais est très-médiocre, m[...]
elle est très-marquée quand il est desséché. Son extensibilité [...]
presque nulle quand l'effort est instantané ; de là les étrangleme[...]
produits par les parties ligamenteuses, et les déchirures de ce ti[...]
par des distensions violentes. Quand, au contraire, les causes [...]
distension agissent lentement et graduellement, le tissu fibreux cè[...]
en s'amincissant, ses fibres s'écartent, et se désunissent même, s[...]
distension lente est portée très-loin. Il ne faut pas confondre a[...]
ce phénomène l'augmentation de volume du tissu fibreux par ex[...]
de nutrition. La rétractilité du tissu fibreux s'exerce dans la mê[...]
proportion que l'extensibilité ; elle a lieu promptement si la dist[...]
sion a été prompte sans aller jusqu'à la déchirure, et lentement[...]
elle a été graduelle et lente. La ténacité ou la force de résist[...]
de ce tissu à la rupture est énorme ; elle persiste après la mort d[...]
toute son énergie ; la contractilité y est nulle ; ainsi il ne faut pa[...]
admettre avec Baglivi des mouvements de contraction, ni des mo[...]
vements d'oscillation avec Lacaze. La sensibilité de ce tissu [...]
extrêmement obscure ou douteuse. Ceux qui l'admettent convie[...]
nent qu'elle n'est développée que par certains agents mécaniqu[...]
particuliers pour les diverses parties de ce tissu : ainsi la dure-mè[...]
serait sensible à l'impression de quelques excitants sans effet s[...]
d'autres parties fibreuses ; les ligaments seraient sensibles à la d[...]
tension et au tiraillement violent qui précède leur rupture, tan[...]
que la même chose n'a pas lieu dans les tendons. Il reste enco[...]
bien des doutes sur ce sujet. On a eu tort cependant de conclur[...]
des expériences favorables à l'opinion de l'insensibilité des parti[...]
fibreuses, qu'elles n'éprouvent aucune impression des causes ir[...]
tantes ; ces causes, au contraire, y développent l'inflammation, [...]
sensibilité morbide et diverses altérations. La force de formation d[...]
parties fibreuses est très-active.

503. La fonction de ce tissu, toute mécanique, est de former
des liens, des cordons, des enveloppes très-solides, qui servent à
attacher les os entre eux, les muscles aux os, à contenir certaines
parties, à transmettre des efforts, etc.

504. Le tissu fibreux est d'abord, dans l'embryon, mou et muqueux, comme toutes les autres parties ; il conserve pendant la vie
fœtale et pendant l'enfance beaucoup de mollesse et de flexibilité ;
il est alors peu dense, plus vasculaire, d'un blanc bleuâtre, perlé ou
satin, et aisément soluble dans l'eau bouillante. Quelques parties comme la dure-mère, la sclérotique, le périoste, sont plus épaisses que dans l'adulte ; les tendons et les aponévroses, au contraire,
y sont plus grêles et plus minces. Dans la vieillesse, le tissu fibreux
devient jaune, moins resplendissant, plus ferme, plus coriace, plus
dur, moins vasculaire, et moins soluble dans l'eau bouillante qu'il
ne l'était dans l'âge adulte.

Malgré la dureté du système fibreux chez le vieillard, il n'a pas
une très-grande tendance à s'ossifier. Les tendons ne s'ossifient guère
que là où ils frottent, et à leur extrémité insérée aux os. La rareté
de l'ossification sénile des tendons est d'autant plus remarquable,
que chez plusieurs animaux, comme certains oiseaux, comme les
insectes et les crustacés, l'ossification ou un endurcissement analogue a toujours lieu dans le développement régulier de ces parties.

505. Les diverses parties du système fibreux, quoique assez analogues pour former un genre de tissus, ne sont pourtant point identiques ; le tissu des tendons est moins serré que celui des ligaments,
et de quelques ligaments est tellement serré, qu'il est presque
cartilagène en apparence. La composition chimique de toutes ces
parties est la même ; cependant les tendons cèdent beaucoup plus
facilement à l'action dissolvante de l'eau bouillante, que les autres
parties fibreuses.

506. Le tissu fibreux divisé, déchiré ou rompu, se réunit : c'est
ce que l'on voit arriver aux ligaments après les luxations. Le tendon
d'Achille, ou quelque autre gros tendon étant rompu, si les bouts
sont maintenus immobiles et en contact, il se fait en premier lieu
une agglutination entre eux, puis une réunion organique qui,
plus extensible d'abord que le tendon, acquiert avec le temps sa
force de cohésion, ou sa ténacité et sa presque inextensibilité. Il se
fait entre les bouts des muscles divisés, et quelquefois à la suite des
fractures des os, des réunions fibreuses.

507. La production accidentelle du tissu fibreux est assez fré-

quente, et se présente sous plusieurs formes. On trouve des m
branes de ce genre autour de certains kystes qui en sont rare
enveloppés en totalité. Certaines tumeurs solides ont aussi de
veloppes du même genre. Les articulations contre nature ont
des capsules fibreuses plus ou moins distinctes. On trouve quel
fois des lames ou brides fibreuses dans les membranes séreuse
surtout dans la plèvre.

Les corps fibreux isolés ont été très-anciennement vus', mais
fondus avec le squirrhe; M. Chambon les a décrits sous le no
scléromes. Walter et Baillie les ont connus. Bichat, et d'apr
M. Roux, les ont décrits; mais c'est à Bayle et à M. Laennec
en doit la connaissance complète. Ils ont la forme globuleuse,
surface est inégale et comme lobulée ; les anfractuosités les
grandes contiennent des vaisseaux et du tissu cellulaire in
Fendus, on voit qu'ils sont formés de lobules et de bandes con
nées en volute, réunis par du tissu cellulaire et des prolonge
fibreux. Ils ont peu de vaisseaux à l'intérieur. Ils sont d'abord
et mous comme la fibrine du sang ; ils s'accroissent progressive
en volume et changent de texture ; ils deviennent rarement ca
gineux, mais fréquemment osseux ; l'ossification pierreuse s'y
veloppe d'une manière irrégulière, et ressemble dans leur épai
à un calcul moriforme. Les corps fibreux se forment souvent
l'épaisseur et près des surfaces de l'utérus ; quelquefois dans l'ov
dans les membranes séreuses, dans le tissu cellulaire, on a dit
dans les os. On en a vu aux doigts et aux paupières, sous la m
brane muqueuse du nez : les fongus de la dure-mère sont quel
fois de ce genre ; on en a même vu dans le cerveau.

On trouve des productions fibreuses informes dans les cica
du foie, des os, de la peau ; dans le scrotum, et ailleurs autou
fistules.

§ 508. Il y a une production qui se rapproche beaucoup du
fibreux, c'est celle d'un tissu blanc, compacte, point fibreux,
lamineux, point celluleux, demi-diaphane, point chatoyant, fla
et tenace. Quelques organes atrophiés semblent se transform
ce tissu ; les cicatrices de la peau, celles du tissu cellulaire ap
guérison des phlegmons chroniques, et après celle des fistules
ciennes, quelques granulations blanches des membranes séré
analogues aux glandes de Pacchioni, sont de ce genre.

On doit aussi en rapprocher la sclérose que l'on observe dan
tissu cellulaire et la peau dans l'éléphantiasis des membres, du

et de la vulve, et que l'on a vue aussi dans le tissu cellulaire péritonéal, dans un cas de cancer.

est à cette production qu'il faut aussi rapporter la plupart des ...es de l'utérus et surtout du vagin, et certaines tumeurs saill...s sous la peau qu'elles soulèvent ; polypes et tumeurs dont le ...blanc, compacte, flasque et tenace, diffère du tissu fibreux, ...s'en rapproche plus cependant que d'aucun autre.

...s variétés de tissu blanc accidentel se rapprochent des pro...ons pathologiques par leur tendance à s'étendre et à repulluler.

509. L'inflammation du tissu fibreux est peu connue, mais elle ... pas très-rare. Elle se termine le plus souvent par résolution, ... souvent aussi par production d'une matière plastique ou or...able, qui tantôt est résorbée, et tantôt donne lieu à l'ossification ...dentelle. L'inflammation chronique ramollit ce tissu, lui fait ...re sa ténacité, et donne aussi quelquefois lieu à son ossification.

SECTION II.

DES TISSUS FIBREUX EN PARTICULIER.

510. On peut diviser les organes fibreux : 1° en ceux qui atta...nt les os entre eux, ou *ligaments;* 2° en ceux qui attachent les ...cles aux os, ou *tendons;* 3° en ceux qui forment des enveloppes, ...*membranes fibreuses.*

...ne quatrième classe, à laquelle nous réservons une section particulière, ...prendra des tissus *membraneux* et *ligamenteux* qui jouissent d'une ...icité tout à fait spéciale, et qu'on désigne sous le nom de tissus *fibro-...iques.*

ARTICLE I.

DES LIGAMENTS.

511. Les ligaments [1], *ligamenta, nervi colligantes,* σύδεσμοι, sont ...parties fibreuses qui attachent les os et les cartilages les uns aux ...res.

...e même nom a été mal à propos donné à beaucoup d'autres

---

[1] Jos. Weitbrecht, *Syndesmologia sive historia ligament. corp. hum. etc.,* cum ...uris, 4°, Petropol., 1742.

parties, et notamment à des freins formés par des replis des mem
branes séreuses et muqueuses, à des prolongements séreux
adipeux, etc.

Les véritables ligaments tiennent par leurs deux extrémités
os et au périoste, et si solidement, qu'il faut, dans l'adulte,
putréfaction très-avancée pour les en détacher ; dans les enfants ils
séparent des os avec le périoste par une macération peu prolongée

Le tissu fibreux qui les forme est très-dense, et disposé en f
ceaux plus ou moins distincts, très-étroitement unis ; quelques-
même ont l'homogénéité apparente des cartilages.

Ils se résolvent par la décoction, mais très-difficilement, en g
latine.

§ 512. Les ligaments sont souvent affectés d'inflammation,
par des causes mécaniques, comme celles de l'entorse et des fr
tures dans les parties articulaires des os, soit par le voisinage
membranes synoviales enflammées, soit par les causes spécifiq
du rhumatisme articulaire et de la goutte. L'inflammation do
lieu à deux effets différents dans les ligaments : un ramollissem
extrême et une perte de leur force de résistance, ou bien l'ossifi
tion accidentelle. Ce dernier changement est le plus fréquent ;
observe surtout l'autre dans les maladies scrofuleuses des a
culations.

§ 513. D'après leurs connexions et leurs usages, on distingue
ligaments en articulaires, en non articulaires, et en mixtes. Les p
miers sont ceux qui s'attachent par leurs extrémités à des os différe
qu'ils réunissent, ce sont les plus importants ; les seconds sont c
qui, attachés à des parties d'un même os, servent à fermer
échancrures, comme à l'arcade orbitaire et au bord supérieur
scapulum, ou à clore une ouverture et donner attache à des muscl
comme le ligament obturateur du trou sous-pubien ; les dernie
sont ceux qui, comme les ligaments sacro-ischiatiques et inter-osse
de l'avant-bras et de la jambe, se fixent à des os différents, mais s
vent surtout à des insertions de muscles.

Les ligaments articulaires se distinguent en capsulaires et en fu
culaires.

Les ligaments capsulaires ou les capsules fibreuses consistent
des gaînes ligamenteuses cylindroïdes qui entourent l'articulatio
qui tiennent par leurs deux bouts aux deux os articulés, et so
doublées à l'intérieur par la membrane synoviale. Ces capsule
tout en fixant solidement les os, permettent des mouvements da

les sens. Elles sont presque propres aux articulations scapulo-humérale et coxo-fémorale ; cependant on en trouve des rudiments à quelques autres, où des faisceaux fibreux irréguliers fortifient la membrane synoviale dans plusieurs points de son contour.

Les ligaments funiculaires ou les faisceaux ligamenteux des articulations sont des cordes arrondies ou des bandes aplaties, situées la plupart à l'extérieur des articulations, et quelques-unes seulement à l'intérieur des cavités articulaires. Les uns et les autres permettent des mouvements en quelques sens, et les empêchent ou les gênent dans les autres.

Les ligaments externes sont la plupart placés aux deux côtés de l'articulation, et appelés pour cette raison ligaments latéraux ; beaucoup d'articulations mobiles en sont pourvues ; d'autres sont antérieurs ou postérieurs ; quelques-uns, à raison de leur direction, sont appelés ligaments croisés. Tous ces ligaments, attachés par les deux bouts aux os, répondent par une de leurs faces à la membrane synoviale, et par l'autre au tissu cellulaire commun, aux muscles et aux tendons environnants.

Les ligaments internes des articulations sont entourés d'une gaîne bonie par la membrane synoviale qui se réfléchit à leurs deux extrémités.

ARTICLE II.

DES TENDONS.

514. Les ligaments des muscles ou les tendons[1], *tendines*, *ῖνες*, sont des parties fibreuses auxquelles se fixent les extrémités des fibres musculaires.

Parmi les tendons, les uns, funiculaires, ont la forme de cordons allongés, arrondis ou aplatis, mais étroits, ce sont les tendons proprement dits ; les autres sont élargis et membraniformes, ce sont les pelotons aponévrotiques ou les aponévroses d'attache.

Les uns et les autres sont placés, pour la plupart, aux extrémités des muscles, et servent à leurs insertions ; les autres, placés dans leur longueur, et interrompant les fibres charnues, sont des tendons et des aponévroses d'intersection.

Parmi les tendons d'insertion, il en est même qui, consistant en

---

[1] Albinus, *Annot. acad.*, lib. IV, cap. VII, et tab. 5.

une multitude de petits faisceaux fibreux isolés, n'ont la forme ni de cordon ni de membrane.

Il en est quelques autres qui forment des cintres ou des arcades attachées par les deux extrémités, et sous lesquelles passent des vaisseaux ; tel est celui sous lequel passent les vaisseaux fémoraux en devenant poplités, etc.

Parmi les tendons, il y en a qui ont la forme de cordon dans la plus grande partie de leur longueur, et qui, à l'une des extrémités ou aux deux, s'élargissent en membranes.

Il en est d'autres qui, simples à une extrémité, se divisent à l'autre en plusieurs cordons ou en lames plus ou moins larges.

§ 515. La connexion des tendons avec les fibres musculaires est très-solide ; on a prétendu même qu'il y avait continuité réelle et identité entre ces parties. Mais, outre les différences de densité et de couleur, outre la différence remarquable qu'on aperçoit avec le microscope entre les deux tissus, on voit des tendons aponévrotiques dont les fibres ont une direction différente de celle des muscles ; les tendons sont beaucoup moins vasculaires que les muscles ; ils se séparent des muscles par la décoction ; ils se résolvent en tissu cellulaire par la macération ; ils ne sont point irritables comme la fibre musculaire, etc.; ils n'en sont point la continuation, ni seulement celle des gaines cellulaires des éléments des muscles.

Par l'autre extrémité, les tendons sont attachés aux os, en général près des articulations. Quelques tendons aponévrotiques, au lieu de s'attacher directement au os, s'épanouissent et se confondent avec les enveloppes des muscles.

Les tendons sont entourés de tissu cellulaire commun et lâche ou de bourses séreuses, suivant l'étendue des glissements qu'ils éprouvent.

Quelques-uns sont maintenus par des anneaux ou des gaines qui préviennent leur déplacement.

La couleur des tendons est blanche, resplendissante, azurée, satinée.

Le tissu fibreux qui les compose contient dans ses intervalles, dans les plus gros au moins, du tissu cellulaire et des petits vaisseaux sanguins.

Quelques tendons ont une texture fibro-cartilagineuse : ce sont ceux qui frottent contre des os; ils deviennent même à la longue osseux dans ces points.

Les propriétés essentielles des tendons sont l'inextensibilité, la

rce de cohésion, ce qui les rend propres à transmettre aux os
ction musculaire, seule fonction qu'ils aient à remplir.

Ils sont rarement altérés; la piqûre y détermine un gonflement
dolent qui se résout lentement.

ARTICLE III.

DES ENVELOPPES FIBREUSES.

§ 516. Des membranes fibreuses forment, à certaines parties,
s enveloppes analogues à celles que le tissu cellulaire fournit aux
tres organes. Ces membranes sont les suivantes :

I. Des enveloppes des muscles.

§ 517. Les enveloppes des muscles ou les aponévroses d'enve-
oppe fournissent aussi, dans quelques endroits, des insertions aux
res musculaires; elles sont de deux sortes, les unes entourent
s muscles des membres, les autres revêtent ceux des parois du
onc.

§ 518. Les aponévroses d'enveloppe des membres, *fasciæ muscu-
res,* sont des membranes fibreuses qui entourent les muscles des
embres et les maintiennent contre les os. Ces membranes ont la
rme de gaînes; leur surface externe répond aux tissus cellulaire
t adipeux, ainsi qu'aux vaisseaux et nerfs sous-cutanés. Leur sur-
ce interne répond aux muscles, fournit des attaches à quelques-
s, envoie, entre la plupart, des lames, des cloisons, des prolonge-
ents qui les séparent, qui leur fournissent des attaches, et qui
nt se terminer en s'attachant aux crêtes et aux lignes des os.
eurs extrémités s'attachent aux os, reçoivent des insertions ou des
pansions de tendons, se perdent insensiblement dans le tissu
llulaire. Dans d'autres endroits elles forment des ligaments annu-
ires aux tendons. Elles consistent en une ou plusieurs couches
us ou moins épaisses de tissu fibreux, et sont proportionnées en
aisseur au nombre et à la force des muscles qu'elles entourent;
les présentent des ouvertures pour le passage des vaisseaux du plan
ofond au plan superficiel, et réciproquement. Elles sont pourvues
e muscles tenseurs, soit propres, soit simplement par expansion
e leurs tendons. Elles ont pour usage de maintenir les muscles en
ace pendant leurs mouvements, et de leur fournir des attaches ;

26

elles exercent par leur résistance une légère pression sur les vais
seaux profonds, et favorisent ainsi la circulation veineuse et lym
phatique. Leur connaissance est d'une grande importance sous ce
point de vue pathologique, à cause des étranglements qu'elles peu
vent déterminer; elle ne l'est pas moins en chirurgie, à cause de
leurs rapports avec les muscles et avec les vaisseaux.

La cuisse, la jambe, le pied, la main, l'avant-bras et le bras, sont
pourvus d'aponévroses de cette sorte.

§ 519. Les aponévroses des parois des cavités du tronc, ou les
aponévroses partielles, revêtent, recouvrent et même enveloppen
en partie du moins, certains muscles; telles sont les gaînes aponé
vrotiques composées, des muscles droit et pyramidal de l'abdomen,
l'aponévrose dorsale, qui couvre les muscles des gouttières verté
brales; l'aponévrose temporale; les aponévroses pelviennes, péri
néales, les fascias sous-péritonéaux et sous-cutanés; les aponévroses
jugulaires, ou trachéliennes, etc. Quelques-unes, et surtout les der
nières, sont peu distinctes du tissu cellulaire, avec lequel elles se
continuent.   •

II. Des gaînes des tendons.

§ 520. Les gaînes des tendons sont des canaux fibreux qui en
tourent et fixent les tendons à leur place.

Quelques-unes sont assez longues pour former de véritables ca
naux; d'autres, beaucoup plus courtes, sont appelées des ligaments
annulaires. Parmi ces anneaux fibreux, quelques-uns sont tout à
fait circulaires; les autres, ainsi que les gaînes, sont complétés par
les os voisins, d'où résultent des gaînes ostéo-ligamenteuses. Elles
sont, ainsi que le ou les tendons qu'elles contiennent, tapissées par
des membranes synoviales vaginiformes. Les gaînes des tendons
sont très-solides, très-fortes; elles contiennent chacune un ou plu
sieurs tendons; elles sont surtout nombreuses à l'extrémité libre
des membres, plus dans le sens de la flexion, et plus fortes aussi
dans ce sens que dans celui de l'extension. Elles maintiennent en
place les tendons, elles empêchent leur déplacement pendant l'ac
tion des muscles et les mouvements des articulations; elles servent
aussi, en quelques endroits, de poulies de renvoi, qui changent la
direction des tendons et modifient le sens des mouvements.

III. Du périoste.

521. L'enveloppe des os ou le périoste entoure les os dans toute r étendue, excepté les surfaces articulaires. Les dents seules, d'ailleurs ne sont pas des os, en sont dépourvues.

Cette enveloppe est interrompue aux articulations diarthrodiales amphiarthrodiales ou articulations mobiles ; elle ne l'est pas aux iculations immobiles ou synarthroses.

Sa surface externe est floculente, et hérissée de filaments qui se fondent avec le tissu cellulaire environnant, et qui, dans d'autres droits, se continuent avec les ligaments et les tendons.

La surface interne est unie à l'os par d'innombrables prolonge-nts qui accompagnent les vaisseaux dans son intérieur et dans épaisseur. Cette surface est surtout unie très-solidement aux os où ils sont épais et spongieux, moins solidement dans les autres droits. L'adhérence est moins solide aussi dans les enfants que s les adultes.

L'épaisseur du périoste est variable, et proportionnée à la vascu-ité des os.

Sa texture est fibreuse, et fibro-cartilagineuse dans les endroits tre lesquels frottent des tendons. Il a des vaisseaux sanguins[1] s-nombreux, et, sous ce rapport, le périoste fait une exception marquable dans le tissu fibreux. On y a aussi aperçu des vaisseaux phatiques. Il y a probablement des nerfs.

Le périoste est d'abord mince et peu vasculaire avant l'époque de sification. Il devient épais et vasculaire à cette époque.

Les fonctions du périoste sont d'envelopper l'os, de soutenir ses seaux, de réunir dans l'enfance les épiphyses au corps de l'os, de servir à cette époque à l'insertion des ligaments et des ten-s.

On lui a attribué sans preuve l'usage de former les os dans période du développement ; mais on voit l'ossification des os mmencer au centre du cartilage, et loin du périoste par consé-ent ; de déterminer la forme des os, d'en borner l'accroissement retenant le suc osseux, etc. Quant à la part qu'il peut avoir à croissement des os en épaisseur, et à la réparation des os divisés nécrosés, elle sera examinée plus loin (chap. VIII).

[1] Voyez Ruysch, *Adv. anat.* dec. III, *tabl.* II, *fig.* 8. — Albinus, *Icon. oss.* us, *tab.* XVI, *fig.* 162.

Le périoste divisé se réunit ; lorsqu'il est enlevé, il survient ordinairement une nécrose superficielle, il se reproduit après l'exfoliation. Lorsqu'il est enflammé, la maladie se termine quelquefois
par résolution, d'autres fois par gangrène ; quelquefois il suppure
et se sépare alors plus ou moins promptement de l'os qui se nécrose,
d'autres fois il se fait un dépôt plastique dans son épaisseur, un
périostose, qui tantôt se dissipe par résorption, et d'autres fois
s'ossifie. Le périoste est quelquefois le siège d'une dégénération,
d'une production cancéreuse cérébriforme, autour de laquelle il
lui-même n'est pas très-altéré.

§ 522. Le périchondre, membrane fibreuse qui enveloppe les
cartilages, ne diffère guère du périoste que par une bien moins
grande vascularité. Il remplit, à l'égard des cartilages, les mêmes
usages que le périoste à l'égard des os ; il donne à ceux qui sont
très-minces et flexibles, une résistance à la rupture, une ténacité
qu'ils n'ont pas par eux-mêmes.

IV. Des enveloppes fibreuses du système nerveux.

§ 523. Les nerfs ont une enveloppe propre, le névrilème, qui est
de la même nature que le tissu fibreux. Autour de la moelle épinière, cette enveloppe perd la solidité du tissu fibreux, et autour
du cerveau, où la pie-mère est sa continuation, elle devient purement cellulaire et vasculaire. Le névrilème, beaucoup moins vasculaire que la pie-mère, est encore une partie très-vasculaire du
système fibreux.

§ 524. La dure-mère ou méninge, vasculaire comme le périoste,
diffère de cette membrane commune des os, en ce qu'elle est doublée
par l'arachnoïde, ce qui en fait une membrane fibro-séreuse ; elle
en diffère encore en ce qu'elle forme une tunique ou capsule à l'encéphale et à la moelle, en ce que dans le crâne, seul endroit où elle
serve aussi de périoste, elle contient des sinus ou canaux veineux
dans son épaisseur, et enfin par les prolongements ou cloisons qu'elle
forme entre les divisions de l'encéphale.

V. Des membranes fibreuses composées.

§ 525. Le péricarde et les pédidydmes ou tuniques vaginales
sont, comme la dure-mère, des membranes fibro-séreuses résultant
de l'union intime d'une membrane fibreuse avec le feuillet externe ou pariétal d'une membrane séreuse.

Dans les fosses nasales et dans leurs sinus, dans la cavité du tympan et dans le sinus mastoïdien, à la voûte du palais et dans quelques autres endroits encore, le périoste est immédiatement couvert par une membrane muqueuse qui lui est intimement unie, et qui constitue une membrane fibro-muqueuse.

Ces membranes composées ressemblent, par leur texture, leurs fonctions et leurs altérations, aux deux genres de tissu dont elles sont formées.

VI. Des capsules fibreuses de quelques organes.

§ 526. Enfin, l'œil est renfermé dans une membrane capsulaire, appelée sclérotique et cornée ; le testicule, dans une qu'on nomme vaginée, l'une et l'autre remarquables par leur épaisseur et leur rigidité ; les ovaires, les reins, le foie, et quelques autres parties encore, ont des enveloppes du même genre, mais beaucoup moins épaisses et moins solides. La plupart de ces capsules, toutes même, excepté la sclérotique, ont des prolongements intérieurs fibreux qui s'étendent dans le tissu de l'organe. Elles sont percées de quelques ouvertures pour le passage des vaisseaux, mais sont peu vasculaires elles-mêmes. Elles ont pour usage commun de déterminer la forme des organes qu'elles enveloppent, d'en contenir, d'en soutenir, d'en protéger les parties constituantes.

SECTION III.

DU TISSU FIBRO-ÉLASTIQUE.

§ 527. Le tissu fibro-élastique [1] entre dans la composition des parois des vaisseaux, dans celle des canaux aériens ; il double aussi certains conduits excréteurs ; il forme l'enveloppe du corps caverneux et celle de la rate, les ligaments jaunes des vertèbres ; il forme de plus, dans divers animaux, le ligament cervical postérieur, une tu-

---

[1] Le tissu *élastique* ou tissu *fibro-élastique* forme un genre de tissu remarquable à la fois par ses propriétés physiologiques et aussi par sa composition anatomique. Ce tissu, décrit, dans les premières éditions de cet ouvrage, dans le système vasculaire, parce qu'il entre en effet pour une bonne part dans la composition des vaisseaux, fait aussi partie d'un assez grand nombre d'autres organes. Il est plus rationnel d'en faire un appendice du tissu fibreux et de lui consacrer un article spécial.

nique abdominale aux grands mammifères, un ligament qui relèe
les ongles des chats, celui qui ouvre les coquilles bivalves; ;:
dans la plupart des animaux mammifères, il remplace les musc:
des osselets du tympan. Mais c'est surtout dans la membrane moyen:
des artères, dans les ligaments jaunes des vertèbres, et dans ce:
de la nuque, que ses caractères sont le plus tranchés. Il exi:
sous deux formes principales : celle de canal, comme dans :
parois des artères; et celle de faisceau, comme dans les ligame:
jaunes.

Il est constitué par une fibre opaque, d'un blanc jaunâtre et m:
ferme, disposée en faisceaux parallèles ou très-peu obliques, m
solidement réunis par du tissu cellulaire, et très-faciles à sépar:
Elle est éminemment élastique : distendue, elle s'allonge sensibl:
ment, et dans quelques parties elle acquiert le double de sa l:
gueur; abandonnée ensuite, elle revient subitement et avec force :
elle-même. Sa ténacité dans le corps vivant est moindre que c:
du tissu musculaire, et lui est de beaucoup supérieure dans le :
davre. Dans les deux états, elle est beaucoup moindre que c:
du tissu fibreux, qui, de son côté, est presque inextensible. :
est plus tenace dans les ligaments jaunes, et plus fragile, au c:
traire, dans les vaisseaux.

Le tissu élastique contient à peu près la moitié de son poids d'e:
quand il l'a perdue par la dessiccation, il acquiert une appare:
cornée. une couleur jaune foncée, et devient cassant et diapha:
comme de la corne. Plongé en cet état dans l'eau, il l'absorbe avi:
ment, et reprend son poids, son aspect et son élasticité première:
résiste beaucoup à la macération, et le tissu cellulaire ne devient po:
alors apparent dans son intérieur. L'action du feu le crispe peu,:
il laisse peu de charbon. La décoction le crispe à peine, et lui enl:
un peu de gélatine, mais ne le fond pas, et ne détruit pas son él:
ticité. Les acides le racornissent peu, et ne le rendent point tra:
parent ; il résiste longtemps à leur action, ou n'en éprouve auc:
effet. Les solutions alcalines étendues n'altèrent point sa forme:
le dissolvent peu.

La plupart de ces caractères anatomiques et physiques sont di:
rents de ceux du tissu fibreux, et différents de ceux de la fibre m:
culaire, avec lesquels on a mal à propos confondu le tissu élastiq:

Il ressemble cependant, à quelques égards, à la fibre musculai:
et paraît intermédiaire à cette fibre et aux tissus cellulaires:
fibreux.

Le tissu fibreux élastique [1] est constitué par des éléments qui ont de l'analogie avec ceux du tissu cellulaire. Ainsi, lorsqu'on fait bouillir le tissu élastique, quoiqu'il résiste longtemps, il finit cependant, comme le tissu fibreux, par se dissoudre et se transformer en gelée. Il faut, pour arriver à ce résultat, continuer l'ébullition pendant plusieurs jours. La gelée obtenue est analogue à la gélatine.

Lorsqu'on examine le tissu élastique au microscope, on constate qu'il est constitué par des fibres qui ont des dimensions plus fortes que les fibres du tissu cellulaire. Ces fibres, au lieu d'être transparentes sur les bords, présentent au contraire des contours obscurs, comme les fibres de noyau (V. § 138) avec lesquelles elles offrent la plus grande analogie.

Comme elles, elles ne sont point modifiées par l'acide acétique qui ramollit au contraire et rend comme gélatiniformes les fibres cellulaires proprement dites. Examinées au microscope, les fibres du tissu élastique sont toujours plus ou moins recourbées ou frisées. Cette disposition est surtout remarquable sur les bords déchirés du fragment mis en observation. C'est encore une analogie de plus avec les fibres de noyau du tissu cellulaire. Cette ressemblance a porté quelques anatomistes à considérer ces deux fibres comme de même nature.

Le caractère le plus remarquable que présentent les fibres du tissu élastique, c'est qu'elles s'anastomosent souvent entre elles, de manière à former comme un réseau de vaisseaux anastomosés (V. fig. 18). La ressemblance est d'autant plus grande, que leurs contours obscurs leur donnent l'apparence de tubes creux intérieurement. Il faut dire cependant que ces anastomoses ne se rencontrent pas dans tous les tissus élastiques. Elles sont surtout très-manifestes dans la tunique élastique des artères. La figure 18 représente un fragment de cette tunique.

Les fibres élastiques sont réunies entre elles par un tissu cellulaire très-fin, dont les éléments apparaissent au microscope.

Indépendamment des endroits signalés plus haut, le tissu fibreux élastique se montre encore disséminé dans quelques autres parties. Ainsi les cordes vocales inférieures sont constituées par un faisceau de fibres élastiques comprises dans l'épaisseur d'un repli muqueux. On en trouve dans quelques points des fascias de l'abdomen, dans le ligament suspenseur de la verge, etc.

Si l'on assimile les fibres du tissu élastique aux fibres de noyau du tissu cellulaire, le tissu élastique serait beaucoup plus répandu encore, car les fibres de noyau se trouvent dans le tissu cellulaire, et par conséquent dans le derme cutané, dans le

FIGURE 18.

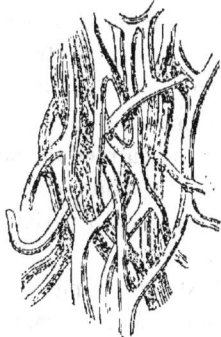

Fibres élastiques.

[1] Consultez : Eulenberg, De telâ elasticâ, Berlin, 1836. — Lauth., Mémoires

derme muqueux, dans le derme des membranes séreuses en petites proportions, etc. C'est à la quantité variable de ces fibres dans la trame de ces divers tissus que ceux-ci devraient leur élasticité plus ou moins prononcée.

Quant à ce qui concerne les propriétés physiologiques du tissu élastique, ainsi que son nom l'indique, c'est lui qui donne aux parties qu'il forme ou dans lesquelles il entre, l'élasticité, c'est-à-dire la propriété de revenir sur elles-mêmes quand elles sont distendues. Sous ce rapport, le tissu élastique joue dans l'économie un rôle important. Ainsi, par exemple, le tissu élastique qui tapisse les ramifications des bronches, et qui double les plèvres pulmonaires, expulse l'air que les mouvements de l'inspiration avaient fait pénétrer dans la cavité des poumons. En vertu de cette élasticité, point n'est besoin de puissances musculaires pour l'expiration, car il suffit à la rigueur de la cessation d'action des puissances inspiratoires. Le tissu élastique des poumons joue ici le rôle d'un ressort qui transformerait une force intermittente en un mouvement continu de va-et-vient.

L'action du tissu élastique est plus remarquable encore quand on l'envisage au point de vue statique. Pour peu qu'on examine de profil un homme dans la station verticale, il est évident que le poids des organes placés en avant de la colonne vertébrale l'emporte de beaucoup sur celui des organes placés derrière cette colonne. D'un côté, en effet, sont tous les viscères, et de l'autre seulement quelques couches musculaires. On remarque encore que le poids des viscères agit sur un bras de levier bien plus considérable que les masses musculaires, placées dans les gouttières vertébrales. Celles-ci devraient donc se contracter avec énergie pour lutter contre ce poids qui tend sans cesse à entraîner le corps en avant. Il y a plus, la station verticale serait tout à fait impossible sans les ligaments jaunes qui retiennent en arrière les lames vertébrales. L'action musculaire, en effet, quelque intense qu'on la suppose, est une force essentiellement intermittente. .. muscle ne se contracte qu'à la condition de se relâcher. Une contraction ne dure pas quelques minutes d'une manière permanente sans amener un épuisement et une impuissance absolus. Une force intermittente, comme l'est la contraction musculaire, ne peut donc pas faire équilibre à une force constante comme l'est la pesanteur; mais un ressort (ligaments jaunes) remplit parfaitement cet office, tout en permettant des mouvements variés.

C'est pour la même raison que, dans les quadrupèdes qui n'ont pas, comme l'homme, à lutter contre la pesanteur dans la station bipède, le tissu élastique est concentré à la région cervicale, sous la forme d'un ligament puissant (ligament cervical), proportionné à la pesanteur de la tête qu'il soutient.

Le cheval, qui tient sa tête haute et verticale, et non dans la ligne horizontale

de l'Acad. de méd., 1835.— Valentin, Müller's archiv., 1838.— Henle, Anat. gén. op. cit. — Deschamps, De l'appareil élastique vertébral, Gaz. méd., 1841.

...tale comme le bœuf, le chien, et la plupart des autres quadrupèdes, a, ...pendamment du ligament cervical postérieur, une série de ligaments jau-... à la colonne cervicale. Les rongeurs qui affectent une certaine position ...se, et qui rongent penchés en avant, ont des ligaments jaunes élastiques ... région lombaire. Les oiseaux, qui ont une partie du corps horizontale ...l'autre verticale, ont des ligaments jaunes à cette dernière partie; ...échassiers, par exemple, ont une série de ligaments jaunes à la région ...vicale.

...'élasticité de la tunique moyenne des vaisseaux est aussi, comme ...s les exemples précédents, un véritable ressort perpétuellement en ac-...i, qui lutte contre la tendance permanente à l'ampliation des conduits ... la tension sanguine.

...ais dans les vaisseaux il y a quelque chose de plus; comme ils concou-...t à la progression du sang, leur tunique est en même temps contractile. ...t des fibres élastiques de la tunique moyenne des vaisseaux qu'on a pu ... qu'elles avaient de l'analogie avec les fibres musculaires. Quelques ana-...istes pensent d'ailleurs que ces deux tissus passent de l'un à l'autre par ... transitions insensibles.

...e développement histologique du tissu élastique est encore inconnu, si ... juge par les dissidences qui règnent sur ce point. D'après M. Schwann ...es premiers travaux de M. Valentin, la fibre élastique se développerait, ...mme la fibre cellulaire, aux dépens des cellules, suivant le mode indi-...é précédemment. Suivant M. Henle, la fibre élastique naîtrait du noyau ...s cellules, comme les fibres de noyau; M. Valentin paraît s'être rattaché ...s tard à cette manière de voir, que partage aussi M. Günther. D'après ...Gerber, la fibre élastique naîtrait directement dans le plasma primitif, ...dans la substance intercellulaire, sans formation préalable de cellules.

CHAPITRE VII.

DES CARTILAGES.

§ 528. Les cartilages, χόνδροι, sont des parties blanches, dures, ...exibles, très-élastiques, cassantes, qui forment le squelette des ...rtébrés inférieurs (les poissons chondroptérygiens); qui tiennent ... place des os dans les autres vertébrés au commencement de ...ur vie; et dont quelques-uns, persistant dans l'état adulte, forment ...s parties solides, dures et flexibles tout à la fois.

§ 529. Les anciens anatomistes et ceux de l'école d'Italie ont di.
cuté beaucoup sur la matière formatrice des os et des cartilages,
sur leurs différences ; Gagliardi et Havers ont cherché en vain cel
différence dans la texture intime des parties ; des observations pl.
utiles ont été faites dans le siècle dernier sur le tissu cartilagineu
L'on doit à Haase une très-bonne dissertation [1] sur ce sujet; ma
cet anatomiste, comme plusieurs de ceux qui l'ont précédé et sui
a confondu les ligaments chondroïdes avec les cartilages, ce qui m
un peu de vague dans sa description générale.

§ 530. Les cartilages sont ou *temporaires*, ou *permanents* : les pi
miers disparaissent constamment, complétement, régulièrement,
une époque déterminée de l'accroissement, et sont remplacés p
les os ; les derniers persistent à l'état cartilagineux et ne deviennei
pas nécessairement des os, cependant plusieurs d'entre eux peuve
s'ossifier, quelquefois même dès la fin de l'accroissement. L
cartilages temporaires constituent l'une des phases du développe
ment des os; ils seront décrits avec les os (chap. vm). Il ne se
question dans ce chapitre que des cartilages dits permanents : ils fe
ment un genre d'organes assez naturel, et présentent aussi quelqu
différences.

Il semble facile, au premier abord, de reconnaître dans l'organisme quel
sont les parties qu'il faut ranger parmi les cartilages et celles qu'il f
rejeter du système cartilagineux. Cependant, pour peu qu'on examine atte
tivement la question, il est aisé de se convaincre que la barrière qui sépa
le tissu cartilagineux du tissu fibreux est plus difficile à poser qu'on ne s
rait tenté de le penser.

Examinons, en effet, les principales parties auxquelles on a donné le n
de cartilages. Les revêtements des surfaces articulaires des os, les proléc
gements qui existent entre les côtes osseuses et le sternum, offrent tous u
attributs du cartilage : ce sont des cartilages types. Mais les lamelles m
biles, interposées entre les extrémités articulaires dans certaines jointure
présentent déjà, et plus particulièrement dans les points par lesquels el
tiennent aux parties voisines, une apparence fibreuse qui contraste au
l'homogénéité du cartilage proprement dit. Les disques placés entre chacu
des pièces osseuses dont l'ensemble constitue le rachis présentent, à un degl
plus avancé encore, l'aspect fibreux, si bien que beaucoup d'auteurs les ra
gent parmi ces derniers.

Toutefois ces parties, et d'autres encore que nous allons énumér
doivent être comprises et décrites parmi les cartilages. Sous le rapport

---

[1] J.-G. Haase, *De fabricâ cartilaginum*, Lips., 1767.

...propriétés physiques, de leur résistance à la pression, et sous celui de ...s connexions, ils ont de grandes ressemblances avec les cartilages homo-...es. De plus, si nous faisons intervenir le secours d'une anatomie plus ...icate, au moyen de l'observation microscopique, et si nous soumettons ...ément toutes ces parties à l'analyse chimique, nous trouvons en eux tous ...élément commun et tout à fait spécial, l'élément cartilagineux. Tantôt ...élément se rencontre seul, ou du moins il domine tellement, que les ...res ne s'y rencontrent qu'en très-faibles proportions. Tantôt il est réuni ...élément fibreux, soit en proportions à peu près égales, soit en propor-...s telles, que ce dernier domine. De là, la division naturelle du système ...tilagineux en deux sections principales : la première comprenant le tissu *...tilagineux proprement dit*, la seconde, le tissu *fibro-cartilagineux*. ...ichat avait déjà indiqué cette division, mais il plaçait dans le tissu fibro-...tilagineux des parties qui n'ont de commun avec ce dernier que d'être ...posées en lames minces ou en faisceaux. Les progrès de la science ont ...ntré que quelques-uns des fibro-cartilages de Bichat sont des cartilages ...prement dits.

...Les cartilages ont été, dans ces derniers temps [1], le sujet d'un grand ...mbre de travaux importants. Les recherches auxquelles a donné lieu la ...ucture intime des cartilages ont démontré que le tissu cartilagineux, de ...me que l'épiderme et l'épithélium, est constitué par l'élément même du ...veloppement des tissus, peu ou point modifié. Indépendamment des ...uves directes, cette analogie de composition suffirait elle seule pour dé-...ntrer qu'ils ne contiennent point de vaisseaux. Ceux-ci, nous l'avons dit ...à, ne procèdent jamais, en effet, dans les parties où ils apparaissent, que ...r le développement local des éléments du tissu lui-même, et non par ex-...sion des parties voisines, à la manière des branches d'un végétal.

...Les cartilages du corps humain sont : les cartilages articulaires qui re-...ent les extrémités articulaires des os, les cartilages costaux, les cartilages ...larynx, de la trachée, des bronches, l'épiglotte, les disques interverté-...ux, les ménisques interarticulaires placés dans l'intérieur des articula-...ns, les cartilages du nez, de l'oreille, de la paupière, la portion cartila-...euse de la trompe d'Eustache, le cartilage médian de la langue, les ...tilages de glissement des tendons.

...Parmi les cartilages *proprement dits* ou cartilages *homogènes*, nous ran-...ons les cartilages articulaires, les cartilages costaux, ceux du larynx, ...la trachée, des bronches et du nez. Les *fibro-cartilages* comprendront

---

[1] *Consultez:* Purkinje et Deutsch, *De penitiori ossium structurâ*, 1834. — ...escher, *De inflammatione ossium*, 1836. — J. Müller *Poggendorf's annal.*, ...XXXVIII, *Muller's archiv.*, ann. 1837, et *Manuel de physiolog.*, tr. fr., 1851. ...eckaüer, *De penitiori cartilaginum struct.*, 1836. — Schwann, *Microsc. unter-*...ch, p. 11, 17, 19, 114. — Henle, *Anat. gén.*, t. II, 1843. — J. Béclard, *Le sy-*...ème cartilagineux, in-4°, 1846.

tous les autres. Il ne faut pas oublier que les cartilages homogènes et li
fibro-cartilages tendent à se confondre en plus d'un point, et que quelque
uns d'entre eux sont placés sur les limites de cette classification.

SECTION 1.

DES CARTILAGES HOMOGÈNES EN GÉNÉRAL.

§ 531. Quelques cartilages ont une forme allongée : tels sont li
cartilages costaux ; d'autres sont épais et courts, comme les aryth'
noïdes et le cricoïde ; mais la plupart sont larges et minces.

Les uns tiennent aux os dont ils revêtent quelques parties ; d'au
tres en sont des prolongements, et sont engrenés avec eux ; d'au
tres sont liés aux os par des ligaments ; d'autres sont attachés les u
aux autres, et n'ont point d'autres connexions avec les os.

Les cartilages sont d'un blanc nacré, et demi-transparents quai
ils sont en lames minces ; quoique les parties les plus dures du coro
après les os, ils se coupent aisément.

§ 532. Les cartilages, excepté ceux des surfaces articulaires, so
enveloppés d'une membrane fibreuse, le périchondre, qui est p
vasculaire, et qui n'a pas avec les cartilages des rapports aussi i
times que le périoste avec les os. On ne connaît, dans les cartilage
ni nerfs ni vaisseaux ; le tissu cellulaire n'y devient point appara
pendant la vie, et après la mort il faut une macération prolongu
pendant plusieurs mois, même sur de jeunes sujets, pour les rédu
en une substance muqueuse analogue au tissu cellulaire.

§ 533. Les cartilages contiennent une grande quantité d'eau [1]
de liquide séreux qui suinte à la surface quand on les incise, et d
les humecte. Dans l'homme adulte la proportion d'eau qu'ils co
tiennent est à la substance solide comme 2 1/4 est à 1. Le cartilé
desséché devient demi-transparent, jaunâtre, susceptible de se d
chirer ; plongé dans l'eau, il reprend en quatre jours son poids
son volume, sa couleur blanche, sa flexibilité, et perd de sa tran
parence.

§ 534. Soumis à l'action de l'eau bouillante, en lames minc
celle-ci les crispe d'abord, les jaunit et les rend opaques.

L'action prolongée de l'eau bouillante sur les cartilages les réso

[1] Chevreul, De l'influence que l'eau exerce, etc., in Ann. de chimie et de physiq
tom. XIX.

en gelée. L'alcool rend les cartilages un peu opaques. Les acides étendus n'ont point d'action sur eux ; concentrés, ils agissent comme sur l'épiderme. Leur analyse chimique laisse encore à désirer. On a répété vaguement, après Haller, qu'ils sont composés de gélatine et de terre. D'après M. Allen, c'est de la gélatine, et un centième de carbonate de chaux. Hatchett dit qu'ils sont formés d'albumine coagulée et de traces de phosphate calcaire ; mais on ignore de quel cartilage il veut parler. M. J. Davy a trouvé le cartilage formé d'albumine 44,5 , d'eau 55 , et de phosphate calcaire 0,5.

On a longtemps pensé que les cartilages étaient constitués par de la gélatine associée à une petite proportion de substances salines. Il est certain, en effet, que l'ébullition, prolongée pendant dix-huit ou vingt heures, fond les cartilages, et que la décoction, abandonnée à elle-même, se prend en gelée par le refroidissement. Mais cette gelée, que tous les auteurs avaient considérée comme de la gélatine, M. Müller a montré qu'elle diffère chimiquement de la gélatine fournie par les tissus cellulaire et fibreux. La gelée de cartilage a dès lors reçu le nom de chondrine (*Knorpelleim*, gelée ou colle de cartilage).

La chondrine se prend en gelée comme la gélatine ; comme elle, elle se dissout de nouveau dans l'eau bouillante, se précipite par l'alcool comme elle, et se comporte aussi comme la gélatine avec la créosote et le chlorure de mercure. La chondrine diffère de la gélatine, en ce qu'il faut au moins une partie de chondrine sur vingt parties d'eau pour qu'elle se solidifie, tandis qu'il suffit d'une partie de gélatine sur cent parties d'eau pour que la solidification s'effectue. De plus, la chondrine est précipitée de ses dissolutions par l'alun et le sulfate de fer, lesquels ne précipitent pas la gélatine de ses dissolutions aqueuses.

La chondrine ne diffère pas d'ailleurs sensiblement, eu égard à ses éléments ultimes (carbone, hydrogène, azote, oxygène), des matières albuminoïdes, telles que fibrine, albumine, etc., ainsi qu'il résulte des analyses de MM. Müller et Scherer.

La proportion des éléments salins du cartilage (carbonate, phosphate, sulfate de soude, carbonate, sulfate de potasse, etc.), estimée à 1 pour 100 par M. Allen, est portée à 3 pour 100 par MM. Fromherz et Gugert.

M. Müller, qui a aussi examiné les cartilages des poissons cartilagineux et chondroptérygiens, chez lesquels le système osseux existe pendant toute la vie à l'état cartilagineux, en a retiré par l'ébullition un extrait soluble, qui ne se prend pas, il est vrai, en gelée par le refroidissement, mais qui offre toutes les réactions de la chondrine.

§ 535. La propriété physique la plus remarquable des cartilages est l'élasticité. Ce n'est pas qu'ils s'allongent et reviennent sur eux-

mêmes, comme le tissu élastique; ce n'est pas non plus, en génér:
qu'ils cèdent à la pression comme les ligaments, et qu'ils reprenne:
ensuite leur épaisseur; mais ils sont flexibles, et se redressent av:
force et promptitude quand la cause de flexion cesse d'agir.

Les cartilages sont élastiques; mais cette élasticité est mise en jeu :
différentes manières. Ceux d'entre eux qui ne sont pas appliqués sur les :
par une de leurs surfaces sont flexibles, et leur élasticité se manifeste ;
le retour à leur forme et à leurs rapports primitifs, quand ils sont aba:
donnés par la force qui les a fléchis. Dans les cartilages articulaires, l'él:
ticité agit comme résistance aux pressions dirigées sur les surfaces :
l'articulation.

§ 536. Les cartilages proprement dits ne présentent à l'œil :l
ni cavités, ni canaux, ni aréoles, ni fibres, ni lames, rien enfin t
indique une texture organique : ils paraissent homogènes.

On a employé, pour arriver à la connaissance de la structure intime :s
cartilages, divers procédés qui, tels que la macération, la coction, la chalé:
sèche, ont fourni à Hérissant et à De Lasône quelques résultats intéressan:
que nous ferons connaître plus loin, parce qu'ils ne s'appliquent qu'à c:
tains cartilages en particulier, lesquels présentent une disposition spéci:
dans la réunion de leurs éléments constituants. Jusque-là, on ne s'était :.

cupé que du groupement des parties visibles à l'œil nu. Plus tard on a examiné les
cartilages au microscope, et voici les résultats que ce mode d'observation a donnés.

Lorsqu'on place sous le foyer du microscope une lame mince d'un cartilage
costal ou articulaire, on aperçoit distinctement une substance fondamentale, limpide,
hyaline, transparente, ou faiblement granulée, comme une sorte de verre dépoli, et
au milieu cette substance, et répandues
de toutes parts, une assez grande quantité
de petites cavités diversement espacées, de
grandeur et de forme extrêmement variables. En élevant ou en abaissant le cur-
seur du microscope, on rend ces petites excavations claires ou obscures, et l'obscu-

FIGURE 19.

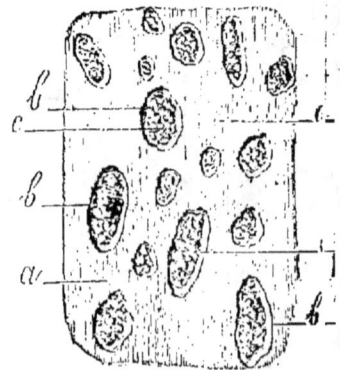

Cartilage.
a. Substance hyaline fondamentale. :
b. Cavités de cartilage, dont le co:l
tour est représenté en clair du côté dr:
de la figure, et en noir du côté gauc:
c. Masses cellulenses renfermées d:
les cavités de cartilage qu'elles ne re:
plissent pas complètement.

rité, qui croît ou décroît suivant les mouvements d'élévation ou d'aba:
sement, donne très-bien la sensation d'un bord taillé en talus au :v:
veau de la coupe, et indique bien certainement l'existence d'une cavité t:

...tte. Ces cavités. (*V. fig.* 19, *b*) ont été quelquefois appelées corpuscules de ...lage. Il vaut mieux les désigner sous le nom de *cavités de cartilage*, et ...ver le nom de corpuscules aux cellules contenues dans ces cavités. Dans ...avités du cartilage, en effet, il y a de petites masses granuleuses con... ...ées par des amas de cellules à divers états de développement. Tantôt ... masse incluse dans la cavité a à peu près le diamètre de cette cavité ...e, et est appliquée partout à ses parois ; tantôt, au contraire, et c'est le ...le plus fréquent, ceux-ci ne remplissent pas exactement toute la ca... ...(*V. fig.* 19).

...es *cavités* du cartilage sont de formes variables, circulaires, ovalaires, ...tiques. Leur forme paraît déterminée par le nombre des corpuscules ...s. Quand il n'y en a qu'un petit nombre, elles sont assez régulièrement ...ulaires ; elles sont allongées, triangulaires, ou tout à fait irrégulières, ...d ils sont nombreux, etc. La grandeur des cavités de cartilage, est ...êmement variable : elles ont en moyenne de $0^{mm},01$ à $0^{mm},04$ de ...mètre.

...n a pensé que les parois de ces cavités creusées dans l'intérieur de la ...tance fondamentale transparente du cartilage n'étaient pas seulement ...ées par cette substance elle-même, mais qu'il y avait une fine membrane ...e elles et les vésicules renfermées dans ces cavités. J'ai observé avec ...coup d'attention, et il ne m'a pas semblé que les cavités du carti... ... fussent autre chose que de simples vides creusés dans l'épaisseur ...e de la substance. Quelquefois, il est vrai, lorsque la cavité n'est pas ...grande, les parois des cellules qu'elle contient viennent s'appliquer assez ...tement contre les parois de la cavité pour faire penser à l'existence ...é membrane propre ; mais comme dans la plupart des cas il y a excès de ...deur de la cavité sur les corpuscules intérieurs, on peut s'assurer que ...est là qu'une illusion.

...a-t-il un liquide transparent dans les cavités du cartilage, remplissant ...les points que ne remplissent pas les cellules ? Cela est probable, car ...e conçoit guère d'espaces vides dans l'économie. D'ailleurs, dans un ...in nombre de cavités du cartilage, il n'est pas rare d'apercevoir une ...se finement granulée, peu distincte des parois de la cavité, qui paraît ...le, et aux dépens de laquelle se développent sans doute les cellules in... ...ures.

...537. Les fonctions des cartilages dépendent uniquement de leurs ...priétés physiques ; de leur solidité, qui les rend propres à con... ...ver la forme de certaines parties ; de leur flexibilité et de leur ...sticité, qui leur permettent de céder par instants, et de reprendre ...uite leur forme première.

...538. Les cartilages sont d'abord, dans l'embryon et le fœtus, ...us, muqueux et transparents comme de la gelée ou de la glu ; la

proportion d'eau y est alors extrêmement grande ; dans l'enfant, :
sont encore peu colorés, très-transparents, très-mous et peu élas-
ques. Ils acquièrent ensuite la blancheur, la fermeté et la demi-opac
qui les caractérisent. Plus tard, dans la vieillesse, ils deviennent pl.
blancs ou jaunâtres, plus opaques, moins flexibles, moins élastiqu
plus cassants, plus secs ; la proportion d'eau y diminue, et celle
la substance saline augmente. Quelques-uns finissent par s'ossifi
en quelques points au moins. Ce changement commence quelquef
dès l'âge adulte, mais surtout dans la vieillesse. L'inflammation
détermine prématurément.

Une première question se présente, qui a beaucoup préoccupé les ana
mistes allemands, et en particulier MM. Schwann et Valentin, les fondate
de la théorie cellulaire. Quel est, dans le cartilage, l'élément qui apparaît
premier ? Est-ce la matière transparente fondamentale, sont-ce les cellu
(renfermées dans les cavités du cartilage)? D'après eux, la substance fon
mentale apparaît d'abord. Dans cette substance se forment des cellules q
en s'agrandissant, deviennent les cavités du cartilage, dans lesquel.
d'autres cellules se développent ensuite.

Il faut dire cependant que les cavités du cartilage sont très-abondan
chez l'embryon, si bien que leur ensemble l'emporte sur les parties int
cellulaires. Chez l'adulte et le vieillard, au contraire, les cavités paraiss
diminuées en nombre ; mais comme, d'un autre côté, les cavités du cartil
de l'adulte, et surtout des vieillards, sont devenues beaucoup plus gran
et irrégulières, on peut se demander si elles ne se sont pas confondues
partie les unes avec les autres. Il est possible aussi que, par les 1
grès du développement, l'accroissement porte surtout sur la masse hom
gène fondamentale, et que la tendance à la formation des cellules diminu
mesure qu'on s'éloigne de la naissance.

Les cartilages apparaissent sur l'embryon de très-bonne heure. \s
la fin du premier mois on commence à apercevoir les cartilages qui
viendront plus tard des os par les progrès du développement. Quant &
cartilages *permanents* qui nous occupent en ce moment, ils apparaiss
un peu plus tard. C'est entre le deuxième et le quatrième mois de
vie intra-utérine que la plupart des organes dans lesquels ils existe
dessinent ; c'est aussi dans les mêmes limites que les cartilages commu
cent à se développer.

§ 539. L'action organique de la nutrition y paraît très-len
L'usage de la garance ne les colore pas ; cette substance paraît n'av
d'affinité qu'avec la substance saline des os. Ils jaunissent d
l'ictère. Les os cartilagineux de la colonne vertébrale de la lampr
paraissent et disparaissent chaque année, ce qui suppose pourta

ne grande activité organique ; il en est de même de l'accroissement rapide du larynx vers l'époque de la puberté.

Comme l'épiderme et les poils, les cartilages n'ont point de vaisseaux. Leur mode de nutrition a donc une grande analogie avec le leur. Ils se nourrissent aux dépens des vaisseaux les plus voisins. Leur accroissement doit être plus lent que celui des parties pourvues de vaisseaux, quoiqu'il soit au fond le même ; car tout tissu, quel qu'il soit, ayant une substance propre qui n'est pas vasculaire, celle-ci ne se nourrit toujours non plus qu'à distance.

Les cartilages entretiennent sans doute aussi leur vie dans les articulations aux dépens de la synovie qui baigne leurs surfaces libres. Il est certain, en effet, que des fragments de cartilage, ou l'extrémité osseuse d'un os recouverte de ses cartilages, abandonnés dans de l'eau teinte de sang, rougissent très-promptement et uniformément dans toute leur épaisseur. M. Richet ayant injecté dans les articulations d'un chien vivant des solutions colorées en noir, en rouge ou en jaune, à trouvé, quelques heures après, les cartilages imbibés par la matière colorante.

Les cartilages ont donc un mode de nutrition qu'on a pu comparer à celui de l'épiderme et de l'ongle. Notons, toutefois, que la comparaison n'est pas complétement exacte, attendu que l'épiderme se renouvelle sans cesse et que les parties formées sont au fur et à mesure détruites et rejetées au dehors, et que si les cartilages sont soumis, comme les autres organes de l'économie, à une formation et à une déformation continuelles, ce qui me paraît très-contestable, les parties détruites rentrent dans la circulation, ce qui n'a pas lieu pour l'épiderme, situé sur les limites de l'organisme. Je dis que le double mouvement de composition et de décomposition, soutenable pour les autres tissus, l'est bien moins pour le système cartilagineux, car il ne répare pas ses pertes de substance, car il s'use par le frottement, car ses fragments ne se réunissent pas, par eux-mêmes du moins. Si nous voulions chercher un terme de comparaison entre le tissu cartilagineux des articulations et un autre tissu de l'économie, eu égard aux liaisons qu'il entretient avec le système circulatoire, nous le rapprocherions volontiers des dents, si la perméabilité de son tissu ne le rendait un peu différent, à cause de la facilité avec laquelle il se laisse imbiber par les liquides en contact avec lui.

§ 540. Les productions cartilagineuses accidentelles sont très-communes ; elles ont tous les caractères des cartilages naturels : la couleur, l'homogénéité apparente, etc. Elles présentent toutes les variétés de texture des cartilages, et même plus ; aussi faut-il les distinguer en deux sortes : les cartilages accidentels *imparfaits* et les cartilages accidentels *parfaits*.

Les cartilages accidentels imparfaits sont quelquefois à l'état de gelée, ou bien ils ont la consistance du blanc d'œuf cuit. Ils ont une couleur laiteuse, ou jaunâtre, ou gris de perle; ils s'ossifient en partie ou en totalité, plutôt que de devenir des cartilages parfaits. On les trouve sous forme d'incrustation dans les artères, et surtout dans l'aorte et dans les artères cérébrales; sous forme de kystes autour des productions morbides et des acéphalocystes; formant des trajets fistuleux dans les poumons; sous forme de masses irrégulières dans les goîtres et autres tumeurs composées, et sous celle de corps isolés dans les articulations.

Les cartilages accidentels parfaits sont ceux qui présentent les caractères du tissu naturel, et spécialement sa fermeté. On en trouve formant de petits kystes remplis de phosphate de chaux. On en trouve souvent à l'état de corps isolés, d'un volume médiocre, d'une figure obronde, dans les membranes synoviales, ou à leur extérieur, d'où ils pénètrent dans la cavité en poussant la membrane devant eux en s'en enveloppant comme d'un doigt de gant dont la base, après s'être amincie, se divise. Ils s'ossifient imparfaitement en partie ou en totalité, en commençant par le centre. On trouve aussi de ces corps cartilagineux dans les cavités splanchniques, et surtout dans la tunique vaginale, où ils pénètrent comme les précédents.

On trouve aussi des cartilages parfaits sous forme d'incrustation ou de plaques, dans le tissu cellulaire sous-séreux de la rate, des poumons, de la plèvre costale; dans l'épaisseur des valvules du cœur, surtout du côté gauche; dans le tissu sous-séreux de la plèvre et du péritoine diaphragmatique, dans celui du foie; dans les hernies, et rarement dans la paroi antérieure de l'abdomen. Toutes ces incrustations ont une grande tendance à s'ossifier. On trouve aussi des cartilages en masses informes dans des tumeurs composées.

§ 541. Les altérations des cartilages sont rares, et le plus souvent consécutives. Ils résistent très-longtemps à l'action destructive des tumeurs anévrysmales, et à la propagation des maladies des organes voisins. Les altérations auxquelles ils sont sujets, et la réparation de leurs lésions, sont d'ailleurs un peu différentes dans les différentes sortes de ce tissu.

§ 542. On peut diviser les cartilages proprement dits, à raison de leur forme, de leurs connexions, de leurs propriétés et de leurs fonctions, en trois sortes principales.

ARTICLE I.

DES CARTILAGES ARTICULAIRES.

843. Les cartilages articulaires diarthrodiaux [1] sont des lames cartilagineuses aplaties et élargies, qui revêtent ou incrustent les faces des os dans les articulations mobiles. Ces lames ont une face libre et une face qui adhère intimement à la surface de l'os, sans pourtant qu'il y ait continuité de tissu. Leur circonférence, mince, s'étend jusqu'à celle des surfaces articulaires des os. Leur épaisseur, peu considérable et proportionnée à leur largeur, est de deux à quatre millimètres dans les plus grands, et d'une fraction de millimètre dans les plus petits : cette épaisseur n'est point la même dans toute leur étendue. Ceux qui revêtent des surfaces osseuses convexes sont plus épais au centre que dans le reste de leur étendue ; ceux des surfaces concaves sont, au contraire, plus épais au pourtour qu'au centre.

Les cartilages diarthrodiaux sont appliqués sur les extrémités articulaires des os, et si solidement fixés à leur surface que l'os se rompt fréquemment dans le voisinage, sans que le cartilage soit ébranlé. De Lasône, frappé de cette adhérence intime, avait émis l'opinion que la portion de cartilage qui s'applique sur l'os participe de la nature osseuse, et qu'il y a une continuité visible du cartilage à l'os. Il suffit de quelques expériences pour démontrer que cette continuité n'existe pas. Ainsi, il suffit de laisser un os revêtu de cartilages tremper dans une solution fortement acide, pour voir, au bout d'un temps peu considérable, le cartilage se séparer de l'os, sans qu'il y ait solution de continuité de l'un ou l'autre de ces tissus ; et cette séparation se fait d'une manière constante et dans les mêmes points. A l'aide de l'ébullition et d'une macération prolongée, on observe aussi les mêmes phénomènes, avec cette différence toutefois que, par l'ébullition, la calotte cartilagineuse ne se sépare de l'os qu'en éclatant, et par fragments. Si, d'une part, sur un os qui a longtemps macéré, et dont on détache le cartilage, si dis-je, on examine la surface osseuse dépouillée, on voit qu'elle est molle, brillante et un peu visqueuse, par suite du ramollissement et de la destruction de la couche celluleuse très-fine qui maintenait la réunion du cartilage et de l'os.

844. La texture de ces cartilages, aussi peu évidente au premier

---

[1] Hunter, *of the Structure and diseases of articulating cartilages ; in Phil. trans.*, ann. 1743. — De Lasône, *Sur l'organisation des os ; in Mém. de l'acad. des sc.*, Paris, 1752.

aperçu que celle des autres, tellement qu'ils ressemblent à une couche de cire dont on aurait enduit l'os, peut être découverte p[ar] quelques procédés; elle est fibreuse. La macération d'une part[ie] articulaire d'un os, prolongée pendant six mois, détermine la dé[s]union des fibres qui le composent, lesquelles s'élèvent perpendic[u]lairement de la surface de l'os, comme les filaments du velou[rs] s'élèvent de sa trame. Si on fait dessécher un cartilage ainsi disp[osé] par la macération, les fibres en s'amincissant s'écartent les unes d[es] autres, et deviennent encore plus distinctes. La décoction, qua[nd] elle n'est pas assez prolongée pour fondre le cartilage articulai[re,] produit d'abord le même effet que la macération. L'action du [feu] nu fait aussi apercevoir la même chose.

Ces cartilages n'ont point de vaisseaux : l'injection fine et l'insp[ec]tion microscopique montrent les vaisseaux capillaires se termin[er] à leur circonférence et à leur face adhérente, sans pénétrer jam[ais] dans leur substance.

La macération et la décoction ont permis, il est vrai, à Lasône de c[on]stater que les cartilages articulaires sont formés de fibres, dirigées perp[en]diculairement sur la face de l'os comme les filaments du velours sur l[a] trame commune, et cette disposition des éléments dans les cartilages p[eut] être mise en évidence encore dans quelques cas de ramollissement mor[bide] du cartilage articulaire, lorsque celui-ci a subi pendant la vie une vérit[able] macération. Mais ce n'est là que la structure grossière du cartilage diarth[ro]dial. Lorsqu'on l'examine à l'état frais, il présente au microscope une [s]ub[stance] fondamentale hyaline, et les cavités ou vides intérieurs que nous a[vons] signalés. Toute la question est de savoir s'il y a entre l'arrangement [des] cavités microscopiques du cartilage et la disposition fibrillaire et visib[le à] l'œil nu causée par la macération, un rapport appréciable. Or, ce rap[port] existe, ainsi que l'ont démontré MM. Meckauer et Henle. En effet, dan[s les] cartilages articulaires les cavités du cartilage sont ovalaires et ont leur g[rand] diamètre dirigé perpendiculairement à la surface de l'os; de là l'appar[ence] fibrillaire que présente le cartilage lorsqu'il se dissocie par macératio[n.]

Lorsqu'on examine les cartilages articulaires sur l'enfant nouveau-n[é et] sur le vieillard, on trouve quelques différences dans la disposition de[s ca]vités microscopiques du cartilage, qui expliquent sans doute pourquoi qu[el]ques micrographes ont décrit un épithélium sur la surface libre de ces [car]tilages. Nous avons dit précédemment que cette surface était libre et qu[']e[lle] n'était ni recouverte par la membrane synoviale, ni même par un si[mp]le épithélium. Sur l'enfant nouveau-né, les cavités microscopiques du carti[lage] dirigées dans le sens perpendiculaire à la surface articulaire, existent [jus]qu'aux parties superficielles qui n'ont encore été soumises à aucune p[res] on ; aussi ces cartilages se brisent-ils avec facilité dans toute leur étendue lorsqu'on les ploie.

Sur les cartilages de l'adulte, au contraire, et sur ceux des vieillards, non-seulement les cavités cartilagineuses sont devenues rameuses, mais dans le voisinage des surfaces libres, ces cavités rameuses ont leur grand axe, non plus dirigé perpendiculairement, mais horizontalement dans le sens de la surface. C'est cette déformation, due probablement aux pressions nombreuses auxquelles ont été soumis les cartilages par suite des mouvements et du poids du corps, qui donne à la surface libre des cartilages articulaires de l'adulte une certaine analogie avec la disposition stratifiée de l'épiderme. C'est ce qui fait aussi que les fragments de ces cartilages restent souvent adhérents par quelques points de leur surface libre, lorsqu'on les brise.

§ 545. Les cartilages articulaires, compressibles et élastiques, amortissent les effets de la pression et des chocs ; leur poli facilite le mouvement des articulations diarthrodiales. Ils s'amincissent beaucoup dans la vieillesse.

Les cartilages diarthrodiaux sont des coussinets protecteurs qui, par leur élasticité, modèrent les chocs et les frottements, et résistent aux pressions dans les divers mouvements de la locomotion ou dans l'équilibre de la station. Leur existence est tout à fait indispensable à l'exercice régulier des fonctions locomotrices. Ce sont les cartilages diarthrodiaux, en effet, qui assurent et conservent la *forme* des surfaces articulaires qu'ils recouvrent, et président ainsi à l'accomplissement régulier des mouvements dévolus à chaque espèce d'articulations. En effet, que résulte-t-il de leur disparition ? Observons ce qui se passe, et chez l'homme, et surtout chez le cheval, où l'usure des cartilages diarthrodiaux est un résultat presque constant de l'âge et des efforts souvent supérieurs à la résistance normale de ces tissus, auxquels il est soumis. Quand les cartilages ont disparu, les surfaces osseuses, dépouillées de leur enveloppe protectrice, ne jouissent plus de l'élasticité nécessaire à la résistance des forces concentrées sur elles; elles obéissent et cèdent aux pressions qui tendent à les *déformer*, et qui les déforment bientôt, dans des sens variés et dans une plus ou moins grande étendue. Cette déformation apporte nécessairement dans la netteté, dans la direction, ou même dans la possibilité des mouvements, des entraves sans remède.

Les cartilages placés dans les articulations à mouvements obscurs, telles que les symphyses pubienne et sacro-iliaque, ont moins pour usage d'amortir les pressions considérables qui se concentrent sur ces articulations dans les décompositions de mouvements dont elles sont le siége (cet usage étant plus spécialement dévolu aux ligaments nombreux et résistants qui les entourent), que de maintenir *isolées* les différentes pièces dont l'ensemble

constitue le bassin, et d'en assurer ainsi la *forme*. Quand, en effet, ces ca-
tilages ont disparu par une cause morbide, et lorsque, par suite de cette
disparition, les pièces osseuses se soudent dans les symphyses et deviennent incapables de résister par chevauchement aux diverses pressions qui
agissent sans cesse entre le poids du corps et la résistance du sol, il survient
des déformations osseuses qui apportent, non-seulement obstacle aux phénomènes réguliers du mouvement, mais qui entraînent aussi des obstacles
plus ou moins insurmontables au passage du produit de la conception.

§ 546. Dans les articulations contre nature, il ne se produit point
de véritables cartilages, mais seulement du tissu fibreux, très-condensé et brillant, tissu qui, à la vérité, ressemble beaucoup à celui
des cartilages diarthrodiaux. Dans les articulations diarthrodiales naturelles, la destruction des cartilages est quelquefois suivie de leur
reproduction imparfaite ; seulement le cartilage nouveau produit à
la surface de l'os, étant plus mince, a une couleur en apparence
violacée, ce qui est dû à sa demi-transparence : les bords de l'ancien cartilage sont libres, et anticipent sur le contour très-mince du
nouveau.

On trouve quelquefois dans les articulations des vieillards affectés
de diverses autres altérations, les cartilages diarthrodiaux, libres et
flottants. Mis à découvert dans les désarticulations, si la plaie est
réunie par adhésion primitive, le cartilage n'y participe point, il
reste libre derrière la cicatrice. Si la plaie reste ouverte, si elle s'enflamme et suppure, on voit au bout de quelques jours le cartilage se
ramollir, et disparaître ensuite successivement de la circonférence
au centre, à mesure et même avant que les granulations s'étendent
à la surface de l'os. Les cartilages diarthrodiaux ne s'enflamment
point. Ce qu'on nomme l'ulcération des cartilages diarthrodiaux est
une disparition par résorption consécutive à l'inflammation de la
tête de l'os ; quelquefois aussi le cartilage se résorbe sans trace
d'inflammation. D'autres fois le cartilage s'amollit et prend l'apparence fibreuse, surtout dans les anciens épanchements. Ces altérations ont le plus souvent lieu chez les sujets jeunes, ou avant l'âge
moyen de la vie. Elles sont accompagnées d'une douleur d'abord
légère, qui augmente peu à peu d'intensité. Quand la maladie
s'arrête et guérit, il se fait une reproduction de cartilage déjà indiquée ; ou bien une production osseuse éburnée ou émaillée, ou
bien enfin une soudure des surfaces, une ankylose. Dans le cas
d'ankylose vraie, les cartilages sont toujours résorbés, car les cartilages
diarthrodiaux ne s'ossifient jamais. Quand les têtes osseuses sont

bi dans les articulations, c'est que les cartilages ont disparu par absorption.

§ 547. Les cartilages des articulations synarthrodiales ou immobiles sont des lames extrêmement minces, placées entre les os articulés d'une manière immobile, et tenant fortement des deux côtés ces os par engrenure; leurs bords, dans l'intervalle des os, tiennent intimement au périoste externe et interne qui passe de l'un à l'autre os. Ils concourent ainsi pour beaucoup à la solidité de ces articulations. Ces cartilages, dans les sutures du crâne, sont plus minces à l'intérieur qu'à l'extérieur de la paroi, ce qui rend en partie raison de la disparition plus prompte des sutures à l'intérieur qu'à l'extérieur du crâne. Les cartilages synarthrodiaux diffèrent des cartilages placés dans les articulations mobiles, lesquels ne s'ossifient jamais, en ce qu'ils s'ossifient presque toujours par les progrès de l'âge.

Les cartilages synarthrodiaux n'ont pas, comme les cartilages diarthrodiaux, une de leurs faces libre. Leurs deux faces sont appliquées entre deux parties osseuses, et dans des articulations immobiles; leur intégrité n'est donc pas aussi nécessaire que dans les diarthroses, et leur ossification n'entraîne pas de phénomènes notables. Comme conséquences de cette différence de fonctions, leur structure s'éloigne un peu des précédents. Ils forment une transition entre les cartilages proprement dits et les fibro-cartilages, c'est-à-dire que leur substance homogène ou fondamentale présente des fibres très-apparentes, modification qui annonce une tendance manifeste à l'ossification. Les premiers phénomènes de l'ossification des cartilages, en effet, consistent et dans l'apparition des fibres qui sillonnent leur substance hyaline ou transparente, et dans la formation des vaisseaux. On voit quelquefois des vaisseaux dans les cartilages diarthrodiaux, mais seulement au moment de leur ossification.

ARTICLE II.

DES CARTILAGES COSTAUX.

548. Les cartilages costaux [1] sont les cartilages les plus longs et les plus épais du corps; ils constituent des prolongements cartilagineux aux côtes osseuses. Les premiers d'entre eux peuvent aussi être considérés comme des côtes cartilagineuses antérieures ou ster-

---

[1] Hérissant, *Sur la structure des cartilages des côtes de l'homme et du cheval,* *Mém. de l'Acad. des sc.*, 1748.

nales. Les cartilages tiennent tous à l'extrémité antérieure des côt[...]
par engrenure, comme les cartilages synarthrodiaux. Par l'au[...]
extrémité, les sept premiers s'articulent avec le sternum par d[...]
throse ; les trois suivant s'articulent de même avec ceux qui les p[...]
cèdent ; les deux derniers sont libres dans le tissu cellulaire interm[...]
culaire.

§ 549. La texture de ces cartilages est très-obscure, et au p[...]
mier aspect ils paraissent homogènes. Cependant, par la macéra[...]
prolongée pendant au moins six mois, les cartilages costaux se [...]
visent en lames ou plaques ovales, séparées les unes des autres [...]
des lignes circulaires ou spirales, et réunies entre elles par quelq[...]
fibres obliques qu'elles s'envoient réciproquement. Ces lames el[...]
mêmes se divisent en fibrilles radiées, et celles-ci, à la longue[...]
petites parcelles, qui se réduisent enfin en substance gélatineus[...]
toutes ces divisions ou séparations s'opèrent d'abord à la circo[...]
rence du cartilage : le centre est plus homogène et se divise le [...]
nier. On peut hâter cette séparation en faisait dessécher au s[...]
un cartilage costal macéré pendant deux ou trois mois. Les ac[...]
produisent un effet analogue.

Hérissant, pour constater la texture des cartilages costaux, fut oblig[...]
les faire macérer pendant plus de seize mois. Lorsqu'il retira les cartil[...]
du liquide, ils présentaient des fentes transversales presque circulaires, [...]
pendiculaires à la direction de la côte. Les petites lamelles ovales que [...]
fentes déterminaient étaient retenues par des brides obliques qui donn[...]
à l'ensemble les propriétés d'une spirale. En prenant avec les doigts [...]
deux extrémités de la côte, on pouvait l'allonger sans la rompre : [...]
se déployait alors exactement comme une lanterne en papier, ou [...]
ressort à boudins. Il fallut remettre la côte à macérer encore pendant [...]
année pour que les lamelles se séparassent les unes des autres par la [...]
truction des liens qui les réunissaient ; et plus de temps encore, pour [...]
ces lames se réduisissent en parcelles irrégulières. Comme cette voi[...]
macération est extrêmement longue, Hérissant propose un procédé [...]
expéditif : il consiste, après trois mois de macération, à exposer le c[...]
lage, à la flamme d'une bougie, sans cependant le laisser griller. On e[...]
de temps en temps de petites détonations', qui sont l'indice du dét[...]
ment ou de la séparation d'un ou plusieurs feuillets cartilagineux.

Dans ce genre d'expériences, il faut avoir soin de n'employer ni les c[...]
lages costaux de l'enfant, ni ceux du vieillard, parce que chez l'enf[...]

' La gelée que forment les cartilages par l'ébullition est de la cho[...]
(v. § 535).

position lamellaire n'existe pas encore, et que chez le vieillard les phénomènes préparatoires de l'ossification sénile s'opposent à la séparation des
lamelles.

Nous répéterons ici ce que nous avons dit au sujet des cartilages diarthrodiaux et des recherches de Lasône ; la segmentation du cartilage costal en lamelles n'en est, en quelque sorte, que la constitution grossière.
Examiné au microscope, il présente les caractères des cartilages parfaits :
une base fondamentale transparente et homogène, et des cavités caractéristiques. Dans les cartilages costaux, les cavités que le microscope décèle
dans la substance fondamentale du cartilage convergent, en séries rayonnées, de la circonférence vers le centre, et perpendiculairement à la côte.
Cette disposition explique pourquoi les côtes se cassent aisément en travers,
et pourquoi, après une macération prolongée, elles ont de la tendance à se
détacher en lamelles ou en segments perpendiculaires à l'axe de la côte.
Les observations microscopiques que j'ai faites sur les cartilages costaux
de l'enfant nouveau-né s'accordent avec l'impossibilité, signalée par Hérissant, de séparer les cartilages des jeunes enfants en lamelles. En effet, sur
les cartilages costaux de l'enfant, les petites cavités de cartilage sont irrégulièrement répandues, et ne forment point ces groupes radiés signalés dans
les cartilages costaux de l'adulte.

Il n'existe dans les cartilages costaux ni vaisseaux, ni nerfs. Cependant les
côtes s'ossifiant quelquefois, et le premier phénomène de l'ossification étant
le développement des vaisseaux, lorsque l'ossification est imminente, lorsqu'elle est commencée ou effectuée, on trouve parfois des vaisseaux qui viennent s'aboucher avec ceux du périchondre dans les cartilages des vieillards.

§ 550. Les cartilages costaux sont un peu flexibles et très-élastiques. Dans l'inspiration, le mouvement imprimé aux côtes par les
muscles les ploie et les tord sur eux-mêmes ; et quand l'action
musculaire vient à cesser, ils tendent d'eux-mêmes à reprendre
leur direction première, et sont ainsi des agents de l'expiration.

§ 551. Passé l'âge adulte et dans la vieillesse, les cartilages costaux cessent d'être ou de paraître homogènes. Leur périchondre
devient opaque, et il se produit, entre le cartilage et lui, et dans
son épaisseur, des plaques osseuses plus ou moins nombreuses et
larges, qui finissent quelquefois par former un étui osseux plus ou
moins complet. Ce changement arrive presque constamment au
premier cartilage costal, en commençant par son extrémité sternale ; les autres cartilages sterno-costaux l'éprouvent souvent
aussi, mais à un degré moindre. Les cartilages costaux asternaux l'éprouvent moins encore ou point. En même temps les cartilages costaux deviennent jaunâtres, puis rougeâtres dans leur

centre, qui présente aussi des points osseux plus ou moins gros, nombreux, lesquels finissent quelquefois par envahir le cartilage tout entier. Ce dernier phénomène se montre plus fréquemment, plus tôt aux cartilages asternaux qu'aux autres.

Ces changements dans les cartilages sont ordinairement l'effet de l'âge ; ils commencent vers le milieu de la vie, et vont continuellement en augmentant ; cependant on a vu des hommes de cent trente ans et de cent cinquante ans ne pas avoir les cartilages costaux ossifiés.

Ils s'ossifient fréquemment, et à un âge peu avancé, chez les phthisiques.

§ 552. Les cartilages costaux dénudés, étant invasculaires, ne produisent point de tissu de cicatrices, mais sont recouverts par un prolongements des bords de la plaie. Rompus, ils ne se réunissent pas par une substance cartilagineuse, mais une lame cellulaire est produite entre eux, et l'endroit rompu est enveloppé d'une virole osseuse fournie par l'épanchement plastique du périchondre ; cette virole est plus ou moins régulière, suivant que les fragments sont restés plus ou moins exactement affrontés [1]. J'ai vu quelquefois dans l'homme, et souvent dans le cheval, la fracture des cartilages costaux déjà ossifiés, réunie par un cal osseux.

Les cartilages costaux sont sujets à quelques vices de conformation primitive. Ils peuvent manquer en totalité ou en partie : dans ce dernier cas, c'est toujours l'extrémité tenant à la côte qui existe. Quand la poitrine se déforme, quand elle se rétrécit, comme cela a quelquefois lieu après la guérison de la pleurésie, les cartilages du côté affecté se ploient et deviennent difformes.

ARTICLE II.

DES CARTILAGES HOMOGÈNES MEMBRANIFORMES.

§ 553. Ces cartilages sont minces et flexibles ; ce sont les cartilages du nez, du larynx, de la trachée et des bronches.

§ 554. Les cartilages du nez sont articulés par engrenure

---

[1] Il arrive quelquefois que les cartilages costaux, quoique cartilagineux, se réunis par un cal osseux qui occupe l'intervalle de la fracture. Dans ce cas l'épanchement plastique fourni par les vaisseaux du périchondre et des parties voisines n'est pas resté concentré autour des fragments du cartilage, mais s'est insinué entre les fragments eux-mêmes. Il y a des exemples de ce genre au Musée Dupuytren.

... les os. Ceux du larynx, au contraire, ne sont attachés aux ... que par des ligaments, et sont réunis entre eux par des articula... mobiles.

... es cartilages ont encore une certaine épaisseur. Quand on en... leur périchondre, on trouve leur surface lisse et dense. La ... ération longtemps continuée et la coction ramollissent les car... es et les transforment en une substance gélatineuse (chondrine). ... es cartilages sont flexibles et élastiques ; par leur solidité ils main... ment la forme et la cavité des organes qu'ils contribuent à former. ... x du larynx présentent la particularité remarquable d'un accrois... ment très-rapide à l'époque de la puberté. Ces mêmes cartilages ... sifient quelquefois dès l'âge adulte, en partie du moins. L'in... mmation chronique de la membrane muqueuse du larynx et son ... ération hâtent beaucoup cette ossification, qui est en effet con... te dans la phthisie laryngée, et fréquente dans la phthisie pul... naire.

... es cartilages thyroïde et cricoïde, divisés, se réunissent par des ... es osseuses formées aux dépens de l'épanchement du péri... ndre, et plus épaisses à l'extérieur qu'à l'intérieur du larynx.

... 555. Les cartilages de la trachée et des bronches sont très... ces et pourvus d'un périchondre très-fort et très-épais relati... ment à eux, lequel envoie dans leur épaisseur des prolongements ... eux et cellulaires, dont quelques-uns même les traversent de ... en part ; aussi leur surface est-elle inégale et poreuse. La ma... tion, prolongée pendant deux ou trois mois, les ramollit, et ... réduit, ainsi que la coction, à l'état de substance muqueuse ... ndrine).

... s sont très-flexibles, parfaitement élastiques, et beaucoup moins ... sants et plus tenaces que les autres. Comme les précédents, ils ... courent à former des organes, des canaux, dont ils maintiennent ... orme, et dont ils conservent le calibre. Ils s'ossifient quelquefois. ... arceaux de la trachée présentent dans l'adulte des ossifications ... ou moins étendues. On a trouvé, dans le cas de phthisie, les ... eaux cartilagineux des bronches ossifiés. Dans le cas de goître, ... ême sans cette cause de compression, on trouve quelquefois les ... ux cartilagineux de la trachée comprimés d'un côté à l'autre, et ... partie moyenne pliée à l'angle : on observe aussi le même chan... ment de forme dans les bronches.

... présence du système cartilagineux sur toute l'étendue de l'appareil respiratoire et la disposition de ses nombreuses pièces autour des conc[..] aérifères a pour but, non pas seulement de favoriser, mais de perm[..] l'entrée de l'air dans l'intérieur de cet appareil. Lorsqu'en effet les[..] verses forces musculaires, destinées à opérer l'agrandissement de la [..] trine, et, par suite, celle du poumon, sont mises en jeu, l'air, par son p[..] se précipite dans le vide pulmonaire. Mais si les conduits par où passe[..] n'étaient point maintenus béants par la disposition et la force élastiqu[..] cartilages; si, en un mot, les parois de ces conduits étaient purement m[..] braneuses, ceux-ci, sous la pression exercée contre eux, se déprimera[..] et opposeraient à l'entrée de l'air un obstacle mesuré par cette pre[..] même.

La béance continuelle des voies respiratoires, évidente dans les bro[..] la trachée, le larynx et les fosses nasales, maintenue ici par des os, [..] par des cartilages, n'est pas moins évidente dans le pharynx, conduit [..] mun aux organes de la digestion et à ceux de la respiration. Elle est[..] demment aussi, dans ce canal, en rapport avec l'entrée de l'air dan[..] voies respiratoires, puisque, immédiatement après l'orifice supérieu[..] larynx, l'œsophage, qui continue par en bas le tube digestif, a ses [..] membraneuses appliquées les unes contre les autres.

Les cartilages du larynx n'ont pas seulement pour fonction de main[..] béant le point des voies respiratoires où ils sont situés; ils concouren[..] core à donner, au son produit par les cordes vocales qu'ils sous-ten[..] certaines qualités de timbre, variables suivant le sexe et suivant les[..] vidus. C'est aux changements que l'âge apporte dans leur souplesse,[..] aussi à l'ossification qui s'empare souvent des cartilages thyroïde e[..] coïde, que doivent se rattacher les mutations qui surviennent dans l[..] d'un même individu aux diverses périodes de son existence. Qui ns[..] que s'il est facile de distinguer à la voix l'homme de la femme, il n[..] pas moins de distinguer l'enfant de l'adulte, et l'adulte du vieillard?

SECTION II.

DU TISSU FIBRO-CARTILAGINEUX.

§ 556. Le tissu fibro-cartilagineux est fibreux et tenace com[..] le tissu fibreux; blanc, très-dense, et élastique comme le tissu[..] lagineux : il semble intermédiaire aux ligaments et aux cartil[..]

§ 557. Les fibro-cartilages sont temporaires ou permanent[..]

Les fibro-cartilages temporaires sont ceux qui passent régu[..] ment, constamment, et à des époques déterminées, à l'état os[..] ce sont les fibro-cartilages d'ossification. On les rencontre[..]

épaisseur des tendons et des ligaments. Ils sont purement fibreux dans le principe, deviennent ensuite fibro-cartilagineux, et enfin osseux. La rotule et les os sésamoïdes se développent de cette manière. Les endroits où les tendons frottent contre les os, ceux, par exemple, où les jumeaux appuient contre le fémur, où le long péronier latéral glisse contre le tarse, sont aussi constamment le siége de fibro-cartilages de ce genre. Le ligament stylo-hyoïdien, le thyro-hyoïdien, contiennent dans leur épaisseur des grains de la même nature. La sclérotique, dans certains animaux, présente des points épaisseurs, également fibro-cartilagineux, qui forment ensuite des plaques osseuses. Les fibro-cartilages temporaires, de même que les cartilages temporaires, constituent une des phases du développement des os.

558. Les fibro-cartilages permanents, ou du moins ceux qui durent presque toute la vie, sont de plusieurs espèces. 1° Il en est de libres par leurs deux faces : ce sont les ligaments inter-articulaires ou ménisques, *menisci*; on les rencontre dans les articulations temporo-maxillaires, sterno-claviculaires, quelquefois dans celle de l'acromion avec la clavicule, constamment entre le fémur et le tibia, entre le cubitus et l'os pyramidal. Entièrement isolés par leurs deux faces, ces ligaments sont adhérents par leurs bords ou par leurs extrémités. 2° D'autres sont adhérents par une de leurs faces; tels sont ceux que l'on trouve partout où un tendon frotte contre un os, et dont la présence est due à ce que le périoste devient cartilagineux dans ces endroits; ceux que présentent les ligaments contre lesquels glissent des tendons, comme cela a lieu pour le ligament calcanéo-scaphoïdien, contre lequel frotte le tendon du muscle jambier postérieur. Tels sont encore les bourrelets fibro-cartilagineux attachés au bord des cavités glénoïde et cotyloïde. Partout, en général, où le tissu fibreux est exposé à des frottements habituels, ce tissu prend une texture ou une apparence cartilagineuse : c'est ce qu'on voit pour le frottements des os contre les ligaments, au ligament annulaire du radius, au ligament transverse de l'apophyse odontoïde; la poulie du muscle grand oblique est encore un exemple du même genre. 3° Certains ligaments cartilagineux adhèrent par leurs deux faces; tels sont les disques intervertébraux.

4° Une dernière classe de fibro-cartilages renferme les cartilages annexés à des organes des sens, à l'exception de ceux du nez et du larynx, décrits plus haut parmi les cartilages homogènes. Ce sont les cartilages tarses

des paupières, les cartilages de l'oreille, celui de la trompe d'Eustache, le
cartilage de la langue et l'épiglotte. Toutes ces parties, mi-cartilagi-
neuses et mi-fibreuses, établissent une transition entre les vrais cartilages
et les fibro-cartilages. Dans beaucoup d'entre elles, en effet, la base carti-
gineuse domine. Ainsi on peut distinguer quatre sortes de fibro-cartilages.

§ 559. Ces organes, quoique fibreux comme les ligaments, et très-
denses comme les cartilages, présentent un grand nombre de variétés
par rapport à la consistance et à l'homogénéité de leur tissu. Les
ménisques, ou ligaments inter-articulaires, par exemple, offrent des
fibres très-distinctes à leur circonférence, et prennent vers le
centre, qui est mince, une apparence de plus en plus serrée et homogène, sans pourtant qu'on doive les regarder, même en cet endroit, comme de vrais cartilages. Le périoste cartilagineux a plus de
ressemblance avec ces derniers. Dans les disques intervertébraux, le
tissu fibreux très-apparent existe à l'extérieur ; il se convertit à
mesure qu'on se rapproche du centre, en une sorte de pulpe ou
bouillie blanche qui se rapproche des cartilages, moins par sa consistance que par la disparition des fibres et par son homogénéité
apparente.

§ 560. Il entre dans la composition des fibro-cartilages les mêmes
parties que dans celle des tissus fibreux et cartilagineux. On y trouve
peu de vaisseaux. Par la dessiccation, ils deviennent jaunes et transparents, comme les ligaments. La décoction agit sur eux de la même
manière que sur les cartilages : elle les fond difficilement en gelée
(chondrine).

Le microscope révèle dans les fibro-cartilages l'existence du tissu fibreux
et du tissu cartilagineux. Le tissu cartilagineux est représenté par sa substance hyaline fondamentale et par les vides ou cavités dont elle est parsemée. Les fibres qu'on aperçoit dans la substance des fibro-cartilages existent entre les cavités microscopiques du cartilage, et sillonnent la substance
transparente ou fondamentale qu'elles remplacent presque en totalité dans
quelques-uns d'entre eux. La direction de ces faisceaux fibreux varie
d'ailleurs dans les divers cartilages où on les observe. Les cartilages qui sont
sur les limites du tissu fibreux sont donc ceux où presque toute la substance
transparente du cartilage est devenue fibreuse, et dans lesquels le cartilage
ne se révèle plus au microscope que par l'existence de ses vides ou cavités
caractéristiques, avec quelques traces seulement de substance cartilagineuse intermédiaire. Dans quelques cartilages homogènes, les cartilages du
larynx, par exemple, et surtout à une époque avancée de la vie, on aperçoit aussi quelques fibres rares dans la substance du cartilage.

autre caractère qui rapproche les fibro-cartilages des cartilages, et les
gue assez nettement du tissu fibreux, c'est la nature de la substance
abandonnent à l'ébullition. Cette substance, en effet, est de la chon-
, ainsi qu'il résulte des recherches de M. Müller. Ils ne fournissent
doute pas exclusivement de la chondrine, et si l'ébullition était assez
ngée pour fondre l'élément fibreux qui reste longtemps réfractaire,
tiendrait aussi de la gélatine. Dans les expériences de M. Müller, il est
en effet, que la *partie dissoute* se comporte comme la chondrine. Ce
y avait d'intéressant, en effet, c'était de constater l'existence de la
drine pour établir la classe des tissus cartilagineux.

561. Les propriétés physiques des fibro-cartilages sont sem-
les à celles des ligaments et des cartilages. Leur ténacité ou force
ohésion très-grande, et qui surpasse même celle des os, les
roche du tissu ligamenteux. D'un autre côté, ils sont élas-
es, et reviennent promptement sur eux-mêmes lorsqu'ils ont
, soit à la distension, soit à la pression ; c'est surtout quand ils
comprimés, que leur élasticité est très-marquée. Ils résistent
que les os et les cartilages à l'action destructive des tumeurs pul-
es : dans les anévrysmes de l'aorte, les vertèbres sont usées et dé-
es avant le fibro-cartilage qui les sépare : cette propriété est une
e de leur élasticité. Les propriétés organiques des fibro-car-
es sont obscures, comme celles du tissu fibreux en général.

562. Dans leur formation, plusieurs de ces parties passent par
t fibreux ; d'autres passent directement de l'état muqueux à l'état
o-cartilagineux. Ce n'est qu'accidentellement, et d'une manière
able, que les fibro-cartilages permanents deviennent osseux dans
eillesse ; cependant cela leur arrive plus souvent qu'aux ligaments,
s moins souvent qu'aux cartilages.

563. Les fibro-cartilages tantôt forment des liens flexibles, élas-
es et très-solides, et tantôt servent à faciliter les glissements,
la consistance qu'ils donnent aux surfaces.

s fibro-cartilages interarticulaires ou ménisques ont des fonctions très-
rtantes relativement à la mécanique des mouvements, en servant, par
mobilité, à changer l'axe de révolution des surfaces articulaires entre
uelles on les rencontre.
s cartilages des paupières ont un double effet : premièrement, con-
er la forme des paupières et s'opposer à leur renversement dans les
vements qu'elles exécutent ; secondement, appliquer uniformément
voiles membraneux sur la surface arrondie du globe oculaire, et étaler
les larmes en couche régulière dans les mouvements de clignement.

La forme bizarre du cartilage de l'oreille est en rapport avec son immobi[...]
Les courbures qu'il présente sont disposées de manière à concentrer de la [...]
nière la plus favorable les ondes sonores, dans quelque sens qu'elles [...]
viennent à l'oreille.

Le cartilage médian de la langue, fournissant un point d'attache aux fi[...]
charnues, concourt aux nombreux changements de forme que présente [...]
organe dans la déglutition, la prononciation, la succion, etc.

§ 564. Les états morbides des fibro-cartilages sont peu con[...]
Leur production accidentelle n'est pas très-rare. On peut pre[...]
pour type de l'espèce et pour objet de comparaison le centre d'un [...]
ment inter-vertébral. Les fibro-cartilages accidentels sont en [...]
fibreux comme les ligaments, d'un blanc laiteux comme les cartila[...]
souples, humides et élastiques. D'après leur forme, leurs connexi[...]
leurs usages, les fibro-cartilages accidentels sont de deux sortes,[...]
uns sont des moyens d'union de quelques fractures non consolid[...]
soit à cause des mouvements, comme celles du col du fémur, d[...]
rotule et autres; soit à cause d'une perte étendue de substance [...]
un des os de l'avant-bras, de la jambe, du métatarse, du métaca[...]
du crâne, etc., endroits où le rapprochement des fragments ne [...]
avoir lieu. D'autres fibro-cartilages se forment sur le bout de[...]
amputés, sur les surfaces des articulations surnuméraires, sur et[...]
tour de la surface des cavités articulaires supplémentaires, et [...]
quelques fausses ankyloses. On trouve des fibro-cartilages info[...]
dans quelques tumeurs composées de la thyroïde, dans certains ky[...]
et dans quelques cicatrices, surtout celles qui se font quelquefois [...]
les poumons, à la suite de l'évacuation des tubercules. On tr[...]
des plaques du même genre à la surface de la rate. Les corps fib[...]
de l'utérus sont quelquefois mous et pulpeux au centre, comm[...]
ligaments inter-vertébraux. On trouve enfin quelquefois des m[...]
fibro-cartilagineuses régulières, globuleuses, libres dans les ca[...]
séreuses où elles ont pénétré. M. Trouvé, de Caen, m'a d[...]
une tumeur de ce genre, grosse comme une noix, trouvée [...]
une autre semblable dans la cavité péritonéale; cette tum[...]
manifestement fibreuse à l'extérieur, est molle comme les ligam[...]
inter-vertébraux, vers le centre, et contient là un os gros com[...]
un petit pois.

§ 565. L'inflammation des fibro-cartilages est peu connue[...]
sait seulement que, dans certains cas, les parties fibro-cartilagine[...]
deviennent extrêmement molles par suite d'un afflux des liqu[...]
d'une sorte de congestion. Les disques de la colonne verté[...]

présentent ce ramollissement d'une manière très-marquée chez les rachitiques : il en résulte une flexibilité des ligaments inter-vertébraux, qui fait que la colonne se ploie avec la plus grande facilité, ou que si l'individu garde habituellement une mauvaise attitude, la colonne se courbe latéralement en plusieurs endroits, et que les vertèbres elles-mêmes participent avec le temps à la déformation.

Une des variétés du mal vertébral consiste aussi dans le ramollissement et dans le gonflement des ligaments inter-vertébraux qui finissent par se détruire.

CHAPITRE VIII.

DU SYSTÈME OSSEUX.

§ 566. Le système osseux [1] ou le squelette, Σκελετὸν, résulte de la réunion des os, parties les plus dures et les plus sèches du corps.

§ 567. Le système osseux est, de tous les appareils, celui qui se montre le dernier dans la série animale : il apparaît avec le centre nerveux (la moelle et le cerveau) auquel il sert d'enveloppe.

---

[1] Les meilleurs ouvrages à consulter sont : Malpighi, *De ossium structurâ,* *p. posthum.*, 1698. — Gagliardi, *Anatome ossium novis inventis illustrata,* Roæ, 1689. — Cl. Havers, *Osteologia nova,* etc., Lond., 1691. — *Description exacte des os , comprise en trois traités,* par J.-J. Courtial , J.-L. Petit, Lémery.— De Lasône, *Mémoire sur l'organisation des os,* in *Mém. de l'Acad. royale des sc.,* Paris, 1751. — J.-F. Reichel, *De ossium ortu atque structurâ,* Lps., 1760.—B.-S. Albinus, *De constructione ossium,* in *Annot. acad.,* lib. VII, p. XVII.— Perenotti, *Mém. sur la construction et l'accroissement des os ; Mém. de Turin,* t. II, 1784. — A. Scarpa, *De penitiori ossium structurâ commentarius,* Lps., 1795, et Paris, 1804. — V. Malacarne, *Auctuarium obs. et icon. ad osteol. et osteopath. Ludwigii et Scarpæ,* Patav., 1801. — Howship, *Microsc. observ. on the structure of bone;* in *Med.-chir. transact.,* vol. VII, Lond., 1816.— M. Troja, *Osservationi ed esperimenti sulle ossa,* Napoli, 1814.— Medici, *Esperienze intorno alla tessitura organica delle ossa,* in *Opuscoli scientifici,* t. II, Bologna, 1818. — A. Scarpa, *Considerazioni intorno alla tess. org. delle ossa, scritte da M. Medici,* ecc., in *Riposta alle oppos. fatt. dal S. D. C. Speranza, e dal S. Cav. Bologna,* 1819.

Parmi les ouvrages plus modernes, nous signalerons : Scarpa (A.), *De anatome in pathologiâ ossium,* in-4°, fig. 1827. — Deutsch, *De penitiori oss. struct.,* in-4°,

§ 568. On n'a pas toujours attaché le même sens aux mots os et squelette. On trouve dans les ouvrages d'Hippocrate et d'Aristote la source des deux idées principales attachées à ces mots, idées qui sont encore aujourd'hui un sujet de controverse entre les zootomistes.

L'auteur du Traité de la nature des os leur attribue pour usage de déterminer la forme, la rectitude et la direction du corps : cette idée a prévalu, et l'on admet encore généralement aujourd'hui que le système osseux a pour fonction principale de déterminer la forme du corps, et d'en faciliter les mouvements. D'après cette définition, on a dû assimiler aux os des vertébrés les parties dures des autres animaux articulés, et surtout celles des insectes et des crustacés, car c'est chez eux que le mouvement volontaire et la conservation de la forme du corps sont portés au plus haut degré ; aussi Willis disait-il, en parlant de l'écrevisse : *Quoad membra et partes motrices, ne ossa teguntur carnibus, sed carnes ossibus.*

Aristote cependant, qui déjà regardait l'épine comme l'origine et le centre d'où proviennent les os, avait mis sur la voie de la distinction faite dans ces derniers temps entre les os et les autres parties dures des animaux. Suivant cette idée, on voit en effet le squelette ou système osseux des vertébrés consister d'abord, et principalement, en une colonne longitudinale, laquelle fournit en haut ou en arrière une enveloppe à la moelle et au cerveau, et en avant ou en bas, une autre enveloppe aux organes de la nutrition, et notamment aux parties centrales du système vasculaire ; d'autres appendices moins constants servent aux mouvements par leurs articulations ; toutes les parties du système, d'ailleurs, peuvent fournir des attaches aux muscles.

La question est donc de savoir s'il faut appeler os et squelette toutes les parties dures et sèches du corps des animaux, celles qui en déterminent la forme et en facilitent les mouvements ; ou bien s'il faut réserver ce nom aux parties dures, propres aux vertébrés, qui forment une colonne centrale et médiane dans le corps, avec une cavité pour le tronc nerveux, et une autre cavité moins con-

fig. 1834. — Arnold, *Tiedmann's zeitschrift fur physiol.*, 1835. — Miescher, [*De*] *infl. ossium anat. et patholog.*, 1836. — Gerdy, *De la struct. des os*, Arch. gé. de méd., 3ᵉ série, t. IV, et Journ. *Expérience*, 1839. — Flourens, *Expér. sur* [la] *nutrit. des os*, Ann. des sc. nat., 2ᵉ série, tom. XIII. — Fleischmann, *Sur* [la] *structure des os*, *Müller's archiv.*, 1843. — Henle, *Anat. génér.*, trad. franç., t. II, 1843.

...é pour le cœur et l'aorte, et souvent des appendices latéraux
...r le mouvement?

...uivant M. Geoffroi Saint-Hilaire, l'un des naturalistes qui se sont
...lus occupés de ce point de zootomie, et qui l'a traité avec son ta-
...t original, cette question n'en serait point une, et toute la diffé-
...ce entre le squelette d'un articulé et d'un vertébré, entre le rachis
...n animal crustacé ou d'un insecte, et celui d'un animal osseux,
...drait à l'absence d'une moelle épinière dans le premier, et à sa
...sence dans le second ; différence qui exige un rachis à deux ca-
...x dans celui-ci, et à un seul canal dans celui-là. Suivant cette
...e, si je l'ai bien comprise, un insecte ou un crustacé serait juste-
...nt comparable à un vertébré monstrueux privé d'encéphale et de
...elle épinière.

§ 569. Quoi qu'il en soit, au reste, de cette discussion étrangère
...l'anatomie de l'homme, il y a trois choses à considérer dans le sy-
...me osseux, les os eux-mêmes, leurs articulations, et le squelette
...i résulte de leur réunion.

SECTION I.

DES OS.

§ 570. Les os, *ossa*, οστεα, sont les parties les plus dures du corps
...main, celles qui par leur réunion forment le squelette.

571. Chacun des os, et beaucoup de parties des os ont reçu des
...os propres ; ces noms doivent être d'autant mieux déterminés et
...précis, que les noms de beaucoup d'autres parties du corps en
...formés.

...e nom de plusieurs os est un adjectif pris substantivement avec
...désinence commune : tels sont le frontal, l'occipital, le pariétal,

...M. Duméril [1] a proposé, comme un moyen de mettre de la pré-
...on et de l'exactitude dans le langage anatomique, de donner à
...s les noms d'os cette même désinence, et de la donner à eux seuls.

572. Le nombre des os est très-grand, mais diversement dé-
...iné, suivant qu'on prend le sujet à tel ou tel âge, ou divers
...s de différents âges ; et c'est ainsi qu'on a fait le plus souvent.

---

[1] Duméril, *Projet d'une nomenclature anatomique*, in *Magasin encyclopé-*
...t. II ; Paris, 1795.

Si, par exemple, on veut déterminer rigoureusement ce nombre, en prenant le sujet adulte, on trouve alors le sphénoïde soudé avec l'occipital, et souvent avec l'ethmoïde ; mais on trouve le sternum divisé encore en trois parties ; l'hyoïde, encore composé de trois os distincts au moins, etc.

Voici l'énumération des os que la plupart des anatomistes s'accordent à décrire comme distincts :

Vingt-quatre vertèbres mobiles ;

Cinq vertèbres pelviennes, soudées pour former le sacrum ou pelvial ;

Trois ou quatre vertèbres caudales, réunies pour former coccyx ;

Douze côtes de chaque côté ; un sternum impair, formé de trois pièces distinctes dans l'adulte ;

Un occipital, un sphénoïde, un ethmoïde, un frontal, deux pariétaux, deux temporaux, contenant chacun quatre osselets du tympan ; un vomer, deux os maxillaires supérieurs, deux os du palais, deux os zygomatiques, deux os nasaux, deux lacrymaux ou unguis, deux cornets inférieurs, un maxillaire inférieur ;

Un hyoïde, composé, même dans l'adulte, de trois ou de cinq pièces distinctes.

Les os qui restent à énumérer sont tous pairs ou doubles ; ce sont ceux des membres, savoir :

Le scapulum, la clavicule, l'humérus, le radius, le cubitus, les huit os du carpe, les cinq os du métacarpe, les deux phalanges du pouce, les trois phalanges de chacun des autres doigts, et cinq sésamoïdes ;

L'os coxal, le fémur, le tibia et la rotule, le péroné, les sept du tarse, les cinq du métatarse, les deux du gros orteil, les trois chacun des autres orteils, et trois os sésamoïdes.

§ 573. La situation des os est toujours intérieure ou profonde. Soit qu'ils forment des cavités pour les centres nerveux et vasculaires, soit qu'ils forment les membres, ils sont tous recouverts par les muscles et les téguments : aucun n'est extérieur.

§ 574. La grandeur des os est très-différente ; quelques-uns ayant environ le quart, le cinquième ou le sixième de la longueur du corps ; d'autres ayant seulement quelques millimètres de diamètre. On divise sous ce rapport les os en grands, moyens, petits et très-petits, ou osselets.

§ 575. La forme des os est symétrique ; les uns sont impairs, si médians, les autres latéraux et pairs : dans les premiers, chacune des moitiés latérales est semblable ; dans les autres, chacun des os est semblable à celui du côté opposé du corps. Il n'y a à cet égard que de très-légères irrégularités.

Les os impairs, tous situés sur la ligne médiane, sont les vertèbres, tant celles qui sont mobiles, que celles du sacrum et du coccyx ; le sternum, l'occipital, le sphénoïde, l'ethmoïde, le frontal, le vomer, l'os maxillaire inférieur et l'hyoïde.

Tous les autres os sont pairs ou doubles, et situés sur les côtés de la ligne médiane, plus ou moins loin de cette ligne.

On divise les os d'après leur forme, et d'après le rapport qu'ont entre elles leurs trois dimensions géométriques, en *longs*, *larges*, et *courts* : dans les premiers, une des dimensions l'emporte de beaucoup sur les deux autres ; dans les seconds, la longueur et la largeur dépassent de beaucoup l'épaisseur ; les trois dimensions sont sensiblement égales dans les troisièmes.

§ 576. Les os *longs* (*ossa longa, seu cylindrica*) sont situés dans les membres, où ils constituent des colonnes brisées, articulées. Le nombre de ces os, dans chaque fraction des membres, va en augmentant, et leur longueur en diminuant, en s'éloignant du tronc. Chaque os long se divise en corps ou partie moyenne, et en deux extrémités. Le corps, nommé aussi diaphyse, est cylindroïde dans quelques-uns ; dans les autres il a la forme d'un prisme triangulaire ; il est en général un peu courbé et tordu. Les extrémités sont renflées.

Les os *larges* (*ossa lata, seu plana*) sont situés au tronc, ou à la tête, où ils concourent à former des parois de cavités ouvertes ou fermées et plus ou moins solides. Il y en a beaucoup, tels sont l'occipital, le frontal, les pariétaux, les temporaux, les os coxaux, le sternum.

Ces os, aplatis en deux sens opposés, sont recourbés, quelques-uns sont tordus. Ils sont demi-circulaires, quadrilatères ou polygones ; leurs bords sont en général un peu renflés.

Les os *courts* ou *épais* (*ossa crassa*) sont situés dans la colonne vertébrale, dans la main et dans le pied, où ils constituent, par leur assemblage et leur multiplicité, des parties qui réunissent la solidité à la mobilité. Ils sont globuleux, tétraèdres, cunéiformes, cuboïdes ou polyèdres.

Les côtes participent des os larges et des os courts. Les os longs eux-mêmes ressemblent aux os épais par leurs extrémités.

§ 577. On distingue, dans la conformation extérieure des os, de parties ou régions de leur étendue.

Dans les os impairs il y a, en général, ou bien une partie impaire et médiane et des parties latérales, comme le corps et les apophyses du sphénoïde, le corps et les masses apophysaires des vertèbres, etc.; ou bien des parties latérales seulement, réunies sur la ligne médiane, comme les deux moitiés du frontal, etc.

Beaucoup d'os se divisent en parties ou régions déterminées par leur mode de formation ou de développement : ainsi, l'os de la hanche est divisé en ilium, ischion et pubis ; le sphénoïde, l'ethmoïde, le temporal, en plusieurs régions distinctes également par le mode de leur développement.

Dans d'autres os, la division en régions résulte uniquement de la situation et des usages des parties ; ainsi la surface externe de l'os frontal se partage en une région orbitaire et nasale , et une région frontale, etc.

On reconnaît aussi, dans les os, des régions ou parties géométriques de leur étendue ; ainsi on distingue et on décrit, dans les os longs, un corps ou partie centrale, et des extrémités ; dans les os larges, des faces, des bords et des angles, etc. ; mais on ne prend guère ces termes à la rigueur, car les plans et les angles sont très rares et imparfaits dans l'organisation.

§ 578. Les os présentent à leur surface des éminences et des enfoncements très-variés.

Les éminences des os sont appelées *apophyses*. Les apophyses sont des éminences osseuses, continues à la substance des os ; elles sont extrêmement nombreuses et très-diversifiées : aussi peu d'objets en anatomie ont été plus diversement classés. Elles se distinguent en *articulaires* et *non articulaires*. Les premières seront décrites plus loin.

Les apophyses non articulaires sont un peu rugueuses ; leur grandeur et leur forme très-variées permettent de les diviser en trois genres.

Les unes, longues et saillantes comme une branche ou un rameau osseux, portent le nom de branches, de processus et d'apophyses proprement dites.

D'autres, plus courtes et plus épaisses, portent le nom de protubérances, tubérosités et tubercules.

Les autres, allongées, étroites, et peu saillantes, portent le nom de crêtes et de lignes.

La synonymie de ces diverses éminences est très-compliquée :

...s sont le plus souvent désignées chacune par des noms tirés de ...paraisons triviales et peu rigoureuses, et quelquefois aussi par ...noms tirés de leur situation, de leur grandeur, de leur direction ...e leurs usages.

...eur usage général est de servir à des insertions de ligaments et ...endons.

...579. Les enfoncements ou cavités externes des os se distinguent, ...me leurs éminences, en *articulaires* et en *non articulaires*. Il n'est ...stion ici que des dernières.

...armi ces cavités, les unes traversent, les autres ne traversent ...l'épaisseur des os. De ces dernières, les unes ont une entrée ...gie, évasée dans tous les sens, ce sont des fosses, des fossettes, ...impressions digitales ; les autres ont le fond évasé et l'entrée ...lte, et sont d'ailleurs tapissées par la membrane muqueuse, et ...plies d'air : ce sont des sinus, et quand elles sont divisées en plu- ...rs loges, des cellules ; d'autres sont allongées, étroites, plus ou ...s profondes : ce sont des sillons, des gouttières, des méats, des ...ures, des coulisses. Les cavités de cette dernière sorte, quand ...s existent sur le bord des os, portent le nom d'incisures ou d'é- ...chrures.

...armi les cavités qui traversent les os de part en part, les unes ...ent le trajet le plus court, à travers un os mince, et sont des trous, ...fentes ou des fissures ; les autres suivent un trajet plus long et ...rsement contourné : ce sont des canaux, des conduits, etc.

...uelquefois plusieurs os se réunissent pour former une cavité com- ...e, comme le crâne et le canal vertébral, comme le bassin, le ...ax, les fosses nasales, les orbites, etc. ; ou même pour former ...rou ou un conduit, comme les trous sphéno-palatin, déchiré pos- ...ur, etc., les conduits orbitaires, palatins, etc.

...armi ces cavités simples ou composées, les unes logent des orga- ...s d'autres fournissent des insertions aux parties molles, d'autres ...ent à transmettre ou à livrer passage à certaines parties.

...ns certains endroits des os, on trouve une multitude de petites ...ences et de petits enfoncements très-rapprochés : cela con- ...ue des empreintes ou des inégalités qui servent à des insertions.

...580. Les os ont des cavités internes et closes, qu'on appelle cavités ...ullaires parce qu'elles renferment la moelle ou graisse des os ...2).

...s os longs ont une grande cavité médullaire cylindrique, qui en ...upe le corps ou la partie moyenne, et qui, à ses extrémités, com-

munique avec les aréoles de la substance spongieuse. Cette cavi
loge le système médullaire, et rend l'os plus léger sous le même vo
lume, et plus fort avec le même poids, ou la même quantité de ma
tière.

Les extrémités des os longs, les os courts, les os larges, et surto
leurs bords épais, sont creusés de petites cavités aréolaires qui loge
également de la moelle.

§ 581. Les os ont aussi des canaux pour les vaisseaux de la moe
et pour ceux de leur propre substance ; ce sont les canaux no
riciers.

Chaque os long a un canal de ce genre, au moins, qui parco
obliquement les parois du corps de l'os, en y pénétrant de haut
bas dans l'humérus, le tibia et le péroné, et de bas en haut dan
fémur, le radius et le cubitus ; ce canal donne passage aux va
seaux et nerfs du tissu médullaire.

Les extrémités des os longs, les os courts et épais, et les bo
épais des os larges, sont pourvus d'un très-grand nombre de larg
canaux qui donnent également passage à des vaisseaux, et notamme
à de grandes veines.

Tous les points enfin de la surface des os sont criblés d'une mul
tude de petits trous ou orifices de conduits dans lesquels pénètr
de très-petits vaisseaux.

§ 582. La densité du tissu osseux est très-grande, mais elle n'
pas la même dans toutes les parties d'un même os. Sous ce rappo
on distingue la substance des os en compacte et en spongieuse,
aréolaire : la première est corticale, ou située à l'extérieur des o
la seconde est intérieure.

La substance compacte est celle dont la densité est telle, qu'on n
aperçoit pas d'interstices à l'œil nu ; cependant elle est criblée
très-petits canaux à la fois médullaires et vasculaires, visibles au m
croscope. Dans les os longs, ces canaux sont longitudinaux ; ils o
de fréquentes communications latérales entre eux, et avec le gra
canal médullaire et la surface externe de l'os ; ils sont moins gran
vers cette surface que vers l'autre ; leur diamètre moyen est d'u
dixième de millimètre.

La substance aréolaire ou spongieuse est celle qui forme de p
tites cavités très-visibles à l'œil. Cette substance présente plusieu
variétés, dont les principales sont les suivantes : elle consiste en fil
ments plus ou moins fins, et en lamines d'une ténuité semblabl
dans les extrémités des os longs et dans l'épaisseur des os court

filaments et en lames diversement entrecroisées à la surface interne du canal médullaire des os longs ; et en lames fortes, formant des aréoles étroites dans les os larges et minces, et surtout dans ceux du crâne.

Les deux substances (qui ne sont que de simples variétés dans l'arrangement du tissu osseux), sont disposées d'une manière particulière dans chaque sorte d'os.

Dans les os longs, le corps est formé de substance compacte, et la surface interne du canal hérissée de quelques filaments et lames réticulés ; vers les extrémités, la substance compacte diminue beaucoup d'épaisseur, la substance aréolaire ou spongieuse devient de plus en plus abondante et fine, le grand canal finit, en se continuant, avec la substance spongieuse, dont toute l'extrémité de l'os est composée.

Dans les os larges, les deux surfaces sont formées de substance compacte ; là où l'os est mince, ces deux lames se touchent ; là, au contraire, où il est épais, elles sont séparées par une couche de substances spongieuse proportionnée à l'épaisseur de l'os. Dans les os du crâne, la table interne, plus dense encore, mais plus mince et plus fragile que la table externe, porte le nom de lame vitrée, et la substance spongieuse, celui de diploé.

Les os courts sont formés de substance spongieuse, entourée d'une couche mince de substance compacte.

Il est des os mixtes enfin qui participent, par la disposition des deux substances, aux divers genres précédents.

Les deux variétés de tissu, ou les deux substances dont il vient d'être question, sont dans la réalité, je le répète, un seul et même tissu, une seule et même substance diversement disposée, raréfiée dans une partie, condensée dans l'autre. Une parcelle de substance compacte est exactement la même chose qu'une lamine ou un filet de substance spongieuse. Une tranche quelconque, prise vers le milieu de la longueur d'un os long, contient sensiblement la même quantité de tissu osseux qu'une autre tranche égale en longueur prise à l'extrémité du même os ; mais dans l'une, le tissu est condensé, et laisse un grand canal dans son centre, tandis que dans l'autre le tissu est raréfié, et le canal remplacé par une multitude d'aréoles spongieuses.

Ces deux substances peuvent se transformer l'une en l'autre. La différence essentielle qu'elles présentent leur est pour ainsi dire étrangère ; elle dépend de la présence et de la pénétration du tissu

médullaire et de ses nombreux vaisseaux dans l'épaisseur même du
tissu spongieux, et de son contact sur une des faces seulement du
tissu compacte.

§ 583. La texture des os est un des points de l'anatomie qui a
donné lieu au plus grand nombre de travaux et d'écrits. Malpighi, le
premier auteur qui mérite d'être cité, regarde le tissu des os comme
résultant de lames, de fibres et de filets, avec un suc osseux intermédiaire ; c'est, suivant lui, comme une éponge imbibée de ci..
Gagliardi admet des lames ou bractées, et des chevilles osseuses de
différentes formes, qui les rassemblent ; Havers, à peu près comme
Malpighi, des lamines formées de fibres, et réunies par le suc osseux.
Lasône décrit des lames formées de fibres ossifiées, tenant ens
elles par des filets obliques. Reichel, ayant examiné des portions
d'os ramollies dans un acide minéral, a vu qu'on pouvait les partager en lames, et celles-ci en fibres, formant un tout poreux et tubuleux, qui se continue avec la substance spongieuse. Scarpa conclut, de l'examen des os sains et malades, des os entiers et privés
de leurs substances salines, des os avant et après leur entier développement, que le tissu osseux, même la substance compacte, est un
tissu celluleux à mailles très-fines et tout à fait semblable à la substance spongieuse. Medici a observé, ce que savent depuis longtemps
ceux qui font le commerce de gélatine extraite des os, que la substance compacte des os longs, privée des sels terreux par l'action
d'un acide faible, se divise en plusieurs lames ou couches, adhérentes entre elles par des fibres.

§ 584. Pour examiner la texture du tissu osseux, ce tissu étant
extrêmement dur, on est obligé d'avoir recours à des procédés
chimiques qui, en décomposant l'os, doivent avoir une action quelconque sur la partie qui reste soumise à l'examen. Quoi qu'il en
soit, si on plonge un os pendant quelques jours dans un acide végétal, ou dans un acide minéral étendu d'eau, la substance saline
qui entre en grande proportion dans l'os en est enlevée, et l'os,
conservant sa forme, son volume, mais ayant perdu de son poids
une partie égale à celle de la substance saline soustraite, est devenu
flexible et tenace comme le tissu fibreux. En cet état, il est réductible en colle ou en gélatine par la décoction. En cet état aussi, si on
l'amollit par la macération dans l'eau, la substance compacte en

_____

¹ Voyez la note du § 566.

ls, qui n'offrait aucune texture apparente, se divise en lames, formées par des fibres ; les lames se divisent en fibres, qui, par une macération plus prolongée, se gonflent, et deviennent aréolaires et molles, comme le tissu cellulaire.

La fibre osseuse diffère surtout des autres fibres animales par la grande quantité de substance saline qu'elle contient.

En effet, si au lieu d'enlever cette substance saline et d'examiner le réseau organique dont il vient d'être question, on détruit au contraire celui-ci, en soumettant un os à l'action du feu nu, il reste une substance blanche, conservant le volume, la forme et une grande partie de la pesanteur de l'os ; cette substance dure, mais très-fragile, est constituée par les sels qui faisaient partie du tissu osseux. Les autres tissus organiques laissent, après la combustion, un résidu analogue ou des cendres, mais en beaucoup moins grande proportion, et ne conservant point, comme celle des os, la forme et une partie de la solidité du tout.

585. La fibre osseuse est donc une fibre très-analogue à la fibre cellulaire, mais en différant par la très-grande quantité de substance terreuse qui entre dans sa composition. On s'est fait diverses idées sur la nature intime de cette fibre. On a longtemps considéré le tissu des os comme un tissu organique aréolaire, contenant de la substance terreuse dans des cavités extrêmement étroites, à peu près comme l'eau est interposée dans le tissu d'une éponge humide. D'autres regardent l'os comme un mélange intime ou une combinaison de gélatine et de phosphate calcaire. Mascagni regarde ce tissu comme formé de vaisseaux absorbants remplis de phosphate de chaux. Ce sont autant d'hypothèses qui ne reposent sur aucun fait, ou plutôt qui sont contraires aux faits.

Lorsqu'on soumet des coupes très-fines de substance osseuse à l'inspection microscopique, on aperçoit d'abord, et très-augmentés, les petits canaux de la substance compacte, qui ont été signalés plus haut, et qui donnent passage à des ramifications vasculaires. Ces petits canaux vasculaires ont reçu le nom de *canalicules osseux*. On aperçoit, en outre, dans la substance osseuse elle-même certains détails de structure sur lesquels nous nous arrêterons ensuite.

Les canalicules osseux sont de petits canaux de dimensions variées, en général assez fins, qui, dirigés, pour la plupart, dans le sens de l'axe osseux, parcourent la substance compacte, s'anastomosent fréquemment les uns avec les autres par des branches transversales, et forment, à l'aide de ces anastomoses, une sorte de réseau tubulé, qui occupe toute l'épaisseur de

la substance compacte, et qui s'ouvre par une foule de petites ouvertu,.
d'une part, à la surface extérieure de l'os, et de l'autre, dans l'intérieu ui
canal médullaire ou dans les cellules qui occupent les extrémités de is
(V. fig. **20**, *a, a*). Ces canalicules ont en moyenne, comme il a été dit p
haut, environ 0^{mm},1, diamètre. Les plus fins ont 0^{mm},02.

Les canalicules osseux, en s'anastomosant, forment des mailles allongées suivant l'axe de l'os ; mais
cette disposition ne s'observe que
dans les os longs. Dans les os mixtes, tels que les os du crâne, par
exemple, les canalicules sont disposés en séries radiées, et donnent
à l'os, surtout à l'os des jeunes sujets, l'apparence de fibres osseuses,
qui rayonnent des points d'ossification vers les points voisins. Dan
les os courts, le réseau des canalicules n'a rien de régulier, et ceux-
ci n'ont qu'une très-petite étendue, car ils s'ouvrent dans les cellules du tissu spongieux de l'os,
après avoir traversé obliquement
la lame très-mince de tissu compacte. Souvent, cependant, on re-

FIGURE 20.

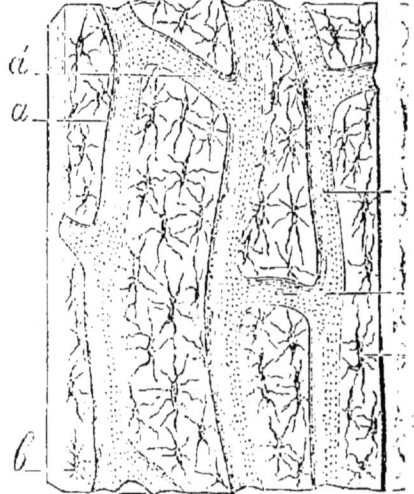

Os. coupe longitudinale de la substance compac
a. Canalicules osseux longitudinaux.
a'. Canalicules osseux transversaux,
b. Corpuscules osseux répandus dans la substo
osseuse.

marque que quelques canalicules ne s'ouvrent dans les cellules osse
de ces os qu'après avoir parcouru un certain trajet dans les lames qu p
séparent. Pareille disposition s'observe dans les extrémités spongieuses e
os courts.

Les canalicules osseux sont plus abondants dans les os des jeunes s t
que dans ceux des vieillards. Comme les canalicules donnent passage e
vaisseaux, et qu'ils sont, en outre, remplis de graisse, on comprend c
ment le tissu osseux devient plus sec et moins vasculaire par les progr de
l'âge.

On peut se faire une idée très-exacte des canalicules osseux, par rapr
à leur contenu, en les comparant au canal médullaire qui existe da le
centre des os longs. Les canalicules osseux sont des canaux médullaires r
des proportions microscopiques, qui occupent la substance compact de
os. Ils renferment, en effet, dans leur intérieur, des vaisseaux et du is
adipeux. Il y a entre le canal médullaire lui-même, et les canalicules os x
cette différence toutefois, que le premier, étant très-grand, renferme l u
coup de vaisseaux, tandis que les autres, étant très-petits, contiennent u
lement un filet artériel et un filet veineux, entourés par le tissu adip x.
On a cru d'abord que la graisse, dans les canalicules osseux, se trou t à

de liberté, et non entourée par les vésicules qu'elle présente dans les
es du tissu cellulaire; mais il résulte de recherches faites sur les os
ur des animaux vivants, qu'on trouve là, comme partout, la graisse
nue dans ses vésicules caractéristiques, et que la matière huileuse
es contiennent ne s'échappe au dehors, après la mort, que par l'effet
putréfaction qui détruit ces enveloppes. La graisse se trouve donc
due en grande quantité dans le tissu des os, car les canalicules sont
mement nombreux; elle fait en quelque sorte partie de leur substance.
d on disait autrefois que la substance des os tout entière était infiltrée
aisse, on disait vrai; il ne manquait à cette manière de voir que l'in-
ion précise des points où on la trouve. Au reste, la quantité de graisse
nue dans les canalicules osseux est très-variable, comme, d'ailleurs,
portion de graisse, contenue dans les mailles du tissu cellulaire. Sur
ques sujets, l'intérieur des canalicules, comme celui du grand canal
llaire, est rempli par de la graisse à peu près pure; sur quelques autres,
ontraire, il n'y en a qu'une très-faible proportion; la graisse disparue
emplacée par un liquide albumineux [1]. Ce liquide occupe alors à la
et le canal médullaire et les canalicules. Dans les os, en effet, les
es abandonnées par la graisse ne peuvent pas revenir sur elles-mêmes,
me les autres tissus. Le liquide albumineux ne fait que tenir la place de
aisse disparue.

nsi, dans le canal médullaire, dans les canalicules osseux, et aussi dans
ellules qui existent à l'extrémité des os longs, ou qui constituent la
e des os courts, on aperçoit absolument les mêmes parties, c'est-à-dire
aisseaux et du tissu adipeux. Ces espaces, tantôt disposés en cellules,
t contournés en canaux, et communiquant, de toutes parts, les uns
les autres, sont donc différents seulement par la forme et la grandeur,
n par le contenu. Tous ont pour fonction de laisser pénétrer dans
arties de l'os diversément disposées pour l'accomplissement de leurs
ions, des vaisseaux et des liquides chargés d'une forte proportion de
se.

s *canalicules* osseux sont-ils tapissés par une fine membrane celluleuse?
upart des auteurs en parlent. Si l'on songe à la difficulté de reconnaître

On appréciera les différentes proportions de graisse que peut renfermer
al médullaire, en comparant les deux analyses ci-jointes, que j'emprunte
. Gosselin et Regnauld (*De la subst. médull. des os*, *Archiv. génér.* de
1849).

1re *analyse.*		2e *analyse.*	
stances grasses..........	85	Substances grasses..........	2
t. album. et vaisseaux.....	4	Mat. album. et vaisseaux.....	21
s fixes..................	1	Sels fixes..................	1
u......................	10	Eau......................	76
	100		100

le tissu cellulaire qui contient dans ses mailles les vésicules graisseuses, dans l'intérieur du grand canal médullaire, il faut convenir qu'on l'admet plutôt par analogie dans les canalicules que par démonstration rigoureuse.

Outre les *canalicules osseux* qu'on n'aperçoit qu'à l'aide du microscope, il y a dans l'os deux autres ordres de canaux osseux destinés pareillement à des vaisseaux. Ces deux ordres de vaisseaux s'aperçoivent à l'œil nu. C'est d'abord le canal nourricier de l'os qui pénètre obliquement au travers de la substance compacte, en général, vers la partie moyenne de l'os, et, en second lieu, des *canaux variqueux*, c'est-à-dire parsemés de renflements et d'étranglements qu'on aperçoit surtout dans les vertèbres et dans la substance spongieuse des os du crâne. Ils existent aussi, mais moins abondants, dans l'épaisseur des bords des os du bassin, dans les os courts, et dans les extrémités des os longs. Ces conduits variqueux sont remplis par des veines qui forment en ce point comme une sorte de réseau à branches volumineuses, qui a beaucoup d'analogie avec celui qu'on rencontre dans les tissus érectiles.

Les *canaux variqueux* des os existent donc dans le tissu spongieux des os. Sur des coupes pratiquées sur des os courts (sur des vertèbres, par exemple), on les distingue des espaces celluleux, au milieu desquels ils serpentent, par leur volume qui l'emporte sur celui des vacuoles du tissu spongieux, par leur forme canaliculée, et par l'épaisseur et la résistance de leurs parois qui l'emportent sur celles des lamelles voisines. Ces canaux variqueux communiquent, d'ailleurs, les uns avec les autres, et aussi avec les cellules du tissu spongieux, par de petits pertuis creusés sur leurs parois. Les canaux variqueux sont complètement remplis par les veines qui s'appliquent sur le canal osseux, réduites à leur membrane interne.

Ainsi, les os courts, les os mixtes et les extrémités spongieuses des os longs sont composés, dans leur intérieur : 1° par des cellules osseuses (tissu spongieux), remplies, comme le canal médullaire auquel elles font suite ou qu'elles remplacent, par du tissu adipeux au milieu duquel serpentent des vaisseaux; et 2° par des canaux osseux variqueux, complètement remplis par des veines et qui communiquent, par des pertuis creusés sur leurs parois, avec les cellules communes du tissu spongieux. Pour se faire une bonne idée de ces canaux, il faut les étudier sur des os de vieillards. En effet, ils se prononcent de plus en plus avec l'âge. Dès le principe, chez l'enfant ils sont à peine apparents ; chez l'adulte, ils sont peu nombreux et souvent isolés les uns des autres. Dans un âge avancé, ils communiquent largement ensemble, non-seulement dans le même os, mais souvent dans des os voisins qui se sont soudés entre eux par l'ossification du cartilage d'articulation, comme cela a lieu fréquemment aux os du crâne.

Les canaux variqueux ou canaux veineux des os sont bien plus développés chez quelques animaux que chez l'homme. Ainsi, dans beaucoup de crânes massiers les sinus de la dure-mère sont remplacés par une circulation veineuse mse qui s'accomplit à l'intérieur même des os du crâne, creusés à cet effet d'un grand nombre de canaux de ce genre. Chez ces animaux les replis de la dure-mère sont même remplacés par des prolongements adossés de la lame interne de la boîte crânienne dans l'épaisseur desquels a lieu, en partie, la circulation veineuse encéphalique ; on peut observer cette disposition sur l'éléphant.

9. Plaçons actuellement sous le microscope une tranche osseuse prise, non plus dans le sens de l'axe osseux, mais perpendiculairement à sa direction. Sur cette coupe les canalicules osseux, dirigés, ainsi que nous l'avons dit, dans le sens de l'axe de l'os ne présenteront (V. fig. 21, a) qu'une ouverture à l'observation.

Si nous examinons alors la substance osseuse autour du canalicule osseux, nous apercevons que ce dernier est entouré par une série de zones concentriques, au nombre de cinq à dix environ (V. fig. 21, b). Ces zones sont d'autant plus régulières et arrondies qu'on les examine plus près du canalicule. A mesure qu'on s'éloigne, elles ne sont plus aussi régulières, mais elles s'inclinent et confondent leurs courbes avec les zones les plus extérieures qui entourent les canalicules voisins.

Ces zones concentriques sont

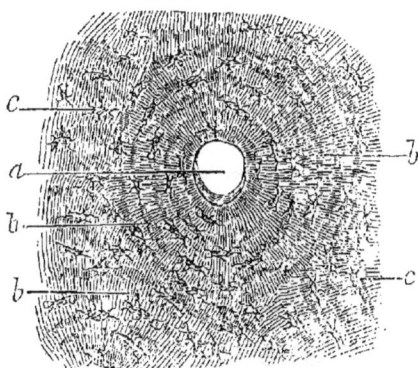

FIGURE 21.

Os. Coupe horizontale.
a. Ouverture d'un canalicule osseux.
b. La substance osseuse disposée en couches concentriques autour du canalicule.
c. Corpuscules osseux.

bien visibles lorsqu'on a fait macérer l'os pendant quelque temps dans de l'eau fortement acidulée avec l'acide chlorhydrique. Alors une grande partie des sels calcaires de l'os a disparu, et il est plus facile aussi de séparer des lamelles osseuses à l'aide de l'instrument tranchant. Cependant on peut distinguer aussi les zones concentriques dont nous parlons sur des os frais qui n'ont subi aucune préparation.

Ces zones ne forment pas toujours des cercles complets. On voit parfois une zone décrire seulement une demi-circonférence, ou les trois quarts d'une circonférence, et se terminer en se confondant insensiblement avec la zone la plus rapprochée. Comme les zones qui entourent les canalicules osseux ne sont que les vestiges des dépôts successifs de la substance osseuse, on doit penser que, dans certains cas, ce dépôt ne s'est pas fait avec une régularité constante sur tous les points de la circonférence du canalicule.

Les zones qui entourent les canalicules osseux forment de véritables gaînes ou lamelles circulaires emboîtées les unes dans les autres.

Ces lames, ou zones circulaires, présentent d'une manière plus ou moins

distincte des lignes fines et rapprochées, semblables à des rayons dirig,]
du canalicule comme centre, vers la périphérie. Ces lignes sont visil;i
sur la fig. 21. On les a considérées comme des canaux extrêmement dé;
qui s'ouvriraient dans le canalicule, et qui seraient la voie par laqu;
s'infiltre dans la substance osseuse la matière nutritive. Ces lignes :;
semblent bien plutôt aux points de jonction des éléments des lames cir;
laires, qui seraient ainsi constituées par des fibres accolées les unes ;
autres.

c. Quand on examine une lamelle osseuse qui n'a point été attaquée ;
les acides, on aperçoit encore au milieu de la masse osseuse, et répan;;
entre les zones circulaires et dans leur épaisseur, de petits corps irré;
lièrement arrondis, en général allongés, quelquefois arrondis et pol;;
driques. Ces corps sont pourvus de petits prolongements ou d'une sort;
chevelu, ce qui leur donne une apparence étoilée ; d'où le nom ;
quelques auteurs leur ont donné de corpuscules étoilés. Ils ressemblent;
vantage à un insecte pourvu d'un grand nombre de pattes ; on les dési;
plus généralement sous le nom de corpuscules osseux (voy. fig. 21,i;
Ces petits corps diffèrent, quant à leur aspect, suivant qu'on les ;;
mine par transparence, ou qu'on éclaire la pièce à la lumière directe. I;
le premier cas ils paraissent noirs ou du moins gris foncé ; dans le se;;
ils paraissent au contraire blancs et brillants. Ce double examen prouve q;;
ne sont point colorés en noir, mais que cette apparence est due à ce q;;
sont constitués par une petite masse très-dense, et composée d'une subst;;
qui ne se laisse pas traverser par la lumière, comme les parties voisi;;
Comme, d'une autre part, ils sont peu visibles lorsque la pièce a ma;;
quelque temps dans l'eau acidulée, et qu'ils disparaissent complétem;
quand la macération a été longtemps prolongée, on pense, non sans rai;;
qu'ils sont formés, ou tout au moins remplis par de petites masses de p;;
phate de chaux.

Les corpuscules osseux ont des dimensions variables. Comme ils son;
général allongés, l'un des diamètres l'emporte sur l'autre. Leur grand ;;
mètre est souvent de 0^{mm},02, leur petit diamètre de 0^{mm},008.

Quelques auteurs, et en particulier M. Krause, ont dit que les petits;;
pendices que présentent les corpuscules des os s'ouvraient dans les can;
cules osseux. J'ai cherché souvent cette communication, je n'ai jama;;
la constater. Il y a bien, il est vrai, des prolongements de corpuscules;;
arrivent jusqu'aux canalicules, mais il n'est pas possible de distinguer;;
s'ouvrent dans les conduits ou s'ils appartiennent, sur la pièce q;;
examine, à un plan supérieur ou inférieur au conduit lui-même. Il est;;
probable que les corpuscules osseux sont isolés, ainsi que leurs append;;
au milieu de la trame osseuse. Leur contenu, d'ailleurs, diffère notable;;
de celui des canalicules : ils sont remplis de phosphate calcaire, e;;
canalicules le sont par du tissu adipeux ; on ne voit pas pourquoi ils ;;
muniqueraient ensemble.

.d. Nous avons vu, § 584, que les os se séparaient en fibres par une macération prolongée, d'où l'on avait tiré la conclusion que la structure des os était fibreuse. Il résulte des détails dans lesquels nous sommes entrés, que la théorie ancienne, dans laquelle on considérait les os comme constitués par des fibres osseuses, agglomérées dans le sens de l'axe des os pour les os longs, rayonnées pour les os plats, dirigées en sens divers pour les os courts, n'est pas absolument dénuée de fondement. Il suffit de considérer ces fibres osseuses comme des canalicules entourés de leurs zones osseuses, et par conséquent de les envisager comme des fibres osseuses tubuleuses engaînant des vaisseaux, pour se faire une juste idée de la structure générale des os.

M. Gerdy, en comparant le tissu osseux à un réseau d'étuis osseux très-serrés dans lesquels sont placés des vaisseaux et une légère couche de liquide huileux, a le premier donné une définition exacte de la structure des os. Ses idées n'ont été publiées, il est vrai, qu'en 1839, mais depuis 1832 il les avait vulgarisées dans ses cours de pathologie.

Les étuis osseux qui forment la substance osseuse sont donc constitués par un canal intérieur (*canalicule osseux*) microscopique, entouré de plusieurs zones, ou couches concentriques, et au milieu de ces zones sont disséminés *les corpuscules osseux*. Ces étuis osseux, par leur assemblage et leurs communications (anastomoses des canalicules osseux) constituent la substance *compacte* tout entière. Quant à la substance *spongieuse*, les éléments lamelleux contiennent quelquefois encore dans leur épaisseur des terminaisons de canalicules; les éléments lamelleux circonscrivent des cellules irrégulières, visibles à l'œil nu, et dégénérant par leur agrandissement à canaux médullaires des os longs. Si maintenant on remplit de tissu adipeux et de vaisseaux disposés comme nous l'avons vu, le canal médullaire des os longs, les cellules des os courts, plats et mixtes, ainsi que les canalicules, on aura une idée exacte de la structure d'un os frais.

§ 586. Quelques tissus appartiennent essentiellement à l'organisation des os, ce sont le périoste, la moelle et les vaisseaux.

Le périoste est une membrane fibreuse très-vasculaire qui enveloppe les os, comme on l'a vu (§ 521).

La membrane médullaire est une membrane cellulaire extrêmement fine, très-vasculaire, qui contient la moelle dans le canal médullaire des os longs (§ 162).

Les vaisseaux sanguins des os, assez nombreux, et de volume différent, se distinguent en ceux qui se ramifient d'abord dans le périoste externe, et qui pénètrent ensuite dans les petits trous [1] de la

---

[1] Les petits trous dont il est question ici sont les orifices externes des *canalicules osseux*.

substance compacte; en ceux qui pénètrent, sans se ramifier, dans le canal médullaire, où ils se distribuent au tissu de ce nom, et s'engagent ensuite par la face interne dans la substance compacte, où ils communiquent avec les précédents; et enfin en ceux qui pénètrent par les trous grands et nombreux des os courts et des parties spongieuses des os longs et larges, pour se distribuer dans la substance spongieuse, et y communiquer, dans les os longs, avec les vaisseaux des deux premiers ordres. Quelques anatomistes ont appelé vaisseaux nourriciers du premier ordre ceux du canal médullaire des os longs; vaisseaux nourriciers du second ordre, ceux de la partie spongieuse; et du troisième ordre, ceux qui passent du périoste externe dans la substance compacte : en général, chacun des conduits nourriciers contient une artère et une veine ; ceux du second ordre contiennent des veines très-grandes et à parois très-minces, qui ne paraissent consister que dans la membrane interne ; ces veines paraissent avoir de grandes communications avec les cavités médullaires de la substance spongieuse [1].

On voit des vaisseaux lymphatiques seulement à la surface des grands os.

On ne voit dans les os d'autres nerfs que ceux qui accompagnent les vaisseaux du canal nourricier.

§ 587. La dureté considérable des os dépend de leur composition chimique : ce sont en effet, comme on l'a vu, les parties organisées qui contiennent le plus de substance inorganique. On doit avoir su de tout temps que les os sont combustibles, et qu'ils laissent un résidu considérable. Il y a longtemps aussi qu'on sait que les os fournissent de la gélatine ou de la colle par la décoction. C'est Schéele qui a annoncé que la partie saline ou terreuse des os est du phosphate de chaux. Cent parties d'os frais se réduisent à soixante environ par la calcination.

---

[1] La substance spongieuse est creusée pour les recevoir de canaux particuliers que nous avons décrits sous le nom de *canaux variqueux*.

D'après l'analyse de Berzélius, les os humains, privés d'eau et de graisse, sont composés ainsi qu'il suit :

1º Elément organique	Matière animale réductible en gélatine	32,17
	Matière animale insoluble	1,13
2º Eléments inorganiques	Phosphate de chaux	51,04
	Carbonate de chaux	11,30
	Fluate de chaux	2,00
	Phosphate de magnésie	1,16
	Soude et chlorure de sodium . .	1,20

100,00

Fourcroy et Vauquelin, dans leurs premiers essais, n'avaient point trouvé de phosphate de magnésie dans les os humains. Suivant Hildebrandt, il n'y en aurait point. Suivant Hatchett, il y aurait un sulfate de chaux qui, d'après Berzélius, est un produit de la calcination. Enfin, Fourcroy et Vauquelin admettent encore dans les os, du fer, du manganèse, de la silice, de l'alumine et du phosphate d'ammoniaque, mais point de fluate.

Les os ont été analysés un très-grand nombre de fois depuis les travaux de Berzélius. La plupart des résultats se sont trouvés identiques avec les siens. Il serait inutile par conséquent de reproduire ces analyses [1].

Les os sont donc constitués par deux éléments principaux, une base organique et une base inorganique. La première, réductible pour la plus grande partie en une substance qui se dissout dans l'eau et donne de la gélatine par refroidissement ; la seconde, composée en majeure partie, chez l'homme au moins, par du phosphate de chaux.

Pour séparer ces deux parties constituantes des os, deux procédés peuvent être employés. Le premier consiste à prendre un fragment d'os et à le calciner jusqu'à ce qu'il ne reste plus que les cendres. Le résidu représente les matériaux inorganiques, et ce que le résidu a perdu en poids, donne la proportion des matériaux organiques renfermés dans l'os. Le second consiste à traiter les os par l'acide chlorhydrique qui s'empare des matières salines, devient plus flexible, s'amollit et ne conserve plus alors que sa trame organique. Le premier procédé est plus rigoureux, mais avec le second on a l'avantage d'examiner directement la trame organique, et de ne pas la doser seulement par différence.

Lorsque l'os a été traité par l'acide chlorhydrique, et que les matières

---

[1] Il y a dans les os, d'après M. Orfila, des traces de cuivre et de plomb, provenant des substances alimentaires dont l'homme se nourrit.

salines ont disparu, on peut d'ailleurs examiner la trame osseuse à l'aide
du microscope, et constater certains détails de structure sur lesquels nous
nous sommes précédemment arrêté. Ainsi, par exemple, on y voit toujours
les canalicules, et on y distingue bien plus nettement les zones concentriques qui les entourent. Quant aux *corpuscules osseux*, ils ont disparu avec
les sels calcaires qui les remplissent, et on n'aperçoit plus que quelques
petites cavités microscopiques à peine distinctes qui indiquent la position
qu'ils occupaient.

Les os, ainsi que nous le verrons bientôt, passent par l'état cartilagineux
avant de devenir des os parfaits. Or, pendant longtemps on avait pensé que
l'ossification des cartilages consistait simplement dans le dépôt, au milieu de
leur substance, du phosphate de chaux et des autres matières salines. Aussi
dans la plupart des anciennes analyses des os, la partie organique est-elle notée
sous le nom de *base cartilagineuse*. Or, l'un des résultats les plus curieux
des recherches de M. Müller sur la chondrine, c'est d'avoir démontré que
la base organique des os n'est pas cartilagineuse, mais celluleuse. En d'autres
termes, les cartilages qui doivent se transformer en os donnent bien de la
chondrine avant l'ossification, mais si on examine les cartilages osseux après
l'ossification, c'est-à-dire, si on examine chimiquement les os débarrassés
de leurs parties inorganiques, ils donnent par la décoction une gelée qui n'est
plus de la *chondrine*, mais de la *gélatine*. En sorte que l'ossification ne consiste pas seulement dans un dépôt de matières calcaires dans la trame du
cartilage, mais encore dans un changement organique, en vertu duquel le
cartilage devient du tissu cellulaire. Il est probable dès lors que le cartilage
qui occupait la place de l'os n'a qu'une existence temporaire, et qu'il disparaît à mesure que l'ossification dépose les matériaux du tissu cellulaire
ainsi que les éléments salins des os.

A quel état se trouve dans les os le tissu qui en constitue la trame organique ? Y est-il à l'état de tissu cellulaire proprement dit, ou à celui du
tissu fibreux ? Il serait difficile de le dire, puisque ces deux tissus ne sont
qu'une condensation plus ou moins grande de la même fibre élémentaire.
Ce qui est certain, c'est que la trame organique des os ne se réduit complétement en gélatine qu'avec une difficulté qui rappelle plutôt le tissu fibreux. Quant à l'examen microscopique de la trame organique des os débarrassés de leurs sels calcaires, il montre une substance presque transparente
où l'on aperçoit les zones concentriques tracées autour des canalicules
avec leurs stries rayonnées, assez faiblement accusées. Si l'on songe que les
acides rendent les fibres cellulaires transparentes, et leurs contours difficiles
à saisir, et si l'on observe la trame organique des os obtenue par le traitement des acides, on sera frappé de la ressemblance de cette trame avec les
caractères microscopiques des tissus fibreux et cellulaire.

Les sels calcaires sont contenus dans les os, non-seulement dans les corpuscules osseux, mais infiltrés en quelque sorte dans la substance de l'os
lui-même, c'est-à-dire dans les diverses couches qui entourent les canalicules

Lorsqu'on fait bouillir dans de l'eau des os qui n'ont pas été traités préalablement par les acides, et qui contiennent par conséquent encore la totalité de leurs éléments constitutifs, on éprouve une extrême difficulté à dissoudre la substance organique. Quelque prolongée que soit l'ébullition, on ne parvient même pas à en extraire toute la gélatine. Les sels calcaires sont en effet unis avec la trame celluleuse de l'os d'une manière tout à fait intime, comme l'albumine du sang, par exemple, l'est avec la soude, dont il est presque impossible aussi de la débarrasser complétement. Cette union tient vraisemblablement et à la division extrême de la matière saline, et à ce que son dépôt dans le tissu cellulaire de l'os coïncide avec l'apparition du tissu cellulaire lui-même, qui se forme dans le même temps pour prendre la place du cartilage.

Les os des mammifères présentent la même composition que les os de l'homme, avec cette différence, toutefois, que les proportions de carbonate de chaux sont plus grandes que chez l'homme dans quelques-uns d'entre eux, et particulièrement chez les herbivores.

Les os des oiseaux ne diffèrent pas des os des mammifères sous le rapport chimique, mais leur conformation générale présente un caractère particulier. Les os de cette classe sont minces, légers ; leur intérieur est creusé de vastes cellules, non pas remplies par la graisse, mais par l'air atmosphérique, à l'aide de communications établies entre le sac pulmonaire et leurs cavités. Cette disposition s'observe surtout à l'humérus, au fémur et aux os du bassin.

Les reptiles et les poissons, qui complétent l'embranchement des vertébrés, ont des os tout à fait analogues à ceux des autres classes. Ainsi, les os du brochet, par exemple, contiennent 37,36 de matière organique et de gélatine, et 62,64 de matières salines (phosphate et carbonate de chaux). La quantité de phosphate de chaux l'emporte également de beaucoup sur le carbonate. Nous rappellerons que les poissons chondroptérygiens n'ont point de véritables os, mais un squelette cartilagineux, réductible en chondrine.

Parmi les animaux invertébrés on ne trouve que des coquilles, ou d'autres concrétions solides placées à l'extérieur du corps, servant d'enveloppes protectrices ou de point d'attache au tissu contractile, et faisant ainsi parfois fonction de squelette. Ces parties n'ont rien de semblable, quant à la structure anatomique, avec les os des vertébrés. Elles sont formées par des stratifications de matières calcaires, au milieu desquelles la substance organique est mélangée comme une sorte de ciment, et en quantité beaucoup moins considérable que dans les os des vertébrés. Ces concrétions sont remarquables encore par la proportion considérable de carbonate de chaux, qui l'emporte de beaucoup sur celle du phosphate de chaux.

On trouve du phosphate de chaux, non-seulement dans les os des animaux vertébrés, mais encore dans le sang, dans tous les liquides de l'économie, tant dans les liquides libres que dans ceux qui imbibent les solides. Le

phosphate de chaux qui existe en grande quantité dans les os, aussi bien qu
celui qui se trouve en quantités minimes dans tous les tissus, provient d
sang dans lequel il est amené par l'absorption digestive ; ce sel provient don
des aliments et des boissons. Les végétaux, la chair et le sang des animau
dont l'animal fait usage, l'eau dont il s'abreuve , renferment du phosphat
de chaux.

C'est principalement des os des mammifères qu'on retire la gélatine [1] o
colle forte, dont on fait un si grand usage dans les arts. Comme dans cett
opération on ne se propose pas d'extraire rigoureusement toute la quantit
de gélatine que contiennent les os, on a recours à des procédés économi
ques. On fait d'abord bouillir les os dans des chaudières ouvertes pour e
extraire les matières grasses dont ils sont remplis, et qui sont fort estimée
dans le commerce pour le graissage des machines. On les retire ensuite pou
les placer dans des chaudières fermées dans lesquelles on fait passer d
courants de vapeur d'eau sous une pression supérieure à celle de l'atm
sphère. Ces courants dissolvent et entraînent les parties organiques des os so
forme de gélatine. Pour accélérer l'opération, on écrase souvent préalabl
ment les os entre deux cylindres. Les os contiennent, après ces opération
une quantité de matière organique encore suffisante pour qu'on puisse l
utiliser à la fabrication du noir animal.

La *colle de poisson*, fort employée aussi dans les arts , ne se prépare p
avec les os de poissons, mais avec la vessie natatoire de l'esturgeon.

§ 588. Outre les différences de composition relatives à l'âge, tou
les os n'ont point exactement la même composition dans le même i
dividu ; ainsi les os du crâne contiennent généralement un peu plu
de substance terreuse que les autres ; le rocher est, de toutes l
parties, celle qui en contient le plus [2].

Les différences que l'âge apporte dans la composition chimique des os m
ritent de nous arrêter un instant. Il n'est pas question ici des différences cl
miques qui surviennent dans la composition d'un os en voie de développeme
Il est bien évident qu'un os qui accomplit les phases de son développeme
et passe de l'état cartilagineux à l'état osseux, change radicalement de co
stitution. Le cartilage temporaire qui tenait la place de l'os, réductible
effet tout entier en chondrine, ne contient point les éléments organiqu
du tissu osseux. Mais, comparer les os déjà développés de l'enfant avec ce
de l'adulte et ceux du vieillard et rechercher si la proportion relative
substances organiques et inorganiques est la même à tous les âges, est
problème pathogénique qui ne manque pas d'importance.

---

[1] Pour l'histoire chimique de la gélatine, voir § 123.
[2] John Davy, *in* Monro, *Outlines of the anatomy of the human bod*
Edimbourg, 1813.

D'après les analyses de Schreger, on regarde généralement comme un démontré que les os sont moins riches en matière organique à mesure que l'homme avance en âge, envahis qu'ils seraient par les matériaux inorganiques. Voici, en effet, les résultats numériques des analyses de Schreger données par Bostock.

	Os d'enfants.	Os d'adultes.	Os de vieillard.
Matières organiques.............	47,20	20,18	12,02
Matières inorganiques ou salines...	48,48	74,84	84,01
	95,68	95,02	96,03

Cependant, des recherches plus récentes de MM. Nélaton et Sappey, il résulterait que les proportions des éléments inorganiques et organiques sont sensiblement les mêmes à tous les âges de la vie. Les os seraient en quelque sorte un composé défini dans lequel la base celluleuse et les matières salines sont unies dans des proportions fixes. Ces deux expérimentateurs ont fait leurs recherches sur des lamelles osseuses prises sur le tibia d'enfants, d'adultes et de vieillards. Ces lamelles, égales en poids, ont été calcinées et ont constamment laissé les mêmes quantités de résidu inorganique, c'est-à-dire en moyenne 52 pour 100, comme dans l'analyse de Berzélius. Il est vraisemblable que les résultats obtenus par Schreger doivent être attribués à ce qu'il a opéré sur des os non complétement ossifiés, et à la grande quantité de liquides que renferment les os des jeunes sujets. À la calcination, en effet, ces matériaux humides sont détruits avec la gélatine qui entre dans la constitution de l'os lui-même, et notés avec elle par différence. MM. Nélaton et Sappey se sont mis en garde contre cette cause d'erreur en n'opérant que sur des quantités très-petites de substances osseuses (1 gramme), et en prenant ces parcelles sur le tissu compact, là où la quantité de liquides dans l'os est extrêmement petite.

Il résulte de ces recherches, ainsi que le font remarquer leurs auteurs, que la vitalité décroissante du tissu osseux, ainsi que sa fragilité chez le vieillard, dépendent, non de la quantité plus considérable de matériaux inorganiques, mais de ce que le tissu osseux devient plus dense par les progrès de l'âge, c'est-à-dire qu'il pèse davantage sous le même volume, ou encore qu'un volume déterminé d'os renferme un plus grand nombre de molécules calcaires. L'inspection microscopique vient à l'appui de cette manière de voir et la confirme. Nous avons dit plus haut, en effet, que les *canalicules osseux* sont d'autant plus rapprochés que l'individu est plus jeune, et d'autant plus éloignés qu'il est plus vieux. On conçoit que la densité de l'os est en raison inverse de la quantité *des canalicules* contenus dans un espace déterminé, les proportions de gélatine et de phosphate de chaux restant les mêmes.

Les canalicules osseux, nous l'avons vu, donnent passage à des vaisseaux. Les *canalicules osseux* diminuant par les progrès de l'âge, il en résulte que

la quantité des vaisseaux contenus dans l'épaisseur de l'os va en diminua..
et que, par conséquent, leur nutrition devient de moins en moins acti..
Comment les canalicules deviennent-ils plus rares? Probablement pa..
qu'ils sont peu à peu envahis par les matériaux de la nutrition, apportés ..
les vaisseaux, et par le refoulement excentrique des zones des canalicu..
voisins. Du reste, quel que soit le mécanisme peu connu de cette dispo..
tion, le fait n'en est pas moins constant.

Sur des os qui auraient séjourné un temps plus ou moins considérab..
sein de la terre, la proportion des éléments organiques et inorganiq..
pourrait être changée, il est vrai, et il faudrait bien se garder de faire..
expériences comparatives dans de semblables circonstances. Il résulte..
effet, des recherches de Vauquelin que, sur des os extraits des carrière..
Montmartre, la substance organique n'était plus représentée que par..
tandis que les matières salines formaient 90 parties. Ces matières en e..
avaient été évidemment empruntées au sol, car elles étaient constituées ..
seulement par le phosphate et le carbonate de chaux, mais en grande pa..
encore par le sulfate de chaux, sel abondamment répandu dans les e..
rons de Paris. On conçoit facilement ce qui s'était passé en pareil c..
l'humidité du sol avait à la longue ramolli et dissous la gélatine; cell..
avait été entraînée par les filtrations souterraines, tandis que la tram..
l'os, comme une sorte de filtre, avait retenu les matières dissoutes ..
l'eau.

Les os d'un même individu n'ont pas exactement la même composit..
MM. Valentin et Rees ont analysé sous ce rapport un grand nombre ..
tels que le tibia, le fémur, l'humérus, le péroné, le cubitus, le tempo..
l'omoplate, les vertèbres, l'os des iles, etc.; ils ont signalé, comme D..
de légères différences de proportions entre les éléments organiqu..
inorganiques. Mais ces différences sont assez minimes pour qu'on puisse..
négliger. Elles oscillent entre quelques centièmes en plus ou en moin..
matériaux calcaires. L'état de dessiccation plus ou moins complète de..
mis en expérience suffit peut-être à les expliquer.

§ 589. Les os sont d'une couleur blanc jaunâtre et opaques, ..
c'est surtout par leur dureté, leur peu de flexibilité et leur résist..
à la rupture, qu'ils sont remarquables; c'est par ces propriétés qu..
servent dans l'organisme. Quelque peu flexibles et compressib..
qu'ils soient, ils sont élastiques.

Les os jouissent d'une extensibilité et d'une force de resserrem..
lentes, mais réelles: ainsi le sinus maxillaire, les fosses nasales, le..
bite, etc., s'agrandissent peu à peu par le développement de tum..
dans leur intérieur; ces mêmes cavités reviennent sur elles-mêm..
quand elles sont débarrassées de ces causes d'extension; les alvé..
se resserrent et s'effacent après la chute des dents, etc.

[t]out autre mode de contraction y est nul. La sensibilité n'y [es]t qu'à l'état morbide. La force de formation y est remarquable [sous] ce double rapport, que tous les phénomènes qui s'y rapportent, [com]me la formation première, la réparation, les altérations de tex-[tures], etc., y sont d'une très-grande lenteur; tandis que les facultés [de r]eproduction et de production accidentelle y sont plus grandes [que] dans aucun autre tissu.

[5]90. La formation des os, l'ossification, ou l'ostéogénie[1], a [beau]coup occupé l'attention des observateurs, et en est en effet bien [dig]ne.

[L]es os éprouvent dans leur développement des transformations [d'au]tant plus remarquables, que les divers états par lesquels ils [pas]sent répondent à des états analogues, mais permanents, qu'on [obs]erve dans les animaux.

[A]près avoir été liquides comme toutes les autres parties, ils de-[vie]nnent : 1° mous ou muqueux ; 2° cartilagineux ; 3° osseux.

[L]es os sont muqueux, transparents et incolores, à une époque [peu -]rapprochée de la conception ; ils croissent alors par végétation, [et] forment un tout continu qui se divise plus tard.

[L]es os cartilagineux, ou les cartilages temporaires, ne paraissent [gu]ère qu'après deux mois, à partir du moment de la conception. [O]n ne peut apercevoir cet état que dans les os ou les parties d'os qui [s'en]durcissent un peu tard, car pour ceux dont l'ossification est très-

Consultez : H. Eysson, *De ossibus infantis ; cui tractatui annexus est*, etc. — [C]oiter, *Ossium infantis historia*, 12°, Gronig., 1659. — Th. Kerkring, *Osteo-[gen]ia fœtûs*, Lugd. Bat., 1717. — R. Nesbitt, *The human osteogeny*, Lond., [...]. — J. Baster, *De osteogeniâ*, Lugd. Bat., 1731. — A. Vater et [...]ann, *Osteogenia*, Viteb., 1733. — Albinus, *Annot. acad.*, lib. VI, VII. [...], *Icones ossium fœtûs humani ; accedit osteogeniœ brevis historia*, Lugd. Bat., [...]. — Duhamel, *Mém. de l'Acad. roy. des sc.*, ann. 1739-41-43-46. — Haller, [Exp]*erimenta de ossium formatione*, in *Op. min.* II. — Hérissant, *Mém. de l'Acad.* [...] *des sc.*, 1768. — C.-F. Senff, *Nonnulla de incremento ossium embryonum in* [...]*nis graviditatis mensibus*, Halæ, 1801. — J.-F. Meckel, *Deutsches archiv. fur* [...]*physiolog.*, t. I, p. 589, et t. VII, p. 397. — J. Howship, *Exper. and observ.*, [...] *on the formation of bone*, in *Med.-chir. trans.*, vol. VI, Lond., 1815. — A. [...]lard, *Mém. sur l'ostéose*, in *Nouveau journ. de méd.*, vol. IV, 1819. — Serres, [...] *lois de l'ostéogénie, Analyse des trav. de l'Ac. roy. des sc.*, ann. 1819. — A. [...]ard, *De la direction des conduits nourriciers, dans ses rapp. avec l'ostéogénie,* [...]*h. gén. de méd.*, 1835. — Gerber, *Handbuch der Allg. anat.*, Berne, 1840. — [...]ns *Lehrbuch, der Allg. anat.*, 1841. — Flourens, *loc. cit.* — Bidder, *Entwick.* [...]*knock.*, *Muller's arch.*, 1843. — Serres, *Précis d'anatomie transcen-*[da]*nte*, etc., 1842.

précoce, il est douteux qu'ils passent par l'état de cartilages, et qui paraît plutôt destiné à remplir provisoirement les fonctions d', qu'à être une période nécessaire de l'ossification.

L'état osseux commence successivement, dans les divers os, puis environ un mois après la conception, pour les plus précoc; jusqu'à dix ans ou douze ans environ après la naissance, dans s plus tardifs ; et même certains points osseux accessoires ne co-mencent guère à se former que vers quinze à dix-huit ans. Les s n'atteignent le terme complet de leur évolution qu'à l'âge de vin-cinq ans environ.

§ 591. L'ordre dans lequel les os commencent à paraître e à s'endurcir a semblé pouvoir être réduit en règles.

Ainsi, la clavicule et les mâchoires étant très-précoces dans h développement, le sternum, le bassin et les membres étant s tardifs, on a dit que la précocité était en rapport avec l'importa dans le règne animal, ou plutôt dans la classe des vertébrés, où la voit en effet, dès la classe des poissons, les clavicules et les n-choires très-développées, tandis que le sternum, le bassin et n membres le sont très-peu.

On a établi aussi en proposition générale que les os les premis formés sont ceux qui avoisinent les centres sanguins et nerve les côtes et les vertèbres étant en effet très-précoces dans leur f mation.

On a dit encore que les os longs paraissent les premiers, puis s larges, et enfin les courts ; la clavicule, le fémur, le tibia paraissu dès le commencement, et les os du tarse et du carpe très-tard, h contraire.

On a dit enfin que les os les plus grands s'ossifiaient les premi et les autres successivement.

Cela est vrai d'une manière générale, mais il y a beaucoup d'e ceptions à ces règles.

§ 592. L'ossification commence à la fin du premier mois dans clavicule, et successivement dans l'os maxillaire inférieur, dans fémur, dans le tibia, dans l'humérus, dans le maxillaire supérie; et dans les os de l'avant-bras, où elle est commencée vers tren cinq jours. Elle commence vers quarante jours dans le péroné, ds le scapulum, dans les os palatins, et les jours suivants dans la p tion prorale de l'occipital, dans le frontal, dans les arcs des p-mières vertèbres, dans les côtes, dans la grande aile du sphénoï; dans l'apophyse zygomatique, dans les phalanges des doigts, ds corps des vertèbres moyennes, dans les os nasaux et zygomatiques, dans l'ilium, dans les os métacarpiens, dans les phalangettes des doigts et des orteils, dans les condyles de l'occipital et puis de sa portion basilaire, dans la portion écailleuse du temporal, le pariétal et dans le vomer, tous os où elle est commencée le milieu de la septième semaine. Dans le courant de la même semaine, elle commence encore dans l'aile orbitaire du sphénoïde, la fin, dans les os métatarsiens, dans les phalanges des orteils dans les phalanges des doigts. Dans les dix jours suivants, elle commence dans le corps du sphénoïde, dans celui des premières vertèbres sacrées, et dans le cercle du tympan. Vers deux mois et demi, elle se manifeste dans l'appendice costiforme de la septième vertèbre; avant la fin du troisième mois, dans le labyrinthe, et vers la fin, dans l'ischium et dans l'apophyse ptérygoïde interne; vers milieu du quatrième mois, dans les osselets du tympan; à mi-même, dans le pubis, dans le calcanéum, dans les phalangines des ils, dans les masses latérales de l'ethmoïde et dans les cornets nez; un peu plus tard, dans les premières pièces du sternum; six mois, dans le corps et dans l'apophyse odontoïde de la seconde vertèbre, et dans les masses latérales et antérieures de la première vertèbre pelvienne ou sacrée; un peu plus tard encore, l'astragale; vers sept mois, dans le cornet sphénoïdal; plus dans la crête médiane de l'ethmoïde; dans le cuboïde, la première vertèbre du coccyx et l'arc antérieur de l'atlas, vers la naissance; un an plus tard, l'apophyse coracoïde du scapulum, le grand os et l'os crochu du carpe, et dans le premier cunéiforme; la rotule et l'os pyramidal, vers trois ans; vers quatre ans, dans le troisième et le deuxième cunéiforme; vers cinq ans, dans le scaphoïde du tarse, le trapèze et le semi-lunaire; vers huit ans, dans le scaphoïde du carpe; un an après, dans le trapézoïde, et enfin dans le pisiforme, vers douze ans.

593. L'ossification ne résulte pas partout de la transformation du cartilage en os. La diaphyse [1] des os longs très-précoces et le centre de quelques os larges passent immédiatement de l'état fibreux à l'état osseux. Les autres parties du système sont d'abord cartilagineuses, et c'est en elles qu'on peut le mieux observer les phénomènes successifs de l'ossification.

On se rappelle qu'on désigne sous le nom de *diaphyse*, le corps des os longs.

Cette question a reçu diverses solutions. Ainsi, quelques anatomis,
pensent que l'état cartilagineux est l'intermédiaire nécessaire entre l'é
primordial (état celluleux, état muqueux, état pulpeux) et l'état osse.
Malgré tous les travaux d'ostéogénie entrepris sur ce point, toute incer.
tude n'est pas dissipée. Ce problème se rattache, d'ailleurs, à une quest,
préliminaire, qui est la suivante : L'os est-il une transformation immédi,
du cartilage (Haller, Howship, M. Miescher)? Ou bien, le cartilage temporaire existe-t-il moins pour constituer une phase nécessaire de l'ostéogé,
que pour remplir momentanément les fonctions d'os (Nesbith, M. V.
ber, etc.)? Or, cette dernière supposition est de beaucoup la plus vraise-
blable. En effet, si nous examinons la base organique d'un os dévelop,
non-seulement nous ne trouvons plus en elle les apparences du cartila-
primitif, mais encore, traitée par l'ébullition, cette base se transforme
gélatine et non en chondrine. Par conséquent, on peut déjà tout aussi bi
soutenir que le cartilage disparaît à mesure que l'ossification prend
place, que supposer que la chondrine se transforme en gélatine.
moment donc où cette question, la trame organique de l'os est-elle rep-
sentée par le cartilage primordial? peut être résolue par la négative, on c
çoit que la première que nous nous sommes posée puisse l'être égaleme,
et l'état cartilagineux ne paraît plus un intermédiaire nécessaire à l'oss-
cation.

Voici un autre argument qui repose aussi sur l'observation des fa.
M. Valentin, qui a fait des recherches extrêmement exactes sur le dével-
pement des tissus, a constaté sur un embryon de 12 millimètres de longu,
et sur un autre de 16 millimètres, que l'ordre dans lequel apparaissent
cartilages d'ossification n'est pas le même que celui de l'ossification ul-
rieure. En d'autres termes, ce ne sont point les cartilages qui se tra-
formeront les premiers en os, qui apparaissent les premiers. En effet,
n'est ni la clavicule, ni l'os maxillaire inférieur, lesquels s'ossifieront
premiers de tous, qui se montrent d'abord sous l'apparence cartilagineu.
Vers la troisième semaine, ce sont le corps des vertèbres et les côtes qui
montrent d'abord sous la forme de cartilages manifestes. Les cartilas
temporaires de la clavicule et du maxillaire inférieur n'existent pas enco.
M. Weber avait fait aussi, en 1827, c'est-à-dire dix ans auparavant, des
servations tout à fait semblables. Ainsi, des parties qui doivent apparaîtr
l'état osseux vers la quatrième semaine, ne présentent pas de cartilages d'o-
fication à la fin de la troisième, tandis qu'à cette époque des parties qui
deviendront des os que plus tard sont déjà visibles sous la forme cartila-
neuse.

Nous dirons donc que, parfois, l'ossification se fait immédiatement par
dépôt des matériaux calcaires dans la masse celluleuse primordiale. Ms.
c'est là l'exception.

§ 594. Que se passe-t-il dans le cartilage qui s'ossifie? Le voi.

artilage, qui depuis plus ou moins longtemps tient la place et
lit les fonctions de l'os dont il a la forme et dont il acquiert
ssivement le volume, se creuse d'abord de cavités irrégu-
, puis de canaux tapissés de membranes vasculaires remplies
liquide mucilagineux ou visqueux; il devient opaque, ses ca-
deviennent *rouges*, et l'ossification commence vers son centre.

premier point d'ossification, *punctum ossificationis*, paraît
urs dans l'épaisseur du cartilage, et jamais à sa surface. Il est
uré de cartilage rouge à l'endroit qui est en contact avec lui,
ue et creusé de canaux un peu plus loin, et plus loin encore
ogène et sans vaisseaux, mais percé seulement de quelques
ux vasculaires qui tendent vers le centre osseux. Le point os-
augmente continuellement par accroissement à sa surface, et
par addition intersticielle dans son épaisseur. Le cartilage,
ssivement creusé de cavités et de canaux tapissés par des
es vasculaires, diminue successivement à mesure que l'os aug-
te, et finit par disparaître. Les canaux du cartilage eux-mêmes,
larges au commencement de l'ossification, deviennent de plus
us petits, et disparaissent enfin quand elle est opérée. A la
d'un cartilage plus ou moins épais, mais d'abord plein ou so-
sans cavités et sans vaisseaux distincts, plus tard creusé de ca-
tapissés de membranes vasculaires et sécrétantes, on trouve
s très-vasculaire, creusé de cavités aréolaires ou spongieuses,
ues de membranes et remplies de moelle graisseuse. L'os de-
ensuite moins vasculaire avec le temps, à mesure que la sub-
e osseuse s'accumule.

595. Une foule d'hypothèses ont été émises sur le mécanisme
r les phénomènes intimes de l'ossification. Ce que l'on sait,
que la vascularité augmente beaucoup avant l'ossification, et
le la précède toujours; c'est que le cartilage diminue et dispa-
mesure que l'os se forme et qu'il augmente; c'est que l'os,
vasculaire au moment de sa formation, le devient ensuite de
s en moins. Quant à l'état sous lequel la substance osseuse est
sée, c'est sous forme liquide, et son endurcissement successif
nd ou de l'addition continuelle d'une plus grande proportion
bstance terreuse, ou plutôt de la résorption du véhicule qui lui
ait sa fluidité. L'ossification ne dépend pas de la déposition de
stance terreuse dans un tissu organique, mais de la formation
itanée d'un tissu contenant tout à la fois et la substance ani-
e et la substance terreuse.

Le premier phénomène qui se montre dans un cartilage qui va s'ossifier, nous venons de le voir § 594, c'est l'apparition de cavités irrégulières, que transforment en canaux. Ces canaux eux-mêmes présentent bientôt des vaisseaux, et ces phénomènes commencent dans le centre même du cartilage, c'est-à-dire dans un milieu invasculaire. Ces premiers changements ont donné lieu à beaucoup de suppositions. La connaissance plus approfondie du tissu cartilagineux a soulevé un certain nombre de problèmes qui ne sont pas tous résolus. On s'est demandé, par exemple, ce que devenaient les *cavités* ou *vides* microscopiques du cartilage, les cellules qui y sont incluses, et aussi la substance hyaline fondamentale [1].

a. Un certain nombre de micrographes, et, entre autres, MM. Miescher, Meckauer et Gerber, pensent que les canalicules se forment par les métamorphoses des *cavités du cartilage*, qui se déforment, s'allongent dans le sens de la longueur de l'os, et aussi dans le sens transversal, en s'envoyant réciproquement des branches ; c'est de l'ensemble de ces canaux, ainsi formés que résulteraient les canalicules des os pour la partie moyenne des os longs. Les cellules du tissu spongieux des os courts et des extrémités des os longs naîtraient de la même façon par les anastomoses des canalicules, et s'agrandiraient de façon à ce que les parties vides l'emporteraient de beaucoup en dimensions sur les parties pleines.

Dans cette manière de voir, que deviennent les cellules incluses dans les *cavités du cartilage?* Seraient-ce elles qui, en se joignant les unes les autres après les communications rétiformes de ces cavités, donneraient naissance aux vaisseaux qui remplissent les canalicules, et qui circulent abondamment aussi dans les parties spongieuses? Ou bien, ces cellules incluses se paraissent-elles au milieu de la substance transparente et demi-liquide qui remplit les canalicules en voie de développement, à l'époque où ils ne contiennent point encore manifestement les vaisseaux? Ce dernier point n'est pas clairement établi. D'ailleurs, les opinions de MM. Miescher, Meckauer et Gerber, relativement au mode de formation des canalicules osseux ne me paraissent pas à l'abri d'objections sérieuses.

Si l'on examine au microscope une tranche de cartilage prise sur une masse cartilagineuse en voie d'ossification, soient, par exemple, les condyles du fémur sur l'enfant nouveau-né, il est facile de constater que dans les parties voisines de l'ossification, les cavités du cartilage sont intactes, et se présentent avec leur forme et leur apparence ordinaires.

Si l'on examine sur un fœtus les extrémités d'un os long, dans lequel l'ossification a débuté, ou si l'on considère une tranche cartilagineuse prise sur un os court où l'ossification s'établit, on aperçoit de petites ouvertures ou fentes, ou plutôt des manques de substance, qui sont les prodromes de l'ossification, et les premiers phénomènes de la disparition du cartilage, les petites fentes, répandues dans la masse cartilagineuse quand l'ossification

<hr>

[1] *Voyez Structure des cartilages,* § 536.

...sur le point de l'envahir, ne peuvent être confondues avec ce qu'on a
... sur les mutations des *cavités des cartilages*. Celles-ci n'ont que quel-
...ques centièmes de millimètre de diamètre : les fentes dont je parle, au con-
...traire, sont parfaitement visibles à l'œil nu, et dans la substance cartilagi-
...neuse qui les environne on aperçoit les *cavités des cartilages* non modifiées.
...Les fentes ou pertes de substance apparaissent spontanément dans la
...substance fondamentale du cartilage, et ce sont elles qui, en se réunissant,
...constituent les lacunes du tissu spongieux. Or, ce qui arrive dans les os
...plats et dans les extrémités des os longs arrive aussi dans le tissu compacte
...des os longs, pour former et leur canal médullaire intérieur, et aussi les
...canalicules osseux qui ne sont (ainsi que nous l'avons dit) que des canaux
...médullaires de petites dimensions. Il faut donc concevoir la formation des
...canalicules osseux comme le résultat d'une formation spontanée au milieu
...de substance hyaline fondamentale du cartilage, formation à laquelle les
...corps propres du cartilage resteraient étrangères. Quant au mécanisme
...même de cette formation, il est difficile de dire en quoi il consiste. Mais il
...n'est pas plus difficile de concevoir ces phénomènes d'organisation dans la
...substance fondamentale du cartilage que de se rendre compte de l'appari-
...tion originelle des *cavités du cartilage* elles-mêmes. En parlant du tissu
...fibro-cartilagineux, nous avons vu pareillement que les fibres cellulaires
...qui apparaissent dans le cartilage homogène ne se développent pas non
...plus aux dépens des cavités du cartilage, mais qu'elles apparaissent dans la
...substance fondamentale par des changements qui s'accomplissent aux dé-
...pens de cette substance elle-même. C'est donc aussi aux dépens de cette
...substance, ou plutôt dans l'intérieur de cette substance que se développent
...les canalicules osseux.

...Ainsi, dans les fibro-cartilages il apparaît des fibres ; dans les cartilages
...qui vont devenir des os il se creuse des canaux dans la partie fon-
...damentale du cartilage. J'ajouterai encore que si, dans le tissu fibro-car-
...tilagineux, les fibres qui se développent au milieu du cartilage semblent
...se former de toutes pièces et différer organiquement du cartilage lui-
...même, de même aussi les canalicules qui se forment dans la base cartila-
...gineuse se remplissent d'une masse transparente liquide qui n'est plus
...le cartilage. C'est aux dépens de ce liquide que vont se développer les
...vaisseaux contenus dans les canalicules. La formation des vaisseaux est,
...d'ailleurs, incontestablement due à un travail local, et non aux prolonge-
...ments des vaisseaux voisins, car on voit manifestement le développement
...des vaisseaux et l'ossification qui la suit, commencer par le centre même
...du cartilage, et non par la surface. Les vaisseaux se développent dans les
...cavités canaliculées qui doivent les contenir, presque aussitôt que celles-ci
...sont distinctes ; il est difficile de dire si ces vaisseaux se développent en ce
...lieu comme dans les autres tissus : mais il est certain qu'ils parcourent
...très-promptement les phases de leur développement. Si les vaisseaux du
...cartilage se développent comme partout ailleurs, il en résulterait que le li-

quide qui remplit les canalicules en voie de développement donner[ai]
naissance à des cellules, lesquelles s'adosseraient et se transformerai[ent]
en conduits vasculaires par la résorption de leurs parois contiguës. [Ce]
que beaucoup d'auteurs, qui ont traité ce point d'histologie, ont dit t[ou]
chant les canalicules, me parait devoir être rapporté à la formation [des]
conduits vasculaires qu'ils contiennent.

Les vaisseaux se développent ainsi de toutes pièces dans les cartilages [qui]
vont s'ossifier, à peu près comme ils se développent, par exemple, dans [les]
fausses membranes. Une fois développés, les vaisseaux ne tardent pa[s]
s'aboucher avec le réseau vasculaire du périoste. Alors, le sang pénètre d[ans]
le cartilage, et les matériaux de l'ossification sont déposés à travers les [pa]
rois des vaisseaux dans la trame organique de l'os. La substance dissoute, [qui]
doit se transformer en matière osseuse, se dépose donc autour des vaissea[ux]
qui la fournissent, et forme ainsi peu à peu, et par des dépositions succe[s]
sives, les zones concentriques qui entourent les canalicules osseux. Ces zo[nes]
augmentent en nombre jusqu'au moment où, arrivant à la rencontre [des]
zones voisines, toute l'épaisseur de l'os se trouve solidifiée.

b. D'où viennent les *corpuscules osseux?* Les micrographes ne sont [?]
non plus d'accord sur cette question. Il est extrêmement probable [que]
ces corpuscules représentent les *cavités du cartilage*, et qu'ils en occu[pent]
la place. Leur dissémination irrégulière dans l'os ossifié, aussi bien que [dans]
le cartilage lui-même, semble l'indiquer. On conçoit très-bien, en effet, [que]
lorsque les matériaux de l'ossification transsudent des vaisseaux dan[s la]
masse cartilagineuse, les vides que présentent les cavités du cartilage [re]
tiennent la partie solide de l'épanchement, et, comme ces cavités sont [pla]
cées sans ordre autour du canalicule, il en existe dans toutes les zon[es les]
dépôts successifs qui l'entourent. Quant aux appendices ou prolongem[ents]
que présentent les corpuscules osseux, on peut les envisager comme l'as[so]
sement linéaire des parois des cavités du cartilage refoulées partiellem[ent]
au moment de l'ossification, par les dépôts de la substance osseuse da[ns la]
base cartilagineuse voisine. On conçoit que si les cavités du cartilag[e ne]
recevaient point par imbibition la substance calcaire, leurs parois ado[ssées]
se transformeraient en une simple ligne; mais, comme les matériau[x de]
l'ossification entrent aussi et surtout dans ces cavités, leur refoule[ment]
par les parties voisines ossifiées ne peut pas être complet. Les corpus[cules]
osseux sont donc les vestiges des cavités du cartilage remplies par de[s sels]
calcaires, et les branches des corpuscules ne sont que des refoulemen[ts]
des plissements partiels de leur circonférence. Ces espaces linéaires [sont]
d'ailleurs, remplis de substance calcaire, comme le centre même d[u cor]
puscule.

Les cellules *incluses* dans les *cavités du cartilage* disparaissent lor[sque]
celles-ci se remplissent de sels calcaires. On en retrouve quelquefo[is des]
vestiges lorsque les os ont été incomplétement débarrassés de leur[s sels]
calcaires, et qu'on examine au microscope les corpuscules osseux à [un]

dépouillés de leurs matériaux solides. Les auteurs qui font procéder les canalicules osseux des cavités du cartilage considèrent les cellules incluses dans ces cavités comme l'origine des corpuscules osseux. Mais, pour que cette manière de voir fût fondée, il faudrait prouver que les corpuscules osseux communiquent avec les canalicules osseux, et rien n'est moins démontré.

c. Pour ce qui concerne la *substance hyaline* ou fondamentale du cartilage, celle-ci paraît destinée simplement à servir de lieu de dépôt aux matières de l'ossification. Elle disparaît, probablement par une sorte de résorption, à mesure que l'envahissent les matériaux gélatineux et calcaires apportés par les vaisseaux.

§ 596. Les phénomènes de l'ossification sont différents dans les différentes sortes d'os. L'ossification est très-précoce dans les os longs ; elle y commence de un à deux mois après la conception, suivant les os. Avant le commencement de l'ossification, on n'y trouve point de cartilages. Il en est de même encore au commencement de l'ossification, on ne trouve alors dans la base organique des parties ossifiées qu'une substance gélatineuse. Les cylindres osseux sont d'abord gros et courts, d'où résulte qu'ils peuvent s'allonger beaucoup avant de grossir. Ils répondent au point où plus tard se trouve l'artère médullaire principale. Au commencement du troisième mois on aperçoit, au bout de ces cylindres osseux allongés, des extrémités cartilagineuses. Ces extrémités cartilagineuses ont la même conformation qu'auront plus tard les extrémités de l'os ; elles s'ossifient comme cela vient d'être dit de l'ossification en général. La plupart ne s'ossifient que par le centre, et forment alors des *épiphyses* [1] plus ou moins longtemps distinctes aux bouts des os. Dans quelques-uns l'ossification se fait, dès le commencement, par l'extension de la partie ossifiée, dans leur masse cartilagineuse.

§ 597. Les os larges du crâne commencent à s'ossifier de soixante à soixante-dix jours : le péricrâne et la dure-mère sont alors très-vasculaires. Il existe entre ces deux membranes une substance cartilagineuse très-vasculaire elle-même. Les premiers points osseux paraissent dans les endroits les plus sanguins, sous forme de grains isolés, puis disséminés et réunis en réseaux ; ils forment ensuite une lame mince au milieu, et garnie de fibres osseuses rayonnées au

---

[1] On nomme *épiphyses*, les extrémités des os qui se développent ou s'ossifient séparément du corps de l'os. Leur réunion au corps de l'os se fait après qu'elles sont ossifiées. La *diaphyse* des os, ainsi qu'il a été dit plus haut, est la partie moyenne du corps de l'os et celle qui s'ossifie la première.

pourtour; les surfaces de l'os sont couvertes, et les intervalles des
fibres radiées sont remplis d'une substance rougeâtre et très-vasculaire; le péricrâne et la dure-mère le sont encore beaucoup à cette
époque.

§ 598. Les os courts ou épais s'ossifient comme les extrémités
des os longs. Ils sont précédés, dans leur formation, de cartilages
qui ont la forme, et, à la fin, le volume des os qui doivent les remplacer. Ces cartilages, d'abord homogènes et pleins, présentent ensuite les changements successifs déjà indiqués : des cavités, des
canaux membraneux vasculaires, remplis de liquide visqueux, et des
points osseux qui s'étendent du centre à la circonférence.

La rotule et les os sésamoïdes se forment dans un tissu d'abord
fibreux, puis cartilagineux, et de la même manière que les os courts.

Les os mixtes participent, par leur formation comme par leur
figure extérieure et leur conformation interne, aux caractères des
os de deux classes différentes.

§ 599. Beaucoup d'os, tant larges que courts, sont formés de
plusieurs points principaux ou primitifs d'ossification qui se réunissent plus ou moins promptement. Souvent ces points d'ossification
répondent à des os distincts dans d'autres genres ou classes d'animaux : tels sont les points d'ossification des vertèbres, de l'occipital,
du sphénoïde, du temporal, du maxillaire, du sternum, des os
coxaux, du sacrum, etc. On trouve même dans les animaux ruminants
un exemple de la réunion collatérale de deux os longs pour former
le canon.

Plusieurs os médians, soit larges, soit épais, se forment par deux
moitiés latérales réunies plus tard sur la ligne médiane : tels sont les
arceaux des vertèbres, le frontal, le corps du sphénoïde, la portion
écailleuse de l'occipital, l'os maxillaire inférieur, et les pièces
moyennes du sternum. Mais dans plusieurs des os médians aussi,
l'ossification commence au milieu, et s'étend sur les côtés; comme
dans le corps des vertèbres, dans la portion basilaire de l'occipital,
dans la crête de l'ethmoïde, dans le corps de l'hyoïde, dans le premier et dans le dernier os sternal, soit que dans une période antérieure à l'époque de la cartilaginisation, par exemple, l'os se soit
formé de deux moitiés latérales, ou bien qu'il en soit autrement et
qu'il soit primitivement impair.

M. Serres [1], par une longue suite de recherches, a cherché à établir que

---

[1] Serres, *Précis d'anatomie transcendante*, etc., 1842.

partie moyenne des os impairs, ou situés sur la ligne médiane, se développe toujours de deux parties situées de chaque côté de la ligne médiane. es deux parties, très-rapprochées l'une de l'autre, ne tardent pas à se confondre, et il faut, pour saisir leur isolement primitif, les surprendre au moment même de leur apparition. Si cette dualité primitive de tous les organes impairs, suivie de près par la réunion de leurs deux moitiés initiales, à laquelle M. Serres donne le nom de loi de symétrie, est fondée pour les il n'est pas démontré cependant qu'elle puisse s'appliquer à la période ossification. Pour les vertèbres, par exemple, il est certain que, dans l'origine, ce qui doit devenir plus tard le corps de la vertèbre est constitué par ux petites lames qui se confondent de très-bonne heure en une masse centrale unique. Tous les embryologistes modernes sont d'accord sur ce point. is cette masse unique n'est pas encore cartilagineuse, elle ne le devient en second lieu. Quand l'ossification s'empare de cette masse centrale rtilagineuse, le dépôt de la matière osseuse se fait dans son centre. Mais dépôt a-t-il lieu en un seul point ou en deux points distincts, qui se réuraient presque instantanément ? On le suppose plutôt qu'on ne le démontre. mmering, Meckel, M. Valentin, et beaucoup d'habiles observateurs, ne sont nais parvenus à apercevoir ce double dépôt calcaire.

§ 600. Un grand nombre d'os enfin, surtout des os longs, et elques os larges et courts, ont des points accessoires ou secon-res d'ossification, qu'on appelle *épiphyses* [1] à cause de leur imntation et de leur réunion sur le corps de l'os, au moyen d'un ctilage qui dure plus ou moins longtemps. Les grands os longs la cuisse, du bras, de la jambe et de l'avant-bras, ont au moins e épiphyse à chaque extrémité.

La clavicule, les os métacarpiens, métatarsiens et phalangiens, n ont qu'à une seule extrémité.

Parmi les os larges, les os coxaux et les omoplates ont des physes marginales analogues aux épiphyses terminales des os lgs. Les côtes en ont à leur extrémité dorsale et à leur tubercule.

Parmi les os courts, les vertèbres, presque seules, ont des épises : elles en ont aux deux faces de leur corps et au sommet de ttes leurs apophyses non articulaires. Parmi les autres os courts, lealcanéum seul a une épiphyse ; elle est située à son extrémité ptérieure.

es épiphyses commencent à se former à des époques très-

Platner, *De ossium epiphysibus*, 1736. — Ungebauer, *Epistola de ossium tr ci corp. hum. epiphysibus sero osseis earumdemque genesi*, Lips., 1739. — Biard, *Mém. cit.*

différentes, depuis quinze jours environ avant la naissance, jusqu'à
quinze ou dix-huit ans après, et durent plus ou moins longtemps
distinctes avant de se réunir au corps des os ; les époques de leur
réunion sont comprises entre quinze et vingt-cinq ans environ. De
toutes les épiphyses, celle qui s'ossifie la première est celle de l'extrémité inférieure du fémur : l'ossification y commence avant la
naissance, et c'est une de celles qui se réunissent le plus tard au
corps de l'os ; celle de l'extrémité supérieure du radius, qui est une
des dernières à devenir osseuse, est peut-être, au contraire, celle
qui se réunit la première au corps de l'os.

L'ordre suivant lequel se réunissent les *épiphyses* au corps de l'os, c'est-
à-dire le moment de la disparition du cartilage intermédiaire entre *l'épiphyse* et la *diaphyse* d'un os, ou, en d'autres termes encore, l'ossification du
cartilage intermédiaire, est en général subordonné à la direction du canal
nourricier de l'os. Ce sont les épiphyses placées du côté vers lequel se dirige
le canal nourricier, et par conséquent les vaisseaux sanguins, qui se réunissent les premières au corps de l'os. Cela se conçoit, d'une part parce que les
vaisseaux portent les éléments de l'ossification, et en second lieu parce que la
formation des vaisseaux nouveaux dans le cartilage qui s'ossifie est favo-
risée par le plasma exhalé par les vaisseaux déjà existants. M. A. Bérard a
le premier, appelé l'attention des anatomistes sur ce point. C'est ainsi, par
exemple, que pour l'humérus, le radius et le cubitus, dans lesquels le conduit nourricier se dirige vers le coude, les épiphyses voisines de cette
articulation se soudent au corps de l'os avant celles du côté opposé qui
regardent l'épaule ou le poignet. C'est ainsi qu'au fémur, au tibia et au péroné, les conduits nourriciers de ces os s'éloignant de l'articulation du
genou, la soudure des épiphyses se fait d'abord en haut pour le fémur, et
en bas pour le tibia et le péroné. Quand dans un os long il n'y a qu'un seul
point épiphysaire, c'est-à-dire, quand le corps et l'une des extrémités de
l'os se développent d'une pièce, c'est de ce côté que se dirigent les vaisseaux nourriciers et par conséquent le canal qui leur donne passage. Cette
disposition peut être observée dans les métacarpiens, les métatarsiens et
les phalanges.

§ 604. L'accroissement des os a lieu, d'une manière évidente, par
l'addition successive de nouvelle substance osseuse autour de celle
qui a été la première formée.

L'accroissement en longueur a lieu par apposition de nouvelle substance osseuse entre la partie formée des os longs et leurs extrémités.
Les bouts du cylindre osseux sont hérissés de filaments vasculaires
entourés de substance osseuse, et à mesure que cette partie se solidifie

on voit apparaître ces filaments dans des points plus éloignés du centre où a débuté l'ossification. En même temps les extrémités cartilagineuses se transforment peu à peu en os, en commençant par le centre. Cette ossification partielle constitue les épiphyses.

L'accroissement a lieu en largeur, dans les os plats, de la même manière, soit par l'addition successive de substance osseuse au bord de la partie ossifiée, comme dans les os du crâne, soit par la formation osseuse du corps de l'os et d'épiphyses marginales, qui marchent l'une vers l'autre, comme au scapulum et au coxal.

L'accroissement en épaisseur a lieu dans tous les os par un même procédé ; le périoste, très-vasculaire jusqu'à cette époque, dépose à la surface de l'os de la substance osseuse, liquide d'abord, puis dure, qui, s'ajoutant ainsi successivement à la surface, augmente l'épaisseur de l'os.

§ 602. L'accroissement des éminences se fait pour quelques-unes comme celui des os longs garnis d'épiphyses, c'est-à-dire entre le corps de l'os et la base de l'éminence ; tels sont les trochanters, etc. Dans les autres, c'est à la surface même que se fait l'accroissement, tout comme l'épaississement des os : la plupart sont dans ce dernier cas. Quant au creusement des cavités externes non articulaires, il est, en beaucoup d'endroits, déterminé par des pressions qui, sans déprimer réellement l'os, déterminent néanmoins sa dépression, en y rendant la nutrition moins active que dans les parties environnantes.

Les éminences et les cavités articulaires se modèlent mutuellement. Il en est de même des cavités destinées à loger des parties molles ou fluides, et des cavités médullaires des os ; leur existence et leur forme sont très-dépendantes des parties qu'elles renferment. Ainsi la conformation du crâne et celle du canal vertébral dépendent beaucoup de celle du centre nerveux qu'ils logent. La partie inférieure du canal vertébral, vide de moelle, est triangulaire, tout comme le devient la cavité cotyloïde abandonnée depuis longtemps par la tête du fémur, l'une ou l'autre de ces parties étant formées de trois points osseux.

§ 603. Quoi qu'il en soit, la terminaison de l'accroissement en longueur et en largeur dépend de la soudure des os longs avec leurs épiphyses terminales, et des os larges avec leurs épiphyses marginales, ou entre eux. La terminaison de l'accroissement en épaisseur dépend de la cessation de la formation osseuse à la surface des os. Ce dernier genre d'accroissement dure un peu plus longtemps que le premier.

L'accroissement néanmoins continue de se faire, mais localement, et d'une manière insensible, quelquefois cependant d'une manière assez sensible encore.

L'accroissement sensible dépend d'une sorte de juxta-position aux extrémités, aux bords et aux surfaces des os; l'accroissement insensible, au contraire, est interstitiel, et dépend d'une véritable intussusception. On voit dans quelques cas morbides surtout des exemples frappants de ce dernier; dans l'empyème, dans le spinaventosa, etc.

§ 604. L'accroissement étant terminé, les os restent le siége d'un entretien ou d'une nutrition habituelle. La déposition et la résorption y sont très-lentes et insensibles dans l'état de santé, et surtout dans la vieillesse. Mais dans certains cas de maladie, il survient dans les propriétés des os des changements très-marqués, qui montrent clairement qu'il s'est opéré des changements non moins grands dans leur composition.

§ 605. Les faits relatifs à la nutrition habituelle des os sont surtout prouvés par les effets de la garance sur eux.

Mizauld [1] d'abord, et Belchier [2] longtemps après, ont les premiers observé que quand la garance (*rubia tinctorum*) est donnée aux animaux, mêlée avec les aliments, leurs os deviennent rouges. Duhamel, Boehmer [3], Detlef [4], J. Hunter [5], et plusieurs autres [6], ont fait des expériences curieuses sur le même objet. Rutherford [7] a expliqué l'effet de la garance sur les os seuls, et à l'exclusion de toutes les autres parties du corps, par une affinité chimique de la matière colorante de la garance pour la substance terreuse des os [8].

---

[1] Ant. Misaldus, *Centur. memorabilium seu arcanorum omnis generis*, 1572.

[2] *Philos. transact.*, vol. XXXIX, ann. 1736.

[3] *Radicis rubiæ tinctor. effectus in corp. anim.*, Lips., 1751. — *Ejusdem prolusio, quâ callum ossium é rubiæ tinctorum radicis pastu infectorum describit*, ibid., 1752.

[4] *Ossium calli generatio et natura; infecta, in animalibus rubiæ radice pastis, ossa demonstrata*, Gœt., 1753.

[5] *Exper. and obs. on the growth of bones, from the papers of the late* M. Hunter, *by* Ev. Home, in *Transact. of a society for improvement, etc.*, vol. II, Lond., 1800.

[6] Flourens, *Op. cit.*

[7] *Disp. med. inaug. de dentium formatione et structurâ*, etc., auct. **R. Blacke**, Edimb., 1798.

[8] La garance a en effet une grande affinité chimique avec le phosphate de chaux. Quand on précipite ce dernier d'une dissolution qui contient de la garance, celle-ci est entraînée dans le précipité.

Duhamel a vu dans ses expériences que les os des jeunes animaux se coloraient beaucoup plus tôt que ceux des vieux ; que les progrès de la teinture et l'ossification étaient d'autant plus prompts, que l'accroissement est plus rapide ; que quand on supprime la garance les os redeviennent blancs, et que le rétablissement de la couleur se fait par la superposition de couches blanches sur les rouges. Ce dernier fait résulte pleinement aussi des expériences de Hunter. Cependant Duhamel a cru, malgré ces expériences décisives, que c'est par extension que les os grossissent.

Quant à l'accroissement en long, les expériences de Duhamel l'ont aussi conduit à penser que cet accroissement, qu'il compare à la végétation, a lieu par l'extension de leurs parties. Il en est probablement ainsi dans l'accroissement lent et insensible, mais l'augmentation rapide qui a lieu avant la soudure des épiphyses dépend évidemment d'une addition de substance osseuse au bout du corps de l'os, comme le prouve l'expérience suivante faite par Hunter : on met le tibia à découvert sur un jeune cochon, on le perfore aux deux extrémités du corps ossifié, et on mesure exactement l'intervalle des deux trous ; quelques mois après, quand l'accroissement a fait des progrès, on trouve la même distance entre les deux trous ; ut l'accroissement s'est fait par addition de substance entre le corps de la diaphyse.

Ces expériences, qui laissent peu de chose à désirer, relativement à l'accroissement des os, ne fournissent pas, à beaucoup près, les résultats aussi positifs sur la question de la nutrition habituelle des os. Il suffit de donner quelques gros de garance à un jeune animal, pendant l'espace de quelques jours, pour rougir ses os, tandis que la même substance donnée en plus grande quantité et pendant des semaines ou des mois, à un animal adulte, les colore à peine ou point.

Les expériences récentes sur le développement et la nutrition des os ont confirmé de tous points les résultats précédents. Elles ont appris également qu'il faut bien distinguer dans les os *la période d'accroissement* ou d'augment, et *la période d'état* ou de nutrition proprement dite.

Pour ce qui concerne la période d'accroissement, elle se compose elle-même de deux temps principaux. Dans le premier, l'os, de cartilagineux qu'il était, devient osseux. Ainsi les premiers temps de la période d'accroissement consistent dans le développement de toutes pièces des canalicules et des vaisseaux dans le cartilage ; puis ces vaisseaux s'abouchent avec les vaisseaux du périoste, et l'ossification débute avec l'abord du sang. Or,

ainsi que nous l'avons vu, l'ossification des cartilages débute dans le cent
même du cartilage, et elle s'étend successivement vers les extrémités de l'o
et vers sa surface, par apposition de substance osseuse nouvelle sur la su
stance déjà déposée.

Lorsque le cartilage est complétement envahi, de proche en proche et
centre vers la surface, par l'ossification, alors commence le second tem
de la période d'accroissement. L'os n'a pas encore les dimensions qu'il d
avoir ; de nouvelles couches osseuses se déposent sur les couches ancie
nes, jusqu'à ce que le développement soit achevé, et déterminent ainsi l'
croissement de l'os, tant en épaisseur qu'en longueur. L'observation prou
que ces couches se déposent comme celles qui les ont précédées, en
recouvrant successivement, tant en épaisseur qu'en longueur.

La période d'accroissement est terminée quand l'os a acquis ses dime
sions définitives; alors commence la période de nutrition ou d'entretien.
les expériences apprennent peu de chose. Les phénomènes de la *nutrit*
des os sont à peu près aussi obscurs que ceux qui s'accomplissent d
tous les tissus. Cependant il est probable que les vaisseaux du périoste, c
des canalicules du tissu compacte, ceux du tissu spongieux, et ceux de
moelle déposent dans toutes les parties de l'os les matériaux de la répa
tion osseuse, et y reprennent ceux qui sont devenus impropres à la
trition.

Lorsqu'on administre de la garance aux animaux, on remarque que
os se colorent de part en part, aussi bien dans les profondeurs du tissu q
la surface. De plus cette coloration, ainsi que l'a remarqué M. Doyére,
d'autant plus intense qu'on examine des portions d'os plus rapproch
des canaux vasculaires. Ainsi, les parois des canalicules osseux en con
avec les vaisseaux sont plus colorées que le reste. Une fois développés,
os se nourrissent donc, comme tous les tissus, par les vaisseaux qui y ab
dent et par toute leur masse.

Pendant la période d'accroissement, les os qui ne sont pas encore p
venus à leurs dimensions définitives, et qui s'accroissent par dépôt e
rieur, n'en sont pas moins soumis aussi, pour les parties *déjà formées*,
lois générales de la nutrition.

§ 606. Après la fin de l'accroissement en dimension, les
éprouvent encore des changements ultérieurs : le plus remarqu
est un décroissement [1]. Le canal médullaire des os longs, à par
du moment de leur formation, va toujours en augmentant de di
mètre. Tant que l'accroissement en épaisseur continue, les paro
du canal augmentant à l'extérieur, conservent leur épaisseur,
même augmentent dans ce sens.

[1] Albinus, *Annot. acad.*—F. Chaussard, *Recherches sur l'organ. des vieillar.*
Paris, 1822. — Duhamel, *op. cit.* — Flourens, *op. cit.*

Duhamel a fait, à ce sujet, une expérience très-curieuse, mais il a tiré de fausses conséquences. Ayant mis à découvert et entouré d'un fil métallique un os long d'un jeune animal qu'il tua quelque temps après, il trouva alors le fil métallique recouvert à l'intérieur par l'os qui avait grossi, et le canal ayant acquis le diamètre de l'anneau métallique, il en conclut que l'os avait grossi par expansion, par l'élargissement du canal. Non, l'os avait grossi à l'extérieur et diminué à l'intérieur, parce que le mouvement de formation l'avait emporté dans un sens, et celui de résorption dans l'autre.

En effet, lorsque l'accroissement de l'os en épaisseur est achevé, le canal continuant de s'agrandir par la résorption intérieure, ses parois s'amincissent singulièrement, au point qu'après avoir eu dans l'enfant une épaisseur supérieure, et dans l'adulte une épaisseur à peu près égale au diamètre du canal, elles n'ont plus, dans les vieillards, qu'une très-petite fraction de ce diamètre. Les cavités spongieuses des os courts, des os larges et des extrémités des os longs, s'agrandissent en général de même, de telle sorte que, par cet amoindrissement des os, le squelette des vieillards est moins pesant que celui des adultes.

Les os larges du crâne éprouvent assez souvent dans la vieillesse un amincissement d'un autre genre : il résulte de la résorption du diploé, et du rapprochement de la table externe vers la table interne, de manière à produire tout à la fois et un grand amincissement et une dépression extérieure. C'est par les bosses pariétales qui en sont fréquemment affectées, que cette atrophie commence ordinairement.

Assez souvent aussi, dans la vieillesse, les surfaces articulaires des os des membres inférieurs et les faces des vertèbres sont élargies et aplaties, comme si, à la longue, elles avaient cédé à la pression.

§ 607. La forme des os n'éprouve pas seule des changements par les progrès de l'âge. Leur consistance en présente de remarquables : les os des enfants sont plus flexibles et moins cassants que ceux des adultes, ils peuvent être ployés ou tordus dans le vivant sans se rompre. Ceux des vieillards, au contraire, sont plus denses, plus durs et plus fragiles que ceux des adultes, ce qui, joint à leur amincissement, rend les fractures très-communes dans la vieillesse [1].

---

[1] L'augmentation dans la densité des os du vieillard provient non d'une pro-

Ainsi, après la fin de l'accroissement en dimensions, l'augm(.
tation de densité continue dans les os comme dans toutes les aut₅
parties du corps.

§ 608. L'ossification accidentelle ¹ est très-fréquente, très-co₁.
mune et très-anciennement connue. Cette ossification est rarem₍
parfaite. On peut, sous ce rapport, en distinguer plusieurs variét₍

L'ossification accidentelle la moins parfaite est appelée terreus₍
elle produit une substance blanche, opaque, crétacée, molle, friab.₍
Composée de matière animale en petite proportion, et de substa₅₎
terreuse, on la rencontre le plus souvent dans des kystes. I₅
phlébolithes sont quelquefois de cette sorte. On la rencontre a₍₎
en fragments isolés et informes, dans des abcès, dans le poum₍₎
dans les corps fibreux de l'utérus, dans le tissu cellulaire et da
les ligaments, dans le cerveau, etc. On la trouve, enfin, fréque₅₎
ment infiltrée dans les glandes bronchiques, dans les poumons,₁₎
foie, le rein, le cœur, le corps thyroïde, etc. ².

L'ossification accidentelle pierreuse est très-fréquente ; elle ₍
très-dure, opaque, et contient une proportion de substance terre₍₎
plus grande que les os ordinaires. On la trouve souvent sous for₍₍
d'incrustation plus ou moins épaisse sous les membranes séreus₍₎
dans la membrane propre de la moelle épinière, et surtout dans l₍
parois des artères. On la trouve aussi sous forme de kyste. On ₍
rencontre sous forme de masses isolées dans les corps fibreux ₍₎
l'utérus ossifiés et dans la glande pinéale, où elle constitue l'ace₍₎
vulus. On la rencontre aussi quelquefois sous forme d'infiltration ₍₍
pancréas. Ce que l'on a décrit sous le nom de pétrification de c₍₎
tains organes ou de fœtus, n'est autre chose qu'une infiltration d₍₎
pierreux très-serrée, de manière à faire disparaître presque tou₍₎
fait la matière animale de l'organe.

---

portion plus forte de matières salines, mais de la diminution dans la quant₍₎
des canalicules de la substance compacte, d'où résulte une diminution dans.₍
quantité des vaisseaux et de la matière grasse que renferme l'os.

¹ J. Van Heckeren, *De osteogenesi præternaturali*, Lugd. Bat., 1797. —
Rayer, *Mém. sur l'ossification morbide*, in *Arch. gén. de méd.*, t. I, Paris, 18₍₎

² L'ossification imparfaite n'a guère, avec la substance osseuse, d'autre an₍₎
logie que d'être constituée par un dépôt inorganique ou salin plus ou moi₍₎
imprégné dans une substance organique albumineuse ou gélatineuse. MM. Vo₍₎
et Valentin, qui ont fait l'analyse de quelques-unes de ces concrétions, les o₍
trouvées formées de sels divers. On y rencontre, en proportions diverses, la pl₍
part des sels qui existent dans le sang. Elles ne renferment quelquefois pas ₍
atome de phosphate de chaux.

a production accidentelle diffère quelquefois davantage encore de os ; elle ressemble, pour la dureté et le poli, à l'émail des dents; l'émail accidentel remplace quelquefois certaines surfaces articulaires après la destruction des cartilages diarthrodiaux.

L'ossification accidentelle ressemble quelquefois beaucoup ou tout fait à l'os naturel, par un périoste, par des cavités spongieuses médullaires, par sa texture, par sa demi-transparence et par sa composition chimique; mais cette production parfaite est rare : on l'a montrée sous la forme de corps isolé dans la dure-mère ; je l'ai vue aussi, mais presque tout à fait compacte, sous forme de lames placées dans le ligament vertébral antérieur. Les plaques osseuses qui couvrent les cartilages costaux sont dans le même cas. On trouve aussi quelquefois une ossification parfaite, mais compacte, sous forme de kyste hydatifère.

L'ossification accidentelle, qui présente ainsi plusieurs variétés, est souvent un effet de l'âge; cependant beaucoup de vieillards n'en sont pas affectés. L'irritation et l'inflammation chronique ou lente en sont le plus souvent la cause. Elle est plus fréquente dans le nord que dans les pays chauds. Elle commence par une production plastique, et passe quelquefois par les états demi-cartilagineux fibreux, d'autres fois non. En général, elle ne gêne que par son volume ou par ses effets mécaniques.

La transformation des cartilages *permanents* en os peut être regardée comme intermédiaire aux ossifications naturelle et accidentelle.

1609. L'exostose [1] est encore une production osseuse accidentelle, quelquefois parfaite, et souvent pierreuse ou éburnée. Le périoste étant irrité ou enflammé, il se fait, à sa surface interne, dans son épaisseur et dans une partie plus ou moins étendue de sa largeur, une déposition de matière organisable, molle ; cela constitue le périostose dont la terminaison est variée ; souvent elle s'ossifie, et constitue d'abord une sorte d'épiphyse ou d'os distinct et séparé de l'os naturel. L'exostose se soude ordinairement, à la longue, au corps de l'os. Tantôt elle consiste en un nodus très-circonscrit, dont le développement a été rapide. D'autres fois elle se forme lentement, et consiste en une masse volumineuse et foliée. D'autres

[1] *On exostosis*, by M. A. Cooper, *in Surgical essays*, part. I, Lond., 1818. — Otto, *ein, Mal du syst. osseux, Anat. pathol.*, t. II, 1833. — J. Cloquet et A. Bérard, *Répert. génér. des sciences méd.*, t. XII, 1836.

fois même, tout un membre ou une plus grande partie encore|p
squelette en est affectée [1].

Le spina ventosa, au lieu de consister toujours en une prod|
tion morbide, est quelquefois formé de substance organisable|
après avoir distendu et dilaté l'os naturel, finit par s'ossifier plus|
moins complétement dans son intérieur.

§ 610. Quand un os est dénudé du périoste, si le sujet est je|
si l'os n'est pas altéré lui-même, s'il n'est pas resté longtemps à|
couvert, les parties molles vulnérées, réappliquées dessus, peu|
s'y unir par adhésion primitive.

Dans les circonstances opposées, et dans celles où le périoste|
flammé se sépare de l'os par la suppuration, dans celles où il se|
grène, et lorsqu'une périotose suppure ou se mortifie, etc.|
privé de son appareil nutritif, se nécrose à sa surface, et plu|
moins profondément. La partie restée vivante, placée aux co|
de la partie morte, s'enflamme, s'amollit, détache la partie nécr|
et suppure ; la nécrose, devenue libre, tombe. Les granulations|
jacentes produisent avec le temps une cicatrice qui recouvre|
lui adhère et lui forme un nouveau périoste.

§ 611. Après l'amputation [2], les choses se passent de l'une|
l'autre des deux manières qui viennent d'être exposées.

Quand l'os et son appareil nutritif n'ont pas été lésés au-dess|
l'endroit amputé, et quand surtout la réunion de la plaie est i|
diate, le bout de l'os s'unit ordinairement par adhésion prim|
aux parties molles.

Quand, au contraire, la plaie reste béante et qu'elle sup|
quand le périoste a été déchiré ou détaché au-dessus de la se|
quand la membrane médullaire irritée s'enflamme, le bout de l'|
nécrose, et il s'en détache une virole comprenant toute son é|
seur et anticipant en général obliquement sur sa surface ext|
parce qu'ordinairement le périoste est plus lésé ou est lésé|
haut que la membrane médullaire.

Dans l'un et l'autre cas, d'ailleurs, le bout de l'os éprouve|

---

[1] L'exostose ne débute pas toujours entre le périoste et le corps de l'os|
un dépôt épiphysaire, quelquefois l'exostose se forme dans l'épaisseur mêm|
parties superficielles de l'os.

[2] Van Horne, *Dissertatio de iis quæ in partibus membri, præsertim ossis*|
putatione vulneratis, notanda sunt, Lugd. Bat., 1803.— J.-L. Brachet, *M*|
phys. pathol., sur ce que devient le fragment de l'os après une amputation, in|
de la Soc. méd. d'émulation de Paris, 1822.

e d'autres changements. En général il diminue notablement de
ne et de pesanteur. Le canal se ferme à l'extrémité par une
ction osseuse surajoutée comme un opercule.

12. La nécrose profonde [1] des os longs présente tout à la fois
hénomènes intéressants de séparation et de régénération os-
e.

and on détruit sur un animal vivant la membrane médullaire
os long, en introduisant dans son canal un corps étranger qui
chire ou qui la cautérise, le membre tout entier auquel appar-
l'os se gonfle, devient douloureux et chaud; plus tard il s'y
e des abcès qui s'ouvrent et restent fistuleux; on voit, ou l'on
à travers les ouvertures, un os mobile au milieu du pus, et
ermé dans un autre os qui est creux.

ec le temps l'os intérieur, devenu de plus en plus mobile, par-
t quelquefois à s'engager par une de ses extrémités, dans une
ouvertures de l'os extérieur, et finit même par être expulsé au
ors. On voit alors qu'il a la longueur de la diaphyse de l'os pri-
f, et une épaisseur variable, mais qui égale tout à fait celle de
primitif. Cependant l'os nouveau, débarrassé du corps étranger,
nant dès le commencement aux extrémités de l'os ancien deve-
les siennes, se resserre peu à peu sur lui-même; la suppuration
inue graduellement, et cesse tout à fait quand les parois, revenues
elles-mêmes au point de se toucher, sont mutuellement agglu-
es; elles se confondent enfin tout à fait.

os nouveau, d'abord très-mou et flexible, au point qu'il se ploie
quefois par l'action musculaire, quand l'os ancien, engagé par
extrémité dans une des ouvertures fistuleuses, ne lui forme

Chopart et Robert, *De necrosi ossium theses anat. chir.*, Parisiis, 1766. —
a, *De novorum ossium*, etc., Paris, 1775. — Blumenbach, in *Richter chir.*
th., B. VI. — David, *Observat. sur une maladie connue sous le nom de né-*
, 1782.— Kœler, *Experimenta circa regenerationem ossium*, Gotting., 1786.
-P. Weidmann, *De necrosi ossium*, Franc: ad Mœn., 1793, fol. — Russel,
tical essay on a certain disease of the bones called necrosis, Edinb., 1794. —
H. Macdonald, *De necrosi ac callo*, Edinb., 1799. — Macartney, in *Crowther*
obs. on the diseases of the joints, Lond., 1808.— P.-A. Béclard, *Réflex. sur*
écrose, thèse, 1813. — Charmeil, *De la régénération des os*, Metz, 1821.—
gaigne, *Essai sur l'inflammation, l'ulcérat. et la gangr. des o*, Arch. gén. de
., 1832.— Sanson (L.-J.), *De la carie et de la nécrose*, thèse de conc., 1833. —
rdy (P.), *Mémoire sur l'état anatomique des os malades. Arch. gén. de méd.*,
86. — Miescher, *op. cit.*, etc.

plus une attelle solide ; l'os nouveau acquiert avec le temps et co.
serve une densité et une dureté semblables ou même supérieures à
celles des os primitifs.

Les cavités médullaires se forment dans le nouvel os à mesu-
que son tissu, d'abord uniformément rare, acquiert de la densit

Tous ces mêmes changements ont lieu comme spontanément da
l'espèce humaine, dans des circonstances et sous l'influence de cases qui paraissent agir sur le périoste pour en produire l'inflamm:
tion, et probablement aussi sur la membrane médullaire, c'est-à-di-
sur l'appareil nutritif intérieur, de manière à en altérer la textu:
et les fonctions.

Les os longs où la nécrose est le plus fréquente sont, dans l'ord:
à peu près de cette fréquence : le tibia, le fémur, l'humérus, l'
maxillaire inférieur, les os de l'avant-bras, la clavicule, le péron:
et les os du métatarse et du métacarpe.

Il a été proposé sur ce sujet deux théories, dont les auteurs n'o:
eu que le tort d'être exclusifs ; car les choses se passent tantôt d'u:
manière et tantôt d'une autre.

Troja, David, Bichat et beaucoup d'autres ont admis que le séque:
tre est formé par le corps tout entier de l'os primitif plus ou moi:
aminci par la résorption et par l'action dissolvante du pus, et que :
nouvel os résulte d'une formation nouvelle, dont l'appareil nutri:
externe, c'est-à-dire le périoste et ses vaisseaux, a fourni les mat:
riaux, lesquels, déposés dans son épaisseur et à sa surface interi:
surtout, ont passé par tous les états de fluidité et d'endurcissemé :
successifs que présentent les os ordinaires, excepté que l'ossificati:
commence dans beaucoup de points à la fois.

Les expériences sur les animaux vivants apprennent, à ce suje:
que quand le périoste est arraché, il se reproduit avec l'os; ma:
l'ossification de celui-ci est retardée de tout le temps nécessaire à
reproduction de son enveloppe vasculaire.

Quand les choses se sont passées ainsi, c'est-à-dire quand c'e:
un os nouveau qui est formé, le séquestre a le même volume et :
même apparence que l'os primitif; on y retrouve jusqu'aux apo :
physes, aux empreintes, aux lignes et aux inégalités originelles.

D'autres pathologistes, et notamment MM. Leveillé, Richeran: :
et Knox[1], soutiennent que dans tous les cas la nécrose dont il s'ag:

---

[1] The Edinburg med. and surg. Journal, ann. 1822 et 1823.

st ornée à une partie intérieure de l'épaisseur des parois du
un médullaire, et que le nouvel os résulte simplement de
partie externe de l'os primitif que la nécrose n'a pas affectée,
qui a éprouvé seulement des changements de volume et de consistance.

Il en est certainement ainsi dans beaucoup de cas, et alors le séquestre a un diamètre sensiblement moindre que l'os primitif, et sa
surface est rugueuse et inégale.

Les extrémités des os longs se nécrosent et se reproduisent bien
moins souvent que leur corps ; cependant il n'est pas rare d'observer
ces phénomènes à l'extrémité supérieure de l'humérus ; on a vu la
même chose à l'extrémité inférieure des os de l'avant-bras. J'ai
extrait de l'intérieur d'un nouvel os l'extrémité inférieure du tibia,
nécrosée après une fracture arrivée deux ou trois ans avant. Il ne
manquait à cette extrémité que le cartilage articulaire.

Les os larges se nécrosent, mais leur reproduction est rare ou impossible ; cependant on a vu le scapulum nécrosé être remplacé par
d'autres os.

La nécrose des os courts est beaucoup plus commune qu'on ne le
croit ; elle existe ordinairement sous forme d'un séquestre renfermé
au centre de l'os. Cela constitue beaucoup de prétendues caries des
os du tarse, du carpe, etc.

§13. On appelle cal[1] la substance osseuse de nouvelle formation
qui réunit les solutions de continuité des os.

Quand un os long est fracturé, outre la rupture du tissu osseux,
il y a rupture de la membrane médullaire, et ordinairement aussi
du périoste, ainsi que des vaisseaux de ces membranes et de l'os.
Il résulte de ces divisions vasculaires et autres une effusion plus ou
moins considérable de sang autour et dans l'intervalle des fragments. Si ceux-ci sont maintenus dans un contact exact, il s'opère
entre eux et entre les autres parties divisées une agglutination. Il survient aussi une tuméfaction et un engorgement des
parties molles divisées et de celles qui les entourent, lesquelles de-

Duhamel, *Mém. de l'Acad. roy. des sc.*, Paris, 1741. — Bœhmer, *De ossium
Lips.*, 1748. — P. Camper, *Observationes circa callum ossium fracturum*, in
Ess. and obs. phys. and litter., vol. III, Edinb., 1771. — Bonn, *De ossium
etc.*, Amstel., 1783. — Macdonald, *op. cit.* — J. Howship, in *Med. chir.*
Trans. vol. IX, Lond., 1816. — Breschet, *Quelques recherches hist. et expérim.
sur le cal*, Paris, 1819. — Sanson, *Doctr. de Dupuytren sur le cal, Journ. univ.
de méd.*, 1820, t. XX. — Lebert, *Traité de physiol. patholog.*, 1845.

viennent compactes comme le tissu cellulaire enflammé; le tissu
dullaire, à l'endroit de la fracture, participe notamment à cet état
substance agglutinante et organisable qui engorge toutes ces par
et qui provient de tous les vaisseaux qui les parcourent, s'o
successivement et forme, à l'extérieur, une virole osseuse
ou moins étendue, dont l'épaisseur va en diminuant du centre
du siége de la fracture vers les deux extrémités, et, à l'inté
une cheville osseuse fusiforme. L'os cependant, dont les deux
ments sont ainsi assemblés, a participé [1] aux changements qui
tourent. A partir de ce moment, et à mesure que ces ossifica
extérieure et intérieure temporaires diminuent et disparaisse
résorption, l'agglutination des fragments se change en une ré
osseuse permanente.

Plusieurs pathologistes, et notamment Bonn, Callisen et J.
se sont contentés d'observer les faits sans en chercher l'explic
Cependant un grand nombre d'hypothèses ont été proposées
donner la théorie de ces phénomènes remarquables. Boerh
Haller, et Detlef, son disciple, ont admis que les fragments
réunis par une matière glutineuse ou coagulable.

J. Hunter, Macdonald, Howship ont pensé que c'était le sa
fournissait cette matière organisable et agglutinante.

On sait que Duhamel et Fougeroux ont admis que le pé
fournissait une virole osseuse qui assemblait les fragments. M
menbach a donné la figure d'un os humain entouré par une
de ce genre. M. Pelletan enseignait la même chose dans ses
cliniques. Camper avait observé qu'il y a un cal extérieur et
térieur. Bichat, M. Dupuytren, M. Cruveilhier et autres, ont
que ces ossifications extérieure et intérieure sont provisoires.

Beaucoup de pathologistes, et notamment Bordenave, B
M. Richerand, M. Scarpa, etc., ont soutenu que la réunion
divisés s'opérait par des granulations ou bourgeons cellul
vasculaires, comme celle des parties molles, ce qui est vrai d
et des autres dans le cas seulement où la division est exté
suppurante, et non quand elle a lieu, ainsi que la réunion, sa
extérieure et sans suppuration.

J'ai déjà fait remarquer ailleurs [2] qu'il ne manque à ces

---

[1] La substance compacte de l'os est parcourue, en effet, par une
quantité des vaisseaux renfermés dans les canalicules. Ces vaisseaux rom
donné issue aussi au liquide plastique destiné à la consolidation.

[2] A. Béclard, *Propositions sur quelques points de médecine*, Paris, 1813.

èses, pour être des théories ou des expressions exactes des faits, ne d'être combinées et de ne point être exclusives. C'était l'opinion de Troja, c'est aussi celle de M. Boyer, de M. Delpech, etc.

En effet, il y a successivement, dans la réunion d'une fracture simple, agglutination des fragments par un liquide organisable dont le sang fournit les matériaux ; ossification de ce liquide, infiltré aussi tout autour de la fracture, tant à l'intérieur qu'à l'extérieur ; enfin, réunion vasculaire et osseuse entre les fragments eux-mêmes. Le périoste, qui joue, quand il existe, un grand rôle dans la production du cal, comme toutes les parties vasculaires, n'est pas plus indispensable ici que dans la reproduction après la nécrose. On l'a enlevé, sur les bouts d'os d'oiseau fracturés, et il a été reproduit en même temps que le cal a été formé.

La fracture comminutive des os longs, et surtout celle qui est produite par les armes à feu, est accompagnée, dans sa réunion, d'une production osseuse considérable et permanente. C'est dans cette production surtout, de même que dans l'exostose, de même aussi que dans la reproduction après la nécrose, qu'on peut voir en grande masse la matière osseuse nouvelle : après avoir été liquide elle devient solide, flexible et élastique, au point qu'on pourrait la confondre avec un cartilage ; mais cette substance est parsemée de points osseux, et si l'observation est faite sur un animal qui a pris de la garance, on la trouve rose ou même rouge, chose qui n'arrive jamais aux cartilages. Elle devient ensuite dure comme un os ordinaire, et même plus. Cette tumeur osseuse permanente porte le nom de *calus*.

§ 614. Les plaies des os diffèrent de leurs fractures par l'état même de la solution de continuité et par son mode de réparation, différent de celui qui vient d'être exposé. Le tissu osseux étant très-dur et peu flexible, un instrument tranchant qui l'entame obliquement produit véritablement une multitude de petites fractures dans le fragment qu'il soulève, absolument comme il arrive à un copeau de bois sec soulevé par un coup de hache. Quant à la réunion d'une telle entamure, ainsi que celle d'une fracture avec plaie, elle n'a lieu ordinairement qu'après exfoliation de la partie lésée, suppuration, et par la reproduction du tissu osseux, comme dans le cas de nécrose.

§ 615. La perte de substance des os longs, dans les sujets jeunes et bien portants, est suivie d'une réparation ou production plus ou moins étendue, et quelquefois complète. On peut même, dans les oiseaux [1], enlever le périoste avec une partie considérable d'un des os de l'avant-bras, et il se fait, avec le temps et par apposition de substance nouvelle entre les deux bouts, une reproduction de l'os et du périoste. Dans l'espèce humaine, quand la perte de substance du cylindre osseux est un peu considérable, et que la disposition des parties ne permet pas le rapprochement des fragments, il se fait entre les deux bouts une production fibreuse, qui n'acquiert pas jusqu'au milieu la dureté des os.

Ces résultats plus ou moins heureux de la reproduction d'une partie d'os enlevée ont engagé, dans certains cas, à pratiquer la résection [2] de parties d'os malades dans leur continuité.

§ 616. Quand le cal déjà commencé est soumis à des mouvements répétés de flexion, de torsion, de distension, etc., il reste, comme dans le cas précédent, flexible, ou bien même il ne s'établit pas de réunion, et les bouts d'os restent contigus [3]. Il en est encore de même quand les bouts d'os sont séparés par une couche un peu épaisse de tissu musculaire.

§ 617. Les os larges ont une force de réparation et de reproduction moindre que celle des os longs. Après la trépanation des os du crâne, il se fait une production qui est rarement osseuse jusqu'au centre. Après la même opération, si on réapplique l'opercule osseux séparé, il se réunit quelquefois [4]. Les phénomènes de la reproduction sont peu connus dans les os courts.

§ 618. La séparation des épiphyses [5] a lieu, dans les jeunes sujets, par des causes mécaniques, comme les fractures, et se réunit par un cal semblable. L'inflammation chronique des articulations des os longs détermine quelquefois aussi, chez les enfants ou les adolescents, la séparation de leurs épiphyses non encore réunies. L'une et l'autre de ces deux sortes de séparations sont rares. On a signalé un cas de fausse articulation à la suite de la fracture de

[1] Charmeil, Ouvrage cité. — Heine, Sur la reproduction du tissu osseux, Ga méd., 1837.

[2] Roux, De la résection, etc., Paris, 1812. — Champion, De la résection des dans leur continuité, Paris, 1815.

[3] Il se forme, dans ce cas, ce que l'on appelle une fausse articulation : les extrémités des os fracturés se recouvrent d'un tissu fibro-cartilagineux, qui fait l'office des cartilages diarthrodiaux.

[4] Merrem, Animadversiones quædam, etc., Giess., 1810.

[5] Reichel, de Epiphysium ab ossium diaphysi diductione, Lips., 1769.

l du fémur, commé un exemple de séparation de l'épiphyse dans
a adulte.

§ 619. Quand une tumeur anévrysmale rencontre dans son dé-
loppement un os, celui-ci est détruit successivement dans l'en-
oit qui touche à la tumeur, sans qu'on aperçoive aucun résidu
sa substance : cette destruction par résorption porte le nom
sure.

§ 620. L'anatomie morbide des os [1] a donné lieu déjà à beau-
up d'ouvrages et de figures ; cependant elle présente encore, sur
elques points, bien des obscurités à dissiper, qui tiennent peut-
re plus qu'on ne croit à des comparaisons vagues que l'on a faites
tre les altérations des os et celles des parties molles en général,
as spécifier aucun tissu en particulier. C'est un point d'anatomie
de pathologie bien digne de fixer l'attention.

§ 621. L'inflammation des os est peu connue.
Le nom de carie est un des mots les plus vagues de la pathologie.
qu'on s'accorde le plus généralement à appeler carie est un
mollissement aigu de la subsance des os, tel qu'on peut la couper
ec un bistouri, sans altérer son tranchant. Ce ramollissement paraît
re l'effet d'une inflammation qui, le plus souvent, se termine par
ppuration, et quelquefois aussi par nécrose.

L'inflammation des os, ou *ostéite*, est rare, il est vrai, si on ne l'envisage
e dégagée de tout ce qui n'est pas elle ; mais elle accompagne ou compli-
e un grand nombre de maladies des os. C'est elle qui, dans les nécroses
rtielles, sépare la partie morte des parties vivantes, en traçant autour
lles un cercle inflammatoire. La carie n'est qu'une forme de l'inflamma-
on osseuse. MM. Gerdy et Meckauer ont étudié de nos jours l'ostéite d'une
anière toute spéciale, et ont éclairé ainsi beaucoup de points restés obscurs
ns la pathologie des os.
L'ostéite est caractérisée anatomiquement par le développement, souvent
nsidérable, que prennent les *canalicules osseux*. C'est donc la partie *vas-
laire* de l'os qui est surtout affectée dans l'inflammation. Mais ce déve-
ppement des canalicules, qui annonce le travail pathologique qui s'est

---

A. Bonn, *Descriptio thesauri ossium morbosorum Hoviani*, Amstel., 1783. —
Sandifort, *Museum anat. academiæ Lugduno-Batavæ*, Lugd. Bat., 1793. —
.-F. Clossius, *Uber die krankheiten der knochen*, Tubingen, 1798. — J. Howship,
Med.-chir. transact., vol. VIII et X, 1816. — Gerdy, *Op. cit.* — Miescher, *Op.
t.* — Cruveilhier, *Anat. patholog.*, XXe liv.

accompli dans l'os, comment survient-il? Est-ce par une dilatation pu₁
et simple des vaisseaux qui les parcourent? Cela n'est pas probable. Est₋₂
par l'inflammation et la tuméfaction de la membrane celluleuse qui tapisse₋₂
parois des canalicules? Mais cette membrane celluleuse, qui serait continu₁
d'une part avec le périoste, et d'autre part avec la membrane médullai₁fi
existe-t-elle réellement? S'il en était ainsi, l'inflammation de l'os, celle₁l
périoste et celle de la membrane médullaire auraient la plus grande analog₋l
et on voit que d'ailleurs ces maladies passent de l'une à l'autre avec u₋
grande facilité.

Mais il faut bien dire que dans l'état physiologique il est impossible₋fi
démontrer l'existence d'une membrane, quelque fine qu'elle soit, sur ₂
parois des canalicules. La membrane médullaire du canal central des os lou₁
est elle-même si déliée et si difficile à mettre en évidence, qu'on en a ₋₂
dernièrement l'existence. Il est donc permis de penser que lorsque la su₋
stance osseuse s'enflamme, il se forme, aux dépens du liquide exhalé h₂
des vaisseaux contenus dans les canalicules, des fausses membranes, ou tl₂
au moins un tissu d'organisation nouvelle, qui refoule la substance osseu₂
et augmente ainsi les dimensions des canaux solides dans lesquels circul₋
les vaisseaux.

M. Gerdy admet trois formes principales d'ostéite. L'ostéite *ulcérant*₂
qui n'est autre que la carie, l'ostéite *raréfiante* et l'ostéite *condensante*. ₋

L'ostéite *ulcérante* est toujours accompagnée de suppuration. C'est ci
qui apparaît autour des parties d'os nécrosées et en amène la séparati₋₂
Alors même que l'ostéite *ulcérante* existe seule, elle n'est jamais caracc₋
risée par une suppuration simple. Les parties osseuses circonscrites par₂
réseau des canalicules sont soulevées et séparées du reste de l'os, s₋
forme de petites esquilles, ou de petits séquestres, qui se détachent et₋
mélangent avec le pus.

L'ostéite *raréfiante*, caractérisée par la diminution du poids de l'os, ₋₂
l'ostéite *condensante*, par son augmentation, sont décrites dans le paragr₋₂
suivant, sous le nom d'altération *en plus* ou *en moins*.

Lorsque, par une cause traumatique ou autre, le périoste ou la membran₋
médullaire sont détruits dans une étendue plus ou moins considérable,₋l
comprend que la partie dénudée ne peut pas s'enflammer, attendu que₋₂
communications vasculaires des vaisseaux sanguins contenus dans les cana₋
licules sont brisées. Voilà pourquoi cette partie, qui n'est plus vivante, m₋₂
morte ou nécrosée, devient un véritable corps étranger qui, sous le nom₋₂
séquestre, doit être expulsé par une inflammation éliminatoire.

§ 622. Les os sont quelquefois altérés consécutivement en pl₋₂
ou en moins. Outre le spina-ventosa et l'ostéostéatome, déjà men₋₂
tionnés, et qui ne sont guère qu'une dilatation des os, les exostos₋₂l
soit externe, soit interne, qui ne sont que la périostose et le spir₋₂
ventosa ossifiés, les os sont encore quelquefois le siège d'une h₋₂

atrophie. L'os est alors tuméfié, et il y a une déposition interstitielle qui en maintient ou qui en augmente la densité première ; dans tous les cas, il y a augmentation de poids. D'autres fois la tumeur résulte simplement de la raréfaction de la substance compacte ; l'os, moins dense et plus volumineux, loin d'avoir augmenté de poids, est devenu plus léger. Je possède un très-bel exemple de ce genre d'altération, occupant symétriquement les deux bosses pariétales dans une tête de jeune sujet : l'os, très-raréfié, est extrêmement vasculaire. Ces deux genres de tuméfaction, quands ils affectent les os longs, déterminent quelquefois le rétrécissement ou la disparition du canal médullaire ; ce cas a été décrit sous le nom d'énostose[1]. J'ai donné à la Faculté de médecine un squelette dont presque tous les os longs présentent cette altération.

623. L'atrophie des os y détermine prématurément des changements semblables à la diminution sénile.

Il existe, dans le muséum de la Faculté, des os longs de jeune homme, dont les parois du canal médullaire ont une ténuité papyracée. Ce canal s'est agrandi par absorption intérieure, tandis qu'aucune formation n'a eu lieu à l'extérieur. La phthisie très-forte produit quelquefois cette altération dans les os ; l'inaction prolongée la produit aussi.

Le rachitis est un genre de ramollissement des os qui tient à la diminution de la substance terreuse pendant la période d'accroissement, d'où résulte la courbure des os sous le poids du corps et sous l'action musculaire. En effet, si l'on examine les os des rachitiques à l'époque où ils sont mous, on voit que les os longs sont devenus spongieux dans toute leur épaisseur, et que leur tissu, ramolli et rouge, peut être aisément entamé avec le scalpel. Quand la maladie est terminée, et que les os ont repris leur dureté et leur inflexibilité, on trouve la substance compacte beaucoup plus épaisse du côté concave de la courbure que du côté opposé ; et quand l'os est ployé à angle, l'endroit de la flexion est tout à fait compacte, et le canal médullaire y est interrompu.

Dans l'âge adulte, le ramollissement dépendant de la même cause peut être porté aussi loin, et plus loin encore ; les os peuvent devenir mous et ployants (ostéomalacie) ; ils peuvent même acquérir toute la mollesse et la flexibilité de la chair (ostéosarcose). A ce de-

[1] Lobstein, Rapport sur les travaux exécutés à l'amph. d'anat. de Strasbourg, 115.

gré extrême de mollesse, dont la femme Supiot a offert un exempl
si connu, et où les os se ploient comme de la cire molle, la dessic
cation diminue leur poids et change leur forme ; la décoction le
dissout presque entièrement ; leur composition chimique [1] est chan
gée au point qu'ils ne contiennent plus que quelques centièmes d
substance terreuse.

Il peut arriver, avec ou sans les changements précédents, qu
la substance animale des os perde sa force de ténacité naturelle
et que ces organes, devenus fragiles, se rompent sous le moindr
effort.

Pour estimer la différence qu'apporte l'ostéomalacie dans la proportio
des matières salines des os, il suffit de jeter un coup d'œil sur le tablea
suivant :

OS A L'ÉTAT SAIN.		OS RAMOLLIS.		
		Bostock. (vertèbre.)	Proesch. (vertèbre.)	Rees. (côte.)
Matières animales	52	79,75	74,64	70,00
Matières salines......... .	68	20,25	25,56	30,00
	100	100	100	100

§ 624. Les vices primitifs de conformation [2] sont rares dans l
os longs, moins dans les os courts, fréquents dans les os large
rares dans les os des membres, plus fréquents dans les os du tron
surtout dans le sternum et les côtes, plus encore dans les os de
tête, et principalement dans ceux du crâne, et plus dans ceux de
voûte que dans ceux de la base.

Les variétés les plus communes s'observent dans les réunions d
os, puis dans leur figure, puis dans la forme de leurs trous ; enfi
dans leurs apophyses.

La plupart de ces vices de conformation, comme ceux de tout
les parties, d'ailleurs, paraissent dépendre d'un défaut de forma
tion ; quelques-uns cependant semblent être dus à un excès
formation. Ils sont rares dans les os et dans les parties d'os les pr

---

[1] Bostock, in *Med. chir. trans.*, vol. IV. London, 1813. — J. Davy, *in* Mon
Outlines of anatomy. — Rees, *Guy's hospit. reports*, 1839.

[2] Van Doeveren, *Observ. osteolog. varios naturæ lusus in ossibus hum. co
exhibent*; in *Obs. acad. specim.*, Lugd. Bat., 1765. — Sandifort, *De ossibus dive
modo à solità conformatione abludentibus*; in *Observ. anat. pathol.*, lib. III et I
Lugd. Bat., 1777–81. — Rosenmuller, *De ossium varietatibus*, Lips., 1804.

ères ossifiées, et plus communs dans les parties au contraire qui forment les dernières.

§ 625. Les productions accidentelles morbides se rencontrent aussi quelquefois dans le tissu osseux ; les tubercules, le squirrhe et la production encéphaloïde n'y sont pas rares.

SECTION II.

DES ARTICULATIONS.

§ 626. L'articulation, *articulus*, ἄρθρον, est la jointure ou jonction des os ; elle comprend la manière dont ils se rencontrent et s'adaptent mutuellement, et celle dont ils sont réunis ou attachés entre eux.

Les os longs se rencontrent et se joignent par leurs extrémités ; les larges, ordinairement par leurs bords ; et les os courts, par divers points de leur surface. Les parties articulaires des os sont, le plus souvent, des éminences et des enfoncements de différentes formes, qui sont adaptés les uns aux autres.

Les moyens d'union sont des cartilages, des ligaments fibro-cartilagineux et des ligaments fibreux ; ils sont placés, soit entre les surfaces qu'ils réunissent solidement, et rendent ainsi *continues*, soit sur des surfaces qui restent *contiguës*.

Les articulations ont pour usage commun de réunir les os et d'en faire un ensemble, le squelette.

Parmi les articulations, les unes sont mobiles et les autres ne le sont pas sensiblement ; aucune cependant n'est, rigoureusement parlant, immobile.

D'après la forme des parties articulaires, d'après le mode de réunion de ces parties, et d'après leur solidité et leur mobilité diversement associées, on divise les articulations en trois genres, et en plusieurs espèces et variétés, que l'on a multipliées sans utilité : la *synarthrose*, ou l'articulation *continue* et immobile, la *diarthrose*, ou articulation *contiguë* et mobile, et l'*amphiarthrose*, ou articulation *mixte*, qui est à la fois *continue* comme la première, et *mobile* comme la seconde.

Chaque articulation a un nom propre, composé des noms des os qui s'y trouvent réunis.

§ 627. *La synarthrose*[1], ou articulation immobile , est le mo
de réunion de tous les os du crâne et de la face, excepté la mâcho
inférieure. Ce mode d'union s'opère par des bords plus ou mo
épais et garnis d'inégalités qui s'adaptent les unes aux autres, souve
enclavés, et toujours revêtus d'un cartilage synarthrodial intim
ment uni aux deux parties articulées ; le périoste, en passant de l'
à l'autre os par-dessus le cartilage intermédiaire, réunit encore en
elles ces trois parties, auxquelles il adhère étroitement. Ce ge
d'articulation, très-solide , n'a pas de mouvements sensibles ;
s'efface souvent dans la vieillesse par l'ossification du cartilage
termédiaire ; sa désunion exige des efforts du même genre et de
même violence que ceux qui fracturent les os. Ce genre d'articul
tion, qui a reçu le nom générique de suture, présente plusie
variétés.

§ 628. La suture *vraie*, ou suture par *engrenage*, est celle d
laquelle les bords des os articulés présentent des éminences et d
enfoncements étendus et nombreux, qui se reçoivent réciproqu
ment : telles sont les articulations inter–pariétale, occipito-par
tale, et fronto-pariétale. Cette suture présente même quelqu
différences ; ainsi, dans la première, ce sont de longs prolongeme
dentés ; dans la seconde, ils ont la forme de queues d'aronde
dans la troisième, ils ressemblent à des dents de scie. On a donn
ces trois variétés les noms de suture dentée (*sutura dentata*), en for
de scie (*serrata*), et bordée (*limbosa*).

La suture *harmonique*, ou par juxtaposition, est celle dans laque
les bords plus ou moins épais des os s'appliquent et s'adaptent
uns aux autres : telle est celle des os du nez entre eux, etc.

La suture *écailleuse* est celle dans laquelle les bords des
taillés en biseau, s'adaptent les uns aux autres, comme ceux d
coquilles bivalves. Cette disposition, très-marquée dans la réuni
du pariétal avec le temporal, se retrouve jointe à la suture harmo
que ou à l'engrenage dans beaucoup d'autres articulations du cr
et de la face. Elle est, dans plusieurs articulations, double et ré
proque ; de sorte que, dans un point, un os anticipe sur un au

---

[1] Duverney, *Lettres contenant plusieurs nouv. observ. sur l'ostéologie*, Par
1689. — F.-G. Hunauld, *Rech. anat. sur les os du crâne de l'homme*, Acad. des
ann. 1730. — E.-G. Bose, *Program. de suturar. cranii humani fabricat. et
Lips.*, 1763. — Gibson, *On the use of sutures in the skulls of animals*; in *Mem
the soc. of Manchester*, 2 series, vol. I, 1805.

ou, dans un autre point, anticipe à son tour sur le premier : telles sont les sutures sphéno-frontale, fronto-pariétale, etc. Cet enclavement est un des plus puissants moyens de solidité des articulations synarthrodiales.

La *schindylèse* est une synarthrose qui résulte de la réception de la crête d'un os dans la rainure d'un autre : telles sont les articulations du sphénoïde et de l'ethmoïde avec le vomer, de l'os unguis avec l'apophyse montante du maxillaire , etc.

La *gomphose*, enfin, est l'espèce d'articulation synarthrodiale, tout à fait différente de la suture, qui résulte de la réception des racines des dents dans les alvéoles.

Les articulations synarthrodiales concourent puissamment à la solidité du système osseux dans les joints où on les rencontre, par la décomposition des forces fracturantes, au moyen des mouvements insensibles qu'ils permettent aux différentes pièces osseuses qu'ils réunissent. Les articulations synarthrodiales contribuent donc, pour leur part, à protéger les organes contenus dans les cavités du crâne et de la face, c'est-à-dire le cerveau et les organes des sens.

§ 629. L'*amphiathrose*[1], ou articulation mixte, participe de la synarthrose par la réunion des surfaces articulaires au moyen d'une substance intermédiaire, et de la diarthrose par une mobilité assez sensible. Ce genre d'articulation est borné au corps des vertèbres, au pubis, et à l'articulation de l'os des iles avec le sacrum.

Les parties articulaires des os sont ici des surfaces planes et larges ; les moyens d'union sont des fibro-cartilages intermédiaires, adhérant très-solidement aux deux surfaces, et des ligaments placés à l'extérieur de l'articulation. Ce genre d'articulation, que l'on appelle souvent *symphyse*, jouit d'une grande solidité, due à la ténacité du ligament ; sa mobilité est due à la flexibilité et à l'élasticité de la même substance. Le mouvement consiste dans la flexion ou dans la torsion du ligament. Cette articulation, très-lâche et très-mobile dans l'enfance, devient de plus en plus serrée dans la vieillesse ; elle s'ossifie quelquefois à cette époque : quelquefois l'ossification lui est extérieure, et ne fait que l'entourer plus ou moins complétement, et c'est ce qu'on voit surtout au devant du corps des vertèbres. Elle peut être accidentellement trop lâche ou trop serrée. Elle n'est pas susceptible d'une véritable luxation, mais bien d'un

---

[1] Winslow, *Expos. anat. de la struct. du corps humain*, 1776.

déplacement, d'une diduction, qui supposent toujours la déchiru[..]
ou la destruction du ligament chondroïde intermédiaire [1].

Après quelques fractures non consolidées, il se produit quelq[..]
fois des articulations de ce genre, c'est-à-dire que les fragments se [..]
réunis par l'intermédiaire d'une substance flexible et tenace, qui le[..]
permet de se mouvoir l'un sur l'autre. On trouve souvent ce mo[..]
d'articulation accidentelle après les fractures de la rotule, du col[..]
fémur, de l'olécrâne, et quelquefois aussi après celles du corps c[..]
os longs.

§ 630. La *diarthrose* est un genre d'articulation dans lequel [..]
surfaces articulaires des os sont contiguës et mobiles les unes [..]
les autres.

Ce genre d'articulation existe entre tous les os des membres, s[..]
entre eux, soit avec le tronc, entre la mâchoire inférieure et le crâ[..]
entre le crâne et la colonne vertébrale, entre les apophyses artic[..]
laires des vertèbres, entre les côtes et les vertèbres, et entre les c[..]
tilages costaux et le sternum.

§ 631. Les parties articulaires des os, dans ce genre d'articulatio[..]
sont des surfaces larges, dont la configuration est réciproque. [..]
surfaces sont, en général, les unes convexes, les autres concaves. [..]
surfaces convexes, ou les éminences articulaires, sont quelquef[..]
arrondies comme un grand segment de sphère : on les appelle al[..]
têtes ; d'autres sont arrondies, mais allongées dans un sens et rét[..]
cies dans l'autre : on les nomme condyles. Les têtes et les condy[..]
sont quelquefois supportés par une partie mince, qu'on appelle c[..]
Les enfoncements articulaires, ou les surfaces concaves, portent[..]
nom de cavités cotyloïdes, quand ils ont la forme d'une calotte [..]
sphère et qu'ils sont profonds, et celui de cavités glénoïdes, qua[..]
ils sont plus superficiels. Quelquefois deux condyles sont rapproch[..]
par le côté, et laissent dans leur intervalle une gorge articulaire comr[..]
eux : on donne à cet ensemble le nom de poulie (*trochlea*). E[..]

---

[1] Le genre *amphiarthrose* n'est pas aussi nettement caractérisé que les gen[..]
synarthrose et *diarthrose*. Les caractères donnés dans ce paragraphe app[..]
tiennent surtout aux articulations des corps des vertèbres entre elles. Les ar[..]
culations pubiennes et sacro-iliaque ont de la ressemblance avec les articul[..]
tions diarthrodiales, car elles ont des cartilages sur chaque surface au conta[..]
et une synoviale inter-articulaire dans une partie de leur étendue. Elles s[..]
surtout caractérisées par l'épaisseur des ligaments qui les entourent, par[..]
présence de ces ligaments sur une partie des surfaces en contact, et par l'a[..]
plication serrée des surfaces qui ne permet que des mouvements obscurs.

, beaucoup de surfaces articulaires, peu convexes, peu concaves, presque planes, n'ont pas reçu de nom spécial, et sont désignées, suivant leur étendue, sous les noms génériques de surfaces ou de cavités articulaires.

Toutes ces surfaces sont revêtues de cartilages diarthrodiaux et imbibées de synovie. Il y a, de plus, entre quelques-unes de ces surfaces, des ménisques ou des fibro-cartilages inter-articulaires.

§ 632. Les moyens d'union sont des ligaments fibreux. Les muscles qui entourent les articulations, quoique n'entrant pas essentiellement dans leur composition, contribuent puissamment à leur solidité.

§ 633. La solidité et la mobilité sont diversement associées dans les articulations diarthrodiales.

Ces articulations jouissent de mouvements très-variés : comme le *glissement*, la *rotation*, l'*opposition angulaire*, la *circumduction*. Le glissement existe dans toutes les articulations diarthrodiales. Les autres mouvements, au contraire, ne se rencontrent que dans un certain nombre d'entre elles. La rotation est propre à quelques articulations : tantôt elle s'exerce sur un seul pivot, comme autour de l'apophyse odontoïde de la seconde vertèbre; tantôt il y en a deux, comme dans la double articulation des os de l'avant-bras entre eux ; quelquefois c'est autour d'un axe fictif qu'un os tourne, comme le fémur en offre un exemple. Le mouvement d'opposition, ou mouvement angulaire, est celui dans lequel les os forment l'un avec l'autre des angles plus ou moins ouverts, suivant les mouvements : il se distingue en opposition bornée à deux mouvements de flexion et d'extension, comme au coude, au genou, etc., et en opposition vague, qui peut avoir lieu dans quatre sens principaux et dans tous les sens intermédiaires, comme le bras, la cuisse, le pouce, etc., en offrent les exemples. La circumduction qui existe dans toutes les articulations qui jouissent de l'opposition vague, est un mouvement par lequel l'os qui se meut décrit un cône dont le sommet répond à l'extrémité centrale de l'os, et la base à son extrémité opposée.

La solidité de ces articulations est, comme celle des autres, en raison inverse de leur mobilité.

§ 634. On distingue, d'après la configuration des surfaces, les moyens d'union et les mouvements de ces articulations, plusieurs sortes de diarthroses.

La diarthrose *planiforme* [1] et serrée (*articulus adstrictus, motus*

---

[1] La diarthrose *planiforme* a beaucoup de ressemblance avec l'amphiar-

obscurus de Colombus, est celle dans laquelle les surfaces so
superficielles, les ligaments forts et serrés, les mouvements obscurs
et bornés au glissement, mais possibles en plusieurs sens : telles so
les articulations des apophyses articulaires des vertèbres, celles des
os du carpe et du tarse, soit entre eux, soit avec le métatarse et le
métacarpe.

L'*énarthrose* consiste dans la réception d'une tête dans une cavité.
Dans cette espèce, le ligament. est capsulaire, et les mouvements
très-variés : telle est l'articulation du fémur avec l'os coxal, de
l'humérus avec l'omoplate.

Ces deux premières sortes de diarthroses [1] sont orbiculaires et
vagues : leurs mouvements, plus ou moins variés et étendus, peu
vent avoir lieu dans tous, ou dans beaucoup de sens. Les deux
espèces suivantes, au contraire, sont dites alternatives, parce que
les mouvements n'y ont lieu qu'en deux sens opposés.

La *diarthrose rotatoire, commissura trochoïdes* de Fallope, est
celle qui permet seulement des mouvements de rotation : telle est
l'articulation de l'atlas avec la seconde vertèbre, celle du radius avec
le cubitus; on l'appelle aussi *ginglyme latéral.*

Le *ginglyme proprement dit,* ou la charnière, appelé aussi *ginglyme angulaire,* est l'articulation où il n'y a que deux mouvements
opposés : telle est celle du coude; dans cette espèce de diarthrose
l'un des os présente ordinairement une poulie, et l'autre une surface correspondante; il y a communément deux ligaments latéraux.
Si le mouvement d'extension ne doit pas dépasser la ligne de direction des os, ces ligaments, pour limiter le mouvement, sont plus
rapprochés du plan de flexion que du plan opposé.

§ 635. Les articulations diarthrodiales accidentelles [2] se produi-

---

throse. Elle forme la transition entre l'amphiarthrose et la diarthrose. Les articulations de cette espèce ont été rangées, tantôt dans l'un, tantôt dans l'autre
de ces deux genres. M. Cruveilhier les range aussi parmi les diarthroses; il
leur donne le nom d'*arthrodies.*

[1] A ces deux premières sortes de diarthroses, on peut, à l'exemple de M. Cruveilhier, ajouter deux autres espèces qui peuvent en être séparées par la forme
particulière des surfaces. L'une sous le nom d'articulation *par emboîtement réciproque; ex.:* Articulation sterno-claviculaire. L'autre, sous celui d'articulation
condylienne, caractérisée par la réception d'une éminence ellipsoïde dans une cavité analogue; *ex.:* Articulation temporo-maxillaire.

[2] J. Salzmann, *De articul. analogis, quæ fracturis ossium superveniunt,* ar-
gentor., 1718. — Langenbeck, *Über die Bildung wider natürlicher Gelenke nach
knochenbruchen, in der neuen Bibl. für die chirurg.,* Gœtting, 1815. — Chaussier

ont dans deux circonstances différentes : après les fractures dont les fragments ne se sont pas réunis, et après les luxations qui n'ont point été réduites. Les unes et les autres sont des productions très-composées. On peut appeler les premières, articulations surnuméraires, et les secondes, supplémentaires.

§ 636. Les articulations *surnuméraires* sont connues depuis long-temps. Elles succèdent aux fractures dont les fragments n'ont pas été affrontés, à celles dont les fragments ont été mus souvent l'un sur l'autre ; quelquefois aussi le défaut de réunion tient à une affection constitutionnelle. Les bouts de l'os, diversement configurés, devenus compactes et fermés comme après l'amputation, sont couverts d'une couche mince de cartilage imparfait ou fibreux ; ils sont entourés d'une capsule fibreuse, ordinairement incomplète, tapissée par une membrane synoviale, et de cordons ligamenteux irréguliers. Cette sorte d'articulation a été observée, avec un grand nombre de variétés, dans presque tous les os longs des membres, et plusieurs fois à la mâchoire inférieure et aux côtes.

§ 637. Les articulations *supplémentaires* ont aussi été souvent observées. Elles succèdent aux luxations non réduites, et surtout à celles du fémur et de l'humérus. MM. Foville et Pinel-Grandchamp m'ont remis une pièce d'anatomie, qui présente une articulation semblable, formée après une luxation non réduite des os de l'avant-bras, en arrière de l'humérus.

Dans les articulations dont il s'agit, on trouve un enfoncement dans le point contre lequel la tête de l'os luxé a été placée. Le pourtour de ce point est relevé par une ossification accidentelle ; quelquefois même on y trouve aussi un bourrelet fibro-cartilagineux circulaire. Cette cavité de nouvelle formation est couverte d'un cartilage imparfait ou fibreux. La tête de l'os luxé est ordinairement dilatée. L'intérieur de l'articulation est humecté par la synovie. Il y a une capsule fibreuse formée par des débris de l'ancienne, adhérents à l'os luxé, par le tissu cellulaire environnant, et par production nouvelle, cette capsule fibreuse est tapissée par une synoviale. L'ancienne cavité se rétrécit, et devient superficielle ; le cartilage y diminue, ou même y disparaît tout à fait. Si c'est à la

cherches expérim. sur les fausses articul., *Bullet. de la Soc. philomat.*, an VIII. — Deschet et Villermé, dans *Mémoire sur le cal*, 1819, et dans *Répert. gén. des sc. méd.*, art. *Pseudarthrose*, 1842.

hanche, la cavité cotyloïde, en se rapetissant, devient triangulai[r]
d'hémisphérique qu'elle était; fait à ajouter à ceux qui montr[er]
que la forme des organes dépend, en partie du moins, de le[ur]
action réciproque. Il paraît que ces changements étaient déjà [en]
partie connus du temps d'Hippocrate.

§ 638. M. Chaussier a déterminé, sur des chiens, la format[ion]
d'articulations accidentelles intermédiaires entre les deux sortes [qui]
viennent d'être décrites. Ayant fait sortir par une incision la tête [du]
fémur de la cavité cotyloïde, et l'ayant sciée au-dessous du t[ro-]
chanter, il a rapproché les chairs, et abandonné ces animaux [aux]
soins de la nature. En examinant les parties à des époques plus [ou]
moins éloignées, il a reconnu que les muscles avaient rapproché l'[ex-]
trémité du fémur sur un point de l'ischium; que l'extrémité osse[use]
tronquée était arrondie, revêtue d'une substance fibro-cartilagineu[se;]
que le point de l'ischium contre lequel elle appuyait, avait pris au[ssi]
l'apparence cartilagineuse, et présentait quelquefois une fossette [arti-]
culaire plus ou moins profonde; enfin, que le tissu cellulaire f[or-]
mait autour de cette articulation nouvelle une sorte de cap[sule]
membraneuse, dans laquelle était contenu un fluide séreux plus [ou]
moins abondant [1].

§ 639. Les articulations diarthrodiales peuvent être altérées d[ans]
leur solidité et dans leur mobilité; elles peuvent être trop lâches [ou]
trop serrées; elles peuvent aussi être luxées ou soudées.

§ 640. La luxation est la cessation plus ou moins complète [du]
rapport naturel entre les surfaces contiguës des os. Quand el[le a]
lieu, les ligaments sont violemment distendus, tiraillés, ou m[ême]
rompus. Les autres parties articulaires et environnantes participe[nt]
plus ou moins à ces lésions. Le mouvement est alors très-diffi[cile.]
Les articulations les plus mobiles en sont le plus susceptibles; [ainsi]
les énarthroses sont celles qui en présentent le plus d'exemples[, et]
les diarthroses serrées, celles qui en présentent le moins. Par[mi les]

---

[1] MM. Breschet et Villermé ont fait plus tard un grand nombre d'expérie[nces]
de ce genre sur les chiens, et déterminé aussi des pseudarthroses artificie[lles.]
Ils ont remarqué que tantôt l'articulation nouvelle présentait, comme dan[s les]
expériences de M. Chaussier, les caractères des diarthroses, c'est-à-dire [qu'il]
s'était formé une cavité articulaire, et que les bouts osseux s'étaient encroû[tés]
d'une matière fibro-cartilagineuse; que tantôt, au contraire, les deux bout[s de]
l'os se réunissaient par un tissu fibreux intermédiaire plus ou moins allong[é,]
par la flexion duquel s'opérait le mouvement. Dans ce dernier mode de [réu-]
nion, la fausse articulation avait une grande analogie avec une amphiarthr[os]e.

...culations de la même espèce, celles qui sont le moins serrées, celles dont les surfaces articulaires sont le moins étendues, et celles qui ont lieu entre les os les plus longs sont celles qui sont le plus souvent luxées. Aussi l'articulation scapulo-humérale fournit-elle à elle seule plus d'exemples de luxations que toutes les autres ensemble.

641. L'ankylose, ou la soudure des articulations diarthrodiales, consiste, quand elle est complète, en une réunion intime, une véritable continuité entre des os auparavant contigus : la substance spongieuse communique de l'un dans l'autre os; les lames compactes, les cartilages diarthrodiaux qui séparaient la partie spongieuse des deux os ont disparu. L'immobilité longtemps prolongée, mais surtout un certain degré d'inflammation, soit primitivement de la membrane synoviale, soit d'abord dans les ligaments et les autres parties circonvoisines, amènent ces changements. Tantôt ils commencent par la formation, entre les surfaces osseuses, de tissu cellulaire ou de brides fibreuses qui peuvent s'ossifier plus tard; tantôt l'articulation étant ouverte par une blessure ou par celle d'un abcès, c'est par des granulations suppurantes que s'établit l'agglutination; dans l'un comme dans l'autre cas, les cartilages diarthrodiaux sont successivement résorbés, avant que la soudure osseuse ait lieu. Toutes les diarthroses en sont susceptibles, mais les ginglymes plus que les autres.

L'ankylose affecte quelquefois plusieurs articulations. On a vu une toutes les diarthroses et les amphiarthroses en être successivement affectées, et le squelette devenir une seule masse osseuse inflexible. M. Percy a déposé, dans le Muséum de la Faculté, un squelette qui offre cette soudure générale de toutes les articulations.

642. D'autres fois, les causes de l'altération dont il s'agit déterminent la nécrose superficielle ou l'usure des surfaces articulaires; c'est dans des cas semblables que l'on a pratiqué la résection des extrémités articulaires des os. D'autres fois, l'adhérence d'articulation reste celluleuse ou fibreuse, avec un peu de mobilité. Quelquefois le cartilage détruit est remplacé par l'éburnification

---

H. Park, *Account of a new method of treating diseases of the knee and elbow*, Id., 1783. — Moreau, *De la résection des os*, etc.. Paris, 1816. — J. Jeffray, *Ces of the excision of carious joints*, by H. Park and P.-F. Moreau, *with observations*, Glasgow, 1806. — Wachter, *Diss. de articul. extirp.*, Groningue, 1810. — Roux, *De la résection*, etc.. Paris, 1812.

ou la transformation émaillée de la lame osseuse compacte **sus-**
jacente. C'est encore dans des cas d'altérations analogues que
os se luxent spontanément.

J'ai vu quelquefois un singulier déplacement de l'articula
coxo-fémorale, dépendant sans doute d'une inflammation chroni
dans ce cas, la partie supérieure de la cavité articulaire semble
cédé à la pression de la tête du fémur, après avoir été ramo
toujours est-il que la cavité, devenue ovale, est très-allongé
creuse en haut, où elle loge la tête du fémur, tandis que la pa
inférieure de la même cavité qui la logeait auparavant est rét
et superficielle. J'ai observé ce changement tantôt d'un seul
tantôt symétriquement des deux côtés à la fois.

§ 643. Toutes les maladies des articulations diarthrodiales a
tiennent à chacune ou à plusieurs des parties qui les forment :
à leurs membranes séreuses, à leurs cartilages, à leurs ligam
et aux parties articulaires des os.

SECTION III.

DU SQUELETTE.

§ 644. Le squelette est l'ensemble de tous les os réunis
eux par les articulations. On l'appelle naturel, quand les os so
semblés par leurs propres ligaments; et artificiel, quand les o
réunis par des liens étrangers à l'organisation.

Il constitue un tout symétrique [1], qui a la forme et les dime
du corps entier, dimensions et forme qu'il détermine en
partie.

Il se divise en tronc et en membres. Le tronc, partie centra
principale, formé sur la ligne médiane par la colonne vertéb
présente deux grandes cavités : l'une supérieure et post
(crâne et canal vertébral), loge le centre nerveux; l'autre, anté
et inférieure (thorax), loge les organes centraux des fonction
tritives; d'autres cavités (celles de la face) reçoivent les orga
sens, etc. Les appendices, ou membres pourvus d'articulation
breuses et très-mobiles, servent surtout aux mouvements.

---

[1] Loschge, *De sceleto hum. symetrico*, etc., Erlang., 1795.

§ 645. Les usages du squelette sont de former l'axe solide et flexible du corps ; de fournir des enveloppes protectrices aux centres nerveux et vasculaires, et aux organes des sens ; d'offrir des points d'attache aux muscles, et de déterminer, par ses articulations, l'étendue et la direction des mouvements.

C'est par la dureté et la rigidité des os, et par la solidité des articulations, que le squelette remplit une partie de ses fonctions ; il remplit les autres par la mobilité des articulations.

§ 646. Dans leurs mouvements, les os articulés par diarthrose agissent à la manière des leviers.

La plupart sont des leviers du troisième genre, ou inter-puissants : le centre des mouvements ou point d'appui est dans l'extrémité articulaire de l'os, la résistance à l'autre extrémité, et la puissance musculaire est appliquée dans un point intermédiaire, ordinairement très-rapproché du point d'appui. Quelques-uns sont des leviers du second genre, ou inter-résistants ; quelques-uns aussi sont des leviers inter-mobiles, ou du premier genre.

§ 647. Les os ne se formant pas tous en même temps, et ne s'accroissant pas tous dans la même proportion, la forme et les proportions du squelette, et non ses dimensions seulement, changent beaucoup avec l'âge[1].

La proportion de la tête comparée au reste du tronc et aux membres est d'autant plus grande, que le sujet, au-dessous de vingt ans, est plus jeune. Au second mois de la conception, elle fait la moitié de la hauteur du corps, presque le quart à la naissance, le cinquième à trois ans, et le huitième seulement quand l'accroissement est achevé. La face est également d'autant plus petite, relativement au crâne ; le bassin, relativement au thorax ; les membres, relativement au tronc, etc., que le sujet est plus jeune. Beaucoup d'autres différences du même genre appartiennent à l'anatomie spéciale des os.

§ 648. Le squelette présente des différences assez tranchées entre les deux sexes[2]. En général, le squelette de la femme est plus

---

[1] Bœhmer, *Op. cit.*—Cheselden, *Op. cit.*—Eyson, *Op. cit.*—Suc, *Sur les proportions du squelette de l'homme, examiné depuis l'âge le plus tendre, jusqu'à celui de vingt-cinq, soixante ans et au delà* ; in *Mém. prés.*, vol. II.—F.-G. Danz, *Grundriss der Zergliederungskunde des ungebornen kindes*, Francof., 1792.—Senff, *op. cit.*

[2] *Voyez* J.-F. Ackermann, *De discrimine sexûs præter genitalia*, Moguntiæ,

petit est plus délicat que celui de l'homme ; le thorax est plus court, et en somme plus petit ; il est aussi plus mobile ; le bassin plus large ; la région lombaire plus allongée, etc. Les articulations diarthrodiales sont plus mobiles, les amphiarthroses sont plus flexibles, etc. Toutes les régions du corps, et presque tous les os, présentent quelques différences spéciales.

Les principales différences que présente le squelette de l'homme, comparé à celui de la femme, sont surtout relatives au rôle spécial de cette dernière, dans les phénomènes de la reproduction ; aussi sont-elles principalement concentrées dans le bassin. La plus remarquable de ces différences consiste en ce que le bassin de la femme offre plus de capacité dans le sens horizontal et dans le sens antéro-postérieur que celui de l'homme. Le développement du bassin de l'homme, au lieu de s'étendre sur la ligne horizontale, se porte, au contraire, sur la verticale ; aussi le bassin a-t-il plus de hauteur dans l'homme que dans la femme. Il résulte de là que l'excavation pelvienne a plus d'ampleur chez la femme que chez l'homme, attendu que chez ce dernier la prédominance en hauteur porte, non sur la partie inférieure du bassin, mais sur les ailes de l'iléum. La capacité du bassin de la femme dépend des dimensions transversales des os des iles, car le sacrum a sensiblement la même étendue transversale dans les deux sexes. Si on mesure, en effet, le détroit supérieur du bassin, ou détroit abdominal, on trouve que le sacrum constitue ordinairement le tiers de la circonférence de ce détroit chez l'homme, tandis que chez la femme il n'en constitue guère que le quart [1].

§ 649. Les races humaines présentent aussi, dans leurs squelettes, des différences dont les principales sont relatives aux dimensions et à la forme du crâne, à sa proportion avec la face. Il y a aussi quelques différences dans la proportion des membres : dans la race nègre, les membres supérieurs sont plus longs, relativement au tronc ; l'avant-bras et la jambe sont plus grands proportionnellement au bras et à la cuisse.

Les principaux caractères des races humaines se traduisent sur la charpente osseuse ou squelette. Parmi ces caractères, ceux qui affectent la forme et les dimensions du crâne ont été étudiés avec beaucoup plus de soin que les autres, en raison même de leur intérêt psychologique. L'étude

---

1788. — *Comparez aussi :* Albinus, *Tabula sceleti, hominis ;* et Sœmmering, *Tabula sceleti fœminei,* Francof. ad Mœn., 1796.
[1] *Consultez :* Nœgelé, *Das weibliche Becken,* etc., Carlsruhe, 1825. — P.-A. Dubois, *Traité complet de l'art des accouchements,* 1re livr., 1849.

omparée des crânes a été faite sous des points de vue divers. Tantôt on 'est proposé de déterminer la capacité relative de la cavité crânienne dans les diverses variétés de l'espèce humaine; tantôt de rechercher le rapport qui existe entre la capacité du crâne et l'étendue de la face ; tantôt enfin on a circonscrit le problème sur des départements limités de la boîte osseuse où on a cru pouvoir localiser certaines fonctions du système nerveux. En consultant les divers travaux auxquels ce point d'anthropologie a donné naissance, on arrive à établir parmi les diverses formes de la tête dans l'espèce humaine quatre classes principales, qui passent de l'une à l'autre par des transitions insensibles[1]. Ce sont les formes *ovales, elliptiques, pyramidales, globulaires*.

La première forme (*ovale*) est caractérisée par un contour ovalaire, ni trop allongé, ni trop raccourci. Elle appartient à la race caucasique ou européenne.

La seconde forme (*elliptique*) présente un contour ovalaire aussi, mais beaucoup plus allongé que le précédent. Le crâne est en quelque sorte aplati sur les côtés, de manière que les deux extrémités de l'ovale se sont éloignées l'une de l'autre. Tel est le crâne de la race nègre ou éthiopienne.

La troisième et la quatrième forme (*pyramidale* et *globulaire*) se rencontrent dans les races mongoles, américaines et malaises, mais avec moins de constance. Elles consistent, la première dans l'aplatissement latéral du crâne, suivant deux plans inclinés qui se rejoignent au sommet de la tête de façon que, envisagé d'en haut, le crâne a une forme en quelque sorte pyramidale, et que, vu du côté de la face, le sommet de la tête et le menton forment les deux extrémités d'un losange dont les apophyses zygomatiques forment les deux autres angles. La seconde consiste en ce que, l'occiput et le front étant en quelque sorte refoulés vers l'axe médian de la tête, celle-ci perd sa forme ovale et devient à peu près circulaire ou globulaire. C'est aux crânes qui présentent cette forme qu'on a aussi donné le nom de têtes *carrées*, parce qu'en effet les plans latéraux de la tête ne forment pas par leur rencontre avec le plan frontal et le plan occipital une circonférence parfaite. Mais il faut dire cependant que la tête est toujours plus globulaire que carrée.

Il y a encore dans les diverses variétés de l'espèce humaine des formes de crâne qui s'éloignent plus ou moins des précédentes; mais elles paraissent plutôt des déformations acquises ou provoquées, que des différences fondamentales d'organisation[2].

---

[1] Pour apprécier les diverses formes du crâne et les embrasser d'un coup d'œil, il faut, non pas placer le crâne devant soi et l'envisager, soit du côté de la face, soit du côté de l'occiput, soit de profil; il faut placer la tête à ses pieds et la regarder par le sommet, pour en découvrir toute la circonférence.

[2] *Consultez* : Daubenton, *Mémoire sur la situation du grand trou occipital*, *Mém. Acad. des sc.*, 1764. — Camper, *Dissertat. sur les diff. du visage chez les hommes des différents pays*, etc., 1791. — Desmoulins, *op. cit.* — Prichard, *op.*

MM. Weber[1] et Vrolik[2], qui se sont beaucoup occupés des modifications du squelette dans les variétés de l'espèce humaine, ont appelé l'attention des anatomistes sur un point curieux et encore controversé d'ostéologie. Ils signalent, dans la forme des bassins, des différences analogues à celles observées sur le crâne des différentes races humaines. Ainsi, de même qu'il y a des têtes ovales, elliptiques, carrées, il y aurait aussi des bassins ovales, elliptiques, carrés. De même que les formes du crâne sont relatives à la circonférence de la boîte osseuse, de même les formes du bassin doivent être notées sur la circonférence du détroit abdominal. M. Weber et, après lui, M. Vrolik ont admis que, dans une même race, la forme fondamentale du crâne et celle du bassin sont analogues : d'où il résulterait que le bassin se modèle en quelque sorte sur la forme de la tête, à laquelle il doit donner passage dans l'acte de la reproduction. Il y aurait conséquemment une sorte de parallélisme dans le développement du bassin et dans celui du crâne, la forme du premier étant subordonnée à celle du second. Si cette doctrine est fondée d'une manière générale, et dans l'ensemble des races humaines comparées entre elles, elle souffre de nombreuses exceptions quand on cherche à l'appliquer à l'individu lui-même. Ainsi, pour ne pas sortir de la race blanche ou caucasique, peut-on dire que la forme particulière de la tête dans l'individu soit liée à une forme spéciale du bassin, et que les formes et les dimensions de la tête d'une femme européenne, variables dans des limites encore assez étendues, correspondent à des variations analogues dans les formes ou les dimensions des détroits du bassin ? Évidemment non. Si l'on pouvait, en effet, particulariser cette loi, il en résulterait que la forme et le volume de la tête, facilement appréciables, révéleraient la forme et la capacité beaucoup moins appréciables du bassin de la femme. M. Dubois[3] s'élève formellement contre cette manière de voir.

§ 650. On observe enfin des variétés individuelles dans le squelette, tant sous le rapport des dimensions, que sous celui des proportions, de la configuration, du défaut de symétrie, etc.

Tous les animaux vertébrés ont un squelette, et seuls ils ont un squelette intérieur. Mais parmi les diverses parties qui le composent, il en est qui sont fondamentales ou constantes, d'autres qui sont accessoires, qui peuvent par conséquent manquer, ou se présenter avec des formes très-variées. La

---

cit. — Weber, *Doctrine des crânes et des bassins des races primitives du genre humain*, 1830.

[1] Weber, *Op. cit.*

[2] Vrolik (G.), *Considérations sur la diversité des bassins des différentes races humaines*, 1826.

[3] P. Dubois, *Op. cit.*

artie fondamentale du squelette est la partie centrale, dans laquelle est logé l'axe cérébro-spinal; c'est la colonne vertébrale et le crâne.

La colonne vertébrale, qui chez l'homme ne présente qu'une portion de son étendue dans laquelle les os qui la composent soient soudés entre eux sous forme de colonne immobile (sacrum), la colonne vertébrale présente souvent d'autres soudures dans les autres classes de vertébrés. Ainsi, par exemple, les vertèbres cervicales sont soudées chez un grand nombre de poissons, et chez les oiseaux les vertèbres lombaires ne forment qu'une pièce avec le sacrum. Le nombre des vertèbres est également très-variable. Ainsi quelques serpents ont trois cents vertèbres, et la grenouille n'en a que dix.

L'homme est, de tous les animaux, celui dont le crâne comparé à la face présente le plus grand développement. Dans la plupart des reptiles et des poissons les mâchoires constituent presque à elles seules toute la tête, et la cavité du crâne est rudimentaire. Dans les oiseaux, le développement de la face l'emporte aussi sur celui de la cavité du crâne. Les mammifères ont proportionnellement une face qui l'emporte d'une quantité moins considérable sur la boîte crânienne.

Parmi les parties accessoires, les côtes sont celles qui manquent le moins souvent. Les serpents, qui n'ont point de membres, ont des côtes, et souvent elles y existent en nombre considérable. Les grenouilles n'ont point de côtes.

Le sternum présente souvent un développement considérable. Chez les oiseaux, il porte à sa partie moyenne une crête saillante, connue sous le nom de bréchet, et qui a pour but de multiplier les points d'insertion des muscles puissants qui meuvent les ailes. Chez la tortue, le sternum réuni aux côtes constitue le plastron. Il n'y a point de sternum dans les serpents.

Les membres sont, la plupart du temps, au nombre de deux paires. Cependant quelques reptiles et quelques poissons n'en ont qu'une seule paire. Ils manquent complétement dans l'ordre des ophidiens ou serpents. Dans les oiseaux les membres antérieurs, et dans les poissons les membres antérieurs et les postérieurs sont modifiés profondément sous le nom d'ailes et de nageoires.

Les membres des mammifères peuvent toujours se subdiviser en quatre parties, l'épaule, le bras, l'avant-bras, la main, pour l'antérieur; le bassin, la cuisse, la jambe, le pied, pour le postérieur. Ces diverses parties ne sont pas toujours constituées par le même nombre d'os.

§ 651. La stature du corps, déterminée par les dimensions du squelette, est en moyenne d'environ 1 mètre 68 centimètres (5 pieds 2 pouces) pour l'homme adulte, et de 1 mètre 56 centimètres (4 pieds 10 pouces environ) pour la femme; mais cette longueur, un peu variable dans les races, et même dans des variétés plus restreintes

encore de l'espèce humaine, présente des différences assez grandes
dans les individus d'une même nation. Ces différences cependant
sont, comme celles des autres espèces animales, renfermées dans de
certaines limites. Ainsi, les nains ont rarement moins de la moitié
de la stature moyenne, et les géants ont très-rarement plus que cette
moitié au-dessus de la stature ordinaire. Ce que l'on a dit des géants
de dix-sept, ou de vingt-cinq pieds doit être rapporté à des os
d'animaux pris mal à propos pour des os humains.

Les proportions des membres au tronc, et des diverses parties du
tronc ou des membres entre eux, présentent également beaucoup
de variétés individuelles, déterminées par celles des os. Il en est de
même encore de la configuration et de la symétrie du corps : leurs
variétés sont presque toutes déterminées par celles du squelette.

§ 652. Le système osseux termine ceux qui ont pour base le
tissu cellulaire diversement modifié; les tissus qui restent à décrire
sont, au contraire, essentiellement formés par des éléments nouveaux.

APPENDICE AU CHAPITRE VIII.

DES DENTS [1].

a. Les dents, dont l'histoire est généralement placée après celle des os,
parce qu'elles en ont l'apparence, la dureté et la constitution chimique, diffèrent pourtant des os d'une manière essentielle, sous le rapport de leur
développement. sous celui de leurs connexions avec le système vasculaire,
et, par conséquent, sous celui de leur nutrition. Les dents sont, sous ces
divers rapports, tout à fait analogues aux productions dermiques, telles que
les ongles et les poils. C'est ce que nous avons fait pressentir déjà dans le

---

[1] *Consultez*, sur la structure des dents : Hérissant, *Mémoire de l'Acad. des
sciences*, 1754. — Fraenkel, *De penitiori dentium humanarum structurâ*, 1835. —
Retzius, *Muller's archiv.*, 1837. — Nasmith, *Medic.-chirurg. transact.*, 1839.
    Sur le développement des dents : Meckel (J.-F.), dans *Journ. complém. du
dict. des sc. médic.*, vol. I, 1818. — Arnold, *Gaz. médic. de Salzbourg*, 1831. —
Goodsir, *Journ. de méd. et de chirur. d'Edimbourg*, t. XXXI.
    Pour l'anatomie générale et comparée : Cuvier (Fréd.), *Des dents des mamm.
consid. comme caract. zool.*, avec pl., 1822-1825.— Rousseau, *Anat. comp. du
syst. dent. chez l'homme et les principaux anim.*, avec pl., 1827.—Blandin, *Anat.
du syst. dent. considéré dans l'homme et les animaux*, 1836, etc.
    Sur la pathologie des dents : J.-E. Oudet, art. *Dent*, *Répert. génér. des
scienc. méd.*, t. X, 1835.

915, et ce qui deviendra plus clair à mesure que nous avancerons dans cette exposition. Les dents servent à saisir et à diviser les aliments ; elles servent aussi à la prononciation chez l'homme.

Dans beaucoup d'animaux, les dents, plus multipliées que chez l'homme et placées aussi sur d'autres points des voies digestives, sont surtout destinées à saisir la proie dont l'animal se nourrit. Ces prolongements ossiformes n'ont pas toujours des connexions directes avec le squelette ; ils sont souvent fixés sur le derme muqueux dont ils constituent, par conséquent, des appendices tout à fait analogues aux ongles et aux poils. On a même donné le nom de dents à des parties cornées, situées soit à l'entrée des voies digestives, soit plus profondément, et qui servent à diviser mécaniquement les aliments.

b. Les dents, chez l'homme, sont situées sur le bord libre des mâchoires, et implantées dans les cavités ou alvéoles dont ce bord épais est creusé. Elles sont au nombre de trente-deux sur l'individu adulte dont le développement est complètement achevé. D'après leur forme et la nature de leurs surfaces terminales, et, par conséquent, d'après le genre d'altérations qu'elles font subir aux substances alimentaires sur lesquelles elles agissent, on les divise en *incisives, canines* ou *laniaires, molaires* ou *mâchelières*. Il y a huit incisives, quatre à chaque mâchoire ; quatre canines, deux à chaque mâchoire ; vingt molaires, dix à chaque mâchoire. Les molaires sont encore divisées en petites et grosses molaires, d'après le nombre de leurs tubercules et de leurs racines. Les petites molaires, au nombre de huit, quatre à chaque mâchoire, n'ont que deux tubercules à la surface triturante, et, en général, une seule racine. Les grosses molaires ont quatre tubercules et plusieurs racines : elles sont au nombre de douze.

Chaque dent présente à considérer trois parties. L'une libre et visible au dehors, et qu'on nomme *couronne* ; l'autre enfoncée et cachée dans l'alvéole, et qu'on nomme *racine*. On désigne sous le nom de *collet* le point qui sépare ces deux parties l'une de l'autre. Le collet ne serait donc qu'une ligne circulaire fictive, intermédiaire à la couronne qui serait au-dessus, et à la racine qui serait au-dessous. Cependant, comme sur une mâchoire revêtue de ses parties molles la gencive s'élève plus haut sur la dent que le bord alvéolaire de la mâchoire, on réserve souvent le nom de *collet* à cette partie de la dent qui est couverte par la gencive. La couronne et la racine des dents présentent des différences suivant qu'on les examine dans les incisives, dans les canines ou dans les molaires. Ces considérations appartiennent à l'anatomie descriptive.

c. Toute dent est constituée par une pyramide simple ou multiple, dont la base est libre et correspond à la surface de la couronne, et dont le sommet ou les sommets sont dirigés vers le fond de l'alvéole. La pyramide que forme la dent n'est pas *pleine* ; elle est creusée à son intérieur par une excavation qui règne dans une grande partie de son étendue (V. fig. 22, *e*), et qui s'ouvre à son sommet par un canal un peu plus étroit que le reste de la cavité (V. fig. 22, *d*). Sur une dent sèche, la cavité intérieure est vide, mais sur une dent saine, contenue dans son alvéole, cette cavité est remplie par un tissu cellulaire, vasculaire et nerveux qui se moule sur elle, et qu'on nomme *papille* ou *pulpe dentaire*. Cette papille tient aux vaisseaux et aux nerfs qui entrent dans la dent par l'ouverture de la racine. Une dent est donc composée de deux parties distinctes : 1° une partie enveloppante dure, osseuse, qui constitue la *dent proprement dite*; 2° une partie enveloppée, molle, cellulo-vasculaire, qui constitue la *pulpe dentaire*.

La *dent proprement dite* est elle-même constituée par trois parties : l'une qui occupe toute l'étendue de la dent, et qui en forme l'épaisseur presque tout entière, est ce qu'on nomme l'*ivoire* de la dent. L'ivoire est lui-même recouvert à la couronne par une substance qu'on nomme l'*émail*, à la racine par un revêtement plus mince qu'on nomme le *cément*.

d. L'*ivoire* (fig. 22, *a*) a la forme et presque la longueur de la dent. C'est dans son intérieur qu'est creusée la cavité dentaire. Lorsqu'on examine l'ivoire à l'œil nu, il paraît constitué par une substance extrêmement dense et dépourvue de structure. Lorsqu'on l'examine au microscope, on découvre que cette substance est parcourue par des stries transversales qui se portent de la cavité dentaire vers les surfaces de l'ivoire, c'est-à-dire vers l'émail pour la couronne, et vers le cément pour la racine. Ces stries transversales sont beaucoup plus visibles sur une dent qui a macéré quelque temps dans l'acide chlorhydrique, et dont, par conséquent, une partie des sels calcaires a été enlevée. On voit alors, en prenant de minces lamelles de la dent, que la substance de l'ivoire, qui est devenue transparente, est manifestement parcourue par les lignes perpendiculaires à l'axe de la dent. Ces stries transversales sont-elles l'indice de fibres, ou de canaux creusés dans

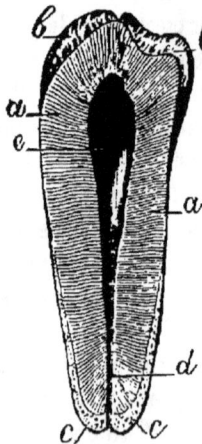

FIGURE 22.

Dent sciée dans sa longueur.
a. Ivoire.
b. Émail.
c. Cément.
d, *e*. Canal et cavité dentaires.

la substance de l'ivoire, et mettant en communication l'intérieur de la cavité dentaire avec l'émail et le cément? La plupart des micrographes les décrivent comme de petits canaux, auxquels ils donnent le nom de *canaux calcaires de l'ivoire*. Le diamètre de ces petits canaux est de 0^mm,002 à 0^mm,004. Les canaux calcaires de l'ivoire ne sont pas dirigés tout à fait horizontalement de la cavité de la dent vers l'émail et le cément, mais ils vont en divergeant. Ils partent, en effet, d'une surface moins grande pour aboutir à une qui l'est davantage. On a remarqué aussi que vers leurs limites externes les canaux calcaires de l'ivoire se divisent, et fournissent des branches qui s'anastomosent entre elles.

Les canaux calcaires de l'ivoire, qu'on pourrait appeler aussi les *canalicules de la dent*, ne sont point comparables aux canalicules des os. Ceux-ci effet, nous l'avons vu, donnent passage à des vaisseaux dont ils ne sont, en quelque sorte, que les tuniques osseuses. Les canaux calcaires de l'ivoire, au contraire, ne contiennent point de vaisseaux [1]; leur cavité renferme des dépôts de sels calcaires qui, appliqués contre leurs parois, en diminuent le calibre, sans le remplir complétement, comme on peut s'en assurer, en plongeant un segment d'ivoire [2] dans un liquide coloré. Celui-ci remplit alors par capillarité la partie libre du canal. Le traitement par l'acide chlorhydrique, qu'on fait subir aux dents pour en étudier la structure, a pour effet de rendre les canaux calcaires plus apparents, en dissolvant une partie de leur contenu.

Les sels calcaires de l'ivoire n'existent pas seulement dans les canaux calcaires, mais ils infiltrent aussi toute la substance intermédiaire. Cette substance intermédiaire occupe plus de place dans l'ivoire que les canaux calcaires eux-mêmes, car ceux-ci sont distants les uns des autres d'environ trois ou quatre fois leur diamètre.

Quelle signification doit-on donner aux canaux de l'ivoire ? Probablement ces canaux donnent passage à la partie dissoute du sang, et portent ainsi dans la substance de la dent les matériaux de la nutrition. Du reste, la nutrition de l'ivoire est très-obscure, et analogue à celle des cartilages qui revêtent les extrémités articulaires des os ; car, pas plus qu'eux et pas plus que l'émail, il ne répare ses pertes de substance.

La constitution chimique de l'ivoire est tout à fait analogue à celle des os. Comme eux, il est constitué par une base organique qui se dissout par l'ébullition et se prend en gelée par refroidissement. Cette gelée, comme celle de la partie organique des os, est de la *gélatine*. La seule différence chimique qui existe entre l'ivoire et la substance des os, c'est que le premier renferme plus de matières salines et moins de matière organique que les os.

Voici le rapport de ces parties dans l'ivoire des dents de l'homme adulte :

		Berzélius.	Lassaigue.
Matière organique		28	29
Matières inorganiques....	{ Phosphate de chaux........	64,3	61
	{ Carbonate de chaux, etc.....	7,7	10
		100,0	100

e. L'émail (fig. **22**, *b*), encore appelé *substance vitreuse*, revêt la partie libre de l'ivoire d'une couche peu épaisse qui va en s'amincissant vers le

---

[1] Le diamètre des canaux de l'ivoire est d'ailleurs trop peu considérable pour qu'ils puissent contenir des vaisseaux. Nous avons vu, en effet, que les vaisseaux les plus déliés n'ont jamais un diamètre inférieur à celui des globules du sang, c'est-à-dire au moins $0^{mm},006$.

[2] L'expérience réussit mieux avec une dent de cheval qu'avec une dent humaine.

collet de la dent. Il forme par conséquent un étui complet à la couronne de la dent. Comme l'émail s'use à la longue, et sur les dents de l'homme et su les dents des animaux, la partie de l'émail située sur la surface triturant de la dent disparaît souvent plus ou moins complétement et laisse quelque fois l'ivoire à nu en ce point. L'émail est d'une dureté extrême et fait fe au briquet. Il est d'un blanc laiteux lorsqu'il est placé sur l'ivoire ; il re semble à un émail demi-diaphane quand il en est séparé. L'émail est appl qué sur l'ivoire d'une manière intime.

L'émail est constitué par des fibres très-serrées et dirigées perpendicula rement aux surfaces sur lesquelles il s'applique, comme les filaments velours sur leur trame commune. Pour rendre ces fibres plus distinctes, faut faire macérer la dent dans un acide affaibli. On constate alors que c fibres sont constituées par des prismes à quatre ou six pans, dont l'une d extrémités s'insère sur les rugosités de l'ivoire, et dont l'autre se termi à la surface de la dent. Ces prismes sont disposés en zones onduleuses q entourent assez régulièrement la couronne. M. Retzius assigne à ces pri mes un diamètre d'environ 0^{mm},004.

Sur l'adulte, il est difficile de bien isoler les prismes qui, par leur accol ment, constituent l'émail de la dent ; mais si l'on examine une dent déjà d veloppée (quoique non encore sortie au dehors de la mâchoire), après l'avc extraite du sac intérieur qui la contient, on aperçoit parfaitement la di position précitée. La surface de l'émail présente alors, quand on l'exami au microscope, une mosaïque constituée par des éléments à six pans, q sont les extrémités accolées des fibres de l'émail.

Lorsqu'on traite l'émail des dents par des acides affaiblis, il ne lais qu'un résidu mou très-peu considérable. L'émail des dents est encore pl pauvre en matières organiques que l'ivoire.

Il est ainsi composé, d'après Berzélius :

Matière organique......................	2,0
Phosphate de chaux......................	88,5
Carbonate de chaux, etc................	9,5
	100,0

f. Le cément (fig. 22, c), qui entoure d'une couche mince la racine d dents, est un enduit de substance osseuse qui diffère de l'ivoire sur lequ il est appliqué, en ce que sa structure rappelle celle des os ; il en offre, effet, les corpuscules caractéristiques (V. Os). De plus, le cément présent comme la substance osseuse, une plus forte proportion de matière organiq que l'ivoire et l'émail. Voici sa composition, d'après M. Lassaigne :

Matière animale........................	42,18
Phosphate de chaux......................	53,84
Carbonate de chaux......................	3,98
	100,00

est difficile de séparer la couche de cément qui recouvre la racine des dents de l'homme. Sur une racine de dent rompue en travers, il apparaît comme une petite couche très-mince à la circonférence de la cassure. Lorsque la dent a macéré quelque temps dans les acides, la couche de cément se sépare alors assez facilement, sous forme membraneuse ; mais les sels calcaires ont alors disparu. Le cément est plus abondant dans les dents des animaux, et notamment des ruminants, que dans les dents de l'homme.

La pulpe dentaire est une petite masse celluleuse, parcourue par des vaisseaux et par des nerfs, qui occupe la cavité centrale de la dent (f. 22, *e*). Les vaisseaux et les nerfs qu'elle contient entrent par la partie rétrécie de la cavité de la dent (fig. 22, *d*). Cette partie rétrécie porte le nom de canal de la racine, ou *canal dentaire*. La pulpe dentaire est, originairement au moins, une papille de la membrane muqueuse de la bouche qui forme les gencives, ainsi que nous l'allons voir.

Les dents se développent de bonne heure, quoiqu'elles ne commencent à paraître à l'extérieur que du sixième au huitième mois après la naissance. Elles se forment en effet dans l'épaisseur des mâchoires avant de se montrer au dehors, et le mouvement de sortie ne commence que quand leur développement intra-maxillaire est à peu près achevé. Quand elles percent les gencives, il y a environ douze mois que les premiers phénomènes de leur formation ont débuté. Les diverses phases du développement des dents ont été étudiées époque par époque, et avec le plus grand soin, par un grand nombre d'anatomistes. Les travaux de Hunter et de Meckel, ceux plus récents de MM. Arnold, Purkinje, Goodsir, etc., laissent aujourd'hui peu de chose à désirer sur ce point.

Les dents sont des productions qui naissent sur la membrane muqueuse de la bouche. L'apparition des premiers vestiges des dents coïncide avec celle des os maxillaires ; elle a lieu dans les premiers temps du développement embryonnaire. M. Goodsir a aperçu sur un embryon long de un centimètre, et âgé par conséquent d'environ six semaines, deux sillons creusés sur le bord libre des maxillaires, et tapissés par la membrane muqueuse : ces deux sillons sont les sillons dentaires. Sur un embryon long de deux centimètres, âgé d'environ sept semaines, ce sillon, ou gouttière, était déjà en partie fermé à la partie supérieure, et converti en une sorte de canal. Ce sillon rapproche donc ses bords et se canalise au bout de la septième semaine ; et tandis que le sillon se ferme en dessus, on voit apparaître ou s'élever du fond de ce sillon une série de petites éminences qui sont les premiers *germes* des dents, ou *papilles* dentaires. Elles apparaissent d'abord au fond du sillon de la mâchoire supérieure. Dans la semaine suivante, on les voit également à la mâchoire inférieure. Vers la onzième ou douzième semaine le canal se sectionne dans son intérieur, de manière à se transformer en un certain nombre de petites loges fermées de toutes parts, ou vésicules, de manière que, vers le milieu du troisième mois, on aperçoit dans le bord alvéolaire épaissi et déjà assez développé, une série de vésicules formées d'une membrane molle. Les vésicules ou *dentaires* sont séparées les unes des autres par un blastème qui s'ossifie peu à peu comme les autres parties de l'os maxillaire inférieur ; cette substance intermédiaire aux sacs dentaires forme donc, par les progrès du développement, les cloisons osseuses qui séparent les alvéoles.

Comme le fractionnement du canal s'est fait dans les points intermédiaires à ceux occupés par les *germes* ou *papilles dentaires*, il s'ensuit que chaque loge, ou vésicule formée par ce fractionnement, contient un *germe* ou *papille*. Ce germe ou papille, prolongement du derme muqueux, contient des vaisseaux et des nerfs communiquant avec ceux qui se sont développés simultanément dans l'os maxillaire. A l'époque dont nous parlons, il n'y a que vingt sacs dentaires. De ces petits sacs, dix sont placés dans l'épaisseur du bord alvéolaire de la mâchoire supérieure, dix dans celle du maxillaire inférieur. Ces vingt sacs correspondent à la première dentition : c'est dans leur intérieur que se développent les dents de lait.

La dent se développe dans les sacs dentaires. Le sac dentaire, avons-nous dit, renferme une papille qui s'élève de son fond et qui ne remplit pas tout à fait sa capacité. Or, c'est dans l'espace qui sépare la surface de la papille de la superficie intérieure du sac dentaire que va apparaître la substance dentaire.

La *papille* fournit par sa surface, et comme par une sorte de sécrétion, la substance de l'ivoire. Le *sac*, par sa surface aussi, donnera naissance à une sorte de sécrétion qui est l'émail. Il résulte de là que ces deux productions, à peu près simultanées, marchent à la rencontre l'une de l'autre et se superposent dans l'ordre qu'elles occupent lorsque la dent est complètement développée.

A mesure que la *papille* sécrète l'ivoire, celui-ci est refoulé en dehors par les couches nouvelles. Les premières parties formées sont donc celles qui occupent la périphérie de l'ivoire ; les dernières sont celles qui occupent la cavité de la dent, qui se trouve coiffer alors la papille. De même, à mesure que le *sac* sécrète l'émail, celui-ci se dépose sur l'ivoire formé. Les premières parties formées de l'émail sont donc celles qui constituent les couches les plus profondes de l'émail. Les dernières parties formées sont celles qui forment la surface même de la dent. Donc, pour nous résumer, la portion sous-émaillée de l'ivoire, et la portion sous-éburnée de l'émail, c'est-à-dire les portions contiguës de l'ivoire et de l'émail, apparaissent les premières ; la portion de l'ivoire qui recouvre la *papille dentaire* ne paraît en dernier lieu, ainsi que les parties superficielles de l'émail.

Le dépôt de l'ivoire à la surface de la papille dentaire ne se fait pas d'une manière tout à fait uniforme sur cette papille. Il a lieu par petites masses plus abondantes sur certains points de la papille. Ces petites masses, qu'on a comparées à des points d'ossification, apparaissent dans les endroits où les dents deviendront saillantes ou tuberculeuses à leur surface. Ainsi, les dents unicuspides, bicuspides, multicuspides, présentent autant de ces points primitifs

qu'elles offrent de tubercules. Les points originaires d'apparition des
ossdes ne tardent pas à se rejoindre entre eux, et à former une masse continue.

Quelques anatomistes, tout en convenant que l'émail est un véritable
produit de sécrétion, contestent le fait pour l'ivoire. Ils pensent que celui-ci
se forme d'une manière analogue aux autres os et par l'*ossification* des parties extérieures de la papille dentaire, les parties intérieures de la papille
persistant dans le centre de l'ivoire comme pulpe dentaire. La différence
grande de l'ivoire, qui est invasculaire, avec les os qui contiennent des vaisseaux, et dont le développement est subordonné à ces mêmes vaisseaux, et
qui la facilité avec laquelle on peut séparer, sans rien briser, les couches
d'ivoire de la pulpe qu'ils recouvrent, à tous les moments du développement,
sont tout à fait contraires à cette manière de voir.

Lorsque la dent est développée, c'est-à-dire lorsque le dépôt émaillé et le
dépôt éburné sont terminés, la papille qui a formé l'ivoire reste, ainsi que
nous l'avons dit, emprisonnée dans son intérieur, sous le nom de *papille
dentaire*, et continue à entretenir la nutrition de la dent. Quant au sac
formateur de l'émail, il s'amincit, et disparaît par résorption.

Les phénomènes de formation des dents, dont nous venons de parler,
commencent vers le quatrième mois de la vie intra-utérine ; ils se continuent et ne se terminent que vers la douzième année, ou même plus tard
encore, si nous y comprenons les dernières molaires ou dents de sagesse.
La production des *sacs* et *papilles* dentaires qui doivent présider au développement des dents de remplacement ou permanentes, commence aussi de
bonne heure, et pendant la période embryonnaire, puisqu'on en aperçoit
les vestiges vers la fin du troisième mois. Les *sacs* et *papilles* du développement des dents de remplacement procèdent aussi d'un repli de la membrane
muqueuse, comme ceux des dents de lait. Le repli muqueux, aux dépens duquel
ces *sacs* et *papilles* se forment, est placé au-dessus et derrière celui dont
nous avons étudié le développement ; il se ferme également, se sectionne, etc. Le repli muqueux des deuxièmes dents ne se ferme, d'ailleurs,
que vers le cinquième mois. C'est dans le dernier mois de la gestation et
dans les premiers de la vie extra-utérine que les premiers rudiments des
dents (formation de l'ivoire et de l'émail) permanentes apparaissent. Il suit
de là qu'à une certaine époque de la vie, et avant même qu'aucune dent soit
sortie au dehors, il y a dans l'épaisseur des mâchoires deux étages de dents
en voie de formation.

Les dents de lait suivent, dans leur développement intra-maxillaire, l'ordre dans lequel elles doivent sortir au dehors.

A mesure que les dents se développent dans les sacs dentaires, les alvéoles se sont ossifiées. La formation des dents, qui a commencé d'abord par
la couronne, s'étend à la racine, à peu près au moment de la naissance. A
mesure que la racine se forme, la dent est poussée vers la gencive ; celle-ci
s'amincit et se résorbe, et lui livre passage. Vers le septième mois de la vie

extra-utérine, sortent les premières dents, d'abord les incisives internes inférieures, puis les supérieures. Deux mois plus tard apparaissent les incisives externes. Vers la fin de la première année sortent les molaires antérieures et les canines. Vers la fin de la seconde année seulement, et souvent quelques mois plus tard, les molaires postérieures viennent compléter les premières dents.

Une fois leur développement achevé, les dents, ne pouvant plus grossir, ne conviennent plus aux alvéoles de l'os maxillaire qui n'a pas cessé de croître dans tous les sens. Elles tombent vers l'âge de sept ans. Leur chute est précédée par la résorption de leurs racines. La couronne, séparée ainsi de la pulpe dentaire et pour ainsi dire mortifiée, tombe. Les incisives se renouvellent les premières. Vers l'âge de neuf ou dix ans vient le tour des molaires et des canines. De dix à douze ans, sortent les huit dents molaires supplémentaires et permanentes, qui doivent prendre place derrière les autres sur l'arcade alvéolaire agrandie. Il y a alors vingt-huit dents. Les quatre dernières, ou dents de sagesse, apparaissent seulement entre dix-huit et vingt-cinq ans.

Le cément des dents, dont nous n'avons pas parlé encore dans l'histoire du développement, est, ainsi que nous l'avons dit, une couche *osseuse*. Il se développe en conséquence, et seulement lorsque la racine est déjà en voie de développement, ou même tout à fait développée, par un dépôt de substance osseuse formé, comme les os proprement dits, aux dépens du liquide fourni par les parties vasculaires qui environnent la dent.

Les dents, ainsi que nous le disions en commençant, sont donc des productions qui ont beaucoup de ressemblance avec les productions épidermiques ou pileuses. Elles se forment en effet aux dépens des liquides exhalés par le derme muqueux. La dent appliquée sur la papille dentaire est tout à fait invasculaire comme l'épiderme, et n'a avec les vaisseaux que des rapports de contiguïté. La dent présente avec le poil une assez grande ressemblance. La dent est invasculaire comme le poil, comme lui elle présente à sa racine une ouverture qui coiffe une papille sur laquelle elle se développe, et aux dépens de laquelle elle croît ; enfin le *follicule* dans lequel est contenu le poil a pareillement avec le *sac* dentaire une grande analogie. Et alors même que le sac dentaire a disparu par suite des progrès du développement, l'alvéole dans laquelle est contenue la dent a encore une certaine analogie avec le follicule qui reçoit le poil.

i. Les dents servent à la division des aliments. Elles agissent en avant comme des ciseaux, et en arrière comme des meules par broiement. Les mouvements de la mâchoire sont harmonisés avec leurs fonctions. Le mouvement de section que détermine la partie antérieure des arcades dentaires dépend de ce que l'ovale du bord maxillaire supérieur appartient avant à une courbe plus ouverte que celui du bord maxillaire inférieur. Il résulte de là que les dents, exactement superposées en arrière, ne le sont plus en avant, où les supérieures dépassent et recouvrent les inférieures.

s dents s'usent par l'usage ; lorsqu'on examine une dent par sa partie supérieure, on y voit des taches jaunâtres qui indiquent la disparition de l'émail et la mise à jour de l'ivoire. L'ivoire lui-même s'use également à la longue. Ces deux parties ne réparent pas leurs pertes de substance. Il se fait la vie durant, un dépôt lent d'ivoire à la surface intérieure de la dent, aux dépens de la pulpe dentaire. Cette apposition de substance nouvelle dans la cavité de la dent finit par l'envahir à la longue, par refouler et par détruire la pulpe dentaire. La dent, privée alors de ses moyens de nutrition, s'ébranle et tombe. La chute des dents est donc un phénomène physiologique qui survient tôt ou tard par le progrès de l'âge.

Les dents sont les mêmes dans toutes les variétés de l'espèce humaine, par la forme et par le nombre. Les prétendues incisives coniques observées sur quelques races polynésiennes ne sont que des dents artificiellement déformées. On peut en dire autant des diverses colorations qu'on a observées sur les dents de certaines peuplades sauvages.

Les dents des mammifères diffèrent souvent des dents de l'homme par une particularité de structure assez importante. Nous avons vu que chez l'homme la partie libre de la dent ou couronne est enveloppée de toutes parts par une substance protectrice ou émail. Sur beaucoup de dents de mammifères, au contraire, l'émail ne se borne pas à recouvrir l'ivoire de la couronne ; l'émail forme en quelque sorte des replis intérieurs dans l'épaisseur de l'ivoire, de manière que si l'on pratique des coupes horizontales sur les dents de cette espèce, la section divise à la fois des lames d'ivoire et s lames d'émail. Les dents qui présentent cette disposition sont désignées sous le nom de dents *composées*, par opposition aux dents de l'homme et aux dents analogues aux siennes et qu'on nomme dents *simples*. On observe des dents *composées* sur la plupart des animaux herbivores, chez lesquels le broiement est à peu près le seul mode de division des aliments. Cette disposition rend évidemment l'usure des dents plus lente, puisque les lames de l'émail entrent de champ dans l'épaisseur de la couronne. Malgré cette disposition, en quelque sorte protectrice, l'usure de la couronne des dents n'en est pas moins un fait naturel et presque inévitable chez les ruminants et les solipèdes. Chez ces animaux, la racine des dents continue à croître, et se porte au dehors pour remplacer la couronne détruite. Il résulte de là que l'inspection des dents fournit, sur l'âge approximatif des animaux, des renseignements assez précis.

On sait que la forme, la présence ou l'absence de certaines dents, dans les animaux qui composent la classe des mammifères, est un des caractères zoologiques les plus essentiels des divers ordres en lesquels cette classe a été partagée. Les principales différences, en effet, que présentent ces animaux dépendent de leur régime ou de leur manière de vivre. C'est ainsi que les rongeurs manquent de canines et ont à chaque mâchoire deux longues incisives tranchantes ; c'est ainsi que, parmi les pachydermes, les éléphants n'ont point de dents canines, point de dents incisives inférieures, et les in-

cisives supérieures remplacées par deux énormes défenses ; c'est ainsi
core que le cheval a des canines très-petites séparées des molaires par
long espace vide, des dents molaires dont la couronne est plate, etc.

Dans les oiseaux, les dents sont remplacées par le bec, c'est-à-dire par des
longements cornés qui sont, avec les membranes tégumentaires dans le m
rapport que les dents avec la membrane muqueuse. Les reptiles ont des
implantées comme les mammifères, ou des prolongements cornés comm
oiseaux. Dans les poissons, il y a des dents implantées dans les os, ou
plement sur la peau. Chez les reptiles et les poissons, d'ailleurs, les
sont souvent beaucoup plus nombreuses que chez les mammifères, et
nissent presque toute l'étendue des parties osseuses de la bouche et en
ticulier la voûte palatine. Ce sont alors surtout des organes destinés
tenir la proie dont l'animal se nourrit.

Dans les animaux invertébrés on trouve, soit à l'entrée des voies dige
soit plus profondément dans le canal alimentaire, des organes fibreux,
nés, calcaires, dépendances de la membrane tégumentaire, et qui rempli
les fonctions de dents.

l. Les dents de l'homme présentent souvent des anomalies. Ces anom
portent principalement sur le nombre des dents, sur leur direction,
situation.

Il arrive souvent, en effet, qu'une ou plusieurs dents de sagesse
quent : il est plus rare que les autres dents ne paraissent pas ; cepend
en existe des exemples dans la science. Il est beaucoup plus comm
rencontrer des dents surnuméraires.

La direction des dents est quelquefois changée de telle sorte qu'el
présentent par leur bord, ou que leur face postérieure regarde en av

Au lieu de sortir par le bord libre des maxillaires, les dents sortent
en avant sur la partie antérieure du maxillaire, tantôt en arrière du côt
la voûte palatine.

Il y a aussi dans le mode d'apparition des dents des irrégularités
breuses.

m. La substance des dents, étant privée de vaisseaux, ne s'enflamme pa
Les altérations qu'elle présente appartiennent bien plus à la destruction
corps inorganique qu'à celle d'une partie vivante. La carie dont les d
est si souvent le siége est caractérisée généralement par un ramollisse
et une résorption de l'ivoire, qui marche de la profondeur à la superfic
à laquelle l'émail reste tout à fait étranger. Lorsque l'altération est a
venue jusqu'à l'émail, celui-ci se brise et la carie se montre à décou
La douleur vive dont la carie dentaire est si souvent accompagnée tie
la mise à nu de la pulpe dentaire, qui, n'étant plus protégée par son
lide, devient sensible à l'impression du froid et de la chaleur, et aus
substances introduites dans la bouche. Les dents se fracturent comme
os ; elles peuvent être chimiquement altérées, soit par les humeurs
bouche, soit par les liquides introduits dans le tube digestif, soit enfi

poudres et élixirs dentifrices. Ces dernières altérations agissent d'abord sur la partie extérieure de la dent, c'est-à-dire sur l'émail.

La *pulpe* dentaire péut être le siége d'une véritable inflammation qui complique le plus souvent les altérations des parties dures. Cependant il est indobable qu'elle peut exister seule, et déterminer ainsi des douleurs de dents qui se dissipent sans laisser de traces.

CHAPITRE IX.

DU SYSTÈME MUSCULAIRE.

§ 653. Le système musculaire[1], *systema musculare*, comprend tous les organes formés de fibres plus ou moins longues, parallèles, rougeâtres dans les animaux à sang chaud, molles, irritables et contractiles, qu'on appelle musculaires ; organes qui produisent tous les grands mouvements qui ont lieu dans le corps vivant.

Le nom de muscle, *mus*, μῦς, de μύειν, serrer, indique cette propriété ; les muscles sont en effet les organes du mouvement.

§ 654. Il peut paraître étonnant, mais il est pourtant vrai, que les premiers anatomistes, Hippocrate et Aristote, n'ont point connu les muscles, ni surtout leurs usages. Les anatomistes de l'école d'Alexandrie ont connu ces organes, et en ont nommé quelques-uns. Galien en a eu une connaissance générale assez exacte ; il représente le muscle comme formé par le nerf et par le ligament divisé en fibrilles, formant un tissu qu'il appelle *stœbe*, rempli par la chair. Il oppose les muscles doués d'une faculté tonique, ou force contractile, et dans un état de tension élastique, inhérente à leur tissu, et indépendante de la vie ; le mouvement dépendrait alors du relâche-

---

[1] W.-G. Muys, *Investigatio fabricæ, quæ in partibus musculos componentibus stat. Diss. I de Carnis musculosæ fibrarum carnearum structurâ*, etc., Lugd. Bat., 1741, in-4°, clij et 432 pag. — Muys, *Musculorum fabrica*, Leyde, 1751. — Prochaska, *De carne musculari tractatus anat. physiol.*, Viennæ, 1778, et in *Op. min.*, pars I, Viennæ, 1820. — F. Ribes, *Diction. des sc. méd.*, art. *Muscle, Musculaire* et *Myologie*.
Voyez aussi la plupart des Traités d'anatomie générale : ceux de Gerber, de Bruns, de Henle, de Mandl, etc.

ment volontaire des muscles antagonistes. De son temps on admettait aussi une contraction volontaire plus prompte et plus étendue
que cette contraction par l'élasticité. A l'époque du renouvellemen
des sciences, la myologie était au point, fort imparfait, où l'avai
laissée Galien ; elle a dû à Jacques Dubois (Sylvius) des progrè
considérables : il nomma la plupart des muscles, chose qui n'avai
encore été faite qu'à l'égard d'un très-petit nombre. Vésale, et le
autres anatomistes de l'école d'Italie, surtout Eustachi, ont perfectionné la connaissance particulière des muscles, et en ont donné de
figures. La texture intime des muscles, leur action contractile, l'in
fluence nerveuse sur cette action, et les mouvements qui en résultent, ont été beaucoup étudiés dans le courant des deux dernier
siècles, et sont encore aujourd'hui le sujet de travaux importants[1]

§ 655. Dans les animaux les plus simples, la fibre musculair
n'existe pas distinctement : les mouvements sont produits chez eu
par le tissu cellulaire. Dans les premiers animaux où la fibre musc
culaire apparaît, elle meut seulement les membranes tégumentaire
auxquelles elle est annexée, ou dont elle fait même partie. Dar
tous ceux qui ont un cœur, la fibre musculaire en est le princip
élément. Enfin, dans les vertébrés, un petit nombre de muscle
seulement sont attachés à la membrane muqueuse, à la peau, et au
sens, leurs dépendances ; une grande masse, au contraire, est atta
chée au squelette pour le mouvoir.

Dans les espèces inférieures, la fibre contractile, ou fibre musculaire, e
la fibre cellulaire elle-même et n'en peut être distinguée.

Dans l'homme, la fibre contractile musculaire se distingue en génér
assez nettement, par sa couleur et par sa structure, du tissu cellulai
environnant. Il arrive, toutefois, que certaines parties , évidemme

---

[1] Fontana, *Sur la structure des muscles*, dans son *Traité sur le venin de la t
père*, 1781. — Prevost et Dumas, *Mémoire sur la contraction muscul.*, *Journ
de physiologie de Magendie*, 1823. — Dutrochet, *Sur la struct. intime des sy
nerv. et musc. et sur le mécan. de la contr. musculaire*, *Ann. des sc. natur.*, 18
— Edwards, *Sur la contr. musculaire*, *Ann. des sc. nat.*, 1825. — Turpin, *R
cherches sur les faisceaux primitifs des muscles*, *Arch. gén. de méd.*, 1832.
Ficinus, *De fibræ muscularis formá et structurá*, 1836. — Raspail, *Nouv. sy
de chimie organique*, 1838.— Mandl, *Sur la struct. des muscles*, *Anat. microsco
1re liv.*, 1838. — Longet, *Recherches sur les conditions de l'irritabilité musculai
1841.— Denonvilliers, *Comparaison des deux syst. muscul.*, 1846. — Matteucc
Leçons sur les phén. phys. des corps vivants, 9e leçon ; *Contract. musc.*, tradu
franç., 1847.

contractiles, ne présentent, quand on cherche à pénétrer leur structure intime, que la structure du tissu cellulaire lui-même. Par leur couleur, d'ailleurs, ces parties rappellent aussi le tissu cellulaire. La plupart des anatomistes désignent ces parties sous le nom de fibre *cellulaire contractile*.

Tels sont l'iris, le dartos, le derme cutané, la membrane moyenne des artères. Ces tissus contractiles ne sont évidemment pas des muscles, dans le sens qu'on attache à ce mot, ils n'en ont point la structure anatomique, ils ne font éprouver aux parties que des mouvements lents et à peine sensibles. Nous avons parlé déjà de la plupart d'entre eux dans les chapitres précédents de cet ouvrage. L'iris qui, de tous les organes cellulaires contractiles, a été le plus souvent considéré comme un muscle, n'en a manifestement point les caractères. Lorsqu'on l'examine au microscope, on n'y trouve que des fibres qui, par leur transparence, leur aspect uniforme et leur finesse, ont la ressemblance la plus complète avec les fibres du tissu cellulaire. La coloration de l'iris, j'ai à peine besoin de l'ajouter, n'appartient point à ces fibres, mais à la couche de pigment qu'on aperçoit par transparence au travers de son tissu.

La contractilité ne peut donc pas être considérée comme le caractère exclusif du système musculaire. Si on voulait limiter le système musculaire et le séparer assez nettement des autres parties, on trouverait ces caractères de séparation dans sa structure anatomique et dans sa composition chimique.

§ 656. Il y a dans l'homme deux classes de muscles : les uns, intérieurs, membraniformes et creux, appartenant à la membrane muqueuse et au cœur, se contractant involontairement, et servant aux fonctions de la nutrition et de la génération, en un mot, aux fonctions végétatives ; les autres, extérieurs, plus ou moins épais et pleins, appartenant à la peau, aux sens, au squelette et au larynx, se contractant volontairement, et servant aux fonctions animales. Les uns et les autres présentent des caractères communs, qu'il faut d'abord examiner.

SECTION I.

DU SYSTÈME MUSCULAIRE EN GÉNÉRAL.

§ 657. Le système musculaire forme à lui seul une grande partie du poids, et la plus grande partie du volume du corps.

§ 658. Quelle que soit la diversité de leur forme et de leur situation, les muscles, pour la plupart, se divisent en faisceaux, et tous sont formés de faisceaux plus petits, divisibles eux-mêmes en fibres primitives ou simples.

Les auteurs qui se sont occupés de ce point de fine anatomie l'ont exposé d'une manière en général peu intelligible : les uns disent simplement que la chair est composée de fibres ; d'autres, de stries charnues ; d'autres, de fibres et de fibrilles ; d'autres, de fibres composées elles-mêmes de *villi*. Muys s'est complu dans une division ternaire : il divise la chair musculaire en fibres, en fibrilles et en fils. Il subdivise les fibres en trois ordres : en grandes, moyennes et petites, les grandes étant composées des moyennes, et celles-ci des petites ; de même pour les fibrilles, dont les plus petites composent les moyennes, et celles-ci les plus grosses, ces dernières composant les plus petites fibres ; et de même encore pour les fils dont les plus petites fibrilles seraient composées ; d'où il arriverait que les muscles résulteraient de neuf degrés successifs de composition. D'autres, rejetant cette analyse tout à fait imaginaire, admettent une divisibilité indéfinie. Mais il est certain, au contraire, que dans les muscles, comme dans toute substance organique, on arrive, par l'inspection microscopique, à un degré de division fini et très-bien déterminé.

§ 659. Les faisceaux musculaires, *lacerti*, ne sont pas également distincts, nombreux et volumineux dans tous les muscles ; il en est dont les faisceaux sont tellement distincts et gros, qu'on pourra les considérer comme autant de muscles particuliers : tels sont les portions des biceps, triceps, les faisceaux du deltoïde, du masséter, du grand fessier, etc. ; tels sont aussi les colonnes charnues des ventricules du cœur, les bandes longitudinales de la tunique musculaire du côlon, etc. Il est, au contraire, beaucoup de muscles qui égalent à peine une petite partie d'un faisceau des précédents, et qui ne sont pas formés de faisceaux distincts.

Les faisceaux musculaires sont eux-mêmes formés de faisceaux moins volumineux, et ceux-ci d'éléments fibrillaires plus petits encore.

§ 660. Tous les muscles, d'ailleurs, peuvent être divisés en faisceaux ou fascicules visibles à l'œil, *fasciculæ seu fibræ secundariæ*. Ces fascicules, dernier degré de division apercevable à l'œil nu, ont, dans tous les muscles, presque la même forme et la même épaisseur. On peut, comme les divisions précédentes, les apercevoir par une dissection longitudinale, mais mieux encore dans une section transverse, et surtout sur un muscle cuit, ou trempé dans alcool : ces fascicules ont une forme prismatique, pentagone ou hexagone ; leur diamètre varie un peu ; leur longueur égale l'intervalle tout entier de leurs deux attaches, même dans le muscle couturier. Haller pensait, avec Albinus, que les fibres ou les fascicules n'avaient pas toute la longueur des muscles, et que des fascicules ou fibres se terminaient en s'amincissant dans les intervalles d'autres parties semblables : il n'en est jamais ainsi.

§ 664. Les fibres musculaires, *fibræ musculares primariæ, seu fila carnea*, sont visibles seulement avec le secours du microscope. On doit à Hooke, à R. Leuwenhoeck, à Dehayde, à Muys, à Della Torre, à Prochaska, aux frères Wenzell, à M. Autenrieth, à M. Sprengel, à MM. Ev. Home et Bauer [1], à MM. Prévost et Dumas [2], de nombreuses observations sur ce sujet.

Hooke observa que les muscles des divers animaux sont composés d'une innombrable quantité de fils déliés, dont il évalue le volume au centième d'un cheveu, et dont il compare la figure à celle d'une série de perles ou de grains de corail. Leuwenhoeck, après avoir aperçu les fibres musculaires, qu'il appelle primitives, conjectura qu'elles étaient encore composées, se fondant sur ce que les animalcules spermatiques, plus fins que les fibres, devaient être pourvus de nerfs et de muscles ; il en donna d'ailleurs des figures grossières ; celles de Dehayde, quoique grossières encore, sont plus exactes. Muys en a donné des descriptions aussi exactes que longues ; il les représente le plus souvent cylindriques, et rarement noueuses. Les observations de Prochaska, beaucoup plus exactes, ont appris que ces fibres sont parallèles, mais non toujours droites, et que dans la chair cuite elles sont presque toujours flexueuses ; que leur substance est diaphane, et paraît solide ; leur diamètre, peu variable, lui a paru être de sept à huit fois moins étendu que le plus grand diamètre d'un globule rouge du sang ; ces fibres lui paraissent le dernier terme de la division des muscles, sans que cependant il ose affirmer que ce soient là des fibres élémentaires. L'observation microscopique faite par les frères Wenzell sur une portion de muscle préalablement plongée pendant huit jours dans un mélange d'alcool et d'acide muriatique, leur a montré chaque fibre composée de corpuscules ronds excessivement fins. Selon M. Autenrieth, le

---

[1] *Croonian lecture,* in *Philos. trans.,* ann. 1818.

[2] *Examen du sang et de son action dans les divers phénomènes de la vie,* in *Annales de chimie et de phys.,* t. XXII.

diamètre de ces fibres serait le cinquième de celui des globules ¿
sang. M. Sprengel, au contraire, évalue le diamètre de la fibre mu
culaire à sept fois celui des globules du sang, c'est-à-dire à envir
un quarantième de ligne; il la décrit d'ailleurs comme striée et plein
Les observations microscopiques de M. Bauer et de M. E. Hom
publiées avec de très-belles figures, représentent la fibre muscu
laire comme identique avec les globules du sang dépouillés de leu
matière colorante, et réunis en filaments. MM. Prévost et Dum:
ont obtenu le même résultat, quel qu'ait été l'animal, et quels qu
soient la forme et le volume de ses globules.

La structure intime des muscles est aujourd'hui beaucoup mieux conn
qu'elle ne l'était il y a trente ans ; et, s'il y a encore quelque désacco
entre les micrographes, ces désaccords portent sur quelques points de d
tails, sur quelques interprétations, bien plutôt que sur les résultats esse:
tiels.

Un premier résultat des recherches modernes, c'est d'avoir fixé d'u
manière précise ces expressions souvent si ambiguës de *fibres*, *fibrillt*
faisceaux, *fibre élémentaire*, *faisceaux élémentaires*, *faisceaux seco*
daires, etc., qu'on rencontre à chaque ligne dans les divers auteurs qui o
traité de la structure des muscles.

Voici la signification qu'il faut donner à ces expressions diverses. Lor
qu'on examine un muscle à l'œil nu, il est facile d'apercevoir qu'il est co
stitué par un certain nombre de *faisceaux*. Ces faisceaux peuvent avoir d
dimensions très-diverses. Le grand pectoral, le deltoïde, le grand fessi
présentent des faisceaux qui ont environ celui d'un tuyau de plume; ma
il est des muscles où les faisceaux constituants ont des dimensions bi
plus grandes, et d'autres où les dimensions sont bien plus petites. Ain:
le biceps du bras, pris dans sa totalité, ne présente manifestement que de
faisceaux, constitués, l'un par sa portion coracoïdienne, l'autre par sa po
tion glénoïdienne. D'un autre côté, certains muscles membraneux, com
le mylohyoïdien, présentent des faisceaux qui ne sont pas plus gros qu'u
aiguille à tricoter. L'expression de *faisceau* musculaire, prise en ce ser
comprend donc des parties très-diverses quant au volume, puisqu'e
peut s'appliquer à presque tout un muscle, ou seulement à une très-peti
portion de muscle. Comme d'ailleurs on peut artificiellement séparer l
faisceaux musculaires en d'autres faisceaux plus petits, ceux-ci en des fai
ceaux plus petits encore, il ne faut attacher aucune importance à cette e
pression.

Mais, quel que soit le volume d'un muscle, quel que soit celui des pa
ties de l'assemblage desquelles il résulte, toujours ces parties ou faiscea
peuvent être divisées en un certain nombre de parties élémentaires
microscopiques bien définies, se rencontrant constamment sous les mêm

imensions, et auxquelles on donne le nom de *faisceaux primitifs*. Il est rai que, par l'analyse microscopique, on peut encore diviser ces faisceaux n éléments plus déliés, mais les *faisceaux primitifs* sont des parties bien éfinies, qui ne résultent pas seulement d'un accolement de parties plus etites ; ces parties sont renfermées dans une enveloppe commune, et constituent ainsi, par conséquent, un petit système élémentaire, au même titre ue la fibre nerveuse ou toute autre fibre organique. Il s'ensuit que l'expression de *faisceau primitif* sert à désigner un véritable élément anatomique ien déterminé. Quant à l'expression de *fibre musculaire primitive*, qu'on a e plus souvent appliquée au *faisceau primitif* lui-même, nous la réserverons aux éléments qui sont groupés dans l'intérieur même du faisceau primitif.

Un second résultat des recherches modernes, c'est d'avoir distingué les léments qui entrent dans la structure des muscles, en ceux qui constituent es muscles extérieurs ou de la vie animale, et en ceux qui constituent les uscles intérieurs, ou de la vie végétative. Ces éléments diffèrent, en effet, ans les deux systèmes musculaires.

Ceci posé, nous allons successivement examiner les *faisceaux primitifs* ans les muscles extérieurs et dans les muscles intérieurs, en ayant soin e signaler les différences et les analogies qu'ils présentent dans ces deux rdres de muscles.

a. Faisceaux primitifs dans les muscles extérieurs. Ces faisceaux ont aussi reçu le nom de *faisceaux ou fibres striés*, parce qu'ils présentent une isposition que n'offre aucun autre tissu de l'économie. Ces faisceaux sont triés, c'est-à-dire marqués en travers et perpendiculairement à leur axe, par es lignes horizontales très-rapprochées (V. fig. 23). Indépendamment des gnes horizontales ou stries, le faisceau primitif résente aussi des lignes longitudinales, qui sont a trace ou l'indice des éléments qui entrent dans a composition. Ces dernières ne sont pas toujours ussi évidentes ni aussi constantes que les pre-nières.

Les *faisceaux primitifs* ou *striés* existent dans ous les muscles soumis à l'empire de la volonté u muscles de la vie animale ; parmi les muscles ntérieurs, il en est un cependant qui est consti-ué aussi par des faisceaux semblables : ce mus-le est le cœur.

Le diamètre des faisceaux primitifs striés est va-iable. Dans un fragment musculaire appartenant au nême muscle, on trouve des faisceaux primitifs

FIGURE 23.

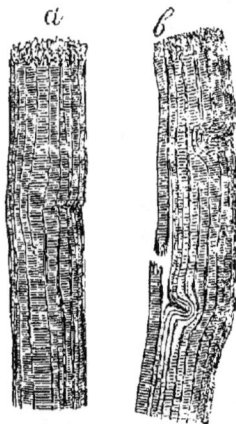

Faisceaux musculaires primitifs striés.

qui ont des diamètres assez différents. Ce diamètre oscille entre 0^{mm},015 et)^{mm},03 ; on peut prendre pour moyenne 0^{mm},02. Les faisceaux primitifs triés sont moniliformes, c'est-à-dire qu'ils ne s'anastomosent point ensemble, et occupent, par conséquent, toute la longueur du corps charnu du muscle, comprise entre ses insertions fibreuses ; ces faisceaux sont cylindriques. Ce qu'on a dit de la forme prismatique des faisceaux musculaires n'est vrai que pour les faisceaux volumineux, constitués par l'assemblage d'un grand nombre de faisceaux primitifs. L'apparence de prismes rassemblés que présente la coupe d'un muscle est due aux faisceaux déjà composés des muscles, et non à leurs *faisceaux primitifs*.

Les faisceaux primitifs se laissent traverser assez bien par la lumière ; ils sont colorés en jaune ou en rose pâle, comme les globules sanguins. Lorsqu'ils sont accolés en grande masse, la coloration devient plus intense : de là la couleur rouge des muscles. Les faisceaux primitifs striés sont entourés par une membrane très-mince, qui devient surtout évidente par places. On aperçoit, en effet, très-souvent sur le faisceau primitif, et de distance en distance, des plissements manifestes de cette enveloppe, qui sont en rapport avec le raccourcissement du faisceau, dans les phénomènes de la contraction musculaire. En effet, ces plissements de la gaine des faisceaux primitifs s'aperçoivent dans les parties rentrantes des inflexions que présentent ces faisceaux, et se distinguent ainsi très-nettement des stries elles-mêmes. Ces plissements de la membrane des faisceaux primitifs sont d'ailleurs beaucoup plus éloignés les uns des autres que les stries proprement dites. Les faisceaux primitifs ne sont presque jamais rectilignes, mais infléchis, ainsi que nous venons de le dire. C'est à ces inflexions que la chair musculaire doit de présenter cet aspect ridé ou ondé qu'offre la surface d'un muscle lorsqu'on l'examine sur la direction des fibres charnues : cette disposition est surtout remarquable dans le filet de bœuf. On aperçoit ces inflexions, avec plissements de l'enveloppe des faisceaux primitifs, sur la figure 23 (*b*).

L'enveloppe des faisceaux primitifs est amorphe, ou finalement granulée. Il est probable qu'elle est de nature celluleuse.

La disposition striée des faisceaux primitifs apparaît au microscope sous la forme de petites lignes transversales foncées, tranchant sur la transparence des espaces interlinéaires. La *striation* transversale des faisceaux primitifs n'appartient pas à l'enveloppe, mais au contenu du faisceau. C'est aussi à ce contenu qu'il faut rapporter la striation longitudinale dont nous avons parlé.

Le contenu des faisceaux primitifs est, en effet, constitué par l'accolement d'un grand nombre de fibrilles, ou *fibres primitives*. Ce sont les lignes de séparation de ces *fibres primitives* qui se traduisent sur le *faisceau primitif*, et au travers de la membrane transparente de ce faisceau, par une série de lignes longitudinales. Cette constitution du faisceau, primitif, Leuwenhoeck l'avait déjà conjecturée plutôt que démontrée ; Fontana l'a indiquée d'une manière plus explicite. M. Turpin, en 1832, en a le premier donné une très-bonne description, en comparant les faisceaux primitifs à un boyau contenant dans son intérieur une quantité considérable de fils mats accolés, qu'il compare à un écheveau de fils très-fins. Les observations ultérieures ont confirmé de tous points la description de M. Turpin. Ces fibres élémentaires enserrées ainsi par une enveloppe commune constituent un *faisceau primitif*; ces fibres élémentaires sont très-nombreuses dans les *faisceaux primitifs*. M. Krause évalue ce nombre entre cinquante et cinq cents. Leur diamètre est 'donc de beaucoup inférieur à celui du faisceau primitif lui-même, et lorsqu'on cherche sous le microscope à déchirer ce faisceau primitif, on arrive quelquefois à dissocier les éléments filiformes qu'il renferme.

La striation en travers des faisceaux primitifs appartient aussi, avons-nous dit, non pas à la gaîne des *faisceaux*, mais aux *fibres primitives* elles-mêmes. En effet, lorsqu'on examine un *faisceau primitif*, il est facile de constater que la striation ne marche pas toujours en droite ligne dans tout le diamètre du faisceau. Cette ligne striée se compose très-souvent d'une succession de petites lignes brisées qui ne sont pas toutes situées dans le même plan. Si les stries appartenaient à l'enveloppe du faisceau, les lignes se continueraient sans brisures. D'ailleurs, ce qui prouve que la striation appartient aux *fibres primitives*, c'est que quand celles-ci peuvent être isolées, on les trouve striées en travers et à des distances égales à celles que présentait le faisceau.

Les *fibres primitives* ont environ 0^{mm},001 de diamètre. Beaucoup d'auteurs décrivent ces fibres comme variqueuses, et c'est d'après cette manière de voir qu'on les a considérées comme constituées, à la manière d'un chapelet, par des globules agglutinés bout à bout. Mais c'est là une apparence qui tient à une disposition particulière que Fontana avait déjà indiquée, que M. Will [1] et M. Günther [2] ont parfaitement exposée. Les fibres primitives extraites de la gaîne du faisceau qui les contient sont, en effet, toujours infléchies sur elles-mêmes, sous forme d'ondulations ou de zigzags très-fins, de manière qu'à l'observation microscopique elles ont pu offrir l'apparence variqueuse. C'est à cette disposition, c'est-à-dire à ces ondulations très-fines des *fibres primitives* qu'il faut attribuer la *striation transversale* qu'elles présentent. On conçoit, en effet, que la partie saillante de l'ondulation n'étant pas située sur le même plan d'observation que la partie rentrante, la première paraît claire au microscope, et la seconde foncée. Ceux qui ont cru que cette fibre primitive était constituée par des globules, considéraient la partie saillante de l'ondulation comme le globule, et la partie rentrante ou obscure comme le point d'union de ces globules. La *fibre musculaire primitive* est, comme la fibre cellulaire, une fibre hyaline pleine, sans structure et *rectiligne*, lorsqu'on peut l'observer sans ses ondulations caractéristiques. Il est probable que les ondulations des *fibres primitives* sont en rapport, ainsi que les inflexions des *faisceaux primitifs*, avec la contraction

---

[1] Will, *Muller's Archiv.*, 1843.
[2] Günther, *Allg. physiol.*, *capit. Muskelfasern*, 1845.

musculaire. Ce qui prouve cette relation, c'est que si l'on examine les *faceaux primitifs* sur des muscles paralysés, ces faisceaux ne sont point strien travers, et les *fibres primitives* que contiennent ces faisceaux ne sont poiondulées. Il en est de même quand on examine les muscles d'individus épisés par des affections chroniques, et chez lesquels le système musculaiest depuis longtemps livré à l'inaction. C'est pour ces raisons sans douque les stries transversales ont quelquefois manqué dans les observatioqui ont porté sur les muscles de l'homme.

M. Turpin, qui connaissait les stries transversales des *faisceaux primiti*attribuait à tort ces stries à la gaîne ou boyau de ces faisceaux, maisavait déjà fait une remarque qu'il est facile de vérifier. Lorsque les *faceaux* ont macéré pendant quelque temps, les stries transversales s'effaceparce qu'en effet le liquide entre dans le faisceau, en distend la membrad'enveloppe, qui perd en s'allongeant les *inflexions* dont nous avons parlen même temps, les ondulations des fibres primitives disparaissent, par conséquent, avec ces ondulations, *la striation* du faisceau.

Ce qui a contribué à entretenir l'idée, partagée encore aujourd'hui d'habiles micrographes, que les *fibres primitives* étaient constituées de petits segments appliqués bout à bout, c'est que, sur des *faisceaprimitifs* altérés par un commencement de putréfaction, on a ququefois pu diviser le faisceau primitif, non-seulement dans le sens lontudinal, mais encore dans le sens horizontal, et on a pensé qu'alors fibres intérieures du faisceau se rompaient dans les points de jonctionleurs éléments. Cette démonstration est loin d'être concluante. La pufaction doit avoir une action assez prompte sur les *fibres primitives* constuées surtout par de la fibrine. Il n'est point surprenant que les faisceaprimitifs se rompent dans les points ramollis.

La striation transversale que présentent les *faisceaux primitifs* des mcles striés étant due aux ondulations des *fibres primitives* que ces faisceacontiennent, on se demandera peut-être comment il se fait que ces ondlations appartenant à une grande quantité d'éléments divers, elles appraissent à travers la gaîne qui contient ces éléments, suivant les lighorizontales symétriquement disposées. A cela on peut répondre que fibres élémentaires ne sont pas isolées dans le faisceau primitif, et qu'eksont au contraire intimement accolées entre elles, si bien qu'il est difficde les isoler; dès lors on conçoit que ces ondulations, qui ne sont que vestiges persistants de la contraction musculaire, soient disposées au mêniveau, ou sensiblement au même niveau, sur toutes les fibres d'un mêfaisceau primitif.

La disposition striée des *faisceaux primitifs* des muscles de la locomtion n'existe pas seulement chez l'homme et les mammifères; on l'serve aussi dans les oiseaux, dans les reptiles, chez les poissons dont muscles sont très-pâles, et aussi dans les muscles de la locomotion de becoup d'invertébrés.

La structure des faisceaux primitifs striés a beaucoup préoccupé les micrographes, et donné lieu aussi à des idées un peu différentes de celles que nous partageons. Les limites de cet ouvrage ne nous permettent ni l'exposition, ni la critique détaillée de ces opinions. Cependant il en est une dont nous devons parler, parce qu'elle a été dernièrement reproduite, et aussi parce qu'elle se rattache à une théorie de la contraction musculaire; c'est celle de M. Raspail. Pour M. Raspail, les lignes horizontales des faisceaux striés ne sont que le relief d'une spire enroulée autour des faisceaux des fibres primitives, et appliquée contre la membrane de ces faisceaux comme un élastique de bretelles. Cette spire serait en quelque sorte l'âme de la contractilité du muscle. L'allongement ou le raccourcissement du muscle serait déterminé par l'éloignement ou le rapprochement des tours de spire. Quant à la nature de la spire, M. Mandl, qui partage cette opinion, a dit que cette spire était formée par la fibre cellulaire. D'autres ont attribué à la spire qui entoure les faisceaux primitifs la nature nerveuse. Poursuivant plus loin les suppositions, ils ont considéré la matière intérieure du faisceau, entourée par la spire, comme la substance musculaire proprement dite, et assimilant le fluide nerveux au fluide électrique, ils ont regardé le passage du courant nerveux dans l'hélice nerveuse comme la cause de l'attraction ou de la répulsion des tours de spire, et par conséquent du mouvement musculaire.

5. *Faisceaux primitifs dans les muscles intérieurs.* —Dans les muscles intérieurs, les éléments musculaires ont été moins souvent étudiés que les premiers, ils sont moins bien connus. La plupart des anatomistes admettent que dans ces muscles, la disposition des éléments n'est pas celle qu'on observe dans les muscles extérieurs. Ainsi, on admet généralement que les *fibres primitives* des muscles intérieurs ne sont pas groupées comme les précédentes en *faisceaux primitifs*, c'est-à-dire qu'en divisant un muscle de la vie végétative et en le poursuivant dans ses éléments constitutifs, on arrive, par des décompositions successives, jusqu'à *la fibre primitive*, sans passer par le *faisceau primitif*. D'après cette manière de voir, les *fibres primitives* des muscles intérieurs ne seraient pas réunies par groupes *définis*, entourés par une membrane propre, mais ces *fibres primitives* seraient simplement isolées entre elles par le tissu cellulaire dans la masse d'un muscle. De cette sorte qu'en divisant un muscle mécaniquement pour en étudier les éléments, ce ne serait point sous forme de *faisceaux primitifs* que ces éléments apparaîtraient au microscope, mais sous forme *de fibres primitives libres*. Cette manière de voir, justifiée en partie par la difficulté, je dirai même par l'impossibilité où on est de constater l'existence d'une véritable enveloppe autour des *faisceaux primitifs*, dans les muscles intérieurs, n'est pas cependant de tous points conforme à l'observation. Il est certain que lorsqu'on examine les éléments des muscles de la vie végétative dans des conditions favorables, ce qu'on appelle les fibres primitives de ces muscles ne sont pas à proprement parler des fibres primitives, car elles

sont, tout comme les *faisceaux primitifs* de la vie extérieure, constitués
par des parties plus fines encore, accolées les unes aux autres, plus difficiles à séparer, il est vrai, mais souvent tout aussi évidentes. Il y a donc
aussi des *faisceaux primitifs* dans les muscles intérieurs.

Les *faisceaux primitifs*, dans les muscles intérieurs, ont reçu l'épithète
de *lisses*, par opposition à celle de *striés*, donnée aux faisceaux primitifs
des muscles extérieurs. Les faisceaux lisses, en effet, ne présentent pas
la striation horizontale, caractéristique des précédents. Quant à la striation longitudinale, elle existe dans les faisceaux lisses comme dans les faisceaux striés. Cette striation est ici, comme dans le premier cas, l'indice de
la composition du faisceau par des éléments plus fins. La striation longitudinale des *faisceaux lisses* est difficile à constater et manque assez souvent. Mais dans les faisceaux striés on ne la voit pas toujours non plus
distinctement ; ce qui tient sans doute à ce que les fibres primitives, dont
les lignes longitudinales sont l'indice, sont très-délicates et intimement
accolées les unes aux autres. Ce qui ajoute encore à la difficulté de l'observation, c'est que dans les muscles de la vie végétative, les éléments musculaires sont mélangés intimement avec ceux du tissu élastique et du tissu
cellulaire. Parmi les fibres de ce dernier tissu, les fibres de noyau sont surtout abondantes et ont souvent été prises pour les éléments mêmes des
muscles dont nous parlons. Il faut les en distinguer ; mais il résulte de ce
que le tissu musculaire à faisceaux lisses est en quelque sorte infiltré dans
l'intimité de ses éléments par une quantité de tissu cellulaire plus considérable que le tissu musculaire des muscles extérieurs.

On a dit que les *faisceaux lisses* étaient plats, et non cylindriques
comme les faisceaux striés. La chose est au moins douteuse, attendu que
les questions de ce genre sont difficiles à décider au microscope.

Les faisceaux lisses sont demi-transparents comme les faisceaux striés,
moins colorés qu'eux. On peut cependant constater assez souvent qu'ils
sont légèrement jaunâtres. D'ailleurs, en grandes masses ils sont plus forts
et d'un rose pâle.

Les faisceaux lisses sont généralement groupés dans les muscles d'une manière moins régulière que les faisceaux striés, lesquels sont presque toujours
rectilignes et accolés les uns aux autres dans la direction générale des
muscles. Les faisceaux lisses, au contraire, s'entre-croisent souvent assez irrégulièrement. Cependant ces faisceaux ne paraissent pas s'anastomoser
entre eux. Ce qu'on a dit à cet égard appartient aux fibres élastiques mê-
langées avec eux.

Quelle est la longueur des *faisceaux lisses* ? Dans les muscles striés,
nous avons vu que les faisceaux ont la longueur du muscle lui-même. Dans
les muscles de la vie végétative, qui sont des muscles annulaires, et qui
n'ont point d'extrémités analogues aux précédentes, on se demande si ces
faisceaux font le tour complet du canal qu'ils garnissent en confondant leurs
extrémités, c'est-à-dire en ne présentant point d'extrémités, mais bien

forme d'un anneau ; ou bien, au contraire, si les extrémités des faisceaux se terminent en s'entre-croisant avec celles des faisceaux voisins, à l'exemple des doigts de la main ? La question est indécise et, de plus, elle paraît insoluble, car les faisceaux lisses étant peu rectilignes, et changeant souvent de plan, on ne peut les suivre que dans une petite étendue. A supposer que ces faisceaux ne constituent pas des anneaux fermés, ce qui improbable, leurs extrémités se termineraient sur le tissu cellulaire sous-muqueux, lequel, comme on le sait, est assez résistant ; et ces insertions constitueraient leurs points d'appui dans leurs mouvements de raccourcissement.

Quant au diamètre des faisceaux lisses, il est moindre que celui des faisceaux striés. M. Valentin évalue en moyenne ce diamètre à 0^{mm},013. Cependant il faut dire qu'il y a des faisceaux striés qui n'ont pas un diamètre sensiblement plus considérable, ainsi que nous l'avons établi précédemment.

Les muscles dans lesquels on trouve des *faisceaux élémentaires lisses* sont les muscles de la vie végétative. On les rencontre dans la tunique musculeuse de l'intestin, dans la vessie, dans l'utérus, dans la trachée-artère, dans les bronches, dans les canaux excréteurs des grosses glandes.

A l'entrée des voies digestives, les muscles encore soumis à l'empire de la volonté, tels que les muscles de la langue, du pharynx et du larynx, sont constitués, comme les musles extérieurs, par des faisceaux striés. Ce n'est que dans l'œsophage que les faisceaux striés disparaissent pour faire place à faisceaux lisses. De même à la partie inférieure du rectum, le sphincter appartient à la classe des muscles extérieurs par sa composition, et la tunique musculeuse de l'intestin présente des faisceaux striés dans ses parties les plus déclives. Dans les points intermédiaires, c'est-à-dire là où finissent les faisceaux striés, là où commencent les faisceaux lisses, il n'y a point de limite tranchée entre les unes et les autres. Suivant les recherches de Bowmann, les faisceaux striés passent insensiblement aux faisceaux lisses, en se dépouillant peu à peu de leurs caractères propres, de manière que, dans les points intermédiaires dont nous parlons, on trouve un ordre de faisceaux qu'on pourrait appeler de transition, et dans lesquelles les stries transversales s'effacent de plus en plus.

Dans les parois de l'utérus comme dans les muscles de la vie végétative, on trouve des faisceaux primitifs lisses et non striés. Cependant, lorsque par les progrès de la gestation les parois de l'utérus se sont épaissies, les faisceaux primitifs qu'on y trouve présentent quelquefois des stries transversales, comme les muscles de la vie animale. C'est au moins ce qui résulte des recherches de Lauth. M. Schwann ne les a pas trouvés, il est vrai, sur l'utérus de la lapine, rempli par le produit de la conception ; mais ce fait ne détruit pas le précédent, et ce qu'on pourrait conclure de ces recherches en apparence contradictoires, c'est que les deux ordres de faisceaux existent alors simultanément dans l'utérus, et que l'état de grossesse, qui transforme les faisceaux lisses en faisceaux striés, n'exerce pas son action sur toute la substance musculaire.

En résumé, le tissu musculaire de la vie animale est caractérisé par ses faisceaux primitifs *striés*; le tissu musculaire de la vie végétative, par ses faisceaux primitifs *lisses*. Les différences qui existent entre ces deux ordres de faisceaux ne sont pas des différences fondamentales; la striation qui caractérise les premiers, nous venons de le voir, s'efface peu à peu dans les points du système musculaire où ces faisceaux passent de l'un à l'autre. La striation transversale, d'ailleurs, ne dépend pas d'une différence réelle de la structure, mais bien plutôt d'une différence d'aspect, puisqu'elle tient aux *ondulations* très-fines, ou *frisures* des filaments élémentaires qui entrent dans la constitution du faisceau. D'un autre côté, ces frisures ou ondulations disparaissent dans les *faisceaux primitifs* des muscles de la vie animale, lorsqu'on les examine sur des muscles privés depuis longtemps de leurs mouvements. Il est donc permis de penser que l'aspect strié qui apparaît dans les faisceaux primitifs des muscles remarquables par l'*étendue* ou la *vivacité* des mouvements, et qui manque dans les faisceaux des muscles à mouvements *obscurs* ou *lents*, on peut penser, disons-nous, que cet aspect n'est que le vestige de la contraction musculaire, persistant dans les éléments fibrillaires des *faisceaux primitifs*. Ce qui donne plus de vraisemblance à cette manière de voir, c'est que les muscles intérieurs où on trouve des fibres striées (le cœur, le pharynx, la matrice au moment de l'accouchement), et que ces muscles, dis-je, se distinguent des autres muscles de la vie végétative par l'étendue, la vivacité ou la répétition de leurs contractions [1].

Les différences que présentent les faisceaux primitifs dans les muscles de la vie animale et dans ceux de la vie organique, pour être réelles, ne doivent donc pas être exagérées. M. Denonvilliers, dans la thèse qu'il soutint en 1846, pour la chaire d'anatomie, a insisté avec beaucoup de raison sur leurs analogies.

§ 662. Des physiologistes, trompés par des observations inexactes, ou conduits par des vues hypothétiques, ont admis des opinions fausses ou tout à fait arbitraires sur la texture intime de la fibre musculaire [2] : ainsi, un très-grand nombre de physiologistes et de mécaniciens ont admis que la fibre musculaire est creuse. Plusieurs ont regardé la fibre musculaire non-seulement comme creuse, mais encore ils ont supposé que cette cavité était continue avec les nerfs. Beaucoup d'autres l'ont considérée comme creuse, vasculaire et

---

[1] D'après les recherches de Treviranus et celles de M. Valentin, les parois des cœurs lymphatiques des reptiles offrent aussi des faisceaux primitifs striés.

[2] Il est question ici *des fibres musculaires primitives* contenues dans l'intérieur du *faisceau primitif.*

table, soit comme formée uniquement d'artérioles, soit comme
consistant en vaisseaux très-fins, intermédiaires aux artérioles et
aux veinules. Mascagni a modifié une de ces opinions, en regardant
les fibres primitives des muscles comme formées de vaisseaux absorbants, remplis de substance glutineuse contractile dans l'état de vie,
se renouvelant sans cesse par la circulation. Rien ne démontre
qu'il en soit ainsi, et que les fibres primitives soient creuses; il est
bien plus probable qu'elles sont solides.

§ 663. Les muscles sont enveloppés par le tissu cellulaire qui
leur forme des membranes ou des gaines; il en est de même à l'é-
gard de leurs faisceaux et des divisions de ces faisceaux ; seulement,
à mesure que les parties enveloppées sont moins volumineuses, le
tissu cellulaire forme des enveloppes plus minces et plus molles. Les
petits faisceaux sont enveloppés et réunis entre eux par des couches
presque imperceptibles de ce tissu ; les faisceaux primitifs, enfin,
sont réunis entre eux, dans chaque petit faisceau, par des prolongements de son enveloppe, qui, par leur ténuité et leur mollesse,
échappent tout à fait à l'observation. On aperçoit les enveloppes
cellulaires, soit en écartant les faisceaux les uns des autres, soit sur
la coupe transversale des muscles.

On trouve également du tissu adipeux autour des muscles, dans
les intervalles de leurs grands faisceaux, et même quelquefois entre
des faisceaux assez fins.

§ 664. Les vaisseaux sanguins des muscles, très-bien décrits par
Albinus et Haller, et représentés par Prochaska et Mascagni, sont
très-abondants, moins cependant que dans la membrane muqueuse.
Leur abondance est proportionnée au volume des muscles ; cependant les muscles intérieurs sont plus vasculaires que les muscles extérieurs, et parmi les premiers, quelques-uns surtout le sont beaucoup. Les veines, comme dans la plupart des parties, ont une capacité
supérieure à celle des artères. Les unes et les autres communiquent
avec les vaisseaux des membranes tégumentaires, là où les muscles
en sont voisins; les unes et les autres, après s'être divisées d'abord
dans la membrane celluleuse, et y avoir présenté beaucoup d'anastomoses, pénètrent, sous des angles variés, entre les divers faisceaux, et s'y divisent encore, pour pénétrer entre les faisceaux
les petits et jusque dans les intervalles des faisceaux primitifs, en
suivant toujours les enveloppes celluleuses, et en présentant continuellement de nouvelles divisions et de nouvelles anastomoses.
Dans tout leur trajet, ces vaisseaux accompagnent les divisions des

muscles par des rameaux parallèles à eux, et en croisent la direct[ion]
par d'autres rameaux transverses qui les entourent. Arrivées à le[ur]
dernier terme de division, les artères se continuent avec les vein[es.]

Ce n'est pas aux vaisseaux sanguins des muscles qu'est due[la]
couleur rougeâtre de ces organes, car les muscles intérieurs, quoi[que]
très-vasculaires, sont blanchâtres. La couleur des muscles est d[ue]
aux éléments musculaires eux-mêmes.

Des vaisseaux lymphatiques se voient distinctement dans les [in]
tervalles de la plupart des muscles, et dans l'épaisseur de quelqu[es]
uns; quant à la manière dont ils en naissent, elle est inconnu[e.]

§ 665. Les nerfs des muscles sont très-volumineux; après la p[eau]
et les sens, aucune partie n'en est aussi abondamment pourvue. [En]
général, ils sont proportionnés en nombre et en volume au vol[ume]
des muscles; cependant les muscles intérieurs en ont en gén[éral]
moins que les muscles de la vie animale, et, parmi ceux-ci, c[eux]
du squelette moins que ceux du larynx et des sens. Ils accom[pa]
gnent en général les vaisseaux sanguins, et surtout les artères, [et]
leur sont unis lâchement par le tissu cellulaire. Pour les bien v[oir]
il faut faire macérer les muscles jusqu'à un commencement de [pu]
tréfaction, laquelle en effet détruit les muscles plus promptem[ent]
que les nerfs; ils pénètrent par divers points dans les muscles [et]
s'y divisent à la manière des vaisseaux; mais bientôt ils échapp[ent]
à la vue, sans que l'on puisse les apercevoir par aucun moyen ar[tifi]
ciel; de sorte qu'on ne peut rien affirmer sur leur terminaison. [On]
conjecture, avec quelque vraisemblance, que leurs divisions s'é[ten]
dent jusqu'aux faisceaux primitifs. Monro et Smith ont cru
que les nerfs des muscles sont leurs fibres tortillées en spirales.

Suivant MM. Prévost et Dumas[2], on aperçoit encore mieux[les]
nerfs des muscles par les moyens suivants que par tout autre. [On]
examine un morceau de muscle de bœuf, qui a macéré dans l'e[au]
pure, dans un endroit obscur; en recevant sur le muscle seu[l un]
faisceau de lumière vive, on distingue la couleur du nerf qui tra[nche]
sur celle du muscle, et l'on peut le suivre très-loin, au moyen d'[une]
bonne loupe et d'un scalpel très-délié; on voit alors les ramificat[ions]
se terminer en s'insérant entre les fibres musculaires dont elles c[ou]
pent la direction à angle droit. Pour observer cet arrangement d[es]

---

[1] Il est probable que là, comme partout, le système lymphatique comm[ence]
par un réseau anastomosé et fermé de toutes parts.

[2] Prévost et Dumas, Op, cit.

toute la masse d'un muscle assez mince pour être transparent, on place le sterno-pubien de la grenouille sur une lame de verre, et on l'examine en l'éclairant par transmission au moyen d'une faible loupe et de la lumière d'une bougie ; on aperçoit alors le nerf et ses rameaux, que l'on distingue des fibres musculaires à leur direction. En effet, le tronc du nerf marche, dans l'épaisseur du muscle, parallement à sa longueur, et les branches s'en séparent toutes à angle droit, pour s'engager entre les faisceaux musculaires, et en dernière analyse entre les faisceaux primitifs. Comme elles se trouvent toutes sur le même plan, à cause de la faible épaisseur du muscle, elles représentent une sorte de peigne. Si le muscle est contracté, on voit que les dernières fibrilles transverses visibles du nerf répondent exactement au sommet des angles ou des flexuosités du muscle [1].

Les nerfs, quoique nombreux et volumineux dans les muscles, échappent à la vue longtemps avant que leurs divisions soient à beaucoup près assez multipliées pour pouvoir se distribuer à tous les faisceaux primitifs. On a imaginé deux hypothèses pour expliquer leur action sur tous ces faisceaux : Isenflamm et M. Carlisle supposent que les nerfs, à leur terminaison, se fondent dans le tissu cellulaire des muscles, et que ce tissu participe par là à la propriété conductrice des nerfs. Reil admet que les nerfs ont une sphère d'activité étendue au delà de leur terminaison, et qu'il appelle atmosphère nerveuse : ce sont des suppositions qui seront examinées plus loin [2].

§ 666. La plupart des muscles, enfin, ont les extrémités de leurs fibres attachées au tissu fibreux par l'intermédiaire duquel leur action est transmise plus ou moins loin. Mais ces parties fibreuses sont beaucoup plus répandues dans les muscles extérieurs que dans les autres.

L'implantation des fibres charnues sur leur tendon ou leur aponévrose d'insertion se fait suivant des modes très-divers, relatifs à la direction suivant laquelle doivent agir les forces composantes pour effectuer le déplacement déterminé des leviers osseux. Le mode suivant lequel a lieu cette implantation est donc assez compliqué. Cependant, on peut observer que les fibres charnues ne se portent jamais sur le côté d'un tendon qui doit

---

[1] Les flexuosités du muscle, dont il est ici question, ne sont pas les *ondulations des fibres primitives* renfermées dans les faisceaux primitifs, mais bien les *flexions espacées* des faisceaux primitifs (V. § 661).

[2] Nous verrons aussi, dans le chapitre consacré au système nerveux, quel est le mode définitif de terminaison des nerfs dans les muscles.

glisser dans ses mouvements sur des parties osseuses. D'une autre part, les fibres charnues d'un muscle ayant toutes la même longueur, de manière à concourir également à tous les mouvements de raccourcissement, et à rendre ainsi la puissance musculaire constante, il en résulte que, lorsqu'un tendon se prolonge sur le corps charnu d'un muscle et empiète, d'un côté, sur les fibres charnues, à l'autre extrémité du muscle, on peut observer une disposition précisément inverse ; il en résulte encore que si le corps charnu du muscle se prolonge, d'un côté, comme une sorte de cône dans l'épaisseur même du tendon devenu aponévrotique pour s'étaler à la surface du muscle, de l'autre côté, c'est le tendon qui plongera dans l'épaisseur du corps charnu pour recevoir l'insertion de ses fibres, etc.

Comment se comportent les fibres charnues au point où elles s'insèrent sur les fibres tendineuses ? Nous avons vu plus haut déjà que la continuité qu'on avait voulu établir entre ces deux ordres de fibres, était démentie par les faits. L'observation microscopique l'a démontré encore plus clairement. Voici comment la jonction s'opère. Les *faisceaux primitifs* se terminent par une sorte de petit moignon conique tourné du côté du tendon. Le tendon lui-même présente une sorte de petite cupule, dans laquelle est reçu le faisceau primitif. Comme le tendon est constitué par des *fibres cellulaires* et que les *faisceaux primitifs* des muscles sont reliés entre eux aussi par le tissu cellulaire, il en résulte qu'il y a continuité entre les bords de la cupule dont nous avons parlé et le tissu interfasciculaire du muscle. Il résulte aussi de cette continuité entre le tendon et les éléments cellulaires du muscle que ces deux parties, tendon et muscle, forment un seul et même organe à peu près aussi solide au point de réunion qu'en tout autre point.

§ 667. La couleur des muscles varie beaucoup : ceux des animaux invertébrés et ceux des vertébrés à sang froid sont blancs ; ceux des oiseaux, des mammifères et de l'homme sont, les uns rougeâtres, de cette teinte généralement connue sous le nom de couleur de chair, les autres sont d'un blanc grisâtre : la nuance varie beaucoup dans les uns et dans les autres ; elle varie aussi suivant différentes circonstances antérieures ou postérieures à la mort. La couleur s'enlève aisément par le lavage et la macération ; elle paraît d'ailleurs d'autant plus faible que le muscle ou le faisceau musculaire est plus petit, et d'autant plus foncée, au contraire, que la masse est plus grande. En tranches très-minces, la chair musculaire est demi-transparente.

La consistance des muscles varie beaucoup, même dans le cadavre, et par des causes qui ont agi avant ou depuis la mort, et qui vont être examinées en parlant de leur contractilité. En général, la fibre musculaire est molle, humide, peu élastique, facile à déchirer dans le cadavre.

§ 668. La chair musculaire, exposée en tranches minces à l'action d'un courant d'air sec, ou à l'étuve, perd en eau les trois quarts de son poids, devient brune, plus transparente et très-dure. Plongée dans l'eau froide souvent renouvelée, la chair perd entièrement sa couleur, et prend une teinte jaune-paille. La macération d'ailleurs l'amollit et la gonfle.

L'alcool, les acides étendus, la solution de sublimé corrosif, celles d'alun, de sel commun, de nitrate de potasse, augmentent la consistance du muscle, le contractent légèrement, favorisent sa séparation en fibres, et altèrent sa couleur de diverses manières. L'alcool le pâlit; l'alun le brunit, et le durcit beaucoup; le nitrate de potasse et le sel commun le rougissent un peu, et, après l'avoir durci d'abord, l'amollissent ensuite, surtout le premier, tout en retardant cependant sa décomposition. Suivant les observations de M. Bretonneau et celles de M. Labarraque, la solution de chlorure de calcium, à un degré convenable de concentration, conserve à la chair musculaire et aux autres parties molles leur consistance, leur flexibilité et leurs autres qualités naturelles.

§ 669. La chair musculaire traitée par l'eau froide lui abandonne de la matière colorante peu différente de celle du sang, de l'albumine, de la gélatine, et une matière *extractive* aperçue par Thouvenel.

Soumise à l'action de l'eau bouillante, la chair fournit une plus grande quantité des mêmes substances, et, de plus, de la graisse, provenant du tissu adipeux infiltré entre ses faisceaux. Le muscle ainsi traité, et épuisé par l'action prolongée de l'eau, il reste des fibres décolorées insolubles dans l'eau, aisées à séparer, qui par la dessiccation deviennent cassantes, et qui ont toutes les propriétés de la fibrine. La chair musculaire calcinée laisse environ un vingtième de son poids de matières salines.

Il suit de ces faits, observés par Thouvenel, Fourcroy, M. Thénard et autres, que le muscles sont principalement composés de fibrine, et qu'ils contiennent aussi de l'albumine, de la gélatine, des matières extractives, des phosphates de soude, d'ammoniaque et de chaux, et du carbonate de chaux.

Ces observations ont été faites particulièrement sur la chair de bœuf; mais comme les propriétés chimiques des muscles présentent des différences, même entre des animaux de genre peu différents, elles ne sont peut-être pas exactement applicables à l'homme.

La substance des éléments anatomiques du système musculaire est spécialement la fibrine ; mais les éléments anatomiques du muscle ou *faisceaux primitifs* ne peuvent être isolés que par l'analyse microscopique. L'analyse chimique d'un muscle entier donne des produits complexes qui proviennent à la fois, et de la fibre musculaire proprement dite, et du tissu cellulaire qui entoure ses faisceaux, et du tissu adipeux que renferme le tissu cellulaire, et des vaisseaux de toutes sortes, et des nerfs qui le parcourent, ainsi que du liquide organique exhalé hors des vaisseaux, et qui infiltre la substance musculaire comme tous les tissus organiques.

Dans la viande qui a longtemps bouilli, et dont on a enlevé, par conséquent, sous forme de bouillon, la plupart des principes solubles, tels que gélatine, albumine, extraits aqueux, et sels solubles, ce qui a résisté à l'ébullition est surtout constitué par de la fibrine, et représente assez bien la composition propre de la fibre musculaire. Il est possible, il est probable cependant, que celle-ci n'est pas uniquement constituée par la fibrine, et qu'elle abandonne aussi à l'eau bouillante, ou aux divers réactifs auxquels on la soumet, des principes solubles, ou extractifs [1], en petites proportions.

Voici quelques analyses de chair musculaire. Elles ont été faites sur le tissu musculaire débarrassé, autant que possible, de toutes les matières accessoires, telles que graisse, tissu cellulaire, etc. Elles peuvent être considérées comme représentant approximativement, mais non *absolument* la constitution de la fibre musculaire elle-même. Ces analyses ont porté sur la chair musculaire du bœuf : les unes sur les muscles de la locomotion, les autres sur le tissu musculaire du cœur ; par conséquent seulement sur des muscles à *faisceaux striés*.

	Berzélius. V. de bœuf.	Braconnot. Cœur de bœuf.	Schlossberger. V. de bœuf.	Schütz. Cœur de bœuf.
Eau....................	77,17	77,03	77,50	77,50
Fibrine ⎧ Tissu cellulaire. ⎫				
Gélatine. ⎨ Vaisseaux. ⎬	17,70	18,18	17,50	15,00
⎩ Nerfs. ⎭				
Albumine et matière colorante du sang.	2,20	2,70	2,20	4,30
Extrait alcoolique et sels...........	1,80	1,94	1,50	1,32
Extrait aqueux et sels..............	1,05	0,15	1,30	1,80
Phosphate de chaux........	0,08	»	traces.	»
Graisse	»	»	»	0,08
	100,00	100,00	100,00	100,00

§ 670. Dans l'état de vie, les muscles jouissent d'une force o...

---

[1] Voyez, à l'article sang, ce qu'il faut entendre par *matières extractives*.

propriété active, désignée communément sous les noms de contractilité musculaire, de force musculaire, ou de myotilité.

§ 671. L'action musculaire [1] a été le sujet de beaucoup de travaux de la part de Haller, de plusieurs physiologistes antérieurs à
lui, et d'un grand nombre de ses contemporains et de ses successeurs.

L'étude de l'action musculaire comprend celle, 1° des phénomènes de cette action; 2° de ses conditions; 3° de son principe ou
de sa cause, et 4° de ses effets.

§ 672. *Les phénomènes* de l'action musculaire les mieux constatés
sont les suivants : le muscle en action se raccourcit, se tuméfie,
s'durcit; sa forme change mais son volume ne change pas; sa couleur
ne varie pas; il présente des rides ou des plis à sa surface; ses
faisceaux sont souvent dans un état de tremblement ou d'oscillation
qui dépend de leur resserrement et de leur relâchement alternatifs;
il acquiert une force très-grande et une élasticité manifeste : ce
sont là les phénomènes de la *contraction;* le plus remarquable de
ces faits est le raccourcissement. Lorsque l'action cesse, tous ces
phénomènes disparaissent, et le muscle est alors dans le relâchement.

Les muscles sont-ils aussi susceptibles d'une *élongation active?*
Divers faits ont été cités en faveur de cette opinion. La plupart de
ces faits ne prouvent rien en faveur d'une semblable propriété. On
admis aussi, dans les muscles, une force de *situation fixe* [2], ou une

---

[1] *Voyez* Fr. Glisson, *Anat. hepatis.*, Lond., 1654.—Swammerdam, *Biblia nat.*,
tom. II. — Haller, *De partibus corp. hum. irritabilibus*, in *Comm. Gotting.*, t. II,
et in *Nov. comm. Gotting.*, t. IV, 1753-55. — *Mémoires sur la nature sensible
et irritable des parties du corps humain*, Laus., 1756-59.— Petrini, *Sull' insensib.
irritab. Dissert. transp.*, Romæ, 1754. — Fabri, *Sull' insensitiva e irrit. opusc.*
raccolti, Bonon., 1757-59. —A.-T. Weber, *De initiis ac progr. doctr. irrit.*, etc.,
Halæ, 1783. — J.-L. Gautier (*præs.* Reil), *De irritabil. notione*, etc., Halæ, 1793,
— *Croonian lectures on muscular motion*, in *Philos. Trans.*, ann. 1738, 1745,
1747, 1751, 1788, 1795, 1805, 1810, 1818, etc.— J.-Chr.-A. Clarus, *der Krampf*,
Lips., 1822. — Lucæ, *Grundlinien einer physiol. der irritab. des menschlichen organismus*, in *Meckel's Archiv.*, B. III. — G. Blanc, *On muscular motion*,
London 1788, et in *Select. Dissert.*, etc., Lond., 1822. — Barzelotti, *Esame di
alcune moderne theorie sulla causa prossima della contrazione muscolare*, Sienna,
1796, et in *Reil's Archiv.*, B. VI.— H. Mayo, *Anat. and physiol. commentaries*,
n° 1, Londres, 1822. — Prévost et Dumas, *Op. cit.*, 1823. — Dutrochet, *Op. cit.*,
1824. — Edwards, *Op. cit.*, 1825. — Valentin, *De functionibus nervorum*, 1839. —
E. et E. Weber, *Mécanique des organ. de la locomotion.*, *Encyc. anat.*, 1843-46.

[2] *Voyez* Barthez, *Nouv. élém. de la science de l'homme*, t. I.

action dans laquelle ils ne sont ni contractés ni allongés. On peut dire de ce phénomène la même chose que du précédent.

§ 673. La contraction ou le raccourcissement étant le fait le mieux constaté dans l'action musculaire, il faut l'examiner en détail, ainsi que ses phénomènes concomitants.

Le muscle augmentant d'épaisseur en même temps qu'il se raccourcit, la simultanéité de ces deux phénomènes a donné lieu à une question qui a beaucoup occupé les physiologistes : c'est de savoir si le volume des muscles change lors de leur contraction.

Les expériences de Swammerdam. de Glisson, de Goddart et de M. Erman, sur la diminution de volume des muscles pendant la contraction. ne prouvent pas sans réplique que cette diminution ait lieu. Il en est de même des expériences et des raisonnements d'Hamberger, de Prochaska et de M. Carlisle ; ils sont loin de prouver l'augmentation. Il est donc très-probable que, suivant les observations et les expériences de M. G. Blane, de M. Barzelotti, de M. Mayo et de MM. Prévost et Dumas, et suivant l'opinion de Sœmmering, de Sprengel et de Meckel, il n'y a aucun changement de volume, le raccourcissement et le gonflement du muscle se compensant mutuellement.

§ 674. Le raccourcissement se manifeste par divers effets, l gonflement est évident à la plus simple observation, l'endurcissement est sensible au toucher.

§ 675. La couleur des muscles ne change pas pendant la contraction. On a cru apercevoir le contraire, en examinant le cœur en action sur de jeunes animaux ; c'est uniquement à sa transparence qu'est dû le changement apparent de couleur.

§ 676. Un grand nombre de physiologistes ont attribué l'action musculaire à l'accumulation du sang dans les muscles, soit dans l'intérieur même, soit dans les intervalles des fibres [1] ; d'autres, à des causes analogues, qui toutes supposent une activité augmentée de la circulation pendant l'action musculaire. Haller a déjà fait diverses objections à ces hypothèses. Il n'y a aucune preuve directe de l'afflux du sang dans les muscles pendant leur action. Il résulte d'ailleurs des expériences de Barzelotti, que la contraction de

---

[1] On conçoit dès lors pourquoi les physiologistes ont cherché, avec tant de persistance, à constater par l'expérience la prétendue augmentation de volume du muscle pendant la contraction. L'afflux momentané du sang dans le muscle devait, en effet, en augmenter le volume.

muscles de la grenouille, excitée par le galvanisme, peut avoir lieu après la mort, 1° lorsque le sang ne circule plus dans les vaisseaux, 2° lors même que le sang est congelé, et 3° lorsqu'enfin les vaisseaux sont privés de sang. Il s'agit, à la vérité, de contractions cadavériques excitées par le galvanisme ; mais d'autres faits prouvent encore que la présence du sang dans les vaisseaux des muscles n'est pas nécessaire à leur contraction.

Quand il y a du sang fluide dans un muscle, la contraction, même après la mort, y met, il est vrai, le sang en mouvement, mais comme par une sorte d'expression qui favorise plutôt la sortie du sang par les veines que son arrivée par les artères.

§ 677. Les fibres, qui étaient droites pendant l'état de relâchement, se fléchissent pendant la contraction, en formant des sinuosités très-régulières. Ces sinuosités ou ces plis, aperçus déjà par beaucoup d'observateurs, ont surtout été examinés avec soin par MM. Prévost et Dumas ; ces zigzags se produisent toujours de la même manière aux mêmes points des faisceaux primitifs, et les sommets des angles, ou inflexions formées par les contractions, sont aussi ceux où se portent les dernières ramifications transverses des nerfs.

La contraction musculaire, ou, pour employer un langage plus anatomique que physiologique, le raccourcissement du muscle résulte de ce que les faisceaux primitifs qui entrent dans sa composition s'infléchissent, en formant une sorte de zigzag. Cette dernière expression ne doit pas être prise à la lettre, parce qu'elle entraîne l'idée d'une succession d'angles à sommets *aigus,* tandis que les inflexions des faisceaux primitifs n'affectent pas précisément cette forme géométrique. Les sommets des inflexions sont *mousses* et *arrondis* ; les parties rentrantes de ces inflexions le sont moins ; et même dans la flexion de la jambe, sur la cuisse par exemple, l'angle rentrant, formé au point de jonction de la surface postérieure de la cuisse avec celle de la jambe, est plus aigu que ne l'est le genou lui-même.

Les expériences de MM. Prévost et Dumas ont été faites sur les muscles de la grenouille. Ces observateurs ont constaté que les intervalles des inflexions des *faisceaux primitifs* sont en moyenne de 0^{mm},2. Les angles d'inflexion persistent, en général, dans les muscles après la mort, à un degré beaucoup moins prononcé que pendant la contraction ; et nous les avons décrits précédemment à propos de la gaîne des faisceaux primitifs, sur laquelle leur trace se trouve empreinte. Nous avons dit précédemment aussi que les ondulations des *fibres primitives* renfermées dans les faisceaux primitifs, et d'où résulte la *striation* de ces derniers, peuvent être considérées comme la trace persistante d'une contraction beaucoup plus fine encore que la précédente, et tout à fait microscopique.

§ 678. Pendant la contraction des muscles il se passe dans leur épaisseur une agitation fibrillaire continuelle. C'est à cette cause qu'il faut rapporter le bruissement que l'on entend quand on applique le doigt sur l'orifice du conduit auriculaire, ainsi que celui que l'on perçoit par le stéthoscope appliqué sur un muscle en action. Ce phénomène est surtout, et peut-être uniquement, sensible dans un muscle en action soutenue. Il n'a été observé aussi, soit par la vue, soit par l'ouïe, que dans les muscles extérieurs, et dans le cœur.

§ 679. Certains muscles peuvent se contracter partiellement. C'est du moins ce que l'on voit dans les expériences sur les animaux vivants, et dans quelques cas de convulsion des muscles sous-cutanés.

§ 680. La vitesse et la force de la contraction sont extrêmement grandes ; la vitesse est très-grande dans l'action de courir, dans celle de parler ou de chanter avec promptitude, dans celle de jouer des instruments à corde, etc. Cette vitesse, dans quelques cas, peut être portée jusqu'à moins d'une tierce. La force des muscles en action est énorme, et suffit quelquefois pour rompre les tendons ou les parties du corps si résistantes à la rupture ; elle est toujours relative au nombre des fibres musculaires, chacune d'elles ayant sa force propre, qui est une partie de la force totale [1].

§ 681. L'étendue de la contraction est difficile à déterminer ; on a essayé de le faire, d'après des idées hypothétiques sur la forme des fibres primitives, et on l'a alors évaluée à un tiers de la longueur de la fibre. L'observation directe montre que le raccourcissement de la fibre contractée, dans les muscles extérieurs, est d'un quart de sa longueur ; MM. Prévost et Dumas sont arrivés au même résultat en mesurant les angles qui se forment pendant la contraction. L'étendue de la contraction est donc relative à la longueur des fibres musculaires. Lorsque rien ne s'oppose à la contraction d'un muscle,

---

[1] On pourrait, par conséquent, évaluer la force comparative des muscles en établissant un rapport entre le nombre de leurs *faisceaux primitifs* ; mais comme ces faisceaux sont des objets microscopiques, le *poids* des muscles, ainsi que le remarquent MM. Weber, est, de toutes les qualités accessibles à nos sens et à nos moyens de mensuration, celle qui nous permet le mieux d'arriver à une appréciation approximative et à une comparaison de la force dont ils sont doués.

se peut produire un très-grand raccourcissement, comme on en voit des exemples dans des cas de fracture et de perte de substance des os des membres.

L'étendue de la contraction des muscles peut être déterminée par mensuration directe sur les muscles rectilignes, en prenant, sur leur continuité, la distance de leurs deux points d'insertion, avant et après la flexion *maximum* des parties mobiles auxquelles ils s'insèrent. Ces mesures ont été prises avec un grand soin par MM. Valentin et Gerber sur un grand nombre de muscles du cheval, du lapin et de l'homme. De ces recherches, on peut conclure que les muscles ne perdent guère, dans leurs plus grands mouvements, que le quart ou le tiers de leur longueur, c'est-à-dire en moyenne les trois dixièmes. Ce résultat est le même que celui auquel ont été conduits M. Prévost et Dumas sur les grenouilles.

L'étendue de la contractilité des muscles est donc limitée. Il résulte de là : 1º que les muscles s'insèrent, sur le levier qui doit être mû, dans un point toujours rapproché du centre du mouvement, quand le mouvement doit être étendu ; et 2º que le point d'insertion sur le levier mobile ne s'éloigne du centre du mouvement que quand l'arc de cercle décrit par le levier est peu étendu. Exemples : Le biceps et le brachial antérieur, qui font exécuter à l'avant-bras un mouvement de flexion très-étendu, s'insèrent au radius et au cubitus, dans un point rapproché du centre du mouvement, qui est le coude. Le biceps fémoral, le demi-tendineux et le demi-membraneux, qui prennent leur point d'insertion fixe au bassin pour tirer la cuisse en arrière, s'insèrent au bas, loin du centre du mouvement, qui est l'articulation coxo-fémorale, parce qu'en effet le mouvement de la cuisse en arrière a très-peu d'étendue, etc.

Quand on dit que l'étendue de la contraction d'un muscle est relative à la longueur de ses fibres musculaires, cela ne veut pas dire que les fibres charnues se raccourcissent davantage quand elles sont longues que quand elles sont courtes. Cela veut dire simplement qu'un faisceau de 24 centimètres de longueur pouvant perdre 6 centimètres par raccourcissement, un faisceau de 12 centimètres en perdra 3 seulement. Mais il n'en est pas moins vrai que l'un et l'autre se sont raccourcis, par rapport à leur longueur, d'une quantité identique, c'est-à-dire d'un quart.

§ 682. *Les conditions* de l'action musculaire sont la communication du muscle avec les centres circulatoire et nerveux, son état d'intégrité, et l'action d'un excitant ou stimulant.

Pour que l'action musculaire ait lieu, il faut que le muscle participe à la circulation : si on lie les artères ou les veines principales d'une partie du corps, l'action musculaire y est considérablement affaiblie.

Les muscles, pour agir, doivent aussi communiquer par les nerfs

avec le centre nerveux; l'interruption de cette communication arrêt
l'action musculaire plus ou moins subitement. Elle arrête toujours
et à l'instant, l'influence du centre nerveux; mais le muscle rest
contractile par des causes qui agissent sur lui ou sur le nerf auqu
il tient encore.

a. Lorsqu'on lie les vaisseaux qui portent aux muscles les éléments de
nutrition, la contractilité musculaire est anéantie en ce sens que les mu
cles sont, au bout d'un quart d'heure environ, paralysés du mouvement v
lontaire. Mais les excitants portés sur les muscles eux-mêmes peuvent enco
réveiller la contractilité de la fibre musculaire pendant environ deux heure
après quoi elle s'éteint complétement, ainsi qu'il résulte des expériences
M. Longet. Lorsque par des voies collatérales la circulation peut se rétabl
et que les muscles peuvent participer de nouveau à la nutrition, la con
tractilité musculaire et même le mouvement volontaire se rétablissent; c'e
ce qu'on voit souvent sur l'homme, après la ligature d'un gros tronc artérie

b. Lorsqu'on fait la section du tronc nerveux qui se porte à des muscle
on constate que les muscles qui ne sont plus en communication avec
centre nerveux sont subitement paralysés, c'est-à-dire qu'ils n'obéisse
plus à la volonté. Mais on peut encore faire naître des contractions dans
muscle, soit en excitant le bout périphérique du nerf qui se porte aux mu
cles, soit en stimulant directement le muscle lui-même. Cependant la con
tractilité du muscle finit par s'éteindre progressivement. Ainsi, vers le *qua
trième jour*, qui suit la section du nerf, le muscle ne se contracte plu
lorsqu'on excite le bout de ce nerf qui se porte au muscle. Le muscle est e
core contractile, mais faiblement, à l'aide de l'excitation qui porte d
rectement sur lui. Cette contractilité obscure persiste pendant plus
moins longtemps (quelquefois pendant plusieurs mois), après quoi el
s'éteint complétement [1].

---

[1] Tel est le résultat des expériences de MM. Müller, Sticker, Schœ
Günther, etc. Il résulte des expériences de M. Longet, que la contractili
d'un muscle persiste beaucoup plus longtemps lorsqu'on a interrompu la com
munication des branches nerveuses *motrices* qui se rendent au muscle, qu
lorsqu'on a coupé seulement la communication du muscle avec les branche
sensitives qui le relient au système nerveux. Dans le dernier cas, les muscl
ont perdu toute contractilité au bout de sept semaines, tandis que dans
premier, la contractilité persistait encore au bout de trois mois. M. Longe
croit pouvoir conclure de ses expériences que la contractilité musculaire est i
hérente à la fibre musculaire, et que le système nerveux n'agit que comme u
excitant pur et simple de la contraction. Le fait signalé par M. Longet est cu
rieux, mais la conclusion qu'il en tire n'est pas rigoureuse. Quand un musc
est *complétement* séparé du système nerveux tant dans ses liaisons sensitive
que dans ses liaisons motrices, il est certain qu'il perd *toute* contractilité a
bout de quelques mois.

avec la cessation de toute *contractilité* du muscle sur l'animal vivant, placide, ainsi qu'il résulte des recherches de MM. Skey, Valentin et Günther, la disparition des *inflexions des faisceaux primitifs*, et aussi celle *d'ondulations des fibres primitives* contenues dans le faisceau, lequel perd par conséquent les *stries transversales*.

§ 683. Le muscle doit être dans son état d'intégrité : la contusion des muscles, l'inflammation de leurs gaînes cellulaires, l'accumulation de la graisse dans les intervalles des fascicules, etc. , sont autant de circonstances qui s'opposent encore plus ou moins à l'action musculaire. La distension extrême des fibres musculaires suffit pour empêcher leur action ; il n'en est pas tout à fait de même de leur raccourcissement. Un degré extrême de chaleur ou de froid, l'application immédiate de l'opium sur les muscles, et diverses autres substances, diminuent la contractilité musculaire en général.

§ 684. Il faut enfin, pour que le muscle entre en action, qu'il y soit excité par un stimulant. Les stimulants de l'action musculaire sont physiologiques ou mécaniques.

Les premiers sont : 1° la volition, ou action de la volonté : elle agit sur les muscles par l'intermédiaire des nerfs, mais elle n'est un stimulant que pour certains muscles seulement, que pour cette raison on appelle muscles volontaires ; 2° l'émotion ou la passion qui agit par le même moyen, mais dont l'action est étendue à tous les muscles.

Les excitants mécaniques[1] peuvent porter, 1° sur l'encéphale, le cordon rachidien ou les nerfs ; dans le premier cas, ils agissent sur tous les muscles, mais avec plus ou moins d'énergie ; 2° sur quelque partie déterminée de la peau ou de la membrane muqueuse, plus ou moins éloignée des muscles ; 3° sur la membrane qui couvre immédiatement les muscles, comme la membrane interne du cœur, la gaîne celluleuse des muscles, la membrane séreuse de l'abdomen, etc. ; 4° enfin, sur le muscle lui-même : il reste douteux, dans ce cas, si l'excitant agit sur la fibre musculaire, ou par l'intermédiaire des nerfs. Ce qui rend la dernière supposition plus vraisemblable, c'est que l'excitation d'une partie d'un muscle produit la contraction du muscle entier[2].

---

[1] L'excitation peut être *mécanique, chimique*, ou *galvanique* ; elle agit dans les trois cas de la même manière, mais avec des intensités diverses. L'excitation galvanique est celle qui décèle dans un muscle les dernières traces de contractilité.

[2] Cette supposition est conforme à l'expérience ; c'est par l'intermédiaire des nerfs que le muscle reste contractile (v. § 682).

§ 685. *La cause* de l'action musculaire est, comme celle de tou[tes]
les actions organiques, à peu près impossible à déterminer. On con[naît]
les phénomènes et les conditions de la contraction musculaire;[au]
delà, ce sont de pures hypothèses. On a attribué cette cause à l'ac[tion]
du nerf, à celle du sang, à l'action réciproque du nerf et du sang [sur]
le muscle; et, suivant les doctrines dominantes aux diverses époq[ues,]
ces opinions ont donné lieu à beaucoup d'hypothèses différen[tes.]
Aucune d'elles ne rend raison de l'augmentation considérable [de]
la force de cohésion du muscle. Il est évident que pendant la [con-]
traction il y a un accroissement momentané de l'attraction molé[cu-]
laire entre les particules de la fibre. Si l'on considère la forme pli[ssée]
que prend la fibre, et le rapport des filets nerveux avec les [fibres,]
on concevra que l'influence nerveuse doit avoir une très-gra[nde]
part dans le phénomène de la contraction.

§ 686. La contractilité est-elle une force inhérente à la substa[nce]
fibrineuse des muscles, et l'action nerveuse n'agit-elle là que com[me]
tout autre excitant de la contraction? Dans cette hypothèse, les n[erfs]
rempliraient, dans les muscles volontaires, l'unique fonction de [les]
exciter; le pouvoir contractile résiderait en eux-mêmes. A l'ég[ard]
des muscles qui, comme le cœur, ne se contractent point vol[on-]
tairement, l'action nerveuse ne se manifesterait point dans les [cir-]
constances ordinaires. Ou bien la contractilité a-t-elle sa source uni[que]
dans le système nerveux? Dans cette autre hypothèse, les nerfs re[m-]
pliraient, à l'égard des muscles volontaires, le double office de [les]
rendre contractiles et de les faire se contracter; et, à l'égard [des]
muscles involontaires, dont la contraction est déterminée par [des]
stimulants locaux, elle les rendrait seulement aptes à cette contr[ac-]
tion[1].

§ 687. *Les effets* de l'action musculaire, dans le corps vivant, s[ont]
de produire ou d'empêcher le mouvement des parties, ou mê[me]
du corps entier, suivant les cas.

Les modes suivant lesquels les muscles exercent leur action p[eu-]
vent être réduits à deux:

1° Les deux extrémités des fibres en action peuvent rester éga[le-]
ment fixes, comme dans l'action du diaphragme, dans celle des mu[s-]
cles de l'abdomen, du buccinateur, etc.;

2° Une extrémité des fibres en action est plus fixe que l'autre; [la]

---

[1] D'après ce qui précède, la seconde supposition s'accorde mieux avec l'e[x-]
périence que la première.

...ce que la plus mobile est entraînée vers l'autre, comme dans la plupart des muscles des membres, comme, surtout, dans les muscles des doigts ou des orteils; ou bien une extrémité est absolument fixe, et l'autre absolument mobile, comme dans les muscles de l'œil, du voile du palais, du pavillon de l'oreille, etc.

688. Les contractions musculaires qui ont naturellement lieu dans le corps peuvent être divisées en deux classes : les unes sont volontaires, les autres involontaires.

Les contractions volontaires sont celles de tous les muscles servant à l'équilibre de la station, aux mouvements divers de la locomotion, aux mouvements du larynx, et à ceux des organes des sensations. Tous ces muscles reçoivent leurs nerfs directement de la moelle.

Les contractions involontaires peuvent être sous-divisées en trois genres. Les premières sont produites par des stimulus agissant à travers une membrane mince, qui couvre immédiatement les muscles; ce sont les mouvements du canal alimentaire, de la vessie urinaire, ceux du cœur, etc. Les secondes sont produites par des stimulus d'un genre analogue, mais qui se propagent par voie d'association à beaucoup d'autres muscles : tels sont les mouvements de déglutition, de respiration, de toux, d'éternument, d'excrétion fécale, d'émission du sperme et de l'urine, d'accouchement, etc. Les dernières sont les mouvements d'émotion ou de passion, comme le rire, les cris, etc.

Parmi les contractions ou les mouvements de cette seconde classe, quelques-uns ont été regardés comme demi-volontaires, ou bien comme constituant une classe intermédiaire de mouvements mixtes. Il est en effet très-difficile d'établir une démarcation parfaitement tranchée entre les mouvements volontaires, c'est-à-dire parfaitement soumis à la volonté, et les mouvements involontaires ; car, d'une part, il est peu de fonctions sur lesquelles la volonté, et surtout les passions, n'aient de l'empire ; et, d'un autre côté, beaucoup de mouvements volontaires deviennent, parfois, presque involontaires: tels sont, par exemple, les mouvements des membres qui ont lieu sans conscience et sans volonté pendant le sommeil; tels sont ceux des paupières qui ont lieu sans et même malgré la volonté, quand un corps étranger est approché de l'œil; telle est, d'un autre côté, la difficulté ou l'impossibilité de mouvoir simultanément les membres supérieurs ou inférieurs, les yeux, dans une direction opposée à celle qu'ils suivent ordinairement. L'irritation accidentelle des muscles, des nerfs, ou du centre nerveux, rend quelquefois tout à fait invo-

lontaire la contraction des muscles extérieurs ; d'autres affections
les rendent immobiles malgré la volonté. Quant à l'influence de la
volonté sur les mouvements regardés comme involontaires, elle est
évidente sur ceux de la respiration, du vomissement, de la rumina-
tion ; il paraîtrait même qu'elle se serait étendue quelquefois jusqu'aux
mouvements du cœur, jusqu'à ceux de l'utérus, à ceux de l'iris, à
ceux de la peau : il est vrai qu'il ne faut pas oublier l'influence des
passions sur la volonté elle-même.

Les mouvements que l'on a regardés comme mixtes sont surtout
ceux qui, s'exerçant ordinairement sans conscience et sans volonté,
peuvent être modifiés par la volonté : tels sont ceux du diaphragme.
On ne donne pas aussi généralement ce nom à ceux qui, habituellement volontaires, s'exercent par habitude et par association, sans
que la volonté les dirige : comme les mouvements de balancement
des membres supérieurs dans la marche.

Il est à remarquer que l'apoplexie et les autres affections cérébrales
paralysent le plus souvent les muscles volontaires seuls.

§ 689. En général, les mouvements musculaires variés qui ont lieu
dans le corps vivant sont, ou associés les uns aux autres pour produire une même action, ou opposés les uns aux autres pour produire des actions contraires : dans le premier cas, les muscles sont
dits congénères ; dans le second, ils sont antagonistes. L'antagonisme est beaucoup plus évident dans les muscles extérieurs, comme,
par exemple, on le voit entre les fléchisseurs et les extenseurs, et
il est moins marqué dans les muscles intérieurs ou automatiques ;
cependant il ne leur est pas tout à fait étranger ; il résulte, aux orifices
naturels, de l'opposition des muscles automatiques et des muscles volontaires, comme on le voit entre les muscles excréteurs, qui sont
involontaires, et les muscles rétenteurs ou sphincters, qui sont volontaires. Partout l'antagonisme présente ce phénomène remarquable, que la contraction des uns est accompagnée du relâchement
des autres. Les muscles congénères ou associés présentent un
autre phénomène important, que leur contraction est simultanée,
et que, quand la stimulation est bornée à un seul, les autres entrent
néanmoins en action : ainsi, quand le gosier, l'orifice du larynx,
l'angle antérieur du trigone vésical, etc., sont stimulés, toutes les
puissances musculaires du vomissement, de la toux ou de l'excrétion urinaire, etc., entrent en action, par la loi de l'association des
muscles congénères, en même temps et conformément à la loi
de l'antagonisme. Dans ce dernier cas, les muscles sphincters

constricteurs du col de la vessie et de l'urètre se relâchent.

§ 690. Les muscles continuent quelque temps après la mort, et par conséquent après la cessation de la circulation, à être contractiles par divers stimulus. Tous les muscles ne conservent pas pendant le même temps la contractilité ; ils ne perdent pas non plus tout à coup la susceptibilité à la contraction, mais ils cessent d'abord d'être excitables par tel ou tel stimulus ; l'état antérieur de la santé, le genre de mort, les circonstances extérieures avant la mort, influent beaucoup sur la durée de la contractilité musculaire. Galien, Harvey, Haller, savaient que le cœur est en général *l'ultimum moriens.* Haller avait établi un ordre de cessation de la contractilité dans les différents muscles, et avait entrevu aussi diverses variétés dans cet ordre. Zinn, Zimmermann, OEder, Froriep, et surtout Nysten, se sont occupés de cette question. Les variétés déjà entrevues par Haller concernent surtout la nature de l'excitant : ainsi, le cœur reste, plus longtemps qu'aucun autre muscle, irritable par les agents mécaniques, et les muscles du squelette, au contraire, par l'irritation galvanique. L'irritation galvanique agit plus efficacement en ne comprenant pas les muscles extérieurs, qu'en les comprenant avec le nerf dans le courant. Le contraire a lieu pour les muscles intérieurs. L'ordre établi par Nysten, pour l'extinction successive de la contractilité musculaire dans les cadavres d'individus décapités, est le suivant : 1° le ventricule aortique du cœur ; 2° le gros intestin, l'intestin grêle et l'estomac ; 3° la vessie urinaire ; 4° le ventricule pulmonaire ; 5° l'œsophage ; 6° l'iris ; 7° les muscles extérieurs ; l'oreillette droite du cœur, et enfin la gauche.

Des muscles, ou des portions de muscles, séparés du corps vivant, conservent pendant quelque temps la contractilité. Ils présentent sous ce rapport des variétés analogues à celles qui viennent d'être indiquées. La contraction, dans ces deux circonstances, a évidemment lieu sans afflux du sang.

§ 691. Quand la contractilité est près d'être éteinte ou épuisée dans les muscles, l'excitation ne détermine plus de contraction générale ou étendue des muscles entiers, ou de leurs faisceaux, mais elle reste bornée aux points excités, qui se tuméfient par la flexuosité dont ils deviennent le siége.

§ 692. Le genre de mort, l'état antérieur et les circonstances environnantes, influent sur la contractilité cadavérique des muscles. Les maladies influent sur la contractilité cadavérique, bien plus par leur marche et leur durée, que par leur nature ; les mala-

dies chroniques altèrent beaucoup plus cette propriété que les mɑ-
ladies aiguës, et parmi les chroniques, ce sont celles dans lesquelle
la nutrition est le plus lésée, qui portent la plus forte atteinte à l
contractilité musculaire. Les sujets les plus musclés ne sont pas ceu
chez lesquels l'irritabilité musculaire persiste le plus après la mo
Cette durée varie depuis une heure jusqu'à vingt-quatre heure
environ.

§ 693. Enfin, après que toute contractilité générale ou locale
cessé dans les muscles privés de vie, la raideur cadavérique se mɑ-
nifeste (§ 117). C'est un phénomène constant, quoi qu'en aient
Haller et Bichat, mais variable dans son intensité et dans sa dur
Cette contraction, ou raideur, qui a son siége dans le système mu-
culaire, est indépendante du système nerveux; elle n'a lieu qu
quand ce système ne jouit plus d'aucune excitabilité galvaniqu
La section des nerfs, l'état d'hémiplégie, l'ablation du centre nerveux, n'empêchent pas qu'elle se manifeste. Dans les animaux à
sang froid, la raideur cadavérique se manifeste tard, et dure peu
elle se manifeste peu de temps après la mort, au contraire, et du
longtemps dans les animaux à sang chaud. La raideur cadavérique semble analogue à la contraction du coagulum fibrineux du
sang, et ne cesse, comme celle-ci, que quand la putréfaction commence. On peut la regarder, jointe au refroidissement qui l'accompagne toujours, comme un signe certain de la mort. Si l'on plonge
et si l'on conserve dans l'alcool un muscle dans l'état de raideur
cet état y persiste indéfiniment.

La *rigidité cadavérique* paraît être le résultat de la coagulation du sɑ
dans le sein des muscles, d'où résulte leur rigidité. On remarque, en eff
que celle-ci survient à des époques variables, comme la coagulation du sɑ
lui-même; et que le genre de mort qui influe sur le moment de la coag
lation du sang et sur le temps qui s'écoule depuis la coagulation jusqu'à
la liquéfaction du sang par putréfaction, a exactement la même influen
sur le moment et sur la durée de la rigidité cadavérique. Les expérience
récentes faites sur les suppliciés par M. Brown-Séquart confirment cet
manière de voir. Sur un supplicié, chez lequel la rigidité cadavérique ven
de s'établir, et où elle était caractérisée à la fois par la contracture de
membres et par la perte de toute excitabilité dans les fibres musculaire
l'expérimentateur injecte dans les vaisseaux d'un membre, de manière à
distendre, du sang qu'il vient d'extraire d'une des veines de son propre br
et qu'il a défibriné. Alors, le membre redevient souple, et les muscles re
couvrent pendant quelque temps leur excitabilité.

Cette expérience montre que la rigidité cadavérique n'est pas due uniqu

jonnent du moins à la perte, et, en quelque sorte, au dernier effort de la contractilité musculaire, comme on l'a dit souvent. Si les muscles ne sont plus contractiles pendant la rigidité cadavérique, et s'ils perdent leur pouvoir contractile précisément au moment où celle-ci commence, ce pouvoir n'est que masqué par cette rigidité même, et il peut être mis en évidence de nouveau, quand on détruit artificiellement celle-ci.

Du reste, si la contractilité persiste dans les muscles même après la rigidité cadavérique, elle s'éteint alors promptement. Lorsque les premiers phénomènes de la putréfaction s'annoncent par la décomposition du sang coagulé qui amène la cessation de la rigidité cadavérique, les muscles ont cessé depuis longtemps d'être contractiles.

§ 694. On a encore attribué d'autres propriétés motrices aux muscles. Galien leur reconnaissait une force tonique indépendante de la vie, on leur accorde aussi l'élasticité ; Haller leur accordait la force contractile en général, et la force morte; Sympson et Whytt leur attribuaient la tonicité ou la force tonique ; Bichat, outre la contractilité volontaire et la contractilité involontaire, leur accordait aussi la contractilité organique insensible, c'est-à-dire la tonicité.

Les muscles ont, comme la plupart des tissus, un certain degré d'élasticité, c'est-à-dire qu'ils sont extensibles et rétractiles, indépendamment de leur pouvoir contractile. Dans l'état de sommeil et de repos, les muscles donnent, en général, aux parties du corps des attitudes moyennes, dépendantes de leur longueur proportionnelle, et par conséquent de leur tension, de leur force, et de la manière plus ou moins efficace dont cette force est appliquée. La même chose a lieu dans la paralysie déterminée artificiellement, en coupant tous les nerfs d'un membre. Dans les paralysies par affection cérébrale, et dans les rétractures des membres, l'attitude est quelquefois différente ; la flexion est quelquefois portée très-loin. Mais il reste ici un doute, c'est de savoir si la cause de la paralysie a porté également sur tous les nerfs de la partie ; si même cette cause n'en est pas une de contraction pour quelques muscles. Dans le cadavre, les muscles, tant qu'ils restent contractiles, donnent une attitude déterminée à toutes les parties du corps, lorsque aucun obstacle ne s'y oppose, jusqu'à ce que la raideur cadavérique soit dissipée.

§ 695. Les muscles sont sensibles, mais à un degré médiocre. Ils ne donnent même guère, dans l'état de santé, que le sentiment de la fatigue durant et après leur action, quand elle a été prolongée. Quand l'action a été très-longue ou violente, elle donne lieu à une sensibilité douloureuse. Il en est de même dans le cas d'inflammation de leur tissu ou de leurs gaînes celluleuses. Quelques auteurs ont rapporté des cas de maladie dans lesquels les muscles étaient insensibles.

§ 696. Les circonstances qui montrent un changement continuel de particules dans la nutrition musculaire ne sont pas très-évidentes; le fait est cependant probable : il semble que ce soit la partie fibrineuse du sang qui en fournisse les matériaux.

On connaît les effets de l'exercice sur la nutrition, l'augmentation et la coloration des muscles, et l'effet opposé d'un repos très-prolongé. La paralysie produit un effet plus marqué encore sur leur diminution. La quantité et l'espèce de nourriture ont une grande influence sur le volume et la force des muscles. Certaines maladies consomptives, comme la phthisie, ont une influence marquée sur l'atrophie musculaire. On ignore si dans ce cas il y a diminution seulement du volume, ou disparition des fibres.

L'influence que la quantité et l'espèce de nourriture associées à l'exercice, c'est-à-dire le régime, ont sur le volume et la force des muscles est bien remarquable. C'est à l'aide de ces notions, appliquées avec persévérance, que l'Angleterre est parvenue à créer sur son sol des races que l'Europe lui envie.

Il n'est ici question ni du bœuf, ni du mouton, parce que l'amélioration des bêtes ovines et bovines a surtout consisté à augmenter sur ces animaux les masses graisseuses, et à constituer ainsi à la longue des conditions anatomiques nouvelles qui se transmettent par génération, et qu'on entretient par le régime. Je parle seulement du cheval, dans lequel la qualité la plus recherchée est la légèreté unie à la force. A cet effet, on est parvenu à supprimer, ou tout au moins à diminuer les parties ou les tissus nuisibles au but qu'on s'était proposé. On a en quelque sorte amoindri la charpente osseuse, qui peut sans inconvénients conserver son rôle de leviers, tout en devenant plus légère et plus fine. On s'est attaqué au tissu cellulaire, au tissu adipeux surtout; on a combattu aussi dans une juste mesure le développement trop considérable des organes contenus dans l'abdomen. On a concentré tous ses efforts sur les organes actifs de la locomotion, c'est-à-dire sur le système musculaire; et on est parvenu ainsi, non pas précisément à augmenter sa masse d'une manière absolue, car elle pouvait devenir nuisible par son poids, mais à établir sa prépondérance, en diminuant tout ce qui n'est pas lui. Sans doute, le régime n'a pas à lui seul amené tous ces changements; des croisements ménagés de manière à obtenir dans les produits certaines qualités prédominantes dans des individus d'élite, ont contribué aussi à constituer la race; mais ces individus d'élite, comment avaient-ils acquis ces qualités, si ce n'est par le régime? Cette race de chevaux dont l'Angleterre est fière,

...t-elle prise quelque part? Est-elle identique à la race arabe dont on la fait descendue? Non, elle se distingue par des caractères propres, elle excelle par des qualités qu'elle possède seule.

Par le croisement d'individus étrangers avec les indivus indigènes vous obtenez des effets immédiats, mais incomplets, mais éphémères; vous n'obtenez que des individus différents, vous ne créez pas une race.

§ 697. Dans l'embryon, dans le principe, le tissu musculaire n'est pas distinct de la masse embryonnaire; il se confond avec elle en une masse gélatineuse commune. A une époque peu éloignée du moment de la conception, l'action du cœur annonce déjà un degré de développement assez avancé dans le tissu musculaire de cet organe. Vers deux mois de la conception, les muscles du squelette ont des fibres distinctes; ils commencent à exécuter, vers quatre mois, quelques contractions.

Les muscles de la vie animale ou muscles de la locomotion se développent dans l'épaisseur du *feuillet séreux* ou animal de la vésicule blastodermique, dans lequel se développent aussi les organes passifs de la locomotion ou les os. Les muscles intérieurs se développent dans des points variés. Ainsi les muscles du tube digestif naissent dans l'épaisseur du *feuillet muqueux* de la vésicule blastodermique; le cœur, dans l'épaisseur du *feuillet vasculaire*. Les muscles de la vessie et de l'utérus naissent, comme les organes auxquels ils appartiennent, d'un blastème secondaire, déposé dans les lieux qu'ils doivent occuper entre les *feuillets muqueux* et *vasculaires*.

La formation des *faisceaux primitifs* a lieu aux dépens de cellules qui se réunissent bout à bout, et perdent successivement les parois par lesquelles elles se correspondent. Il en résulte alors un tube (faisceau primitif) dans lequel sont contenus les noyaux de cellules et une masse liquide et granulée qui remplissaient les cellules. La question de savoir si les noyaux donnent naissance aux *fibres primitives* contenues dans le faisceau, ou si ces fibres primitives ne se forment que par le dépôt secondaire et successif d'une nouvelle matière liquide déposée dans l'intérieur du tube initial, est encore indécise.

Les premiers rudiments de muscles apparaissent, comme il est dit plus haut, vers la huitième semaine. D'abord, on aperçoit les muscles des gouttières vertébrales, un peu plus tard ceux du cou, puis les muscles du ventre, et un peu plus tard ceux des membres et ceux de la face.

L'ordre suivant lequel apparaissent les muscles intérieurs est peu connu, par la difficulté de l'observation. Ils se développent de très-bonne heure, mais l'époque précise de leur apparition n'a pas été déterminée.

§ 698. Suivant Bichat, les muscles du fœtus auraient une contractilité, ou du moins une susceptibilité galvanique moindre que celle des individus qui ont respiré. Des expériences faites par M. Meckel, sur quelques animaux, ont eu des résultats contradictoires à ceux de Bichat.

Pendant l'enfance, les muscles restent peu volumineux relativement aux nerfs et au tissu adipeux. A cet âge aussi, la chair musculaire, moins rouge, est plus gélatineuse et moins fibrineuse que dans l'âge adulte ; les mouvements sont faciles, prompts et faibles.

Les muscles, qui sont d'un rouge vermeil dans l'âge adulte, deviennent pâles et livides dans la vieillesse ; les contractions, à cette époque, deviennent difficiles, faibles et lentes.

Les actions musculaires de la femme, comparées à celles de l'homme, présentent à peu près les mêmes différences que celles de l'adolescent, comparées à celles de l'adulte : une plus grande irritabilité ou susceptibilité au mouvement, et une action moins forte et moins soutenue.

Il existe entre les races humaines des différences dans la force musculaire, qui, d'après les observations faites par Péron avec le dynamomètre, sont à l'avantage des Européens dont la santé et la force résultent d'une nourriture abondante et saine, et d'occupations habituelles ; tandis que les habitants de Timor, de la Nouvelle Hollande et de la Terre de Van-Diémen, exposés à tous les genres de privations, ont moins de puissance musculaire.

§ 699. Quand des muscles sont mis à découvert [1] par une plaie de la peau, des aponévroses et des gaînes celluleuses, et qu'on réapplique ensuite exactement ces parties, il se fait dans la solution de continuité une effusion de liquide organisable, d'abord peu adhérent au muscle, et qui finit par rétablir une réunion organique. La même chose arrive quand des muscles, divisés en travers, dans l'amputation par exemple, sont recouverts par des lambeaux de peau ; seulement la matière de l'agglutination tient dès le commencement très-étroitement à l'extrémité tronquée des muscles. Quand des muscles sont divisés en travers, et non couverts par des lambeaux de peau, il se forme assez promptement sur leur extrémité des granulations suppurantes, et plus tard une cicatrice ; ces phénomènes, et surtout le dernier, sont plus lents quand les muscles sont seulement dénudés latéralement. Dans tous ces cas, quelle que p

[1] B.-Fr. Schnell, *Præs.* Autenrieth, *De naturâ reunionis musculorum vulneratorum*, Tubingæ, 1804.

soit l'époque à laquelle on examine la plaie affectée d'inflammation, soit adhésive, soit suppurative, les gaînes celluleuses des muscles et de leurs faisceaux sont seules altérées ; on n'aperçoit aucun changement dans les fibres musculaires elles-mêmes. Il n'est pas inutile de noter cependant que ces fibres sont privées, dans ce cas, de la plus grande partie de leur contractilité.

§ 700. Lorsqu'un muscle est divisé en travers, il s'établit entre les bords de sa division un écartement assez considérable, et toujours plus grand que celui de la plaie de la peau. Lorsque les bords de la plaie extérieure ont été rapprochés, et se sont réunis, les bouts du muscle, au contraire, présentent un écartement rempli d'abord par un liquide plastique, qui s'organise, devient ensuite vasculaire, mou, se contracte un peu, diminue légèrement l'écartement qui existait entre les bouts du muscle, et devient enfin plus ou moins ferme et résistant. Cette substance intermédiaire, lorsque son organisation est achevée, a quelquefois l'apparence du tissu cellulaire, le plus souvent celle du tissu fibreux, mais jamais celle du tissu musculaire. A quelque période de la formation qu'on l'examine, on trouve toujours que les fibres et les fascicules musculaires y sont étrangers, et que la réunion n'a lieu qu'entre le tissu cellulaire qui leur forme des gaînes. Un muscle qui a une réunion de ce genre offre donc une espèce d'intersection aponévrotique ou tendineuse ; c'est une sorte de muscle digastrique, dont les deux ventres sont vivants et contractiles, tandis que la substance intermédiaire remplit seulement les fonctions d'un tendon qui résiste ou cède plus ou moins à la distension. Cette substance intermédiaire n'est contractile ni par les stimulants mécaniques, ni par le galvanisme. Cependant, quand la contractilité est encore bien manifeste, et que l'action galvanique est forte, l'excitation appliquée à une des parties du muscle réuni se propage par la cicatrice, qui toutefois ne se contracte pas, à l'autre partie du muscle. On ignore si dans le vivant, et par l'action de la volonté, les deux parties d'un muscle divisé en travers et réuni par une cicatrice se contractent l'une et l'autre [1]. Il est évident que plus les bouts du muscle divisé seront restés écartés pendant que la réunion médiate s'est opérée, que

---

[1] Si chacune des deux moitiés divisées est encore en relation avec le système nerveux central, chacune d'elles prend part à la contraction du muscle après la cicatrisation. Si en même temps que le muscle est divisé, l'une de ses portions ne communique plus avec le système nerveux après la réunion, cette partie se

plus aussi le moyen de réunion sera long et extensible, et plus le
mouvements des muscles auront perdu de leur étendue et de leur
force. Dans les cas les plus heureux même, les mouvements sont
d'abord impossibles, puis faibles et mal assurés, jusqu'à ce que le
moyen d'union ait acquis toute sa fermeté.

Tout ce qui vient d'être dit de la réunion des muscles coupés en
travers s'applique à leur rupture par un effort.

Quand une plaie transversale des muscles et de la peau est restée
écartée et béante, il se fait dans toute son étendue une couche de
granulations suppurantes, et plus tard une cicatrice plus ou moins
large, sous laquelle les deux bouts du muscle restent écartés.

Dans ce dernier cas, ainsi que dans le précédent, on a quelquefois
après la cicatrisation, mis à découvert et réséqué la substance intermédiaire trop longue et trop extensible qui formait la réunion d'un
muscle divisé ; tenant ensuite ses bouts dans un rapprochement
aussi exact que possible, et suffisamment prolongé, on a obtenu
une réunion courte et ferme, et rendu le mouvement à des parties
qui l'avaient tout à fait ou presque perdu.

§ 701. Les muscles sont sujets à des variétés et des vices de
conformation. On a vu certains fœtus monstrueux, acéphales [1] et
autres, privés de tous les muscles ou de tous ceux d'un membre au
moins, ces organes étant remplacés par du tissu cellulaire infiltré.
On observe plus souvent l'absence de muscles isolés. Assez souvent
on trouve des muscles surnuméraires, ou des muscles divisés en
plusieurs parties distinctes ; des muscles réunis qui ordinairement
sont séparés ; d'autres, plus longs ou plus courts, ce qui change
leurs attaches et modifie leurs fonctions. Toutes ces variétés sont
originelles ou congéniales.

La diminution ou l'augmentation de volume des muscles sont
au contraire, ordinairement dues à des causes accidentelles. Le
repos et la paralysie en diminuent le volume, l'exercice l'augmente.

Les ruptures musculaires [2] arrivent, soit par l'action des muscles
antagonistes, ou par une autre puissance qui distend un muscle

comporte comme nous l'avons exposé précédemment ; elle ne prend plus par
la contraction volontaire, elle est paralysée.

[1] Béclard, *Mémoire sur les fœtus acéphales.*

[2] J. Sédillot, *Mémoire sur la rupture musculaire*, in *Mém. et prix de la S.
de méd. de Paris*, 1817.

...ché, soit par l'action même du muscle qui se contracte, et, dans ...dernier cas, la rupture a lieu ordinairement à l'union des parties ...dineuses ou aponévrotiques avec les fibres charnues, dont un ...tit nombre seulement se trouvent rompues. Dans le cas de rup-...e, il se fait avec bruit et douleur un écartement plus ou moins ...nd et profond, et une effusion de sang plus ou moins abondante ...ns la solution de continuité et dans le tissu cellulaire environ-...nt. Les muscles intérieurs, et notamment le cœur, peuvent se ...mpre aussi par leur contraction.

...Le déplacement[1] des muscles admis par Pouteau, M. Portal et ...utres pathologistes, n'est guère possible que quand les aponé-...ses d'enveloppe sont divisées.

...702. Les muscles présentent diverses altérations de couleur, ...consistance et de cohésion.

...Dans le rhumatisme, on trouve quelquefois, à la surface, à l'inté-...ur et dans l'épaisseur des gaînes celluleuses des muscles, et entre ...rs faisceaux, un liquide gélatiniforme.

...Dans les cas de paralysie ancienne, les muscles sont atrophiés, ...cs, et quelquefois très-gras. On a déjà vu plus haut (§ 164) que ...ransformation des muscles en graisse était plutôt apparente que ...lle. Elle résulte de la pâleur et de l'atrophie du muscle, conjoin-...ment avec l'accumulation de la graisse entre les faisceaux.

...On observe rarement des productions accidentelles, soit de tissus ...logues, soit de tissus hétérologues dans les muscles. On y trouve ...pendant quelquefois des os accidentels. J'ai vu une fois une pro-...ction composée (osseuse et cancéreuse), occupant les muscles du ...llet. On trouve quelquefois dans les muscles de l'homme, et sou-...t dans ceux du porc, le cysticerque ladrique, *cysticercus cellulosæ*, ...Rudolphi.

...a production accidentelle du tissu musculaire au sein d'autres ...sus est très-rare, si jamais elle a lieu. On a cependant établi un ...pprochement entre le sarcome et la chair musculaire. On a dit ...si avoir vu des productions musculaires accidentelles dans les ...mbranes séreuses, dans les os et dans les ovaires. On s'est laissé ...mper par l'apparence.

...703. Les fonctions des muscles présentent des variétés et des ...rations dont les unes ont leur siége et leur cause dans le tissu

---

...1. Hausbrand, *Diss. luxationis sic dictæ muscularis refutationem sistens*, ...erol., 1814.

musculaire lui-même, et les autres dans le système nerveux. Ces variétés et ces altérations sont, la plupart, différentes dans les deux espèces de muscles, et presque toutes sont propres aux muscles extérieurs, volontaires, ou des fonctions animales.

SECTION II.

DES MUSCLES INTÉRIEURS.

§ 704. Ces muscles, qu'on nomme aussi muscles creux, muscles involontaires, et muscles des fonctions végétatives ou organiques, n'ont point de noms propres; chacun d'eux porte celui de l'organe qu'il concourt à former.

§ 705. Ces muscles sont : 1° le cœur[1] ; 2° ceux qui doublent, dans toute son étendue, la membrane muqueuse des voies alimentaires ; ceux qui, garnissant les prolongements urinaires et génitaux de la même membrane, forment la vessie, les vésicules séminales et l'utérus ; ceux de son prolongement pulmonaire, qui forment les faisceaux musculaires de la trachée et des bronches.

Les sphincters qui se trouvent aux orifices du conduit alimentaire et des voies urinaires et génitales peuvent être regardés comme intermédiaires aux deux classes de muscles. Il en est presque de même pour les fonctions des muscles du squelette, qui servent à la déglutition, à la respiration, à la génération, à l'excrétion urinaire, et qui sont tantôt volontaires, tantôt involontaires. Il n'y a donc point de démarcation bien tranchée entre les deux classes de muscles.

§ 706. Les muscles dont il s'agit ici sont placés à l'intérieur ; les uns, situés immédiatement au-dessous du tégument interne ou membrane muqueuse ; un autre, le cœur, situé tout à fait profondément et loin des deux surfaces dont il est indépendant.

Le volume de ces muscles est très-peu considérable, comparé à celui des muscles extérieurs : tous forment des parois de canaux ou de réservoirs.

---

[1] Sous le rapport de la composition intime, le cœur, nous l'avons vu, est analogue aux muscles extérieurs. Comme eux, il est constitué par des *faisceaux primitifs striés*. Sous le rapport physiologique, le cœur est mieux placé parmi les muscles de la vie végétative.

§ 707. Ces muscles sont disposés en couches ou en faisceaux croisés.

Dans toute l'étendue du canal alimentaire, il y a des fibres circulaires ou annulaires, et des fibres longitudinales, formant les unes et les autres un plan distinct, et plus ou moins complet et épais.

Dans les réservoirs musculaires ainsi qu'au cœur, les fibres, disposées en couches et en faisceaux qui se croisent obliquement, ont la forme d'anses fixées par leurs extrémités aux côtés de l'ouverture de l'organe. Les faisceaux de fibres, dans ces organes, se croisent entre eux, et s'unissent à la manière des plexus. Cette disposition est moins marquée dans le canal alimentaire, où les couches musculaires se croisent à angle droit.

Le tissu musculaire des muscles intérieurs est d'un blanc grisâtre ou rosé dans la plupart d'entre eux, et rouge dans le cœur seulement.

§ 708. Les muscles intérieurs sont moins distinctement que les muscles extérieurs divisés en faisceaux. Leurs éléments sont pressés les uns contre les autres, et ils forment ainsi des sortes de membranes musculaires assez serrées. On ne trouve de tissu fibreux que dans le cœur, où il forme des anneaux aux orifices des ventricules, des cordons ou tendons aux colonnes charnues de ces mêmes cavités, des épanouissements aponévrotiques qui constituent en grande partie les valvules tricuspide et bicuspide des orifices auriculo-ventriculaires, et des cordons dans le bord des valvules semi-lunaires des orifices artériels. Dans les autres parties on ne trouve d'analogue au tissu fibreux ou tendineux que le tissu fibro-cellulaire sous-muqueux, auquel s'attachent les fibres musculaires sous-jacentes.

Les muscles intérieurs paraissent avoir plus de vaisseaux sanguins que les autres. Les nerfs de ces muscles, peu abondants, appartiennent la plupart au grand sympathique ; plusieurs sont fournis par le nerf pneumo-gastrique, et quelques-uns par d'autres nerfs de la moelle.

§ 709. La contractilité des muscles intérieurs présente les mêmes phénomènes que celle des autres muscles, excepté l'agitation fibrillaire, qui n'a été observée que dans le cœur seulement.

La contractilité y paraît moins dépendante de l'influence nerveuse que dans les autres.

La contractilité ou la susceptibilité à la contraction des muscles intérieurs est surtout remarquable en ce qu'elle est naturellement excitée par des agents locaux qui agissent sur le muscle par l'inter-

médiaire de la membrane qui le recouvre ; d'autres fois la cau...
agit d'une manière sympathique : ainsi la titillation du gosier, ...
présence d'une bougie dans l'urètre, d'un suppositoire dans l'anu...
déterminent l'action de l'estomac, de la vessie et de l'intestin. I...
volonté a peu d'empire sur la contractilité de ces muscles ; cepe...
dant l'œsophage, le rectum, la vessie, l'estomac même, n'y sont p...
toujours ni tout à fait soustraits ; il paraîtrait même que l'utéru...
du moins dans les oiseaux, serait aussi quelquefois soumis à la vo...
lonté. L'intestin grêle en est, au contraire, tout à fait indépendan...
le cœur également. On cite cependant encore le cas d'un capitai...
anglais, rapporté par Cheyne, et rappelé depuis par tous les physi...
logistes, et celui de feu le docteur Bayle, rapporté par M. Ribe...
qui pouvaient à volonté ralentir ou suspendre les mouvements...
cœur. Mais si les muscles intérieurs ne sont pas soumis à l'influen...
de la volonté, les affections fortes de l'âme et les émotions vives l...
influencent de la manière la plus évidente.

Haller, en admettant que la force musculaire est inhérente a...
muscles, et que l'action nerveuse n'en est que l'excitant, avait é...
conduit à admettre, et la plupart de ses successeurs avaient admis pl...
positivement encore que lui-même, que les muscles intérieurs so...
indépendants de l'action nerveuse, du moins dans leurs mouvemen...
ordinaires et réguliers. Les expériences de Legallois ont porté e...
suite à admettre une opinion diamétralement opposée. Les exp...
riences postérieures de M. Clift [1] et de M. Wilson Philip [2], l'obse...
vation comparée des autres animaux, des embryons et des fœt...
monstrueux, ont dû faire modifier l'une et l'autre conclusions.

Il est extrêmement probable que les muscles involontaires sont da...
les mêmes relations avec le système nerveux que les muscles extérieurs...
volontaires, c'est-à-dire que la contractilité musculaire y est subordonn...
au système nerveux. L'expérimentation est ici difficile, parce que les muscl...
involontaires reçoivent pour la plupart cette influence par l'intermédiai...
d'un système nerveux à branches multiples (système ganglionnaire du gra...
sympathique), qu'il n'est pas facile de séparer complètement des organ...
musculeux dans lesquels il se rend. D'une autre part, si pour assurer cet...
destruction complète des nerfs qui se rendent au muscle, on détruit le cent...
nerveux lui-même, d'où procède le grand sympathique, c'est-à-dire la moelle,...
survient des désordres qui ne laissent pas survivre l'animal assez longtem...

---

[1] *Philos. trans.*, ann. 1815.
[2] *An exper. Inq. into the laws of the vital functions*, etc.; Lond., 1818.

pur qu'on puisse noter ce qui arrive dans la contractilité des muscles. Ce qui est certain, c'est que les muscles involontaires sont souvent paralysés du mouvement, tout comme les muscles de la vie extérieure.

Au reste, les muscles intérieurs sollicités par des excitants appliqués soit sur eux-mêmes, soit sur les nerfs qui s'y rendent, se contractent comme les muscles extérieurs, avec cette différence, toutefois, que la contraction ne survient dans les premiers qu'un certain temps après l'application de l'excitant, tandis que dans les muscles extérieurs, la contraction est presque instantanée ; avec cette différence encore qu'elle dure plus longtemps dans les muscles intérieurs, et aussi qu'elle ne se manifeste la plupart du temps qu'autant que la cavité que ces muscles circonscrivent est distendue par des matières solides ou liquides.

§ 710. Quand les muscles intérieurs entrent en contraction, ils entraînent quelquefois dans une action simultanée et associée tous les muscles extérieurs qui peuvent contribuer à l'accomplissement de leur fonction : ainsi, dans la toux, l'éternument, le vomissement, la défécation, l'accouchement, etc., un nombre plus ou moins grand de muscles du squelette agissent par association avec des muscles intérieurs.

Les muscles intérieurs n'ont point, comme les muscles extérieurs, de véritables antagonistes, toutes leurs fibres concourant à un but commun et unique, la diminution de capacité de la cavité qu'ils forment. Cependant on peut considérer comme tels : 1° les substances étrangères qui tiennent écartées les parois des organes formés par ces muscles ; 2° les diverses parties d'un même organe creux : par exemple, les oreillettes, à l'égard des ventricules ; le corps de l'utérus et de la vessie, à l'égard du col ou de l'orifice de ces organes ; 3° les deux couches musculaires du canal alimentaire dans le mouvement péristaltique ; le raccourcissement des fibres longitudinales déterminant, en poussant les matières, l'allongement des fibres annulaires. En outre, il arrive ici ce qui a lieu dans tout antagonisme : la contraction d'un muscle coïncide avec le relâchement de son antagoniste, et réciproquement ; 4° enfin les muscles intérieurs trouvent des antagonistes dans les muscles extérieurs.

Ces muscles n'ont pas de point fixe déterminé : ceux qui sont annulaires se contractent sur eux-mêmes ; les muscles longitudinaux de l'intestin ont cependant pour point fixe les orifices du canal alimentaire ; ceux des réservoirs, comme la vessie, l'utérus, ainsi que ceux du cœur, ont encore un point fixe, mieux déterminé, dans les orifices de ces organes.

SECTION III.

DES MUSCLES EXTÉRIEURS.

§ 711. Ces muscles sont aussi nommés muscles volontair[es], muscles des fonctions animales, muscles de la vie animale, musc[les] proprement dits. Ce sont eux qui forment la plus grande partie d[e la] masse du corps.

§ 712. Ces muscles sont très-nombreux ; il y en a de tro[is à] quatre cents, mais on a varié sur ce nombre : les uns regard[ent] comme plusieurs muscles ce que d'autres présentent comme [des] faisceaux d'un même muscle.

§ 713. Chaque muscle a un nom propre, mais cette nomencl[a]ture a beaucoup varié. Il n'y a presque pas un muscle qui n'ait re[çu] plus d'un nom, quelques-uns en ont reçu jusqu'à une douzaine.

La dénomination des muscles a été tirée de plusieurs considéra[ra]tions. On y a d'abord fait entrer l'ordre numérique ; ainsi, qua[nd] plusieurs muscles appartiennent à la même partie, à la même régio[n,] au même mouvement, etc., on les a distingués par des noms [de] nombre, comme les radiaux, les adducteurs, les interosseux, d[is]tingués en premier, second, etc. Avant Jacques Sylvius, presq[ue] tous les muscles étaient ainsi désignés par des noms de nomb[re.] On a fait entrer dans leur dénomination, leur situation antérieu[re,] postérieure, supérieure, inférieure, superficielle, profonde, etc.[; ou] bien on les a désignés par le nom de la partie qu'ils meuvent ou [de] la région qu'ils occupent, comme les palpébraux, oculaires, labia[ux,] pectoraux, dorsaux, abdominaux, cruraux, etc. D'autres ont é[té] distingués, d'après leur étendue ou leur volume, par les épithè[tes] de grand, petit, moyen, grêle, vaste, large, long, court, etc. D'autr[es] ont été nommés rhomboïdes, carrés, triangulaires, scalènes, etc[.,] d'après la figure qu'on a cru leur trouver ; ou bien on les a nomm[és] splénius, par comparaison à la rate ou à une compresse, soléair[es,] à cause de leur ressemblance avec une semelle. Certains muscl[es] ont été nommés, d'après leur direction, droits, obliques, trans[s]verses ; d'après leur texture et leur composition, on les a nomm[és] més biceps, triceps, complexus, demi-tendineux, etc. D'autr[es] muscles ont été dénommés d'après leurs attaches, soit d'après un[e] seule, comme les ptérygoïdiens, les péroniers, les zygomatiques, etc[.,]

st d'après les deux, comme le stylo-hyoïdien, le sterno-hyoïdien ;
st d'après un plus grand nombre, comme le sterno-cléido-mastoï-
en. D'autres muscles encore ont été nommés, d'après leurs usages,
fléchisseurs, extenseurs, élévateurs, abaisseurs, pronateurs, supinateurs, etc. Enfin ce ne sont pas même là toutes les considérations qui ont servi de base à la nomenclature des muscles.

Presque aucune de ces considérations n'est absolument inutile à
la connaissance des muscles ; toutefois les plus utiles sont, sans contredit, les attaches, la région occupée par le muscle, sa direction,
le mouvement lui-même, etc. Quelque nombreuses que soient ces
bases, cela importerait peu, si elles fournissaient toujours des noms
propres, distincts et courts, ne fussent-ils même pas bien signifi-
catifs ; mais presque tous les noms des muscles sont des noms composés de plusieurs des circonstances indiquées. Ainsi on trouve
dans la nomenclature musculaire les noms oblique-externe-abdo-
minal, grand-droit-antérieur de la tête, premier-radial-externe,
droit-antérieur de la cuisse, premier-interosseux-dorsal de la
main, etc. Cet inconvénient, joint à celui qui résulte de la multiplicité des noms différents donnés par les divers anatomistes au
même muscle, ont engagé M. Chaussier[1] à proposer une réforme
dans la langue anatomique, et surtout dans celle de la myologie.
Cette réforme dans les noms des muscles consiste à donner à chacun
d'eux un nom qui exprime seulement et constamment les deux points
d'attache opposés, désignés communément sous les noms d'origine
et d'insertion ; mais il a été impossible à l'habile auteur de ce
projet de donner des noms qui ne fussent en même temps, en assez
grand nombre du moins, composés de quelques autres des circonstances indiquées plus haut. M. Dumas[2] a essayé de modifier la nomenclature de M. Chaussier, en indiquant dans ses noms *tous* les
points d'attache des muscles. M. Duméril[3] s'est aussi occupé de la
réforme de la langue anatomique, en prenant pour racines de cette
langue les noms grecs ou latins des os et des viscères, et en variant
seulement la désinence de ces noms pour les divers organes et pour
les régions. La désinence des muscles était *ien* ; ainsi le nom occipi-

---

[1] Chaussier, *Exposition sommaire des muscles du corps humain*, Dijon, 1789.
— *Tableau des muscles de l'homme*, Paris, 1797.

[2] Dumas, *Système méthodique de nomenclature et de classification des muscles
du corps humain*, etc., Montpellier, 1797, in-4°.

[3] Duméril, *Magasin encyclopédique.*

to-frontien, sans y joindre le mot muscle, désigne, dans cette nomenclature, le muscle occipo-frontal. Vicq-d'Azyr avait également dirigé
ses vues sur la nécessité de réformer la langue anatomique ; il n'a
pas exécuté son projet. Le docteur Barclay s'est aussi occupé de cet
objet, et s'est surtout attaché à donner des noms propres et précis
aux différentes régions du corps.

M. Schreger [1] a rassemblé la plupart des noms anatomiques employés jusqu'à lui, dans une synonymie volumineuse, où l'on trouve
à quelques muscles presque autant de noms qu'il y a de traités d'a-
natomie. La crainte de contribuer à accroître une confusion qui
augmente presque toutes les fois qu'il paraît un nouvel essai de ce
genre, doit engager les anatomistes à se servir des noms déjà usités
en choisissant entre tous le plus connu, le plus simple et le plus
significatif.

§ 714. D'après leur situation et leur destination, on distingue les
muscles extérieurs en ceux du squelette ou des os, en ceux du larynx, en ceux des organes des sens et de la peau ; plusieurs muscles extérieurs aussi appartiennent aux orifices des voies digestives
respiratoires, génitales et urinaires, et se confondent là insensiblement avec les muscles intérieurs.

Les muscles du squelette sont situés au tronc et aux membres
aux membres ils forment des masses considérables, et sont allongés
au tronc ils sont élargis, nombreux au dos et à l'abdomen, moins au
thorax, beaucoup moins encore au crâne.

§ 715. Les muscles varient beaucoup en volume ; les uns sont
grands ou volumineux, d'autres sont moyens, d'autres petits, et
d'autres très-petits.

§ 716. Tous les muscles (excepté le diaphragme, les sphincters
de la bouche et de l'anus, l'arythénoïdien, et le releveur de la luette)
sont *pairs* ; tous (excepté le diaphragme) sont *symétriques*, ou semblables des deux côtés, à la légère différence près que l'on observe
ordinairement dans le volume des deux moitiés latérales du corps.

§ 717. D'après leur forme on distingue encore les muscles en
larges, longs et courts.

Les muscles larges appartiennent au tronc ; quelques-uns s'étendent du tronc aux membres, et sont alors allongés dans cette dernière partie de leur étendue.

Les muscles longs appartiennent aux membres, et sont, en géné-

[1] Schreger, *Synonymia anatomica*, Furthii, 1803, in-8°, 380 pages.

disposés par couches, les plus extérieurs étant les plus longs et
plus droits, les plus profonds ayant beaucoup moins de longueur,
plus d'obliquité : disposition importante à connaître dans la pratique des amputations, puisque les muscles inégalement longs doivent se rétracter inégalement.

Les muscles courts se rencontrent au tronc et aux membres, près
des articulations.

718. La direction des muscles est celle d'une ligne qui s'étend,
passant par leur centre, de l'une à l'autre de leurs extrémités ;
est souvent fort différente de celle de leurs fibres, et cette dernière est la plus importante à considérer. Quand toutes les fibres
sont droites et parallèles entre elles, la force du muscle, égale à la
somme des forces de toutes les fibres, s'exerce parallèlement à la
direction de ces fibres. Mais si les fibres sont obliques entre elles,
l'intensité et la direction de la force seront différentes.

719. On distingue en général dans chaque muscle un corps ou
ventre, et deux extrémités, que l'on distingue vulgairement en tête
et en queue. Le corps est la partie charnue, les extrémités sont ordinairement tendineuses. On distingue assez souvent aussi les extrémités, en point d'origine, d'adhésion ou point fixe, et en point mobile ou d'insertion ; mais il ne faut pas oublier que ces désignations
ne sont pas rigoureuses. Ceux auxquels elles s'appliqueraient le mieux
sont certains muscles des membres, qui sont allongés, renflés au
milieu, à cause de la disposition de leurs fibres charnues, formés
d'un tendon court à leur extrémité supérieure, ordinairement la
plus fixe, et d'un tendon long à l'autre extrémité, généralement la
plus mobile. Mais, dans ces muscles même, le mouvement peut être
partagé également entre les deux points extrêmes, et être tout entier exécuté, tantôt par une extrémité, tantôt par l'autre.

720. Certains muscles forment un corps charnu uni, homogène,
entre les deux attaches ; d'autres, au contraire, sont formés de faisceaux très-distincts, et qu'on pourrait prendre pour autant de muscles tels sont, par exemple, le masséter, le deltoïde, le sous-scapu-
laire, le grand fessier, etc.

721. Il y a des muscles qui, dans toute leur étendue, restent
simples et distincts, et d'autres qui sont divisés en plusieurs parties,
confondus avec d'autres, à l'une de leurs extrémités : ainsi quelques muscles, simples à l'une de leurs insertions, sont séparés à
l'autre en deux ou trois portions : tels sont les biceps, les triceps ;
tels sont encore le sterno-mastoïdien et le grand pectoral, que, pour

cette raison, quelques-uns ont regardé comme composés de d
muscles chacun ; ainsi les muscles extenseurs et fléchisseurs c
muns des doigts et des orteils, simples à leur origine, sont divis
leur insertion en plusieurs parties. Les muscles dentelés, tr
verses, etc., qui s'attachent aux côtes par des digitations, sont
core à peu près dans le même cas. Il faut rapprocher de ce genn
muscles qui ont une de leurs insertions commune ; tels sont les n
cles qui s'attachent à l'ischion, le biceps, le demi-tendineux,
demi-membraneux ; tels sont encore le grand dorsal et le g
rond, qui se confondent pour s'attacher à l'humérus.

§ 722. Il y a encore des muscles dont la composition est d
rente : tels sont plusieurs des muscles spinaux ou vertébraux
notamment le transversaire épineux, le long dorsal, le sacro-l
baire. Ces muscles résultent chacun de beaucoup de faisceaux n
culaires, distincts aux extrémités et confondus au centre, de
sorte que chaque portion de muscle, unique à une extrémité
continue à l'autre extrémité avec deux portions ; et réciproquen
chacune de celles-ci tient à une double portion de l'extrémité
posée : ces faisceaux musculaires se succédant les uns aux autre
s'unissant latéralement, il en résulte un muscle très-long, comp
de faisceaux courts, distincts à leurs extrémités, et réunis latér
ment dans leur partie moyenne. Chaque faisceau, étroitement
avec deux faisceaux, ne peut se contracter sans que ceux-ci ent
en même temps en action, de sorte que le mouvement est touj
imprimé à la fois à plusieurs vertèbres ou à plusieurs côtes : di
sition tout à fait en rapport avec celle de ces os, qui, liés ensem
ne peuvent être mus, que plusieurs simultanément.

§ 723. Les muscles du squelette, et ce sont les plus nombr
ont leurs deux extrémités attachées à la surface des os, par des
dons ou des aponévroses. Les muscles du larynx sont attachés
la même manière aux cartilages. Les muscles qui, du squelette,
tendent aux organes des sens, et s'insèrent à des cartilages,
encore pourvus de tendons aux deux extrémités ; ceux qui s'a
chent aux téguments en sont, au contraire, dépourvus à leur in
tion au derme.

Outre les tendons et les aponévroses d'attache que l'on tro
aux extrémités de la plupart des muscles, quelques-uns présent
aussi des tendons ou des aponévroses d'intersection qui occup
quelque point de leur longueur, et les divisent en plusieurs co
charnus. Tels sont le digastrique sous-maxillaire et le grand co-l

plexus, divisés en deux corps très-distincts par des tendons ; tels sont aussi le sterno-hyoïdien, le scapulo-hyoïdien ; tel est encore le droit de l'abdomen, dont le corps charnu est divisé par des interrections aponévrotiques linéaires, etc.

§ 724. Dans beaucoup de muscles les fibres sont droites, et sensiblement parallèles d'un bout à l'autre. Dans plusieurs muscles, les fibres charnues, parallèles entre elles, s'étendent obliquement entre deux tendons aponévrotiques épanouis sur les deux faces opposées du corps charnu, tel est le droit antérieur crural. Ce sont sans doute des muscles de ce genre qui avaient fait comparer par Gassendi le muscle à une moufle. D'autres muscles sont rayonnés ou disposés en forme d'éventail, comme le grand pectoral et le grand dorsal, dont les fibres étalées du côté d'une insertion se rassemblent en un faisceau épais du côté de l'autre ; comme les moyen et petit fessiers, dont les fibres, nées sur une assez grande étendue, se terminent successivement sur une aponévrose d'insertion. Dans d'autres muscles, les fibres se portent obliquement de leur origine au côté d'un tendon : on appelle ces muscles demi-pennés, tels sont les péroniers. D'autres sont pennés, les fibres se rendant obliquement sur les deux côtés d'un tendon. Dans quelques autres, très-analogues à ceux-ci, les fibres forment deux plans qui se rendent sur les deux faces d'une aponévrose placée dans l'épaisseur du muscle, comme le temporal. D'autres muscles sont plus composés encore, comme le deltoïde, le masséter, etc., qui résultent de la réunion de plusieurs faisceaux penniformes.

§ 725. La texture des muscles extérieurs résulte toujours de faisceaux plus ou moins distincts, qui se terminent en général aux deux bouts sur du tissu tendineux ; ces faisceaux sont composés de faisceaux plus petits ou fibres visibles, résultant eux-mêmes de faisceaux primitifs microscopiques. Le tissu cellulaire et le tissu adipeux leur forment des enveloppes et des cloisons d'autant plus distinctes, que les faisceaux sont plus distincts eux-mêmes et plus volumineux. Les nerfs de ces muscles, très-abondants, surtout dans ceux des organes des sens, viennent presque tous de la moelle, peu viennent du grand sympathique, et ceux-ci ne sont jamais seuls.

§ 726. Outre ces parties essentielles aux muscles, ces organes ont des dépendances ou des annexes : ce sont les aponévroses d'enveloppe, qui entourent les muscles, qui les maintiennent en place, et leur fournissent des cloisons qui les séparent, ainsi que des points d'attache ; ce sont aussi les gaînes et les anneaux qui renferment les

tendons et préviennent leur déplacement, et les membranes synoviales qui en facilitent les glissements. (V. § 517, 520, 196.)

§ 727. On divise les muscles, d'après les mouvements qu'ils produisent, en congénères et en antagonistes, suivant qu'ils concourent
au même mouvement, ou qu'ils produisent des mouvements opposés. Les mouvements qui ont lieu dans le corps humain, et que les
muscles produisent, sont des mouvements de flexion et d'extension,
d'inclinaison latérale, de rotation en deux sens opposés, qu'à l'avant-
bras on distingue en pronation et en supination, d'élévation et d'a-
baissement, d'adduction, d'abduction, de dilatation et de constric-
tion, etc. On distingue, d'après cela, des muscles fléchisseurs, extenseurs, pronateurs, supinateurs, élévateurs, etc.

Les muscles antagonistes présentent quelques différences : presque dans toutes les parties du corps, les muscles affectés à un mouvement sont plus forts que ceux qui produisent le mouvement opposé. Ceux des deux côtés du corps qui produisent l'inclinaison
latérale, et la rotation autour de l'axe du corps, offrent la même
force, ou présentent seulement la légère différence que l'on observe
en général entre les deux côtés. Les muscles, pris individuelle-
ment, présentent des différences bien plus grandes encore. On ne
s'est guère occupé que de celles qui existent entre les fléchisseurs et
les extenseurs. Borelli pensait que les fléchisseurs étaient plus courts
que les extenseurs, et que, se contractant avec une force égale, ils
entraînaient nécessairement les os dans la flexion. M. Richerand
pense également que la différence est à l'avantage des premiers.
M. Meckel a adopté cette opinion : ces deux physiologistes sont d'a-
vis qu'elle est établie sur l'observation de l'attitude fléchie que prennent toutes les parties du corps dans le repos, et qu'elle a sa cause
dans la force et la longueur des muscles, dans le volume de leurs
nerfs, et dans la disposition plus favorable des fléchisseurs, relativement au centre des mouvements et à la direction des os.

M. Roulin[1] pense, comme Borelli, que la cause principale de
l'antagonisme des fléchisseurs et des extenseurs dépend de leur
longueur respective, et par conséquent de leur tension.

Cette question mérite peut-être qu'on l'envisage d'une manière
plus générale ; il faut chercher la prédominance dans la longueur
et dans le volume des muscles, et plus précisément dans le nombre

---

[1] Roulin, *Recherches sur les mouvements et les attitudes de l'homme*, dans le
Journal de physiologie, de Magendie, vol. I et II.

les fibres charnues qui entrent dans leur composition ; il faut la chercher aussi dans la disposition des muscles, relativement aux leviers sur lesquels ils agissent ; il faut observer quelle est l'attitude que prennent les parties dans leur action la plus ordinaire, et celle qu'elles prennent dans le repos, dans le sommeil et dans la paralysie ; il faut avoir égard aussi à celle qu'elles prennent dans le pasme tonique général ou dans le tétanos. Or, en ayant égard à ces diverses considérations, il semblerait que les muscles prépondérants sont, dans le tronc, les extenseurs ; à la mâchoire, les élévateurs ; aux membres supérieurs, en général, les fléchisseurs ; à l'avant-bras, les pronateurs ; aux membres inférieurs, en général, les extenseurs, et au pied, les adducteurs.

Nous avons dit précédemment que le meilleur moyen d'arriver à apprécier approximativement la force d'un muscle et de comparer sa force à celle d'un autre muscle, c'était de prendre le poids de sa masse *charnue*. Or, en faisant ce calcul, MM. Weber sont arrivés à ce résultat que pour les muscles extenseurs et fléchisseurs de la jambe, la proportion est en faveur des premiers comme 11 est à 5. Par conséquent, la puissance des premiers serait plus du double de celle des seconds, à la jambe ; ce qui vient confirmer les conclusions précédentes. On remarquera que pendant le repos la jambe est cependant à demi fléchie sur la cuisse : par conséquent la situation des membres pendant le sommeil ne dénote point la puissance comparative des extenseurs et des fléchisseurs. La direction favorable ou défavorable, suivant laquelle agit la force sur la partie mobile doit être prise en grande considération. La demi-flexion des membres pendant le sommeil ne peut, suivant M. Weber, éclairer en rien le plus ou moins de puissance des extenseurs ou des fléchisseurs ; elle tient uniquement à ce que, dans l'état de repos absolu, les muscles extenseurs et fléchisseurs se placent tout naturellement dans un état qui tient le milieu entre la plus grande extension des uns, et la plus grande flexion des autres.

§ 728. Il y a dans l'organisation plusieurs circonstances [1] défavorables à l'action des muscles, et qui réduisent leur force de contraction, ou force effective, à une force efficace, c'est-à-dire à un résultat beaucoup moindre. Ces circonstances, bien connues depuis Borelli, sont, 1° le partage égal de l'effort musculaire entre ses deux attaches, tandis qu'un seul point doit, en général, être mû ; 2° le levier défavorable, celui du troisième genre, par lequel une

---

[1] J.-Alph. Borelli, *De motu animalium, opus posthumum*, 681.

grande partie de la force est perdue ; 3° l'insertion oblique des mu[s]cles sur les os, et des fibres charnues sur les tendons ; 4° la résistan[ce] des muscles antagonistes ; 5° le frottement des tendons.

La différence qui existe entre le *résultat produit* et la *force dépensée* [par] le muscle en action, cette différence existe dans toute machine que[lle] qu'elle soit. Elle est due aux pertes déterminées par les rés[i]stances passi[ves] de la machine. Jamais une machine ne rend toute la force qui lui est co[m]muniquée ; en d'autres termes, le *travail utile* n'est jamais égal au *trav[ail] moteur.* Plus la quantité de *travail utile*, comparée à une quantité donnée [de] *travail moteur*, est grande, plus la machine est parfaite. Il en est abso[lu]ment de même dans les phénomènes de l'action musculaire : le résul[tat] produit n'est jamais égal à la force déployée par le muscle. La perte due a[ux] frottements et à la direction oblique des puissances motrices sur les levi[ers] qui doivent être mus, en un mot les *résistances passives* de la mach[ine] humaine, portent en général le nom de *déchet musculaire.*

§ 729. Il y a cependant, dans l'organisation, des circonstan[ces] qui favorisent l'action musculaire en diminuant l'influence des co[n]ditions précédentes : tels sont le changement de l'angle que forme[nt] le muscle et l'os au moyen de certaines dispositions anatomique[s] comme le volume des extrémités articulaires des os, l'existence d[es] apophyses à l'endroit où les muscles s'attachent, celle des os sé[sa]moïdes, etc. ; telle est encore la diminution des frottements par [la] synovie, etc.

En somme, le mécanisme animal présente la même perfectio[n] qu'on admire dans toute la nature. Ce que le muscle *perd en for[ce]* par l'emploi du levier du troisième genre, le mouvement le gag[ne] *en étendue et en vitesse* par l'obliquité de l'insertion. D'un au[tre] côté, l'obliquité des fibres musculaires sur les tendons, qui dim[i]nue, il est vrai, l'étendue du mouvement, et même la force d[u] muscle, permet, sous un petit volume, la réunion d'un très-gra[nd] nombre de fibres, ce qui compense, et bien au delà, la perte [de] force ; sans parler de la *forme* et de la *liberté* des membres, qui [ne] pourraient avoir lieu avec toute autre insertion et toute autre dire[c]tion des muscles relativement aux os.

§ 730. Le muscle est le siége et l'organe immédiat de la contra[c]tion, tout comme les téguments et les sens qui en font partie so[nt] le siége de l'impression ; mais de même que la sensation n'a li[eu] qu'autant que l'impression est propagée par les nerfs jusqu'au cent[re] nerveux, de même c'est du centre nerveux que la volition est pr[opagée]

...agée, par les nerfs, jusqu'au muscle, pour le mettre en mouvement. Il y a en outre, dans un cas comme dans l'autre, une chose tout à fait incompréhensible : c'est la manière dont le moi acquiert la connaissance de la sensation ; c'est aussi la manière dont le moi détermine la volition. Ce n'est pas ici le lieu d'examiner cette question insoluble de l'action réciproque de l'organisme et du moi.

Quoi qu'il en soit, la volition procède du centre nerveux, elle se propage par les nerfs, et détermine la contraction des muscles extérieurs. Si le nerf est coupé ou interrompu par une ligature serrée, etc., le muscle, encore contractile pendant quelque temps par les excitants directs, ne se contracte plus volontairement. On verra dans le chapitre suivant quel est, dans le système nerveux, le siége précis, ou du moins probable, du principe organique des mouvements volontaires.

§ 731. Les effets de la contraction des muscles extérieurs sont de déterminer les attitudes [1] et les mouvements [2] du corps, en agissant sur le squelette ; de mouvoir la peau et les organes des sens ; de produire la voix, la parole, le geste ; et enfin de servir d'une manière plus ou moins nécesssaire, mais toujours auxiliaire, aux fonctions végétatives.

§ 732. On a déjà vu que les muscles droits, en se contractant, rapprochent du centre une ou leurs deux extrémités, suivant qu'un des points d'attache est seul mobile, ou qu'il le sont tous les deux, que les muscles circulaires rétrécissent, en se contractant, les orifices ou les canaux qu'ils forment. Les muscles courbes se redressent en se contractant, quand leurs attaches sont fixes ; et, en tendant à se redresser, ils diminuent les cavités dont ils forment les parois, comme les muscles abdominaux et le diaphragme pour l'abdomen ; ou bien ils agrandissent la cavité à laquelle ils répondent par leur surface convexe, comme le diaphragme pour le thorax.

---

[1] Les attitudes sont des positions d'*équilibre*. Ces principales positions sont la station verticale, la position assise, la position à genoux. Dans ces diverses positions d'*équilibre*, quoiqu'il n'y ait point de mouvement produit, les extenseurs et les fléchisseurs qui se font équilibre n'en sont pas moins contractés. La fatigue suit ces diverses positions d'équilibre tout comme elle suit les mouvements eux-mêmes. Il n'y a que la position couchée qui soit une position de *repos* pour les muscles. On peut même dire que les muscles ne sont tout à fait en repos que pendant le sommeil, alors qu'ils prennent d'eux-mêmes la position moyenne la plus convenable à leur relâchement.

[2] Les principaux mouvements sont : la *marche*, la *course*, le *saut*, la *natation*. MM. Weber (*Op. cit.*), ont fait de ces divers mouvements une étude approfondie.

Les muscles réfléchis, et il y en a un très-grand nombre, tendent, comme les muscles courbes, à se redresser pendant leur contraction; mais si un obstacle insurmontable s'y oppose, le mouvement, dont la direction est changée, est transmis à l'une ou l'autre extrémité, ou aux deux, suivant leur mobilité.

§ 733. Lorsque l'une des deux parties auxquelles s'attache un muscle est immobile, et l'autre mobile, il tire cette dernière vers la première; c'est ce qui a lieu à l'égard des muscles qui s'étendent des os aux parties molles, etc. Lorsqu'une des deux parties est peu mobile, et l'autre très-mobile, comme le tronc à l'égard des membres, comme l'extrémité centrale des membres à l'égard de leur extrémité périphérique, etc., la dernière est en général la seule qui se meut. Mais il faut observer que, dans ce cas, le point fixe et le point mobile des muscles peuvent changer : ainsi, dans les mouvements les plus ordinaires du bras, les muscles moteurs de cette partie ont leur point fixe au tronc, et leur point mobile dans le membre ; au contraire, dans l'action de s'élever en grimpant sur un arbre, le point fixe, au moment où le tronc s'élève vers le bras préalablement fixé, est au bras, et le point mobile au tronc. De même, dans l'action de monter un escalier, lorsque la jambe est portée en avant et en haut sur une marche, le point fixe est du côté du tronc ; lorsque ensuite le tronc s'élève vers la jambe dont le pied est appuyé, le point fixe est à la jambe, et les points mobiles sont à la cuisse et au tronc.

Lorsque les deux parties auxquelles s'attachent les muscles sont à peu près également mobiles, la contraction tend à les mouvoir à peu près également ; ainsi, quand on est couché sur le dos et sur un plan horizontal, et qu'on cherche à se relever, sans s'aider avec les bras, la contraction des muscles antérieurs du tronc tend à peu près également à fléchir la tête sur le cou, et le bassin sur les lombes.

Dans ce dernier cas et dans le précédent, qui sont extrêmement fréquents dans la mécanique animale, la partie qui doit servir de point fixe est retenue par la contraction d'autres muscles qui la rendent immobile. Aussi, les mouvements les plus simples exigent presque toujours l'action simultanée d'un grand nombre d'autres muscles que ceux qui sont destinés à les produire immédiatement.

§ 734. C'est surtout dans les *efforts* que l'on observe ces synergies musculaires.

On appelle effort [1], *nisus*, toute action musculaire d'une intensité

---

[1] Js. Bourdon, *Recherches sur le mécanisme de la respiration et de la circulation*

extraordinaire, destinée à surmonter une résistance extérieure, ou à exécuter une fonction soit accidentellement, soit naturellement laborieuse. Ainsi l'action de soulever ou de porter un corps pesant, l'accouchement, l'urinement difficile, etc., exigent des *efforts* pour être exécutés.

Dans tout effort il y a un influx nerveux extraordinaire sur les muscles; tantôt cet influx est volontaire, tantôt il est involontaire. Dans le dernier cas, il est irrésistiblement déterminé par la liaison déjà remarquée entre les muscles intérieurs involontaires et leurs congénères extérieurs. Dans tout effort aussi, un nombre considérable de muscles, quelquefois l'appareil tout entier des mouvements est en action. Dans tout effort enfin, le poumon est d'abord rempli d'air par une inspiration; la glotte est fermée ou rétrécie; les muscles expirateurs sont contractés, et les parois de la poitrine sont ainsi rendues immobiles, pour offrir des points d'attache fixes aux muscles de l'abdomen et des membres.

Les effets des efforts sont de retarder ou d'empêcher l'entrée du sang veineux dans les troncs thoraciques, d'où son reflux et sa stase dans les veines du col, de la tête, de l'abdomen et même des membres; de comprimer les viscères thoraciques et abdominaux, d'occasionner même quelquefois leur expulsion (surtout des derniers), à travers une ouverture des parois, et de déterminer ainsi des hernies; parfois même les efforts vont jusqu'à déterminer la rupture des muscles, des tendons ou des os; jusqu'à produire des ruptures vasculaires, des hémorrhagies et des épanchements de sang [1].

§ 735. Les muscles qui passent sur plusieurs articulations peuvent les mouvoir toutes. Ainsi les fléchisseurs des doigts, après avoir fléchi la troisième et la seconde phalange sur la première, fléchissent celle-ci sur le métacarpe, la main sur l'avant-bras; l'un des deux concourt même à la pronation. Il en est de même au pied, où l'extenseur commun

---

du sang, Paris, 1820.— J. Cloquet, *De l'influence des efforts sur les organes renfermés dans la cavité thoracique*, Paris, 1820. — Magendie, *De l'influence des mouvements de la poitrine et des efforts, sur la circulation du sang, Journal de physiologie*, vol. I.

[1] Tous les effets de l'effort dépendent évidemment de la *contraction* de la glotte, qui maintient dans la poitrine l'air qu'une vive inspiration y a fait pénétrer. Le poumon distendu par l'air comprime les organes contenus dans la cavité thoracique, et empêche l'entrée du sang veineux dans la poitrine, d'où distension du système circulatoire. Le diaphragme à son tour presse sur les organes abdominaux, etc.

des orteils fléchit le pied sur la jambe, et partout où la même disposition se rencontre. Ces muscles, qui passent sur plusieurs articulations, ont encore d'autres usages ; ils sont auxiliaires ou supplémentaires des muscles plus courts, étendus seulement aux deux os
réunis par une articulation. Ainsi, les biceps, demi-tendineux et demi-
membraneux de la cuisse, qui passent sur deux articulations à flexion
opposée, peuvent aider ou suppléer dans leurs fonctions les muscles
extenseurs du bassin sur la cuisse, et les fléchisseurs de la cuisse sur
la jambe. Les muscles qui passent sur plusieurs articulations sont
nombreux dans les membres, surtout dans les membres inférieurs ;
ils existent également dans le sens de l'extension et dans celui de
la flexion, et paraissent aussi avoir pour usage d'assurer la *station* en
appliquant les surfaces articulaires les unes contre les autres, et en
prévenant le mouvement dans tous les sens.

§ 736. Le mouvement musculaire est simple quand il est imprimé
par un seul muscle ou par plusieurs qui agissent dans la même direction.

Le mouvement simple a ordinairement lieu dans la direction même
du muscle ou des muscles qui le déterminent. Ainsi les fléchisseurs
des doigts amènent les doigts dans leur propre direction. Dans d'autres cas, le muscle étant réfléchi, la direction du mouvement est
déterminée par celle de la portion du muscle qui s'étend depuis l'endroit où il change de direction, jusqu'à la partie mobile. Ainsi le
mouvement imprimé par le muscle grand oblique de l'œil, par le
péristaphylin externe, par les muscles péroniers latéraux, etc., a une
direction déterminée par celle de la dernière portion de ces muscles.
La direction du mouvement est souvent déterminée, en grande partie, par la configuration des surfaces articulaires des os ; ainsi les os
articulés par ginglyme et par articulation rotatoire, quoiqu'ils aient
pour la plupart des muscles obliques, ne se meuvent que dans deux
sens opposés ; ainsi, le même muscle, le biceps brachial, sans changer
de direction, produit, par sa contraction, la supination et la flexion
de l'avant-bras ; ainsi les muscles pyramidal, jumeaux, etc. , rota-
teurs de la cuisse en dehors, quand elle est étendue, deviennent
abducteurs lorsqu'elle est fléchie.

§ 737. Le mouvement musculaire est composé quand il est produit par plusieurs muscles qui agissent dans des directions différentes. Ces mouvements musculaires sont fréquents. Plusieurs
muscles se contractant simultanément, impriment à une partie
mobile un mouvement différent de celui qui résulte de la contraction

se chacun d'eux en particulier. Ainsi, si les muscles droit supérieur et droit externe de l'œil se contractent ensemble et avec une force égale, l'œil obéissant à ces forces différentes, la prunelle se dirigera en haut et en dehors. Ainsi, si le muscle grand pectoral, qui porte le bras en dedans et en avant, se contracte en même temps que le grand dorsal, qui le porte en dedans et en arrière, le bras sera porté, par un mouvement composé, directement en dedans. Les mouvements de l'épaule sont toujours composés. Beaucoup d'autres parties sont dans le même cas ; sans cela les mouvements, qui sont si variés, seraient extrêmement bornés.

§ 738. Les mouvements des muscles volontaires sont en effet le plus souvent combinés. On peut, sous ce rapport, distinguer les actions musculaires en mouvements isolés, résultant d'un seul muscle en contraction ; en mouvements associés ou combinés, résultant de l'action de plusieurs muscles associés, soit congénères, soit antagonistes, pour produire des attitudes partielles d'équilibre ou des mouvements déterminés, comme ceux de flexion, d'extension, etc. ; en actions coordonnées, comme celles qui par leur réunion opèrent la station, la locomotion, etc.

§ 739. La contraction des muscles extérieurs, par des causes qui agissent soit sur le tissu musculaire, soit sur les nerfs, soit sur le centre nerveux, devient quelquefois faible et incertaine (tremblement) ; impossible (paralysie) ; permanente (contraction tonique, tétanos) ; involontaire et irrégulière (convulsions, contraction clonique).

CHAPITRE X.

DU SYSTÈME NERVEUX.

§ 740. Le système nerveux, *systema nerveum,* comprend des cordons (nerfs), des renflements (ganglions), et une masse centrale (cerveau en général), formés d'une substance blanche et grisâtre, qui, dans l'état de vie, entretiennent la sensibilité et la contractilité, sont les conducteurs et l'aboutissant des sensations, le point de départ et les conducteurs des volitions ; en un mot les organes de l'innervation.

Le centre nerveux est en outre l'*organe*, c'est-à-dire l'instrume[...] matériel de l'*intelligence*.

§ 741. Les Asclépiades n'ont point connu les nerfs ni les ga[...] glions ; on peut aisément se convaincre, en lisant les ouvrag[...] d'Hippocrate et d'Aristote, qu'ils ont confondu sous le même no[...] νεῦρον, les ligaments, les tendons, les nerfs, et même les vaisseau[...] Praxagoras paraît avoir eu la première idée juste d'une différen[...] entre les organes blancs ; mais ayant placé l'origine des nerfs à [...] terminaison des artères, il a donné naissance à une opinion sur [...] structure canaliculée des nerfs, qui s'est propagée jusqu'à nos jour[...] Hérophile et Erasistrate ont connu la connexion des nerfs avec [...] cerveau, mais ils ont continué de donner le même nom aux tendon[...] et aux ligaments. Galien débrouilla la confusion qui régnait encor[...] de son temps sur ce sujet, en donnant des noms aux ligaments et a[...] tendons ; en reconnaissant que les nerfs sont médullaires à l'intérieu[...] et membraneux à l'extérieur, il établit positivement leur connexio[...] avec la moelle épinière et avec l'encéphale ; il fit remarquer, cont[...] une opinion antérieure à lui, que la moelle est subordonnée à l'enc[...] phale, qui dès lors devient le centre nerveux ; il essaya d'établir u[...] distinction entre les nerfs du sentiment et ceux du mouvement ; il dé[...] couvrit et nomma les ganglions nerveux : il eut aussi des connaissan[...] ces étendues en névrologie spéciale. Les anatomistes de l'écol[...] d'Italie ayant trouvé la névrologie à peu près au point où l'avait con[...] duite Galien, l'ont beaucoup perfectionnée. G. Bartholin a reprodui[...] l'opinion énoncée dans l'antiquité par Praxagoras et quelques autres[...] que c'est la moelle épinière qui est le centre du système nerveux, e[...] que l'encéphale n'en est que la continuation. Depuis cette époque[...] l'anatomie du système nerveux, soit dans les animaux, soit dan[...] l'homme, n'a cessé de s'enrichir de nouveaux faits.

§ 742. Les animaux les plus simples n'ont pas de système ner[...] veux distinct (§ 28).

On commence à l'apercevoir dans les animaux rayonnés, et e[...] particulier dans les astéries ou étoiles de mer, où il consiste en filet[...] mous et en petits renflements disposés autour de la bouche, les uns[...] et les autres blancs, et dépourvus de substance grise.

Dans tous les autres animaux invertébrés, le système nerveu[...] consiste en deux cordons plus ou moins rapprochés, rassemblés en[...] un plus ou moins grand nombre de nœuds ou de ganglions, toujour[...] réunis autour de l'œsophage ou au-dessus de la bouche par un [...] anneau nerveux au moins, et souvent par un renflement ou ganion dont le volume est proportionné à la composition plus ou moins grande de la tête ; ce renflement porte le nom de cerveau dans les mollusques.

Dans tous ces animaux, les deux téguments et leurs muscles, les organes des fonctions végétatives et ceux des fonctions animales reçoivent des nerfs semblables.

Cependant on trouve déjà dans le renflement nerveux des céphalopodes (§ 51) l'indice évident d'un centre nerveux propre aux organes des sens et du mouvement.

§ 743. Dans les animaux vertébrés[1], le système nerveux consiste en une masse centrale propre à eux et composée d'un cordon longitudinal, la moelle, où la figure gangliforme n'est plus apparente, et dont l'extrémité supérieure ou crânienne présente des renflements et des développements dont la réunion forme l'encéphale : ce sont, successivement d'arrière en avant, le cervelet, les tubercules quadrijumeaux, le cerveau proprement dit et les lobes olfactifs. La moelle spinale donne attache à un nombre de paires de nerfs proportionné à celui des vertèbres. Chacun de ces nerfs est pourvu d'un ganglion près de son extrémité centrale ; la portion crânienne de la moelle (moelle allongée) fournit des nerfs aux sens et aux autres organes de la face, à ceux de la digestion et de la respiration. En outre, il existe de chaque côté, au-devant de la colonne vertébrale, un cordon noueux (nerf grand sympathique) d'où se détachent des cordons nerveux pourvus aussi de ganglions pour le cœur et le canal alimentaire, système nerveux particulier, qui seul, ou joint au nerf pneumo-gastrique, rappelle par sa distribution les premières apparences de ce système dans le règne animal.

§ 744. La moelle, creuse dans les animaux ovipares, devient pleine dans les mammifères. Dans les premiers elle occupe toute la longueur du canal vertébral; dans les mammifères elle s'étend jusque dans le sacrum. Son volume est d'autant plus grand, relativement à l'encéphale, ou celui-ci est d'autant plus petit, comparativement

---

[1] Consultez : Tiedemann, *Anatomie du cerveau, contenant l'histoire de son développement dans le fœtus, avec une exposition comparative de sa structure dans les animaux*, Paris, 1823. — Desmoulins, *Anat. ou syst. nerveux des animaux à vertèbres*, 1825. — Serres, *Anat. comparée du cerveau, dans les quatre classes d'animaux vertébrés*, 1824-26. — Leuret (F.), *Anat. du syst. nerv. comprenant l'hist. du syst. nerveux ganglionnaire des anim. articulés et mollusques*, 1838. — Longet, *Anat. et phys. du syst. nerv. de l'homme et des animaux vertébrés*, 1842. — N. Guillot, *Exp. anat. de l'org. du centre nerveux dans les quatre classes d'animaux vertébrés*, 1844.

à la moelle, qu'on s'éloigne plus de l'homme adulte pour arriver aux poissons. Elle est cylindrique, un peu renflée aux points où tiennent les nerfs des membres. Sa portion crânienne est également renflée en proportion du volume des nerfs qui s'y insèrent.

Le cervelet, formé par des prolongements des cordons de la moelle, épanouis, réfléchis et réunis au-dessus du quatrième ventricule, est très-simple dans les poissons et la plupart des reptiles. Dans les autres, et surtout dans les oiseaux, il a une composition plus grande; on y aperçoit déjà des lames et un commencement d'hémisphères latéraux, mais dans aucun ovipare on ne trouve encore les prolongements destinés à former la protubérance annulaire ni cette protubérance. Dans tous les mammifères on trouve la structure lamellée du cervelet qui est pourvu d'hémisphères latéraux, on y trouve des pédoncules moyens et une protubérance[1]; ces parties sont d'autant plus développées, qu'on s'élève davantage dans la classe des mammifères, et qu'on s'approche de l'homme. Les prolongements du cervelet[2] aux tubercules quadrijumeaux existent aussi dans tous les mammifères. Le ventricule du cervelet, ou quatrième ventricule, est commun aux quatre classes des vertébrés.

Dans quelques poissons on trouve des lobes encéphaliques postérieurs au cervelet : tels sont ceux qui répondent à l'origine des nerfs de l'appareil électrique de la torpille.

Les tubercules quadrijumeaux paraissent exister dans tous les vertébrés, quoiqu'on ait beaucoup varié sur leur détermination. Dans tous ils sont le point principal d'origine des nerfs optiques. Dans tous ils forment, par leur réunion sur la ligne moyenne, au moyen d'une commissure membraniforme, la paroi supérieure d'un canal situé entre le ventricule du |cervelet ou quatrième ventricule et le troisième ventricule. Ils sont d'autant plus volumineux, relativement à l'encéphale en général, que celui-ci est plus simple; ils sont bijumeaux seulement dans les ovipares, et ne sont quadrijumeaux que dans les mammifères. La paire antérieure est plus volumineuse que la postérieure dans les ruminants, les solipèdes et les rongeurs; l'inverse a lieu dans les carnassiers; les deux paires

---

[1] La protubérance est reliée au cervelet par les *pédoncules cérébelleux moyens.*

[2] Ces prolongements sont les *pédoncules cérébelleux supérieurs*, ou *processus cerebello ad testes*, qui relient le cervelet au cerveau. Les *pédoncules cérébelleux inférieurs* ne sont que la continuation des cordons postérieurs ou restiformes de la moelle, et établissent à leur tour la communication entre le cervelet et la moelle épinière.

sont à peu près égales dans les quadrumanes et dans l'homme. Le cerveau proprement dit, qui résulte de l'épanouissement des cordons de la moelle, entre-croisés dans tous les mammifères et dans quelques oiseaux, et, renflés par les couches optiques et par les corps striés, présente beaucoup de différences dans son volume et sa complication, proportionnés en général au volume de ces couches et de ces corps. Les poissons n'ont point de cerveau proprement dit ou d'hémisphères cérébraux; le cerveau des poissons est formé par la couche optique seule. Dans les reptiles et dans les oiseaux, le cerveau est constitué par cette même couche, qui est creuse et qui ressemble un peu aux hémisphères des mammifères; mais ces hémisphères ne recouvrent pas les tubercules quadrijumeaux : ils n'ont encore ni lobes, ni circonvolutions, ni corps calleux. Le cerveau des mammifères, formé par l'épanouissement diversement configuré des pédoncules du cerveau (constitués eux-mêmes par les cordons nerveux de la moelle, qui ont traversé les couches optiques et les corps striés), se rapproche peu à peu de celui de l'homme, en présentant plusieurs degrés d'organisation. Les rongeurs et les chéiroptères occupent le dernier rang sous ce rapport; leurs hémisphères ne couvrent pas totalement les tubercules quadrijumeaux; il y a seulement une scissure de Sylvius superficielle, à peine quelques légers sillons, et point de circonvolutions. Dans les carnassiers, les ruminants, le cochon et le cheval, les hémisphères, beaucoup plus volumineux et plus bombés, couvrent une partie du cervelet; il y a des circonvolutions et des anfractuosités, mais le cervelet n'est pas entièrement recouvert par les hémisphères. Dans les quadrumanes, les hémisphères couvrent le cervelet, mais leurs lobes postérieurs sont encore dépourvus de circonvolutions.

Le corps calleux, formé par le retour vers la ligne médiane des pédoncules épanouis dans les hémisphères, n'existe point dans les ovipares. Dans les mammifères son étendue est relative à celle des hémisphères, aussi est-il très-petit dans les rongeurs.

Les ventricules latéraux, formés dans l'épaisseur des hémisphères, sont proportionnés à l'étendue de ceux-ci.

La voûte n'existe point dans les poissons; on trouve les premières traces de ses piliers dans les reptiles, et plus manifestement encore dans les oiseaux. Dans tous les mammifères les piliers sont réunis pour former la voûte; on trouve de plus la cloison transparente et son ventricule : ces parties sont proportionnées à l'étendue des hémisphères.

La corne d'Ammon n'existe que dans le cerveau des mammifères.
L'éminence unciforme n'existe point dans les animaux, si ce n'est
peut-être dans les quadrumanes.

La glande pituitaire existe chez tous les animaux ; elle est très-
volumineuse, relativement à l'encéphale, dans les classes inférieures.
La glande pinéale existe chez tous les vertébrés.

Les lobes olfactifs terminent antérieurement l'encéphale. Ce sont
eux que quelques anatomistes appellent cerveau dans les poissons.
Ils égalent le cerveau, c'est-à-dire les couches optiques, dans beaucoup de poissons et de reptiles. Ils sont très-petits dans les oiseaux,
très-développés et creux dans beaucoup de mammifères, et rudimentaires dans l'espèce humaine.

Les différences principales que le centre nerveux présente dans
l'homme sont donc le volume du cervelet et du cerveau, relativement à la moelle, aux tubercules quadrijumeaux et aux lobes olfactifs ;
le volume des lobes latéraux du cervelet, relativement au lobe moyen ;
le volume des hémisphères cérébraux, leur prolongement en arrière ; l'épaisseur de la substance nerveuse qui forme les hémisphères, le nombre et la profondeur de ses sillons, le nombre et l'é-
paisseur de ses circonvolutions, d'où résulte une grande étendue de
surface ; et, enfin, l'étendue du corps calleux.

§ 745. Les anciens, à partir de Galien, et beaucoup de modernes
ont regardé le système nerveux comme ayant un centre unique dans
l'encéphale, et des prolongements (la moelle et les nerfs). On a déjà
vu que G. Bartholin avait déplacé le centre nerveux en le fixant
dans la moelle épinière : et cela en considérant que les poissons ont
une moelle très-volumineuse, et un encéphale très-petit, et que ces
animaux ont pourtant une grande force de mouvement. Bichat, développant quelques idées vaguement émises avant lui sur l'action
des ganglions, établit deux systèmes nerveux distincts, l'un cérébral
et spinal, servant aux sensations avec conscience, à l'intelligence et
aux mouvements volontaires ; l'autre, ganglionnaire, servant aux
fonctions qui s'exécutent sans conscience et sans volonté : il y plaça
toutefois le siége des passions. M. Cuvier regarde plutôt le système
nerveux comme un vaste réseau embrassant tout l'animal, ayant des
centres multiples et des cordons de communication. M. Gall divise
le système nerveux de la vie animale en ceux de la moelle épinière, des sens, et en ceux du cerveau et du cervelet. M. de Blainville considère le système nerveux comme divisé en autant de parties
qu'il y a de grandes fonctions, et le définit des amas (ganglions) et

des filets, les uns sortants, et allant dans l'organe qu'ils doivent animer, ce qui forme la vie particulière; les autres rentrants, se terminant tous à une masse centrale, établissent la vie générale, les
sympathies et les rapports. La partie centrale, suivant cet ingénieux
physiologiste, est la moelle épinière ; une autre partie comprend les
ganglions des sens et des organes du mouvement, c'est-à-dire le
cerveau ; une troisième, ceux des viscères, savoir les ganglions cardiaque et semi-lunaire ou cœliaque ; une quatrième et dernière comprend le grand sympathique, qui forme un centre aux ganglions
viscéraux, et les rattache à la masse centrale.

Toutes ces divisions, qui peuvent être justifiées par diverses considérations, ne sont pourtant point aussi tranchées, aussi absolues
que leurs auteurs le prétendent. Dans l'homme, la moelle allongée,
là où elle est embrassée par le pont de Varole, est certainement
un centre auquel les fonctions de toutes les autres parties du système nerveux sont plus ou moins soumises. D'un autre côté, dans
quelques-unes de ses fonctions, la moelle spinale peut aussi être
considérée comme un centre peu dépendant ; il en est de même
des ganglions ; il en est de même, enfin, des nerfs ; car aucune partie du système n'est réduite au rôle tout à fait passif de conducteur. L'indépendance limitée des nerfs, l'indépendance plus grande
des ganglions, plus grande encore de la moelle, sont d'ailleurs d'autant plus marquées qu'il s'agit de telle ou de telle fonction, qu'on
observe ces parties dans tel ou tel animal, et que dans l'homme
même on les observe à des époques plus ou moins avancées du
développement. On trouvera plus loin les preuves à l'appui de ces
propositions, qu'on peut regarder comme des lois de l'innervation.
Il suffit, pour le moment, de faire remarquer qu'il n'y a point de séparation *absolue* entre les diverses parties du système nerveux. Nous
allons le considérer successivement dans son ensemble et dans ses
principales parties, renvoyant les détails à la névrologie spéciale.

SECTION I.

DU SYSTÈME NERVEUX EN GÉNÉRAL.

§ 746. Le système nerveux[1] forme un tout continu ou un ensemble rameux et réticulé, dont toutes les parties se tiennent.

§ 747. Ce système consiste en une masse centrale, en cordons nerveux et en ganglions.

La masse nerveuse centrale, qui n'a point reçu de nom propre, et que l'on désigne sous le nom de cerveau en général, ou, mieux, sous celui d'axe nerveux, axe cérébro-spinal, consiste elle-même en plusieurs parties que l'on distingue, par leur situation, en moelle épinière ou cordon rachidien et en encéphale. L'encéphale lui-même se divise en cerveau, cervelet, et tubercules quadrijumeaux. Les lobes olfactifs rudimentaires sont regardés comme des nerfs.

La moelle est un gros cordon impair et médian, divisé en deux moitiés latérales par deux sillons, l'un antérieur peu profond, l'autre postérieur qui l'est beaucoup plus.

---

[1] Consultez : Th. Willis, Cerebri anatome nervorumque descriptio et usus, Genève, 1676. — R. Vieussens, Neurographia universalis, Lugd., 1684. — G. Prochaska, De structurá nervorum tract. anat.; ejusd. Commentatio de functio syst. nerv.; in Op. minor. — Vicq-d'Azyr, Rech. sur la struct. du cerveau, du cervelet, de la moelle allongée, de la moelle épinière et sur l'origine des nerfs, etc. in Mém. de l'Acad. des sc. de Paris, 1781 et 1783.— A. Monro, Observ. on the nervous syst., Edinb., 1783. — Ludwig, Scriptores nevrologici minores selecti, etc. Lipsiæ, 1791-95. — G.-G. Gall et Spurzheim, Rech. sur le système nerv. en général, et sur celui du cerveau en particulier, Paris, 1809.—Rolando, Saggio sul vera struttura del cervello dell' uomo e degli animali, e sopra le funzioni del sistema nervoso, Sassari, 1809. — Carus, Anat. und physiol. des nerven systeme, Leipzig, 1814. — Valentin, Ueb den verlauf, und die enden der nerven, 1836. Arnold (F.), Tabulæ anatomicæ, icones cerebri et medullæ spinal., in-fol., 1838. Remak, De syst. nerv. structurá, 1838.—Mandl, Anat. microscop., 3e livraison 1838-47. — Longet, Op. cit., 1842.— Valentin, Traité de névrologie, trad. franç. Encyclop. anat., 1843. — Hannover, Mikroskop. undersøgelser. af nerv. syst. 1842.— Stilling et Wallach, Untersuchung ueb die text. des ruekenmarkes, 184 .— J. Müller, Tr. de physiol., trad. franç. (Struct. du cerv. et des nerfs), 1843 1851.— Foville, Traité complet d'anat., de physiol. et de pathol. du syst. nerv. 1844. — Froment, Traité de névrologie humaine, 1846. — Ch. Robin, Des deux ordres de tubes nerveux élément. et des globules ganglionnaires qui leur correspondent. Comptes-rendus, Ac. des sc., t. XXIV. — etc.

La moelle, contenue en grande partie dans le canal vertébral, est prolongée dans le crâne, et porte là le nom de moelle allongée ou crânienne.

Chaque moitié latérale de la moelle présente deux autres sillons longitudinaux, l'un antérieur, l'autre postérieur, qui correspondent à la double ligne d'origine des racines antérieures et des racines postérieures des nerfs rachidiens. Chaque moitié latérale de la moelle se trouve ainsi partagée en trois cordons ou faisceaux, qui portent le nom de faisceaux antérieurs, postérieurs, et latéraux. Ces divers faisceaux de la moelle se prolongent vers la tête, et se trouvent en connexions avec les diverses parties de l'encéphale. Ils prennent part à la constitution du cervelet et des tubercules quadrijumeaux, ils se recourbent pour former le pont de Varole, et après s'être entre-croisés à diverses hauteurs dans la moelle allongée, ils traversent les couches optiques et les corps striés, s'épanouissent en rayonnant pour former les hémisphères du cerveau, et se rejoignent sur la ligne médiane dans le corps calleux.

Les cordons nerveux ou les nerfs, au nombre de quarante et quelques paires, tiennent à la moelle par une extrémité ; ils présentent un certain nombre de plexus où ils communiquent entre eux ; des ganglions nombreux se rencontrent dans leur trajet ; les cordons se terminent par une extrémité dans les téguments, dans les organes des sens, dans les muscles, et dans les parois des vaisseaux.

§ 748. La forme du système nerveux est, en général, symétrique ; la symétrie est surtout très-marquée dans les parties centrales, plus encore dans la moelle que dans l'encéphale, où la surface des lobes du cerveau et du cervelet présente quelques irrégularités. Les nerfs qui tiennent immédiatement à la moelle sont tous symétriques, excepté le pneumo-gastrique, qui se distribue à des organes asymétriques : tous cependant cessent d'être, dans leurs dernières divisions, aussi rigoureusement symétriques que dans leurs troncs. Les ganglions et les nerfs qui appartiennent aux organes asymétriques des fonctions végétatives participent dès leurs parties centrales, mais surtout dans leurs divisions et à leurs extrémités périphériques, à l'irrégularité de ces organes.

§ 749. La situation du système nerveux est intérieure et centrale pour ses masses, profonde encore pour les cordons nerveux : les extrémités seules de ces cordons aboutissent aux surfaces du corps, aux deux téguments.

§ 750. Le système nerveux est formé de deux substances distinguées, par leur couleur et leur situation respective, en blanche ou médullaire, et en grise ou corticale.

§ 751. La substance nerveuse *blanche*, appelée aussi médullaire (*medullaris*), parce que, le plus souvent, elle est enveloppée par l'autre, présente plusieurs nuances de blanc.

Sa consistance varie un peu dans les différentes parties. Elle est en général moins élastique que de la gélatine, mais un peu plus glutineuse, visqueuse ou tenace. La section est uniforme en couleur, et en apparence homogène : on y aperçoit seulement des points rouges ou des stries sanguines qui ne sont que de petits vaisseaux coupés en travers. En effet, cette substance est très-vasculaire; quand on la déchire, les vaisseaux sanguins rompus font saillie à la surface inégale de la déchirure.

La substance nerveuse blanche, trempée pendant quelques minutes dans l'huile bouillante, ou plongée pendant quelques jours dans l'alcool, dans les acides azotique ou chlorhydrique affaiblis, dans l'alcool acidulé, ou dans une solution de deuto-chlorure de mercure, augmente en consistance; et si on essaye alors de la distendre et de la rompre dans un sens ou dans un autre, on voit qu'elle offre une apparence fibreuse. On peut en séparer des filaments blancs fins comme des cheveux. Les fibrilles les plus fines qu'on puisse obtenir sont si délicates et si étroitement unies entre elles, qu'il est très-difficile de rien assurer touchant leur longueur et le diamètre des plus fines ou des fibrilles primitives. Ces fibrilles, parallèles entre elles, sont réunies en faisceaux qui ont, les uns à l'égard des autres, diverses directions. Cette disposition fibreuse existe dans tout le système nerveux; on l'a trouvée partout où on l'a cherchée, et toujours on l'a retrouvée la même dans les mêmes parties.

Cette structure fibreuse est visible dans quelques parties du système nerveux sans aucune préparation; presque partout enfin on trouve plus de difficulté à déchirer cette substance dans un sens que dans l'autre, et précisément dans le sens suivant lequel les préparations chimiques indiquées montrent la direction des fibres.

La substance nerveuse blanche, desséchée, acquiert une couleur jaunâtre et une apparence cornée; coupée en tranches minces, elle paraît demi-transparente; plongée dans l'eau, elle reprend sa couleur et son opacité.

§ 752. La substance *grise* (*cinerea*), appelée aussi corticale parce qu'elle enveloppe dans beaucoup d'endroits la précédente, présente comme elle, et même plus encore, des variétés de nuance : elle varie du gris de plomb à la teinte brune noirâtre. Cette substance est toujours plus molle que la blanche. La surface de son incision est uniforme, et présente seulement des points et des stries rouges, plus nombreux encore que dans la substance médullaire. Cette substance, en effet, est, en quelques points au moins, beaucoup plus vasculaire que la blanche. Celle qui forme l'écorce du cerveau et du cervelet contient tant de vaisseaux, que lorsqu'elle a été bien injectée, et macérée ensuite, elle paraît au microscope entièrement vasculaire. Albinus cependant affirme, et avec raison, que dans ce cas même il reste évidemment une partie non injectable ou extra-vasculaire. La substance grise, soumise aux mêmes préparations chimiques que la substance blanche, présente aussi dans sa déchirure une apparence fibreuse; mais cette apparence fibreuse n'est pas aussi marquée que dans la substance blanche. Soumise à l'action de l'eau, la substance nerveuse grise devient plus molle, se gonfle un peu, et perd une grande partie de sa couleur. Les acides, l'alcool, et surtout le deutochlorure de mercure, la blanchissent aussi en la durcissant; desséchée ensuite, elle devient pulvérulente. La couleur de la substance grise, un peu variable suivant les races et les individus, paraît être produite par les nombreux capillaires sanguins qui la parcourent [1].

§ 753. Les deux substances nerveuses sont diversement entremêlées l'une avec l'autre dans les diverses parties du système nerveux : dans les lobes ou hémisphères du cerveau et du cervelet, la substance grise forme une enveloppe ou une écorce à la blanche; dans la moelle épinière, la substance grise est à l'intérieur, où elle forme deux cordons intérieurs réunis par une commissure, enveloppés par la substance blanche; dans la moelle allongée et dans les pédoncules du cerveau et du cervelet, on trouve des amas ou noyaux de substance grise, enveloppés de substance blanche, des lames ou couches alternatives des deux substances, des cordons ou fibres de l'une et de l'autre, qui se croisent ou se traversent réciproquement; dans les ganglions, une substance grise particulière traversée par des fibres blanches; dans les nerfs, enfin, des fibres blanches seulement.

La substance blanche forme seule un tout continu. La substance grise, au contraire, ne se rencontre que par places; on la trouve

---

[1] La substance grise doit vraisemblablement aussi sa coloration particulière aux éléments anatomiques qu'elle renferme, comme nous le verrons bientôt.

partout où sont implantées les extrémités centrales des nerfs; on trouve encore là où les fibres blanches prennent de l'accroissement semblent se renforcer, comme dans les pédoncules du cerveau du cervelet; on la trouve enfin à la surface du cervelet, du cerveau; la substance grise existe aussi dans les ganglions.

La texture fibreuse de la substance nerveuse avait déjà été aperçue dans la substance blanche par Malpiphi, mais il regardait substance grise comme acineuse ou *glanduleuse*.

Cette idée de Malpighi sur la substance grise a été longtemp admise conjointement avec l'opinion que les nerfs sont creux o canaliculés [1].

§ 754. La substance nerveuse, soit blanche, soit grise, examiné au microscope [2], semble dans toutes ses parties composée de globules demi-diaphanes, réunis par une substance transparente visqueuse. Ces globules ont paru à Dellatorre différents en volum dans le cerveau, le cervelet, la moelle et les nerfs, les plus gro étant dans le cerveau, et les plus fins dans les nerfs; ces globule lui ont paru entassés sans ordre dans la masse nerveuse centrale, e en séries linéaires dans les nerfs; quant au liquide dans lequel il sont contenus, il lui a paru peu visqueux dans l'encéphale, plus dan la moelle épinière, et plus encore dans les nerfs. Ces globules et l liquide dans lequel ils sont plongés, fournis et réparés continuelle ment par les matériaux du sang artériel, se porteraient, suivant lui du cerveau, comme d'un centre, à tout le corps, et réciproquement leur flux du cerveau aux muscles déterminerait le mouvement, leu reflux des sens au cerveau produirait le sentiment. Cette explicatio inadmissible doit être séparée de l'observation anatomique asse exacte sur laquelle elle repose.

Prochaska ayant examiné au microscope une lame de substanc nerveuse assez mince pour être transparente, a trouvé qu'elle res semblait à une sorte de pulpe formée de globules ou particules ronde innombrables; par l'action de l'eau cette pulpe se divise en peti flocons, et chaque flocule est encore composé d'un certain nombr

---

[1] Les recherches nombreuses qui ont été faites sur la structure du systèm nerveux ont ramené les anatomistes à une doctrine qui a la plus grande ana logie avec celle de Malpighi. (*Voy.* les additions du § 754.)

[2] J.-M. Dellatorre, *Nuove osserv. micros.*, Napoli, 1776. — Prochaska, *D truct. nervor.* — J. et Ch. Wenzell, *De penitiori struct. cerebri*, Tubing., 181 — A. Barba, *Osserv. microsc. sul cervello e sulle parti adjacenti*, Napoli, 1807. Home et Bauer, *Philos. trans.*, ann. 1821.

lg e globules ; la macération, prolongée même pendant trois mois, est insuffisante pour séparer les globules les uns des autres. Il en conclut que le moyen d'union est un tissu cellulaire délicat, formé en partie par les vaisseaux sanguins, et en partie par des prolongements de l'enveloppe du système nerveux : les globules lui ont paru de volume différent dans une même partie du système ; il évalue le volume de ceux du cerveau et du cervelet à environ un huitième de celui des globules du sang ; quant à la structure des globules eux-mêmes, il n'a rien appris à ce sujet.

Barba a observé les globules, et n'a pas trouvé de différence dans la substance qui les réunit entre eux dans les différentes parties du système nerveux.

Les frères Wenzell ont ajouté quelques observations à celles-là ; ils ont trouvé la substance nerveuse partout formée de globules qu'ils regardent comme des vésicules remplies de substance médullaire ou cendrée, suivant les parties ; les globules semblent se toucher ou adhérer, et on n'aperçoit rien entre eux. Cette apparence globulaire résiste à la dessiccation, et à l'action de l'alcool, soit pur, soit acidulé.

MM. Home et Bauer ont publié deux résultats différents d'observations microscopiques. Suivant leurs premières recherches, le cerveau frais serait composé de fibres formées par la réunion de globules d'un diamètre à peu près semblable à ceux du pus. Suivant leurs nouvelles observations, la substance nerveuse serait composée de globules blancs, demi-transparents ; les uns du volume de ceux qui forment le noyau des particules colorées du sang, les autres plus petits ; de substance gélatineuse, transparente et soluble dans l'eau, et d'un liquide semblable au sérum du sang : la proportion de ces trois parties, les globules, la gelée et le sérum, ainsi que le volume des globules, donneraient lieu aux principales différences que présente le système nerveux. La substance grise présente peu de fibres globulaires distinctes, elle est formée surtout de très-petits globules ; la substance gélatineuse et le liquide séreux y sont très-abondants. La substance blanche des hémisphères du cerveau et du cervelet contient des fibres formées de séries linéaires de globules plus distinctes, plus abondantes ; la majeure partie des globules qui les composent sont d'un diamètre plus grand : la substance gélatineuse est plus tenace et en moindre proportion que dans la substance grise. Le corps calleux et le bulbe rachidien ont des globules d'un diamètre moyen ; la substance gélatineuse et le sérum sont plus abondants que dans les hémisphères, et la première est moins tenace. Dans les nerfs on trouve des globules de tous les diamètres réunis en fibres, et celles-ci en faisceaux. La matière gélatineuse dont il s'agit ici se retrouverait dans le sang, où elle servirait de moyen d'union aux particules de la matière colorante qui entoure les globules.

M. H. M. Edwards[1] a publié des observations microscopiques d'après lesquelles la substance nerveuse de l'encéphale, de la moelle, des nerfs, dans les quatre classes de vertèbres, est composée de globules microscopiques de $0^{mm},003$ de diamètre, réunis en séries de manière à former des fibres primitives dont la longueur est assez considérable.

Suivant M. Carus, les globules nerveux sont disposés en amas dans les masses centrales qui agissent par irradiation, et en lignes régulières dans les nerf qui n'agissent que comme conducteurs.

La structure intime de la substance nerveuse est mieux connue aujourd'hui. Dans cette substance, il y a deux éléments essentiels, un élément *globuleux* ou vésiculeux et des *fibres*. Tantôt c'est à l'un, tantôt c'est à l'autre de ces deux éléments qu'on a attaché le plus d'importance; mais ils existent également l'un et l'autre. D'un autre côté, ce qui a entretenu si longtemps l'idée que les fibres primitives nerveuses étaient constituées par des globules ou vésicules réunies en séries sous forme de chapelet, c'est que les fibres nerveuses prennent très-facilement cette disposition peu après que l'animal a cessé de vivre, ou même peu de temps après que la substance nerveuse est extraite du corps de l'animal. C'est donc en examinant cette substance prise sur l'animal vivant ou récemment tué, qu'on a pu se faire une juste idée de sa constitution intime.

Pour mettre de l'ordre dans les développements qui vont suivre, nous examinerons successivement : 1° les *fibres nerveuses*; 2° les *corpuscules nerveux*; 3° les *relations* qui existent entre ces deux éléments anatomiques de la substance nerveuse; 4° les *proportions* suivant lesquelles ces deux éléments entrent dans la composition des deux substances nerveuses blanche et grise; 5° enfin, leur *distribution* dans les principaux départements du système nerveux.

a. Fibres nerveuses. Les fibres nerveuses peuvent être prises pour l'étude dans tous les points du système nerveux, car ces fibres existent partout et constituent la plus grande partie de la masse de ce système. Cependant elles sont plus faciles à examiner dans les nerfs, où la disposition bien plus évi-

---

[1] M. Edwards, *Mémoire sur la structure élémentaire des principaux tissus organiques des animaux*, Thèse, Paris, 30 juillet 1823.

emment fasciculée des éléments nerveux permet de les dissocier facilement, et de préparer ainsi l'observation, en grande partie, à l'œil nu. Les fibres sont d'ailleurs, dans les nerfs, isolées les unes des autres par des gaines celluleuses, divisions du névrilème général qui les entourent; tandis que dans les centres nerveux, les fibres nerveuses, accolées les unes contre les autres, sont difficilement séparables sans déchirure, attendu la délicatesse de leur substance.

Lorsqu'on porte sous le microscope un fragment de nerf pris sur l'animal vivant, on constate qu'il est constitué par une multitude de petits cylindres accolés les uns aux autres dans la direction du nerf (fig. 24, a). Ces cylindres, ce sont les *fibres nerveuses primitives*; ils sont transparents et terminés par des contours un peu foncés. Leur diamètre est le même dans toute leur étendue, mais il varie un peu dans les différentes fibres; il est environ de 0^{mm},002 à 0^{mm},015. Les nerfs dans lesquels ce diamètre paraît être le plus fin sont les nerfs des sens, tels que les nerfs optique, auditif, olfactif.

Lorsqu'au lieu d'examiner les fibres nerveuses fraîches, on les prend sur les nerfs d'un homme ou d'un animal mort depuis quelque temps, ou même lorsque sur la préparation précédente on ajoute un peu d'eau, ou encore lorsque sans y rien ajouter on laisse écouler quelques heures, les fibres primitives ne sont plus rectilignes ni cylindriques; elles apparaissent variqueuses ou noueuses (fig. 24, b). De plus, ces fibres, auxquelles on ne distinguait d'abord qu'un contour, en présentent deux; on s'aperçoit alors qu'elles sont constituées par de petits tubes creux intérieurement; l'épaisseur de la paroi du tube apparaît

FIGURE 24.

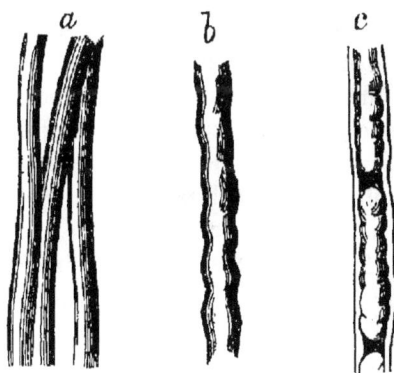

Fibres ou tubes nerveux primitifs.

a. Fibres nerveuses prises sur l'animal vivant.
b. Fibre nerveuse devenue variqueuse après la mort.
c. Fibre nerveuse dont on aperçoit distinctement le contenu.

sur les limites de la fibre sous la forme de deux lignes parallèles très-rapprochées. En même temps encore, la substance intérieure contenue dans le tube nerveux, et qu'on ne distinguait pas de l'enveloppe à cause de son uniformité, cette substance intérieure, en se solidifiant, se partage en petites masses qui se divisent par place (fig. 24, c). C'est aux changements qui s'accomplissent dans le liquide intérieur des tubes nerveux, que ceux-ci, de rectilignes qu'ils étaient, doivent de devenir flexueux ou étranglés par place; les étranglements existent dans les points où les masses du contenu intérieur se sont écartées. C'est aussi à la solidification du contenu des fibres nerveuses qu'on doit de constater de la manière la plus claire que ces fibres sont de véritables tubes ayant des parois, et un canal intérieur.

Ces divers changements arrivent si rapidement sur les fibres nerveuses primitives, que pour les observer pendant quelque temps à l'état de véritables cylindres non déformés, il faut avoir recours à des artifices de préparation. On a conseillé d'humecter l'objet placé sous le microscope avec de l'albumine concentrée portée à la température de l'animal.

Les fibres nerveuses primitives sont donc constituées par un *contenant* et un *contenu*.

Le contenant ou l'enveloppe des cylindres nerveux est une membrane extrèmement délicate et transparente, qui paraît être plus mince encore dans les parties centrales (moelle et cerveau), que dans les nerfs.

Le contenu existe dans l'intérieur des tubes nerveux, sous forme d'un liquide qu'on aperçoit souvent sous le microscope, s'écoulant lentement par l'orifice de section des tubes. Ce liquide une fois sorti se prend presque aussitôt en une masse granulée et *marbrée*, comme s'il n'était pas constitué par une substance uniforme. Le contenu des tubes nerveux, en effet, ne paraît pas formé par une seule substance. Lorsqu'on examine ce contenu après sa solidification, dans l'intérieur même du tube nerveux, voici ce qu'on observe. Le coagulum sinueux, appliqué sur les parois intérieures du tube nerveux, ne se prolonge pas jusque dans le centre même. Dans la partie centrale on aperçoit une autre substance solidifiée aussi, qui décrit des sinuosités comme la précédente, au milieu de laquelle elle est comme plongée, mais qui s'en distingue par une plus grande transparence. Dès lors on a distingué dans le contenu des tubes nerveux primitifs deux substances, l'une qu'on a appelée substance *corticale*, et l'autre substance *médullaire*. Quelques micrographes, et entre autres MM. Purkinje et Remak, ont envisagé la partie claire ou centrale de la substance intérieure des cylindres nerveux, comme une fibre à laquelle ils ont donné le nom d'*axe* des cylindres nerveux. Quelques-uns même ont pensé que cet axe était creux, tout comme le cylindre nerveux lui-même. Ces diverses manières de voir ont été combattues avec raison, attendu que dans les fibres nerveuses fraiches, on n'aperçoit rien de semblable, et que l'axe intérieur des cylindres nerveux n'apparaît que lorsque le contenu de ces cylindres s'est solidifié. Il est plus probable que cette différence d'aspect dans le contenu des tubes nerveux primitifs tient à ce que ce contenu est constitué par deux substances visqueuses de densité différente, non miscibles l'une à l'autre. Il est difficile de démontrer directement la nature de ces substances ; cependant, comme les tubes nerveux composent à eux seuls une grande partie de la masse nerveuse, il est naturel de penser que la substance qu'ils contiennent est identique avec la matière cérébrale elle-même, c'est-à-dire formée par des matières grasses et albumineuses.

Lorsqu'on examine les tubes nerveux primitifs non plus dans les nerfs rachidiens, ou dans les parties centrales du système nerveux, mais sur les plexus de l'abdomen ou de la poitrine, c'est-à-dire dans les ramifications du nerf grand sympathique, les éléments primitifs de ces nerfs se présentent avec des caractères particuliers. C'est à leurs éléments qu'on a donné le nom de *fibres organiques* ou *fibres végétatives.* Ces fibres nerveuses se distinguent des précédentes par leur diamètre qui est moindre, à peu près de moitié, et par la difficulté de constater le contenant et le contenu. Elles s'en distinguent encore par leur coloration; car c'est à elles que les nerfs dont nous parlons doivent leur aspect grisâtre. Ces tubes nerveux ne peuvent être observés que sur l'animal vivant et lorsque le nerf est encore chaud. M. Remak, qui, le premier, a appelé l'attention sur ces tubes nerveux, insiste beaucoup sur cette précaution. Ces cylindres nerveux sont remplis d'un liquide qui s'échappe avec une grande facilité par transsudation au travers des parois, ce qui en change par conséquent l'aspect après la mort, et a pu contribuer à en faire nier l'existence. Quelques anatomistes d'une grande habileté se sont, dans ce principe, élevés contre la nature nerveuse de ces éléments, et les ont considérés comme des fibres de tissu cellulaire. Aujourd'hui, l'existence de ces tubes nerveux est admise par tous les micrographes.

Les tubes nerveux *organiques* ou *végétatifs* observés avec les précautions indiquées sont des fibres transparentes, d'apparence *gélatineuse,* et extrêmement faciles à déchirer.

Le contenu des fibres nerveuses organiques, d'après M. Robin, se comporte comme celui des autres tubes nerveux, et se solidifie quelquefois en masse, de manière à mettre en évidence le double contour de la gaîne contenante, et par conséquent la disposition tubulée des fibres organiques.

On a encore donné comme l'un des caractères distinctifs de ces tubes d'être en connexions avec les corpuscules nerveux dans l'intérieur des ganglions du grand sympathique; mais les recherches postérieures ayant démontré que les connexions avec les corpuscules nerveux sont communes aux tubes nerveux des deux ordres et que ces connexions ont lieu dans d'autres points du système nerveux, et peut-être dans tout le système nerveux, il en résulte que cette connexion ne peut plus être considérée comme un caractère distinctif.

Les fibres nerveuses organiques ne diffèrent donc des autres fibres que par leurs dimensions plus petites et par la délicatesse de leur enveloppe. Du reste, on les rencontre non-seulement dans les nerfs du grand sympathique, mais encore dans tous les nerfs qui se détachent de l'axe cérébro-spinal, avec cette différence qu'elles sont rares dans ces derniers, et abondantes dans les premiers.

b. Corpuscules nerveux. Leurs connexions avec les tubes nerveux. — On trouve ces corpuscules dans la substance corticale ou grise des hémisphères cérébraux, dans les divers noyaux de substance grise de la masse encéphalique, dans la substance médullaire ou grise de la moelle épinière, dans les ganglions nerveux situés sur les racines postérieures des nerfs rachidiens, dans les ganglions situés sur le trajet des nerfs encéphaliques, dans les ganglions du grand sympathique, partout en un mot où il existe dans le système nerveux des amas de substance grise.

Les corpuscules ne forment pas à eux seuls les parties du système nerveux que nous venons d'énumérer, car on y trouve aussi des tubes nerveux; mais ils en constituent la partie essentielle, et ce sont eux qui établissent la différence qu'il y a entre ces parties, d'une part, la substance blanche des centres nerveux et les nerfs, d'autre part. Dans ces derniers, en effet, on ne trouve que des cylindres nerveux.

Les corpuscules nerveux sont des cellules à enveloppe très-mince, remplie d'un contenu finement granulé au milieu duquel est un noyau pourvu d'un ou deux nucléoles. Le contenu des corpuscules nerveux est d'un jaune pâle et paraît analogue à la substance contenue dans l'intérieur des tubes primitifs.

La grandeur de ces corpuscules est variable. Dans les ganglions, dans la substance grise de la moelle, et aussi dans la substance grise de l'encéphale on trouve de ces corpuscules qui ont jusqu'à $0^{mm},07$ [1]; ce sont les plus gros. D'une autre part, on trouve aussi dans la substance grise du cerveau une multitude de corpuscules qui ont des dimensions beaucoup plus petites. Comme l'enveloppe des corpuscules nerveux est très-mince et qu'elle se brise avec une grande facilité, il est permis de se demander si ces corpuscules plus petits qu'on trouve dans la substance grise du cerveau ne sont pas les noyaux inclus dans les corpuscules dont l'enveloppe aurait été brisée par le compresseur dans l'observation microscopique. On a pensé aussi que ces corpuscules plus petits n'étaient que la première période du développement des corpuscules plus grands, soit qu'ils augmentent peu à peu de volume, soit qu'ils s'entourent d'une enveloppe. Mais ces divers points ne sont pas encore suffisamment élucidés.

c. Un point mieux connu et très-intéressant de l'histoire des corpuscules nerveux est celui qui concerne leurs formes et leurs connexions. Ce qu'on dit à cet égard les micrographes peut être divisé en trois périodes, qui marquent chacune un progrès dans l'étude du système nerveux.

L'observation microscopique montra d'abord, dans les nerfs et dans les parties blanches du système nerveux, les fibres creuses ou tubes nerveux qui parcourent ce système dans toute son étendue. Mais on constata bientôt que dans la substance grise de la moelle, dans celle du cerveau et des ganglions, y avait en outre, répandus au milieu des tubes nerveux, une quantité considérable de corpuscules que d'abord on représenta comme des parties arrondies ou ovalaires, limitées, n'ayant avec les tubes nerveux aucune relation que des points de contact (fig. 25, a).

Plus tard, M. Ehrenberg dans les ganglions des invertébrés, M. Valentin dans le ganglion naso-palatin de la brebis, M. Purkinje dans le noyau ganglionnaire inclus dans les pédoncules du cervelet, M. Müller dans la substance grise de la moelle épinière et dans celle qui occupe le centre de l

---

[1] Voici d'autres mesures : Purkinje, de $0^{mm},01$ à $0^{mm},07$; Bruns, de $0^{mm},0$ à $0^{mm},04$; Volkmann, de $0^{mm},03$ à $0^{mm},04$.

moelle allongée, M. Stannius dans le ganglion otique de l'homme, M. Remak dans les ganglions pulmonaires et cardiaque de la grenouille, M. Henle dans le ganglion glosso-pharyngien de l'homme, etc., etc., ont constaté que les corpuscules nerveux ne sont pas toujours arrondis sur leur contour, ni limités exactement, mais qu'on y perçoit des appendices ou prolongements (fig. 25, b), sur la signification desquels diverses hypothèses furent proposées. Déjà M. Remak, à l'époque de ses premiers travaux, avait signalé la connexion de ces corpuscules (observés dans les ganglions du grand sympathique), avec les fibres grises ou organiques. MM. Hannover et Helmoltz avaient plus tard aussi annoncé ces connexions, mais elles n'avaient encore été entrevues qu'incomplète-

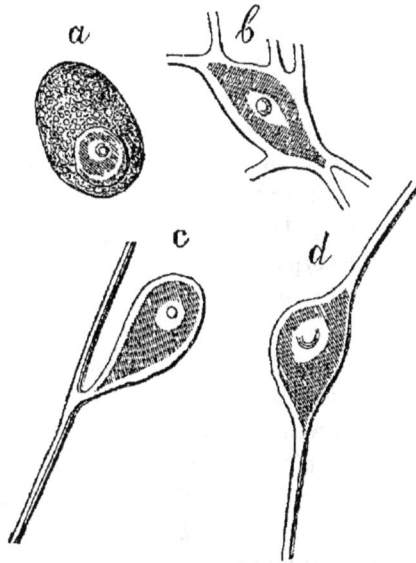

Corpuscules nerveux.

ment, car ces auteurs et ceux qui adoptèrent leurs idées supposèrent que les corpuscules ganglionnaires se continuaient par un prolongement unique avec les tubes nerveux primitifs. Ces corpuscules étaient considérés par eux comme les origines mêmes des tubes nerveux, et par conséquent, les ganglions eux-mêmes, comme de petits centres nerveux d'où naissaient les fibres organiques.

Les recherches de M. Will et surtout celles de M. Günther sur les ganglions ventraux de la sangsue [1] rectifièrent bientôt cette supposition, en montrant que les corpuscules nerveux, en communication avec les tubes nerveux dans les ganglions, n'étaient ni le commencement, ni la fin des tubes nerveux, mais des vésicules ou poches annexés aux tubes situés dans les ganglions et placés simplement sur leur trajet (V. fig. 25, c). Dans les ganglions de la sangsue, en effet, on peut voir qu'un certain nombre des tubes primitifs qui sont entrés dans le ganglion reçoivent, avant d'en sortir, sur un point de leur trajet, et tube pour tube, le prolongement d'un corpuscule pyriforme.

Jusque-là on pouvait se demander si, sur les vertébrés, cette jonction des corpuscules avec les cylindres nerveux avait également lieu de la même fa-

---

[1] Les ganglions nerveux de la sangsue se prêtent parfaitement à l'observation. Ces ganglions, gros comme un petit grain de millet, sont à peu près transparents. On place le ganglion tout entier sur le verre d'observation.

çon, et si de plus on la rencontrerait également sur les autres points
système nerveux, là où existent aussi les corpuscules.

Les recherches de MM. Robin et Wagner ont éclairé ces deux question
La connexion des corpuscules nerveux a été signalée par M. Robin, en par
culier, dans les ganglions intra-vertébraux placés sur l'origine des racin
postérieures des nerfs rachidiens. Elle a lieu ailleurs par conséquent q
dans les ganglions du grand sympathique, où cet habile observateur le
aussi observés. La communication s'effectue non pas comme dans
sangsue par un prolongement du ganglion qui vient s'aboucher sur le tra
du tube nerveux ; mais le ganglion lui-même se trouve sur le trajet du tu
nerveux qui s'abouche avec une de ses extrémités, et sort par l'autre (V. fi
25, d). Le corpuscule nerveux n'est donc ni le commencement ni la fin d'
tube nerveux, il n'est à proprement parler qu'un renflement situé sur
trajet du tube nerveux lui-même.

M. Robin a encore annoncé un autre fait important, c'est qu'il y a deu
ordres de corpuscules nerveux dans les ganglions, comme il y a deux ordr
de tubes nerveux primitifs. Les divers corpuscules nerveux contenus dan
un ganglion n'entrent en connexions qu'avec les tubes qui lui correspon
dent. Ainsi, de même qu'il y a des *tubes nerveux proprement dits*, ou tub
larges, et des *fibres nerveuses organiques*, ou tubes *minces*, de même il
a des corpuscules de deux natures. Ces corpuscules de deux natures, M. R
bin les a rencontrés, non-seulement dans les ganglions des nerfs spinaux
dans les ganglions viscéraux du grand sympathique, mais encore dans le
ganglions encéphaliques. La proportion relative des fibres nerveuses *larg*
et des fibres nerveuses *minces* varie dans les différentes parties du sy
stème nerveux, ainsi que nous l'avons dit ; les fibres nerveuses *larges* l'em
portant beaucoup en nombre dans les nerfs rachidiens, et les fibres ner
veuses *minces* ou organiques prédominant au contraire dans les ramificatio
du grand sympathique. Il en est de même pour les corpuscules nerveux d
deux ordres.

Ainsi, en résumé, il y a dans le système nerveux deux éléments : un élé
ment *tubuleux* et un élément *globuleux*. Ces deux éléments ont entre eu
des connexions telles qu'ils paraissent ne former qu'un seul et même sy
stème. Ces connexions ont été signalées et décrites dans les ganglions sym
pathiques (viscéraux et crâniens) et dans les ganglions rachidiens. Elles n
l'ont pas été encore d'une manière bien nette dans les amas de substance
grise des centres nerveux, quoique M. Hannover les y ait indiquées. Mais
la continuité entre les corpuscules et les tubes nerveux dans les centre
nerveux n'a pas encore été suffisamment prouvée, il n'en est pas moins vr
que, dans les centres nerveux, les observateurs ont noté la présence
de corpuscules pourvus de prolongements qui, pour n'avoir pas été suivi
assez loin, n'en sont pas moins sans doute les vestiges de la communication
avec les tubes nerveux.

Il resterait cependant encore une dernière question à résoudre, ce serait

belle de savoir si les corpuscules nerveux n'ont jamais que deux prolongements, l'un correspondant à l'entrée, l'autre à la sortie du tube nerveux;
ou si on ne rencontre pas aussi dans la substance nerveuse grise des corpuscules à prolongements multiples (on les a souvent décrits et figurés ainsi,
surtout dans les centres nerveux), et si ces prolongements ne sont pas les
vestiges d'anastomoses entre les corpuscules, ou de points de conjugaison
multiples avec les tubes nerveux eux-mêmes?

d. Les cylindres nerveux constituent exclusivement par leur accolement
les parties périphériques du système nerveux. Les masses centrales blanches sont constituées aussi par les cylindres nerveux. Dans les parties grises
de la moelle épinière, du cerveau et des ganglions, on trouve à la fois les
cylindres nerveux et les corpuscules.

Une question importante est celle de savoir comment les cylindres nerveux se comportent dans l'intérieur même des centres nerveux, c'est-à-dire
dans la moelle épinière et le cerveau. Ces cylindres ont-ils des extrémités
libres? Les recherches de M. Valentin, confirmées par celles de MM. Vagner
et M. Müller, ont établi que l'on ne rencontre jamais d'extrémités libres aux fibres
nerveuses, en quelque point qu'on examine le système nerveux. Ainsi, à la
surface du cerveau, où, en dernier terme, vient aboutir l'épanouissement
des fibres nerveuses de la moelle, on ne trouve que des circonvolutions ou
des entortillements de tubes nerveux (mélangés en ce point avec les corpuscules), se continuant tous les uns avec les autres. Ces observations ont été
faites sur l'homme, sur les mammifères et sur les oiseaux.

Il ne faut pas oublier que l'un des caractères essentiels de la fibre nerveuse,
du tube nerveux, c'est d'être, comme la fibre musculaire, identique dans tous
les points de son trajet, c'est-à-dire d'être isolée, sans anastomoses, et du
même calibre dans toute son étendue.

Les tubes nerveux, plongés dans les organes, se portent en s'accolant et
en constituant ainsi les nerfs jusqu'aux centres nerveux, où on suppose
qu'après un trajet plus ou moins compliqué, ils se réfléchissent pour revenir vers leur point de départ. Comme, d'un autre côté, il est très-vraisemblable que dans les organes, ainsi que nous le verrons, les tubes nerveux
n'ont pas non plus d'extrémités libres, mais qu'ils se recourbent en anse pour
revenir vers les centres nerveux, on peut systématiser d'une manière très-
générale l'ensemble des parties du système nerveux, en le considérant comme
formé par une multitude de cercles fermés qui vont s'isolant à la circonférence et s'accolant au centre. Mais ce n'est là, bien entendu, qu'une hypothèse plus ou moins vraisemblable. Dans cette manière de voir on suppose que les tubes nerveux qui ont constitué les nerfs remontent (par la
moelle épinière dont ils forment la substance blanche) jusqu'au cerveau,
s'entre-croisent dans la moelle allongée, puis s'épanouissent dans le cerveau, se portent dans l'hémisphère opposé par les nombreuses commissures
du cerveau, et redescendent dans la moelle pour se continuer avec la
même paire de nerfs. D'un autre côté, comme toute influence nerveuse

n'est pas suspendue par la décapitation sur un certain nombre d'animaux, et que, d'autre part, la moelle, quoique plus spécialement conductrice, n'en conserve pas moins une influence propre sur les fonctions végétatives, on a supposé que toutes les fibres nerveuses ne suivaient pas ce cours compliqué, et que quelques-unes d'entre elles, sans remonter jusqu'au cerveau pour entrer en contact avec la substance grise des hémisphères, ne dépassaient pas la moelle, circulaient dans la substance grise de la moelle et ressortaient de la moelle pour se reporter dans les nerfs. M. Stilling a décrit ces fibres sous le nom de fibres transversales de la moelle épinière. Nous reviendrons plus loin sur ce point.

§ 755. Le tissu cellulaire qui réunit entre elles les fibres nerveuses est mou et peu apparent dans la profondeur du système. Ce tissu est plus condensé à la surface, où, réuni aux vaisseaux, il forme une membrane plus ou moins dense, plus ou moins vasculaire ; unique pour les nerfs (névrilème), double autour du centre nerveux (pie-mère et dure-mère), avec un intervalle à parois contiguës établi par une membrane séreuse (l'arachnoïde).

§ 756. Les vaisseaux sanguins du système nerveux sont très-nombreux. Ils se ramifient d'abord beaucoup dans l'enveloppe immédiate de ce tissu (névrilème et pie-mère) ; ils pénètrent ensuite dans la substance grise, où ils sont extrêmement abondants ; ils pénètrent enfin dans la substance blanche, où ils sont beaucoup plus fins et moins nombreux. On ne connaît point de vaisseaux lymphatiques dans le système nerveux.

§ 757. La substance nerveuse a été examinée sous le rapport chimique par Thouret, Fourcroy et Vauquelin.

L'analyse du cerveau, faite par Vauquelin, a donné les résultats suivants :

Eau...	80,00
Matière grasse blanche............................	4,55
Matière grasse rougeâtre..........................	0,70
Albumine..	7,00
Osmazome..	1,12
Phosphore...	1,50
Acides, sels et soufre............................	5,13
	100,00

D'après les expériences de cet habile chimiste, la moelle et les nerfs auraient la même composition que le cerveau. M. John a reconnu que la substance grise ne contient point de phosphore

Chevreul a trouvé dans le sang une matière caractéristique de la substance nerveuse : la cérébrine.

M. Lassaigne a fait plus tard l'analyse de la substance nerveuse, en ayant soin d'examiner séparément la substance blanche et la substance grise. Il résulte de cette analyse comparative que les matières grasses sont plus abondantes dans la substance blanche que dans la substance grise, et que celle-ci est plus riche en eau. Voici ces résultats :

	Subst. médullaire (ou blanche).	Subst. corticale (ou grise).	Cerveau entier.
Eau.......................	75,0	85,0	77,0
Matières grasses...........	14,8	4,7	10,5
Albumine..................	9,9	7,7	9,6
Matières extractives et sels..	2,3	2,6	3,1
	100,0	100,0	100,0

Pour extraire les matières grasses du cerveau, on le découpe en tranches minces, et on le traite à diverses reprises par l'alcool bouillant ; puis on le laisse dessécher, on le pulvérise, et ou l'épuise de nouveau par l'éther à froid et à chaud. On enlève ainsi toutes les matières grasses. Il ne reste plus, après ces divers traitements, qu'une substance solide, qui n'est que de l'albumine coagulée renfermant des résidus de vaisseaux et des sels.

Les matières grasses du cerveau, étudiées avec beaucoup de soin par M. Frémy, sont : des acides gras, acide cérébrique, acide oléophosphorique ; des corps gras neutres, cholestérine, oléine et margarine en très-faibles proportions.

L'acide oléophosphorique et l'acide cérébrique ont été indiqués par M. Frémy pour la première fois. Le premier ne s'obtient jamais parfaitement pur, il est brun et visqueux ; le second s'obtient très-pur et à l'état cristallisé ; c'est un produit bien défini. L'acide oléophosphorique est remarquable parce qu'il contient du phosphore (environ 2 pour 100). L'acide cérébrique est remarquable en ce qu'il contient de l'azote ; c'est, par conséquent, un acide quaternaire comme l'acide urique et l'acide choléique.

§ 758. Les propriétés du système nerveux le distinguent essentiellement de tous les autres tissus ; outre la faculté commune à toutes les parties des corps vivants de se nourrir, il possède une autre propriété active, tout à fait spéciale, qu'on appelle force nerveuse, puissance nerveuse, influence nerveuse ; elle se manifeste par les fonctions de ce système, désignées sous le nom collectif d'innervation.

§ 759. L'innervation [1], beaucoup trop restreinte par ceux qui la bornent à la sensation et à la volition, tient sous sa dépendance, d'une manière plus ou moin directe, tous les phénomènes de la vie. Les physiologistes modernes, en constatant cette prééminence du système nerveux, ont mis à même, en s'appuyant sur les observations d'anatomie et de physiologie comparatives, sur les observations de l'embryogénie, et sur les observations et les expériences physiologiques et pathologiques, d'établir quelques lois de l'innervation. En général le système nerveux a d'autant plus d'influence sur le reste de l'organisme, que l'animal, plus élevé dans la série, a ce système plus développé. Dans l'espèce humaine le système nerveux a d'autant plus d'influence sur les fonctions que l'individu plus éloigné de l'état d'embryon, a également ce système plus perfectionné. L'influence de l'innervation sur une fonction est d'autant plus marquée, que cette fonction s'éloigne davantage du but des fonctions végétatives. L'influence du centre nerveux sur le reste du système est d'autant plus grande et plus nécessaire, que le centre est plus développé, plus volumineux relativement au reste du système, et surtout que les parties diverses de la masse centrale sont plus exactement rassemblées vers un point unique : c'est sous ce dernier rapport surtout que le système nerveux de l'homme diffère de celui des animaux.

§ 760. Les opérations mentales les plus élevées s'exercent sur des résultats, et se manifestent par l'intermédiaire de l'action nerveuse ; il est donc vrai de dire que *l'homme est une intelligence servi par des organes.*

Les actions de combinaison, intermédiaires à la sensation et à la volition, qui constituent une apparence d'intelligence, ou l'instinct perfectionné des animaux vertébrés, appartiennent aussi à l'innervation.

L'instinct le plus borné, qui, dans tous les animaux, même le

---

[1] *Consultez* : Rolando, *Op. cit.*, et *Journal de physiologie*, t. III.—Georget, *De la physiologie du système nerveux*, etc., Paris, 1821.—Flourens, *Recherches physique sur les propriétés et les fonctions du système nerveux*, etc., in *Archives générale de médecine*, vol. II. — Fodéré, *Recher. expériment. sur le système nerveux*, in *Journ. de physiol.*, t. III. — Marshall-Hall, *Memoirs on the nervous syst.*, Londres, 1837. — Calmeil, *Physiol. du syst. nerveux*, *Répert. génér. des sc. méd.* t. XX, 1839. — Magendie, *Leçons sur les fonct. et les malad. du syst. nerv.*, 1839. —J. Müller, *Physiol. du syst. nerv.*, trad. franç., 1840. — Flourens, *Recherche expériment. sur le syst. nerv.*, 1842. — Longet, *Op. cit.*, et *Traité de physiol.* t. II, 1850 ; etc.

plus imparfaits, lie nécessairement certains mouvements à certaines sensations, est encore une action nerveuse.

La sensation et la volition, quels que soient les phénomènes intermédiaires, sont encore des actions du même genre.

Les phénomènes d'irritation, c'est-à-dire l'impression non sentie et le mouvement involontaire, sont eux-mêmes dépendants de l'action nerveuse. Dans le canal intestinal, le cœur, etc., ordinairement l'impression n'est pas sentie, et la contraction musculaire n'est pas voulue, mais déjà pourtant le système nerveux intervient; car si dans l'ordre régulier l'impression n'est pas perçue, et si la contraction musculaire n'en est pas moins le résultat nécessaire, dans certains cas d'impression extraordinaire la sensation en résulte; et de même, quand la volonté est troublée par les passions, les mouvements musculaires intérieurs s'en ressentent. Dans les vaisseaux, et particulièrement dans les artérioles, l'action nerveuse est aussi très-évidente. L'influence nerveuse n'est point limitée aux seuls organes ou parties solides ; le sang[1] en éprouve les effets.

§ 761. Les fonctions de formation et d'entretien, c'est-à-dire les fonctions nutritives et génitales, sont aussi toutes plus ou moins dépendantes de l'innervation.

La digestion, c'est-à-dire non-seulement les sensations et les mouvements qui ont lieu à l'entrée de ses organes, mais l'action même de l'estomac, est soumise à l'innervation; on sait depuis assez longtemps déjà que la section des nerfs de l'estomac ôte à cet organe la faculté de digérer et de pousser les aliments dans les intestins.

La respiration n'est pas moins soumise à l'influence nerveuse; la section des nerfs détermine bientôt l'asphyxie et la mort.

La circulation, surtout l'action du cœur et des vaisseaux capillaires, est également sous la même influence.

La sécrétion est évidemment aussi sous l'influence de l'innervation. Des expériences directes montrent que la section des nerfs d'un organe y suspend la sécrétion. L'inhalation ou absorption est également modifiée par l'action nerveuse. La nutrition ou formation organique, sans être un résultat immédiat de la force nerveuse, est pourtant soumise à son influence.

---

[1] G.-A. Treviranus, *Biologia*, t. 4, p. 646. — *Idem, Vermischte Schriften*, etc., t. 2, p. 99.

On voit de même dans la génération les sensations et les mouvements volontaires qui l'accompagnent, les mouvements d'irritation, les phénomènes de sécrétion du sperme et de formation des ovules, ceux de la nutrition et de l'accroissement de l'œuf fécondé, être tous, mais plus ou moins directement, soumis à l'action nerveuse.

§ 762. La sympathie ou la coexistence de deux phénomènes de formation, de sensation ou de volition, dans des parties différentes, et par l'action d'un seul agent, fait le plus extraordinaire de l'organisme, est encore un effet de l'action nerveuse.

§ 763. Quel rapport existe-t-il entre les diverses parties du système nerveux relativement à ses fonctions? Y a-t-il un seul centre, soit la moelle, soit l'encéphale? ou bien y a-t-il deux centres, savoir : un cérébral et un ganglionnaire? ou bien enfin, y a-t-il autant de centres distincts qu'il y a d'organes principaux ou de grandes fonctions? Ces opinions, toutes fondées sur des observations, sont toutes vraies dans de certaines limites.

Dans l'homme adulte, le système nerveux forme un système unique dont toutes les parties concourent à l'action de l'ensemble, à l'innervation ; mais en outre chacune a sa fonction propre. Dans l'homme adulte, l'encéphale, et plus précisément encore le mésocéphale, c'est-à-dire l'extrémité crânienne de la moelle, ou l'endroit d'où naissent les pédoncules du cervelet et du cerveau, est vraiment le centre d'action du système nerveux.

§ 764. Quel rapport existe-t-il entre les deux substances du système nerveux, et quel est leur usage particulier?

Gall regarde la substance grise comme la matrice des nerfs, c'est-à-dire comme une couche fertile dans laquelle les nerfs sont enracinés, et d'où dépend leur nutrition et leur accroissement. Si M. Gall avait entendu par là qu'il y eût une véritable production ou végétation, il aurait tort ; car, d'une part, aucune partie n'est le produit de l'autre, toutes sont déposées par les vaisseaux chacune à leur place ; et, d'un autre côté, la substance blanche apparaît avant la grise, soit dans le règne animal, soit dans l'embryon. S'il n'a voulu parler que d'une implantation, il a eu raison. On doit regarder avec Ludwig, Gall, Carus et Tiedemann, la substance grise comme un centre d'activité, comme fortifiant l'action des parties blanches qui y sont implantées, en tant surtout qu'elle produit cet effet par la grande quantité de sang artériel qui la parcourt. Cette substance abonde dans la moelle, là où tiennent les plus gros nerfs; elle abonde également dans le corps rhomboïdal du cervelet, dans les couches optiques, les corps striés, ainsi qu'à la surface du cerveau et du cervelet dans l'homme.

La substance grise diffère de la substance blanche du système nerveux par la présence des corpuscules nerveux. Comme les corpuscules n'existent que dans les centres, et que, dans tous les points du système nerveux, la connexion des tubes nerveux avec les centres est la condition *sine quâ non* de leur action, il est évident que les corpuscules nerveux doivent remplir dans les fonctions du système nerveux un rôle capital, bien qu'il soit inconnu. La substance blanche étant constituée, ainsi que les nerfs, par l'accolement des tubes nerveux primitifs, et ces tubes nerveux établissant toujours une communication entre les parties animées par les nerfs et les masses centrales pourvues de substance grise, on a considéré avec raison la substance grise comme le centre fondamental de l'action nerveuse ; et on a pu dire que la substance blanche est la partie *conductrice*, et la substance grise le *foyer* même de l'innervation.

§ 765. Quelle est la fonction particulière de chacune des parties du système nerveux ?

Les nerfs (sect. II) conduisent les impressions des surfaces vers le centre, et le principe des mouvements du centre vers les muscles et les vaisseaux.

Les ganglions (sect. III), à raison de la quantité de sang qui s'y distribue, et à raison de leur texture particulière, modifient l'action nerveuse.

La masse nerveuse centrale remplit les parties les plus importantes de la fonction d'innervation ; elle est l'instrument de l'intelligence.

Les actions de combinaison, intermédiaires aux sensations et aux volitions, sont aussi des fonctions de l'encéphale.

L'instinct, également intermédiaire à ces deux ordres de phénomènes, s'il est attaché à une partie nerveuse spéciale, a probablement son siége dans la partie supérieure de la moelle.

On s'est souvent occupé de déterminer, par l'observation et par l'expérimentation, le siége organique de la sensation et de la volition.

M. Rolando regarde les hémisphères du cerveau comme le siége de ces deux actions, et le cervelet comme l'organe qui envoie aux muscles le principe moteur sous la direction du cerveau.

Suivant M. Flourens, la moelle, à l'endroit où elle est surmontée des tubercules quadrijumeaux, serait le point commun d'arrivée des sensations et de départ de l'influence nerveuse des mouvements musculaires. Le cervelet, suivant ce physiologiste, serait le balancier ou le coordonnateur des mouvements ; suivant lui, l'ablation du cervelet rend l'animal incapable d'agir d'une manière régulière et coordonnée pour la station et pour la locomotion.

M. Magendie, se fondant sur les expériences de Lorry, de Legallois, et sur les siennes propres, pense que la sensibilité est inhérente à la moelle épinière. Cet habile physiologiste est d'avis que la volonté ou la faculté de déterminer les mouvements musculaires réside dans la partie la plus élevée de la moelle crânienne, jusque dans les couches optiques et les pédoncules du cerveau ; que les couches optiques sont nécessaires aux mouvements latéraux; que les hémisphères cérébraux sont nécessaires pour la production du mouvement en avant, et le cervelet pour le mouvement contraire. La soustraction de l'un ou de l'autre de ces organes supprime son action et détermine l'action irrésistible de l'autre ; la soustraction d'une couche optique détermine un mouvement de tournoiement.

MM. Foville et Pinel Grandchamps ont été conduits par des observations d'anatomie morbide, auxquelles ils ont joint des expériences sur les animaux, à établir le siége de la sensibilité dans le cervelet, et celui du mouvement volontaire dans la substance médullaire des hémisphères; la partie antérieure de l'hémisphère et le corps strié pour le membre abdominal, la couche optique et la partie postérieure de l'hémisphère pour le membre supérieur.

M. Dugès, par un rapprochement ingénieux de faits physiologiques et pathologiques, place également le siége de la sensibilité dans le cervelet, et celui du mouvement volontaire dans les hémisphères du cerveau, en admettant que la sensation est transmise directement au côté du cervelet correspondant à l'impression ; au contraire, comme on le sait depuis longtemps, la volition est transmise d'un côté du cerveau au côté opposé du corps.

Ces diverses opinions, qui se contredisent en quelques points, reposent les unes et les autres sur des faits plus ou moins bien observés; de nouveaux faits sont nécessaires pour dissiper les incertitudes qui restent encore sur ce sujet.

La transmission du sentiment a lieu par la partie postérieure de la moelle épinière, et celle du mouvement par sa partie antérieure. Il y a, comme on le verra plus loin, des nerfs spéciaux pour chacune de ces fonctions.

La moelle, qui dans ces fonctions ne remplit que le rôle de conducteur, est aussi le siége ou l'origine du principe des mouvements involontaires. Si l'on divise à sa partie moyenne la moelle épinière d'un animal vivant, la partie postérieure du corps devient insensible et immobile. Si l'on irrite la peau de cette partie du corps, l'irritation non sentie détermine des mouvements involontaires dans les muscles de cette partie. Si la moelle est enlevée, et par là les connexions centrales des nerfs détruites, on ne pourra plus déterminer de mouvements en irritant la peau.

La circulation est sous l'influence de la moelle tout entière, et de tous les nerfs moteurs qui y tiennent; l'action particulière du cœur aussi, mais médiatement, et immédiatement sous l'influence du nerf sympathique. La respiration est sous la direction de la partie supérieure et latérale de la moelle; la digestion, sous l'influence combinée des nerfs vague et sympathique.

La sécrétion, l'absorption et la nutrition, sous l'influence de toutes les parties du système nerveux.

La localisation des diverses fonctions du système nerveux dans des points déterminés de ce système, quoiqu'elle ait été le sujet d'un nombre considérable de travaux et d'expériences, laisse encore beaucoup à désirer. L'unité du système, qui fait que chaque partie concourt aux fonctions de l'ensemble, et ne peut en être distraite sans entraîner immédiatement des désordres complexes, est une des plus grandes difficultés du problème.

Ce qui est relatif aux nerfs et au système du grand sympathique devant être examiné plus loin, nous ne nous occuperons, pour le moment, que de la moelle et de l'encéphale.

Et, pour procéder du simple au composé, nous commencerons d'abord par la moelle. Or, il résulte d'expériences nombreuses que la moelle peut être envisagée à la fois comme un organe conducteur, et aussi comme un organe qui a des fonctions propres.

Les travaux de Charles Bell, ceux de MM. Müller, Magendie et Longet, ont démontré qu'il y a dans le système nerveux des parties qui transmettent vers les centres les impressions extérieures, et, par conséquent, sont dévolues au *sentiment*; qu'il y en a d'autres, au contraire, qui ne sont point sensibles, mais qui transmettent aux organes l'excitation en vertu de laquelle ces organes entrent en contraction; c'est à ces dernières parties du système qu'on a donné le nom de *motrices*. Les parties du système nerveux qui réveillent la *sensibilité* par un mouvement centripète vers les centres nerveux, et la *motricité*, par un mouvement *centrifuge* vers les organes contractiles, agissent évidemment comme conducteurs. La distinction des conducteurs de sensibilité et des conducteurs de mouvement est assez nette dans les nerfs; l'expérience démontre en effet que les conducteurs de sensibilité constituent les racines postérieures des nerfs rachidiens, tandis que les racines antérieures de ces nerfs sont formées par les conducteurs de mouvement. La distinction est plus difficile dans la moelle épinière, où ces conducteurs sont rassemblés en un cordon unique. Cependant, comme les racines postérieures des nerfs rachidiens se portent dans la partie postérieure de la moelle, et les racines antérieures dans la partie antérieure de la moelle, on a recherché, et par l'expérience, et par l'observation des désordres physiologiques qui accompagnent les lésions de la partie antérieure et de la partie postérieure de la moelle, si les faisceaux postérieurs de la moelle n'étaient pas les conducteurs du sentiment, les antérieurs les conducteurs du mouvement. Les expériences faites à ce sujet étaient assez peu concluantes avant celles de M. Longet. Aujourd'hui, il ne peut pas y avoir de doute à cet égard. Les faisceaux postérieurs de la moelle sont des conducteurs de sentiment, les faisceaux antérieurs des conducteurs de mouvement [1].

La fonction *propre* de la moelle a été étudiée avec un grand soin par M. Marshal-Hall. Cette fonction a reçu le nom d'*action réflexe*. Pour mettre en évidence l'action réflexe de la moelle, il faut détruire l'action *conductrice* de la moelle. La plupart des expériences faites autrefois n'étaient pas probantes, parce que l'action conductrice de la moelle n'avait pas été supprimée. On supprime cette action en *décapitant* les animaux, c'est-à-dire en interrompant la communication de la moelle avec l'encéphale. Or, si sur des animaux auxquels on a enlevé la tête, et qui survivent à cette opération, on irrite les parties qui reçoivent des nerfs rachidiens, on constate que ces parties peuvent encore se mouvoir; c'est-à-dire que la sensation transmise à la moelle par un nerf de sentiment revient, sans l'intervention de l'encéphale, à la partie excitée, ou à d'autres parties, par un nerf de mouvement. La moelle a donc une action propre. Cette action réside-t-elle dans les faisceaux? Vraisemblablement non, puisque ceux-ci sont des *faisceaux conducteurs*. Il est probable qu'elle a son point de départ dans la substance grise de la moelle. C'est-à-dire, pour parler un langage plus anatomique, dans les corpuscules nerveux de la moelle épinière. L'action propre de la moelle épinière est évidente aussi (quoique sa part d'action soit d'une appréciation difficile) sur la circulation et sur les sécrétions. Legallois, Krimer, et plus récemment M. Brachet, l'ont prouvé par leurs expériences.

---

[1] Les faisceaux antérieurs de la moelle doivent être, sous le rapport de leurs fonctions physiologiques, confondus avec les faisceaux latéraux. C'est-à-dire que les faisceaux moteurs occupent tout l'intervalle qui existe entre le sillon antérieur de la moelle et la ligne d'insertion des racines postérieures des nerfs rachidiens; on a proposé de nommer l'ensemble de ces deux faisceaux, faisceau *antéro-latéral*. Le faisceau postérieur n'occupe dès lors que l'intervalle qui sépare la ligne d'origine des racines postérieures des nerfs rachidiens du sillon postérieur de la moelle. Les faisceaux conducteurs de sentiment sont donc moins considérables que les faisceaux conducteurs de mouvement.

L'encéphale, c'est-à-dire l'ensemble des parties contenues dans la boîte crânienne, comprend, comme parties distinctes ou pourvues de noyaux de substance grise, le bulbe rachidien, la protubérance, les tubercules quadrijumeaux, les couches optiques, les corps striés, les lobes cérébraux et le cervelet. Examinons succinctement ces diverses parties.

Le *bulbe*, continuation immédiate de la moelle épinière, renflée en ce point par les olives, est aussi, et surtout, un organe conducteur des impressions sensitives par ses faisceaux postérieurs, et du mouvement volontaire par les antérieurs. Mais le bulbe a aussi, comme la moelle, des fonctions propres; ainsi il jouit du *pouvoir réflexe*, qu'on a aussi désigné sous le nom d'*excito-moteur*. De plus, les expériences de M. Flourens ont établi que le bulbe pouvait être envisagé comme le point de départ du principe des mouvements respiratoires, c'est-à-dire que l'on peut détruire toutes les parties de l'encéphale qui surmontent le bulbe et voir persister la respiration, mais qu'aussitôt que le bulbe est atteint la respiration s'arrête subitement. Comme la respiration est la fonction la plus immédiatement nécessaire à la conservation de l'individu, M. Flourens a désigné le bulbe rachidien sous le nom de *nœud vital*.

La *protubérance* qui présente inférieurement des fibres transversales qui vont au cervelet, et dans les parties centrales des fibres longitudinales qui vont aux hémisphères cérébraux, est infiltrée d'une proportion assez considérable de substance grise. La protubérance a des fonctions conductrices comme les précédentes, et sans doute aussi des fonctions propres; mais ces dernières sont peu connues. M. Longet croit pouvoir, il est vrai, conclure de ses expériences qu'en elle réside le principe incitateur des mouvements de locomotion. Mais le rôle capital que lui assigne M. Longet ne paraît pas découler nécessairement de ses expériences. Veut-il parler des mouvements *volontaires* ou des mouvements *involontaires*? Sont-ce des mouvements volontaires que ceux auxquels se livre un animal auquel on a enlevé les lobes cérébraux, les corps striés et les couches optiques? Évidemment non; il ne peut donc être question ici que des mouvements involontaires; mais alors nous rentrons dans l'*action réflexe* que partagent la moelle et le bulbe rachidien, aussi bien que la protubérance annulaire. Quant à l'action conductrice des divers faisceaux de fibres qui traversent la protubérance, elle est démontrée par la sensibilité des uns (conducteurs de sensibilité), et par la propriété qu'ont les autres de susciter des contractions musculaires sans douleur, quand on les irrite (conducteurs de mouvement).

Les *tubercules quadrijumeaux* correspondent aux lobes optiques des animaux; chez eux on en voit se détacher les nerfs optiques d'une manière manifeste. Chez l'homme, les nerfs optiques ne vont d'une manière apparente que jusqu'aux corps genouillés, mais ceux-ci sont reliés aux tubercules quadrijumeaux par des prolongements nerveux, qui font saillie sur la couche optique. Les tubercules quadrijumeaux ne paraissent pas être des organes conducteurs comme les divers prolongements de la moelle dont nous avons parlé. Ils sont en rapport avec l'exercice de la vision, sans qu'on puisse préciser d'une manière bien nette en quoi consiste leur rôle dans cette fonction. Lorsqu'on les enlève, l'animal perd la vue, mais comme l'animal perd également la vue lorsqu'on opère la section du nerf optique sur un point quelconque de son étendue, on peut se demander si les tubercules quadrijumeaux ne sont pas seulement des renflements situés sur le *trajet* de l'impression. On les a considérés, il est vrai, comme l'aboutissant de la sensation visuelle, ou comme des centres de perception ; mais un animal privé de ses lobes cérébraux voit-il la lumière? Il est impossible de le prouver, et il se comporte d'ailleurs absolument comme s'il était aveugle. Il faut noter toutefois ce point essentiel, qui résulte des expériences de M. Flourens et de celles de M. Longet, c'est que lorsqu'on a enlevé les lobes cérébraux et respecté les tubercules quadrijumeaux, la contractilité de l'iris persiste, et qu'elle disparait aussitôt que ces tubercules sont lésés. Or, la contractilité de l'iris est intimement liée à la sensibilité spéciale du nerf optique.

Les fonctions propres de la *couche optique* et du *corps strié*, noyaux de substance grise placés sur le trajet des faisceaux de la moelle prolongés dans l'encéphale, sont tout à fait inconnues. L'hypothèse de MM. Foville et Pinel-Grandchamps, qui plaçaient dans le corps strié le siège des mouvements volontaires du membre abdominal, et dans la couche optique celui des mouvements volontaires du membre thoracique, n'a pas été trouvée conforme à l'expérience. Il n'y a qu'une chose certaine, c'est que la couche optique et le corps strié sont comme les faisceaux de la moelle des conducteurs, par leur partie blanche du moins, du sentiment et du mouvement.

Les faisceaux de la moelle, après avoir traversé les couches optiques et les corps striés et s'être réunis en deux gros faisceaux définitifs sous le nom de pédoncules cérébraux, vont s'irradier et se terminer dans les hémisphères cérébraux. Quelles sont les fonctions des *hémisphères?* Ces fonctions, on peut le dire, consistent à recevoir les impressions ; ils sont, par conséquent, le centre ou l'aboutissant de la *sensibilité* et le point de départ de *l'incitation* motrice. Pour parler un langage plus général, les lobes cérébraux peuvent être considérés comme le siège de la *sensibilité* et du *mouvement*. Cependant, ainsi que nous l'avons vu, certaines parties de la moelle épinière et de la moelle allongée séparées du cerveau, pouvant déterminer encore des mouvements *involontaires* ou *réflexes*, il faut dire que les lobes cérébraux sont le siège de la *sensibilité perçue* et du *mouvement volontaire*. Les lobes cérébraux sont aussi des centres de perception pour toutes les sensations. Si nous cherchons à localiser le rôle propre de chacune des deux substances des hémisphères, immédiatement le problème devient insoluble. Si nous nous adressons par exemple cette question : Les fibres de la substance blanche dans les lobes cérébraux constituent-elles une substance conductrice, continuant vers la substance grise le transport des impressions, et ramenant vers la moelle et les nerfs l'incitation du mouvement? il est impossible de répondre, car la substance blanche, aussi bien que la substance grise des hémisphères peuvent être irritées, excitées, sans causer aucune douleur à l'animal, et sans déterminer chez lui aucun mouvement.

Ainsi les fonctions conductrices que nous avons reconnues dans la moelle, dans le bulbe, dans la protubérance, dans les fibres blanches qui traversent les couches optiques et les corps striés, et qu'on peut encore distinguer dans les pédoncules du cerveau, ces fonctions deviennent insaisissables à nos moyens d'investigation, aussitôt que les pédoncules s'irradient dans les lobes cérébraux.

L'obscurité devient plus grande encore quand, au lieu de chercher à distinguer les parties qui président à la sensibilité de celles qui président au mouvement, nous voulons localiser dans les hémisphères cérébraux, les centres de perception de chacune des sensations, ou ceux des diverses fonctions de l'entendement. Toutes les tentatives faites à cet égard ont échoué.

Quant au *cervelet*, on peut dire aujourd'hui que ses fonctions sont encore tout à fait inconnues.

Willis y établit le siége des fonctions de la vie végétative; M. Flourens en fait le coordonnateur ou le régulateur des mouvements; Gall le considère comme l'organe de l'instinct de propagation. Enfin, MM. Foville et Pinel-Grandchamps, comme nous l'avons vu, y établissent, après Pourfour-Dupetit, le siége de la sensibilité. Ce qui est certain, c'est que comme pour les lobes cérébraux, l'excitation des lobes du cervelet n'entraîne point de mouvements, et ne détermine point de douleurs. Ce qui est certain aussi, c'est que les lésions profondes du cervelet sont plus rapidement mortelles chez les animaux que celles du cerveau lui-même.

Nous devons noter encore que les diverses recherches expérimentales qui ont eu pour but de signaler le pouvoir conducteur soit de la moelle, soit de ses prolongements encéphaliques, ont démontré que l'action des parties du système nerveux devient *croisée* au-dessus du bulbe et de la protubérance, ce qui tient à l'entre-croisement des faisceaux nerveux au sein de la moelle allongée. Les paralysies qui accompagnent les lésions du cerveau et même celles du cervelet, révèlent aussi cet entre-croisement, en abolissant le mouvement et la sensibilité dans les parties opposées du corps. Il est probable toutefois que l'entre-croisement n'est pas complet, car on a vu, dans quelques cas rares, la paralysie se déclarer du même côté que la lésion encéphalique.

§ 766. On ne sait rien sur la manière dont le système nerveux produit l'innervation. Ce fait échappant à l'observation, une foule d'hypothèses ont été proposées : elles ont varié avec les doctrines dominantes à chaque époque.

On a essayé d'expliquer l'action nerveuse par des hypothèses mécaniques, soit en supposant que les fibres nerveuses pouvaient vibrer à la manière des cordes, soit en admettant seulement de pareilles vibrations dans leurs fibrilles élémentaires, ou dans des fibrilles spirales qu'on y supposait, ou enfin par un ébranlement dans les globules élastiques dont on y avait supposé l'existence.

On a fondé d'autres explications sur la supposition d'un fluide nerveux, soit grossier et visible, soit plus généralement un fluide incoercible ; et, dans cette dernière supposition, on l'a tantôt appelé éther, tantôt phlogistique ou magnétique, lumineux, électrique ; en dernier lieu galvanique, suivant les objets qui ont fixé à diverses époques l'attention des physiciens.

Reil a proposé à ce sujet une hypothèse qui consiste à faire dériver l'action nerveuse d'un procédé chimico-vital. Il attribue en général l'action des parties organiques à leur forme et à leur composition. La forme et la composition des parties organiques étant changées, leur action l'est toujours ; et toutes les fois que l'action est changée, il y a des changements observables dans les parties ; de sorte qu'en règle générale, le changement d'action est la conséquence d'un changement de composition des parties : l'action nerveuse suppose donc un changement dans la substance nerveuse. Ce qui paraît surtout favorable à cette hypothèse de Reil, c'est l'abondance de sang artériel qui se distribue dans le système nerveux, et surtout dans la substance grise, dont le volume est toujours relatif à l'activité nerveuse.

§ 767. On pourrait, indépendamment de toute hypothèse, considérer l'action nerveuse comme un fait général, et en observer les phénomènes et les conditions. Les phénomènes de l'innervation ne sont pas sensibles dans le nerf, comme ceux de la contraction musculaire dans le muscle : on n'y voit rien ; cependant quelques faits semblent indiquer qu'il y a pour la sensation un mouvement quelconque dans la substance nerveuse en action. La sensation résultant de l'impression faite par la lumière sur l'œil n'est pas instantanée ; l'ébranlement ou la pression de l'œil dans l'obscurité donne lieu à la sensation de lumière, etc. Beaucoup d'autres faits rassemblés par Darwin semblent indiquer qu'il y a dans la sensation un mouvement moléculaire de la substance nerveuse qui n'est pas instantané. D'un autre côté, beaucoup de faits semblent indiquer que le système nerveux est l'organe formateur et conducteur d'un agent impondérable analogue à l'agent électrique ou galvanique. Cet agent de l'innervation, dont l'existence a été prévue par Reil, reconnue par M. de Humboldt et par Aldini, admise et soutenue avec tant de talent par Cuvier, permet d'expliquer facilement tous les phénomènes de l'innervation, et notamment le rapport qui existe entre

l'action nerveuse engourdissante des poissons électriques et les phénomènes galvaniques d'une part, et l'action nerveuse ordinaire de
l'autre ; la possibilité de déterminer des phénomènes galvaniques
avec des nerfs et des muscles seuls ; la possibilité de déterminer des
contractions musculaires, d'entretenir l'action chymifiante de l'estomac, l'action respiratoire du poumon, etc., en remplaçant l'influence nerveuse par l'action galvanique ; l'existence d'une atmosphère nerveuse, agissant à distance autour des nerfs et des muscles,
et à travers la solution de continuité des nerfs divisés ; le plissement
qui s'opère dans la fibre musculaire en contraction, et le rapport
des dernières fibres nerveuses transverses avec ces plis, phénomène
d'innervation qui se rapproche de certains phénomènes électro-ma-
gnétiques, etc.

Ces opinions ont paru si vraisemblables à M. Rolando, qu'il a
cherché la source de l'agent nerveux de la contraction dans le cervelet, qui, à raison de ses lames, lui a paru devoir agir à la manière
d'une pile de Volta, et qu'il a admis dans la sensation un mouvement
moléculaire de la pulpe.

Quoi qu'il en soit, la force nerveuse s'affaiblit et s'épuise par les
opérations intellectuelles, par le travail des sens, des muscles et de
l'encéphale, et plus encore par la douleur ; elle se répare par le repos, l'alimentation et le sommeil. Son énergie, en général et en
particulier, est relative à la masse du système nerveux tout entier
et de ses parties, et surtout à la masse de la substance grise, qui
est la plus vasculaire ; elle est relative aussi à l'étendue des surfaces.
Elle persiste quelque temps après la mort dans les nerfs et dans les
muscles.

Cette force semble résulter de l'action d'un fluide subtil, formé
par l'action organique de la substance nerveuse arrosée par le sang
artériel. Il paraît que ce fluide est formé partout, mais surtout là où
la substance nerveuse grise et vasculaire est amassée. Ce liquide
subtil semble parcourir l'intérieur et la surface des nerfs, leur former une atmosphère, et, au delà de leurs extrémités, pénétrer ou
imprégner tous les organes et les humeurs elles-mêmes. Le sang
particulièrement paraît être pénétré du même fluide, et lui devoir
les propriétés essentielles qui le distinguent pendant la vie.

Cependant le sang artériel fournit au système nerveux la matière
de son action ; aussi l'abord du sang artériel est une condition de
cette action.

L'asphyxie, dont on a cherché la cause dans l'interruption du

passage du sang à travers le poumon (Haller), dans l'arrivée d
sang, resté veineux, dans le ventricule gauche (Godwin), dans l
pénétration de ce sang dans la substance musculaire du cœur (Bichat)
résulte bien plutôt de la pénétration du sang brun dans la substanc
nerveuse ; de même la syncope dépend de l'interruption de l'inner
vation du cœur : la vie étant essentiellement liée à l'action récipro
que du sang sur la substance nerveuse, et de la substance nerveus
sur le sang.

L'agent nerveux résulte-t-il directement et uniquement de l'actio
réciproque du sang et de la substance nerveuse ? est-il puisé au de
hors ? peut-il passer d'un individu à un autre ? résulte-t-il de l'op
position des substances blanche et grise ? de l'action de la fibr
nerveuse sur la fibre musculaire ? L'action nerveuse serait alor
comparable à une décharge électrique.

Malgré les analogies que présente l'action nerveuse avec les phéno
mènes des courants électriques ou galvaniques, il est certain que ces ana
logies sont loin de constituer une véritable identité.

En supposant, en effet, que les centres nerveux représentent une sort
d'appareil galvanique à deux éléments (substance grise, substance blan
che), et les nerfs les fils conducteurs qui établissent la communication, o
qui ferment le courant, il est impossible de ne pas être frappé de la pro
priété toute nouvelle de l'agent nerveux qui suit les conducteurs. Ceux-ci
en effet, sont continuellement *humides* et plongés dans un milieu qui ne l'es
pas moins. Si les nerfs étaient des conducteurs analogues aux conducteur
métalliques, un simple *nœud* ou une ligature, si serrée qu'on la suppose
pourrait-elle empêcher l'action nerveuse ?

Le galvanomètre ou multiplicateur, qui met en évidence les courants ga
vaniques les plus faibles, a été appliqué souvent à la détermination de l'éle
tricité animale. A diverses reprises on a annoncé qu'il était possible d
constater des traces d'électricité dans le corps de l'homme et des animau
et tout naturellement on a placé la source de cette électricité dans le systèm
nerveux. Mais toutes les expériences qui ont été faites à cet égard n'ont poi
prouvé qu'il y ait de l'électricité *libre* dans le corps des animaux vivant
J'ai souvent entendu M. le professeur Gavarret réfuter ces diverses expérienc
par des motifs qui me paraissent tout à fait concluants.

Les traces d'électricité que le galvanomètre met en évidence lorsqu
ses pôles sont placés dans des tissus différents, quels qu'ils soient, o
dans diverses parties d'un même tissu, sont en rapport avec les phéno
mènes de *nutrition* ou de combustion qui s'accomplissent partout dan
nos tissus (les phénomènes de combustion sont accompagnés d'un dé
gagement d'électricité, comme les divers phénomènes de décompositio
chimique). Or, les combustions nutritives ne sont pas égales dans le

divers tissus, qui reçoivent des quantités de vaisseaux (de sang) très-différentes; elles ne sont pas égales non plus à la *surface* d'un organe ou dans l'*intérieur* de cet organe. Il résulte de là que si vous établissez, à l'aide des deux fils du galvanomètre, une communication entre deux points différents de l'économie, l'excès du mouvement nutritif d'une partie sur celui de l'autre détermine un courant[1]. Mais ce courant est un courant provoqué et artificiel, et ce n'est qu'en mettant anormalement en présence, par l'intermédiaire d'un fil conducteur, des parties normalement distantes, que vous le déterminez. Dans l'état régulier des fonctions de l'animal, le mouvement chimique de la nutrition ne s'accompagne pas de dégagement d'électricité, parce que l'électricité produite se recombine sur place.

On ne peut donc se prévaloir d'une prétendue électricité libre qui existerait dans le corps des animaux, pour établir l'identité du fluide nerveux et du fluide électrique.

Mais voici que M. Helmholtz de Kœnisberg vient de publier, cette année même, des expériences qui établissent, entre le fluide électrique et l'agent nerveux, une différence essentielle. Après avoir construit un appareil fort ingénieux, il a étudié la vitesse de propagation de l'agent nerveux, et il est arrivé à cette conclusion, qu'il ne parcourt pas plus de 26 mètres par seconde sur les grenouilles. Comparez à cela la vitesse prodigieuse de l'électricité, qu'on suppose être dix mille fois plus grande que celle de la lumière[2].

Si l'agent nerveux n'est pas identique au fluide électrique, quel est-il? Il est évident que nous ne pouvons étudier que ses phénomènes, sans pouvoir préciser sa nature, pas plus d'ailleurs que nous ne pouvons pénétrer la cause de l'électricité. D'un autre côté, comme ses conducteurs (tubes nerveux) sont des canaux remplis par un liquide gras et albumineux, on s'est demandé si l'action nerveuse n'était pas accompagnée d'une *circulation*. Si l'on veut entendre par ce mot un écoulement continu du liquide dans les canaux nerveux, cela n'est pas vraisemblable, attendu l'absence de centre d'impulsion et la non-contractilité de leurs enveloppes. Mais si l'on n'entend par ces mots que des *déplacements* lents ou des *ébranlements*, la chose est extrêmement probable.

§ 768. L'action nerveuse est excitée ou mise en jeu par des stimulants externes ou internes.

---

[1] On détermine, en effet, un courant dans un galvanomètre, toutes les fois qu'on termine les pôles du galvanomètre par deux métaux inégalement attaquables par la solution dans laquelle on plonge ces pôles. L'intensité du courant peut être mesurée par les différences d'actions chimiques.

[2] La lumière parcourt 80,000 lieues, c'est-à-dire 320,000,000 mètres par seconde; l'électricité parcourrait donc par seconde 3,200,000,000,000 mètres. (Il paraît, d'après des expériences récentes, que la vitesse de l'électricité, quoique plus grande que celle de la lumière, ne la surpasse pas d'une quantité aussi considérable.)

§ 769. Les premiers moments de la formation et du développement du système nerveux ne peuvent être saisis par l'observation. Ce système existe-t-il dès le commencement, et la génération ne résulte-t-elle que de la réunion du système cellulo-vasculaire fourni par la mère, et du système nerveux fourni par le mâle (Rolando)? Le système nerveux commence-t-il par la formation du ganglion cardiaque, et se développe-t-il successivement par le nerf grand sympathique et le reste du système (Ackermann [1])?

Ce que l'observation a appris, c'est que les nerfs et les ganglions se forment en même temps que la moelle, et celle-ci avant l'encéphale, c'est-à-dire, avant le cervelet, les tubercules quadrijumeaux et le cerveau.

La moelle, d'abord ouverte en arrière comme une gouttière, puis creuse comme un canal, par le rapprochement de ses bords, devient à la fin solide. Elle occupe d'abord toute la longueur du canal vertébral. La substance blanche qui en forme l'extérieur se dépose la première; la substance grise, en se déposant ensuite à l'intérieur, en remplit la cavité.

Le cervelet, les tubercules et le cerveau, qui ne constituent d'abord que des parties plus larges de la gouttière de la moelle, se renversent, se rencontrent, s'unissent sur la ligne médiane, en présentant dans les diverses phases de leur développement la plus exacte ressemblance avec les mêmes parties des poissons, des reptiles, des oiseaux et des mammifères, en remontant des rongeurs vers les quadrumanes.

Dans le cerveau, comme dans le reste de l'encéphale, et comme dans la moelle, l'accroissement en épaisseur se fait simultanément à l'extérieur et à l'intérieur. C'est par là qu'il faut expliquer, avec M. Desmoulins, l'existence d'une cavité que l'on trouve, à l'âge fœtal, dans l'épaisseur du centre ovale de Vieussens, entre la couche intérieure et la couche extérieure de la voûte des ventricules latéraux.

Dans l'encéphale comme dans la moelle, la substance grise ne se forme qu'après la blanche, et même après seulement que les fibres de cette dernière se sont réunies par des commissures sur la ligne médiane.

Après la naissance, l'accroissement du système nerveux, si rapide

---

[1] Ackermann, *De systematis nervei primordiis*, Heidelb., 1813. — Tiedemann, *Op. cit.*

…isque-là, se ralentit beaucoup : après l'oreille interne et l'œil, c'est la partie du corps qui croît alors le plus lentement.

Dans la vieillesse, le système nerveux éprouve une diminution sensible de volume, qui se manifeste dans l'encéphale par le rétrécissement du crâne [1], et que l'on peut constater aussi en mesurant la moelle.

Le système nerveux se développe comme les os et les muscles dans le feuillet séreux ou animal de la vésicule blastodermique. Le système nerveux n'est pas la première partie de l'embryon qui apparaisse. En effet, les lames dorsales (vestiges de la colonne vertébrale), se montrent, se développent, et constituent un véritable canal vers le côté dorsal de l'embryon, avant qu'on aperçoive encore aucun vestige de système nerveux ; c'est dans ce canal qu'apparaît bientôt la moelle épinière.

Le développement histologique du système nerveux s'accomplit aux dépens des cellules formées dans le plasma originel.

Les tubes nerveux se forment par l'accolement et la résorption des parois des cellules. Les noyaux disparaissent ou entrent dans la constitution du névrilème.

Les corpuscules nerveux qui constituent la base essentielle de la substance grise se développent d'une manière qui leur est propre. Il résulte des recherches de M. Valentin, que ce qu'on doit regarder dans un corpuscule nerveux développé comme la *cellule initiale* de développement, c'est la cellule incluse dans le corpuscule nerveux (V. § 754) et non la membrane d'enveloppe du corpuscule lui-même, laquelle n'est qu'une formation secondaire.

Le cerveau ne naît pas de la moelle, pas plus que les nerfs. Chacune de ces parties du système nerveux se développe dans les lieux où elle doit exister, et sans pousser, à la manière des végétaux, d'un point vers un autre.

§ 770. Le système nerveux est sujet à beaucoup de vices de conformation [2]. On connaît un cas d'aneurie ou privation totale du

---

[1] Tenon, *Recherches sur le crâne humain, Mémoire de l'Inst., sc. phys. et math.*, tom. I.

[2] A. Béclard, *Mémoire sur les fœtus acéphales*, Paris, 1815. — Geoffroy Saint-Hilaire, *Philos. anatom.*, vol. II. — Breschet, *Répert. gén. des sc. médic.*, art. *Acéphalie* et *Anencéphalie*, tom. I et II. — C.-P. Ollivier (d'Angers), *Essai sur l'anatomie et les vices de conformation de la moelle épinière*, Paris, 1823. — Idem, *Traité de la moelle épinière et de ses maladies*, 1 vol. in-8°. — Laroche, *Essai d'anat. pathol., sur les monstruosités de la face*, Paris, 1823. — Geoffroy Saint-Hilaire (Isid.), *Traité de tératologie*, 3 vol., 1832-37. — Vrolik, *Tabulæ ad illustrandam embryogenesim hom. et mammalium, tam naturalem quam abnormam*, 1849.

système nerveux : il a été observé dans un fœtus acéphale réduit
à un petit tronçon informe. Il y a un assez grand nombre de cas
d'absence de l'encéphale et de la tête. Il y a un grand nombre
d'exemples de privation totale du centre nerveux, les nerfs et les
ganglions spinaux existants. Il y a un bien plus grand nombre
encore de cas d'absence de l'encéphale, la moelle existante, ainsi
que tous les nerfs de la face et du col. La moelle peut être restée
ouverte, creuse, ou étendue à tout le canal. Dans certains cas le
cervelet et les tubercules quadrijumeaux existent, ainsi que les
pédoncules du cerveau et leurs renflements optiques et striés, et les
hémisphères manquent seuls. Dans quelques cas les hémisphères
sont incomplets ; les lobes moyen ou postérieur sont dépourvus de
sillons et de circonvolutions. Quelquefois le corps calleux manque
seul [1] ; ou bien il reste une cavité dans l'épaisseur de l'hémisphère,
etc. Le cervelet peut présenter des défauts analogues, surtout
dans le nombre de ses lames [2]. Tous ces cas sont des imperfections
ou des défauts de développement.

Il peut exister des défauts de symétrie, des défauts de proportion entre les diverses parties du système.

§ 774. La consistance du système nerveux est quelquefois changée.
Le ramollissement [3] est une altération très-fréquente d'une partie
de la masse nerveuse centrale. La substance nerveuse ramollie l'est
quelquefois au point d'être presque liquide. Sa couleur est quelquefois d'un blanc de lait ; d'autres fois elle est jaunâtre, rosée, rouge,
ou brune. Cette altération se rencontre dans les couches optiques,
dans les corps striés, dans les hémisphères du cerveau, dans le
cervelet, dans la protubérance, dans le bulbe rachidien, et même
dans la moelle épinière. Elle donne lieu, suivant son siége, à divers
dérangements des sensations, des mouvements volontaires et des
autres fonctions du système nerveux. Elle est souvent le résultat
d'une inflammation ; dans quelques cas elle en paraît indépendante.

L'endurcissement [4] du système nerveux a été observé par M. Esqui-
rol et par M. S. Pinel, qui l'a fort bien décrit. Le tissu nerveux
endurci présente une masse compacte, d'apparence organique ; il
ressemble, par sa couleur, sa consistance et sa densité, à du blanc

---

[1] Reil, *Archiv. für die physiologie*, t. XI.

[2] Malacarne, *Neuro encephalotomia*, Pavia, 1791.

[3] Rostan, *Recherches sur le ramollissement du cerveau*, 2e édit., Paris, 1823.

[4] Pinel, fils, *Recherches sur l'endurcissement du système nerveux*, Paris, 1822

d'œuf fortement durci par la coction ; on n'y aperçoit pas de vaisseaux sanguins ; il paraît resserré sur lui-même. L'endurcissement paraît affecter particulièrement la substance blanche. On l'a observé sur le système nerveux d'idiots, dans le cerveau, dans le cervelet et dans la moelle, où il rend très-manifeste la disposition fibreuse de la substance nerveuse blanche.

§ 772. Le système nerveux est sujet à beaucoup d'affections [1] dont les principales sont, dans la masse centrale, la commotion ou contusion indirecte avec ou sans épanchement ; l'inflammation et ses divers degrés ; les divers produits des affections chroniques, comme les abcès enkystés, les productions de tubercules, de squirrhes, de cancers, les tumeurs fibreuses, osseuses, les hydatides, les corps étangers. Les membranes qui enveloppent la masse nerveuse centrale sont également le siége fréquent de congestions brusques avec exhalation sanguine ou séreuse, d'inflammation aiguë à différents degrés, d'inflammation chronique ; on y observe les épanchements aigus et les épanchements chroniques. Les maladies de la substance nerveuse et celles de ses membranes peuvent se compliquer.

Les affections de la moelle sont plus rares dans l'homme que celles de l'encéphale ; le contraire a lieu dans les animaux.

Ces diverses altérations, suivant qu'elles sont aiguës ou chroniques, suivant qu'elles agissent en irritant, en détruisant, ou en comprimant, et suivant leur siége, déterminent divers dérangements plus ou moins graves dans les fonctions du système nerveux.

§ 773. Le tissu nerveux ne se produit point accidentellement.

Le tissu nerveux blessé se cicatrise quand la blessure est de nature à laisser survivre l'individu.

Les blessures de l'encéphale et de la moelle, quand elles ne sont pas mortelles, se réunissent comme celles des autres parties. Les blessures de l'encéphale avec perte de substance de ses enveloppes se guérissent par la formation d'une cicatrice. Ce fait a été observé par M. Duméril, sur des salamandres, et par beaucoup de chirurgiens, dans l'espèce humaine. Les plaies avec perte de substance du cerveau, le crâne restant entier, se guérissent par la formation d'une substance nouvelle, molle, comme muqueuse, qui ne ressemble pas

---

[1] Lallemand, *Recherches anat. path. sur l'encéphale et ses dépendances*, 1820-34. — Abercrombie, *Recherches chimiques et pathologiques sur les maladies de l'encéphale et de la moelle épinière.*, trad. franç., 1834.

out à fait à celle de l'organe, et par l'élargissement du ventricule cérébral correspondant. Les déchirures de l'encéphale, produites par l'épanchement sanguin [1], présentent, quand l'individu survit, des phénomènes remarquables. Le sang se coagule et est bientôt entouré par une couche de lymphe organisable; cette couche s'organise, devient vasculaire et s'unit à la substance nerveuse; le sang est successivement résorbé, d'abord dans ses parties séreuses, et il reste alors un coagulum fibrineux auquel le kyste s'unit. A la longue, le caillot fibrineux disparaît aussi par résorption. Le kyste, resserré peu à peu sur lui-même, contracte des adhérences, et devient une cicatrice jaunâtre qui disparaît à la longue.

Les cicatrices et les autres altérations des nerfs seront examinées plus loin.

§ 774. Le système nerveux, qui joue un si grand rôle dans l'exercice régulier des fonctions, en remplit un aussi important dans la production des maladies [2]. C'est lui qui reçoit et qui propage l'impression des causes morbifiques, qui détermine les mouvements irréguliers des muscles, du cœur, des artères, qui produit les sympathies morbides; et comme son action s'étend jusque sur le tissu cellulaire qui fait la base des organes, jusque sur le sang qui les pénètre et les arrose, on conçoit qu'il n'est étranger à aucune action morbide, et qu'il est le principal agent d'un grand nombre d'entre elles.

Les maladies dites générales (*essentielles* ou *dynamiques*) n'ont pas de siége plus probable que les systèmes nerveux et vasculaire, centres des fonctions animales et végétatives, que le sang et l'agent nerveux qui les parcourent, et qui sont dans une dépendance mutuelle, intime et nécessaire [3].

C'est dans le rapport régulier de ces deux grands appareils et de leurs fonctions que consistent la vie et la santé; c'est du dérangement de leur harmonie que résultent la maladie et la mort.

---

[1] Rochoux. *Recherches sur l'apoplexie*, Paris, 1814.

[2] Georget, *Ouvrage cité.* — Lobstein, *Discours sur la prééminence du système nerveux*, Strasbourg, 1821.

[3] Les altérations du système nerveux n'ont pas encore été déterminées d'une manière suffisante dans un certain nombre de maladies convulsives ou délirantes, bien que le système nerveux soit évidemment atteint dans ces maladies; à plus forte raison ses modifications dans les phénomènes de la maladie en général sont-elles inconnues. Quant au sang lui-même, les recherches modernes, et en particulier celles de MM. Andral et Gavarret, ont démontré qu'il est modifié dans sa constitution intime, et *comment* il est modifié. (Voyez art. *Sang.*)

SECTION II.

DES NERFS EN GÉNÉRAL.

§ 775. Les nerfs [1], *nervi*, sont des cordons blancs formés de fila-ments médullaires, tenant par une extrémité au centre nerveux, et par l'autre aux téguments, aux sens, aux muscles et aux vais-seaux.

§ 776. Les anatomistes de l'école d'Italie ont connu assez exacte-ment toutes les paires de nerfs que l'on connaît aujourd'hui ; mais ils ne les ont pas classées, dénombrées ou nommées, comme on le fait maintenant.

Willis leur a donné des noms de nombre et des noms propres, sous lesquels ils ont été en général connus depuis lui ; savoir :

1° Les nerfs olfactifs ;

2° Les nerfs optiques ou visuels ;

3° Les nerfs moteurs oculaires communs ;

4° Les nerfs pathétiques ;

5° La cinquième paire, ou trijumeau ;

6° La sixième paire, ou moteur oculaire externe ;

7° La septième paire, composée d'une partie dure (nerf facial), et d'une partie molle (nerf auditif) ;

8° La huitième, ou la paire vague (pneumo-gastrique), avec son accessoire (nerf spinal) ;

9° La neuvième paire, ou les nerfs moteurs de la langue (hypo-glosse) ;

10° La dixième paire, ou le sous-occipital ;

Les nerfs de la moelle spinale ou nerfs rachidiens ;

Et le nerf intercostal ou sympathique.

M. Sœmmering a modifié la division de Willis. Il établit qua-rante-trois paires de nerfs, dont douze paires de nerfs du cerveau ;

---

[1] *Consultez :* J.-C. Reil, *Exercitationes anatomicæ de structurâ nervorum*, Halæ, 1797, fol.—Burdach, *Beitræge zur mikroskop, Anat. der nerven*, 1837, trad. franç., in *Annales des sc. nat.* 1838. — Valentin, *Ueber den verlauf und die enden der nerven*, 1836. — Langer et Czermak, *Ueber den bau der nerven*, 1842.

en divisant la septième paire de Willis en septième ou faciale, et en huitième ou auditive ; sa huitième, en neuvième ou glosso-pharyngienne, en dixième ou pneumo-gastrique, et en onzième ou spinal ; la douzième est l'hypoglosse ; et en rejetant le sous-occipital parmi les nerfs spinaux, qui sont alors au nombre de trente paires ; le nerf grand sympathique forme la quarante-troisième paire. Ces modifications ont été généralement adoptées.

Bichat a distingué les nerfs encéphaliques ou crâniens, en ceux du cerveau, en ceux de la protubérance et en ceux de la moelle allongée. Cette division n'est pas fondée sur des observations exactes.

Les nerfs peuvent être exactement distingués :

1° En nerfs à double racine, l'une tenant à la colonne antérieure et l'autre à la colonne postérieure de la moelle : ce sont les nerfs spinaux, et le trijumeau, ou la cinquième paire des nerfs crâniens. Ces nerfs servent tout à la fois à la sensibilité et à la myotilité.

2° En nerfs à une seule racine qui sont aussi des nerfs de sensibilité et de myotilité, quoique leurs origines apparentes soient uniques ; mais leurs origines profondes sont doubles et ont lieu comme celle des précédents sur les faisceaux sensitifs et moteurs de la moelle, prolongés vers l'encéphale. Ces nerfs sont le glosso-pharyngien ou de la neuvième paire, et le nerf pneumo-gastrique, ou de la dixième paire.

3° En nerfs à une seule racine, servant exclusivement les uns à la sensibilité, les autres à la myotilité : ce sont la première paire, la seconde, la huitième, c'est-à-dire les nerfs olfactifs, optiques, auditifs ; la troisième, la quatrième, la sixième, ou les nerfs moteurs de l'œil ; la onzième ou le spinal, et la douzième ou les nerfs moteurs de la langue.

4° En nerfs circulatoires : ils tiennent à tous les nerfs spinaux ; ce sont les nerfs grands sympathiques. Ces derniers et le nerf pneumo-gastrique appartiennent en outre au tégument intérieur, aux glandes et aux muscles intérieurs en général. Le nerf sympathique sera décrit à part dans la section suivante.

§ 777. La forme des nerfs est, en général, cylindrique. Leur surface présente des rides ou stries transversales, qui dépendent de l'allongement qu'ils éprouvent dans les divers mouvements : ces rides se voient très-bien à la loupe, surtout dans les nerfs des membres.

Il y a trois choses à considérer dans les nerfs : 1° leur origine ; 2° leur trajet ; 3° leur terminaison.

§ 778. Il ne faut pas entendre par *origine* des nerfs, un point d'où ils naîtraient et ·sur lequel ils végéteraient, pour ainsi dire : cette origine n'est que l'extrémité centrale du nerf, ou celle par laquelle il tient au centre nerveux. Elle se fait, pour tous les nerfs, à la moelle épinière et à la moelle allongée (la moelle allongée comprend le *bulbe rachidien*, la *protubérance* et les *pédoncules céré-belleux* et *cérébraux*); aucun ne naît des lobes du cerveau ni du cervelet. L'olfactif ne fait pas même exception à cette règle ; ce nerf tient à un prolongement de la moelle, qui, dans les animaux, constitue le bulbe olfactif. On trouve quelquefois des fœtus privés de cerveau, et chez lesquels pourtant les nerfs olfactifs existent avec la moelle et les pédoncules du cerveau, comme j'ai eu occasion de l'observer tout récemment. Bichat, tout en disant que tous les nerfs viennent de la moelle, fait pour l'optique et l'olfactif une exception qui n'est point réelle.

L'origine des nerfs est souvent située plus profondément qu'elle ne le paraît au premier abord ; de sorte que le point d'où ils se détachent n'est souvent pas leur véritable origine : la cinquième paire, par exemple, ne vient pas du pont de Varole, ou fibres transverses de la protubérance, d'où elle semble se détacher, car ce pont n'existe pas chez les animaux ovipares, où l'origine de ce nerf a pourtant lieu au même endroit que dans les mammifères. Mais on peut suivre les origines réelles de ce nerf sur les fibres profondes de la protubérance, continuation des faisceaux ascendants de la moelle.

On s'est demandé si les nerfs s'entre-croisent à leur origine ; on n'a pas hésité à l'affirmer, mais il n'en est rien. Il n'y a pas d'entre-croisement dans les nerfs de la moelle épinière. Il en est de même pour ceux qui viennent de cette moelle prolongée dans le crâne. Dans les nerfs optiques seuls, il existe un entre-croisement partiel à l'endroit appelé le kiasma. Les auteurs ne sont pas d'accord sur le mode d'entre-croisement de ces nerfs. Leur entre-croisement, admis par les uns, nié par les autres, est évident dans les poissons; dans l'homme, quoique dans la plupart des cas l'atrophie de l'un de ces nerfs se continue du côté opposé, des observateurs dignes de foi assurent l'avoir vu se continuer du même côté. La dissection ne montre pas non plus que l'entre-croisement ait lieu pour toutes les fibres; de sorte que l'opinion de ceux qui pensent qu'il n'est que partiel est la plus vraisemblable.

Il n'y a pas entre-croisement entre les autres nerfs, mais entre les faisceaux de la moelle, dans le bulbe et dans la protubérance, ce qui explique comment, dans les lésions du cerveau, les symptômes se manifestent du côté opposé de la moelle : aussi, quand celle-ci est divisée au-dessous de l'endroit où se fait l'entrecroisement, les symptômes apparaissent-ils du même côté.

Une autre question qui a été agitée par les anatomistes, est de savoir si les nerfs se réunissent à leur origine dans les centres nerveux sur la ligne médiane par des commissures analogues à celles que l'on trouve entre les côtés correspondants du cerveau et du cervelet. Cette réunion est évidente dans les nerfs pathétiques. Les nerfs auditifs sont aussi quelquefois réunis, à leur origine, par des stries blanches, qui tapissent le fond du quatrième ventricule ; mais ces stries sont loin d'être constantes, et manquent généralement dans le jeune âge[1].

Les nerfs de la moelle de l'épine naissent par deux racines, une antérieure et une postérieure, comme il a déjà été dit. Le volume respectif de ces deux racines, sur lequel on a beaucoup varié, et que M. Gall a dit être à l'avantage de la racine postérieure, n'est réellement ainsi que pour les nerfs brachiaux ; le contraire a lieu pour les nerfs cruraux. Ces racines se réunissent dans le trou de conjugaison, où la postérieure présente un renflement ou ganglion, auquel l'antérieure est simplement accolée. La racine antérieure ne concourt point à former ce ganglion, comme on le trouve dans beaucoup de traités d'anatomie, quoique cette particularité ait été indiquée depuis longtemps par Haase, Monro et Scarpa, auquel même on en a attribué la découverte : seulement M. Gall fait remarquer, avec raison, qu'au cou les racines antérieures des nerfs spinaux sont molles, pulpeuses et rougeâtres ; ce qui a pu en imposer aux anatomistes qui ont examiné cette région.

Dans le crâne, les nerfs ne présentent point de racines distinctes, comme les nerfs rachidiens. Il faut en excepter, toutefois, le nerf de la cinquième paire ou trijumeau, qui naît manifestement par deux

[1] La question a été de nouveau agitée de nos jours. La connaissance plus précise des éléments tubuleux du système nerveux, et l'absence d'extrémités libres de ces tubes dans les centres nerveux, a ramené la plupart des anatomistes à cette manière de voir. Quant à ce qui concerne les filets d'origine du nerf auditif, il est vrai qu'ils n'apparaissent pas toujours distinctement sur le plancher du quatrième ventricule, mais alors on les retrouve plus profondément dans l'épaisseur du bulbe.

ordres de racines, l'une dépourvue de ganglion, analogue par conséquent aux racines antérieures des nerfs rachidiens ; l'autre, pourvue
d'un ganglion comme les racines postérieures des nerfs rachidiens.

A l'endroit où les nerfs entrent dans la moelle allongée, le névrilème les abandonne ou s'amollit, et se confond avec la pie-mère,
et la substance nerveuse seule se continue avec celle de l'encéphale. Les filets intérieurs du nerf sont plutôt abandonnés par le
névrilème que les filets extérieurs : il en résulte que, quand on ar-
rache le nerf, il se déchire plus loin en dehors qu'en dedans, et il
reste une saillie que l'on a comparée à tort à une apophyse sur laquelle le nerf serait implanté.

§ 779. Dans leur trajet, les nerfs se divisent en conservant à peu
près le même volume dans l'intervalle de leurs divisions. Celles-ci
ne consistent qu'en une séparation des filets qui les composent, et
ne ressemblent point à celles des vaisseaux. Les divisions des nerfs
sont en général accompagnées par celles des vaisseaux, quoiqu'elles
ne leur correspondent pas toujours exactement. Les nerfs communiquent entre eux de trois manières : 1° par les anastomoses ; 2° par
les plexus ; 3° par les ganglions.

On entend par *anastomose* la réunion de deux nerfs entre eux.
Cette réunion a été ainsi nommée par les anciens, parce qu'ils regardaient les nerfs comme des vaisseaux dans lesquels circulait le
fluide nerveux, et qu'ils les comparaient, sous ce rapport, aux artères. Cette expression, que l'on a critiquée, est assez convenable ;
car il n'y a pas simplement application des filets nerveux dans les
anastomoses, mais véritablement communication de ces filets, abouchement de leur canal, qui, à la vérité, contient une substance qui
y séjourne, et non un fluide circulant, comme on le croyait autrefois.
Les anastomoses ont lieu tantôt entre les branches du même nerf,
tantôt entre des nerfs différents, rarement entre les nerfs d'un côté
et ceux du côté opposé.

C'est surtout dans les anses nerveuses que l'abouchement des filets est le plus évident : la plus remarquable de ces anses est celle
qui résulte de la réunion du nerf vague du côté droit et du plexus
solaire, et que Wrisberg a décrite sous le nom d'*ansa communicans
memorabilis.*

Il faut distinguer, parmi les *anastomoses,* celles qui se font sur des points
variables du trajet des branches nerveuses, et celles qui ont lieu dans la
trame même des tissus, à la *terminaison* périphérique des nerfs. Ces derniè-

res, dont il sera question plus loin, s'opèrent entre les éléments *microsco-piques* du nerf, entre ses *tubes primitifs*, et on peut dire en effet qu'il y a abouchement de leur canal, ou mieux continuité du tube nerveux lui-même, qui ne fait que se recourber pour revenir à son point de départ. Mais toutes les autres anastomoses qui ont lieu entre des parties visibles de nerfs qui continuent plus loin leur trajet ne sont que des *accolements*, des mélanges ou des échanges de filets réunis par le tissu cellulaire ou le nevrilème. Les tubes nerveux, nous l'avons vu plus haut, sont isolés et ne fournissent point de branches depuis leur point central jusqu'à leur terminaison.

§ 780. Les *plexus* ne sont autre chose que des anastomoses multipliées. Scarpa en a donné une très-bonne description ; mais il les a, à tort, assimilés aux ganglions. La manière dont les quatre dernières paires cervicales s'unissent entre elles et avec la première dorsale, pour former le plexus brachial, en fournit un exemple remarquable. Les plexus cervical, lombaire, sciatique, etc., en sont encore des exemples. Ces plexus sont tellement disposés que les nerfs qui en sortent tirent à la fois leur origine de la plupart, ou tout au moins d'un certain nombre des nerfs qui les constituent. Les plexus sont des mélanges ou des échanges de filets.

Bichat admet qu'il y a dans les plexus autre chose qu'un simple mélange des nerfs. Monro dit qu'ils contiennent de la substance grise, et peuvent être considérés comme une nouvelle origine des nerfs qui en sortent ; mais cela n'est point conforme à l'observation.

§ 781. Les *ganglions* consistent en des renflements qui contiennent, outre les filets nerveux, une substance qui leur est propre (substance grise); les filets nerveux mélangés y sont réduits à leurs éléments ; ils présentent, par conséquent, une grande différence avec les deux autres modes d'accolement. Ils seront examinés après les nerfs, dont ils diffèrent par plusieurs caractères.

§ 782. La terminaison des nerfs a lieu après qu'ils ont traversé des anastomoses, des plexus ou des ganglions, ou bien sans qu'ils aient été interrompus depuis leur origine. Le mode de terminaison des nerfs est assez obscur. On les voit seulement se dépouiller de névrilème vers leur dernière extrémité, et devenir par là très-mous; de sorte qu'il est alors très-difficile de les suivre. En général, à mesure qu'ils approchent de leur terminaison, les nerfs s'aplatissent, puis on les perd, lorsqu'ils paraissent encore devoir se continuer au delà. Il existe deux hypothèses sur la dernière terminaison des nerfs ; dans l'une de ces hypothèses, les nerfs se perdent pour ainsi dire dans les organes, s'identifient avec leur substance, qui en est imbibée, si l'on peut s'exprimer ainsi. Dans l'autre, qui appartient à Reil, le nerf, ne pouvant être répandu dans tout l'organe à la fois, est entouré d'une atmosphère nerveuse dans laquelle il étend son action, à peu près comme cela se voit dans les phénomènes électriques. Ce qui a conduit à ces hypothèses, c'est cette remarque, que les nerfs se répandent dans des parties dont l'étendue est beaucoup plus grande que la leur, même après qu'ils se sont divisés aussi loin que l'œil, armé du microscope, peut les suivre, comme on le voit dans les muscles, la peau, les sens, et que pourtant chaque point de ces parties, si peu étendu qu'il soit, présente, quand on le pique, les mêmes phénomènes que si on piquait le nerf lui-même.

Quelle que soit l'idée qu'on se forme touchant le mode suivant lequel agissent les extrémités périphériques des nerfs, tout ce que peut faire l'anatomie, c'est de résoudre cette question : Que deviennent les extrémités des nerfs dans les tissus ; s'y terminent-elles insensiblement par des extrémités libres, ou bien, réduites à leurs derniers éléments (tubes nerveux primitifs), ceux-ci retournent-ils sur eux-mêmes pour revenir dans le nerf qui les a fournis, en formant une *anse* de terminaison? Or, l'anatomie microscopique est en mesure de répondre à cette question.

Le mode suivant lequel se terminent les nerfs dans les tissus a donné lieu à un grand nombre de recherches. MM. Prevost et Dumas, Valentin, Emmert, Gerber, etc., s'en sont surtout occupés. Ces terminaisons ont été examinées dans les muscles, la peau, les organes des sens et les glandes.

MM. Prevost et Dumas ont indiqué les premiers la terminaison en anses des tubes nerveux primitifs dans les *muscles* ; leurs observations ont été faites sur les muscles du bas-ventre de la grenouille. M. Valentin a constaté la même disposition sur les fibres musculaires du cœur des oiseaux ; M. Gerber, sur les muscles transverses de l'abdomen du lapin. Pour faciliter l'observation, il faut avoir soin d'humecter le fragment de muscle mis en expérience avec de l'acide acétique, qui rend la pièce plus transparente. (V. fig. **26**.)

Les anses de terminaison des nerfs dans la *peau* de la grenouille ont été vues et figurées par MM. Valentin et Burdach. M. Gerber les a représentées dans la peau des animaux supérieurs, dans la peau des lèvres du cochon, et dans celles du cheval. Il les a trouvées également dans la peau de l'homme, dans les papilles du derme qu'elles entourent comme un fuseau à la manière d'une hélice sans extrémités libres. M. Gerber conseille, pour apercevoir les anses de terminaison des nerfs de la peau, de faire bouillir la peau, de la laisser dessécher, et de la tremper dans l'essence de térébenthine pour lui donner de la transparence.

Les nerfs se terminent dans la *membrane muqueuse* comme dans la peau ; c'est au moins de la même façon qu'ils se comportent dans la conjonctive de la salamandre et dans la membrane muqueuse nasale du chien.

Les nerfs des sens *spéciaux*, tels que le nerf optique, le nerf acoustique, et le nerf olfactif se terminent-ils en anses? MM. Breschet, Arnold et Carus ont avancé le fait pour les ramifications du nerf acoustique sur les ampoules du vestibule et dans les rampes du limaçon; cependant quelques anatomistes, et de ce nombre M. Henle et M. Müller, ont aperçu en ces points des extrémités nerveuses qui leur ont paru libres. Il y a plus d'incertitude encore relativement à la terminaison précise des filets du nerf optique et du nerf olfactif. Des recherches nouvelles sur ce point sont nécessaires pour fixer la question.

La question mérite d'autant mieux d'être examinée de nouveau, que les nerfs de la peau, qui président à la sensibilité tactile et qui vont se rendre à la paume de la main, présentent une disposition particulière indiquée par M. Pacini, et étudiée depuis par MM. Henle et Kœlliker. Il résulte de ces recherches que ces nerfs se terminent non en anses, mais par une extrémité légèrement renflée. Ce renflement ou extrémité libre du nerf se trouve contenu et

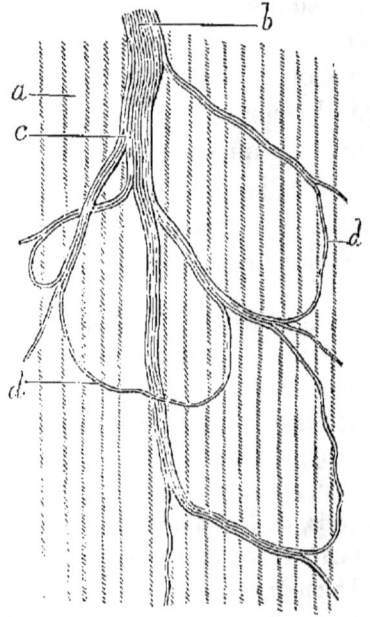

FIGURE 26.

Terminaison des nerfs dans les muscles.

a. Fibres musculaires.
b. Branches nerveuses.
c. Division de cette branche en rameaux.
d. Filets élémentaires des nerfs anastomosés en *anses* ou en *arcades*.

entouré par un petit corps ovalaire plongé dans les aréoles du derme et qui a de un demi-millimètre à deux millimètres dans son plus grand diamètre. Le petit corps ovalaire, qui a reçu le nom de corpuscule de Pacini, est constitué lui-même par plusieurs enveloppes celluleuses emboîtées et séparées par un liquide. L'extrémité du nerf qui pénètre dans le centre de ce petit corps singulier baigne dans le liquide de l'enveloppe la plus intérieure [1].

D'après M. Pappenheim, les nerfs de la vie végétative ou les ramifications du grand sympathique se termineraient par des anses d'inflexion. C'est dans l'intérieur des reins que M. Pappenheim a fait ses observations.

§ 783. Les différentes parties ne reçoivent pas un nombre égal

---

[1] On rencontre aussi les corpuscules de Pacini à la plante du pied. (*V.* Henle et Kœlliker, *Ueber die pacinischen körperchen, an der nerven des menschen*, 1844.)

de nerfs. Les organes des sens sont ceux qui en contiennent le plus : l'œil, l'oreille, présentent des épanouissements membraneux entièrement formés de substance nerveuse. La peau, particulièrement aux mains, aux lèvres ; les membranes muqueuses, tant à l'extérieur qu'à l'intérieur ; le gland, les différentes parties de la vulve, placés au point de jonction de ces membranes avec la peau, reçoivent le plus de nerfs après les quatre principaux organes des sens. Viennent ensuite les muscles extérieurs, puis les intérieurs, les vaisseaux sanguins, parmi lesquels les artères en reçoivent plus que les veines, et que les vaisseaux lymphatiques, où leur existence n'est pas clairement démontrée. L'existence des nerfs est douteuse dans les autres parties ou dans celles qui ont pour base la fibre cellulaire, comme le tissu cellulaire, les membranes séreuses et synoviales, les os, etc. Enfin, les parties cornées et épidermiques et les cartilages en sont certainement dépourvus. Il serait possible, au contraire, qu'il y en eût dans les tissus précédents, et que leur mollesse et leur ténuité extrême les dérobassent aux yeux : ce qui pourrait porter à y en admettre, c'est la sensibilité que ces tissus présentent dans les maladies. Il est vrai que l'hypothèse suivant laquelle les nerfs agiraient au moyen d'un fluide impondérable, susceptible d'étendre son influence au delà de leur terminaison apparente, peut expliquer, jusqu'à un certain point, ce phénomène. Suivant cette hypothèse, l'action nerveuse serait transmise au delà des nerfs et à travers la substance organique, comme la nutrition a lieu au delà des vaisseaux, par une sorte d'imbibition.

Il est digne de remarque que, dans quelques circonstances, là où il existe paralysie du sentiment, et non du mouvement, les inflammations qui se développent ne sont point accompagnées de douleurs ; ce qui porterait à penser que les mêmes cordons sont le siége du sentiment général, et du sentiment douloureux particulier à l'inflammation, et que ce ne sont pas seulement les nerfs des vaisseaux sanguins qui font éprouver ce dernier.

§ 784. Les parties dans lesquelles les extrémités périphériques des nerfs se portent de la manière la plus évidente pour s'y terminer sont donc les membranes tégumentaires et les sens qui en font partie, les muscles et les artères.

Les sens sont des organes plus ou moins compliqués, au moyen desquels on aperçoit les corps extérieurs ; ils ont une structure calculée de manière à pouvoir recevoir une impression déterminée ; ils sont liés au centre nerveux par des nerfs très-développés : ces

organes sont ceux du tact ou du toucher, du goût, de l'odorat, de
l'ouïe et de la vue.

Les muscles sont liés au centre nerveux par des nerfs nombreux
et très-ramifiés.

Les artères reçoivent un grand nombre de nerfs ; mais ils ne se
comportent pas tous de la même manière : 1° les uns ne font
que les accompagner et les entourer, comme le lierre entoure les arbres, sans pénétrer dans leur tissu, si ce n'est peut-
être après les avoir accompagnés à une distance plus ou moins
grande : tels sont ceux qui accompagnent les artères vertébrales,
carotides internes et faciales ; 2° les autres, accolés à la membrane
externe de l'artère, devenus mous et pulpeux, pénètrent avec les artères dans les organes : après s'être beaucoup ramifiés ils disparaissent, et semblent se fondre dans la membrane externe ; 3° enfin, nonobstant la dénégation de Berhends, on voit des ramuscules nerveux
traverser la membrane externe des artères, et se terminer dans leur
membrane moyenne. Les nerfs des artères appartiennent soit aux
nerfs sympathiques, soit aux nerfs spinaux et trijumeaux ou de la
cinquième paire.

§ 785. Les nerfs ont été examinés dans leur structure par divers
anatomistes. Prochaska et Reil ont bien fait connaître leur disposition intérieure. D'après leurs recherches, les nerfs sont composés de cordons, et ceux-ci de filaments ou de filets très-fins, dont la
ténuité est égale à celle des fils du ver à soie. Ces filaments, qui sont de
la même nature que les fibres primitives du cerveau et de la moelle
épinière, n'en diffèrent qu'en ce qu'ils sont plus distincts, plus séparés
les uns des autres ; parce qu'une enveloppe ou membrane fibreuse les
entoure et les renforce, cette enveloppe est appelée névrilème, ce
qui signifie membrane des nerfs ; Galien s'est déjà servi de cette
expression dont Reil a fait le premier une application précise. Le
névrilème forme une enveloppe générale aux nerfs, et fournit des
enveloppes partielles aux cordons nerveux, ainsi qu'aux filaments
qui les composent : il est très-résistant. Lorsqu'on le vide, il représente un assemblage de petits canaux. Ces canaux s'unissent entre
eux, s'abouchent de distance en distance pour laisser passer les filets
nerveux d'un nerf dans l'autre, au niveau des anastomoses. C'est la
même disposition que dans les plexus, où il y a un mélange entre
tous les nerfs, au moyen des cordons et des filaments qu'ils s'envoient. Ce que les plexus présentent en grand, on le voit en petit
dans chaque nerf ; et les cordons eux-mêmes ne sont que des plexus

de filets nerveux. Vers l'origine ou l'extrémité centrale des nerfs, le névrilème se continue avec la pie-mère, mais seulement dans la portion qui constitue l'enveloppe générale du nerf : les gaînes intérieures des filets nerveux s'amollissent et se perdent insensiblement, de manière que ceux-ci sont accolés les uns aux autres sans tissu intermédiaire dans le centre du nerf. On voit également les nerfs se dépouiller de leur enveloppe fibreuse à leur terminaison, partout où on peut les suivre assez loin. Il existe du tissu cellulaire autour de la gaîne générale et entre les gaînes partielles du nerf, comme on l'observe pour les faisceaux musculaires et pour les éléments qui les composent. Dans les névralgies, ce tissu est quelquefois le siége d'un œdème ou d'une infiltration qui le rend, dans certains cas, compacte et serré ; d'autres fois, d'une congestion sanguine ou d'une rougeur très-grande, comme Cotugno et d'autres l'ont observé ; ce qui porte à croire que ces affections douloureuses dépendent de son inflammation. De la graisse peut aussi s'accumuler dans ce tissu intermédiaire. Les fibres nerveuses renfermées dans les canaux du névrilème sont de la même nature que celles de la moelle et du cerveau.

§ 786. Les vaisseaux sanguins des nerfs pénètrent entre les cordons qui les composent, et se divisent, pour la plupart, en deux rameaux, l'un qui se dirige en continuant son trajet vers la portion périphérique du nerf, l'autre rétrograde qui remonte dans la direction du tronc nerveux. Leur nombre est assez considérable : tout le névrilème en est couvert, dans les injections heureuses. On les voit, à la loupe, se répandre jusque sur le névrilème des filets nerveux.

Le névrilème est formé de tissu cellulaire fibreux. Il n'y a pas de vaisseaux lymphatiques dans les nerfs.

§ 787. La structure des nerfs n'est pas exactement la même dans tous. Dans la plupart des recherches qui ont été faites à ce sujet, c'est le nerf optique que l'on a choisi de préférence. Or, ce nerf diffère des autres en ce que ses fibres nerveuses primitives (tube nerveux) sont généralement plus fines que celles des nerfs de mouvement et de sensibilité générale. Il en est de même des autres nerfs des organes des sens. On a dit aussi que les fibres primitives des racines postérieures des nerfs rachidiens étaient plus déliées que celles des racines antérieures : il n'y a rien de bien tranché à cet égard.

§ 788. Reil, à qui l'on doit des travaux étendus sur la structure des nerfs, a très-bien indiqué les moyens à l'aide desquels on peut observer cette structure. En lavant un nerf avec de l'eau et de l'acide nitrique, on finit, au bout d'un certain temps, par détruire entièrement le névrilème, et il reste les filets nerveux, qu'on peut voir s'entre-croiser, s'adosser, à peu près comme le font les nerfs optiques dans leur commissure. D'un autre côté, en plongeant le nerf dans la lessive des savonniers, que l'on peut regarder comme une dissolution alcaline de sous-carbonate de soude, on détruit les filets nerveux, et on obtient les gaînes névrilématiques qui les renferment. Pour les empêcher de s'affaisser, on y souffle de l'air : ce qui est très-facile en poussant ce fluide dans l'une d'entre elles, puisqu'elles communiquent toutes ensemble ; la gaîne névrilématique est ensuite liée à ses deux bouts : desséchée dans cet état, elle présente, quand on la coupe, une foule de petits canaux abouchés les uns dans les autres, ce qui lui donne l'aspect intérieur d'un roseau. Ces observations, qui, depuis Reil, ont été répétées bien des fois. démontrent la solidité des gaînes cellulo-fibreuses qui entourent les éléments dont le nerf se compose.

§ 789. Les nerfs n'ont que peu ou point d'élasticité ; ils n'offrent aucun mouvement sensible, soit d'oscillation, soit de vibration, lorsqu'on les irrite sur l'animal vivant.

§ 790. Les nerfs ont pour fonctions d'être conducteurs du sentiment et du mouvement. Ils conduisent au centre les sensations produites par l'impression des agents extérieurs, et transmettent du centre nerveux aux muscles les volitions. Leur section, leur ligature, interrompent ses fonctions, et rendent insensibles et immobiles les parties placées au-dessous. L'irritation faite au-dessus de l'interruption détermine des sensations de douleur semblables à celles qu'aurait produites l'irritation de l'extrémité du nerf ; l'irritation exercée au-dessous de l'interruption produit des contractions, comme celles qui résulteraient de l'irritation de l'origine du nerf.

§ 791. On a cherché, depuis Hérophile et Galien, s'il n'y avait pas des nerfs particuliers pour le sentiment, et d'autres pour le mouvement. On a bientôt reconnu qu'il y avait effectivement des nerfs sensoriaux, comme la première paire, la seconde, et l'auditif ; des nerfs moteurs, comme la troisième paire, la quatrième. la sixième, l'hypoglosse, etc. ; et des nerfs mixtes, comme tous les nerfs spinaux, qui en effet se distribuent à la peau et au muscle du tronc et des membres, et comme les nerfs trijumeaux. Mais les paralysies du mouvement et celles du sentiment, que l'on observe tantôt réunies, et tantôt séparées dans les parties du corps où se distribuent les nerfs à double racine, conduisaient à supposer que ces nerfs étaient

« composés de filets sensitifs et de filets moteurs distincts. Les expériences de Ch. Bell, celles de M. Magendie, et les miennes propres, ont clairement démontré que la racine postérieure des nerfs
spinaux est sensitive, et la racine antérieure motrice.

La distinction des nerfs en nerfs de sentiment et en nerfs de mouvement,
distinction fondamentale dans l'histoire du système nerveux, est devenue, depuis les travaux de Ch. Bell, un des sujets les plus étudiés de la physiologie.
M. Magendie, M. Müller, M. Valentin, M. Bischof et M. Longet, par des expériences nombreuses et décisives, ont éclairé plusieurs points encore
obscurs de cette partie de la physiologie. Il n'est pas inutile de nous arrêter
un instant sur ce point.

Lorsqu'on ouvre sur un animal vivant le canal rachidien, on met ainsi à
nu la double origine ou les deux racines des nerfs, qui se détachent de la
moelle de l'épine. Or, on peut constater tout d'abord que la *racine postérieure* est sensible; car si on l'excite, soit en la piquant, soit en la pinçant,
soit en y appliquant les deux pôles d'une pile voltaïque, l'animal témoigne
une vive douleur par ses cris et son agitation.

Si on excite, au contraire, isolément la racine *antérieure*, on constate
qu'elle est insensible; l'animal reste tout à fait indifférent. On aperçoit seulement des contractions convulsives dans les muscles où se termine le nerf.
Si maintenant on coupe les deux racines, voici ce qu'on peut observer. Le
bout de la racine *postérieure*, détaché de la moelle, étant excité, l'animal ne
ressent plus aucune douleur. Cette racine n'était donc pas sensible par elle-
même, mais par ses connexions avec les centres nerveux; et ce qui le prouve
mieux encore, c'est que si on excite le tronçon de la racine postérieure,
qui tient encore à la moelle, on détermine une vive douleur sur l'animal.
En irritant maintenant le bout de la racine *antérieure*, détaché de la moelle,
on voit que celle-ci, toujours insensible, n'en a pas moins conservé le pouvoir de faire contracter les muscles avec lesquels elle communique. Quant
au tronçon de la racine antérieure, qui tient encore à la moelle, son excitation ne détermine absolument ni douleur ni mouvement.

Les expériences, en prouvant qu'il y a dans les nerfs de l'épine des parties
pour le mouvement et des parties pour le sentiment, montrent en même
temps la direction suivant laquelle marche l'action nerveuse : des organes vers les centres nerveux pour la sensibilité, et des centres nerveux vers les organes pour le mouvement. Depuis longtemps on avait été
conduit par le raisonnement à envisager la direction centripète de la sensibilité et la direction centrifuge des volitions ou de l'excitation motrice,
comme l'explication la plus rationnelle des phénomènes de l'innervation.
Les expériences démonstratives sont venues confirmer les prévisions de l'analyse physiologique.

Les nerfs de l'épine sont donc les conducteurs de l'agent nerveux dont le siége est dans les parties centrales. Ces conducteurs de sentiment et de mouvement sont parfaitement isolés dans les racines des nerfs rachidiens, mais ils ne sont isolés que là, car, après un court trajet, ces racines, comme on sait, se réunissent avant même de sortir du canal rachidien, et forment un tronc commun où les filets de mouvement et de sentiment se mélangent intimement, pour se porter à la fois aux muscles et à la peau, c'est-à-dire aux organes sensibles et contractiles, laissant, dans la dernière, les filets de sensibilité, et, dans les premiers, les filets de mouvement. Cette distinction, si claire et si tranchée, des filets de sensibilité et des filets de myotilité, dans les nerfs qui se détachent de la moelle épinière, on a cherché aussi à l'établir dans les nerfs crâniens ; mais ici surgissent de grandes difficultés. Les nerfs crâniens, sauf une exception, ne présentent point cette double origine par deux racines différentes dévolues à deux ordres de fonctions. On a cherché alors si ces nerfs, qui ne naissent que par une racine, ne pouvaient pas être assimilés à l'une ou à l'autre racine des nerfs rachidiens, et poursuivant dans l'encéphale par une dissection attentive les divers faisceaux de la moelle, on n'a pas tardé à constater que certains nerfs crâniens de l'encéphale se détachaient, tantôt sur le prolongement des faisceaux antérieurs (faisceaux antéro-latéraux) de la moelle, et certains autres sur le prolongement des faisceaux postérieurs ; et comme ce qui est vrai des racines des nerfs spinaux est vrai aussi des faisceaux de la moelle, d'où ils se détachent, on a appelé nerfs moteurs, ceux des nerfs crâniens qui naissent sur les faisceaux antérieurs de la moelle prolongée, et nerfs sensitifs, ceux qui naissent sur les prolongements intracrâniens des faisceaux postérieurs. On a de cette façon partagé les nerfs crâniens en deux ordres. Mais parmi ceux mêmes dont les origines ont le plus manifestement lieu sur tel ou tel faisceau de la moelle prolongée, comme, en ces points, les faisceaux sont dissociés, écartés par l'interposition de la substance grise, l'origine réelle de ces nerfs est par cela même difficile à établir ; c'est pour cela, sans doute, que quelques nerfs, tels que le pneumogastrique et le glossopharyngien, quoique se détachant du bulbe sur le prolongement de la ligne d'insertion des racines postérieures de la moelle, ne semblent pas, d'après les nombreuses expériences auxquelles ils ont été soumis, devoir être considérés comme des nerfs exclusivement sensitifs. Quant aux autres nerfs crâniens, leur distinction en sensitifs et moteurs est, en général, conforme à leur origine anatomique. Une autre difficulté se présente encore, quand il s'agit d'établir cette distinction. La plupart des nerfs crâniens, presque à l'endroit même de leur origine, s'anastomosent entre eux, en s'envoyant réciproquement des filets de telle sorte, que ces nerfs deviennent et paraissent mixtes sur les points où on peut les interroger sur l'animal vivant. Il faut dès lors, pour les saisir et les exciter à leur origine, les aller chercher dans le crâne, et faire subir à l'animal des mutilations qui l'affaiblissent, et rendent les résultats moins évidents.

En examinant les nerfs crâniens au point de vue physiologique, on a encore constaté un fait extrêmement curieux : c'est que les nerfs des *sens spéciaux*, qui, bien entendu, ne sont pas des nerfs de mouvement, ne sont pas non plus des nerfs de *sentiment*, comme les autres. On peut les irriter, les exciter de toute manière, les cautériser, sans que l'animal accuse aucune douleur. Ces nerfs ne conduisent à l'encéphale que les impressions spéciales qu'ils reçoivent ; le nerf optique, l'impression lumineuse ; le nerf acoustique, l'impression des ondes sonores ; le nerf olfactif, les impressions odorantes.

Le nerf de la cinquième paire ou nerf trijumeau, le seul des nerfs crâniens qui naisse manifestement par ordres de racines, est tout à fait analogue à un nerf rachidien. Il y ressemble par sa constitution anatomique, car l'une de ses racines (la sensitive) présente, comme toutes les racines postérieures ou sensitives des nerfs de l'épine, un *ganglion* sur son trajet (ganglion de Gasser) ; il y ressemble aussi par sa distribution ultérieure aux téguments et aux muscles. Il offre, de plus, une particularité curieuse, c'est que ses racines sensitives et motrices ne se réunissent point dans le crâne, mais qu'elles cheminent isolément jusqu'à leurs terminaisons pour beaucoup de leurs filets au moins, ce qui a permis d'étudier ici la distribution du sentiment et du mouvement jusqu'aux organes sensibles et contractiles.

Ces quelques mots justifient la division précédemment établie entre les nerfs. En effet, les nerfs de l'épine sont des nerfs *mixtes*, à la fois sensitifs et moteurs ; les nerfs de la cinquième paire pareillement. Les nerfs glosso-pharyngien et pneumo-gastrique doivent être aussi considérés comme tels ; mais en eux la réunion des filets moteurs et sensitifs a lieu, sans doute, dans l'intérieur même du centre nerveux d'où ils procèdent ; car on ne peut isoler dans ces nerfs les conducteurs du mouvement et ceux du sentiment, sur aucun point de leur trajet.

Les nerfs de *mouvement* qui se détachent sur le prolongement des faisceaux moteurs de la moelle sont, le nerf moteur oculaire commun, le nerf moteur oculaire externe, le nerf pathétique, le nerf facial, le nerf spinal, le nerf hypoglosse.

Les nerfs de *sensation spéciale* sont les nerfs olfactif, auditif, optique [1].

On pourrait aussi, dans cette classification, distinguer, au nerf de la cinquième paire, une *portion sensitive* et une *portion motrice*, puisque ces deux portions restent, dans quelques-unes de leurs branches, isolées jusqu'à leurs terminaisons. Il y a donc dans l'économie un nerf qui reste, en partie, exclusivement sensible et exclusivement moteur dans toute son étendue, c'est le nerf de la cinquième paire.

§ 792. Les nerfs ont-ils une force de formation ou de régénéra-

---

[1] Le sens du goût n'a pas de nerf spécial. Il emprunte sa sensibilité au nerf lingual de la cinquième paire, et aux rameaux terminaux du glosso-pharyngien.

tion telle que, coupés en travers, leur réunion ait la texture et remplisse les fonctions nerveuses? telle même que, divisés avec perte de substance, ils se reproduisent? Ces questions ont occupé beaucoup de physiologistes, et notamment Fontana, Monro, Michaelis, Arnemann, Cruikshank, Haighton, Meyer, etc. La plupart de ces expérimentateurs ont résolu affirmativement les questions relatives à la reproduction nerveuse. Arnemann seul, se fondant comme les autres sur une série d'expériences, a adopté une opinion contraire.

J'ai fait avec un de mes élèves un grand nombre d'expériences pour résoudre ces questions. Il résulte de nos observations :

1° Que la division d'un nerf produite par une ligature est constamment suivie de la réunion exacte des deux bouts du nerf et du prompt rétablissement de ses fonctions ;

2° Que la section incomplète ou la piqûre, que l'on a accusée de donner lieu, chez l'homme, à des accidents très-graves, ne produit pas d'accidents dans les animaux, et que la réunion et le rétablissement des fonctions ont lieu très-promptement ;

3° Que la section complète d'un nerf dans une partie peu mobile, comme, par exemple, le long de l'un des deux os de l'avant-bras du chien, au cou, dans le même animal, le long de l'un des os de l'avant-bras chez l'homme, etc., est ordinairement suivie assez promptement d'une réunion exacte et du rétablissement complet des fonctions ;

4° Que dans les parties très-mobiles, comme au voisinage d'une articulation, lorsqu'un nerf est divisé, il s'établit, outre l'écartement primitif qui est constant, un écartement accidentel et variable suivant les mouvements de la partie. Dans ce cas la réunion se fait beaucoup attendre; elle est imparfaite, si même elle a lieu : le rétablissement des fonctions est imparfait aussi, ou même tout à fait nul. C'est à cela qu'il faut rapporter les résultats de quelques-unes des expériences de Meyer, et la paralysie permanente que l'on dit résulter de la section du nerf radial à la partie inférieure du bras;

5° Enfin, que quand il y a déperdition considérable de substance d'un nerf, soit par une excision, soit dans une plaie contuse avec destruction, il reste un grand écartement entre les deux bouts du nerf, et que jamais les fonctions ne se rétablissent, quel que soit le

---

[1] L.-J. Descot, *Dissert. inaug. sur les affections locales des nerfs*, Paris, 1822. — Steinrueck, *De nervorum regeneratione*, 1838.

nerf affecté ; ce qui suflit pour prouver que les anastomoses n'y sont pour rien, quand le rétablissement des fonctions a lieu.

On peut donc conclure de tout ce qui précède, que les nerfs coupés en travers se réunissent ; et que quand la réunion n'a pas lieu, cela dépend uniquement de l'écartement considérable des bouts, déterminé soit par les mouvements de la partie, soit par une perte de substance.

§ 793. Lorsqu'un nerf a été divisé, il s'établit dans les premiers jours autour des bouts, à leur surface et dans leur intervalle, un suintement de matière organisable ; le tissu cellulaire environnant est pénétré de la même matière et a perdu sa perméabilité. Dans cet état, les bouts du nerf sont simplement agglutinés entre eux et aux parties voisines ; les fonctions sont encore suspendues comme elles l'étaient immédiatement après la section ; les deux bouts du nerf, qui sont gonflés, et surtout le supérieur, le tissu cellulaire environnant, et la matière organisable, prennent plus de consistance, et deviennent très-vasculaires. Dans cet état, qui dure quelque temps, les deux bouts du nerf sont réunis par une substance organisée vasculaire ; mais il n'y a pas encore de communication de l'action nerveuse entre les deux bouts. Avec le temps le tissu cellulaire environnant cesse d'être compacte et vasculaire ; la substance intermédiaire, plus ou moins longue, suivant le genre de blessure et les circonstances concomitantes, diminue peu à peu de volume, de consistance et de rougeur ; prend l'apparence et la texture du nerf (texture constatée par l'application faite par Meyer de l'acide nitrique à la cicatrice nerveuse) à partir des extrémité divisées vers le milieu de leur intervalle, et finit par en remplir les fonctions, d'autant plus exactement et d'autant plus vite, que l'écartement était nul entre les bouts, comme dans le cas de ligature, ou peu considérable, comme dans le cas de section simple, ou d'une très-courte excision dans une partie peu mobile. Au contraire, quand l'écartement est considérable, la réunion est nulle, ou bien elle n'a lieu que par du tissu cellulaire qui n'acquiert pas la structure et les propriétés nerveuses. Le temps nécessaire pour le rétablissement complet de la structure et des fonctions n'est pas exactement connu ; il a été certainement exagéré par ceux qui ont avancé qu'il devait être de plusieurs années : on peut le porter à six semaines ou deux mois environ.

§ 794. La section des nerfs pneumo-gastrique et trisplanchnique réunis, comme ils le sont dans le chien, produit constamment la mort, quand elle est pratiquée des deux côtés à la fois. C'est sur ces nerfs que l'on peut surtout étudier simultanément la réparation du tissu et le rétablissement des fonctions, d'après les expériences de Cruikshank, d'Haighton, et celles qui nous sont propres.

Voici ce que nous avons vu arriver dans cette section, répétée à divers intervalles.

Ayant coupé le même jour les deux nerfs pneumo-gastriques à deux chiens différents, l'un est mort trente heures après l'opération, l'autre plus de soixante-six heures après cette double section. Un autre animal, après un intervalle de neuf jours entre les deux sections, est mort dans la nuit du quatrième au cinquième jour. Chez un quatrième, la seconde section ayant été faite au bout de vingt et un jours, la mort n'est survenue que le vingt-cinquième après cette seconde section. Enfin, sur un dernier animal, la seconde section a été pratiquée trente-deux jours après la première, et l'animal a survécu un mois entier. A cette époque, c'est-à-dire deux mois après la première section, nous avons trouvé le premier nerf divisé complétement réuni. Ce chien a succombé à un empyème qui s'est développé dans la cavité gauche de la poitrine. Enfin Haighton a coupé le second nerf pneumo-gastrique six semaines après le premier, et l'animal a survécu dix-neuf mois, après lequel temps il fut tué. On a prétendu que l'action nerveuse, de même que l'action galvanique, pouvait s'établir à travers une substance autre que le tissu nerveux, comme un liquide ou du tissu cellulaire humecté ; on a prétendu aussi que l'action nerveuse pouvait s'exercer à distance, et franchir l'intervalle qui existerait entre les bouts du nerf ; on a prétendu enfin que le rétablissement des fonctions pouvait avoir lieu par des branches anastomotiques. Si c'était par l'une ou l'autre des deux premières causes que l'action nerveuse fût continuée, cette action ne devrait pas être un seul instant suspendue, et les animaux ne mourraient dans aucune des expériences citées ci-dessus. Quant au rétablissement des fonctions nerveuses au moyen des anastomoses, il est contredit par un grand nombre de cas, dans lesquels le nerf ayant été coupé sur certains sujets, et, sur d'autres, excisé ou détruit par la cautérisation, les fonctions se sont rétablies dans le premier cas, et point dans le second. Le rétablissement par les anastomoses [1] est surtout démenti par une expérience qui con-

---

[1] L'isolement ou la continuité non interrompue des tubes nerveux primitifs, depuis leur départ des centres nerveux jusqu'à leur terminaison dans les or-

siste à recouper le même jour, dans l'endroit de la réunion, les nerfs pneumo-gastriques cicatrisés après la section pratiquée antérieurement sur ces deux nerfs, à un intervalle convenable. L'animal, qui avait survécu jusqu'à ce moment, meurt dans l'espace d'un à deux jours.

Ce n'est donc ni par l'interposition d'une substance simplement humide entre les deux bouts du nerf divisé, ni par l'action à distance du système nerveux, ni enfin par les anastomoses, que s'opère le rétablissement des fonctions nerveuses, mais bien par une véritable cicatrice nerveuse. L'on voit en effet les fonctions, d'abord tout à fait détruites se rétablir graduellement, et suivre, dans leur rétablissement, tous les progrès de la réunion organique.

§ 795. Les nerfs sont sujets à d'autres altérations que celles qui résultent de leurs lésions physiques : telles sont l'inflammation ou neuritis, les tumeurs ou névrômes. Ces tumeurs consistent tantôt en un tubercule sous-cutané graniforme ou pisiforme, dur et très-douloureux ; tantôt en un tissu squirrheux plus ou moins volumineux. Les névralgies et les insensibilités locales, les paralysies et les convulsions partielles, sont les résultats ordinaires des affections locales des nerfs ; en outre, ces affections locales se propagent quelquefois aux centres nerveux, et donnent ainsi lieu à des névroses générales.

SECTION III.

DES GANGLIONS ET DU NERF SYMPATHIQUE.

§ 796. *Les ganglions nerveux* sont des corps ronds ou obronds, formés de filets nerveux et d'une substance propre, substance grise, placés sur le trajet des nerfs des fonctions végétatives.

§ 797. Le nom de ganglion, γανγλιον, a été employé par Hippocrate, pour désigner les tumeurs des gaînes des tendons. Galien l'a le premier appliqué aux nodosités des nerfs, par comparaison avec les ganglions morbides. J. Riolan fils et Vieussens se sont servis du même nom; d'autres ont employé celui de plexus gangliforme : celui de ganglion est généralement usité aujourd'hui.

ganes, est d'accord avec l'expérience et contredit la supposition du rétablissement de l'innervation par les anastomoses.

MM. Gall, Reil, Walther, de Blainville, etc., ont étendu le sens du mot ganglion, et l'ont appliqué à la substance grise qui existe à l'intérieur de la moelle, aux amas de substance grise qu'on trouve dans la moelle allongée et dans les pédoncules du cervelet et du cerveau, comme les éminences olivaires, le corps festonné ou rhomboïde du cervelet, les couches optiques et les corps striés; on l'a étendu même aux lobes olfactifs, aux hémisphères du cerveau, aux tubercules quadrijumeaux et au cervelet. On a aussi confondu les ganglions avec les plexus et avec les expansions nerveuses sensoriales. Ce sont des rapprochements forcés et déjà combattus par Walther l'ancien, Reimar et Sœmmering. Ce n'est pas dans ce sens que le mot ganglion est employé ici.

§ 798. Les ganglions ont été particulièrement étudiés et décrits par Meckel [1], Johnston [2], Haase [3], Scarpa [4], Bichat [5], Wéber [6] et surtout Wutzer [7]. On peut rapporter à deux opinions principales, diversement modifiées, celles que les anatomistes et les physiologistes se sont faites sur la texture et la fonction des ganglions : les uns, les regardant simplement comme des plexus serrés, ne regardent les nerfs qui en partent que comme des divisions éloignées des nerfs spinaux et crâniens; les autres, considérant les ganglions comme des centres nerveux spéciaux, considèrent les nerfs qui en émanent comme indépendants du système cérébral. On verra que ces deux opinions opposées doivent être combinées et se modifier mutuellement.

§ 799. Les animaux inférieurs, c'est-à-dire les rayonnés, les mollusques et les articulés, ont des renflements nerveux qu'on a voulu assimiler aux ganglions des vertébrés. Mais dans les animaux invertébrés les mêmes nerfs appartiennent à tous les genres d'organes et de fonctions, tandis que dans les vertébrés les nerfs grands sympathiques (et, jusqu'à certain degré, les nerfs pneumo-gastriques) appartiennent spécialement aux organes des fonctions végétatives. M. Wéber a comparé les ganglions placés sur les racines des nerfs spinaux des vertébrés aux ganglions des animaux inférieurs.

---

[1] *Hist. de l'Acad. de Berlin*, ann. 1749 et 1753.
[2] *Essais on the use of the Ganglions*, etc., 1771. — *Medical Essais*, etc., 1795.
[3] *De Gangliis nervorum*, Lipsiæ, 1762.
[4] *De nervorum gangliis et plexubus*, Mutinæ, 1779.
[5] *Anatomie générale.*
[6] *De systemate nerveo organ*, Lipsiæ, 1817.
[7] *De corporis humani gangliorum fabricâ atque usu*, Berolini, 1817.

Dans les animaux vertébrés, les seuls qui aient de vrais ganglions nerveux comparables à ceux de l'homme, on voit ces ganglions augmenter, surtout ceux du nerf sympathique, et le nerf pneumo-gastrique diminuer à mesure que l'encéphale se développe ; de sorte que ce sont les poissons qui ont le plus petit nerf sympathique et le plus grand pneumo-gastrique, et *vice versâ* pour les mammifères ; comme si les fonctions végétatives devaient être plus soustraites à l'influence de l'encéphale, à mesure que cet organe est moins soumis à l'instinct.

§ 800. Les ganglions ont été divisés en plusieurs sortes par ceux qui les ont décrits avec le plus d'exactitude. Scarpa les divise en simples ou spinaux, et en composés. M. Wéber les divise en ganglions de *renforcement* : ce sont ceux des nerfs spinaux et quelques-uns de ceux des nerfs crâniens ; et en ganglions d'*origine* : ce sont ceux du nerf sympathique, auxquels il rattache les ganglions crâniens. M. Ribes [1] divise les ganglions en trois séries : il range dans la première les rachidiens ou spinaux ; dans la seconde ceux qui se trouvent sur le trajet du trisplanchnique ; et tous ceux qui sont situés plus en dedans dans la troisième. M. Wutzer les classe en ganglions du système cérébral, du système spinal et du système végétatif ou sympathique. Je les divise en deux sortes : 1° les ganglions des nerfs encéphalo-rachidiens, les uns, les plus nombreux et les plus réguliers, appartenant aux nerfs à double racine, quelques autres placés sur le trajet des nerfs à une seule racine ; 2° les ganglions du nerf sympathique, les uns formant une double série longitudinale, et quelques autres rapprochés de la ligne médiane.

§ 801. Le nombre des ganglions est très-grand, comme on le verra. Ils sont tous situés au tronc ; c'est sans raison que Lancisi en a indiqué dans les membres. Leur volume varie depuis celui d'une olive jusqu'à celui d'un grain de millet ; leur forme est ronde, olivaire, lenticulaire, etc.

§ 802. Les ganglions sont composés de deux substances intérieures : l'une blanche ; l'autre pulpeuse, d'un gris rougeâtre. La substance blanche est rassemblée en cordons et en filets, comme dans les nerfs sensitifs et moteurs. Ces filaments nerveux intérieurs sont visiblement la continuation des nerfs tenant au ganglion. Le ganglion cœliaque est le seul où cette continuation soit peu manifeste.

---

[1] *Exposé sommaire de quelques recherches anat., phys. et pathol.*, dans les *Mém. de la Soc. méd. d'émulation*, vol. VIII.

Ces filaments se reconnaissent encore à leur couleur et à leur forme. L'action des alcalis et des acides sur eux les fait reconnaître, au milieu même des ganglions, pour des filaments nerveux.

Ces filets, en pénétrant dans les ganglions, se dépouillent de leur gaîne cellulo-fibreuse ou névrilème, qui s'unit intimement à la membrane extérieure du ganglion. Ces filets nerveux conservent d'ailleurs une assez grande ténacité.

§ 803. La seconde substance des ganglions établit non-seulement la différence entre les nerfs et les ganglions, mais encore entre les ganglions et les plexus. Cette substance a été beaucoup négligée par les anatomistes, qui, considérant les ganglions comme des plexus plus serrés, ne l'ont regardée que comme destinée à séparer ou à réunir les filets nerveux (Scarpa), ou à remplir les fonctions de tissu cellulaire (Haase). La matière qui entoure les filets nerveux des ganglions est un tissu cellulaire particulier, dont les interstices sont remplis d'une substance mucilagineuse ou gélatineuse, d'une couleur rougeâtre cendrée, jaunâtre dans quelques ganglions. Cette couleur, comme celle des autres organes, ne dépend pas uniquement de la quantité de sang qu'ils reçoivent.

Cette substance n'est pas également abondante, et n'est pas tout à fait unie aux filets nerveux de la même manière dans tous les ganglions.

Les ganglions nerveux, aussi bien les ganglions situés sur le trajet des racines postérieures des nerfs rachidiens, et ceux placés à l'origine de quelques-uns des nerfs crâniens, que la chaîne ganglionnaire du grand sympathique, sont constitués par deux éléments nerveux distincts, à la manière des parties centrales du système nerveux : ce ne sont donc pas de simples plexus. Ces éléments sont ceux que nous avons décrits dans la première section, c'est-à-dire l'élément *tubuleux* et l'élément *globuleux*. Les *tubes primitifs*, qui entrent dans la composition du ganglion, se groupent, en général, vers le centre, sous forme d'un faisceau qu'entourent les corpuscules nerveux (substance grise). Une partie du faisceau des tubes nerveux traverse le ganglion de part en part, pour sortir par son extrémité opposée ; d'autres divergent dans des directions diverses, et sortent par d'autres points du ganglion, quand celui-ci a des branches multiples, comme cela est fréquent dans les ganglions du nerf grand sympathique. La substance qui infiltre, en quelque sorte, les filets nerveux dans le ganglion, et qu'on a désignée sous le nom de substance mucilagineuse ou gélatineuse, est, en effet, telle à l'œil nu ; mais quand on l'examine au microscope, sur des ganglions pris dans l'animal vivant et non sur le cadavre de l'homme où ils sont toujours plus ou moins altérés, on constate que cette substance, comme la substance grise du cerveau et de la moelle, est constituée par des *corpuscules* nerveux qui se joignent aux tubes nerveux qui entrent dans le ganglion. Ces corpuscules, en

FIGURE 27.

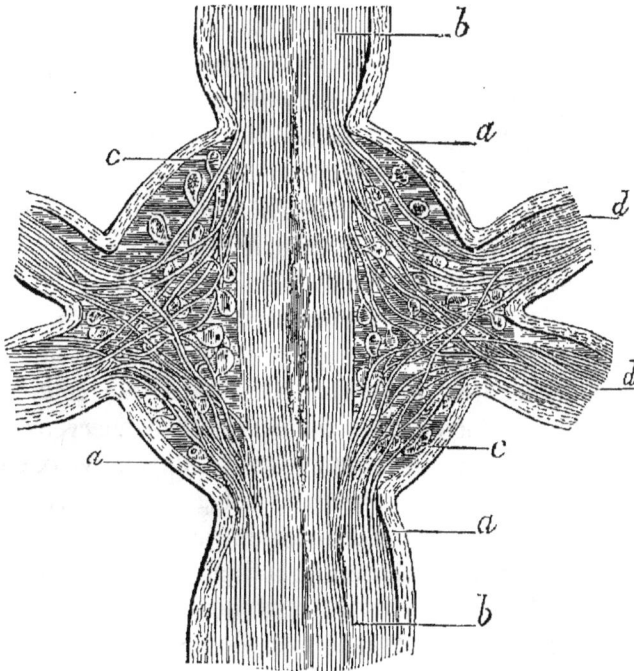

Ganglion nerveux.

a. Enveloppe cellulo-fibreuse du ganglion.
b. d. Fibres nerveuses du ganglion.
c. Corpuscules nerveux du ganglion.

effet, sont creux, comme les tubes nerveux eux-mêmes, et ils s'abouchent avec eux sur un point de leur trajet. On ne peut pas dire que les ganglions fournissent des filets nerveux spéciaux, ou que des filets nerveux viennent se terminer en eux ; mais les corpuscules modifient la fibre nerveuse en écoulant insensiblement, sans doute, dans l'intérieur des tubes nerveux, le liquide qu'ils contiennent. Nous avons déjà développé ces divers points de structure § 754. La figure 27, que j'emprunte à M. Günther, donne une idée très-exacte de la constitution des ganglions. Elle représente un ganglion de sangsue.

§ 804. Scarpa dit que les ganglions se remplissent de graisse dans les cadavres très-gras. M. Meckel paraît être du même avis. Bichat pense, au contraire, que les ganglions ne se transforment jamais en graisse. Les observations de M. Wutzer, et les miennes propres, sont tout à fait d'accord avec celles de Bichat. Dans les sujets très-gras, il s'accumule, sous la membrane des ganglions, de la graisse qui, quand elle est en grande quantité, entoure non-seulement le ganglion, mais le comprime et en diminue le volume ; cependant il n'est jamais lui-même changé en graisse.

§ 805. Les ganglions sont enveloppés d'une membrane cellulaire ou fibreuse, différente dans les divers genres de ganglions.

§ 806. Les vaisseaux sanguins des ganglions sont très-nombreux. Les artères proviennent des troncs voisins : elles se ramifient d'abord dans la membrane, où elles forment un réseau ; des rameaux déliés pénètrent dans le tissu filamenteux et pulpeux du ganglion ; quelquefois des rameaux artériels pénètrent dans le ganglion avec des filaments nerveux, et les accompagnent. Les veines offrent une disposition semblable.

Les ganglions n'ont point de vaisseaux lymphatiques.

§ 807. Les filets nerveux intra-ganglionnaires ne présentent point d'interruption dans les ganglions ; ils établissent une continuité ou une liaison non interrompue entre les cordons nerveux, sur le trajet desquels les ganglions sont placés. Ces filets nerveux contractent des connexions dans l'intérieur des ganglions, et les parcourent en diverses directions, de manière à réunir entre eux tous les cordons qui en dépendent. De là résulte la figure irrégulière et la complication intérieure des ganglions sympathiques latéraux et médians, qui sont placés au milieu de beaucoup de cordons nerveux, et la forme ovoïde régulière, ainsi que la direction simplement longitudinale des filets des ganglions spinaux.

§ 808. Bichat avait déjà tenté sur les ganglions quelques essais chimiques, qui lui avaient appris qu'il y a quelque différence entre leur substance et celle du cerveau. M. Wutzer a entrepris une série d'expériences comparatives sur les ganglions et sur des mélanges de substance blanche et grise du cerveau et du cervelet. Il résulte de ces expériences qu'il y a une différence réelle de composition chimique entre ces deux objets ; que les ganglions diffèrent des nerfs par une plus grande proportion de gélatine, et plus encore de l'encéphale par l'excès de gélatine, par une plus grande quantité d'albumine, et par une moindre proportion de matières grasses. M. Lassaigne [1] a fait l'analyse chimique des ganglions gutturaux du cheval, et les a trouvés composés : 1° de fibrine, pour la plus grande

---

[1] Lassaigne, dans le *Journal de physiologie*, vol. I.

partie ; 2° d'albumine concrète en petite quantité ; 3° d'albumine insoluble ; 4° de traces de matière grasse ; 5° de phosphate et de carbonate de chaux.

§ 809. Une première sorte de ganglions sont ceux que l'on trouve sur le trajet et à peu de distance de l'origine des nerfs de la moelle épinière. Il y en a, de chaque côté, trente, que l'on nomme spinaux. On en trouve aussi près de l'origine de quelques nerfs, qui se détachent de la moelle allongée ; un sur le nerf trijumeau, qu'on appelle ganglion de Gasser ; un ou deux sur le nerf pneumo-gastrique, et un sur le glosso-pharyngien. Les ganglions spinaux, aperçus d'abord par Volcher-Coïter, au nombre de trente de chaque côté, ont la forme ovoïde ou olivaire. Ils appartiennent à la racine postérieure seulement des nerfs spinaux, l'antérieure n'est unie au ganglion que par du tissu cellulaire lâche. Haase a le premier fait cette observation, confirmée depuis par Prochaska et Scarpa. Les anatomistes qui les ont précédés croyaient que les deux racines du nerf entraient dans l'intérieur du ganglion.

La membrane des ganglions spinaux, fournie par la dure-mère, paraît plus ferme, plus dense et plus solide que celle des autres ganglions. Le ganglion lui-même en est si étroitement enveloppé, qu'il paraît très-dur. La substance grise enveloppe les filets nerveux plus lâchement que dans les autres, et en est plus distincte et plus aisément séparable.

Les fascicules nerveux entrés par l'extrémité postérieure ou interne du ganglion, se divisent, s'écartent d'abord les uns des autres, puis se rapprochent vers l'autre extrémité. Ces filets se réunissent entre eux en se mêlant ; de sorte que chaque cordon sortant est formé de filets qui proviennent probablement de plusieurs cordons entrants. Cependant la division et la confusion des filets ne sont pas très-grandes. Les ganglions spinaux ont une texture simple comparativement aux autres.

Les fascicules nerveux rassemblés à leur sortie du ganglion se réunissent intimement, après un trajet d'à peine deux lignes, avec ceux de la racine antérieure, pour former le tronc commun des nerfs spinaux : tronc qui n'a lui-même qu'une longueur d'une ou deux lignes avant de se diviser en branche antérieure et en branche postérieure.

Le tronc commun de chaque nerf spinal, à peu de distance du ganglion, fournit un rameau simple, souvent double, rarement triple, qui se porte vers le ganglion voisin du tronc nerveux sympathique, et s'y joint de manière à établir la liaison la plus intime entre les nerfs de la moelle, la moelle elle-même, et le nerf grand sympathique. Les anatomistes, et surtout les physiologistes, ont beaucoup discuté sur la question de savoir si le rameau de communication vient de l'une ou de l'autre racine. J'ai vu, comme Scarpa et comme M. Wutzer, que le rameau simple ou double vient du tronc commun inextricable et que, quand on peut le poursuivre, on trouve qu'il vient de l'une et de l'autre racines. Ce rameau communiquant, semblable, à son origine, aux nerfs spinaux, prend dans les ganglions du nerf sympathique les caractères de ce nerf.

Le ganglion de la cinquième paire de nerfs, ou le ganglion de Gasser, placé sur un des faisceaux d'origine de ce nerf, appartient évidemment à la série des ganglions spinaux, dont il ne diffère que par la forme. L'autre faisceau nerveux d'origine du nerf de la cinquième paire, qui passe au-dessous de lui sans en faire partie, ressemble tout à fait à la racine antérieure des nerfs spinaux.

Les ganglions placés presque à l'origine du nerf pneumo-gastrique et du nerf glosso-pharyngien ressemblent encore, pour la forme et pour la structure, aux ganglions spinaux.

§ 810. La seconde sorte de ganglions comprend la série des ganglions du grand sympathique, c'est-à-dire les trois ganglions cervicaux, les douze thoraciques, les cinq lombaires et les quatre sacrés. Les ganglions ophthalmique, sphéno-palatin, otique et sous-maxillaire, placés dans les cavités de la face, sont encore de la même sorte. Il faut y joindre le ganglion cardiaque, souvent remplacé par un plexus, les ganglions semi-lunaires ou cœliaques, et beaucoup d'autres, placés dans le plexus solaire et dans ses divisions ; le petit ganglion coccygien, qui se trouve quelquefois à la réunion des deux nerfs sympathiques, vis-à-vis le sommet du sacrum ; et le petit ganglion palatin, qui existe quelquefois dans le conduit palatin antérieur ; enfin l'on y joint aussi quelques ganglions variables, que l'on trouve quelquefois sur les parois des artères où ils remplacent des plexus, comme le ganglion de l'artère communiquante antérieure, celui du sinus caverneux, celui de l'artère temporale profonde, etc.

Tous ces ganglions ont en général une figure irrégulière et variable ; ils ont en général des connexions avec plusieurs troncs ou plusieurs rameaux nerveux. La direction des filets nerveux qui les traversent est très-compliquée, et rarement ces filets traversent simplement d'un côté à l'autre. La substance grise de ces ganglions est si fortement unie aux filets nerveux, qu'il est très-difficile de les en séparer. Cette substance, d'ailleurs, diffère un peu de celle des autres ganglions : elle est plus dure, plus serrée, plus tenace. Cela est surtout remarquable dans les ganglions cœliaques et dans ceux de leurs plexus. La membrane des ganglions de cette série est cellulaire et ferme, mais n'a point la solidité fibreuse de celle des ganglions spinaux.

§ 811. Les cordons et les rameaux nerveux, les nerfs, en un mot, qui réunissent ces ganglions, diffèrent notablement de ceux qui tiennent immédiatement à la moelle. Au lieu de diminuer, comme ceux-ci, à mesure qu'en s'éloignant de l'origine ou de leur extrémité centrale ils fournissent des divisions successives, on les voit indifféremment diminuer ou augmenter, ou ne pas changer de volume en s'éloignant des ganglions. Les nerfs ganglionnaires ont une moindre force de cohésion ou plus de fragilité que les autres. L'enveloppe extérieure des ganglions se continue sur les nerfs jusqu'à une certaine distance ; au delà du point où cette continuation cesse d'être apparente, le névrilème paraît plus mince et plus intimement uni à la substance nerveuse que dans les autres nerfs. Leur constitution interne résulte de filaments nerveux, gris, rougeâtres, qu'on peut à peine séparer ; les filets, ou les rameaux réunis pour former un cordon, sont eux-mêmes à peine séparables ; les nerfs ganglionnaires, enfin, semblent formés par des fibres nerveuses d'une nature particulière [1]. Cependant les nerfs des ganglions ne sont pas tous absolument semblables : ceux qui unissent les ganglions spinaux à ceux du nerf sympathique, et les nerfs splanchniques, qui vont des ganglions thoraciques du sympathique aux ganglions cœliaques, semblent intermédiaires, par leur couleur blanche, leur forme cylindrique, leur composition nettement fibrillaire, leur fermeté et leur ténacité, entre les nerfs de la moelle épinière et les nerfs gris rougeâtres, aplatis, irréguliers, mous et fragiles du nerf sympathique.

§ 812. *Le nerf sympathique* [2], intercostal ou trisplanchnique, est

---

[1] *Voyez plus haut, De la texture du système nerveux* (§ 754).

[2] Walter, *Tabulæ nervorum thoracis et abdominis*, Berol., 1783.—H.-A. Wrisberg, *De nervis arterias venasque comitantibus.* — *De nervis pharyngeis.* — *De ganglio plexuque semilunari.* — *De nervis viscerum abdominalium, etc.*, in *Comment., Gœtting.*, 1800-1803.—Chaussier, *Table synoptique du nerf trisplanchnique.* — —Lobstein, *De nervi sympathici humani fabricâ, usu et morbis,* 4°, *cum tabulis,* Paris., 1823.—Hirzel, *Diss. sis. nexus nervi sympathici, cum nervis cerebralibus,* 1824. — Kieselbach, *Dissert sist. format. ac evolution. nervi sympathici,*

un cordon nerveux et ganglionnaire, étendu depuis la tête jusqu'au bassin, tenant, par des rameaux anastomotiques ou des racines, à tous les nerfs spinaux et au trijumeau, et fournissant de nombreux rameaux aux organes des cavités splanchniques du tronc.

L'extrémité céphalique de ce nerf pénètre dans le crâne par le canal carotidien et le sinus caverneux, où il forme un plexus et souvent un ganglion sur l'artère carotide; il envoie de là des filets anastomotiques aux ganglions de la face, des plexus secondaires sur les branches de l'artère carotide interne, et peut être poursuivi jusqu'à un petit ganglion impair placé sur l'artère communiquante antérieure du cerveau.

Il consiste ensuite en trois ganglions cervicaux, douze thoraciques, cinq lombaires et quatre sacrés, et en leurs cordons de communication placés de chaque côté de la face antérieure de la colonne vertébrale.

Dans toute la longueur du nerf, chaque ganglion présente des filets anastomotiques externes, ou des *racines* [1] et des filets internes ou des *rameaux*.

Sous ce rapport, on peut comparer le nerf sympathique à une tige souterraine ou à un rhizôme articulé, qui, à chaque nœud, présente d'un côté des racines, et de l'autre des rameaux, lesquels, les uns comme les autres, s'en écartent à angle droit ou au moins très-grand.

Les rameaux du nerf sympathique se rendent aux organes situés à la face, au col, dans la poitrine, dans l'abdomen proprement dit, et dans le bassin.

L'extrémité pelvienne du nerf sympathique consiste en un petit ganglion ou en une anse, dans lesquels les deux nerfs se réunissent, et qui fournissent quelques filaments déliés aux environs de l'anus.

Les rameaux internes des nerfs sympathiques se portent, les uns directement sur des artères, et leur forment des plexus; les autres, en bien plus grand nombre, gagnent la ligne médiane, et forment là, en se réunissant à ceux du côté opposé, des ganglions ou des plexus médians (le cardiaque et le cœliaque), qui communiquent

---

cum descriptione ejusdem, *in vertebratis*, 1836. — Bidder et Wolkmann, *Die selbstandigkeit des sympathischen nervensystems*, 1842. — Kœlliker, *Die selbstandigkeit und abhangigkeit des sympathischen nervensystems*, 1844.

[1] Les racines du nerf sympathique, ainsi qu'il a été dit, procèdent du *tronc* des nerfs rachidiens.

avec des rameaux du nerf pneumo-gastrique, fournissent des plexus et des ganglions secondaires, et se terminent au cœur, à l'aorte, au canal digestif, aux organes urinaires et génitaux, et surtout aux artères de ces organes.

§ 813. Des interruptions rares, et peut-être mal observées, dans le tronc du nerf sympathique, ont porté quelques anatomistes à regarder la continuité de ce tronc comme une circonstance de peu d'importance. Il y a de l'exagération dans cette opinion. Cependant ses racines multiples sont bien sûrement dans les nerfs spinaux.

Les rameaux du nerf sympathique ne diffèrent pas seulement de ceux des autres nerfs, mais ils diffèrent encore les uns des autres ; chaque ganglion, et surtout chaque plexus de rameaux, ont leur caractère propre ou spécial.

Le nerf sympathique a été considéré, par Sœmmering surtout, comme le nerf des artères : à la vérité les artères en reçoivent beaucoup de rameaux ; mais le tissu musculaire du cœur, celui du canal digestif, la membrane muqueuse de ce canal et des voies urinaires et génitales, les ligaments, les os même de la colonne vertébrale, en reçoivent des filets. Il est remarquable que les veines, les vaisseaux et les ganglions lymphatiques en soient dépourvus.

§ 814. Les ganglions spinaux, avec leurs nerfs, sont, avec la moelle épinière, les premières parties visibles du système nerveux.

Les ganglions et le tronc nerveux du trisplanchnique sont apparents sur le fœtus dans le troisième mois. Les ganglions cœliaques et les nerfs splanchniques, qui en sont comme les racines, se développent un peu moins promptement que les ganglions cervicaux et les nerfs cardiaques. Dans la vieillesse les ganglions et leurs nerfs sont plus pâles et plus secs que dans l'âge adulte.

On trouve les ganglions et les cordons des nerfs sympathiques dans les fœtus privés de cerveau, et dans ceux qui sont, privés de cerveau et de moelle.

§ 815. Les animaux[1] vertébrés sont les seuls qui aient un système nerveux particulier pour les organes des fonctions végétatives.

Dans les poissons, le nerf sympathique consiste en un filet très-fin, avec peu ou point de ganglions.

Dans les reptiles il est plus distinct : il réunit entre eux les nerfs

---

[1] Weber, *Anatomia compar. nervi sympath.* ; Lips., 1817. — Kieselbach, *Op. cit.*

inter-vertébraux, et pénètre dans le crâne, uni au nerf pneumo-gastrique.

Dans les oiseaux, il pénètre dans le crâne avec le nerf vague et le glosso-pharyngien ; il communique avec la cinquième et la sixième paire ; il présente au col une interruption apparente, tenant à ce qu'il est là contenu dans le canal vertébral : il est très-distinct et ganglionnaire dans la poitrine, et se prolonge jusqu'aux vertèbres caudales.

Dans les mammifères le nerf sympathique ne diffère pas sensiblement de celui de l'homme.

§ 816. MM. Meckel et Weber ont fait remarquer que le nerf sympathique est d'autant plus petit, relativement au corps, que l'animal est plus éloigné de l'homme. Une seconde observation générale est que le nerf sympathique et le nerf pneumo-gastrique sont en rapport inverse de développement ; de sorte qu'ils se suppléent mutuellement dans la vie végétative, à laquelle ils appartiennent l'un et l'autre. Il faut aussi remarquer que le nerf sympathique est développé dans tous les animaux, en proportion de leur appareil circulatoire, auquel il appartient en grande partie.

§ 817. Le système nerveux ganglionnaire, qui existe dans tous les animaux, qui, dans les vertébrés, forme encore un système à part en connexion avec le centre nerveux ; qui conserve d'une part l'état de dissémination que présente le système nerveux des invertébrés, et qui forme aussi quelques centres principaux, comme le plexus cardiaque, et surtout les ganglions, et le plexus cœliaque ou solaire, qu'on a appelé cerveau abdominal ou épigastrique, doit avoir une grande importance dans l'organisme. Mais, avant d'exposer les fonctions du nerf sympathique, il faut examiner celles des ganglions.

§ 818. Willis a eu, sur les ganglions et sur le nerf sympathique, une idée assez conforme à celle qu'on en a aujourd'hui : il considérait les ganglions comme des diverticules des esprits, et le nerf sympathique comme placé entre les conceptions cérébrales et les affections précordiales, entre les actions et les passions, de manière à établir un consensus entre les parties.

Vieussens considère aussi le nerf sympathique comme un intermédiaire sympathique entre le cerveau et les viscères des deux autres cavités ; il place dans les ganglions, qu'il appelle plexus, un centre d'action musculaire et fermentatif. Lancisi regardait aussi les ganglions comme des centres d'impulsion qu'il comparait au cœur.

Winslow, qui a le premier employé le nom de nerf sympathique, regardait les ganglions comme des centres d'origine, de véritables petits cerveaux.

Meckel attribua pour usage aux ganglions, 1° de diviser les rameaux nerveux en ramuscules, et ceux-ci en filaments ; 2° de faire parvenir des rameaux par diverses directions à des lieux éloignés ; 3° de réunir plusieurs rameaux en un seul cordon.

Zinn soutint la même opinion, en ajoutant que les rameaux réunis de différents points dans un ganglion, sont plus intimement mêlés que dans les plexus.

Johnston regarda les ganglions comme des cerveaux capables de développer ou de communiquer la force nerveuse, comme l'origine des nerfs involontaires, et comme propres à rompre l'influence de la volonté sur les organes à mouvements involontaires, tels que le cœur.

Haase, qui a rapproché les ganglions des plexus, a combattu l'opinion de Johnston par ces deux arguments : que les nerfs des muscles volontaires traversent les ganglions spinaux, et que des organes involontaires, comme l'estomac, en reçoivent du nerf vague.

Scarpa adopta une opinion semblable à celle de Meckel et de Zinn : suivant lui, les ganglions ont pour usage de séparer, de mêler et de réunir de nouveau les filets nerveux ; suivant lui, les nerfs des viscères émaneraient directement des nerfs spinaux et des cinquième et sixième paires, et seraient seulement rassemblés dans les ganglions.

Toutes ces opinions, comme on le voit, peuvent être rapportées à deux. Les uns, comme Meckel, Zinn, Haase, Scarpa, et, plus récemment, Legallois, n'ont vu dans les ganglions qu'un arrangement particulier, une disposition anatomique des filets nerveux ; les autres, comme Winslow, Johnston, Lecat, Petit, Metzger, etc., ont regardé les ganglions comme des points d'origine, et surtout comme des centres d'action nerveuse. Personne n'a défendu cette dernière idée avec plus de chaleur et de talent que Bichat. Reil, M. Autenrieth, M. Wutzer, M. Broussais, et beaucoup d'autres, ont ajouté de nouveaux arguments à ceux de notre célèbre compatriote, dont ils ont à peu près embrassé l'opinion.

§ 819. Bichat regarde le système nerveux organique comme résultant essentiellement de centres nombreux ou de ganglions réunis entre eux par des filets, et le tronc nerveux sympathique lui-même comme une série de ganglions et de filets anastomotiques. Bichat a peut-être accordé aux ganglions une **importance** exagérée ;

mais certainement il n'a pas accordé à leur ensemble, à leur réunion, toute l'importance qu'elle mérite.

Suivant Reil, le nerf sympathique constitue un système propre, qu'il appelle ganglionnaire; il l'appelle aussi système nerveux végétatif. Dans les animaux vertébrés il est uni au système cérébral ou animal, mais il n'en émane pas. Ce système, au lieu d'avoir un centre unique où les racines soient implantées, a plusieurs foyers d'action : 1° il consiste en des plexus ou réseaux placés autour des artères ; on en compte environ douze ; parmi eux, un principal, l'épigastrique, muni de ganglions, et formant des plexus secondaires , est une sorte de centre ou de cerveau. 2° Ces plexus sont liés au système cérébro-spinal par des rameaux et des plexus conducteurs : les deux troncs réunis en bas, devant le coccyx, et en haut par les cinquième et sixième paires, constituent une périphérie elliptique qui embrasse tout le système des ganglions et des plexus, et dans laquelle pénètrent plusieurs nerfs cérébraux, notamment la huitième paire. 3° Les rameaux ou plexus conducteurs transmettraient des sensations et des volitions, s'ils étaient des conducteurs parfaits ; mais on peut les considérer comme des semi-conducteurs, et les ganglions comme des corps isolants.

Il résulte de là deux systèmes nerveux et deux sphères d'activité nerveuse : 1° la sphère animale, où les impressions sont senties, où les volitions déterminent les mouvements ; 2° la sphère végétative, où l'activité nerveuse est départie lentement, continuellement, obscurément. Dans ce système, les impressions, sans être propagées au centre animal, déterminent des mouvements. Dans l'état de maladie, cependant, les cordons et les plexus communiquants deviennent conducteurs, les ganglions cessent d'être isolants, les impressions sont senties, et les mouvements sont influencés par le centre animal.

M. Autenrieth considère le nerf sympathique comme naissant du cerveau et de la moelle, mais en devenant de plus en plus indépendant à mesure qu'il en est séparé par des plexus et des ganglions, la substance rougeâtre, grisâtre, des nerfs sympathiques conduisant plus difficilement que la blanche les impressions vers les centres nerveux et les excitations à la périphérie.

M. Weber a rassemblé beaucoup d'arguments anatomiques et physiologiques pour démontrer que le nerf sympathique constitue un système particulier, qui, indépendant du cerveau, a son centre en lui-même.

M. Wutzer a observé, comme Bichat et d'autres encore, que l'excitation mécanique du nerf sympathique ne produit point d'effet appréciable ; tandis qu'un irritant plus fort, comme l'agent galvanisme, détermine des douleurs et des convulsions.

M. Broussais considère aussi le nerf sympathique comme un système propre, un centre sensitif particulier, qui transmet des impressions au sensorium animal, et par suite des déterminations sur les muscles volontaires. Dans le fœtus il agit seul, il dirige les organes sécréteurs et nutritifs, il excite l'énergie du cœur, il étend son action jusque sur le centre animal, et détermine les mouvements automatiques. Dans les fœtus anencéphales et privés de moelle épinière, il excite les mouvements musculaires par son action sur les nerfs spinaux. Après la naissance, il agit sur le centre nerveux, en y transmettant les sensations internes, et établit ainsi, entre le cerveau et les viscères des deux autres cavités, une liaison féconde en phénomènes. Dans tous les temps il régit l'action des vaisseaux capillaires, et dirige la nutrition par l'intermède de la force formative ou plastique, que cet ingénieux écrivain appelle chimie vivante.

§ 820. Presque toutes ces opinions, qui consistent à considérer le système des ganglions comme un système indépendant, pèchent en ce qu'elles sont trop absolues, tout comme celles qui ne considèrent dans les ganglions qu'un pur arrangement anatomique. Le système des ganglions doit être considéré tout à la fois comme un système séparé ou réuni, indépendant ou dépendant, suivant diverses circonstances déjà indiquées pour la plupart.

Les fonctions des ganglions paraissent être de *diminuer* ou d'*arrêter* l'influence du centre nerveux sur les nerfs ganglionnaires, de *diminuer* ou d'*empêcher* la transmission des impressions au centre ; de sorte que, par l'action des ganglions, le système nerveux végétatif est *séparé* du système animal.

Les ganglions paraissent en outre destinés *à rassembler, à coercer* la force nerveuse qu'ils puisent dans la moelle, à en développer par eux-mêmes, pour la communiquer convenablement aux nerfs et aux organes où ils se terminent.

Les ganglions exercent des fonctions *différentes*, suivant la *diversité* de leur texture.

Ces différences consistent dans, 1° le mélange plus ou moins intime des filets nerveux ; 2° la diversité de la substance propre des ganglions ; 3° les différences dans la membrane extérieure, plus ou moins dense, plus ou moins tendue : or, c'est dans les ganglions du nerf sympathique que l'on observe l'intrication et la fusion la plus grande des filets nerveux, la ténacité et l'union la plus intime de la substance propre du ganglion, et une membrane ou capsule assez ferme, et très-adhérente à la substance intérieure. Dans les ganglions spinaux, au contraire, les filets nerveux sont droits, point mêlés, et la substance ganglionnaire est grossière, lâche et très-distincte des filets : aussi ces ganglions sont-ils regardés comme moins parfaits que les autres, et Pfeffinger pensait qu'on devait les exclure de ce genre d'organes. La fonction de ces derniers ganglions reste d'ailleurs aussi fort obscure [1].

§ 821. Les usages des cordons nerveux ganglionnaires sont de conduire l'influence nerveuse : mais ils sont des conducteurs un peu différents des autres nerfs, dont ils diffèrent en se rapprochant beaucoup des ganglions : ils sont des conducteurs imparfaits. Les irritations mécaniques ou chimiques ne les traversent pas ; mais l'irritation galvanique est conduite par eux, et détermine soit des sensations, soit des contractions. Il en est de même des irritations morbides, comme les irritations intestinales, urétériques, etc., qui sont ressenties.

Les fonctions du nerf sympathique sont de diriger la nutrition, les sécrétions ; de distribuer l'agent nerveux au cœur, au canal digestif et aux organes urinaires et génitaux ; d'établir une liaison sympathique entre tous les principaux organes. Il remplit ces diverses fonctions sans l'influence de la volonté et sans conscience des impressions, les ganglions faisant tout à la fois l'office de ligatures qui modèrent la transmission de l'influence nerveuse, et de centres particuliers d'activité, qui en augmentent et en modifient la distribution.

Ce nerf forme ainsi un système particulier dans le système général ; il a une sphère d'action propre renfermée dans la sphère générale. L'un et l'autre systèmes nerveux ont des connexions intimes ; ils s'influencent réciproquement, surtout dans l'état de maladie.

Aujourd'hui encore, et malgré de nombreuses tentatives, la physiologie du nerf grand sympathique laisse beaucoup à désirer. Cependant l'expérience a mis en lumière quelques points principaux, que nous devons signaler. On a longtemps regardé le nerf grand sympathique comme insensible à

---

[1] Tout ce qu'on sait, c'est qu'on les rencontre sur les racines de *sentiment* et non sur les racines de *mouvement*.

à l'excitation directe, et comme incapable de susciter des contractions dans les parties dans lesquelles il répand ses filets terminaux. Le doute n'est plus possible à cet égard. De même que les nerfs rachidiens, les filets du nerf grand sympathique sont aussi des conducteurs d'impressions vers les centres nerveux et des conducteurs d'incitation motrice vers les organes. Il faut remarquer, toutefois, que les résultats ne sont pas à beaucoup près aussi évidents pour le nerf grand sympathique que pour les nerfs spinaux. Pour éveiller la sensibilité et déterminer de la douleur sur un animal, en excitant les rameaux ou les ganglions du grand sympathique, il faut revenir plusieurs fois à la charge ; la transmission des impressions, le long des conducteurs sympathiques, n'a lieu qu'avec lenteur ; mais elle est néanmoins manifeste. M. Longet conseille, pour pratiquer cette excitation et constater la sensibilité du grand sympathique, de ne pas expérimenter aussitôt après l'éventration de l'animal, parce que les vives douleurs qui résultent de la lésion des nerfs de la vie animale ne sont pas encore apaisées, et masquent la sensibilité plus obscure du grand sympathique.

Le grand sympathique est aussi un conducteur de mouvement, c'est-à-dire que si l'on excite mécaniquement ou chimiquement ses ganglions et ses rameaux, les parties dans lesquelles il se termine se contractent. Mais ici, comme dans les expériences précédentes, l'excitation doit être prolongée pendant quelque temps pour amener un résultat. De plus, la contraction des muscles de la vie végétative, qui a été lente à se dessiner, est lente aussi à s'éteindre. Remarquons encore que, pour donner au mouvement musculaire déterminé par l'excitation des rameaux sympathiques qui s'y rendent, toute l'intensité qu'il comporte, il faut que les réservoirs (intestin, estomac, etc.), entourés par ces muscles, soient distendus par des matières placées à leur intérieur, le bol alimentaire, par exemple. Les matières qui distendent les réservoirs offrent alors un point d'appui à la contraction musculaire.

Il y a donc dans le nerf grand sympathique des filets moteurs et des filets sensitifs. L'anatomie prouve, en effet, que ce nerf communique au niveau des trous de conjugaison avec le tronc des nerfs rachidiens, et que les filets nerveux qu'il reçoit de ce tronc procèdent de *l'une* et *l'autre* racine de ces nerfs. Les ganglions renfermés dans les cavités de la face, tels que les ganglions ophthalmique, sphéno-palatin, otique et sous-maxillaire, reliés au système du grand sympathique par les filets de communication envoyés par le ganglion cervical supérieur, peuvent être envisagés comme l'extrémité céphalique du grand sympathique lui-même. Or, ces ganglions, placés sur le trajet des nerfs crâniens moteurs et sensitifs, recevant des filets nerveux de ces nerfs, se trouvent dans les mêmes conditions que les ganglions thoraciques ou abdominaux de la chaîne du grand sympathique.

Nous avons établi précédemment que lorsque la moelle épinière seule, ou garnie de la moelle allongée, était séparée des lobes cérébraux, elle conservait encore aux nerfs en communication avec elle le pouvoir de renvoyer le mouvement dans les parties excitées. Ce pouvoir, que nous avons appelé pouvoir excito-moteur, ou action réflexe de la moelle, n'existe pas seulement pour les nerfs sensitifs et moteurs de la vie animale, il existe aussi pour les filets qui établissent la communication entre la moelle épinière et les ganglions du grand sympathique. Ainsi, sur un animal décapité, qui survit à l'expérience, on peut répéter les expériences de M. Volkmann, et constater que l'excitation du grand sympathique est suivie, même alors, de la contraction des parties dans lesquelles se porte le nerf excité, et même, par irradiation, dans des parties plus éloignées que celles où a porté l'excitation.

L'action persistante du grand sympathique, alors qu'il n'est plus qu'en communication avec la moelle épinière, n'a rien qui doive surprendre, puisque sur l'animal pourvu de son encéphale, les irritations déterminées sur les organes de la vie végétative et les contractions qui en résultent sont, les unes non perçues, les autres involontaires. L'expérience tend à prouver, par conséquent, que le principe des mouvements involontaires ne remonte pas jusqu'à l'encéphale, et qu'il a son siège dans la moelle épinière ou allongée. L'expérience prouve encore que le grand sympathique n'a pas eu lui-même, et indépendamment de ses communications avec la moelle épinière, le pouvoir de conduire les impressions et de renvoyer le mouvement ; car si l'on détruit l'axe cérébro-spinal dans sa totalité, les fonctions sensitivo-motrices du grand sympathique sont tout à fait abolies.

Si, bien différent des nerfs qui, comme lui, tirent aussi leur principe sensitif et moteur de leurs communications avec la moelle ; si, dis-je, le nerf grand sympathique se distingue des précédents par une sensibilité obscure et une influence motrice lente et peu énergique, à quoi cela tient-il ? Il serait difficile de le dire d'une manière positive ; cependant sa constitution anatomique permet de le supposer. N'avons-nous pas vu, en effet, que ce nerf contient, outre les fibres nerveuses qu'on rencontre abondamment dans les centres nerveux et les nerfs rachidiens, des fibres *minces*, *molles* et comme gélatineuses, qu'on a désignées sous le nom de fibres organiques ? De plus, la quantité de ces fibres nouvelles, qu'on suppose devoir être en rapport avec les fonctions de la vie nutritive, l'emporte de beaucoup sur les autres fibres dans la constitution des rameaux du grand sympathique. Ainsi, MM. Bidder et Volkmann disent que, dans les rameaux sympathiques, les fibres organiques font les 99 centièmes de l'ensemble; les fibres sensitivo-motrices, par conséquent, y entreraient seulement pour un centième. Les évaluations de M. Robin, sans être aussi élevées (il établit ce rapport comme 40 est à 1), n'en établissent pas moins une différence énorme en faveur des fibres organiques. Dès lors, on peut penser que c'est à la petite proportion de leurs éléments sensitivo-moteurs que les rameaux du grand sympathique doivent leur sensibilité et leur excitabilité peu marquées.

Indépendamment de ses fonctions de sensibilité et d'action motrice, le grand sympathique est, en outre, un nerf de nutrition et de sécrétion. Sa dissémination en nombreux plexus sur les artères de l'abdomen et les filets nombreux qu'il envoie dans les organes glandulaires le font supposer, bien plutôt que les expériences sur les animaux ne l'ont démontré. M. Brachet a fait à cet égard des expériences qui constituent plutôt des probabilités qu'une certitude absolue. Or, depuis la découverte dans les rameaux du grand sympathique des fibres *organiques*, on a attribué à ces fibres les fonctions de nutrition et de sécrétion. Comme aussi les recherches microscopiques ont conduit les anatomistes à reconnaître que ces fibres organiques existent aussi, quoiqu'en moindres proportions, dans les nerfs spinaux et les nerfs crâniens de la vie animale, on n'a plus considéré le nerf grand sympathique comme le nerf exclusif de la nutrition et des sécrétions.

Il est un point d'anatomie qui se rattache au rôle nutritif du grand sympathique, et qui a été diversement interprété. C'est celui de savoir si les fibres organiques que l'on rencontre dans les rameaux du nerf grand sympathique proviennent des centres nerveux, ou, si le nerf grand sympathique doit en être considéré lui-même comme le centre. Dans cette dernière manière d'envisager le rôle du nerf grand sympathique, chaque ganglion du grand sympathique est envisagé, par rapport aux fibres nerveuses *dites organiques*, comme la moelle et le cerveau, par rapport aux fibres nerveuses *sensitivo-motrices*; et les fibres organiques qu'on rencontre dans les racines des nerfs rachidiens et aussi dans celles des nerfs crâniens ne proviendraient pas de la moelle ou de l'encéphale, mais des rameaux qui établissent la communication entre les ganglions du grand sympathique et l'axe cérébro-spinal. Cette doctrine, tout ingénieuse qu'elle est, est loin d'être prouvée, et les recherches de MM. Bidder et Volkmann, et celles de M. Robin, dont nous avons parlé précédemment, me paraissent en désaccord avec elles. L'existence manifeste des fibres nerveuses organiques dans les racines postérieures d'origine des nerfs rachidiens, ainsi que l'existence, dans les ganglions situés sur le trajet de ces racines, des *corpuscules* nerveux *spéciaux* à ces fibres organiques me paraissent établir nettement que les fibres organiques, comme les autres, procèdent de l'axe cérébro-spinal. MM. Bidder et Volkmann, ainsi que M. Kœlliker, se sont, du reste, sur ce point, arrêtés à une opinion intermédiaire. Ayant observé que les fibres organiques ne sont pas aussi nombreuses dans le rameau qui établit la communication des ganglions du grand sympathique avec le tronc des nerfs spinaux, que dans les filets qui sortent du ganglion sympathique pour se porter aux organes, ils ont admis que le système des fibres organiques augmente dans les ganglions. Si le fait est fondé, et nous croyons qu'il aurait besoin d'être encore démontré, il en résulterait, non pas que des filets nerveux organiques commencent de toutes pièces dans les ganglions nerveux du grand sympathique (nous avons vu que les filets ne commençaient ni ne finissaient dans les ganglions), mais il en résulterait que dans le grand sympathique il y aurait, outre les filets *sensitivo-moteurs* fournis par les racines antérieures et postérieures d'origine des nerfs rachidiens, outre les filets organiques fournis par la racine postérieure d'origine de ces mêmes nerfs, qu'il y aurait, dis-je, une sorte de système de fibres organiques se portant d'un ganglion à un autre, sans interruption dans leur trajet ; se mettant dans les ganglions en communication avec les corpuscules nerveux, et constituant, par conséquent, un réseau continu, chargé d'établir les relations sympathiques entre les organes éloignés, et qu'on pourrait appeler à juste titre fibres sympathiques.

§ 822. M. Lobstein a recueilli plusieurs faits très-curieux relatifs aux altérations morbides des ganglions et des nerfs sympathiques ; il a observé l'inflammation des ganglions semi-lunaires ou cœliaques, dans des cas de névropathies abdominales chroniques, de coqueluche et de tétanos ; il a observé également dans divers cas l'inflammation des nerfs cardiaques et pulmonaires. M. Autenrieth a aussi observé dans la coqueluche l'inflammation des nerfs pneumogastriques, sympathiques et cardiaques. M. Duncan a vu dans un cas de diabète la portion abdominale du nerf sympathique triplée ou quadruplée en volume. Les nerfs sympathiques sont, comme les autres, augmentés en volume dans les hypertrophies, diminués, au contraire, dans les atrophies simples, ainsi que dans celles qui résultent d'une production accidentelle infiltrée dans le tissu d'un organe.

Beaucoup de maladies abdominales et thoraciques semblent en outre dépendre d'une action irrégulière du nerf sympathique ; et d'autres, très-nombreuses aussi, de l'action anormale de ce nerf sur le centre nerveux cérébral.

CHAPITRE XI.

DES PRODUCTIONS ACCIDENTELLES.

§ 823. Les productions qui se rencontrent accidentellement dans l'organisation humaine sont des humeurs, des concrétions, des tissus et des animaux vivants.

Ces objets ne font point partie de l'organisation saine ou régulière : ils n'appartiennent qu'à l'anatomie morbide. Leur description, ou au moins leur indication sommaire, placée ici, a pour objet de compléter ce qui a été dit, à l'occasion de chaque tissu en particulier, sur les altérations et les productions qui lui sont propres. Les productions dont il est question dans ce chapitre sont communes à plusieurs parties ou à la totalité de l'organisation.

La connaissance des altérations et des productions accidentelles est très-importante pour l'anatomiste médecin ; car, d'une part, cette connaissance est la base de la pathologie ; et, d'un autre côté, l'anatomie étant rarement étudiée sur des sujets sains, mais le plus souvent sur des corps d'individus malades, l'anatomiste rencontre à tout instant, dans ses recherches, des altérations de l'organisation et des productions accidentelles.

SECTION I.

DES HUMEURS ACCIDENTELLES.

§ 824. Les humeurs naturelles peuvent être altérées dans leur quantité ou dans leur qualité ; quelques-unes de ces altérations ont été indiquées. On trouve en outre quelquefois des humeurs tout à fait différentes des premières. Parmi ces dernières, le pus est la seule assez bien connue pour être décrite.

§ 825. Le *pus* ' est une humeur accidentelle résultant d'une sécrétion morbide, qu'on nomme suppuration. Le pus est composé de globules microscopiques semblables à ceux du sang, découverts par Home, nageant dans un fluide, coagulable par la solution de chlorhydrate d'ammoniaque.

' C. Darwin, *Experim. establishing criterion betwen mucagin. and purul. matter*, Lightfield, 1780.— Brugmans, *Dissertatio de pyogeniâ*, Groningæ, 1785. — E. Home, *On the properties of pus*, London, 1789. — Grasmeyer, *Abhandlung von dem Eiter*, etc., Gotting., 1790.—Schwilgué, *Mémoire inédit sur le pus, analysé dans la Nosogr. philos.*, vol. II. — G. Pearson, *On expectoraded matter*, in *Phil. trans.*, 1809. — *Idem*, *Obs. and exper. on pus*, ibid., 1810. — Rizetti, *De phthisi pulmonali specim. chim. med.*; in *Mém. de Turin*, vol. II et III. — Rossi et Michelotti, *Analyse première du pus*, ibid., vol. III. — E. Home, *On the conversion of pus into granulations or new flesh*, in *Phil. trans.*, 1819. — Donné, *Des caract. distinctifs du pus, et manière de le reconnaître dans les différents liquides avec lesquels il se trouve mélangé*, *Arch. génér. de méd.*, 1836.— Gueterbock, *De pure*, 1837. — Mandl, *Moyen pour découvrir le pus dans le sang*, *Gaz. méd.*, Paris, 1837. — *Idem*, *Nature et origine du pus*, *Journal l'Expérience*, 1838. — Vogel, *Untersuchungen ueber Eiter*, 1838.— P.-H. Bérard, art. *Pus*, *Repert. des sc. médic.*, t. XXVI, Paris, 1842.

Il est d'une couleur blanche ou jaunâtre, opaque, d'une consistance de crème. Sa consistance et sa couleur dépendent de la proportion des globules sur la partie liquide. Il est plus pesant que l'eau. Il a une saveur légèrement salée, constante, et une odeur faible et particulière, un peu variable.

Le pus ne présente pas toujours exactement les mêmes qualités physiques et les mêmes propriétés chimiques. On peut le distinguer en pus crémeux, homogène, vulgairement *louable*; en pus séreux, sanieux ou sérosité purulente; en pus glaireux ou mucus puriforme; en pus cailleboteux ou grumeleux; et en pus concret ou couenneux. En outre, le pus peut être mêlé de sang, de sérosité, de matières excrémentitielles, de matière putride, de tissus accidentels, de calculs, de matière virulente, etc.

Le pus tombe au fond de l'eau, tandis que le mucus y flotte. Par l'agitation le pus se délaye, se mêle à l'eau, et la blanchit uniformément; le mucus, au contraire, reste en flocons distincts.

Le pus se coagule par la chaleur, par les acides et par l'alcool; les alcalis le rendent visqueux, filant, et le dissolvent. Il est composé, suivant Schwilgué, d'albumine à un état particulier, de matière extractive, d'une matière grasse, de soude, de chlorure de sodium, de phosphate de chaux, et autres sels. Par ses propriétés chimiques il ressemble beaucoup au sérum du sang, dont il ne paraît différer que par l'état de l'albumine et de la matière extractive. Le mucus se délaye dans l'eau, se dissout par l'addition de l'acide sulfurique, et non le pus. Une solution d'alcali caustique dissout à la fois le pus et le mucus, et par l'addition de l'eau le pus se précipite seul. Ces caractères chimiques, et d'autres encore du même genre, ne sont point aussi certains que l'action de l'eau seule, et surtout que l'inspection microscopique qui décèle dans son sein la présence d'une innombrable quantité de globules microscopiques. Les différences qu'il présente dépendent des proportions différentes dans lesquelles se trouvent les matériaux essentiels qui le constituent, ainsi que les substances qui peuvent s'y trouver accidentellement.

Le pus se trouve souvent mélangé avec d'autres liquides organiques, tels que le mucus, le lait, le sang, etc. Or, comme dans le mucus, le lait et le sang, il existe aussi des globules; et que, d'une autre part, ainsi qu'il vient d'être dit plus haut, la présence des globules est l'un des signes les plus caractéristiques du pus, à quels caractères peut-on les reconnaître, dans un liquide où on veut constater sa présence? Nous l'avons dit précédemment déjà à propos des globules du mucus, ce problème est souvent insoluble, parce que ces deux sortes de globules, qui ont aussi avec les globules des exsudations plastiques une grande analogie, passent de l'un à l'autre avec une grande facilité. Cependant les globules du pus, bien développés, sont reconnaissables par leurs dimensions ; ils ont souvent jusqu'à $0^{mm},04$ de diamètre, et en moyenne $0^{mm},01$ ou $0^{mm},02$. Leur surface semble en général grenue, et leur intérieur renferme deux, quatre, et jusqu'à quinze ou vingt noyaux.

Les globules du pus, mélangés au lait, sont très-faciles à reconnaître. Les globules du lait sont des vésicules graisseuses, lisses, à contours bien nets, et disparaissent quand on les traite par l'éther qui les dissout, tandis que les globules du pus ne sont point altérés. Relativement aux globules du sang, leurs dimensions beaucoup plus petites et constantes, leur coloration rosée, et surtout leur forme *aplatie* ou *discoïde*, ne permettent pas de les confondre avec les globules *sphériques* du pus.

Quant à ce qui concerne la composition chimique du pus, l'analyse de Schwilgué est analogue à la plupart de celles qui ont été faites depuis. M. Gueterbock, qui a analysé le pus d'après les procédés employés à l'analyse du sang, admet qu'il existe dans le pus, indépendamment de l'albumine, des matières extractives et des matières grasses, qui s'y retrouvent comme dans le sang ; une substance fondamentale, qui a avec les matières albuminoïdes une grande analogie de composition, et qui diffère cependant de l'albumine, de la fibrine et de la caséine par quelques propriétés chimiques particulières : il propose de donner à cette substance le nom de *pyine*. Ainsi, il y aurait dans le pus : de l'eau en grande proportion, 80 à 90 pour 100 en moyenne ; de l'albumine, des matières grasses, des matières extractives, de la pyine et des sels. Le pus, qui est ordinairement alcalin, devient quelquefois acide : cette acidité est probablement due à l'acide lactique.

§ 826. Le pus peut se former dans la plupart des organes.

Le tissu où la suppuration est le plus fréquente et semble le plus facile, est la membrane muqueuse. Quelques heures après l'application d'une cause irritante, on voit les propriétés physiques et chimiques du mucus se changer insensiblement en celles du pus. Quand l'irritation diminue et cesse, on voit à l'inverse les propriétés du pus se changer insensiblement en celles du mucus. La suppuration de la membrane muqueuse s'accompagne d'un léger degré de rougeur et de gonflement, et très-rarement d'ulcération.

La peau suppure aisément dès qu'elle est irritée et que l'épiderme est enlevé. Cela peut continuer indéfiniment, si l'irritation est permanente, ou fréquemment renouvelée ; la peau prend alors l'aspect d'une membrane muqueuse enflammée.

Le tissu cellulaire étant mis à découvert par l'ablation de la peau, l'hémorrhagie s'arrête ; le liquide plastique qui s'écoule ensuite prend peu à peu le caractère du pus. En même temps la surface vulnérée se couvre d'une couche de matière organisable, qui devient vasculaire et se couvre de granulations qui sont le point de départ de la cicatrice.

Le tissu cellulaire, étant irrité par un corps étranger ou par une cause inconnue, s'enflamme ; il se forme du pus dans le centre du phlegmon : ce pus est renfermé dans une membrane de nouvelle formation, plus ou moins distincte, plus ou moins vasculaire, suivant son ancienneté ; le tissu cellulaire environnant, enflammé et très-vasculaire, a perdu sa perméabilité par la déposition intersticielle de matière organisable.

Les membranes séreuses, quand elles suppurent, présentent des changements analogues ; elles deviennent très-vasculaires et prennent à la longue l'apparence des membranes muqueuses.

§ 827. Boerhaave attribuait l'origine du pus à la fonte des organes enflammés ; Pringle et Gaber l'attribuaient à un changement dans le sérum du sang ; ces deux opinions, diversement modifiées et combinées, ont été longtemps et généralement adoptées.

L'idée que le pus est formé aux dépens du sang, et qu'il sort des vaisseaux par une action sécrétoire de ces organes, a été d'abord indiquée par le docteur Simpson, puis par Dehaen, et ensuite par le docteur Morgan, de Philadelphie. Hunter et Brugmans ont embrassé et développé cette doctrine, généralement adoptée aujourd'hui.

La suppuration est une sécrétion morbide. Cette sécrétion est toujours précédée et déterminée par l'inflammation ; mais l'inflammation est plus ou moins évidente. Deahen, lui-même, qui admet expressément la suppuration sans inflammation préalable, ne veut évidemment parler que de l'inflammation avec ulcération : en effet, l'on sait bien aujourd'hui, ce qu'il annonçait alors, que la suppuration peut avoir lieu sur les surfaces sans altération ; il note, dans les cas de suppuration sans inflammation, les productions couenneuses et les adhérences qui dépendent, comme on sait, de l'inflammation.

Dans la constitution scrofuleuse, la suppuration n'est souvent précédée que d'une inflammation chronique et latente, mais qui n'en existe pas moins, quoiqu'elle soit obscure.

Le pus est formé aux dépens du sang, comme toutes les sécrétions et toutes les exsudations ; mais il ne faudrait pas induire de là qu'il en sort *tout formé*. Le pus, en effet, contient dans son intérieur, comme le mucus, comme le lait, comme les couches profondes de l'épiderme, des *globules* qui ne peuvent traverser les parois des vaisseaux. Ces globules prennent naissance aux dépens du plasma du sang, ici sous forme de globules de mucus, là sous forme de globules du lait, plus loin sous forme de globules du pus. Pourquoi l'exsudation donne-t-elle naissance en un point à des globules d'une certaine nature, et, en un autre point, à des globules de nature différente? On ne saurait le dire, pas plus qu'on ne peut aujourd'hui expliquer le mécanisme des sécrétions; mais la *nature* saine ou maladive des parois membraneuses que traverse le plasma du sang qui sort de ses vaisseaux, a, sur les phénomènes d'organisation qu'il présente, une influence inconnue, mais réelle.

§ 828. La suppuration, quand elle existe depuis longtemps, et lorsqu'elle a lieu par une large surface, devient, par son association avec les fonctions, une sécrétion importante; aussi l'on ne doit pas établir ou supprimer légèrement une suppuration.

Le pus est quelquefois le véhicule des virus introduits dans l'organisme; il est souvent aussi le véhicule de corps étrangers éliminés par l'organisme.

SECTION II.

DES CONCRÉTIONS PIERREUSES OU CALCULS.

§ 829. Les concrétions ou calculs [1] sont des corps solides, plus ou moins durs, qui se forment au sein des humeurs contenues dans les cavités, les réservoirs et les conduits tapissés par la membrane muqueuse. Cette formation est toujours accompagnée d'un changement de composition plus ou moins évident des liquides où elle a lieu.

§ 830. Les calculs intestinaux sont rares dans l'espèce humaine [2]. Ces calculs, plus ou moins volumineux et nombreux, sont ronds ou

---

[1] Walter, *De concrementis terrestribus.* Berol., 1775. — Vicq-d'Azyr, *Académ. roy. de médecine*, ann. 1779. — Mosovius, *Dissert. de calculorum animalium, eorum imprimis biliariorum, origine et naturâ*, Berolini, 1812. — Volkel, *Dissert. de formatione concrementorum calculosorum corporis humani*, 1822.

[2] On trouve quelquefois dans les individus de la race bovine des concrétions intestinales volumineuses, connues sous le nom de *bézoards*. Ces calculs intestinaux paraissent provenir des voies biliaires. Ils sont constitués presque en to-

ovoïdes, jaunes ou bruns : leur pesanteur spécifique est de 1,4. Ils ont pour noyau un calcul biliaire, des matières fécales endurcies, ou un corps étranger. Ils sont formés de couches, et composés de substances salines, surtout de phosphate de chaux, et d'un peu de substance animale.

Les follicules muqueux et sébacés contiennent quelquefois des amas endurcis ou plus ou moins concrets.

Il y a des exemples de petits calculs de phosphate de chaux et de matière animale, dans la caroncule lacrymale, dans les tonsilles, dans la prostate.

On a trouvé quelquefois aussi des concrétions pierreuses de même nature dans le sac et le canal lacrymal, dans les glandes salivaires et dans leurs conduits, dans le pancréas.

§ 831. Les voies biliaires [1] sont fréquemment le siége de calculs, *cholelithi*. On les trouve le plus souvent dans la vésicule biliaire ; quelquefois dans les canaux cystique, hépatique ou cholédoque ; ou dans le canal intestinal, et rarement dans les racines du canal hépatique, dans le foie. Le nombre et le volume de ces calculs varient extrêmement : on en trouve depuis un jusqu'à plusieurs milliers dans la même vésicule, depuis le volume d'un œuf de poule jusqu'à celui d'un grain de millet ; leur couleur varie du blanc au jaune, au brun et au noir ; leur surface est arrondie ou à facettes, polie ou rugueuse ; leur consistance varie beaucoup ; leur pesanteur spécifique est de 0,20 à 0,35. On les divise, d'après Walter, en trois genres : striés ou rayonnés, *striati*, lamelleux, *lamellati*, et pourvus d'une écorce, *corticati*. Dans l'espèce humaine, ces calculs sont formés de cholestérine, de matière jaune de la bile, et quelquefois d'un peu de picromel [2].

---

talité par une substance cristallisée, désignée par M. Wœhler sous le nom d'acide litho-fellique.

[1] Sœmmering, *De concrementis biliariis corp. humani*, Traject. ad Mœn., 1795. — Thénard, *Mém. de la Soc. d'Arcueil*, vol. 1. — Siégert, *Beobachtungen ueber gallen und Nierensteine. Walter's journ. der chirurg.*, 1826.

[2] Le picromel est une substance complexe constituée par des matières grasses, acide margarique, acide oléique, et par le choléate de soude, principe fondamental de la bile.

Les calculs biliaires sont rarement constitués par des substances minérales. Cependant on les a trouvés dans quelques cas exceptionnels formés presque exclusivement par du phosphate et du carbonate de chaux réunis à des matériaux organiques en faibles proportions.

§ 832. Les calculs urinaires [1], *urolithi*, se trouvent dans le bassinet du rein, dans l'uretère, dans l'embouchure de ce canal, dans la vessie, dans l'urètre, dans le prépuce, dans des locules de la vessie, dans les conduits prostatiques, et dans des cavités et des voies urinaires accidentelles.

Les calculs du bassinet et des calices du rein se moulent dans ces cavités, quand ils s'y accroissent, et deviennent rameux comme les branches du corail.

Les calculs vésicaux sont les plus communs : tantôt, et c'est le plus ordinaire, il n'y en a qu'un dans la vessie, tantôt il y en a plusieurs ; on en a vu jusqu'à plus d'un cent. Leur volume et leur poids varient depuis celui d'un grain de blé jusqu'au volume de la tête d'un fœtus à terme, et jusqu'à plus de trois kilogrammes de poids. Leur forme est ronde ou obronde, ou ovoïde, ou tétraèdre, ou cunéiforme, ou cubique, etc.

Leur surface est unie, ou rugueuse, ou mamelonnée ; leur couleur et leur consistance sont très-variables. Ils ont toujours un noyau formé, soit par un gravier descendu du bassinet, soit par un caillot de sang, ou un flocon de mucus, soit par un corps étranger.

Ils sont quelquefois homogènes, assez souvent formés de couches superposées, semblables ou différentes ; d'autres fois mélangés ou hétérogènes, et sans couches.

Les calculs vésicaux sont composés : 1° d'acide urique, 2° d'oxyde cystique, 3° de phosphate de chaux, 4° d'urate d'ammoniaque, 5° de phosphate ammoniaco-magnésien, 6° d'oxalate de chaux, 7° de silice, 8° de carbonate de chaux, 9° d'oxyde xanthique, 10° de matière fibrineuse, 11° de mucus, et 12° de phosphate de fer, de magnésie, de carbonate de magnésie, d'urate de soude. Ces substances se trouvent dans les calculs, ou isolées, ou combinées par deux, trois, quatre ou cinq. Le plus commun de tous est le calcul d'acide urique ; puis le calcul fusible, composé de phosphates ammoniaco-magnésien et calcaire ; puis le calcul mural, composé d'oxalate de chaux ; puis le calcul formé de couches distinctes d'acide urique et d'oxalate de chaux, etc. La silice et l'oxyde cystique, et plus encore l'oxyde xanthique et la fibrine, sont les substances les plus rares dans les calculs urinaires.

---

[1] Fourcroy et Vauquelin, *Mém. de l'Inst. nat.*, t. IV. — Wollaston, *Philos. trans.*, ann. 1797, etc. — Marcet, *Ann. de chimie et de phys.*, t. XIII. — Proust, *Ann. de chim. et de phys.*, t. XIV. — Lassaigne, *Ann. de chimie et de physique*, t. IX, X, XI, XIV, XVIII.

§ 833. On dit avoir trouvé quelquefois des concrétions calculeuses pisiformes dans les vésicules séminales et dans les conduits éjaculateurs.

On trouve quelquefois aussi de petites concrétions semblables dans les trompes utérines. Quant aux concrétions de l'utérus, ce sont le plus souvent des corps fibreux ossifiés. Cependant on a trouvé dans cet organe des concrétions de phosphate calcaire ayant pour noyau un corps étranger.

On a trouvé des concrétions calculeuses dans les conduits excréteurs de la mamelle.

SECTION III.

DES TISSUS ACCIDENTELS.

§ 834. Les tissus accidentels [1] sont des tissus nouveaux développés dans le corps vivant.

Ces tissus peuvent être divisés en deux sortes :

1° Les tissus analogues à ceux de l'organisation saine ;

2° Les tissus hétérologues ou sans analogues dans l'organisation régulière.

Il y a aussi quelques tissus accidentels, intermédiaires, pour ainsi dire, entre les uns et les autres, et ayant des analogues, non dans l'organisation humaine, mais au moins dans d'autres animaux.

§ 835. Ces diverses sortes de tissus sont tantôt isolés, tantôt, et souvent, réunis ou combinés entre eux. Ils sont même souvent réunis avec des humeurs accidentelles, avec des animaux vivants, avec des humeurs ou des tissus altérés, etc.

§ 836. Parmi les anatomistes et les pathologistes, les uns regardent les tissus accidentels comme le résultat de transformations éprouvées par les tissus naturels : ils appellent les tissus accidentels analogues, des transformations proprement dites, et les tissus hétérologues, des dégénérations ; les autres les regardent comme des productions nouvelles. C'est une question difficile à résoudre ; ce-

---

[1] Laennec, *Cours orale de médecine, au collége de France*, année 1822-1823. — Cruveilhier, *Anatomie patholog. du corps humain*, in-fol. avec planches. — Vogel, *Anatomie pathologique générale*, trad. franç., *Encyclop. anatomique*, 1846. — Lebert, *Physiologie pathologique*, 1845.

pendant la dernière opinion nous paraît la plus conforme à l'observation.

§ 837. Les transformations véritables sont très-rares, et n'ont lieu qu'entre des tissus peu différents : ainsi les cartilages du larynx se changent en os ; la membrane muqueuse renversée à l'air se change en peau, comme la peau attirée à l'intérieur, par une cicatrice, devient muqueuse, etc. C'est ainsi que l'on voit, dans les arbres, les racines se changer en branches, et réciproquement les branches en racines. Mais la plupart des prétendues transformations ne sont autre chose que des productions : ainsi une cicatrice est une membrane toute nouvelle, et non le résultat de la transformation des tissus dénudés ; ainsi le cancer du col de l'utérus est le résultat d'une matière de nouvelle formation infiltrée dans son tissu , et qui l'a écarté, comprimé, atrophié, et non le résultat de la dégénération de ce tissu.

ARTICLE I.

DES TISSUS ACCIDENTELS ANALOGUES.

§ 838. Ces tissus ressemblent plus ou moins parfaitement aux tissus de l'homme sain.

Ils sont altérables comme les tissus naturels, et même plus qu'eux.

Ces tissus sont de deux sortes : 1° les uns sont le résultat de l'adhésion des lèvres d'une solution de continuité, ou de la régénération après une perte de substance ; 2° les autres sont le résultat d'une production tout à fait accidentelle. Les uns et les autres ont été décrits à l'occasion de chaque tissu (chap. i à x).

§ 839. Les tissus demi-analogues sont : 1° quelques-uns des tissus ci-dessus, qui n'atteignent pas un degré parfait d'organisation : telles sont surtout les cicatrices ou productions cutanées accidentelles, la production de tissu blanc compacte et flasque, les productions demi-cartilagineuses, les ossifications salines et pierreuses, les productions cornées imparfaites, etc.; telles sont aussi la production nacrée, analogue à la vessie natatoire des poissons, observée dans des parois de kystes ; la production de fongus en lames, etc.

ARTICLE II.

DES TISSUS ACCIDENTELS HÉTÉROLOGUES.

§ 840. Les tissus accidentels hétérologues, morbides ou sans analogues dans l'organisation saine, sont assez nombreux. Les plus communs et les mieux caractérisés sont : le tubercule, l'encéphaloïde, le squirrhe et la mélanose ; quelques autres plus rares seront indiqués après ceux-là.

§ 841. Ces tissus commencent, comme tous les tissus, par l'état fluide ; mais ils ne se caractérisent qu'en devenant solides. Ils persistent plus ou moins longtemps en cet état, qu'on nomme de crudité ou d'organisation ; état dans lequel on peut les comparer à des zoophytes, dans lequel ils présentent, pour la plupart, des vaisseaux, et dans lequel ils sont indolents et ne nuisent que mécaniquement. Ils se ramollissent ensuite, se décomposent, se liquéfient. Dans cet état, que Bayle comparait à une mort anticipée, ils causent des douleurs plus ou moins vives, quelquefois nulles ; ils irritent et enflamment les parties voisines ; ils exercent une action délétère sur tout l'organisme, et particulièrement sur la nutrition, même sur celle des os ; ils s'étendent et se multiplient alors plus ou moins rapidement dans l'organisation.

L'origine et la cause de ces tissus sont inconnues. On les a regardés comme innés ou héréditaires ; comme résultant d'une aberration de l'action formatrice ; comme des êtres organisés se développant et mourant prématurément au milieu de l'organisation ; comme des produits, des résultats de l'inflammation et de l'irritation, etc. Ce sont autant d'hypothèses plus ou moins ingénieuses et plus ou moins fondées.

Ces tissus existent tantôt sous forme de masses isolées, de masses enveloppées, et tantôt d'infiltrations dans le tissu des organes.

Tantôt ils existent seul à seul, tantôt ils sont combinés entre eux et avec d'autres productions accidentelles, et avec des tissus et des humeurs altérés.

1. Du tubercule.

§ 842. Le tubercule ou les tubercules, car ils existent presque toujours en grand nombre, constituent le tissu morbide le plus commun. On les appelle aussi tubercules scrofuleux, parce qu'ils se rencontrent la plupart du temps dans les affections scrofuleuses.

Ce tissu existe sous la forme de masses isolées ou enveloppées, et sous celle d'infiltration.

Il commence par l'état gélatiniforme ; mais cet état n'est apercevable que quand la substance tuberculeuse est infiltrée.

Il existe ensuite à l'état grisâtre, transparent, comme demi-cartilagineux : c'est la première période distincte des tubercules isolés ; ils constituent alors les granulations miliaires de Bayle.

Ces grains, en grossissant, se réunissent souvent en masse ; ils deviennent opaques, jaunâtres, friables, en commençant par le centre. Le même changement de couleur et de consistance a lieu dans l'état d'infiltration : c'est encore là l'état de crudité.

Ils se ramollissent ensuite, et se liquéfient. A cette période, ou même dans les périodes précédentes, il se produit ordinairement beaucoup de nouvelle substance tuberculeuse, soit en masse, soit en infiltration.

La matière tuberculeuse, ramollie plus ou moins complétement, en pus homogène, ou en pus caillebotté, est évacuée par une ouverture de la peau ou de la membrane muqueuse ; elle est peut-être aussi quelquefois résorbée. Tantôt le foyer reste enflammé, ulcéré indéfiniment ; tantôt il se resserre et s'oblitère ; tantôt la membrane de nouvelle formation qui le tapisse acquiert une texture demi-muqueuse ou demi-cartilagineuse, et constitue une fistule permanente sèche ; tantôt enfin on ne trouve qu'une matière friable, dite crétacée, résidu probablement d'une résorption, le tubercule n'ayant pas abcédé.

On ne trouve jamais de vaisseaux dans les masses tuberculeuses : dans le cas d'infiltration tuberculeuse, les vaisseaux du tissu infiltré comprimés, oblitérés, disparaissent promptement. Les masses qui se développent lentement ont une enveloppe molle ou glutineuse, celluleuse, cartilagineuse, et même quelquefois osseuse.

On trouve le tissu tuberculeux dans tous les organes, et surtout dans les poumons, dans le tissu cellulaire naturel et accidentel, à la surface des membranes séreuses, mais surtout dans leurs fausses membranes, dans la membrane muqueuse, et surtout celle de l'intestin, dans les ganglions lymphatiques, dans les glandes, dans la rate, dans les os, dans le tissu musculaire, dans celui du cœur, dans l'encéphale et dans la moelle épinière, dans les tumeurs composées.

On a observé ce tissu morbide dans tous les animaux vertébrés.

Lorsqu'on examine au microscope une masse tuberculeuse, on constate que celle-ci est formée de deux parties, l'une hyaline, fondamentale en quelque sorte et dans laquelle l'autre prend naissance. Cette autre est constituée par des globules qui débutent, comme toutes les productions spontanées de l'organisme, par la forme sphérique, mais qui ne tardent pas à la perdre et à devenir irréguliers et anguleux. Leur couleur est jaunâtre. Leur intérieur paraît opaque. Leur diamètre est en moyenne de 0^{mm},005. Les globules du tubercule réunis par la masse hyaline commune sont accolés ensemble et ne sont pas à l'état de liberté comme les globules du pus. Ces derniers, d'ailleurs, sont arrondis, et ont, ainsi que nous l'avons dit plus haut, un diamètre plus considérable. Le contenu des globules du pus est aussi plus transparent et paraît constitué par une substance plus fluide. Les globules du pus, d'ailleurs, sont constitués par le groupement bien marqué de vésicules ou noyaux renfermés dans la vésicule mère; les globules élémentaires du tubercule ne présentent à leur intérieur qu'une substance beaucoup plus finement granulée.

L'analyse de la matière tuberculeuse a été faite par plusieurs chimistes. On y a trouvé environ 80 pour cent d'eau, des matières gélatineuses formant colle par l'ébullition, de la caséine, des matières grasses et les sels divers qu'on retrouve dans tous les tissus ou liquides de l'économie.

II. De l'encéphaloïde.

§ 843. Le tissu encéphaloïde ou cérébriforme est une production morbide très-commune : elle a été confondue sous le nom de cancer avec plusieurs autres. Elle a été d'abord caractérisée par Bayle et M. Laennec. C'est le cancer médullaire, l'inflammation fongueuse, le fongus hématode de quelques écrivains anglais.

Ce tissu existe sous forme de masses nues ou enveloppées, et sous celle d'infiltration.

A l'état de crudité, il forme des masses de grosseur variée : chaque masse est lobée, lobulée, et les lobules sont ordinairement contournés comme les circonvolutions du cerveau. Ce tissu est alors ferme comme la couenne du lard, demi-transparent, incolore, ou blanchâtre, ou grisâtre ; les lobules sont réunis entre eux par un tissu cellulaire imparfait, d'une mollesse extrême ; ils se confondent, à mesure que la masse se développe. Des vaisseaux nombreux, très-fins, à parois très-faibles, sont ramifiés dans ce tissu cellulaire et dans la substance encéphaloïde elle-même.

Quand le développement est complet, l'encéphaloïde est d'une couleur blanche rosée ou violacée par endroits, soit par teinte, soit par points. Ce tissu morbide est alors très-analogue au tissu cérébral, mais moins lié, moins tenace. Il présente, d'ailleurs, divers degrés de consistance dans la même masse ; degrés comparables à ceux des diverses parties de l'encéphale.

Les masses encéphaloïdes qui ne sont pas enveloppées d'une membrane distincte le sont d'une couche de tissu cellulaire mou ; les autres ont une enveloppe demi-cartilagineuse, doublée, à l'intérieur, de tissu cellulaire mou et vasculaire comme les premières. Quelquefois le kyste est incomplet dans son développement ; dans tous les cas, il paraît postérieur dans sa formation à la substance qu'il renferme.

L'infiltration cérébriforme est très-commune, surtout dans le tissu du col de l'utérus ; dans cet état, la période de crudité est très-courte.

Le ramollissement de ce tissu donne lieu à une matière pultacée ou comme de la bouillie de couleur rosée. Quelquefois alors, les vaisseaux se rompant, il se fait des infiltrations sanguines dans le tissu cellulaire, ou des épanchements semblables à l'apoplexie dans la substance amollie : le sang se concrète alors, et est en partie résorbé ; quelquefois même il se forme une membrane en forme de kyste autour du sang ; quelquefois ce sont des infiltrations séreuses qui ont lieu dans le tissu cellulaire ambiant, ou des épanchements séreux dans la substance même, qui est alors liquide comme celle du ramollissement blanc du cerveau.

Quelle que soit la ressemblance, en effet très-grande, entre le tissu morbide dont il s'agit et la substance du cerveau, il n'y a pas identité ; et il est impossible d'admettre l'opinion de M. Maunoir, qui regarde ce tissu comme le produit d'un épanchement de matière nerveuse.

Quand le ramollissement est extérieur ou en contact avec l'air, la surface est grise, verdâtre, fétide, enflammée ; quelquefois elle se détruit en tombant en putrilage.

Ce tissu se multiplie dans l'organisation, lors de son ramollissement surtout. Il a plus de tendance que le tubercule à s'accroître ou à s'étendre de proche en proche. Il ne paraît pas qu'il soit susceptible d'être éliminé et de se guérir spontanément.

Il peut exister dans tous les organes : on l'observe fréquemment dans la mamelle, le testicule, l'utérus, le foie, le poumon, l'encéphale, l'estomac, le périoste, les méninges, les os, leur tissu médullaire, les membranes séreuses, la membrane muqueuse, les muscles, les glandes, les ganglions lymphatiques, le tissu cellulaire commun.

III. Du squirrhe.

§ 844. Le tissu squirrheux ou colloïde est moins commun que le précédent ; on le réunit souvent avec lui sous le nom de cancer.

Il existe le plus souvent sous forme de masses isolées.

A l'état de crudité, il est difficile à distinguer du tubercule et de l'encéphaloïde. Il est dur ; mais sa consistance varie depuis celle des cartilages, ou de la couenne de lard, jusqu'à celle des ligaments intervertébraux. Il crie sous la pointe du scalpel quand on le gratte ; il est blanc, gris bleuâtre, peu coloré ou incolore. Il est demitransparent ; il forme des masses de figures irrégulières, rarement lobulées, ordinairement homogènes ; il est quelquefois partagé à l'intérieur par des intersections fibreuses ou cellulaires : ce tissu intérieur est quelquefois régulièrement rayonné, comme celui d'un navet, quelquefois alvéolaire, quelquefois irrégulier. On y voit rarement des vaisseaux distincts.

Le squirrhe se ramollit sous consistance de gelée de viande figée, et quelquefois sous l'apparence de sirop, tantôt incolore, tantôt fauve, tantôt verdâtre, quelquefois grisâtre, sale et teint de sang. Quelquefois le ramollissement est gommeux ou pultacé, quelquefois mielleux.

Ce tissu morbide présente une assez grande diversité d'apparences, soit à l'état de crudité, soit à l'état de ramollissement. Bayle en faisait cinq à six espèces de cancers. Plusieurs des espèces de sarcôme de M. Abernethy rentrent également dans cette sorte de tissu.

Le squirrhe se ramollit quelquefois partiellement, et alors il présente l'apparence de cicatrices. Dans un cas de ce genre, que j'ai vu récemment, il m'a semblé que ce qui paraissait des cicatrices était la peau restée saine par petites places, au milieu d'un très-grand nombre d'ulcérations superficielles et irrégulières.

Le squirrhe a été observé dans la plupart des parties du corps, dans presque tous les organes, dans presque tous les tissus.

Depuis qu'on a appliqué l'observation microscopique à l'étude des produits morbides, il est assez généralement reconnu que le squirrhe et l'encéphaloïde ne sont que des périodes différentes de l'affection dite cancéreuse. Cependant les micrographes, eux-mêmes, reconnaissent que certaines tumeurs dites colloïdes ne doivent pas être considérées comme des tumeurs cancéreuses, c'est-à-dire qu'elles ne renferment pas les éléments caractéristiques du cancer. Les tumeurs colloïdes ou squirrheuses non cancéreuses sont constituées par une trame aréolaire de nature celluleuse ou fibreuse, dans les mailles de laquelle est infiltrée une matière gélatineuse transparente dans laquelle on aperçoit quelques granules et parfois des cristaux formés par des dépôts de matières salines ou de matières grasses. Mais un assez grand nombre de tumeurs dites squirrheuses, renferment les éléments du tissu cancéreux et doivent être considérées comme telles.

Les tumeurs cancéreuses soit squirrheuses, soit encéphaloïdes, sont caractérisées par des globules particuliers de dimensions en général assez grandes. Ces globules ont de $0^{mm},02$ à $0^{mm},03$ de diamètre. Les contours du globule cancéreux sont ronds ou ovoïdes, en général assez fortement accusés ; ils renferment un noyau qui ne l'est pas moins. On rencontre aussi dans les tumeurs cancéreuses, qui sont généralement assez composées, des fibres isolées, ou disposées en faisceaux, et à divers états de développement ; on y rencontre aussi des vésicules graisseuses, des cristaux de matières grasses, des pigments diversement colorés, jaunes ou noirâtres.

Les tumeurs cancéreuses dans lesquelles l'élément globulaire prédomine sont les tumeurs les mieux caractérisées ; elles constituent plus particulièrement la forme encéphaloïde. Comme il est malheureusement trop certain que les tumeurs cancéreuses, une fois enlevées, ont la plus grande tendance à se reproduire, à envahir tout ce qui les entoure, et à infecter l'économie, on a attaché à l'étude microscopique de ces tumeurs une grande importance.

Il est quelquefois fort difficile, lorsqu'une tumeur est encore en place, ou même lorsqu'elle est enlevée, de décider, à la simple inspection, si elle est, comme on le dit, de mauvaise nature. Dans ces cas douteux, le microscope peut rendre de grands services. Mais il faut avouer que parfois le problème est très-compliqué, et voici pourquoi. Lorsqu'on examine une tumeur peu composée, et constituée en entier ou presque en entier par la matière encéphaloïde, l'inspection pure et simple a déjà décidé à demi la question ; mais il n'en est plus de même lorsqu'il s'agit d'analyser une tumeur complexe. Dans les tumeurs homologues, constituées par le développement anormal du tissu cellulaire, ou du tissu fibreux, ou du tissu épidermique, ou du tissu vasculaire, ces divers tissus, en effet, n'apparaissent pas de prime abord à l'état sous lequel ils se constitueront lorsqu'ils seront complétement développés. Les uns et les autres ne sont d'abord que des exsudations intersticielles, qui parcourent toutes les phases de leur développement, et qui passeront en conséquence par l'état vésiculeux ou celluleux ; de sorte que dans toute tumeur, même de bonne nature, il y a toujours des parties en voie de formation qui constituent, dans la tumeur qu'on examine, des éléments globuleux qui peuvent en imposer. Ces vésicules élémentaires passent, il est vrai, assez promptement à l'état fusiforme, pour se transformer en fibres et constituer les éléments dits fibro-plastiques, qu'on rencontre dans la plupart des tumeurs homologues ou de bonne nature ; mais lorsque le cancer apparaît au milieu de ces tissus en voie de formation, on pourrait le confondre assez facilement avec eux. Cependant le volume relativement assez considérable des globules cancéreux est un caractère précieux qu'il ne faut pas perdre de vue.

IV. De la mélanose.

§ 845. La mélanose est un tissu morbide caractérisé par sa couleur noire, qui, aperçu d'abord par quelques observateurs, soit dans l'homme, soit dans les animaux, a été spécifié et nommé, il y a quelques années, par M. Laennec.

Cette substance existe sous forme de masses isolées, nues ou enveloppées, sous celle d'infiltration, et sous celle de plaques à la surface des membranes.

Les masses de mélanose varient, pour la grosseur, depuis le plus petit volume jusqu'à celui d'une noix ; elles existent en nombre plus ou moins grand sur le même individu ; elles sont quelquefois assez régulières, quelquefois mamelonnées, lobulées, quelquefois comme formées de lames entortillées et volutées. Ces parties sont réunies entre elles, et les masses entourées par du tissu cellulaire. Les vaisseaux suivent ce tissu, mais ne pénètrent point dans la substance noire. Cette substance est noire ou brune, opaque, sans odeur, sans saveur, ferme, tenace, homogène au premier aspect ; mais si on l'écrase par la percussion, et si on la lave avec de l'eau, l'eau se colore en brun ou en noir ; le tissu est décoloré et reste grisâtre.

On trouve la mélanose en plaques à la surface des membranes muqueuses ou séreuses ; on la trouve aussi infiltrée dans l'épaisseur de la membrane muqueuse, des fausses membranes, des ganglions, etc.

La mélanose, examinée chimiquement, paraît composée : 1° de fibrine colorée ; 2° d'une matière colorante noirâtre, soluble dans l'acide sulfurique affaibli et dans la solution de sous-carbonate de soude, et colorant ces liquides en rouge ; 3° d'une petite quantité d'albumine ; 4° de chlorure de sodium, de sous-carbonate de soude, de phosphate de chaux et d'oxyde de fer.

La composition de la mélanose est donc très-analogue à celle du caillot du sang, c'est-à-dire à la matière colorante du sang et à la fibrine, l'une et l'autre dans un état particulier ; on y rencontre aussi des matières grasses [1].

---

[1] La présence des matières grasses n'est pas constante dans la mélanose.

La mélanose se ramollit tard, sous forme de bouillie noirâtre; et, suivant son siége, cette substance s'épanche dans les cavités, ou s'infiltre de manière à colorer les humeurs et les tissus. Quelquefois, mais rarement, la mélanose sous-cutanée s'ulcère : M. Ferrus en a observé un cas. A l'état de ramollissement, même extrême, ce tissu a peu de tendance à s'étendre et à se multiplier; il ne détermine pas sur l'organisme une action délétère aussi marquée que les précédents. Les altérations qu'on a le plus souvent observées sont une décoloration générale, des hydropisies, une torpeur, une débilité analogue à ce qui a lieu dans le scorbut.

On a trouvé la mélanose dans beaucoup de parties, et surtout dans le tissu cellulaire commun, dans les muscles, dans le cœur, dans les glandes lymphatiques, dans l'orbite, dans l'œil, dans les poumons, le foie, les reins, le pancréas, la rate, le tissu cellulaire de la mamelle, le tissu cellulaire accidentel, etc.

La mélanose paraît résulter d'un dépôt anormal de quelques-uns des matériaux, et surtout de la matière colorante du sang.

V. De la cirrhose, etc.

§ 846. La cirrhose, ou le tissu morbide fauve, existe quelquefois sous forme de masses; on l'a vue aussi sous forme de plaques et de kyste.

En masses, ce tissu est fauve, mat, flasque, humide, compacte, analogue au tissu des capsules surrénales : il ne présente point de fibres distinctes. Les masses varient du volume d'un grain de millet à celui d'un noyau de cerise. Elles existent quelquefois en quantité innombrable. Les plus grosses paraissent squammeuses.

Ce tissu se ramollit sous forme de putrilage brun verdâtre; ses effets, soit locaux, soit généraux, sont peu marqués. Il existe assez souvent et très-abondamment dans le foie, qui est alors amoindri, ridé, rugueux. On l'a vu aussi dans le rein, la prostate, l'épididyme, l'ovaire, le corps thyroïde.

VI. Des tissus morbides composés.

§ 847. Les tissus morbides sont très-souvent associés : leur réu

---

MM. Trousseau et Leblanc rapportent, dans leur mémoire sur la mélanose, une analyse du tissu mélanique dans laquelle ne figurent point de matières grasses.

nion est une des plus grandes sources de difficultés dans l'étude de l'anatomie pathologique.

La composition a lieu tantôt par simple juxta-position, et tantôt par pénétration intime et mutuelle.

Les combinaisons les plus ordinaires sont : 1° celles des tissus fibreux, cartilagineux et osseux dans les kystes qui renferment des vers vésiculaires ;

2° La combinaison de l'ossification saline et du tubercule, surtout dans les glandes bronchiques ;

3° Celle du tubercule et de l'encéphaloïde, fréquente dans le foie, dans le testicule ;

4° Celle du squirrhe et de l'ossification saline, assez fréquente encore dans le foie ;

5° Celle de tous les tissus morbides, avec des ossifications, avec d'autres productions analogues, avec l'inflammation, l'hypertrophie, les infiltrations séreuses, sanguines, purulentes, etc. ; ce qui constitue les cancers composés de l'estomac, de la mamelle, etc.

SECTION IV.

DES CORPS ÉTRANGERS ANIMÉS.

§ 848. Les animaux[1] que l'on rencontre dans l'organisation, et qui vivent à ses dépens, sont, les uns des vers intestinaux, et les autres des animaux attachés à la surface du corps, pénétrant dans son épaisseur, introduits dans les cavités, etc. La connaissance de ces êtres est une des parties de l'histoire naturelle médicale les plus difficiles et les plus obscurcies par des observations inexactes.

ARTICLE I.

DES VERS INTESTINAUX.

§ 849. Les vers intestinaux ou les entozoaires[2], entozoa (Rudol-

---

[1] J.-H. Ioerdens, *Entomologie und helminthologie des menschlichen korpers, etc.,* 1801-1802.— Bremser, *Traité des vers intestinaux de l'homme,* trad. franç.

[2] C.-A. Rudolphi, *Entozoorum, sive vermium intestinalium hist. natur.,* Parisiis et Argentorati, 1810. — *Idem, Entozoorum synopsis,* Berolini, 1819.

phi), se forment, ou du moins naissent et habitent dans l'organisation ; ils ne peuvent vivre ailleurs. On en trouve non-seulement dans le canal alimentaire et dans les conduits qui y aboutissent, mais jusque dans le tissu cellulaire, dans les muscles et dans la substance des organes les plus éloignés des surfaces du corps, comme le cerveau. Leur organisation présente beaucoup de variétés très-grandes ; leur origine est fort obscure. En se bornant à l'indication de ceux qui habitent le corps humain, on peut les rapporter à trois ordres, savoir : les vers vésiculaires, les vers plats et les vers cylindriques.

I. Des vers vésiculaires (Hydatides).

§ 850. Les vers vésiculaires [1] (*entozoa cystica,* Rud.), consistent, en grande partie, en une vésicule plus ou moins volumineuse, propre à un seul, ou commune à plusieurs vers. Le corps des vers vésiculaires est déprimé ou arrondi, toujours très-petit ; la tête (nulle dans un genre) est munie de fossettes (deux ou quatre), de suçoirs (quatre), d'une couronne de crochets ou de quatre proboscides recourbées ; il n'y a point de canal intestinal ni d'organes génitaux visibles. Ces vers habitent toujours la substance des organes dans un kyste distinct ; ils ont été longtemps confondus ensemble, et avec les kystes, sous le nom d'hydatides. Aujourd'hui même, les naturalistes rejettent un ou deux des genres de cet ordre, qui sont les suivants : *Acephalocystis, Echinococcus, Cysticercus* et *Diceras.*

§ 851. L'*acéphalocyste* [2] (genre établi par M. Laennec, mais non adopté par M. Rudolphi, ni par M. Cuvier) consiste en une vésicule dépourvue de tête et de corps, ronde ou obronde, du volume d'un petit pois à celui d'une pomme moyenne, à parois minces et molles, transparentes, blanchâtres, homogènes, fragiles, remplie d'un liquide limpide, aqueux et albumineux. Il est douteux qu'on y ait observé des mouvements spontanés. Il paraît que ces êtres équivoques se reproduisent par des bourgeons intérieurs. On en a rencontré dans presque tous les organes. On en connaît sept à huit espèces. Ils sont toujours enkystés, si l'on en excepte la môle en

---

[1] Laennec, *Mémoire sur les vers vésiculaires,* etc., in *Bullet. de l'Ec. de méd.,* Paris, an XIII.

[2] Laennec, *loc. cit.*—Ludersen, *Diss. de hydatibus,* Gœtting., 1808.— H. Cloquet, *Faune des médecins,* t. I, Paris, 1822.

grappe, que l'on regarde comme le résultat de la réunion ou de la soudure d'une espèce de vers de ce genre.

§ 852. L'*échinococque* (genre de M. Rudolphi, qui y comprend peut-être les acéphalocystes, et que M. Cuvier n'admet pas) consiste en une vésicule simple ou double, à la surface interne de laquelle tiennent plusieurs vers fins et granuleux comme des grains de sable, dont le corps est ovoïde, et la tête (comme celle du ténia armé) munie d'une couronne de crochets et de suçoirs.

Une espèce, l'équinococque de l'homme (*echinococcus hominis*), habite les viscères de l'homme, et surtout le foie.

§ 853. Le *cysticerque* a le corps arrondi ou déprimé, rugueux, se terminant en une vésicule caudale ; sa tête (comme celle du ténia armé) est munie de quatre suçoirs et d'une proboscide recourbée. Il habite solitaire dans un kyste très-mince.

Le *cysticerque du tissu cellulaire*, ou cysticerque ladrique (*cysticercus cellulosæ*), à tête carrée, à col très-court et renflé en avant, à col cylindrique allongé, à vésicule caudale elliptique transversalement, est l'espèce si commune dans le porc ; on la rencontre aussi quelquefois dans les muscles, le cerveau et le cœur de l'homme. On en trouve encore quelques autres espèces dans le corps humain.

§ 854. Le *diceras* ou bicorne rude (*diceras rude*), a le corps ovoïde, déprimé ; il a une tunique lâche ; sa tête est pourvue d'une corne bifide, âpre, filamenteuse. On ne sait pas au juste s'il habite la substance des organes. Il a été découvert par M. Sultzer, dans des matières rendues par l'action d'un drastique. Mis en doute par M. Rudolphi, il a été retrouvé depuis par M. Le Sauvage, de Caen, qui en a envoyé des individus à la Société de la Faculté de médecine, où je les ai vus.

II. Des vers plats.

§ 855. Les vers plats sont ceux dont le corps mou et déprimé est pourvu de pores-suçoirs à sa face inférieure ou à ses extrémités (*entozoa trematoda*, Rud.), et ceux dont le corps est allongé, continu ou articulé, et la tête garnie de fossettes, de suçoirs, d'une ou quatre proboscides nues ou armées (*entozoa cestoïdea*, Rud.). Les uns et les autres sont dépourvus de canal intestinal, et pourvus d'ovaires ramifiés. Cet ordre comprend dans le corps humain les genres *Tænia, Distoma, et Polyostma*.

§ 856. Le *tænia* a le corps très-allongé, plat, articulé, la tête garnie de deux ou quatre petits suçoirs. On en trouve deux espèces dans l'homme.

Le *tænia large* ou inerme (*tænia lata*, *bothriocephalus latus*, Bremser, Rud.), a la tête à peu près carrée, deux fossettes-suçoirs nues, marginales, oblongues, le col presque nu, les articles antérieurs en forme de rides, les suivants larges et courts, et les derniers allongés ; sa longueur est de vingt pieds et au delà. Cette espèce est commune en Suisse et en Russie, très-rare en Angleterre, en Hollande et en Allemagne. On ne la trouve point dans les cadavres.

Le *tænia solitaire* ou armé (*tænia solum*), appelé aussi vulgairement, et à tort, ver solitaire, a la tête garnie de quatre oscules-suçoirs, et dans leur centre d'une proboscide obtuse, armée de crochets ; la tête est hémisphérique, distincte ; le col s'épaissit antérieurement ; les articles antérieurs sont très-courts, les suivants allongés, les derniers plus longs, tous obtus, pourvus chacun d'un pore marginal, alternant vaguement de côté ; sa longueur est de cinq à dix pieds et plus. Cette espèce est commune en Angleterre, en Hollande, en Allemagne. On la rencontre quelquefois dans les cadavres.

On trouve l'une et l'autre espèces en France, mais surtout la seconde. Elles habitent l'une et l'autre le canal intestinal, surtout l'intestin grêle.

§ 857. Le *distome* ou la douve (*fasciola*, Lin.), a le corps mou, déprimé et deux pores solitaires, un antérieur et un ventral.

Le *distome hépatique* (*distoma hepaticum*), qui a la forme d'une feuille ovale, se rencontre dans la vésicule biliaire de l'homme et de beaucoup d'autres mammifères, mais surtout du mouton.

Le *polystôme* (*hexathyridium*, Treutler), a le corps déprimé, six pores antérieurs, un ventral et un postérieur. Le *polystôme de la graisse* (*polystoma pinguicola*), qui est tronqué en avant, pointu en arrière, a été rencontré dans des tumeurs de l'ovaire humain. Le polystôme des veines (*polystoma venarum*), paraît être un ver venu du dehors.

III. Des vers cylindriques.

§ 858. Les vers cylindriques (*entozoa nematoidea*, Rud.) ont le corps allongé, arrondi, élastique ; ils ont un canal intestinal, terminé par une bouche et un anus, des organes génitaux séparés sur deux individus différents. Cet ordre comprend, dans l'homme, les trois genres suivants : *Filaria*, *Tricocephalus* et *Ascaris*.

§ 859. L'*ascaride* a le corps rond, aminci aux deux bouts, la tête munie de trois tubercules ; le pénis du mâle est pointu et bifide. On en trouve deux espèces dans le corps humain.

L'*ascaride lumbricoïde* (*ascaris lumbricoides*), dont la tête est nue, le corps long de plusieurs centim. (6 à 24), marqué de deux sillons opposés, la queue un peu obtuse, habite dans l'intestin grêle. L'*ascaride vermiculaire* (*ascaris vermicularis, oxyurus vermicularis*, Bremser), a la tête obtuse, garnie d'une membrane vésiculaire des deux côtés ; son corps est un peu épaissi à la partie antérieure ; la queue du mâle est fléchie et obtuse ; celle de la femelle est droite et aplatie. Il habite le gros intestin, et surtout le rectum.

§ 860. Le *tricocéphale* a la partie antérieure du corps capillaire, le reste tout à coup un peu plus volumineux ; la bouche orbiculaire ; le pénis simple, engaîné.

On trouve dans l'homme le *tricocephalus dispar* : il est inerme ; sa partie capillaire est très-longue, sa tête pointue ; le corps de la femelle est à peu près droit ; celui du mâle est tourné en spirale ; la gaîne du pénis est ovoïde. Ce ver, observé par Morgagni, Wrisberg, Ruederer et Wagler, est très-commun. Il habite le gros intestin, et surtout le cœcum.

§ 861. La *filaire* a le corps allongé et à peu près égal, la bouche orbiculaire ; le pénis du mâle est pointu et simple.

La *filaire de Médine* (*filaria medinensis*), qui est très-longue, qui a la tête effilée, la queue aplatie et fléchie dans le mâle, demi-cylindrique, pointue et courbe dans la femelle, se rencontre dans l'espèce humaine, mais entre les tropiques seulement. Elle habite le tissu cellulaire sous-cutané, et surtout celui des pieds. On a cru autrefois que c'était un ver extérieur pénétrant ; il paraît que c'est réellement un entozoaire. La *filaire des bronches* (*filaria bronchialis*) est une espèce douteuse, observée et décrite par Treutler, sous le nom d'*Hamularia lymphatica*.

§ 862. Le *strongylus gigas* a été rangé au nombre des vers qui habitent le corps humain, parce que Ruysch dit avoir vu une fois dans les reins de l'homme des vers semblables à ceux du rein du chien.

Le *spiroptera hominis* est une espèce encore douteuse, observée par MM. Barnett et Lawrence, et sortie de la vessie urinaire d'une femme.

M. H. Cloquet a décrit, sous le nom d'*ophiostoma Ponterii*, un ver rendu par un homme en vomissant, et observé par M. Pontier.

Beaucoup d'autres vers ont été indiqués comme habitant le corps humain, qui ne se trouvent que dans les animaux ; d'autres ne sont que des larves, ou d'autres objets plus ou moins analogues à des vers, qui se trouvent fortuitement dans les matières des excrétions, ou qui y ont été placés par supercherie.

ARTICLE II.

DES ANIMAUX PARASITES.

§ 863. Les animaux parasites sont beaucoup plus étrangers encore à l'organisation que les entozoaires.

Les uns cependant sont des insectes naissant, vivant et se reproduisant à la surface et dans l'épaisseur de la peau, tels sont : le *pediculus humanus corporis*, le *pediculus capitis*, le *pediculus pubis*, le *pulex irritans*, le *pulex penetrans*, l'*acarus scabiei* ou *sarcoptes*.

D'autres insectes sont déposés sous la peau et dans les cavités muqueuses, à l'état d'œufs, s'y développent à l'état de larves, et en sortent ensuite : tel est l'*œstrus*, si commun dans le cheval, le bœuf, le mouton, et que l'on a trouvé aussi sous la peau de l'homme et dans les sinus de sa face. Des larves du genre *Musca* et de quelques autres se développent aussi quelquefois dans le conduit auriculaire des enfants malpropres, à la surface des ulcères, etc. Il ne faut pas oublier que beaucoup d'exemples de larves excrétées doivent être rapportées à des supercheries ou à des cas fortuits.

§ 864. Certains autres animaux pénètrent, à l'état adulte, dans les cavités muqueuses du corps, y demeurent plus ou moins longtemps, et y causent diverses altérations : telles sont, entre autres, les sangsues (*hirudo medicinalis*, et *hirudo alpina*) ; tel est probablement aussi le *dragonneau (gordius)*. On a cru que le lombric terrestre pouvait pénétrer dans le corps : c'est l'effet ou d'une méprise ou d'une supercherie. La *furie infernale* de Linnæus paraît être un ver imaginaire.

Quelques insectes, enfin, ne font que blesser mécaniquement la surface extérieure du corps, ou y déposer un venin ; ils sont d'ailleurs tout à fait étrangers.

FIN.

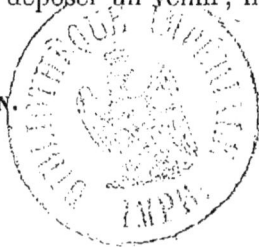

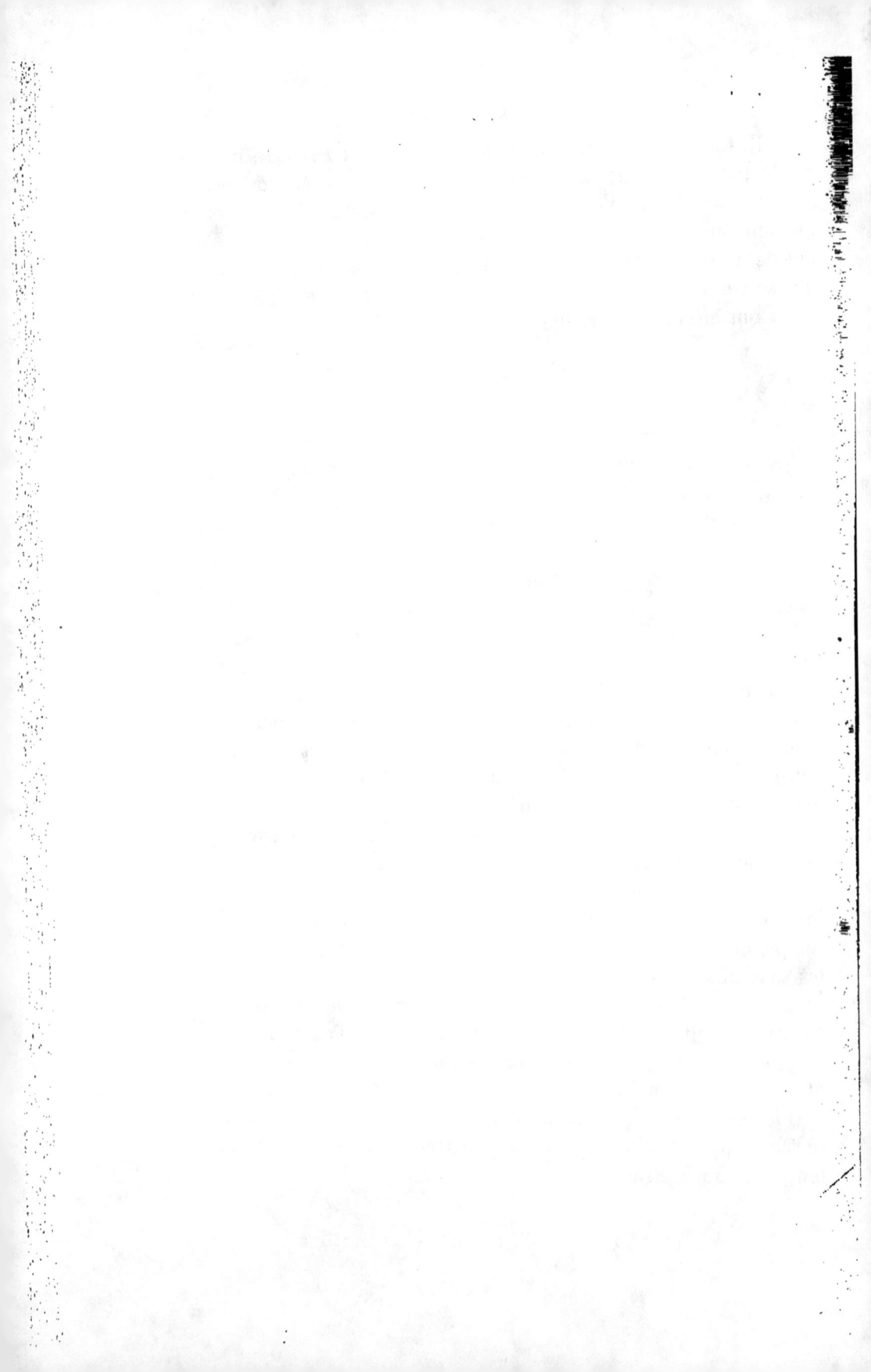

TABLE DES MATIÈRES.

FIN DE LA TABLE.

Typographie HENNUYER et Cᵉ, rue Lemercier, 24, Batignolles.

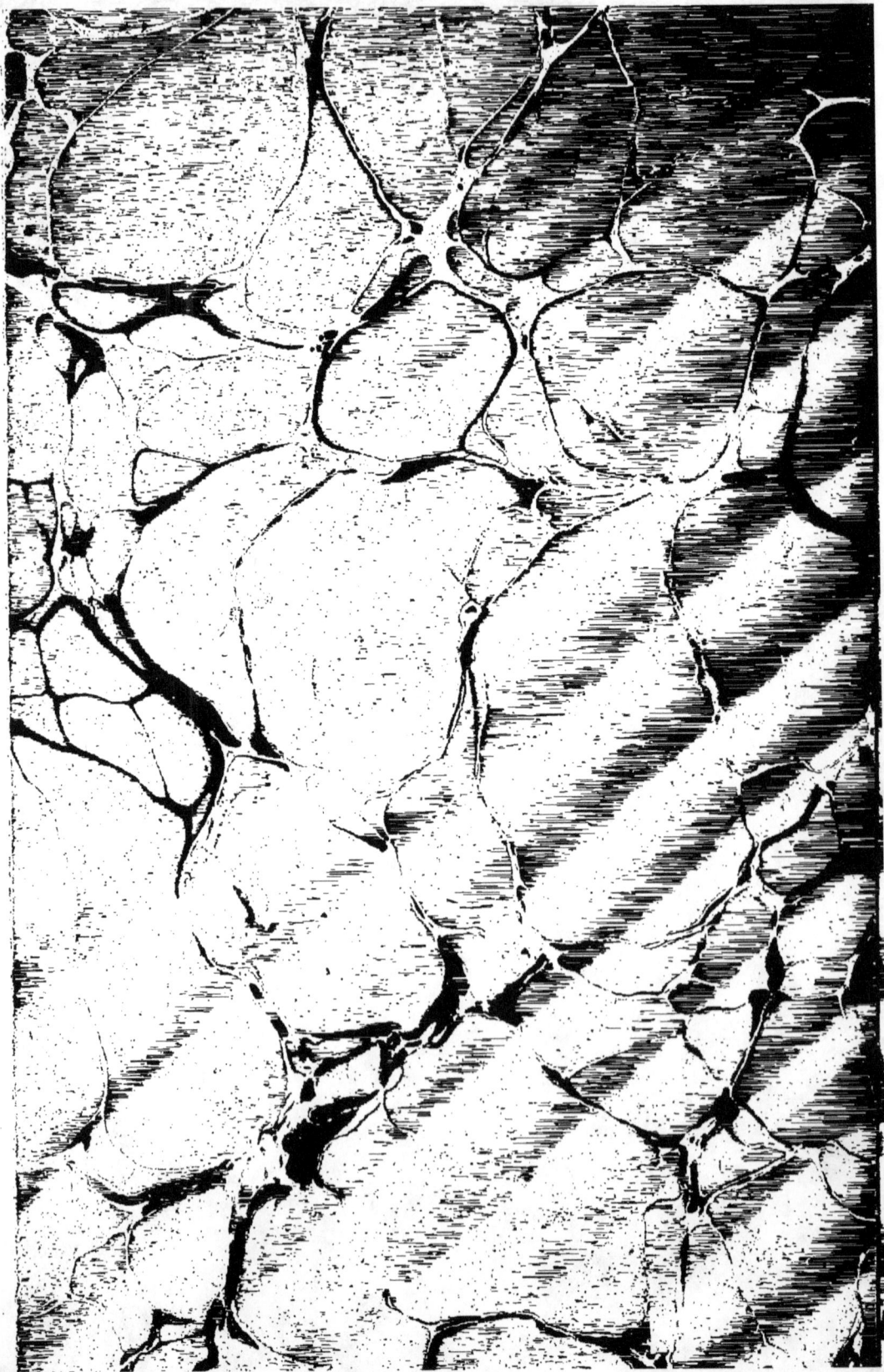

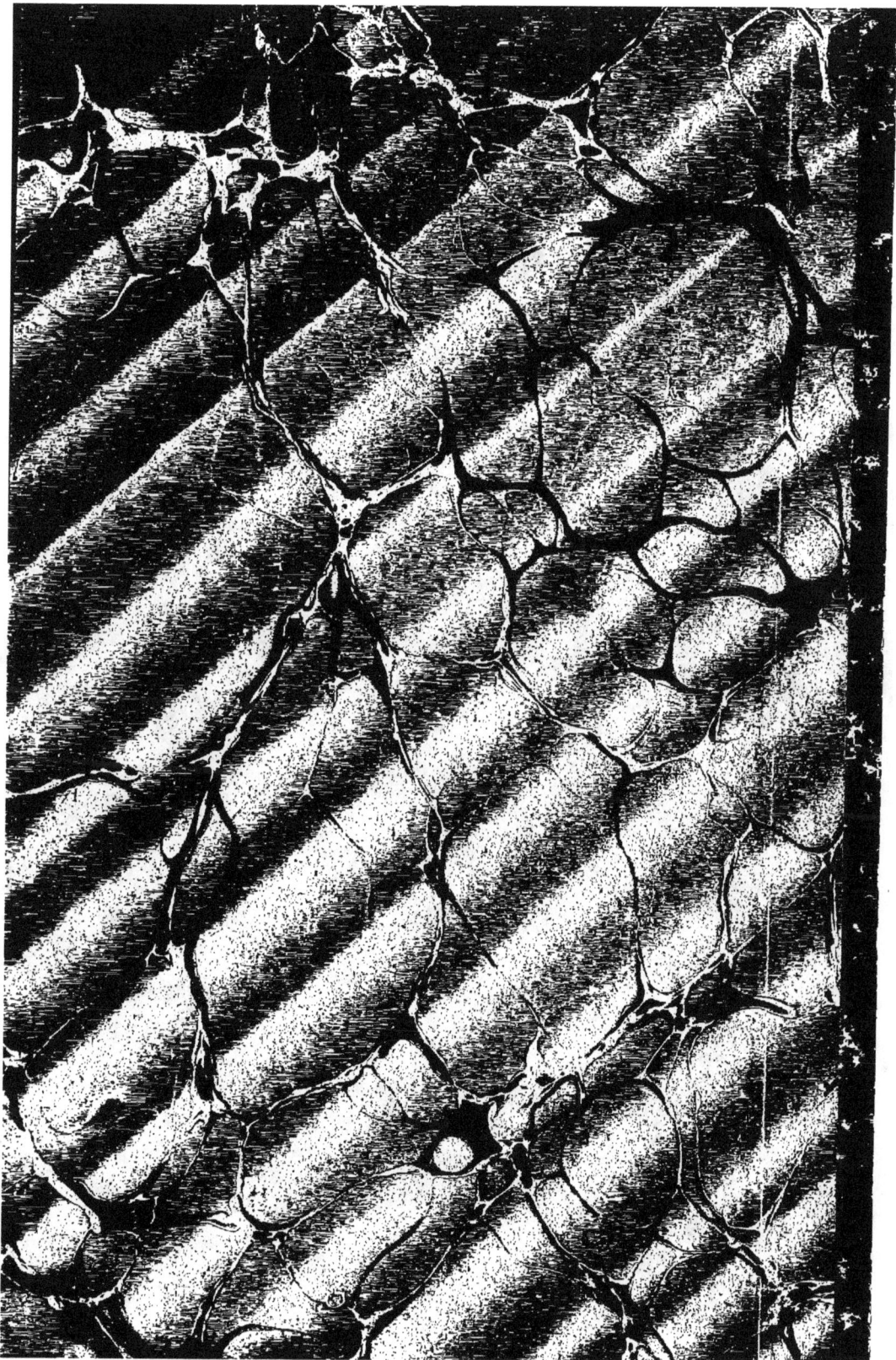

www.ingramcontent.com/pod-product-compliance
Lightning Source LLC
Chambersburg PA
CBHW061956220326
41599CB00015BA/2012